# 骨科常见病外科诊疗

（上）

李红专等◎编著

吉林科学技术出版社

**图书在版编目（CIP）数据**

骨科常见病外科诊疗/李红专等编著. -- 长春 :
吉林科学技术出版社，2016.8
ISBN 978-7-5578-1241-6

Ⅰ. ①骨… Ⅱ. ①李… Ⅲ. ①骨疾病—常见病—诊疗
Ⅳ. ①R681

中国版本图书馆CIP数据核字(2016)第205004号

骨科常见病外科诊疗
GUKE CHANGJIANBING WAIKE ZHENLIAO

---

编　　著　李红专等
出 版 人　李　梁
责任编辑　隋云平　端金香
封面设计　长春创意广告图文制作有限责任公司
制　　版　长春创意广告图文制作有限责任公司
开　　本　787mm×1092mm　1/16
字　　数　1000千字
印　　张　43
版　　次　2016年11月第1版
印　　次　2017年6月第1版第2次印刷

---

出　　版　吉林科学技术出版社
发　　行　吉林科学技术出版社
地　　址　长春市人民大街4646号
邮　　编　130021
发行部电话/传真　0431-85635177　85651759　85651628
85652585　85635176
储运部电话　0431-86059116
编辑部电话　0431-86037565
网　　址　www.jlstp.net
印　　刷　虎彩印艺股份有限公司

---

书　　号　ISBN 978-7-5578-1241-6
定　　价　170.00元

# 编 委 会

## 主 编


李红专 甘肃省中医院

邢启鹏 滕州市中医医院

武照龙 曹县磐石医院

梁永革 肥城市中医医院

李洪钊 肥城市中医医院


## 副主编


魏成金 菏泽市牡丹区沙土镇中心卫生院

杨 辉 湖北省钟祥市人民医院

张银龙 焦作煤业（集团）有限责任公司中央医院

郭瑞峰 濮阳市人民医院

刘立云 河南省洛阳正骨医院（河南省骨科医院）


## 编 委（按姓氏拼音字母排序）


蔡 旻 郭瑞峰 李红专 李洪钊

李世君 梁永革 刘立云 乔 斌

秦 迪 宋江涛 王秋生 魏成金

武照龙 邢启鹏 徐宁路 杨 辉

杨佳宁 张银龙 赵韬源

# 前　言

随着时代与社会的变更，社会老龄化的逐年加重，骨科常见病、多发病的发病率随之增高，特别是颈肩腰腿痛、骨质疏松症和关节退行性病变等疾病逐渐成为影响人们生活质量的重要因素之一。与此同时，伴随着社会和经济的发展，人们对健康水平也提出了更高的要求，所以，如何有效的增加人们对骨科常见病、多发病知识的了解，提高人们预防疾病、合理治疗、正确康复的能力已成为目前骨科医师与学者关注的重点和焦点。因此，我们特组织了一批具有丰富骨科临床经验的专家、学者，编写了《骨科常见病外科诊疗》一书。

本书共分十一个章节，分别介绍骨科创伤、脊柱外科、骨关节疾病、骨与软组织肿瘤和瘤样病变、骨科康复等常见骨科疾病，重点介绍了疾病的病因病理、临床表现、辅助检查、鉴别诊断、治疗方法、预后转归以及日常生活中需要注意的一些问题，力求体现现代骨科的诊疗水平，突出骨科诊疗特色。在此，特别感谢甘肃省中医院的李红专老师，他在百忙之余，负责全书的审校工作并参与第二章、第三章、第四章、第六章共12万余字的编写，为本书的顺利出版做出了巨大的贡献。

本书不仅适用于普通读者阅读和学习，而且对骨科年轻医师、在校学生也有所裨益。但由于我们经验和水平所限，不足之处在所难免，特别是随着现代医学知识的发展，本书阐述的某些诊疗理念、观点与认识可能需要修正，某些方法需要改进和提高，欢迎广大读者多提宝贵意见，批评指正。

# 目　录

# 第一章　骨的正常结构

## 一、骨的基本结构

骨是一种特殊的结缔组织，由多种细胞和基质组成，前者有骨细胞、成骨细胞和破骨细胞，后者包括胶原纤维、蛋白多糖和羟磷灰石结晶。

### （一）骨细胞

根据形态和功能，骨组织内的细胞可分为三种类型：成骨细胞、骨细胞和破骨细胞。

1.成骨细胞　是骨基质的原始生产者，是由骨内膜和骨外膜深层的骨原细胞分化而成，常位于新生骨的表面，具有制造基质中的胶原和糖蛋白成分的功能，还能引起骨质矿化、调节细胞外液和骨间电解质的流动，常在新骨表面形成一层单层细胞。活跃的骨原细胞呈立方形或柱状，当骨形成缓慢时则变为扁平状或梭形。其胞质丰富，呈嗜碱性；核较大，圆形或卵圆形，有1～3个核仁；染色质少，较透明。成骨细胞膜表面可见多数短的微绒毛突起与邻近的细胞连接。电镜下，胞质基本上由发育良好的粗面内质网占据；核糖体游离或附着于内质网膜上，形成膜状管结构；线粒体较多，小而呈圆形。此外，还可以见到溶酶体、空泡与糖原等。

2.骨细胞　它是骨组织中的主要细胞，位于骨陷窝内。成熟的骨细胞体积较小，呈枣核状或为卵圆形；其胞质少，嗜碱性；核呈梭形，染色质多而深染。新生成的骨细胞则具有与成骨细胞相似的特征，即丰富的粗面内质网、大的高尔基体和数量众多的线粒体。骨细胞表面具有多数纤细而长的突起，与相邻细胞相互连接，以利于组织液的交换。突起一般位于穿破骨基质后所形成的隧道（称为骨小管）中，突起周围也有一条约1μm宽的狭窄的间隙，不含胶原纤维。此间隙内可能有间质液与代谢物的循环。骨细胞在基质内均匀分布，排列规则，其纵轴与所在板状系统的纵轴一致。

骨细胞除参与骨的生成外，也参与骨的吸收（骨细胞吸收）。当骨细胞处于溶骨期时，其细胞器与破骨细胞的细胞器极为相似。当处于生骨期时，则具有成骨细胞的特征。

3.破骨细胞　来自造血组织中的单核/巨噬细胞，是一种多核巨细胞，含有丰富的酸性磷酸酶和胶原酶，具有吸收骨和钙化软骨的功能。其体积大小相差悬殊。核数亦不相同，有2～20个不等，但在切片标本上仅见其中数个。破骨细胞呈圆形或卵圆形，胞质丰富，呈嗜碱性，有时嗜酸性，与其功能状态有关。胞质内含颗粒与空泡。核圆形，透明。电镜下，功能活跃的破骨细胞胞质内含有相当多的粗面内质网和核糖体，线粒体量多，内含电子致密性颗粒。此外，尚可见到溶酶体及大小不等的空泡，其特征性结构为细胞膜在贴近被吸收骨一侧形成许多密集的皱褶，称为皱褶缘，以增加破骨细胞的面积，有利于骨质吸收。

破骨细胞贴附在骨的表面，在吸收陷窝（豪希普陷窝）内进行破骨性吸收。其机制可能是通过使局部 pH 降低，溶解矿物质成分，并通过分泌溶酶体酶消化其有机物成分，两者是同时进行的。此外，还可通过吞噬作用将骨矿物摄入至细胞内，并溶解之。

多种因素可加强破骨细胞的作用。全身因素（如甲状旁腺激素）可促使破骨细胞形成且使其功能增强，同时还可改变细胞膜对钙磷离子的渗透性作用。局部因素包括外伤、机械性压力，在骨折的塑形阶段都可见到破骨细胞。

### （二）骨基质

骨基质由无机物和有机物组成。有机物包括胶原、蛋白多糖、脂质，特别是磷脂类。无机物通常称为骨盐，主要为羟磷灰石结晶和无定形磷酸钙。

1.胶原　约占有机成分的 90%，是一种结晶纤维蛋白原，包埋在基质中，具有典型的 X 线衍射像和电镜图像，并有 64nm 轴性周期，其主要成分为氨基己酸、脯氨酸、羟脯氨酸和羟赖氨酸，后两者为胶原所特有。

胶原具有很强的弹性和韧性，有良好的抗机械应力功能，其主要作用就是使各种组织和器官具有强度结构稳定性。

2.蛋白多糖　占有机物的 4%～5%，是糖类与蛋白质的络合物，由成纤维细胞、成软骨细胞和成骨细胞产生，由透明质酸、蛋白核心与蛋白链以及多糖侧链构成。骨最主要的多糖是硫酸软骨素 A。

3.脂质　在骨有机物中少于 0.1%，具有重要功能的是磷脂类，它能间接地增加某些组织的矿化，并在骨的生长代谢过程中起一定作用。

4.涎蛋白　涎蛋白对钙离子有很强的亲和力，也能结合磷酸钙结晶，其作用与钙化有关。

5.骨盐　占骨重量的 65%～75%，大多沉积在胶原纤维中。在全部矿物质中，约 45%是无定形磷酸钙，其余的大部分是羟磷灰石结晶。

骨质中次要的矿物质是镁、钠、钾和一些微量元素（如锌、锰、钼等）。

### （三）骨组织结构

胚胎时期首先出现的原始骨系非板状骨（或称编织骨），此后非板状骨被破坏，被基质呈分层状的骨所代替，称为继发性骨或板状骨。骨的基本组织结构包括骨膜、骨质和骨髓。

### （四）骨膜

被覆于骨表面的、由致密结缔组织所组成的纤维膜称骨外膜，附着于髓腔内面的则称骨内膜。

1.骨外膜

（1）纤维层：是最外层的一层薄的、致密的、排列不规则的结缔组织，内含较粗大的胶原纤维束，有血管和神经束在其中穿行。有些粗大的胶原纤维束向内穿进外环层骨板，称为贯穿纤维，亦称沙比纤维。

（2）新生层（成骨层）：是骨外膜，其内层与骨质紧密相连，粗大的胶原纤维很少，代之以较多的弹性纤维,形成薄的弹性纤维网。在骨的生长期,骨外膜很容易剥离,但成年人的骨膜与骨附着牢固,不易剥离。内层细胞在胚胎或幼年期直接参与骨的形成,至成年后则保持潜在的成骨功能。

2.骨内膜　除附着于骨髓腔内面外,也附着在中央管(哈弗斯管)内以及包在骨松质的骨小梁表面。骨内膜的细胞也具有成骨和造血功能,成年后呈不活跃状态,一旦骨有损伤,则恢复成骨功能。

### (五)骨质

骨质分为骨密质和骨松质,长骨的骨密质由外到内依次为外环骨板层、骨单位(哈弗斯系统)和内环骨板层。

1.外环骨板层　外环骨板由表面数层骨板环绕骨干排列而成,与骨外膜紧密相连,其中有与骨干垂直的孔道横行穿过骨板层,称为穿通管,营养血管由此进入骨内。

2.内环骨板层　由近髓腔面的数层骨板环绕骨干排列而成,最内层为骨内膜附着面,亦可见垂直穿行的穿通管。

3.骨单位　又称哈弗斯系统,是骨密质的基本结构单位,为内、外环骨板层之间及骨干骨密质的主体。在由继发性板状骨代替原始编织骨的同时发育形成。骨单位为厚壁圆筒状结构,与骨干的长轴平行排列,中央有一条细管,称为中央管。骨细胞位于骨陷窝内,骨小管系统把中央管和骨陷窝连接起来,供骨细胞摄取营养物质,排出代谢废物。中央管内有小血管和细的神经纤维,仅有单条的小血管,大多为毛细血管。如同时有两条血管,其一为厚壁,另一条为薄壁,为小动脉或小静脉。中央管与穿通管互相呈垂直走向,并彼此相通,血管亦相交通。

骨松质的骨小梁也由骨板构成,但结构简单,层次较薄,一般不见骨单位。有时仅可见到小而不完整的骨单位,血管较细或缺如,骨板层间也无血管。骨细胞的营养由骨小梁表面的骨髓腔血管提供。

## 二、骨的血液供应

长骨的血供来自三个方面:①干骺端、骨端和骨骺动脉。②滋养动脉。③骨膜的血管。

### (一)髓内营养系统

滋养动脉是长骨的主要动脉,供应长骨全部血量的50%～70%。滋养动脉一般有1～2支,经滋养孔进入骨内,入髓腔后即分为升、降两支到达骨端,沿途发出许多细小的分支,大部分直接进入骨皮质,并与骨外膜动脉、干骺端动脉的分支共同组成髓内营养系统,另有一些分支进入髓内血管窦。髓内营养系统是髓内的重要血供来源,还能供给骨皮质的内2/3或更远的一些部位,并且穿过内环骨板与中央管中的血管形成吻合支。

进入骨髓血管窦的一些小动脉则供给骨皮质的骨内膜,髓内营养血管以放射状分布,形成髓内和皮质内毛细血管,大约30%的血液流至骨髓的毛细血管床,70%的血液流至皮质内毛细血管床。骨髓和骨皮质的毛细血管床互不联系,血液回流也是分开的。

### （二）骨膜的血管

骨外膜动脉的分支穿过外环骨板与中央管内的血管吻合，供应骨干骨密质的外1/3。

骨膜外层表面有一血管丛，它既与骨骼肌的血管吻合，又与骨膜的内层血管网相连。这样，骨骼肌血管体系与骨膜血管体系的吻合使骨干具有双重血供。

### （三）骺动脉和干骺端动脉

骺动脉和干骺端动脉发自骨附近的动脉，它们分别从骺板的近侧和远侧进入骨内，幼年时期两者是相互独立的，成年后相互吻合，并有分支到达关节软骨深面的钙化层或形成袢状动脉网。骺板骨化后也和滋养动脉的升、降支形成吻合支。

不规则骨、短骨和扁骨的动脉多来自骨膜动脉或滋养动脉，它在骨膜下呈网状分层排列。

### （四）静脉回流

上述营养动脉都有静脉伴行，长骨具有一个较大的中央静脉窦，来自骨髓毛细血管床（即血管窦）的血液通过横向分布的静脉管道直接流入中央静脉窦或先引流至大的静脉分支，然后再汇入中央静脉，将静脉血引流出骨，仅有5%～10%的静脉血经营养静脉回流。

## 三、骨的代谢

人体内钙、磷代谢是既具有相互作用，又能保持相互平衡的两个系统：一为离子化与活性代谢池，含钙数量虽少，但功能却极为重要；另一为非活性离子钙的储存器，即骨。磷完全以离子状态无机磷酸盐的方式存在于血液中，在骨内和钙结合成羟磷灰石。

### （一）钙在骨代谢中的作用

钙是人体内必不可少的元素，体内的钙含量随年龄增长而逐渐增加。成人体内钙含量约为1kg，其中细胞外液与肌肉中的钙量不超过10g，其余均以磷酸盐、碳酸盐和氢氧化物的形式存在于骨组织中。

1.钙的吸收　钙吸收部位在小肠上段。奶和奶制品中含有丰富的钙，每天成人食入0.6～1.0g，但仅200～500mg被吸收，其余经粪便排出。钙在肠道内经特殊机制摄取，其吸收依赖于维生素D、甲状旁腺激素和降钙素。由内源性分泌的钙大部分被重吸收，因而吸收机制就更为复杂。由肠分泌作用从粪便中排出的为内源性钙丢失。净吸收与实际吸收的区别在于净吸收是指摄入量和粪便中排出量之间的差值。实际吸收是将内源性分泌的钙吸收也包括在内，所以净吸收低于实际吸收。

2.钙的排泄　钙的排泄主要通过肾，小部分通过肠道。排泄量个体差异很大，受每个人的饮食和其他多种因素影响。成人24小时经肾排泄量为50～250mg，儿童一般情况下为4～6mg/kg，高于或低于这个范围均属异常。测定正常值时，应事先细致地控制数日食入钙。离子由肾小球滤过，约99%在肾小管被重吸收，重吸收率取决于维生素D和甲状旁腺激素的水平。

3.钙的功能

(1)钙是血液凝固的必要物质。

(2)对保持神经肌肉的应激性和肌肉的收缩作用起重要作用。

(3)参与黏蛋白和黏多糖的构成以及许多酶的形成。

(4)维持细胞渗透压。

(5)调节酸碱平衡和加强骨的机械力量。

### (二)磷在骨代谢中的作用

骨内磷酸盐和血中离子状磷酸盐保持着动态平衡。正常成人每天磷最低需要量是0.88g，生长期儿童和孕妇稍多。奶、蛋、肉类和谷类食物是磷的主要来源，磷全部在小肠吸收。食物中的磷大部分是有机结合磷，在胃中pH呈酸性时并不释放放出来；而在适当的肠磷酸酶活性和pH为9.0～10.0时，结合磷于回肠发生分解，小肠即可吸收大部分磷，吸收过程受维生素D控制。血清磷以无机磷酸盐离子形式存在，约60%的摄入量经尿排出。正常情况下，每天磷排泄量为350～1000mg，平均800mg。血清钙磷比值保持一种动态平衡，摄入钙过多，会使磷酸盐在小肠内变为不可溶性，使磷的摄入减少，导致低磷性佝偻病或骨软化。摄入钙量少，血清磷水平增加，会引起代偿性甲状旁腺激素增多，出现骨吸收、尿磷酸盐排泄增加。在甲状腺激素作用下，肾小管磷的重吸收减少，钙的重吸收增加，使血钙水平趋于正常。

### (三)维生素与骨

维生素是一种低分子有机化合物，在物质代谢方面具有极为重要的作用，是机体内不可缺少的物质。维生素的种类很多，其理化性质各不相同，下面介绍几种与骨的代谢有关的维生素。

1.维生素A　有促进成骨细胞成骨的作用，缺乏维生素A时引起佝偻病。若维生素A过量可引起中毒现象，慢性中毒时出现食欲不振、烦躁、四肢肿痛及运动障碍等。

2.维生素C　可增加小肠对钙的吸收，并能促进骨骼钙化。维生素C缺乏时可见到特殊的骨变化，如骨骺和骨干分离、肋骨呈念珠状、骨皮质变薄等。长期缺乏维生素C，开始出现关节强直，其后在长骨骨干处出现相当数量的骨膜下海绵状骨，并有典型的骨质疏松。

3.维生素D　是与骨代谢关系密切的维生素。维生素$D_2$(钙化醇)和维生素$D_3$(胆钙化醇)是体内两种主要的维生素D，都具有较强的抗佝偻病的能力。维生素D存在于牛奶、谷物、人造黄油中。

维生素D以其生物学活性形式协助小肠吸收钙，缺乏时会使软骨钙化过程和骨样组织矿质化过程受阻，导致佝偻病和骨软化症。此外，维生素D对破骨细胞的吸收和钙质在骨内的代谢也很重要。

## 四、骨的钙化

骨的钙化是极为复杂而微妙的过程，主要是指在有机质内有秩序地沉积无机盐的过程，它涉及细胞内、外生物化学和牛物物理学的过程，即产生凝结现象，使钙磷结合形成羟磷灰石[$Ca_{10}(PO_4)_6(OH)_2$]，最初构成非晶体状磷酸钙盐，然后逐渐形成晶体形式。羟磷灰石结晶呈针状或板状。钙和磷酸盐离子在非晶体和晶体的磷酸钙盐中是平衡的，这种平衡要受局部pH、降钙素、成骨细胞等因素的调节与控制。

骨的钙化，主要围绕着骨基质内发生钙化，而与骨基质极为相似的结缔组织中却不发生钙化。影响骨钙化的因素有：

1.胶原　骨胶原含有丝氨酸和甘氨酸，大量的丝氨酸以磷酸丝氨酸盐的形式存在，在胶原基质的纤维上、纤维内与钙离子结合或与磷离子结合，形成羟磷灰石结晶。

2.黏多糖类　黏多糖是大分子的蛋白多糖类物质，这种蛋白多糖复合物和钙化作用有关。软骨开始钙化时，蛋白多糖的浓度有所增加，当钙化进行时，则浓度明显下降。酸性蛋白多糖的游离阴离子可选择性结合钙离子，减少羟磷灰石结晶的形成，从而抑制钙化作用。当蛋白多糖被酶分解后，就解除了这种抑制作用。

3.基质小泡　基质小泡内有高脂质并含有一些酶，如碱性磷酸酶、焦磷酸酶等。参与钙化作用的主要脂质成分是磷脂、丝氨酸和肌苷磷酸，基质小泡出现时，可增加磷酸钙的沉淀。磷酸丝氨酸在有磷存在时对钙具有强大的亲和力，使钙在小泡或膜上蓄积。基质小泡中所含的各种酶可通过下列途径促进软骨钙化：

(1)水解焦磷酸盐，减低其浓度：焦磷酸盐有抑制钙化的作用，被水解后就为钙盐结晶沉积创造了有利条件。

(2)增加局部正磷酸盐的浓度，从而促进钙化。

(3)参与输送钙与磷酸盐。

(4)水解腺苷三磷酸，为钙及磷酸盐的摄入提供能量。

(李洪钊)

# 第二章　骨科影像学检查

## 第一节　常规X线检查

人体骨骼系统是由中胚层衍变形成，在胚胎7周，骨间充质逐渐分成不同形式的节段。后经间充质软骨内化骨和膜内化骨的发育过程成为骨骼，成熟的骨组织是人体的坚硬组织，含钙量多，密度高，X线不易穿透而在胶片上显示，并与周围软组织形成良好的对比条件，使X线检查时能显出清晰的不同骨骼形态影像。通过X线摄片不仅可以了解骨与关节损伤或疾病的部位、范围、性质、程度及其周围软组织的关系，为骨关节伤病诊断和治疗提供可行的影像资料，还可在治疗过程中监视骨损伤和疾病手法整复或手术治疗定位，内植物的位置和观察治疗效果、病变的发展以及预后的判断等。此外，还可利用X线检查观察骨骼生长发育、骨折愈合、植骨融合的情况，及某些营养和代谢性疾病对骨骼的影响。由于X线检查对骨与关节伤病的诊断作用很重要，骨科医师必须熟练掌握X线检查的理论知识和X线片阅读方法，更好地为骨科临床和研究服务。

现代科学技术高速发展，影像学发生了革命性变化。CT和MRI的应用从不同切层显示各种不同解剖结构及病理变化，为临床提供了更加直观的影像解剖上的变化。但是，迄今为止，还没完全取代放射线技术。由于X线的特殊穿透能力，足以将人体某一骨骼及其周围组织摄在一张菲薄胶片上，人们可以从这种影像观察、思考和辨别所见判断的损伤或疾病。X线检查虽有不少优点，但并不是完美无缺的。由于X线检查只能从影像的变化来判断，而不完全也不会十分准确明确伤病的实质变化情况，有不少病变的X线征象往往比临床症状出现得迟，如急性化脓性骨髓炎、结核、转移性肿瘤，早期破坏的是骨内软组织而不是骨小梁结构，所以早期X线检查可无明确的骨质变化；又如类风湿关节炎的早期病变均在滑膜韧带，在尚未影响骨质，所以早期X线检查亦难看出变化；还有外伤性关节积血，血友病性关节积血和炎症性关节积液或积脓，在X线检查的影像上早期也无法分辨；此外，当X线投照时未对准病变部位或X线投照的影像质量不好看不清病变，所以X线检查要医师很好掌握，根据临床病变，按最需要的部位申请X线检查，若获得的X线照片符合临床病变者，也可促使进一步检查。所以，不可单纯依赖影像表现确定诊断和选择治疗方法。它仅是临床诊断手段之一。

## 一、摄片位置选择

根据实际需要，临床医师经物理检查明确需要X线检查病变部位，再提出正确的书面申请。

摄照X线片位置正确，能够及时获得正确的诊断，防止误诊及漏诊，避免不必要拍摄和减少病员的痛苦。临床医师应根据临床检查结果，认真填写X线申请检查单，包括检查部位、X线投照体位侧别和常规摄影及特殊摄影，尤其脊柱节段必须填写十分明确，否则拍照位置的错误导致诊断偏差。

### （一）临床常规拍摄位置

通常在临床工作中，采用常规摄片就可以满足要求，尤其作为体检，或临床某种需要常规拍摄X线片可以初步掌握某部位健康状况。

1.正位　又分前后正位和后前正位，X线球管在患者前方、照相底片在体后是前后位；若X线球管在后方向前投照，则为后前位。常规是采用前后位，特殊申请方用后前位。

2.侧位　是X线球管置侧方，X线底片置另一侧，投照后获得侧位照片结合起来，即可获查得被检查部位的完整的影像。要求关节、肢体侧位应将其置放位置处于标准侧位，否则影响X线影像。

3.斜位　因侧位片上重叠阴影太多，有时申请斜位片；为显示椎间孔或椎板病变，在脊柱有时也申请斜位片。骶髂关节解剖上是偏斜的，也只有斜位片上方能看清骶髂关节间隙。腰椎斜位应在摄片将球管倾斜30°～45°。除常规斜位外，有些骨质不同斜位显示不出来，如肩胛骨关节盂、腕舟状骨、腕大多角骨、胫腓骨上关节等。

### （二）特殊位置

1.轴位　常规正侧位X线片上，不能观察到该部位的全貌，可加照部位片，如髌骨、跟骨正侧位上常常看不出病变，在部位片上可获得确诊。其他如肩胛骨喙突、尺骨鹰嘴、腕关节、足跖趾关节也经常用轴位片来协助诊断。

2.双侧对比　当人体对称结构某一侧损伤或疾病为诊断骨损害的程度和性质，有时需与健侧对比，如儿童股骨头骨骺疾患，一定要对比方可看得出来。肩锁关节半脱位，踝关节韧带松弛等，有时也要对比方能作出诊断。

3.开口位　$C_{1\sim2}$正位被门齿和下颌重叠，无法看清，开口位X线片可以看到寰枢椎脱位、齿状突骨折、齿状突发育畸形等病变。

4.脊椎动力位检查　为观察脊柱稳定程度，例如颈椎或腰椎，除常规X线检查外，为了解椎间盘退变情形、椎体间稳定情况等，可将X线球管由侧方投照，令患者过度伸展和屈曲颈椎或腰椎，拍摄X线侧位片，对诊断有很大帮助。但需指出，有些部位损伤拍摄动力位时，应有医师在场，以防止意外。

5.断层摄影　本项技术目前已较少应用，是利用X线焦距不同，使病变分层显示影像减少组织重叠，可以观察到病变中心的情况，如肿瘤、椎体爆裂性骨折有时采用。

## 二、阅片方法和要求

骨科医师离不开X线片，必须熟练掌握阅片技能，以下是读片时注意的事项。

1.姓名和拍摄时间　必须严格读片顺序，姓名、性别和摄片时间和摄片医疗机构，防止误将他人X线片作为医师阅片的对象，以避免不应发生的医疗上的错误。

2.质量评价　读X线片一开始，先要评价此X线片质量如何，质量不好的X线片常常会使病变显示不出来，或无病变区看似有病变，引起误差。只有质量好的X线片才能帮助诊断。好的X线片黑白对比清晰，骨小梁、软组织的纹理清楚，儿童骨骺发育状况必须熟悉。还要排除片上有无手印等污染，甚至衣物异形金属片。目前已广泛用于临床的有CR、DR，影像多数相当清楚。

3.骨骼的形态及大小比例　因为X线检查时对各部位检查的X线焦距和片距是一定的，所以X线片上的影像大体也一致，只要平时掌握了骨骼的正常形态，阅片时对异常情况很容易分辨出来，大小比例虽按年龄有所不同，但也大致可以看出正常或不正常，必要时可与健侧对比，CR、DR摄片常有缩小比例，不同时间摄片应将缩小比例保持相同，避免因比例不同引起误读。

4.骨结构　骨骼不同结构在X线显示有区别，骨膜在X线下不显影，若在长管骨骨皮质外有骨膜阴影，只有骨过度生长时出现骨膜阴影，恶性肿瘤可先有骨膜被肿瘤掀起的阴影，雅司病、青枝骨折或疲劳骨折后也会出现阴影。

(1)骨皮质：是致密骨，呈透亮白色，骨干中部厚两端较薄，表面光滑，但肌肉韧带附着处可有局限性隆起或粗糙或凹陷，是解剖上的骨沟或骨嵴，不要误认为是骨膜反应。

(2)骨松质：长管状骨的内层或两端、扁平骨，如髂骨、椎体、跟骨等均系骨松质。良好X线片上可以看到按力线排列的骨小梁；若排列紊乱可能有炎症或新生物。若骨小梁透明皮质变薄，可能是骨质疏松。有时在骨松质内看到有局限的疏松区或致密区，可能无临床意义的软骨岛或骨岛，但要注意随访，以免遗漏了新生物；通常，在干骺端看到有一条或数条横行的白色骨致密阴影，这是发育期发生疾病或营养不良等原因产生的发育障碍线，也无临床意义。骨松质在肢体髂骨及长管骨内变现也有差异。

5.关节及关节周围软组织

(1)关节面透明软骨不显影，故X线片上可看到关节间隙，此有一定厚度，过宽可能有积液，关节间隙变窄，表示关节软骨有退变或破坏。

(2)骨关节周围软组织如肌腱、肌肉、脂肪虽显影不明显，但它们的密度不一样，若X线片质量好，可以看到关节周围脂肪阴影，并可判断关节囊是否肿胀、腘窝淋巴结是否肿大等，对诊断关节内疾患有帮助。在某些熟悉部位如发生炎症可将肌肉等掀起显示肿胀。

## 三、主要部位骨、关节X线摄片

人体不同部位所要的拍片条件有一定差异，为显示所需观察骨关节摄片角度躯干、肢体位置也有区别。

### (一)肩关节和肩胛带

肩关节是人体活动度最大的关节。包括肩胛骨在内是一个活动总体的肩胛带,有多种骨关节相互重叠。肩胛带包括的骨性结构较多,在投照位置和读片时应加以注意。尤其肩锁关节骨折脱位及喙锁韧带损伤,容易疏漏。必要时拍摄健侧对比 X 线片,以资对照。

### (二)肘关节

肘关节是屈戌关节,解剖结构相对简单,发育阶段其各部骨化中心出现与闭合时间在观察时应非常仔细。比较隐蔽的小骨性突起,如喙突骨折容易忽视。有时为确认是否发育异常或损伤,应拍摄健侧对比 X 线片,以资对照。

### (三)腕关节及手

近排腕骨与尺桡骨远端组成腕关节,腕骨排列在 X 线片的排列与解剖学一致。近、远二排腕骨形状差别大,但活动时其位置始终保持一定规律。

### (四)髋关节及周围组织

髋关节周围肌肉丰富,髋关节由股骨头与髋臼组成,骨性结构在 X 线平片上有重叠。在临床上需要拍摄包括骨盆的正位、侧位和髋关节平片。如果股骨颈骨折,必须做侧位拍片。

临床上,为了查清髋关节及其周围骨性结构损伤情况。可能需要拍摄包括骶椎、骨盆及髋关节侧位 X 线片,必要时应该拍摄髋关节外展位 X 线片,以显示髋臼前后缘损伤情况,这种投照技术的要求较高。

### (五)膝关节

膝关节 X 线摄片,通常取正侧位足以显示膝关节各结构影像,偶有需要作屈膝位和轴位摄片。当临床检查发现膝关节可能存在某些部位损伤,但常规正侧片不能显示出来,应该摄特殊位 X 线,可能将细微变化显示出来。

### (六)踝及跗骨关节

踝关节涉及足跗骨,需要拍摄位置较多,但常规正侧位片最基本也是最重要的摄片。有时需要显示后踝及其周围关系包括跟骨、距骨在内,则应拍摄卧位轴位、站立轴位和足的侧位片。

### (七)足跗关节

骨骼较多,而各骨骼形态差别很大,X 线摄片相互遮掩,有时很难辨认。因此,对其解剖特点和解剖位置充分掌握,在良好摄片完全可以观察并确认某骨损伤。

### (八)儿童骨化中心 X 线表现

儿童各部位骨骼生长的骨骺化中心出现和闭合有很大差别,同一个骨骼部位不同也不同年龄。在长管状骨端为骨骺,幼儿未骨化时为软骨,X 线不显影;出现骨化后,内化核由小逐渐长大,此时 X 线片上只看到关节间隙较大,在骨化核和干骺端也有透明的骺板,当幼儿发生软骨病或维生素 A 中毒时,骺板会出现增宽或杯状等异常形态。

1.肩关节　包括肱骨近端和肩胛盂、肩胛骨及锁骨外侧端。

2.肘关节　儿童肘关节骨化中心,包括肱骨内髁、肱骨、外髁、内上髁、外上髁、尺骨鹰嘴、桡骨小头骨化中心等,其中内髁骨化中心出现早,而闭合时间较迟。

3.腕及手　腕关节和手指是由多个形态各异的骨骼组成，其骨化中心出现与闭合时间各不相同，在摄片和读片时应予注意。

4.髋部　包括髂骨、髋臼、股骨近端及股骨头等，其骨化中心出现较早，但多数进入青年时间闭合，髂嵴骨骺可以延迟到25岁之后才闭合。

5.膝关节　由股骨远端、胫骨近端及髌骨骨化中心组成。

6.踝关节　胫骨下端、距骨和腓骨下端构成踝关节。儿童期骨化中心较简单。

7.足趾部　足部包括跗骨和跖骨、趾骨。

8.脊柱　脊椎以椎骨为基本结构单位，其骨化中心出现与闭合相近，但在特殊脊柱表现也有一定差异。

### （九）脊柱

1.颈椎　颈椎X线摄片要求较高，具细微骨性结构重叠多，要求全颈椎标准正侧位，以显示各个骨性结构状况。

（1）上颈椎开口位，要看齿状突和侧块两侧是否对称，齿状突有无骨折线，侧位寰椎的位置。寰椎前弓和齿突前缘的距离，成人不超过3mm，幼儿不超过5mm，若超过可能有脱位。

（2）寰椎前弓结节前缘和第2颈椎棘突根前缘相平，否则是脱位。齿突后缘和第2颈椎体后缘相平，若不，可能是骨折脱位。其他颈椎正位呈两侧稍突起，此是钩椎关节；若此突起较尖而高，甚或呈鸡嘴样向侧方突出，这在临床上可压迫神经根或椎动脉，故应重视。侧位片先看椎体，小关节的排列，全颈椎生理弧度是否正常，有无中断现象，还要看椎间隙有无狭窄，椎体缘有无增生，运动照片上颈椎弧度有无异常，椎体间有无前后错动形成台阶状。还要测量椎管的前后径，椎弓根的横径，过大可能是椎管内肿瘤，过少可能是椎管狭窄。后纵韧带骨化只有侧位X线片上能看到。

（3）颈椎前方为食管、气管，侧位片上椎体和气管间软组织阴影有一定厚度，若增厚应怀疑有血肿或炎症。

2.胸椎　胸椎正位片要注意椎体形态，椎弓根的厚度，椎弓根的距离。若椎弓根变狭窄，椎弓根距离增大，可能椎管内有新生物，正位片上要注意全长脊柱是否正侧，椎体是否正方或有无异常的半椎体，还要注意两侧软组织阴影，寒性脓疡常使椎旁出现阴影或腰大肌肿胀。

3.腰椎　腰椎X线片的阅读应注意腰椎排列、形态、生理弧度、棘突、椎弓根、横突等。

（1）侧位片先看排列弧度，常见下腰椎前凸较大。下腰椎有时会看到过度前凸，这是腰痛的原因，这种病人仔细观察常发现并有滑脱或反滑脱，可能是椎间盘退变的后果。看椎体有无变形，单个的变形以外伤多见，但转移病变也不能除外。椎体的骨小梁在质量良好的X线片应当看得清，若看不见或呈透明样。

（2）正常腰椎X线片：结构清楚，主要结构都可以显示出现。椎间盘的厚度应当上下一致，而且愈到$L_{3\sim5}$，其厚度愈大。对比之下若其一节段狭窄，可能是病变。下腰部看到有滑脱，则还要进一步检查有无崩裂或先天发育异常。斜位腰椎片可以帮助诊断。斜位片上可以看到小关节和关节对合情况，小关节面致密或不整齐，可能是小关节有创伤性关节炎或小关节综合征。腰椎运动侧位X线片，可发现椎体间某一节段有过度运动或不稳情况，以决定治疗方案。

4.腰骶部 腰骶部摄片对了解下腰椎及与骶骨联结，骶骨尾骨状况十分有益，该部病变通常相互影响。在了解下腰损伤或疾病腰和骶骨必须作一整体考虑。

（蔡 旻）

# 第二节 常用造影检查

## 一、椎管造影

椎管造影又称脊髓造影，是通过将造影剂注入蛛网膜下腔以了解椎管内病变的方法。其目的为明确脊椎损伤或病变，脊髓受压情况等、判断椎管内损伤的范围。椎管造影剂主要为水溶性非离子型碘造影剂。对脊髓刺激性小，在溶液中不解离，易吸收，注入蛛网膜下腔后很快与脑脊液混匀，硬膜囊和神经根袖都可获得良好充盈，获得的影像非常清晰，毒副作用极小。有时造影易出现兴奋、失眠、神经根刺激症状，如感觉过敏或呕吐、恶心及体温上升等，多在1～2d消失。目前椎管造影主要用于腰椎疾病。许多学者认为，迄今椎管造影对于显示腰骶神经充盈情况较MRI影像更加明确。

【适应证】

1.脊液动力学检查证明蛛网膜下腔有梗阻，但病变部位和范围不明确。

2.多节段的神经损害，包括诊断多节段椎管内肿瘤与多节段的椎间盘突出。

3.椎板切除术后患者症状复发，常是蛛网膜炎、神经根粘连、硬膜囊瘢痕压迫或椎间盘突出复发，可选择造影。

【禁忌证】

1.身体情况差，不能承受脊髓造影检查的操作搬动和刺激的患者。

2.穿刺局部皮肤有炎症和碘剂过敏者应列为造影禁忌证。

【造影技术】

1.椎管造影 可采取腰椎穿刺椎管造影（上行性）和小脑延髓池穿刺椎管造影（下行性）。胸椎椎管造影常选用腰穿逆行造影。造影前禁食、碘过敏试验，术前30～60min注入地西泮5mg。术后病人应头高足低位休息。必要时给予镇静药和地西泮5mg肌注。造影后并发症主要是椎管内感染和造影剂刺激和过敏反应。故检查时应严格无菌操作。出现碘过敏反应，应抗过敏治疗。

2.腰椎穿刺颈椎造影 诊视台倾斜15°～20°，患者头高位侧卧。穿刺点为棘突间隙。穿刺针完全进入蛛网膜下腔（抽出针芯后脑脊液流畅），留取脑脊液两份各3～4ml作常规和生化检验。将低毒低渗非离子碘水溶性造影剂Omnipque，10～15ml溶液注入蛛网膜下腔，穿刺针头斜面向尾侧，在10min内注射完毕，立即透视观察造影剂分布情况，分别摄病人仰卧和俯卧的正位、仰卧俯卧的水平侧位，以及左、右45°斜位片。

【造影表现】

1.正常表现　脊髓蛛网膜下腔上起小脑延髓池，下达 $S_{2\sim5}$ 水平，形成盲管。枕骨大孔区呈漏斗状，中胸段最狭窄，以腰段最宽。正常正位造影可呈节段性变化，在椎弓根水平椎管腔横径最窄，在椎间隙水平管腔横径最宽，并向两侧突出。颈椎间盘水平碘柱显示宽，呈双峰状突起，蛛网膜下腔侧位呈柱状影像，在椎体水平面略向前凸，而在椎间盘水平略向椎管内凹陷。

造影剂柱宽度在 $L_1$ 处宽度为椎弓根间距离的 3/4，向下骤减至第 5 腰椎处为 1/2。脊神经根袖被造影对比剂充盈形若两侧对称“峰状”。俯卧侧位，造影剂柱前缘光滑呈弧形或平直。造影剂后缘和椎体后缘间软组织形成的透亮间隙约为 5mm，当患者直立将造影剂适当充盈后，尾囊呈锥形，其末端约在第 2 骶节水平呈圆形或尖削状。正常或较宽的腰椎其外缘有斜形向下的根囊，为神经根穿出处。此种袖形的根囊形状不一。正位时马尾的神经根囊表现为略为分散或平行密度减低的线状阴影，侧位时表现为自后向前斜行向下的条件阴影。

2.异常表现　不完全性梗阻：碘柱呈节段性充盈缺损，外观呈串珠状，提示椎管前方后方均有压迫存在。完全性梗阻：正位上碘柱呈毛刷状，侧位片上呈鸟嘴状，碘柱前方或后方有明显压迹；只能显示椎管狭窄的下界。

(1)椎管狭窄：正位片造影剂节段性中断或狭窄呈“宝葫芦”状或“蜂腰”状变化；仰卧侧位显示病变部位的硬膜囊背侧充盈缺损或凹陷。向心性椎管狭窄典型表现为造影剂柱在正或侧位均显示狭小。扁平状椎管狭窄表现为椎管内硬膜囊外间隙减小或消失，侧位见造影剂柱于椎间隙层面存有光滑的凹陷形压迹，正位仍可见清晰的神经根影。

(2)椎间盘突出：椎管前壁椎间盘突出物突向椎管，对脊髓腹侧硬膜囊不同程度的压迫，造影剂呈小的充盈缺损。造影剂流至此处短暂停留。正位压迹居中央，多数可偏离中央旁侧并伴有该侧神经根袖消失(呈“单峰”态)，多在病变节段表现充盈缺损或不全梗阻。相应椎间盘平面的硬膜囊充盈缺损，神经根袖消失或变形。少数者呈不全梗阻。

(3)椎管内肿瘤：造影剂呈部分或完全梗阻，表现为杯口状充盈缺损。

①髓内肿瘤：正侧位都可显示脊髓的柱状阴影呈局限性梭形增粗。这种脊髓增粗呈对称性膨胀，也可能向一侧突出明显。髓内肿瘤可占据并非一个节段并呈梭形膨大，因此造影征象不明显。蛛网膜下腔呈不完全梗阻，造影剂在肿瘤部位呈“分流”状态。肿瘤较大者呈现完全梗阻，或不规则的阻塞，或非典型的杯口状充盈缺损。

②硬膜下脊髓外肿瘤：多为神经纤维瘤、脊膜瘤及神经鞘瘤。造影表现病变节段呈现充盈缺损，造影剂环绕肿物边缘，脊髓受压可被推向另一侧。充盈缺损呈现圆形、卵圆形、杯口状，压迹常在一侧。造影阴性者并不能除外本病。在颈椎，尤其上颈椎，由于缓冲间隙大，时有因造影技术问题，造影剂充盈不良而疏漏。

③硬膜外肿瘤：这类肿瘤多见于原发恶性和转移性肿瘤。造影剂在病变节段呈不规则的斜坡状或笔尖状。必须结合临床和病史进行诊断。

## 二、椎间盘造影

椎间盘造影，又称髓核造影，指经皮椎间盘穿刺后将阳性造影剂注入髓核内，直接显示髓核的形态，来判断椎间盘的病理特点，对髓核疾病的诊断和定位有价值，是盘源性疾病的诊治基础。

【适应证】

1.临床下腰痛及神经根疼痛，疑椎间盘突出。

2.神经根压迫减压手术为了解髓核病变。

3.椎体融合术前判定邻近间盘的退变程度。

4.椎间盘伤病的定位诊断，可确定椎间盘损伤、退变和突出的程度。

【禁忌证】

1.对碘过敏、全身情况差。

2.穿刺部位有感染者。

3.怀疑其他病变如感染和肿瘤患者。

【造影技术】

造影前应摄脊柱正、侧位或 MRI 片确定穿刺部位，造影前予适量的镇静药（地西泮 5～10mg），碘过敏试验。局麻下经皮穿刺入所需造影的椎间盘内并注入造影剂。正常椎间盘内可注入 0.3～1.0ml，当推入时阻力大时，需要加压推入且无疼痛。如椎间盘有病变，则推注造影剂的阻力较小，注入造影剂可加大（容纳 1～3ml），因注入造影剂后压力升高，推压破裂的髓核，压迫神经根而引起疼痛。显影满意后，保持穿刺针尖不动，摄 X 线正、侧位片。造影结束后尽量抽出不宜吸收的造影剂。术后患者平卧 6h，卧床休息，预防感染。一般有以下三种进路选择。

1.*经硬膜外穿刺法* 此法适用于第 5 腰椎及骶椎，于棘突旁椎板下缘穿刺，但不穿过硬膜，即可到达椎间盘的后侧。

2.*经硬膜穿刺法* 适用于 $L_3$～$S_1$，在选定造影椎间盘相邻两棘突间刺入，穿刺时贯通硬膜，但易损伤马尾神经。

3.*侧方穿刺法* 适合于 $L_{1\sim2}$。在棘突旁 4～5cm，向中线方向斜行刺入，循经椎间孔前外侧直刺入椎间盘。

【造影表现】

1.*正常表现* 正位片髓核居中，双侧为纤维环。侧位片髓核呈圆形或四边形的均匀高密度影像，其中见水平走向的透亮带，髓核呈扁的“8”字形。髓核长为 1.0～2.5cm。髓核的上、下界为软骨板，呈细的透亮带。

2.*异常表现*

（1）髓核突出：除显示正常的中央阴影之外，还另见多条分支。如纤维环完整，表现为髓核移位；如纤维环破裂，表现为髓核位于椎间隙外。

（2）髓核退变：髓核呈多枝状或分散状，前者呈小的中心核，有多条枝状伸出；后者无中心核，呈多条不规则的枝状高密度影。

## 三、脊髓动脉造影

血管造影是骨科诊治的重要部分。主要应用于骨肿瘤、血管畸形及损伤等方面的诊治。脊髓动脉造影是一个超选择性血管造影技术。脊髓动脉造影可帮助确定病变的位置、范围及血供，明确病变侵及脊髓的范围和与周围组织结构的关系，为指导手术方案的确定，如显示动静脉畸形同时测量血管径及长度，考虑术中是否结扎等，也可对某些不宜手术的肿瘤进行插管化疗或对动、静脉畸形进行栓塞性治疗等。根据造影表现（如肿瘤出现的肿瘤染色，外伤后脊髓动脉的中断、破裂和栓塞等）可排除某些疾病。

**【适应证】**

1.脊髓动、静脉畸形或血管性脊髓肿瘤。

2.术前脊髓动脉定位（如脊柱侧弯矫正术、动脉瘤切除术等）以免术中损伤脊髓动脉。

3.对肿瘤的介入治疗等。

**【禁忌证】**

血管造影对碘过敏，出、凝血机制障碍及病人体质差，不能耐受者视为禁忌证。

**【造影技术】**

造影前备皮、碘过敏试验并给予适量的镇静药，如地西泮 5～10mg。由于造影剂刺激脊髓的作用大，故术前应做好病人及家属的解释工作。患者仰卧，腹股沟的股动脉区域消毒、铺巾、1％的普鲁卡因局麻，触及股动脉，确定穿刺点，用尖头刺开皮肤 2～3mm，采用 Seldinger 技术，即在穿刺针触及股动脉搏动后快速进针，当穿刺针穿透股动脉前后壁，因此拔去针芯之后往往没有回血，缓慢向外拔出穿刺针，见血液喷出，说明穿刺针已位于股动脉中，此时应及时插入导引钢丝，拔出套针。先注射数毫升肝素溶液（50U/ml），然后插入带导丝的 Cobra 导管，在透视监视下将导管经股动脉、髂动脉送至主动脉，开始行选择性作肋间动脉或腰动脉造影，然后超选择进入脊髓动脉的各分支。如果困难可在主动脉内注入 6～8ml 造影剂，显示其血管开口。胸腰段脊髓动脉造影，对儿童选用降主动脉造影即可使脊髓动脉显影；＞6 岁需作超选择性肋间动脉或腰动脉插管造影。由于脊髓血供由多支血管供应，除了在椎动脉发出的脊髓前、后动脉供血，还有不同的节段性脊髓动脉供血。由于脊髓的不同节段由不同来源的节段动脉供血，而不同脊髓的造影采取的造影方法也有差异。

**【造影表现】**

1.正常表现　脊髓血供除了由椎动脉发出的脊髓前、后动脉外，还有节段性脊髓动脉来加强脊髓前后动脉；它随脊神经穿过椎间孔进入椎管，发出分支分布脊椎和硬膜囊，主支再入前后根动脉至脊神经前、后根，前根动脉发出 7～8 支前髓支，后根动脉发出 7～15 支后髓支，这些髓支又分出升、降支，分别与上下节段的动脉分支吻合，共同加强脊髓前、后动脉。由于下胸段、腰段圆锥到终丝的脊髓动脉血供一般起源于 $T_8$～$L_1$ 的肋间或腰动脉，其中主要的一根动脉是大根髓动脉，此动脉 66％～80％来自左侧。在圆锥末端，脊髓前、后动脉形成一襻，髂内动脉或骶中动脉也发出分支到骶部，供血终丝、圆锥、脊髓。

2.异常表现

(1)脊髓血管畸形:脊髓血管畸形可贯穿脊髓全长,显示的主要部分为引流静脉,供血动脉常为单支,也可多支。发现脊髓动静脉畸形时,应注意病变的输入动脉,引流静脉的部位,病变大小、位置,中央动脉长度、脊髓前动脉与病变的长度等。

(2)脊柱肿瘤:发现供血动脉供应椎体肿瘤染色,通过动脉栓塞治疗,使肿瘤缺血,控制其生长。如椎体进展型血管瘤,由于其血供丰富,手术成功率不高且出血等并发症较多。栓塞前,须对病变椎体的上、下肋间动脉进行正侧位血管造影,辨认脊髓前动脉并进一步超选插管,避开脊髓前动脉行栓塞治疗。

(武照龙)

# 第三节　CT 扫描

计算机体层扫描(CT),为一种无创伤、无痛苦的影像诊断手段。1917 年由澳大利亚数学家 Radon 证明,任何物体可以从它的投影无限集合来重建其图像。1963 年由美国科学家 Cormack 发明了用 X 线投影数据重建图像的数学方法,1972 年由英国工程师 Hounsefield 制成了第 1 台头颅 CT 机应用于临床;1974 年由美国工程师 Ledley 等进一步设计出了全身 CT,使这种原来只用于头部的扫描机扩展到全身各个部位,从而开始了对脊柱、关节、骨盆的研究。早期由于软组织图像不够清晰,因而只限于检查脊柱、关节、骨盆的骨组织。近年来就 CT 机提高扫描速度、检查效率、图像质量和尽量简便操作方面作了很多改进,由原始第 1 代发展到第 5 代高分辨率扫描机,近年来电子束 CT、多层螺旋 CT 以及双源双能 CT 也相继问世。

## 一、CT 的扫描方式

CT 的设备主要由三个部分组成:④扫描区,由 X 线球管、探测器和扫描机架组成;②计算机系统;③图像显示、储存和输出区。CT 的基本工作方式为 X 射线以一定的速度和层厚围绕待检测部位进行扫描,X 射线穿过人体后由单个或多个探测器接收,经光电和数模方式转换为数字信息并输入计算机计算出 X 线在人体组织中的衰减系数二维分布矩阵,最后重建断层解剖图像。

### (一)电子束 CT(EBCT)

电子束 CT 也称第五代 CT,它运用了高真空、超高压、电磁聚焦偏转、二次电子发射、光纤、特殊靶金属等现代化高新科学技术,利用 130kV 的高压使电子枪产生电子束并加速。利用聚焦装置使电子束聚成一个特定的焦点(1mm×1.2mm),再由强力电磁偏转线圈使电子束按规定的角度做同步偏转,射向 4 个固定的钨环靶以产生旋转 X 线源,它取消了 X 线管曝光时同时进行机械旋转的取样方式,并对扫描对象进行扫描。X 线穿透扫描对象后,被静止的高灵敏探测器阵列接收,这是两组排列在靶金属对面的探测器阵列。接受的数据经预处理后由光缆送至计算机,并重建图像。由于其扫描时间为 50～100ms,所以使得对心脏、冠状动脉和血管的研究成为可能。在使用造影剂时，能够得到最佳的造影图像。其慢速、快速成像分别为9层/s和34层/s。就其扫描速度来说，是一般断层CT的40倍。对不合作患者(小儿、老年人及烦躁患者等)检查时，不会因运动而产生伪影，从而保证得到清晰的图像。

**(二)螺旋CT**

螺旋CT采用了单方向连续的滑环技术，利用滑环来处理旋转部分与静止部分的馈电及信号传递。其优点在于扫描时间可短达1s，大大缩短层间的延时，并发展了一系列新技术，如体积扫描(通称螺旋式扫描)、可增加造影剂利用率的动态多次扫描和快速扫描序列、动态屏幕等。

1.普通CT的缺点　目前普通CT主要存在以下缺点。

(1)尽管采用薄层连续或重叠扫描，冠状或矢状面成像的空间分辨率仍不能达到诊断要求。

(2)相邻两层扫描间隔时间内轻微的呼吸运动即可使扫描层面不连续，容易遗漏较小的病变，并且降低二维或三维重建图像质量。

(3)增强扫描时需要团注，造影剂在间质内弥散相对较低，减低了肿瘤和周围正常组织之间的对比，而且为了维持较长时间的强化效果所需要的剂量很大。如果不能进一步提高扫描速度，很难克服上述不足。

2.螺旋CT的优点　螺旋CT正是通过改变扫描方式提高扫描速度的，与普通CT相比螺旋CT主要有以下优点。

(1)时间和空间分辨率明显提高，利于细微结构的显示。

(2)提高扫描速度，如床进速度1cm/s，30cm检查区域仅需30s。

(3)提高病变密度测量。

(4)可减少造影剂用量。

(5)在造影剂最高时成像。

(6)可变的重建扫描层面。

(7)可建重叠扫描层面。

(8)可行多层面及三维重建。

3.螺旋CT的缺点　螺旋CT虽然有以上优点，解决了普通CT扫描存在的某些问题，它还是存在着自身的缺点：

(1)影像噪声增加。

(2)纵向分辨率下降。

(3)螺旋伪影。

(4)螺旋曝光时间受限制。

(5)X线管冷却时间延长。

(6)血管流动伪影。

(7)图像处理时间延长。

(8)数据存储量增加。

### （三）双源 CT

双源 CT 由两套球管和相对应的两组探测器构成的两套数据采集系统组成，两套数据采集系统呈 90°交叉安装在旋转的机架上。两个球管的管电压和电流可以完全相同，进行单独重建以提高时间分辨率，也可将两组 X 线源/探测器组合获得的数据叠加，获得高质量的图像；两个球管的管电压和电流也可完全不同，以进行双能量数据采集，有利于机体组织的区分定性。

## 二、CT 扫描在骨科中的应用

高分辨率 CT 机能够从躯干横断面图像观察脊柱、骨盆及四肢关节较复杂的解剖部位和病变，还有一定分辨软组织的能力，且不受骨骼重叠及内脏器官遮盖的影响，对骨科疾病诊断、定位、区分性质范围等提供一种非侵入性辅助检查手段。

### （一）在脊柱外科的应用

1.*CT 脊柱扫描的解剖特点*　CT 能显示人体横断层面图像，可鉴别人体各种不同组织的密度差异。骨组织密度最高，CT 值高，CT 片上呈白色；体内脂肪、空气密度最低，CT 值也低，CT 片上呈黑色；体内各种软组织，如肌肉、血管、韧带、椎间盘、神经、脊髓等密度差异较小，高分辨率 CT 扫描均能显示，有时尚需借助各种造影剂增加对比度，提高对局部组织形态的识别能力。在脊柱方面，CT 能准确显示脊椎骨的完整骨性结构，如椎管、椎间孔、侧隐窝、神经孔、椎间后小关节、椎板结构形态等，可观察脊髓神经根鞘袖、硬膜外和椎体骨的静脉、后纵韧带、黄韧带和椎间盘。CT 还能清楚显示椎体周围软组织，包括椎体后部椎旁肌，如骶棘肌等；椎体前部，可观察到胸、腹腔脏器及相应节段的动、静脉。

2.*主要适应证*　CT 检查时注入 amipaque、omnipaque、metrizamide、isovist 等碘水造影剂称之为造影增强法。造影辅助剂选择，以溶速慢、吸收快、便于观察、不良反应小为首选。此法主要用于普通 CT 检查难以显示或显示不够清楚的组织病变，如脊髓病变、损伤及血管疾病等，可以增加病变与正常组织之间的对比度，血管丰富区域增强作用最为显著。脊髓造影后 1～4h 做 CT 检查称之为 CTM；CTM 椎间盘造影后 1～4h 做 CT 检查称之为 CTD。但造影增强检查时需腰椎穿刺和注射药物，有可能引起不良反应和严重并发症，延长检查时间或加重病情，且判定病灶范围也有一定限度。MRI 检查更有实用价值。CT 对脊柱病变的诊断有许多优于常规 X 线片之处，对脊髓病变，则不如 MRI，但 CT 在脊柱病变的诊断上仍具有特殊的价值。CT 扫描检查的主要适应证如下。

（1）椎间盘病变及退行性病变：CT 能清楚地显示腰椎间盘的形态及其与硬膜囊和神经根的关系，通过观察椎间盘的轮廓和椎间隙的高度，CT 可鉴别椎间盘退行性变和椎间盘突出。

（2）脊椎骨肿瘤：脊椎骨肿瘤最常见为转移瘤，原发性肿瘤较少见。CT 可显示肿瘤范围包括骨内外受累的范围、显示肿瘤的组织结构（脂肪、囊性、实质性及血供）及钙化。

（3）脊柱感染性病变：CT 在显示感染性脊椎病变脊椎骨改变的同时，也可显示椎管内硬膜外、脊椎旁的受累及椎间盘的病变。

（4）脊柱损伤：对大多数脊柱损伤，常规 X 线片仍是首选的检查方法，对观察不稳定骨折如椎弓骨折、关节突关节脱位、显示骨折碎片及其在椎管内的位置，CT 是最佳的检查方法。但 CT 对脊髓、神经的损伤，效果不如 MRI。

(5)椎管内病变：CT 评价椎管内病变多须经静脉注射造影剂或椎管内注射造影剂。静脉注射造影剂 CT 增加扫描主要适用于脊髓血管畸形等。CTM 适用于椎管内肿瘤、脊髓空洞症、发育畸形、血管畸形、蛛网膜炎、损伤术后观察等。

3.正常椎管的 CT 测量

(1)椎管矢状径(AP)：即椎体后缘至棘突基底部之间的距离。正常 AP 范围为 11.62～19.92mm，平均值为(14.11±2.42)mm。颈椎椎管呈等腰三角形，从 $C_{1\sim3}$ 逐渐变小，$C_{3\sim7}$ 椎管大小相等。正常颈椎椎管前后径 12mm，小于 10mm 为颈椎管狭窄。正常腰椎管前后径为 15～25mm，平均 16～17mm，小于 12mm 时为相对狭窄，小于 10mm 时为绝对狭窄。

(2)椎管横径(IPD)：即两侧椎弓根内缘之间的距离。正常椎管层面测得的 IPD 值为 16.60～39.84mm。$L_4$ 及 $L_5$ 的两横径线较 $L_{1\sim3}$ 大，$L_3$ 为(21.58±5.20)mm，$L_4$ 为(24.46±3.90)mm，$L_5$ 为(26.43±5.25)mm，平均为 24mm。腰椎管的横径小于 16mm 时为椎管狭窄。

(3)关节突间距(IFD)：即两侧关节突关节面之间的距离。多数的 IFD 值 $L_{3\sim5}$ 逐渐增大，$L_3$ 为 13.28～24.90mm，平均为(15.07±5.00)mm，$L_4$ 为 11.62～24.90mm，平均为(16.36±2.00)mm，$L_5$ 为 11.20～24.90mm，平均为(16.46±4.6)mm。

(4)侧隐窝矢状径(LR)：即椎体后缘至上关节突之间前缘的距离。椎弓根与椎体后缘间的夹角称为侧隐窝。侧隐窝是神经根的通道，其外壁为椎弓根的内方，后壁为上关节突的前面，前壁为椎体后外缘及邻近的椎间盘，正常侧隐窝的矢状径为 3.32～8.30mm，平均(5.52±1.47)mm，＜3mm 为侧隐窝狭窄。

(5)椎弓根长度(PL)：椎弓根长度自上而下逐渐变短，正常 $L_3$ 和 $L_4$ 的 PL 值为 9.96～11.62mm，$L_5$ 为 8.3～9.96mm。

(6)黄韧带厚度(LF)：黄韧带附着于两相邻椎板之间，韧带上方附着于上位椎板下缘，下方附着于下位椎板上缘及后面。在正中线上，两侧黄韧带之间有许多脂肪，在外侧与椎间关节的关节囊相融合。正常黄韧带厚度为 2.49～3.32mm，平均为(3.23±0.23)mm，超过 5mm 为黄韧带肥厚。

(7)Jones-Thomson 商(JSQ)：即椎体横径与前后径乘积和椎管矢径与横径乘积的比值。正常者在 2～4.5，＞4.5 即为椎管狭窄。

4.脊柱常见疾患

(1)颈椎病：CT 图像可显示颈椎椎管前后径、横径及椎弓根肥大、椎板增厚、椎间关节肥大与退变等，为颈椎病的分型及诊断提供重要依据，但磁共振(MRI)检查对脊髓、椎间盘组织、椎间盘脱出、脊髓受压显示均较 CT 清晰，且无创伤性，诊断价值较高。而对颈椎管狭窄、颈后纵韧带骨化诊断 CT 优于 MRI。

(2)颈后纵韧带骨化(OPLL)：后纵韧带骨化可压迫脊髓，引起严重的脊髓病，有人认为 OPLL 是“日本人疾病”，实际上中国人并非少见。中日友好医院 135 例颈椎 CT 片中发现 18 例 OPLL，占 13.3%，其发病率仅次于颈椎管狭窄症。CT 图像上主要表现：①椎体后缘正中或偏侧骨块突出于椎管，呈带状、尖圆形或分叶状；②骨化高密度影与椎体后缘之间可见一条低密度线，亦可与其相连；③压迫硬脊膜下腔，甚至可突破硬脊膜下腔直接压迫脊髓。根据其外形可分为4型，即平板形、蕈伞形、山丘形和花生形，在同一患者中常兼有2型甚至3型。

CT扫描的重要价值在于：①它能在轴位上清楚地显示骨性椎管、硬膜囊和病变的相互关系，据此可判断脊髓受压的范围和程度；②CT不仅能准确测量骨化的长度，还可以准确了解不同层面骨化的厚度和宽度，从而判定神经根和椎间孔所受的影响。

(3)椎管狭窄：椎管狭窄症是指各种原因引起的椎管诸径线缩短、椎管容积缩小，压迫硬脊膜下腔、脊髓或神经根而导致相应神经功能障碍综合征，它与脊柱异常发育、椎间盘突出、退行性骨关节病、黄韧带肥厚、后纵韧带骨化及损伤等多种因素有关。按发生原因，椎管狭窄症可分为发育性、退变性、混合性3种。其主要病理改变为椎管径线变短、椎板增厚、椎体后缘骨质增生、小关节突肥大增生及黄韧带肥厚等，上述改变可单独或合并存在。

CT对椎管狭窄症的诊断价值在于可显示椎管狭窄的原因，如后纵韧带骨化、椎间盘突出、黄韧带肥厚、骨质增生或损伤移位、碎骨块等；可直接显示椎管的形态，了解导致椎管狭窄的各种病变与硬脊膜下腔、脊髓及神经根的对应关系；可精确测量椎管狭窄的程度、显示椎管狭窄的部位及范围。CT显示椎体椎管增生、骨性狭窄或韧带钙化较MRI清楚准确，但显示各种病变对脊髓产生的继发性改变，则不如MRI清晰。

①颈椎管狭窄：大多数学者应用MWRONE法测量椎管矢状径作为判断狭窄的依据。颈椎椎管前后径正常变异较大，其下限为12mm，一般认为＜10mm为颈椎管狭窄；也有人主张用相应的椎管矢状中径与椎体矢状中径的比值，认为凡超过3节的比值小于0.75者为狭窄，这样可以避免误差。CT扫描除了能精确测量椎管AP、IPD值外，还可以观察黄韧带肥厚、退行性变等，但在临床诊断中不能单纯根据测量数字，而应紧密结合临床表现作出正确的诊断。

②胸椎椎管狭窄：因胸椎的解剖部位和投照位置关系，常受骨骼器官重叠影响，骨的标志不清，椎管测量不易准确，而高分辨率CT能显示黄韧带肥厚，甚至黄韧带骨化、后纵韧带骨化、骨质增生退行性变。测量胸椎管AP、IPD值，对胸椎管狭窄的诊断和治疗提供有用的参考资料。

③腰椎管狭窄：腰椎管狭窄较常见，CT扫描可以清楚地观察到：a.椎管形态，椎板及上下关节突增生肥大，椎管呈三叶状改变。b.CT可以测量椎管侧隐窝的大小并两侧对比。通常腰椎管矢状径小于12mm为相对狭窄，小于10mm为绝对狭窄。腰椎椎弓根间距小于16mm、椎管横断面积小于1.45cm2为椎管狭窄。c.黄韧带肥厚，是造成椎管狭窄的重要因素之一，因黄韧带介于密度高的椎板及硬膜外脂肪组织之间，比较容易测量，一般认为厚度超过5mm为肥厚。d.椎间盘变性伴有膨出时，CT可显示椎体周围呈均匀性膨隆，有时为多节段性，这与腰椎间盘局限性突出不同，椎间盘膨隆在脊柱原有退变的基础上可加重对脊髓神经的压迫。CT能分清大多数椎管狭窄是发育型、退变型或混合型。e.侧隐窝矢状径小于3mm为狭窄。虽然椎管的测量为临床诊断椎管狭窄提供了重要的参考指标，但在40岁以上脊柱退变的正常人，绝大多数没有临床症状，不能单纯依靠CT片测量来诊断，必须结合临床表现、X线片及神经系统检查，综合分析判断，绝不能一看到CT扫描提示有狭窄而盲目诊断，甚至采用手术治疗。

(4)椎间盘突出症

①颈椎间盘突出：颈椎管虽然比胸椎管宽大，但脂肪组织少，突出的椎间盘和硬膜下腔密

度相差不大，再加上关节突关节及肩部所造成的伪影影响，故分辨率较低的 CT 扫描诊断比较困难，需采用高分辨率扫描或 CT 脊髓造影才能提高清晰度。CT 表现为：a.椎管内前部见椎间盘后缘突出的块影，一般呈半圆形，轮廓比较规则；b.其密度与椎间盘一致，略高于脊髓，可见椎间盘钙化；c.块影滑移；d.硬脊膜下腔受压；e.脊神经根增粗；f.伴随征象如颈椎骨质增生、后纵韧带钙化、钩突关节增生及继发性椎管狭窄。MRI 显示颈段椎间盘突出比 CT 敏感，且矢状径成像可同时清楚地显示所有颈段椎间盘，有助于全面地进行观察。由于 MRI 能直接显示脊髓，故可清楚地显示脊髓受压、变性或软化，因而是伴有严重神经症状的颈椎间盘突出影响检查的首选方法。

②胸椎间盘突出：比较少见。由于椎管相对较小，硬膜外脂肪组织也少，有时普通 CT 扫描不易发现突出，必要时采用注入水溶性造影剂增强检查法（CTW），但一般常规脊髓造影也可以显示出来。磁共振（MRI）检查诊断胸椎间盘突出较 CT 优越。

③腰椎间盘突出：腰椎间盘突出是指椎间盘的髓核及部分纤维环向周围组织突出，压迫相应脊髓或脊神经根所致的一种病理状态，是腰腿痛最常见的原因之一，发生在 $L_{4\sim5}$ 及 $L_5\sim S_1$ 间隙约占 90%，有中央型、后侧型和外侧型三种。CT 扫描主要可以表现为：a.局部突出于椎体后缘软组织块影或钙化影，通常与椎间盘相连，且密度多一致，并可见硬膜外游离髓核。髓核在椎间盘平面上方或下方，其密度低于椎骨但高于硬脊膜；b.突出邻近的硬膜外脂肪受压、移位或消失，硬脊膜下腔前缘或侧方受压变形；c.神经根受压后移位、增粗、变形。椎管碘水造影后 CT 扫描有助于显示脊神经根鞘和硬脊膜腔的变化；d.黄韧带肥厚，椎体后骨赘，小关节增生，中央椎管、侧隐窝及神经根管狭窄等；e.椎体后部骨质硬化及椎间邻近椎体上、下缘可见 Schmoral 结节。因为脊柱解剖两侧自然对称，临床上极为少见的极外侧型腰椎间盘突出 CT 扫描也能显示清晰。椎间盘突出应与椎管内肿瘤相鉴别，肿瘤的密度不及椎间盘高，行增强扫描时肿瘤有强化，而椎间盘突出则不强化，必要时行 MRI 检查。CT 诊断腰椎间盘突出的准确率文献报道为 92%，国内为 91.3%，54 例经手术证实诊断准确率为 90.7%，与同期碘油脊髓造影及碘水腰骶神经根造影的手术符合率分别为 90%和 90.6%，相比差别不大，但 CT 扫描没有造影剂引起的不良反应，安全性好。

腰椎间盘突出症术后症状复发的患者，CT 扫描可以区别骨或软组织的压迫，了解病变部位上、下椎间盘情况，但有严重脊柱畸形，术后椎管内广泛纤维组织增生或椎管狭窄致椎管内脂肪过少时，CT 扫描尚不能完全辨别椎间盘突出还是瘢痕粘连，必要时可采用 CTM 或 MRI 检查。

（5）脊柱和椎管内肿瘤：脊柱肿瘤采用 CT 扫描及椎管内肿瘤采用 CTM 扫描对肿瘤的诊断有一定的参考价值，可明确肿瘤范围、定位、程度及肿瘤与邻近组织的关系。CT 扫描不受骨组织和内脏器官遮叠的影响，对早期发现肿瘤有独特的作用。

①椎体血管瘤：多发生于脊柱和颅骨，长骨较少见，生长缓慢，很少有恶变，任何年龄均可发生。临床上一般无症状，多为偶然发现。脊柱血管瘤可致压缩性骨折伴发脊髓压迫症状。CT 主要表现为：a.椎骨骨松质呈粗大网眼状改变；b.残留骨小梁增粗，呈稀疏排列的高密度斑点状，呈栅栏状改变；c.病变可侵及椎体的一半或整个椎体及附件；d.多为单椎体病变，少数可侵犯多个椎体；e.椎体外形正常或略膨胀，骨密质常完整，椎间隙正常；f.增强扫描骨病变常不

强化或轻度强化。

②骨软骨瘤:是最常见的良性骨肿瘤,绝大多数发生在四肢长骨的干骺端,发生在椎管内的骨软骨瘤罕见。脊椎骨软骨瘤50%位于颈椎,其次为胸椎及腰椎。一般无症状,随着瘤体的生长,产生脊髓受压症状。CT主要表现为:a.椎板上有一向椎管内突入的骨性肿物;b.其基底部有蒂与椎板相连;c.其密度与椎板密度一致并连续;d.肿物内有钙化;e.相应脊髓受压。CT扫描是显示脊椎骨软骨瘤的最佳方法。

③骨巨细胞瘤:是常见的骨肿瘤,绝大多数发生于20～40岁,好发于四肢长骨的骨骺端,占60%～70%,而脊柱的骨巨细胞瘤仅占6%～7%。CT的主要表现为:a.椎体的局限性溶骨破坏.b.可侵犯几个椎体或附件,甚至椎间盘,椎体压缩变扁;c.破坏区边缘清楚,无硬化,但周围可因骨密质骨破坏而出现反应性骨密度增高;d.肿瘤可突破椎管形成软组织块影,有的可破坏椎间盘;e.增强扫描可显示原低密度区呈散在强化。

④脊索瘤:是发生在脊索残余组织的恶性肿瘤。50%位于骶尾部,35%位于斜坡部,余15%位于脊柱其他部位,50～70岁人群多见。下腰痛为常见首发症状,因肿瘤的增大可压迫直肠、膀胱,引起排便和排尿困难。CT主要表现为:a.溶骨性破坏,同时侵犯数个骶椎.b.软组织肿块,肿块内有低密度区;c.肿瘤内可有钙化;d.原发性骨破坏区中可见到继发性硬化改变,特别是在外周;e.肿块增大后使直肠和膀胱移位。

⑤脊柱转移性肿瘤:最常见的原发肿瘤来自于乳腺、前列腺、肺、肾、甲状腺等,大部分为亲骨性。脊柱转移性肿瘤以腰椎最多,其次为胸椎、颈椎。CT主要表现为:a.椎体及附件溶骨性破坏,少数亦可出现生骨现象;b.椎旁软组织内有瘤骨,侵犯椎管内;c.椎间隙常不受侵犯。

对普通X线片不能发现的转移病灶,放射性核素扫描较为敏感,但CT扫描能清楚地观察到肿瘤的存在、大小和范围。总之,CT扫描对鉴别良、恶性肿瘤有一定的帮助,但还需要紧密结合临床,综合分析判断,必要时采用活检来确定诊断,以免误诊。

⑥椎管内肿瘤:CTM对椎管内肿瘤的诊断有较大的价值,但对脊髓内病变的诊断仍受到一定的限制。髓外硬膜下肿瘤CT扫描的主要表现为:a.脊髓受压变形,向对侧移位;b.病变同侧邻近区蛛网膜下腔间隙增宽,对侧变窄;c.对侧硬膜外脂肪间隙变窄或消失;d.增强扫描病灶可强化,硬脊膜下充盈缺损。MRI由于其软组织对比分辨率高,无需注入椎管内造影剂就能清楚地显示脊髓、蛛网膜下腔等结构,定位准确,较CT扫描优越,是目前诊断椎管内肿瘤的首选方法。

(6)脊椎感染及结核

①化脓性脊柱炎较少见,常有手术、外伤或远处感染史。好发于腰椎,其次为胸椎、颈椎及骶骨。50%侵犯椎间盘。CT主要表现为:a.椎体骨质破坏,呈低密度,常有相对高密度死骨;b.椎体旁软组织块影。椎旁脓肿的CT值比周围软组织低,增强扫描时脓肿边缘强化,其内有气体表明为化脓性感染;c.硬膜外脓肿时,硬膜下腔与硬膜外间隙对比减低,硬膜外密度增高。

②脊柱结核:原发灶95%在肺部。以腰椎发生率最高,其次为胸椎和颈椎。根据破坏部位的不同分为边缘型、中央型、骨膜下型及附件型。CT的主要表现为:a.1个或数个相邻椎体的溶骨性破坏;b.有死骨或干酪样钙化;c.椎间盘不同程度的破坏,椎间隙变窄;d.腰大肌肿胀;e.椎管内密度增高影,呈梭形或半球形,与病椎相连。

(7)脊柱外伤:CT 扫描能清楚地显示椎管的完整性、复杂的椎体关节突、椎板骨折及脊柱骨折合并截瘫,并能提供准确减压范围和手术入路的资料,术后也可做 CT 复查。

①CT 扫描主要表现为:a.椎体及其附近低密度骨折线或骨小梁密度呈斑片状密度增高;b.椎管内或椎体旁碎骨块;c.椎管变形、狭窄;d.椎管内有高密度血肿影;e.椎间盘突出。

②优点:在脊柱损伤方面,与普通 X 线片相比,有如下优点:a.不需要过度搬动病人;b.分辨率高,能显示因重叠或普通 X 线片不易诊断的骨折,如 $C_7$ 及 $C_{1\sim2}$ 椎骨骨折,后柱的微小骨折;c.脊髓造影 CT 可对椎管内神经结构的损伤作出诊断,如脊髓血肿、脊髓断裂和髓内囊肿,亦可显示创伤后椎间盘突出、骨折碎块、硬脊膜外血肿对蛛网膜下腔及脊髓的压迫。CT 能清楚地显示骨折与椎管的关系,是目前脊椎爆裂骨折首选方法。

③缺点:CT 在脊柱损伤诊断上尚有不足之处:a.不易显示屈曲暴力性骨折;b.对韧带损伤造成的脊柱不稳或关节脱位常不易显示清楚;c.对脊髓损伤的病理改变仍不理想。

(8)椎弓峡部裂:是指关节突间部的骨性缺损,常并发脊柱滑脱,其 CT 主要表现为:①椎弓根下缘层面显示峡部裂;②能显示神经孔畸形、椎管狭窄、侧隐窝狭窄及椎间盘变性鲫。临床上诊断椎弓峡部裂主要依靠普通 X 线片(左、右斜位)来确诊。

(9)脊柱侧凸及后凸:先天性脊柱侧凸是椎体在胚胎期发育异常的结果,治疗的关键在于早期发现、密切观察,根据畸形的类型制定个体化的治疗方案。合理治疗方案的制定要建立在对畸形类型和范围正确判断的基础上。多层螺旋 CT 的三维重建技术显示了传统 X 线片无可比拟的优势。①螺旋 CT 可进行薄层扫描,能显示微小病变;②重建后的二维图像直观、立体,可以显示各部分间的位置关系;③通过二维图像的旋转和表面遮盖技术,能够去除肋骨对椎体的遮挡,从多个角度对畸形进行观察。

### (二)在软组织及四肢关节的应用

1.正常软组织及骨关节的 CT 解剖特点　CT 的高密度分辨率克服了普通 X 线对软组织检查的不足,也避免了肠气或骨骼对软组织及内脏图像的干扰。各肌肉间有胶原纤维和脂肪组织结构的间隔,CT 可清楚显示每条肌肉和血管以及神经主干的断面,从而为发现病变和观察其演变提供重要资料。

2.适应证和检查方法

(1)适应证:临床上疑有四肢关节损伤与软组织病变,普通 X 线片不能显示清楚,均可行 CT 扫描检查:①复杂的骨盆及髋臼缘骨折及某种类型足、踝骨折脱位等;②股骨头缺血性坏死和骨性关节炎;③骨的囊性病变;④骨和软组织肿瘤;⑤骨与关节感染。

(2)检查方法:先摄受检部位的普通 X 线片,了解病变的范围和大小,以决定扫描的起始部位、范围和体位等。对某些特殊部位和结构,如肩关节、骨盆、骶髂关节、髋关节、膝关节,可利用特殊位置进行扫描。根据病变的大小和类型采用不同准直器和扫描程序,先采用低值观察软组织,高值观察骨与关节。必要时还可采用增强检查,如造影剂注入静脉、关节腔,增加对比度,以明确诊断。

3.四肢关节与软组织病变

(1)股骨头缺血性坏死:股骨头缺血性坏死是由于股骨头血供障碍所致,其原因可能与血管壁异常、血栓形成、骨内血管受压、应用激素、酗酒及创伤有关。CT 扫描因股骨头在髋臼中心，表面的关节软骨有时厚度不匀，于中央小窝平面的骨松质中心部分可见骨小梁增厚并呈星芒状排列时，故名“星芒征”。当股骨头缺血性坏死时星芒征的形状、密度及部位等皆可发生相应改变。一般分5期。Ⅰ期：X线表现正常；Ⅱ期：股骨头有囊性变和硬化改变；Ⅲ期：软骨下透明区及软骨下骨折，表现为新月征；Ⅳ期：软骨下塌陷，股骨头变扁；Ⅴ期为髋关节间隙变窄。CT的主要表现为：①早期股骨头完整无碎裂或有轻微的碎裂；呈星芒征改变，表现为从股骨头中央到软骨下点状致密增生，星芒征周围部分呈丛状或相互融合。②晚期股骨头碎裂变形，其中有骨吸收区，星芒征明显变形或消失，股骨头变扁。

(2)骨折与脱位：一般骨折常规X线片基本都能满足临床的需要，CT扫描对普通X线片不能满意显示的骨盆、髋关节、膝关节、肩关节、踝关节及胸锁关节等部位骨折可以观察骨折的主体关系，发现平片很难辨认的小碎骨片，如髋臼缘骨折、股骨头骨折小碎片，可准确判断位置所在，对临床上正确的治疗提供重要依据。

有人对25例跟骨骨折进行CT检查，认为CT对跟骨新鲜或陈旧性骨折的检查明显优于常规X线检查，它能准确显示骨折部位、类型、严重度及移位情况，利用薄层扫描、图像重建等技术，可使病变显示更为清晰。跟骨结节角缩小对衡量跟骨骨折的严重和预后有一定价值，而后关节面的骨折和移位对预后的评估十分重要，后关节面移位超过2mm者，预后均较差。

有人对88例骶骨骨折或骶髂关节损伤进行CT扫描检查，将其分为4种基本类型：Ⅰ型骶髂关节分离，占骶骨损伤的39%，CT表现为关节不对称与间隙增宽；Ⅱ型骶骨或髂骨唇部骨折，占骶骨损伤的25%，CT图像可见到骶骨或髂骨唇部骨折线累及骶髂关节面，但不累及骶骨的神经孔；Ⅲ型为骶骨纵行骨折，占骶骨损伤的25%，CT图像表现为骶骨纵行骨折线伸入神经孔；Ⅳ型为骶骨粉碎性骨折，占骶骨损伤的5%，CT可见骶髂关节两侧都有复杂的骨折线。

(3)骨性关节炎：CT主要表现为①关节间隙狭窄，两侧常不对称，可造成关节半脱位；②关节面骨质硬化和变形，关节间及关节面不平整，关节面变扁或呈方形；③唇样骨刺和骨桥形成，骨刺密度增高，有时类似象牙质样；④关节面下可有囊性变，呈小圆形及椭圆形小低密度区，其外周骨质硬化，透光区直径为0.1～0.25cm，可孤立也可多个，呈蜂窝状；⑤关节内可有游离体，为圆形或椭圆形碎骨片，直径多在0.1～0.15cm大小。

(4)膝关节半月板损伤：CT主要表现为：①半月板有裂隙，呈低密度的横或纵和斜行条状影，边界一般较清晰；②在关节腔造影时，可见撕裂的半月板间隙内有造影剂渗入其间，呈高密度条状影，边界清楚可见；③盘状半月板表现为较正常的半月板增宽、增厚，正常内侧半月板的宽度不超过同侧胫骨平台关节面的1/2；外侧半月板不超过1/3；④半月板囊肿时表现为半月板局部隆起；⑤十字韧带损伤，表现为胫骨髁间嵴与股骨髁窝之间的V形带状的低密度影中断和变形。关节囊破裂，表现为造影剂外溢。

(5)软组织包块：在判定软组织包块时，CT较普通X线片能清楚地显示肿块的组织结构。根据CT表现可判定肿块的性质，良性肿块有完整的包膜而边缘锐利，其实质密度均匀；恶性肿瘤的边缘模糊，实质密度低于肌肉，所含斑点状或片状致密影在增强扫描时呈阳性反应。螺旋CT可取代动脉造影以确定软组织包块的范围和了解其内部的血管分布情况，有利于确定治疗方案。

(6)骨与关节感染性疾病

①化脓性骨髓炎 CT 主要表现为：a.骨皮质增厚，骨髓腔狭窄与消失；b.局限或广泛的骨质硬化，骨密度增高，骨干呈均匀的膨胀；c.骨小梁结构不清，骨硬化、骨破坏，并有大块死骨或有不规则的脓腔；d.软组织呈弥漫性肿胀，有时可有窦道。但 CT 检查并不优于普通 X 线片。

②化脓性关节炎 CT 主要表现为：a.关节囊和周围软组织肿胀，关节间隙增宽并呈水样低密度.b.关节积液严重时可发生半脱位；c.髋关节炎时，可见闭孔内肌肿胀，超过 0.8cm(正常为 0.2～0.8cm)；d.膝关节炎时，膝关节肿胀，脂肪垫移位、缩小或浑浊，髌股间距离增宽；e.晚期关节破坏，骨性强直。

③骨与关节结核 CT 主要表现为：a.早期关节周围软组织肿胀，包括闭孔内外肌肿胀及关节囊阴影肿胀，有积液时呈水样密度(髋关节结核)；b.晚期关节面骨质破坏，呈虫蚀状，致关节间隙狭窄，边缘不规则，有骨破坏时，可见局限性低密度影及沙粒样死骨。

单靠 CT 表现来鉴别结核或化脓性有一定难度，要结合病史和临床表现来判断，CT 仅作为参考，必要时应行病理检查。

(7)骨肿瘤：CT 由于其高密度分辨率和横断面图像的特点，对骨肿瘤具有较高的诊断价值。

①优点：与常规 X 线片比较，具有以下优点：a.敏感性高，特别是对骨盆、关节等结构复杂、重叠较多的部位能充分显示.b.能够明确肿瘤在髓腔及软组织内的病变范围，对于制定手术方案至关重要；c.明确肿瘤与邻近组织的关系；d.较早发现微小病灶，如骨髓瘤；e.在 CT 引导下进行穿刺活检，以利定性诊断。

②主要表现为：a.良性骨肿瘤或肿瘤样病变：边缘清楚的骨质透亮区，多呈膨胀性，有的呈分隔状，骨皮质变薄或局限性增厚，其连续性尚完整，多无软组织肿块，钙化常局限于瘤体内；b.恶性骨肿瘤：呈溶骨或浸润性骨质破坏，可见肿瘤新生骨和骨膜反应，多伴有骨皮质缺损，邻近有软组织肿块，其内可见肿瘤新生骨或钙化影。骨髓内浸润灶表现为骨松质或髓腔内相对高密度灶(CT 值 20～40HU)，其 CT 值往往较正常侧高 20HU 以上。

(李红专)

# 第四节　磁共振成像(MRI)

## 一、成像原理

磁共振成像(MRI)是检查骨与软组织的最佳手段，可以很好地显示中枢神经、肌肉、肌腱、韧带、半月板、骨髓、软骨等组织，在骨质疏松、肿瘤、感染、创伤，尤其在脊柱、脊髓检查方面用途广泛。

基本原理是某些特定的原子核置于静磁场内，受到一个适当的射频脉冲磁场激励时，原子核产生共振，向外界发出电磁信号的过程称为磁共振现象。磁共振现象产生的三个基本条件为特定原子核、外界静磁场和适当频率的电磁波。特定原子核的质子或中子数为奇数，带有静电荷，具有自旋运动特性，并产生磁场。人体中含有丰富的氢原子，原子核只有一个质子，亦称自旋质子。目前 MRI 应用的是氢原子核。静磁场是指外磁场，临床应用强度为 0.2～3.0T。最常用的磁场强度为 0.5～1.5T。射频脉冲是用于激励平衡状态原子核系统的交变磁场，是质子由低能级进入高能级受激状态，以产生磁共振现象。

在磁共振过程中，受到激励的自旋质子产生共振信号到恢复到激励前的平衡状态所经历的时间称为弛豫时间，包括纵向弛豫时间($T_1$)和横向弛豫时间($T_2$)两种。不同的病变组织具有不同的 $T_1$ 和 $T_2$ 值，这意味着根据不同的 $T_1$ 和 $T_2$ 特点可判断正常与病变的组织。

动态增强 MRI 是利用动态对比增强 MRI 成像技术对骨肿瘤进行的诊断，该方法基于肿瘤生长的类型不同，通过 MRI 信号强度的动态变化，反映肿瘤内部的不同血管的强化程度，以鉴别良、恶性肿瘤。此项技术有助于：①对潜在恶性肿瘤的鉴别，如起源于软骨的早期软骨肉瘤和内生软骨瘤，X 线平片难以鉴别，快速动态对比增强 MR 成像，前者出现早期强化，后者无早期强化；②鉴别骨周围软组织肿瘤与水肿，和肿瘤活性部分的显示，有助于术前分期和活检定位；③对疗效的评估和肿瘤复发的检测。动态增强 MRI 可对肿瘤的活性部分与炎性改变进行鉴别，从而确定肿瘤的存在与否。值得注意的是此项检查仍需结合 X 线平片和 CT 检查才能做出更为确切的诊断。

MR 弥散加权成像(DWI)是一种在分子水平了解组织结构的技术，它利用水分子弥散运动的特性进行弥散测量和成像。DWI 可计算出各像素的表观弥散系数(ADC)并获得 ADC 图。恶性骨肿瘤组织的 ADC 值高于正常组织，瘤周水肿和肿瘤内坏死的 ADC 值高于肿瘤实质。ADC 图可较准确地显示肿瘤的实际髓内浸润范围，分辨出肿瘤、瘤周水肿和瘤内坏死的分布。

MR 灌注成像(PWI)是一种评价病变部位血流灌注情况的技术。通过分析灌注参数，可获取病变组织的微循环血流信息。根据病灶信号强度及增加程度对良、恶性骨肿瘤行诊断和鉴别诊断。良性肿瘤边缘与中心部分的信号强度增加值差异无显著性，而恶性肿瘤边缘部分比中心部分信号强度增加值明显为高，其差异有显著性。而根据时间-信号强度曲线诊断和鉴别良、恶性肿瘤，可有部分重叠。

MRI 导向有利于选择活检部位，更多地用于骨髓肿瘤的活检，可提高诊断的正确率。MRI 对肿瘤的分级和显示肿瘤内部病理结构上明显优于 X 线平片和 CT，但对钙化、骨化及骨皮质均显示低信号为其不足。

磁共振波谱(MRS)是一种无创性测定人体内化学代谢物的医学影像学新技术，是在磁共振成像的基础上又一新型的功能分析诊断方法。磁共振波谱对骨与软组织疾病的诊断，尤其是在早期诊断和治疗后疗效评估方面.对临床治疗有着重要的指导作用。目前国内外都将其作为功能成像一个重要课题，尚处于研究阶段。

适应证：由于 MRI 的成像原理不同，MRI 检查应与其他影像学检查取长补短，发挥 MRI 的最大优势。软组织的各种疾患都适用 MRI 检查。骨骼系统有细微的隐性骨折、感染、肿瘤和骨髓疾病都有其他影像学不能显示的影像，关节的检查包括韧带、滑膜、关节软骨、关节内软骨(半月板，椎间盘)、关节积液等。MRI 最大的劣势是对钙化不敏感，常常不易显示。凡装有心脏起搏器的患者，癫痫病人等应慎用或禁用。

## 二、MRI 的临床应用

### （一）MRI 在骨关节损伤、退变方面的应用

MRI 图像可很好地显示骨、关节和软组织的解剖形态，加之其可在多平面成像，因而能显示 X 线平片和 CT 不能显示或显示不佳的一些组织和结构，如关节软骨、关节囊内外韧带、椎间盘和骨髓等，因此，MRI 在显示隐性骨折、骨髓水肿以及软骨骨折方面优于 X 线平片和 CT。MRI 能很好地分辨各种不同的软组织，对软组织的病变较 CT 敏感，能很好地显示软组织水肿、骨髓病变、肌腱和韧带的变性等病理变化。在观察分析肌肉骨骼系统的 MRI 图像时，要善于利用 MRI 多参数成像和多平面成像的特点，获取其他影像学方法难以得到的解剖细节和组织特性的信息。首先要熟悉肌骨系统在各种成像平面上的解剖学表现以及正常组织在各种脉冲序列上的信号特点。其次还要掌握各种基本病理改变的信号特点，要能够从信号表现上推断病变的性质，如病变是囊性还是实性，其中有无骨质增生硬化，有无坏死、出血、钙化、骨化，有无纤维和脂肪的成分，病变周围有无水肿，骨髓的改变如何等。虽然 MRI 可提供很多有关病变的信息，在做诊断时仍然要结合临床以及平片、CT 等其他影像学表现进行综合分析。MRI 在显示骨结构的细节方面尚不如 CT 清晰和明确，对软组织中的骨化和钙化的辨识能力也不及 CT。MRI 和 CT 在骨骼肌肉系统疾病诊断中的作用是一种互补的关系。

1.脊柱脊髓疾病　脊髓疾病包括两部分，骨性部分和椎管内部分。此两部分关系密切，疾病常常互相影响。椎体的疾患可引起椎管内神经系统的症状，神经系统的疾患也可继发椎体的改变。

MRI 检查对于确定脊柱骨折、脱位、椎间盘撕裂、椎旁或椎管内血肿及脊髓损伤的程度及其敏感准确。椎体骨折时可见椎体高度和排列异常，受累椎体周围软组织内因出血水肿表现为长 $T_1$ 和长 $T_2$ 信号改变。陈旧性脊柱骨折因出血、水肿已吸收，受累椎体信号恢复正常，但有椎体楔形变或脊柱成角畸形，因此，MRI 检查在判断脊柱新鲜骨折与陈旧骨折方面具有独特的优势。当脊柱损伤累及脊髓时可表现为不同程度的信号变化，MRI 不仅可以观察急性脊髓损伤的形态学变化，而且可以根据脊髓内信号的变化，精确判断脊髓的损伤程度，同时可发现隐性骨折和脊髓水肿，对制订治疗方案和判定预后有较大的指导作用。

椎管狭窄及椎间盘病变：

(1)椎管狭窄：大多数椎管狭窄症继发于椎间盘突出、脊柱不稳滑脱、韧带肥厚及小关节退变等病理改变。MRI 不仅可观察后纵韧带、黄韧带肥厚和钙化、硬膜囊受压程度和范围，而且可显示脊髓的形态和病理变化，术后 MRI 检查是显示椎管减压范围、脊髓病理变化情况的客观指标。

(2)椎间盘病变：MRI 扫描不仅可以从不同方位显示椎体、椎间盘、椎管内软组织，还可以清楚地显示早期椎间盘退行性改变，是其他影像手段不能发现且临床早期症状不典型最易误诊的阶段，更是导致椎间盘病变进展的基础阶段。MRI 特征：①纤维环断裂，髓核脱离椎间盘游离于椎管内；②矢状面脱出的髓核上下移位。因此，MRI 扫描对腰椎间盘突出症诊断和分

型是既直接又准确的检查方法，尤其是对早期病变的检出，对临床治疗有着重要的意义，应作为腰椎间盘病变的首选检查方法之一。

2.骨关节疾病　MRI 在骨骼系统的应用越来越广泛。首先在创伤中的应用，MRI 可检出其他影像学不能检出的隐性骨折，已得到广大医生的认可。其次，其在骨髓的疾病检出明显好于其他影像学检查，是 MRI 检查的优势。同样，MRI 对软骨损伤的检查也有优势。骨坏死早期，X 线拍片，CT 扫描均为阴性时 MRI 即可检出骨坏死。另外骨髓水肿、骨髓内感染，肿瘤都可通过 MRI 检查得以确定。除骨髓疾患外，关节软骨的显示 MRI 也明显好于其他影像学检查，MRI 可清晰显示关节软骨的坏死。肌腱、半月板、交叉韧带的检查 MRI 也具有明显优势，因此，大量的半月板检查都使用 MRI 检查。

(1)膝关节损伤：膝关节韧带损伤：韧带损伤的特点为在各序列成像上均有信号增高改变，仍可见到完整连续的纤维束，但较正常变细；完全韧带撕裂，主要表现为韧带连续中断、扭曲，呈波浪状，并见增厚、增粗、变短，以 $T_2$WI 显示较好；信号混杂，形态卷曲增粗或呈波浪状。

膝关节半月板的损伤：正常半月板在 MRI 各序列均为低信号，是由于其含有Ⅰ型胶原组织，在上下关节软骨的衬托下，半月板形态显示清楚，既可观察其位置形态，又可观察其内部结构。当半月板发生撕裂时，由于关节滑液渗入损伤处，使低信号的半月板内出现高信号或等信号。MRI 能清晰显示半月板撕裂的部位、形态，并能进行分级，MRI 不仅能早期发现半月板内撕裂，而且在鉴别陈旧性半月板撕裂与新鲜半月板撕裂方面优于关节镜检查，此外，关节镜为有创伤检查，而 MRI 为无创伤检查。因此，MRI 检查为半月板手术方案的制订提供重要的依据。

膝关节周围软组织损伤及关节积液：膝关节损伤易形成膝关节周围软组织肿胀，关节囊及关节腔内积血、积液，MRI 可反映积血、积液的部位及量的动态变化。

MRI 对于膝关节损伤检查的优势：膝关节 MRI 可发现 X 线片不易观察的骨挫伤、骨髓水肿、隐匿性骨折，以及骨、软骨骨折，半月板、韧带撕裂。而且 MRI 是一种无创性检查，具有较高的软组织分辨率，多方位成像等特点，比 X 线片、CT、关节镜等在膝关节损伤的诊断评价上更具一定的优越性。

(2)肩关节损伤：肩关节损伤 MRI 检查包括肩关节撞击综合征、肩关节不稳、盂唇撕裂、肩袖撕裂等。撞击综合征(SIS)又称卡压综合征。当肩关节处于外展体位时，尤其处于 60°～120°时肩峰下空间缩小且肩腱袖刚好从中穿过，此时由于一些解剖结构病变引起冈上肌出口(肱骨头上方和肩峰下方间的间隙)狭窄，即压迫肩峰下滑囊和(或)冈上肌腱，引起肩部和上臂疼痛为特征的临床综合征。肩关节不稳可分为前、后、下或多方位不稳定，其中以前部不稳最多见。它的病因可能是创伤性的，也可能与盂肱韧带或关节囊的松弛有关，多方位肩关节不稳通常与韧带松弛有关。肩袖撕裂可分为部分性撕裂和完全性撕裂，部分性比完全性发生率高一倍。主要为冈上肌腱撕裂表现为 $T_2$ 加权脂肪抑制像上高信号，关节积液也容易显示。完全撕裂时可见冈上肌腱和冈下肌腱的回缩，肩峰和肱骨间距离缩小。

MRI 可以得到较高的软组织对比度，而且能够多平面成像，它能较清晰地显示关节囊、囊内结构及肩袖等重要组织的解剖形态；肩关节 MR 造影成像改善了关节内和(或)关节外组织结构的对比，极大地提高了诊断的准确性。目前，MRI 已成为肩关节损伤影像学检查诊断的重要手段。

(3)股骨头缺血性坏死：股骨头缺血坏死(ANFH)是常见的骨关节疾病，其病变可导致股骨头塌陷、关节间隙变窄，最终累及整个髋关节，使关节功能丧失，早期诊断直接关系到疾病的治疗和预后。磁共振成像检查应用于本病前，该病的早期诊断较为困难。

正常成人股骨头MRI的信号主要由骨髓中脂肪产生，随年龄增长，红骨髓逐渐转化成黄骨髓，即脂肪含量逐渐增高，$T_1$WI和$T_2$WI均为高信号。ANFH的病理演变过程分为四期：Ⅰ期：骨缺血后6小时，髓腔造血细胞开始死亡，但缺血区细胞坏死有先后顺序：约在血流中断后6～12小时，造血细胞最先死亡；12～48小时后为骨细胞和骨母细胞死亡；1～5天后脂肪细胞死亡；此期只有MRI检查可发现病变，而X线平片和CT检查未见异常。MRI表现为股骨头的前上缘可见一均匀或不均匀的局限性线状或片状异常信号影，$T_1$WI呈等或略低信号，$T_2$WI呈高或略高信号且与外侧低信号带并行，形成“双线征”，它是ANFH较为特异的早期征象；Ⅱ期：坏死组织分解，周围出现组织修复，早期的修复反应包括少量毛细血管、胶原纤维增生，以及新骨对死骨的“爬行性替代”，MRI表现为广泛的斑片状、条状或不规则形，低、等、高混合信号；Ⅲ期：修复期：大量新生血管和增生的结缔组织、成纤维细胞、巨噬细胞向坏死区生长，大量新生骨附着在坏死骨小梁的表面，死骨被清除。关节软骨受其修复组织的影响表面不光滑，而后出现皱褶。MRI表现为在$T_1$WI，$T_2$WI上均为股骨头变形，呈高低不等，形态不规则的混杂信号，并出现新月征；Ⅳ期：股骨头塌陷合并退行性关节炎改变。MRI表现为股骨头不规则，可出现骨皮质塌陷和低信号的斑片区或新月状死骨，股骨头塌陷，碎裂。

### (二)MRI在骨感染和骨结核方面的应用

1.骨关节化脓感染　骨关节化脓感染是常见的细菌性骨感染疾患，有血源性和外源性，血源性骨关节感染常见者有化脓性骨髓炎、关节炎和Brodie脓肿。外源性有外伤或战伤引起的软组织和骨感染。X线表现有骨破坏或骨增生，死骨形成。慢性骨髓炎还可以急性发作，严重者可导致关节功能障碍和骨骼畸形等。总之化脓性骨关节感染发展过程复杂，变化多种多样，全身各部位都可发生，有时与骨肿瘤等疾患鉴别困难。

急性化脓性骨髓炎的早期诊断非常重要，但靠X线片达到早期诊断有困难，CT检查优于普通X线检查，对软组织肿胀较敏感，对小的破坏区和小的死骨显示好。MRI优于普通X线和CT，对早期骨髓和软组织的充血水肿十分敏感，在$T_2$加权脂肪抑制像上呈高信号。进展期，骨髓的渗出与坏死在$T_1$WI上为低信号，与正常的骨髓信号形成明显的对比，因此骨髓腔受累的范围显示良好。对脓肿的部位和大小及伸向软组织内的窦道，在$T_2$WI上可清晰显示，有利于指导手术。

急性化脓性骨髓炎估计预后最重要的两条：①哪里有骨膜下脓肿，哪里就将发生骨质破坏；②哪里有骨膜剥离或破裂，哪里将发生死骨，并且不产生骨膜新生骨，将转变为慢性骨髓炎。严重患儿，当大部骨干形成死骨时，如坏死的骨干周围没有骨包壳时，取出死骨后，必形成骨缺损。如死骨上下两端骨膜逐渐骨化，并逐渐扩大包绕骨干的大部时，再取出死骨，则可减少骨缺损的程度。

慢性骨髓炎常见X线征象有：软组织肿胀、骨质破坏、骨质增生硬化、骨膜增生、骨包壳和死骨。慢性骨髓炎急性发作时，软组织肿胀，也可发生溶骨性破坏，其破坏边缘模糊，还可产生骨膜反应。而慢性期死骨清除的破坏，周围软组织炎症肿胀已消退，破坏的骨组织为大块死骨，边缘清楚呈虫蚀样，两种破坏极易区别。

2.椎间盘感染 椎间盘感染发生率不高，但却是一种严重并发症，其原因可能为：细菌感染、无菌炎症、人体免疫反应。MRI 对早期发现病变有重要的意义，发病 1～2 周，MRI 表现椎间盘及上下椎体 $T_1$ 加权像低信号，$T_2$ 加权像高信号。发病 2～3 周，CT 见前纵韧带及椎体后缘膨胀，硬膜囊前方低密度软组织影，上下终板不规则，骨破坏。发病 4～5 周，X 线平片显示椎间隙变窄，终板模糊，逐渐骨疏松、骨吸收、椎间隙变宽，3～4 个月后椎体骨性融合。

3.骨关节结核 骨关节结核 95%继发于肺结核。结核杆菌经血行到达血管丰富的骨松质，如椎体、短管状骨、长管状骨骨骺及干骺端和大关节滑膜而发病，好发部位为脊柱。X 线平片是骨关节结核的常规检查方法，主要表现为骨质疏松、骨质破坏和局部软组织肿胀。MRI 与 CT 对了解小的骨病损及软组织改变，明确病变范围和鉴别诊断具有非常重要的作用。

(1)骨结核的主要 X 线表现：有骨质疏松、骨质破坏、骨的形态改变以及周围软组织肿胀或萎缩等。局部的骨质破坏为最主要征象。骨质破坏 CT 表现为不规则的低密度区，破坏区内可见小斑点状死骨。周围软组织肿胀，出现脓肿可见低密度脓腔，对比剂增强边缘有强化。正常骨皮质和骨小梁 $T_1$WI 和 $T_2$WI 均呈低信号，而骨质破坏时 MRI 表现为：骨皮质和骨小梁 $T_1$WI 呈等一低信号，$T_2$WI 高信号；骨髓受累的区域，$T_1$WI 信号降低，$T_2$WI 信号增高；STIR 则更加清楚显示病灶，表现为明显的高信号。短管状骨结核表现指(趾)骨多发圆形、卵圆形骨破坏，形成典型的骨气臌样改变，颇有特征性。因此，CT 和 MRI 对显示骨结核较小的骨破坏区、死骨和钙化、骨髓内改变以及周围冷性脓肿具有比较高的价值。

(2)脊柱结核：在骨关节结核中最常见，以 25 岁以上的青壮年最多见。腰椎为最好发的部位，胸椎次之，颈椎较少见。

普通 X 线表现：①椎体骨质破坏是脊柱结核主要征象。②椎间隙变窄或消失：病变引起相邻的椎体终板破坏，髓核疝入椎体，椎间盘完全破坏，椎间隙变窄或消失。③椎旁冷性脓肿：脓液聚集在椎体一侧的骨膜下形成椎旁脓肿；当脓液突破骨膜后，由于重力关系沿肌肉筋膜间隙向下垂方向流注，形成流注脓肿。在腰椎可形成腰大肌脓肿，表现为腰大肌轮廓不清或呈弧形突出；在胸椎表现为胸椎两旁梭形软组织肿胀影；在颈椎形成咽后壁脓肿，表现为咽后壁软组织影增宽，并呈弧形前突。④脊柱畸形：因病变广泛，可发生脊柱畸形，可见脊柱后凸或侧凸畸形。

CT 比较容易显示骨质破坏，即使较小的破坏也能够显示，表现为椎体和附件不规则的骨密度减低区。其中可见高密度骨影为死骨。椎旁脓肿表现为椎体周围软组织增宽，中央呈低密度坏死灶，对比增强肿块周围可见强化。CT 可进一步明确脓肿大小、范围以及向椎管内侵犯的情况。

MRI 对脊柱结核的检查非常敏感，早期在椎体内炎性水肿时就出现异常信号。脊柱骨质破坏表现椎体变形和信号异常，多数病灶表现为 $T_1$WI 均匀较低信号，少数为混杂低信号，$T_2$WI 表现为均匀或不均匀高信号。增强检查多数表现不均匀强化。椎间盘破坏，$T_1$WI 多表现低信号，$T_2$WI 常为不均匀混杂高信号，对比增强呈均匀或不均匀强化。椎旁脓肿表现为 $T_1$WI 低信号，少数表现等信号，$T_2$WI 多呈均匀或不均匀高信号。脓肿壁薄且厚薄一致，对比增强呈均匀或不均匀环状强化。附件破坏在 $T_1$WI 和 $T_2$WI 上由于周围脂肪信号的影响不易清晰显示，STIR 扫描可清晰显示附件结构的破坏，呈现明显高信号灶。病变压迫脊髓，可见脊髓内出现斑片状 $T_1$WI 低信号，$T_2$WI 高信号病灶。

两个以上椎体的溶骨性破坏，椎间隙变窄或消失，脊柱后凸畸形，椎旁脓肿形成和软组织钙化是脊柱结核的平片典型表现。CT 和 MRI 可确定隐蔽的骨质破坏，椎体周围脓肿的位置和范围，同时可发现早期椎体结核病灶。

### （三）MRI 在骨肿瘤方面的应用

*1.良性骨肿瘤的 MRI 征象* 良性骨肿瘤一般不需 MRI 检查，只有怀疑恶变或软组织内有异常改变时进行 MRI 检查。良性骨肿瘤瘤灶边缘清楚锐利，信号强度均匀一致（特别是 $T_2$ 加权像），无浸润性生长。但良性骨肿瘤中的钙化灶可形成无信号区或极低信号区，而使肿瘤信号不均匀。脂肪或血液成分丰富者，在 $T_1$ 和 $T_2$ 加权成像上以均呈高信号影，而脂肪抑制系列中脂肪成分呈低信号，血液呈高信号，二者极易识别；水抑制系列中含自由水成分表现为低信号，其余均表现为高信号。纤维成分较多的肿瘤则呈低信号或中等信号。

骨血管瘤可分为海绵型和毛细血管型，前者由大量薄壁血管及血窦构成，常发生于颅骨和脊柱；后者由增生并极度扩张的毛细血管构成，以扁骨和长骨干骺端多见。骨血管瘤可合并软组织血管瘤。骨血管瘤可发生于任何年龄，以中年较多。好发于脊柱、颅骨、长骨和其他扁骨。该瘤多无明显症状，有些可有局部疼痛、肿块及相应部位压迫症状。骨血管瘤 X 线表现，发生于脊柱者，破坏区多呈栅栏状、网眼状改变。发生于颅骨者，表现为板障膨胀，外板变薄、消失，并可出现放射状骨针。发生于管状骨者，骨质破坏区多呈泡沫状。病变发展较快者，可呈单纯溶骨性囊状破坏；CT 表现为边界清楚的膨胀性骨破坏区，其内可有放射状骨嵴或皂泡状骨性间隔，骨壳多不完整。椎体血管瘤多表现为椎体内纵行粗大骨小梁、分布稀疏，椎体增大。增强扫描多有明显强化；骨血管瘤其 MRI 信号强度在 $T_1$WI 和 $T_2$WI 均呈高信号，颇具特征性，其内可见栅栏状、皂泡状或放射针状低信号间隔。

*2.恶性骨肿瘤的 MRI 征象* MRI 检查不仅能显示肿瘤的准确部位、大小、邻近骨和软组织的改变以及肿瘤的侵犯范围，对多数病例还能判断其为良性或恶性、原发性或转移性，这对确定治疗方案和估计预后非常重要。非成骨性骨转移性肿瘤在 $T_1$WI 上呈低信号区，$T_2$WI 上呈高信号区，成骨性骨肉瘤在 $T_1$WI 和 $T_2$WI 上均显示为云絮状低信号区，成骨反应的程度愈重，低信号区愈为明显；软骨肉瘤在 $T_1$WI 表现为不均匀低信号区，$T_1$WI 表现为非常不均匀的高低混合信号区，病灶边界不清，可见邻近软组织浸润的征象。MRI 在骨肿瘤的应用价值优于 CT。由于 MRI 没有骨伪影及某些气体的伪影，对于颅底和骨盆的肿瘤显示明显优于 CT；MRI 的信号取决于受检组织的理化特性，对骨肿瘤的诊断较敏感；不必注射造影剂就可观察肿瘤血管（MRA），可清晰显示病变组织及邻近神经结构受侵情况，可清楚显示髓腔内邻近关节的病变。

（1）骨髓瘤为起源于骨髓网织细胞的恶性肿瘤：又称为浆细胞瘤。本病有单发和多发之分，多发者占绝大多数。单发者中约 1/3 可转变为多发性骨髓瘤。晚期可广泛转移，但很少出现肺转移。少数可原发于髓外组织，如硬脑膜、垂体、甲状腺、皮肤、纵隔等。MRI 对本病的检出及确定范围非常敏感。骨破坏或骨髓浸润区在 $T_1$WI 上呈边界清楚的低信号，多位于中轴骨及四肢骨近端。病变弥漫时，为多发、散在点状低信号，分布于高信号骨髓背景内，呈特征性的“椒盐状”改变；$T_2$WI 上病变呈高信号；STIR 序列由于脂肪信号被抑制，病灶高信号较 $T_2$WI 更明显。

(2)骨转移瘤：骨转移瘤仅次于肺肿瘤和肝脏肿瘤的居第三位。MRI 溶骨性病灶在 MRI 表现为 $T_1$WI 呈低信号，$T_2$WI、STIR 为高信号，增强后有强化。成骨性病灶在 $T_1$WI 和 $T_2$WI 上均为低信号，增强后可为轻度或无强化。骨转移瘤可合并有软组织肿块，极少有骨膜反应，如合并病理骨折则可能会有骨膜反应，呈 $T_1$WI、$T_2$WI 骨皮质外均匀或不均匀低信号的长条状影。少数扁骨、骨干囊状膨胀性骨转移瘤，$T_1$WI 呈等信号或不均匀信号，$T_2$WI 高信号，周边可见低信号环绕，增强后有强化。不同部位转移瘤影像学表现不同。

1)脊柱：为转移瘤的最好发部位，以腰、胸椎多见，次为颈椎。常为多个椎体发病。溶骨型转移。早期呈现局限性骨质疏松或为斑点状、虫蚀样骨破坏，而后融合为大片骨缺损，常易并发病理性压缩骨折。MRI 表现为 $T_1$WI 呈低信号，$T_2$WI 为高信号，增强后呈中度或明显强化。椎旁多可见局限性对称性的软组织肿块。椎间隙多无改变。成骨型转移 CT 表现为椎体散在的斑点状或棉团状致密影，可为椎体的一部分亦可整个椎体完全均匀致密。椎间隙不受累。混合型表现为斑点状骨破坏和骨硬化同时存在。MRI 表现为 $T_1$WI 和 $T_2$WI 上均为低信号，增强后可为轻度或无强化。CT、MRI 对显示椎体内骨破坏的程度和范围，优于普通 X 线。发生于椎体的转移瘤，最常见于椎体的后部，此与椎体的血管供应有关。椎弓根和椎体附件的破坏，多由椎体病灶的扩展所致，极少见有单独破坏。

2)骨盆：溶骨型转移好发于髋臼上、髂骨翼、耻骨和坐骨。表现为虫蚀样、泡沫状，圆形或卵圆形骨破坏区。MRI 表现为骨皮质破坏和软组织肿块形成。$T_1$WI 呈低信号，$T_2$WI 为高信号，增强后病灶及软组织肿块强化。多见于膀胱癌、子宫颈癌或消化道癌肿。成骨型转移多见于髋臼上和骶髂关节附近，CT 表现为边界不清的斑块状或棉球状致密区。MRI 表现为 $T_1$WI 呈低信号，$T_2$WI 为低信号，可合并有软组织肿块。发生于耻骨支者尚可见骨膜增生。多见于前列腺癌、乳癌或膀胱癌等的转移瘤。

3)颅骨：大多为溶骨型。破坏区呈圆形或卵圆形骨缺损，边缘清楚或模糊，无硬化边缘。MR 表现为 $T_1$WI 呈低信号，$T_2$WI 为高信号，增强后骨破坏区略强化，软组织肿块明显强化。颅底的转移灶多来自鼻咽癌，可沿颅底的神经、血管通道向颅内扩散，严重者可直接侵蚀斜坡、鞍底和岩骨尖等。颅穹隆骨的转移灶，往往来自肺癌。

4)肋骨、胸骨：发生于肋骨、胸骨的转移瘤，常为单纯溶骨性破坏，时有膨胀性改变，常伴骨外软组织肿块。MRI 表现为 $T_1$WI 呈低信号，$T_2$WI、STIR 为高信号，增强后有强化。前列腺癌和膀胱癌肋骨的转移常为成骨性，并可累及多条肋骨。乳癌的骨转移多呈混合型转移并可有层状骨膜增生和出现软组织肿块。

5)长管骨：最好发于近躯干的长骨，如股骨和肱骨的近端，膝、肘以下较少见转移。长管状骨的转移瘤多为溶骨型，严重者骨皮质大部破坏，仅余薄层骨壳，或部分消失，并可有局限性软组织肿块，但多无骨膜增生。合并病理骨折时可有骨膜反应。骨干囊状膨胀性骨转移瘤，MRI 表现为 $T_1$WI 呈等信号或不均匀信号，$T_2$WI 高信号，周边可见低信号环绕，增强后软组织肿块有强化。发生于骨膜下或骨皮质的转移瘤，可表现为一侧皮质的弧形凹陷，周围可见软组织肿块，颇似骨外软组织肿瘤所致骨皮质的压迫侵蚀。

3.椎管内肿瘤　首选 MRI 检查，既可定位又可定性，尤其在定位诊断上，MRI 具有独特的优势。椎管内肿瘤的定位诊断：按肿瘤的发生部位，椎管内肿瘤分为髓内、髓外硬膜下及硬膜外肿瘤。脊髓增粗，伴有囊性变及病变部位上下端脊髓空洞形成，蛛网膜下腔变窄、消失，硬膜外间隙变形是髓内肿瘤的特征。“硬膜下征”表现为病侧蛛网膜下腔增宽，脊髓受压向健侧移位是髓外硬膜下肿瘤的共同特征。提示硬膜外病变的主要依据是“硬膜外征”，即：①肿瘤与脊髓之间 $T_1$WI 可见低信号裂隙，此为硬脊膜影像及受压变窄的蛛网膜下腔；②肿瘤侧椎管内脂肪中断；③局部硬脊膜增厚；④可伴椎体及附件骨质破坏。据此，一般定位诊断不困难。

(1)髓外硬膜内肿瘤：神经源性肿瘤大多数位于髓外硬膜下，可见髓外硬膜下肿瘤的共同特征，即“硬膜下征”。神经鞘瘤呈圆形或椭圆形，也可骑跨在硬膜内外沿椎间孔生长呈哑铃形，同侧椎间孔扩大是其典型特征，肿瘤多数位于椎管的后外侧，有包膜，边界清楚，$T_1$WI 呈低信号，$T_2$WI 为高信号，瘤体较大时常发生囊变、坏死、粘液变性甚至出血，致使肿瘤信号不均，增强扫描实质部分明显强化，有囊变者呈环状强化，是神经鞘瘤的重要 MRI 征象，认识此特征对椎管髓外硬膜下肿瘤的诊断与鉴别诊断有价值。

(2)硬膜外病变：硬膜外肿瘤以转移瘤、淋巴瘤常见，具有硬膜外肿瘤的共同特征，即“硬膜外征”。转移瘤多伴有椎体及附件受累，肿瘤呈长梭形或包绕脊髓的 $T_1$WI 呈低信号，$T_2$WI 为高信号。增强后包括椎体内病灶均有明显强化。淋巴瘤多无椎体骨质转移，肿瘤多为 $T_1$WI 和 $T_2$WI 均为等信号，可中度或显著强化，肿瘤可局限于椎管内沿着硬膜外间隙纵向生长，呈梭形或侵袭生长包绕、挤压脊髓。当淋巴瘤破坏邻近椎体向椎旁生长形成巨大软组织肿块时，两者鉴别困难，需结合 X 线、CT 等影像学资料进行综合分析。

## 二、MRI 在软组织肿瘤的应用

MRI 可清晰地显示人体全身各部组织器官横断面，矢状面、冠状面及斜面的组织结构，用于诊断软组织肿瘤可弥补 X 线和 CT 的不足。

MRI 的软组织分辨率和对组织平面的显示能力及多平面直接成像的功能都优于 CT 和 X 线摄影，动态增强 MRI(应用 Gd-DTPA 对比剂)有助于肿瘤的定性诊断。

大多数软组织肿瘤的 $T_1$WI 呈低信号，$T_2$WI 为高信号。良性软组织肿瘤的信号均匀，恶性者多为混杂信号，特别在 $T_2$WI 上尤为明显。肿瘤组织的 $T_1$WI 呈低信号，$T_2$WI 为高信号是由于细胞内和细胞外自由水的增加。恶性肿瘤的组织成分较复杂，其产生的信号多不均匀，在 $T_2$WI 上更能反映这种结构上的异质性。虽然大多数肿瘤的信号差别对组织学诊断提供的信息有限，但由于 MRI 比常规 X 线和 CT 能更多地反映肿瘤的组织成分，有助于对不同肿瘤的鉴别。它把各种肿瘤的组织层次以及肿瘤对骨质或骨髓侵袭程度显示更为清晰，尤其在椎管内肿瘤诊断方面具有独特优势，可直观显示肿瘤的形态、位置，特别是增强扫描不仅可以直接观察脊髓、蛛网膜下腔及椎管内肿瘤本身的形态、内部特征、病变与脊髓的关系、同时可根据肿瘤的血供情况判断肿瘤的性质，是制定治疗计划的可靠依据。

（李世君）

## 第五节 关节镜检查

目前，临床中用得比较多的是膝关节镜、肩关节镜和椎间盘镜等，它们已成为关节病变诊断和治疗的最重要的方法之一，明显提高了诊断的正确率。

**【器械及设备】**

1.关节镜为最基本的器械，有直视镜和多种角度的斜面，常用的角度为0°、10°、30°和70°，以0°直视和30°斜视最常用。关节镜由光镜系统、光导纤维和金属套管组成，直径为2～6mm。根据用途，有两神类型的关节镜，一种是用于观察，另一种是用于手术治疗。

2.辅助器械：辅助器械用于所有常规的关节镜手术，包括探针、手术剪、各种咬钳、攫物钳、刮匙、灌吸引针、软骨切削器、Kerrison咬骨钳，还有各种适用于关节镜和辅助器械的鞘和穿破器以及灌洗系统和摄像系统。

3.器械的保养和消毒：光镜系统和照明系统采用甲醛气体消毒，在连续操作过程中，可用活性戊二醛消毒，其余器械的消毒同常规手术器械。

4.麻醉：诊断性关节镜可在局麻、全身麻醉（全麻）下进行，镜下手术需要充分的麻醉。

**【膝关节镜】**

在膝关节内，关节镜得到最广泛的应用。

**（一）关节镜入口**

1.标准入口　诊断性关节镜的标准入口有前外侧、前内侧、后内侧和外上侧。

（1）前外侧入口：位于外侧关节线上1cm、髌腱外侧0.5cm处，几乎可见到关节内所有结构，但外侧半月板前角和后交叉韧带不能视及。

（2）前内侧入口：在内侧关节线上1cm、髌腱内侧0.5cm处，用于放入器械，探针探查内侧间室和观察外侧间室。

（3）后内侧入口：位于股骨后内缘、胫骨后内缘之间的三角形凹陷内，可观察内侧半月板后角和后交叉韧带。

（4）外上侧入口：在股直肌外侧，髌骨外上角上缘2.5cm处，用于诊断性观察髌股关节的动态情况。

2.选择入口

（1）后外侧入口：屈膝90°，膝关节外侧关节线与髂胫束后缘和股二头肌前缘交界处。

（2）髌骨中央内侧或外侧入口：位于髌骨中央最宽处横线的内、外侧缘。

（3）辅助性内、外侧入口：于标准前内、前外入口的内、外各2.5cm。

（4）髌腱正中入口：于髌下极1cm，髌腱中央。

**（二）操作方法**

取仰卧位，患肢伸直，大腿部上止血带，但不充气，将髌骨推向外侧，在髌骨外上方与股骨外侧髁之间的间隙处做一小切口。用18号关节穿刺针于髌内上方抽出关节液，确定在关节腔内后，再注入60～100ml生理盐水充分扩张关节囊，将针头与生理盐水瓶相连，高于手术台

1m 以上，屈膝 30°，行前外侧入口，插入关节镜。首先用关节镜鞘和锐性套管芯沿股骨髁间窝方向依次穿过皮肤、皮下组织进入关节囊，证实其位于关节内后换钝头套管芯，将膝关节缓缓伸直，深入至髌上囊。插入关节镜，连接照明及摄像系统。

（三）检查顺序

膝关节镜检查应遵照以下顺序：

1.髌上囊　在伸膝与半屈曲位检查。仔细观察内、外侧滑膜皱襞，滑膜的状态及血供有无炎症症状及游离体。正常滑膜很薄，表面光滑，可见其上的血管分布。

2.髌股关节　在关节由伸至屈的过程中，观察关节面是否光滑，有无半脱位。当膝关节于完全伸直位时，可见髌骨中央的嵴内侧和外侧面。

3.内侧间室　关节镜进入内侧间室后，首先观察半月板的游离边缘，屈膝 60°可看到内侧半月板上面。用探针抬高、压低或轻拉半月板，检查是否有撕裂。

4.髁间窝　在髁间窝可检查前交叉韧带、黏膜韧带、脂肪垫。后交叉韧带在股骨的止点。屈膝 45°～90°时，前交叉韧带观察得最清楚。用探针试前交叉韧带的张力，正常是硬而紧的感觉。

5.外侧间室　观察外侧间室时，关节镜由前内侧入口进入，探针经前外侧入口，膝关节置于“4”字位使膝内翻、内旋，检查外侧半月板后角的半月板滑膜附着处，以发现任何后方边缘的撕裂。旋转关节镜并后退时，可见到半月板的中 1/3 呈带有苍白的黄色，再旋转斜角关节镜，可观察前部，能很好地见到半月板的前角。

6.后内侧间室　经后内侧入口用 30°斜角关节镜观察最适宜，可观察内侧半月板后角附着的边缘，半月板后部的滑膜反折，后交叉韧带、股骨髁的后部，后内侧关节囊的边界和滑液的间室。

7.后外侧间室　在后外侧间室所见到的结构是外侧半月板的后角、滑膜关节囊反折等。

（四）检查指标

1.关节炎的诊断：区别正常绒毛和病理性绒毛。

2.膝关节内紊乱的诊断：检查关节内有无游离体、软骨和骨的退行性变，观察半月板有无破裂。

3.在诊断的同时可以完成一般关节的手术，如半月板切除、游离体摘除、滑膜切除、股骨髁剥脱性软骨炎钻孔、髌骨软化症时外侧松解术等。

（五）并发症

常见的并发症有止血带伤、关节软骨面损伤、术后关节血肿及术后感染等。

**【踝关节镜检查】**

踝关节较膝关节小而组织紧密，关节镜进入和退出困难，应用受到一定限制。所用器械与膝关节相同，可用 3.4mm 或 4mm 的 30°斜面关节镜，检查前应行辅助骨牵引和关节牵开器。

（一）关节镜入口

入口部位的定位准确是成功的关键。

1.前内入口　位于前胫距关节线上，胫前肌之内侧。

2.前外入口　位于前胫距关节线上，第三腓骨肌外侧。

3.后内入口　紧靠跟腱内侧的胫距后关节线上，在胫后动、静脉之外侧。

4.后外入口　紧靠跟腱外侧之胫距后关节线上，在腓神经、小隐静脉内侧。

（二）操作方法

患者平卧位，麻醉成功后，用 14 号针头自前内侧或前外侧入口进入，注入 20ml 生理盐水扩张关节，至出现回流液，然后将注射针头和出水管连接，置放关节镜，连接光源及摄像系统。

（三）检查顺序

从外侧开始顺序检查：

前方：①外侧沟距腓韧带。②腓距关节面。距骨外侧面③距骨正中。④距骨内侧面。⑤胫距关节面、内侧沟。⑥三角韧带。⑦距骨颈处的前沟。

后面：①内侧沟。②距骨内侧。③距骨中心。④距骨外侧。⑤腓距关节。⑥外侧沟。⑦后方沟。

（四）检查指标

踝关节镜应用于下列情况：游离体、剥脱性骨软骨炎、骨质软化症及各种滑膜炎的活检和滑膜切除、化脓性关节炎的冲洗等。

**【肩关节镜检查】**

肩关节镜技术近年来有很大的发展，所需器械与膝关节镜相同，辅助用牵引装置，充分牵开肩关节。

（一）关节镜入口

1.前方入口　喙突和肩峰前外缘间的中点。

2.后方入口　肩峰后外侧顶点向下、向内各 1cm。

3.上方入口　位于锁骨上窝、锁骨后缘、肩峰内缘之外侧。

（二）操作方法

在气管插管麻醉下取侧卧位，确定肱骨头位置，上臂外展 45°～60°，前屈 15°，于后方入口处用 18 号针头沿喙突方向刺入关节，注入 40～50ml 生理盐水扩张关节，针头拔出做皮肤切口，套管和锐性穿破器沿针的途径插入，拔出穿破器，有回液流出，证实已穿透关节囊，换用钝头管芯，深入关节内，置入 30°关节镜，连接光源及摄像系统，在关节镜直视下找到前入口，拔出关节镜，于套管内放一 4mm 粗的斯氏棒，穿出肩前方皮肤，将另一套管在斯氏棒引导下进入关节。

（三）检查顺序

先找到明显标志肱二头肌肌腱，它是维持关节镜准确方向的关键。然后按系统顺序检查肱骨头、肩胛盂（前唇）及前关节囊的上、中、下盂肱韧带，肩胛下肌的后方和隐窝，改变方向，向上观察肩袖、关节盂面及后关节盂唇，将关节镜移至前入口，并插向后上方，可见小圆肌下面和后关节囊。

（四）检查适应证

适用于关节炎游离体摘除滑膜切除、关节不稳者可在镜下了解不稳定方向并行缝合手术，治疗冻肩，切除肱二头肌肌腱断裂后止点的残余部分。

（刘立云）

# 第六节 放射性核素检查

放射性核素检查骨和关节疾病，系将能在骨骼和关节中浓聚的放射性核素或标记化合物引入体内，使骨骼和关节显像。凡影响骨代谢、骨生长和吸收正常平衡的过程，均导致不正常的骨显像。因此，在骨与关节疾患的早期诊断上具有重要价值。放射性核素骨和关节显像最主要优点是在于发现骨和关节病变上有很高的灵敏性，能在X线检查或酶试验出现异常前早期显示病变的存在。但特异性不强，骨和关节显像的假阴性比较低，通常在3%以下；假阳性可在5%以上。放射性核素骨和关节显像，它既能显示骨关节的形态，又可反映局部骨关节的代谢和血供状况，定出病变部位，早期发现骨和关节疾病。

**【一般方法】**

目前国内最常用的骨显像剂为$^{99m}$Tc($^{99m}$锝)标记的羟基亚甲基二膦酸($^{99m}$Tc-MDP)。静脉注射$^{99m}$Tc-MDP后通过离子交换，化学吸附和不成熟的胶原结合的方式进入骨组织，$^{99m}$Tc随之进入。$^{99m}$Tc可发射γ射线，用体外的显像仪器，使骨组织显像。

体外仪器如γ照相机。Spect常用的一种是使γ照相机探头围绕身体旋转360°或180°，以重建各种方向的断层影像。兼有平面显像、断层显像和全身显像功能，以满足临床需要。

**【显像特点】**

1.静态显像　系显像剂在骨病变部位浓度处于稳定状态时进行的显像，称为静态显像，其允许采集足够的放射性计数以成像。所得的成像清晰，用以观察病变的位置、形态、大小和放射性物质的分布。

2.动态显像　静脉注入的显像剂，随血流通过脏器，显像剂被病变部位不断摄入和排泄出的过程，即显像剂放射性物质在病变部位，在数量上或在位置上随时间推移的变化，用显像仪器以一定速度(例如每秒1帧)连续采集病变部位放射性物质变化的显像，动态显像可与静态显像相结合进行，例如静脉注入显像剂后，先进行动态显像，获得局部骨骼血流灌注和血液影像，迟延了3h后再进行显像，则可得到骨盐代谢的静态显像，称正常三相骨显像。

放射性核素显像系一种功能显像，它在病变部位聚集的数量与该部位的血流量，细胞功能和数量以及代谢率密切相关，故此种显像可提供病变部位的血流功能和代谢方面的信息。而这些都是疾病的早期变化。因此，放射性核素检查有助于疾病的早期诊断。另一方面，放射性核素检查，影像的清晰度较差，不能显示细微结构，定位精确度较差，可用于早期发现疾病，但对疾病的鉴别较差。需与其他影像学检查相结合，以提供诊断。

3.正常显像

(1)血流像：静脉注射显像剂8～12s摄取显像，显示局部较大血管(动脉)的影像，然后显示软组织轮廓。

(2)血池像：注射显像剂1～2min后的显像，此时显像剂大部分均匀分布于血管床和血窦内，软组织轮廓更加清晰，主要反映软组织内血供。

(3)延迟像(静态显像)：注射显像剂后2～4h的显像，此时显像剂沉积于骨内。显像剂由尿路排出，故肾和膀胱显像。

(4)正常静态骨显像：小儿和青少年肋软骨结合部放射性聚集多生理性，出现于成人即为异常，第1肋骨结合处，胸锁关节可见放射性浓集，胸骨、肩胛骨的变异较大，喙突、肩峰、肱骨头有放射性浓集，肩胛下角放射性浓集其外缘下1/3较浓集。

脊柱椎体横突骨盆轮廓清楚，髂前上棘、骶髂关节、坐骨结节较浓集，四肢骨及大关节对称。在肩关节在右手优势者，可比左肩浓集，髌骨也较浓集。

**【临床应用】**

1.早期恶性骨肿瘤和癌瘤骨转移

(1)鉴别良性骨肿瘤和恶性骨肿瘤。恶性骨肿瘤血供充分，并早期侵及周围软组织，放射性核素骨扫描可见肿瘤部血供丰富及病变部位核素浓集。

(2)早期发现癌瘤骨转移，原发恶性骨肿瘤，大多为单发，而癌瘤骨转移则大多为多发。但临床症状常仅1处较明显，而行X线片检查常见为一处。骨骼的X线显像与其局部钙量相关，当钙的变化量＞30％～50％时，X线片上才显出，故放射性核素检查可比X线片早3～6个月检出病变，癌瘤骨转移到脊柱常为多发，胸椎、腰椎处，同时也至四肢骨中，放射性核素检查全身显像均能显出，而X线片早期难于显示众多部位的转移。

2.骨坏死

(1)股骨头缺血坏死：在早期股骨头内缺血时，可出现放射性浓集的稀少区，而在血管再生修复期，则股骨头出现放射性浓集增加，当出现骨关节炎则更吸收增加。

(2)儿童Legg-Perthes病：系股骨头无菌性头坏死，早期三相显像的特点是：血流像患侧股骨头灌流峰低于健侧，表明股骨头供血较差，血池像患侧股骨头的放射性浓集高于健侧，表示患侧股骨头静脉回流受阻滞性充血，静态像患侧股骨头高于健侧，中期和晚期病变也有血流像和血池相的表现。

同样可用于其他部位的骨坏死检查。

3.骨和软组织炎症　特别是急性骨髓炎，在其发病后，临床症状已很明显，局部疼痛肿胀，全身发热，血象白细胞增高等，但在2周内X线平片难于显像，而此时放射性核素检查，则病变部位出现明显放射性浓集，因局部炎症血流丰富之故，用于四肢长骨、脊柱和骨盆的脊髓炎检查，可早期诊断。

4.骨折

(1)疲劳骨折：系异常负荷加于正常骨所造成的不全骨折，积累性的，骨折处一边愈合，同时又加以新不全骨折，常在出现骨痂时，X线片上才显出，故早期X线片阳性率60％，而放射性核素显像则100％显出不全骨折处血流像，血池像都示放射性浓集，静态像为长梭形放射性浓集。其他的不全骨折如发生在骨质疏松、骨软化症、Paget病、骨纤维结构不良等的不全骨折亦可由显像检出。

(2)新鲜损伤或陈旧损伤：新鲜损伤骨显像可见局部放射性吸收增高，而陈旧损伤则无放射性吸收增高，故陈旧骨折无放射性浓集。

(3)骨愈合：骨折后24h骨显像即可出现放射性核素吸收增加，在骨折愈合过程中，放射性浓集大约持续6个月，90％的骨折在1年内放射性分布达正常，若以后持续有浓集，则为骨折愈合不良，同样可用于骨移植的愈合情况。

其他，可用于代谢性骨病的检查，不再赘述。

（梁永革）

## 第七节　诱发电位检查

诱发电位（EP）是中枢神经系统感受内、外刺激过程中产生的生物电活动。与骨科临床应用关系密切的是躯体感觉诱发电位（SEP）。

**【SEP 一般认识】**

SEP 是刺激外周感受器、感觉神经或感觉通路上任一点，引起冲动，在外周神经、脊髓和大脑皮质等中枢神经系统诱发的一系列电位反应，是一项非痛性、非损伤性检查方法。它能测到输入神经的全长，为评价由感觉神经末梢至大脑皮质整个神经传导路线的功能、客观地分析神经功能状况，提供了精确的定位、定量标准。按潜伏期的长短不同，SEP 可分力短潜伏期 SEP（上肢刺激正中神经，＜25ms；下肢刺激胫后神经，＜45ms）、中潜伏期 SEP（25ms、120ms）和长潜伏期 SEP（120～500ms）。中、长潜伏期 SEP 易受意识形态影响，限制了其在临床上的应用，而短潜伏期体感诱发电位（SLSEP）则几乎不受睡眠及麻醉的影响，且各成分的神经发生源相对明确，少为临床应用。

由于自发电活动的影响，将诱发电位从自发电位中识别是困难的，计算机技术应用于临床后，成功地解决了这一难题，为其应用扫清了障碍。

**【SEP 通路】**

采用低压脉冲电流刺激上肢正中、尺、桡神经点或下肢腓总、胫神经点，刺激强度以可引起该神经所支配的肌肉轻度收缩，但以不引起疼痛为限。产生的信号主要由末梢神经中大的有髓神经纤维通过脊神经节以及脊髓后角、后束、脑干、视神经丘到达对侧大脑皮质感觉中枢，产生相应的 SEP。在这个通路上任一点及头皮上依据脑电图 10～20 分系统安置记录电极，即可获得获得刺激信号的传导速度和神经的反应程度。

**【SEP 在骨科的临床意义】**

1.判定病变的范围与程度。

2.定位诊断价值。

3.客观评价神经的恢复情况。

**【SEP 在骨科的应用】**

**（一）脊髓病变**

脊髓病变引起 SEP 异常，以脊髓外伤、脱髓鞘及变性病变时改变最明显，脊髓型颈椎病由于颈椎退行性变和骨质唇样增生引起脊髓受压、脊髓内外肿瘤或结核压迫、特发性脊柱侧弯曲侧神经传导通路受压都可引起 SEP 异常，表现为潜伏期延长明显，波形离散，重者波形消失，说明中枢传导有明确减慢。

### (二)腰椎间盘突出

腰椎间盘突出的形式多种多样,临床表现不尽相同,SEP 的异常也各有不同,常见的 SEP 异常表现有:

1.双胫神经 SEP 接近正常,双腓总神经异常,椎间盘突出双侧受压。

2.一侧的胫神经、腓总神经 SEP 波形好于另一侧受压,多见于单侧。

3.双侧胫神经、腓总神经 SEP 均异常,多见于椎间盘突出伴椎管狭窄者。

### (三)椎管狭窄

SEP 的"W"外形可部分消失,但一般都有电反应。

### (四)周围神经损伤

1.SEP 是对感觉神经传导速度的补充,对周围神经(如正中、尺、桡、肌皮、隐、腓肠等神经)在周围 SCV 消失的情况下,进行相应的 SEP 测定是很有帮助的。神经根、神经干、神经丛病变均可使传导速度减慢,潜伏期延长,波幅降低。

2.*臂丛神经损伤* 刺激正中、尺、桡、肌皮神经,在 Erb 点、颈部、皮质记录 SEP,可以区分神经根节前或节后损伤,指导临床治疗。节前断裂后,神经元胞体和轴突的连续性存在,轴突未变性,传导功能存在,皮质和脊髓 EP 消失,而 Erb 点 EP 良好。节后断裂后所有神经纤维均变性,各部位均检测不出 EP。节前损伤后,手术修复是不可能的,应尽早施行替代手术。

3.*卡压综合征* 在神经受压部位的远端刺激,在神经干或大脑皮质记录 SEP,多数表现潜伏期延长,峰间潜伏期增大。

### (五)脊柱手术的术中监测

在脊柱侧弯矫形手术或脊髓肿瘤摘除术时,测定 SEP,可以了解脊髓的功能状态。麻醉成功后,刺激胫神经或腓总神经,做术前正常 SEP。由于麻醉的影响,电位波幅有轻度下降。如果病人有脊髓受损,则在麻醉下和手术的动作中 SEP 消失。虽然 SEP 正常时也不能完全排除躯体感觉通路损伤,但 SEP 如果有明显改变与潜伏期延长,则提示有不可逆转损害的危险。

### (六)术后疗效评价

SEP 可以作为手术前后观察的指标(如脊髓型颈椎病、腰椎管狭窄症等),了解手术效果。从术后恢复看,一般以波幅升高为主,潜伏期变化不明显。

近几年,检测反映脊髓运动功能的运动诱发电位,正在发展和应用,有广阔的前景。运动诱发电位(MEP)是短暂电流或可变动的磁场刺激头颅或周围神经,在肢体远端接受肌肉动作电位,测定中枢或周嗣运动传导时间或传导速度的一项新技术。MEP 主要反映锥体束和脊髓前角细胞的功能,在脊髓受压、脊髓外伤时阳性率较高,表现为中枢运动传导时间延长。在脊髓手术中,联合应用 MEP 和 SEP,可同时监护感觉和运动功能,能够更好地了解脊髓的功能状态。

(杨佳宁)

# 第八节　DSA检查与血管内介入治疗

血管造影是通过在血管内注入对比剂的方法，使血管X线影像密度增高，从而在X线图像上显示出血管形态。它是与临床诊断和治疗密切相关的方法，在一些骨科创伤、肿瘤和骨病诊治过程中具有重要意义。通过造影能够准确了解病变部位血管形态和血流动力学状况，为临床治疗提供十分有用的信息。在血管造影的基础上，还可以与其他临床方法相配合，使用血管内介入治疗方法对某些血管病变或肿瘤病变等进行治疗，用微创方法达到治疗目的或起到减少手术风险的作用。

**【适应证】**

1.肢体外伤疑有动脉损伤，但病变性质和部位不明确。

2.骨盆骨折发现腹膜后血肿或伴有明显失血征象。

3.骨科多血供肿瘤需行手术前栓塞者。

4.姑息性骨肿瘤动脉插管化疗。

5.带血管骨移植术前术后检查。

**【禁忌证】**

1.严重的碘过敏。

2.重度肾功能不全。

3.失血性休克未能有效补充血容量，生命体征极不稳定。

**【血管造影和介入性治疗方法】**

1.*动脉穿刺插管(Seldinger技术)和选择性血管造影*　穿刺点一般均选择股动脉。极少数不宜穿刺股动脉或插管困难者，可选择肱动脉穿刺。股动脉穿刺点位于腹股沟韧带中点下方2～3cm，股动脉搏动明显处，常于腹股沟皮肤皱褶附近。穿刺部位消毒、铺巾后使用1%利多卡因10ml行穿刺点分层麻醉。刀尖刺开皮肤3mm，用穿刺针穿刺股动脉。穿入股动脉后经穿刺针插入导丝，保留导丝撤出穿刺针。经导丝引入导管鞘或直接引入导管。导管首先置于降主动脉内注入地塞米松10mg和适量肝素盐水，目的是防止碘过敏反应和导管内凝血。使用不同头端形状的导管与导丝配合，在X线透视引导下对病变部位动脉进行选择性插管。上肢动脉造影使用猎人头Ⅰ型管或单弯导管，下肢动脉造影常用眼镜蛇管或西蒙Ⅲ型导管。造影结束后拔除导管，压迫穿刺点10min再予以加压包扎，嘱患者穿刺一侧下肢保持伸直位置24h。

2.*造影剂的选择*　血管造影使用的碘对比剂分为离子型和非离子型两类。离子型对比剂价格低廉，显影效果满意，常用的为国产复方泛影葡胺。其缺点是使用中造成血管内渗透压增高，碘过敏反应发生率高，严重的不良反应可能威胁生命，因此有条件时应避免使用。与离子型对比剂相比，非离子型对比剂具有明显的临床优点，主要是渗透压低(仅为离子型的1/3)、心肾毒性低、对血脑屏障无影响以及使用中患者无不适感。近年来等渗对比剂(渗透压与人血浆渗透压相同)威视派克的使用使对比剂安全性进一步提高。遇年老体弱、心肾功能不全或有过敏倾向者应尽可能使用等渗对比剂。

3.选择性动脉血管栓塞 骨科疾病动脉栓塞的适应证主要是动脉破裂出血、富血供肿瘤术前准备和肿瘤姑息性栓塞治疗。根据栓塞目的决定使用非永久性栓塞物吸收性明胶海绵碎粒或永久性栓塞物PVA(聚乙烯醇)颗粒和金属弹簧栓。

4.球囊扩张血管成形术和支架置放 对于各种原因造成的血管狭窄病变,应用球囊扩张血管成形术(PTA)和支架置放术治疗。外伤或肿瘤侵犯导致的大血管破裂出血或动静脉瘘,可置入覆膜支架封闭动脉破口。

## 【并发症】

常见并发症是穿刺点出血导致血肿,偶见穿刺点假性动脉瘤形成。选择性插管操作有时可导致动脉内膜损伤和血栓形成。栓塞治疗后可能出现局部缺血或非靶血管栓塞现象。使用碘对比剂存在发生不良反应的可能性,轻度不良反应表现为皮疹、结膜充血、咳嗽、喷嚏及一过性胸闷;重度不良反应虽然在DSA中罕见,但可出现喉头水肿、惊厥、意识丧失及休克等严重症状。

## 【不良反应】

按照规范要求进行操作是防止并发症出现的关键,出现并发症要及时对症处理。局部出血一般经压迫后加压包扎均可止血。发现导管导丝损伤动脉内膜后常需被迫停止继续操作。碘对比剂不良反应要力争早发现、早处理,重度对比剂不良反应者应密切监测生命体征,吸氧,建立输液通路,适时应用地塞米松、肾上腺素和抗组胺药物。

## 【临床应用】

1.肢体骨骼创伤合并动脉损伤

(1)DSA诊断:肢体创伤时动脉损伤发病率较高,血管损伤病理形态各异,均可能造成不同程度的肢体缺血改变。由于外伤后临床情况复杂、时间紧迫,正确判断血管受累情况和选择适当的诊治方法将直接关系到降低伤者死亡率和截肢率。介入技术为肢体动脉损伤的诊断治疗提供了有效手段,有助于达到避免扩大损伤、有效止血或开通闭塞血管、减少手术痛苦和缩短住院时间的目的。动脉造影可以准确发现损伤血管的部位、范围和周围侧支循环情况。有助于提高外科手术探查的阳性率,使手术入路更加直接、准确,减少了盲目探查所致的医源性损伤。对于活动性出血、动脉断裂、假性动脉瘤(动脉破裂)、动脉内膜损伤、动脉血栓形成、动脉外压性改变和动静脉瘘等病理改变,根据造影表现可以作出准确诊断。

(2)介入治疗:对于较小动脉分支的破裂或假性动脉瘤形成,采用超选择性血管腔内栓塞的是简单、有效而安全的方法,止血的同时不会造成创伤扩大或功能损害。当较大的动脉主干损伤时,目前被普遍接受的介入治疗方法是置入覆膜支架,达到封闭裂口和恢复管腔通畅的目的。也有报道应用球囊导管暂时性封闭破裂动脉,成功配合外科手术修复血管损伤的成功经验。创伤后动脉血栓形成可以单独出现或伴发于各种动脉损伤。急性单纯的血栓形成应用溶栓药物(尿激酶、rtPA)治疗效果良好,有条件时使用特殊的溶栓导管或溶栓导丝能加强溶栓效果。如果怀疑合并有较严重的血管损伤(内膜剥脱、管壁破裂或假性动脉瘤形成等),应首先使用选择性插管溶栓，观察血管结构有无异常，再对其基础病变进行针对性治疗。治疗创伤性动静脉瘘的传统方法是明确瘘口形态后行手术治疗。在某些不宜手术的情况下，可采用选择性插管栓塞或用覆膜支架封闭动脉瘘口。应注意肢体动脉损伤后缺血病变的治疗时间窗问题。据研究，肢体近端动脉闭塞和末梢动脉闭塞时的有效治疗时限分别为 4h 和 12h。多数报道在 6～8h 内治疗肢体保留率较高。

2.骨盆骨折动脉损伤

(1)骨盆骨折大出血主要是髂内动脉分支损伤所致，其致死率较高。有效地控制出血是治疗的关键。经导管选择性髂内动脉造影及栓塞术具有定位准确、创伤小、适应证广泛、操作时间短和控制出血效果显著等优点。如果合并有其他腹腔实质性脏器损伤，可以同时行介入栓塞治疗。已有大量国内外应用报道对此类介入诊断治疗的有效性和安全性予以充分肯定。

(2)对于骨盆骨折行血管造影和栓塞治疗的适应证，不同学者所列举的指征并不尽相同，但目前国内外均有将适应证适度扩大的意见。国内学者提出一组在加强输血、输液等抢救措施的同时紧急行血管造影及栓塞治疗的适应证：①明确骨盆骨折伴休克；②明确骨盆骨折，CT、B 超提示显著盆腔血肿或者出现心悸、血红蛋白水平变化等；③明确骨盆骨折，有高血压史或者正服用抗凝药的 60 岁以上患者，监测血压呈进行性下降。国外学者报道骨盆骨折大出血后 3h 之内完成血管栓塞治疗可以显著提高患者的生存率。

(3)造影步骤及出血表现：采用 Seldinger 技术行股动脉穿刺插管。选择腹股沟区无血肿侧或血肿相对轻侧穿刺。先将猪尾型导管送至腹主动脉分叉处上方造影，再更换 Cobra 导管或 Sim-monsⅢ导管分别选择性插入双侧髂内动脉造影。动脉分支损伤破裂的直接造影表现为动脉期出现血管外对比剂，外溢的斑片状或条状对比剂染色随时间推移而范围扩大，无引流静脉显影。间接的造影表现常见不同程度动脉痉挛、动脉分支受压移位等。

(4)栓塞治疗：明确出血部位后尽可能超选择插管进入出血动脉分支，缓慢注入 1mm×1mm×1mm 吸收性明胶海绵颗粒。当造影剂流动停滞后造影复查，证实出血动脉闭塞完全。对于有多个分支病变或不能超选插管者，可于髂内动脉主干注入稍大的吸收性明胶海绵颗粒(2mm×2mm×2mm)栓塞，直至血流明显缓慢，再用直径 6～8mm 的弹簧栓栓塞髂内动脉主干。对于骨盆双侧或中心部骨折者要行双侧髂内动脉栓塞。如怀疑骨盆骨折伴有其他腹部脏器破裂出血，应根据需要加做腹腔干动脉、肠系膜动脉或肾动脉造影。发现肝、脾、肾等有明确出血征象时，可进行相应的栓塞治疗。

吸收性明胶海绵属中期栓塞剂，数周至数月后能被组织吸收，血管再通。另外，由于盆腔脏器存在丰富的侧支循环，盆腔出血动脉及髂内动脉主干被栓塞后一般不会导致器官坏死或功能障碍。然而，也确有出现臀肌坏死、阳萎、足趾以及小腿坏疽等并发症的报道。发生原因可能是应用过小的栓塞颗粒闭塞了末端侧支循环，或是因推注栓塞剂时压力控制不当，造成反流误栓非靶血管。

3.骨与软组织肿瘤

(1)DSA 检查：DSA 作为术前辅助检查并非适用于所有骨与软组织肿瘤。部分骨与软组织肿瘤血供丰富，可有重要血管伴行或穿经肿瘤实质内。术前行 DSA 检查可清楚显示肿瘤与重要血管的毗邻关系，供血动脉及分支、侧支循环状况、血管分布有否异常以及肿瘤新生血管与病理循环的关系，为临床医师选择手术入路、术式提供可靠依据，也可为术中能否结扎某些血管提供重要依据。

(2)手术前动脉栓塞：骨盆及骶尾部肿瘤，因部位较深且血供丰富，尤其适于应用术前动脉栓塞。术中大量出血是骨科常见的难题，可致手术时间延长，肿块不能完全切除，出现并发症的机会增加。此类骨盆肿瘤手术术中平均出血量一般均超过1000ml，某些手术出血可达4000ml以上。经动脉栓塞后术中出血能明显减少，多数报道平均出血量在数百毫升以内。恶性肿瘤边界不清并与周围组织粘连，常导致术中不易分离或不能完全切除，术后容易复发。栓塞肿瘤的细小终末动脉分支导致肿瘤缺血和中心部位坏死，造成肿瘤体积缩小，瘤体与周围组织间界限更为清楚。栓塞供血动脉不仅能减少术中出血风险，还可使一些难以切除的肿瘤得到完整切除的机会。

骨盆及骶尾部肿瘤术前栓塞的方法与骨盆骨折栓塞方法相似，但栓塞材料可以使用吸收性明胶海绵、PVA颗粒、金属弹簧栓、无水乙醇和组织凝胶等。栓塞的血管除双侧髂内动脉之外，在有骶尾部病变的病例要特别注意栓塞骶正中动脉。为避免病变供血动脉栓塞后再通，要注重栓塞后手术时机的选择。对此，不同文献中的研究结果不尽相同。一般认为栓塞后72h内手术出血量无明显差异，但有学者认为吸收性明胶海绵栓塞后，血管内栓子在24h内就开始溶解，因此骨科医生在完善术前准备及肿瘤动脉栓塞后，应尽早安排手术。

(3)单纯栓塞：主要用于良性骨肿瘤的微创治疗。许多学者在对诸如骨血管瘤、动脉瘤样骨囊肿、骨巨细胞瘤和幼年性血管纤维瘤等所做的栓塞治疗中取得了满意疗效。部分较小肿瘤甚至可完全治愈。尽管如此，仍有学者认为单纯栓塞并无必要应用于所有良性骨肿瘤，只适用于肿瘤巨大需行瘤段截除或血供丰富估计出血较多的肿瘤，如破坏范围较大的动脉瘤样骨囊肿和骨巨细胞瘤。

通过动脉内插管至骨肿瘤靶动脉，再以等量或小于静脉给药剂量的抗肿瘤药物进行动脉内灌注化疗，除能提高骨肿瘤局部化疗药物的浓度，降低化疗药物的全身毒性外，尚具有以下优点：①控制肿瘤边缘区的生长，从而减少肿瘤边缘因手术易发生的种植危险；②术前动脉灌注化疗效果可视为体内抗肿瘤药敏试验，有助于术后化疗药物的选择；③有利于控制肿瘤的生长，减少手术出血，提高手术切除率和保肢率。

动脉灌注化疗适宜于血供丰富的原发性骨和软组织恶性肿瘤及单发性骨转移瘤。无绝对禁忌证。经股动脉插管后将导管头端置于肿瘤区的供血动脉干做造影，全面了解肿瘤的部位、大小、轮廓，特别是肿瘤供血动脉的数目、供血程度以及有无动静脉瘘等。然后尽可能将导管头端超选择插至肿瘤供血动脉的最远端，进行动脉内灌注化疗药物。灌注方法有导管非保留法和导管保留法两种，前者在一次性药物灌注后即拔管，然后根据病情决定以后是否再次插管化疗；后者在插管后保留固定导管，借助微量注射泵进行长时间或多次灌注化疗，直至一个疗程结束。

（赵韬源）

# 第三章　骨科常用治疗技术

## 第一节　石膏固定技术

骨关节损伤和骨科手术后，为了保持骨折复位或矫形术后的位置，必须给予合适的外固定。外固定的种类很多，各有优缺点和适应范围。本章重点介绍石膏绷带固定、小夹板固定及牵引技术等。

随着科学的进步和工业的发展，以及对骨关节损伤机制研究的进展，陆续出现了一些新的固定方法、固定器材，但传统的石膏绷带外固定，由于价格便宜，使用方便，应用甚广，至今仍不失为平时及战时骨科外固定的良好材料，也是骨科医生必须熟悉掌握的一项外固定技术。外固定的石膏具有微孔，可透气及吸收分泌物，对皮肤无不良反应，适用于骨关节损伤及骨关节手术后的外固定，易于达到三点固定的治疗原则，固定效果较好，护理方便，且适合于长途转送骨关节损伤的患者固定。

### 一、石膏绷带的制作

石膏绷带是常用的外固定材料之一。熟石膏粉是生石膏煅制、研磨制成的。绷带是用大网眼纱布经淀粉液浆制而成；石膏绷带是用制石膏卷的木槽或木板，将石膏粉撒在绷带上用木板刮匀，卷成石膏绷带卷。石膏绷带卷松紧应适当，过紧水不易浸透，过松石膏粉易失散，均影响石膏绷带的质量。一般石膏绷带的规格为 10cm×500cm 和 15cm×500cm，还可根据治疗的需要制作各种规格石膏绷带卷或石膏绷带托条。制成的石膏绷带卷放入密封箱内备用，以防潮失效。

黏胶石膏绷带是将胶质黏合剂与石膏粉完全混合后牢固地黏附在支撑纱布上而制成。除了石膏完善地黏附在支撑织物上而节省材料外，绷带的处理也更为清洁和舒适，其性能远比石膏绷带优越，现在国内已批量生产，广泛应用。

## 二、石膏绷带的应用方法

分有衬垫石膏和无衬垫石膏两种。前者包扎石膏绷带部位的体表套以纱套或包缠棉纸(或棉卷)2 或 3 层,关节或骨端隆凸处需重点加棉垫,以防压迫,继之包扎石膏条及石膏绷带,使之形成石膏管形。此种有衬垫石膏多用于骨关节术后及骨折手法复位后,估计伤肢可能发生严重肿胀者的外固定治疗。后者包扎石膏绷带部位的体表除包扎石膏的近侧端及关节部位套以纱布或包 2 层棉纸外,其余均为石膏条带及石膏绷带直接包缠与皮肤接触。此种无衬垫石膏管形较轻便,固定确实可靠,多用于骨折早期手法复位后,估计伤肢不至发生严重肿胀者。必要时可将石膏管形纵行剖开,以免伤肢肿胀引起血循环障碍,尽管如此还要密切观察伤肢血循环情况。有衬垫与无衬垫石膏均是石膏外固定不可缺少的,都应熟练掌握。

## 三、常用石膏绷带的类型

1.*石膏托* 将石膏绷带卷浸入冷水桶中,直至没有气泡,完全浸透。取出轻挤两端,在玻璃板上或搪瓷板上按需要长度折叠成石膏条带,即石膏托。一般前臂石膏托需用 10cm 宽的石膏绷带 10 层左右;上肢石膏托可根据具体情况增加 1～2 层;小腿石膏托需用 15cm 宽的石膏绷带 12 层左右。石膏托的宽度一般以能包围肢体周径的 2/3 左右为宜。将做好的石膏托置于伤肢的背侧或后侧,并用手抹贴于肢体上,用湿绷带卷包缠两层固定,再继续用干绷带卷包缠,使之达到固定肢体的目的。

2.*石膏夹板* 按照做石膏托的方法制作石膏条带,将两条石膏条带分别置贴于被固定肢体的伸侧及屈侧,用手抹贴于肢体,先用湿绷带包缠 2 层固定,再用干绷带继续包缠而成。此种石膏夹板固定多用于已有肿胀或可能发生肿胀的肢体,以防肿胀影响肢体血供。

3.*石膏管形* 指用石膏绷带和条带相结合包缠固定肢体的方法,适用于上肢及下肢。常用的有前臂石膏管形、上肢石膏管形、小腿石膏管形及下肢石膏管形等。为防止肿胀导致肢体血循环障碍,石膏管形塑形后,于肢体屈侧纵行剖开,并且棉花絮填塞于剖开的石膏缝隙内。再用绷带包缠 2 层。

4.*躯干石膏* 指采用石膏条带与石膏绷带相结合包缠固定躯干的方法。一般以石膏条带包扎为主,用手抹贴,使各石膏条带及绷带之间贴附紧密,无空隙存留,形成一个石膏整体。常用的躯干石膏有头胸石膏、颈胸石膏、石膏围领、肩“人”字石膏、石膏背心、石膏围腰及髋“人”字石膏等。

5.*特殊类型石膏* 此类石膏是根据伤情或病情的需要,制成各种类型的石膏以达到外固定的目的。例如,石膏绷带与铁丝夹板相结合制成的外展架,常用代替肩“人”字石膏;架桥式管形石膏,适用于肢体环形创面更换敷料的固定;蛙式石膏用于治疗先天性髋关节脱位;治疗无移位的肱骨或胫腓骨骨折可用 U 形石膏夹板;还有各种进行功能锻炼用的石膏固定等。

## 四、关节固定功能位置

1.肩关节　外展60°～90°(儿童较成人为大),前屈30°～45°,外旋15°～20°。

2.肘关节　屈曲80°～90°,前臂中立位。

3.腕关节　背屈30°,尺偏5°～10°(示指与前臂的纵轴在一直线上)。

4.拇指关节　对掌位。

5.手指关节　掌指关节140°,近指间关节130°,远指间关节150°。

6.髋关节　外展10°～15°,前屈15°～20°,旋转0°。

7.膝关节　屈曲5°～20°。

8.踝关节　保持90°。

## 五、石膏固定技术

### 【术前准备】

1.材料设备准备　石膏绷带卷浸泡冷水中10～15min后即开始发生硬结(硬结所需的时间与水温、室温及湿度有关)。因此,术前应做好材料设备的准备工作,不可临时乱找,延误时间,影响制作石膏固定的效果。

(1)做石膏条带用的长桌玻璃应干净,需用多少石膏绷带要预先估计好,拣出放在托盘内,以便及时做石膏条带,供包制石膏用。用盆或桶盛冷水,水温勿过热,以免石膏绷带卷凝结过快,不便操作,影响石膏塑形质量。

(2)其他石膏用具,如石膏剪、石膏刀、剪刀、线织纱套、棉卷、绷带、纱布块及有色铅笔等准备齐全,在固定地方排放整齐,以便随用随拿,用后放回原处。

2.局部准备　用肥皂水及水清洗石膏固定部位的皮肤,有伤口者应更换敷料,套上纱套,摆好肢体功能位或特殊位置,并由专人维持或置于石膏牵引架上。

3.人员的分工　包扎石膏是一个集体操作过程,要有明确的分工,还要密切配合。大型石膏固定包扎要1人负责体位,1人浸泡石膏绷带卷并制作石膏条带,1～2人包缠及抹制石膏。包扎石膏人数的多少根据石膏固定部位、大小等情况而定。

4.固定步骤

(1)石膏固定应在固定部位套以纱套或包缠2层棉纸,在骨骼隆起部位垫以棉垫或棉纸,以免皮肤受压坏死形成压疮。

(2)将石膏绷带卷按包扎石膏使用的顺序,轻轻横放浸泡于水中,以防石膏粉散失,等气泡排空石膏绷带卷泡透,两手握住石膏绷带卷的两端取出,用两手向石膏绷带卷中央轻轻对挤,除去多余水分即可使用,可将石膏绷带直接使用,亦可做成石膏条带使用。将水加温或水中加少量食盐,均能加快石膏凝固的时间,但采用大型石膏固定时均不宜使用石膏凝固太快,以免影响石膏塑形。

(3)躯干石膏及特殊石膏固定,多采用石膏绷带与石膏条带包扎相结合的方法。一可加快包扎石膏的速度,有利于石膏塑形,能较好地达到固定的目的;二可节省石膏绷带。应用此法包扎的石膏有厚有薄,即不负重的次要部位较薄,负重的重要部位较厚,使包制的石膏轻又有较好的固定作用。

①先将石膏绷带卷浸透,于固定部位由上向下或由下向上顺序环形包缠2层以固定纱套或棉垫。此层石膏贴近皮肤,务使平整,无皱褶。然后,根据包扎石膏部位的需要,用石膏条带包扎或加强,再继续用石膏绷带环绕铺平包缠。必要时可在石膏绷带的边缘略作小折叠,以保持石膏绷带的均匀平整。包缠石膏绷带每卷可重叠1/2或1/3。包扎石膏管形的过程中,不论包缠石膏绷带还是包扎石膏条带,用力要均匀,勿过紧过松,边包缠边用手抹平,使石膏条带及石膏绷带之间的空气及多余的水分挤出,成为无空隙的石膏管形,达到牢固的固定作用。

②石膏条带的制作:如用做石膏托或夹板的石膏条带,将所需用的石膏绷带卷浸透,挤去多余水分,在玻璃板上迅速摊开,根据包扎石膏肢体部位的长度,来回折叠10~12层,抹平即可使用;如石膏条带与石膏绷带合用,一般将石膏条带来回折叠5~6层即可,并使制作的石膏条带两端及两侧边缘薄一些,便于包缠石膏绷带时,衔接处平整,防止压迫皮肤。

**【注意事项】**

1.*管形石膏固定* 需防止肢体肿胀时,将石膏管形纵行全层剖开。下肢及小腿石膏管形要注意足的纵弓及横弓的塑形,以防发生医源性平底足;上肢及前臂石膏固定范围,远端至掌横纹以近0.5~1.0cm,以利掌指关节完全屈曲。手背侧石膏固定可与指蹼齐,以防肿胀。对需要矫正成角畸形者,于肢体成角畸形的凹侧面,横行锯开2/3,将肢体及石膏管形向对侧挤压可矫正成角畸形。石膏管形锯断处张开形成的裂隙,可用大小适宜的小木块填塞,其余空隙处以棉絮填塞,外面再包缠石膏绷带固定。若石膏管形固定后需继续更换敷料或拆线的部位,可于石膏管形尚未干固之前开窗,以便换药或拆线。

2.*躯干及特殊部位石膏固定* 石膏管形凝固定型之后,应随即进行修整,使之有利于患者的呼吸、饮食及未固定部位的活动。例如,头胸、颈胸石膏除面部及肩腋部要常规休整外,颈部正面咽喉活动处,还要开窗以利病人呼吸及发生意外的急救;石膏背心、肩"人"字石膏及髋"人"字石膏,在石膏塑形完全凝固定型而未干固之前,应于胸腹联合处开窗,以利病员呼吸、饮食。

3.*石膏固定的范围及时间* 石膏固定虽然应用方便,固定作用牢固,但多需固定邻近关节,限制了关节运动,长时间固定可引起关节僵硬、肌肉萎缩,甚至严重影响关节功能。但若固定时间太短,范围不够,又影响治疗效果,过早拆除石膏还会发生骨折移位或致骨折延迟愈合,甚至骨不连接。虽然近年来在固定方式和范围上有所改进,但传统的石膏固定仍不失为一种良好的固定方法。

4.*石膏固定后的注意事项*

(1)要维持石膏固定的位置直至石膏完全凝固。为了加速石膏干固,可适当提高室温,或用灯泡烤箱、红外线照射烘干。因石膏传热,温度不宜过热,以免烫伤。

(2)搬动运送伤员时,注意避免折断石膏,如有折断应及时修补。

(3)患者回病房后,应抬高患肢,防止肿胀,石膏干后即开始未固定关节的功能锻炼。

(4)要密切观察肢体远端血循环、感觉和运动情况,如有剧痛、麻木或血循环障碍等不适情况，应及时将石膏纵行全层剖开松解，继续观察伤肢远端血循环情况，若伤肢远端血循环仍有障碍，应立即拆除石膏，完全松解，紧急处理伤肢血供障碍。

(5)肢体肿胀消退后，如石膏固定过松，失去固定作用时，应及时更换石膏。

(6)天气冷时，要注意石膏固定部位保暖(但不需加温)，以防因受冷伤肢远端肿胀。

**【并发症】**

1.坏疽及缺血性挛缩　石膏固定过紧，影响静脉回流和动脉供血，使肢体严重缺血，肌肉坏死和挛缩，甚至出现肢体坏疽。因神经受压和缺血可造成神经损伤，使肢体严重残废。因而，石膏固定松紧应适当，术后应严密观察，及时处理。

2.压疮　多因包缠石膏压力不均匀，使石膏凹凸不平或关节处塑形不好所致。也可因石膏尚未凝固定型，就将石膏型放于硬极上，造成变形压迫而形成压疮。一般病人有持续性局部疼痛不适，若石膏局部有臭味及分泌物，即说明有压疮存在，应及时开窗检查，进行处理。

3.化脓性皮炎　因固定部位皮肤不洁，有擦伤及软组织严重挫伤有水疱形成，破溃后可形成化脓性皮炎，应及时开窗处理，以免影响治疗。

4.坠积性肺炎　多为大型躯干石膏固定或老年患者合并上呼吸道感染而未能定时翻身活动，导致坠积性肺炎。术后加强未固定部位的功能锻炼和定时翻身是可以预防的。治疗除常规抗感染外，应进行体位引流，即头低足高位、侧卧及俯卧位，使痰液易于咳出。

5.失用性骨质疏松　大型石膏固定后，固定范围广，加之未固定关节未进行功能锻炼，易发生失用性骨质疏松，骨骼发生失用性脱钙，大量钙进入血液，从肾脏排出，因此易导致肾结石。特别是长期卧床包扎石膏的病人，更易发生肾结石。对此病人应多饮水和翻身，加强未固定部位的功能锻炼，以预防骨质疏松。

### 六、拆除方法

拆石膏可用石膏剪及石膏锯手工拆除，亦可用电动石膏锯拆除。沿石膏型纵行剖开，应防止损伤皮肤，特别在关节周围更要仔细。拆除石膏后洗净皮肤，随即用弹性绷带包扎固定部位，以防肢体失用性水肿发生。随着功能锻炼，肢体适应后，可逐渐不用弹性绷带。

(李红专)

## 第二节　小夹板固定技术

小夹板局部固定是利用与肢体外形相适应的特制夹板固定治疗骨折。多数夹板固定治疗骨折不包括骨折邻近关节，仅少数邻近关节部位的骨折使用超关节固定。

小夹板可用柳木、椴木或杉木，根据伤肢的部位、长度及体形，做成各种不同规格及形状而又适合固定伤肢用的小夹板。厚度一般为3～4mm，四边刨光，棱角修圆，肢体面衬以毡垫，外用纱套，配以各种类型的纸垫或棉垫，作为外固定材料。小夹板固定治疗骨折的原理是通过配用各种类型纸压垫，形成两点或三点着力挤压点，外用4条布带松紧适当地缚扎，防止骨折的移位。

**【适应证】**

小夹板固定治疗常用于肱骨、尺桡骨、胫腓骨、桡骨远端，以及踝关节等部位的骨折。对一些关节骨折、关节附近骨折及股骨骨折等多不适宜小夹板固定治疗。

**【注意事项】**

1.伤肢体位应放置正确，外套纱套或包 1～2 层棉纸，以免压坏皮肤。

2.选择纸垫的大小要合适，放置加压点要准确，并用胶布固定，以防移动。

3.选用小夹板的型号要合适，且要按规定顺序放置前、后、内、外侧的夹板，由助手扶托稳固，以便用布带包扎固定。

4.捆扎布带的长短要适宜，先扎骨折端部位的一条(即中段)，然后向两端等距离捆扎，松紧度以布带能横向上下移动各 1cm 为准。

5.布带捆扎完毕后，应检查伤肢末端的血循环及感觉情况。如一般情况良好，再行 X 线检查骨折端对位情况。

6.在伤肢固定后 1～3d 内要特别注意观察伤肢末梢血循环及感觉情况，并随时酌情调整捆扎布带的松紧度；然后每周用 X 线检查及调整布带松紧度 1 或 2 次，直到骨折愈合。

7.在小夹板固定治疗期间，每天都要鼓励和指导患者定时定量地进行伤肢功能锻炼。

**【禁忌证】**

1.不能按时观察的患者；

2.开放性骨折；

3.皮肤广泛擦伤；

4.伤肢严重肿胀，末端已有血循环障碍现象者；

5.骨折严重移位，整复对位不佳者；

6.骨折肢体已有神经损伤症状，局部加垫可加重神经损伤者；

7.伤肢肥胖皮下脂肪多，因固定不牢易发生延迟连接或不连接者。

**【注意事项】**

小夹板固定的松紧度需随时调整，管理较麻烦。近几年来，国内发生因使用小夹板不当所致缺血性挛缩的病例似较其他方法多且严重.故小夹板固定治疗应由技术熟练者操作，而且术后必须严密观察，随时调整处理。

(李红专)

## 第三节 牵引技术

牵引技术是矫形外科治疗中应用较广的治疗方法，它是利用持续的适当牵引力和对抗牵引力的作用，使骨折、脱位整复和维持复位；炎症肢体的制动和抬高；挛缩畸形肢体的矫正治疗等。临床常用的牵引技术有手法牵引、皮肤牵引、骨骼牵引和特殊牵引等。

## 一、手法牵引

手法牵引多适用于骨折移位及关节脱位的整复，时间短，力量可按需要加大。其方法先将伤肢置放于适合手法复位的位置，伤肢的近侧端用布带或助手用手作为对抗牵引，伤肢远侧端由助手用手或布带不间断地平稳牵引，以便术者进行手法整复骨折移位或关节脱位，至手法整复成功和外固定后，才能停止手法牵引。为了节省体力便于手法复位及X线透视，操作中将手法牵引改为利用器械牵引，如上肢或下肢螺旋牵引架、万能石膏床等。

## 二、皮肤牵引

（一）适应证

皮肤牵引的牵引力较小，适用于小儿股骨骨折的牵引治疗、肱骨不稳定性骨折的牵引或肱骨骨折在外展架上的牵引治疗，及成人下肢骨骼牵引的辅助牵引等。但皮肤有损伤或有炎症时，或对胶布过敏者，禁用皮肤牵引。皮肤牵引的设备较简单，仅用胶布、扩张板、重锤、绷带、棉纸、牵引绳、滑轮、牵引支架及床脚垫高用的木垫等。

皮肤牵引是借助胶布贴于伤肢皮肤上，或用泡沫塑料布包压于伤肢皮肤上，利用肌肉在骨骼上的附着点，牵引力传递到骨骼上，胶布远侧端于扩张板中心钻孔穿绳打结，再通过牵引架的滑轮装置，加上悬吊适当的重量进行持续皮肤牵引。

（二）注意事项

1.适用于小儿及年老体弱者，皮肤必须完好。

2.牵引重量一般不得超过5kg，否则牵引力过大，易伤皮肤或起水疱，影响继续牵引。

3.一般牵引时间为2～3周，时间过长，因皮肤上皮脱落影响胶布黏着，如需继续牵引，应更换新胶布维持牵引。

4.牵引期间应定时检查伤肢长度及牵引的胶布粘贴情况，及时调整重量和体位，防止过度牵引。一般于3～5d内肢体肿胀消退时，即能纠正骨折重叠和畸形，牵引2～4周，骨折端有纤维性连接，不再发生移位时可换为石膏固定，以免卧床时间太久，不利于功能锻炼。

5.应注意粘贴胶布的部位及长度要适当，胶布要平整无皱，不能贴于踝上。包缠绷带不能压迫腓骨头颈部，不能扭转，以免压迫引起腓总神经麻痹。

## 三、骨骼牵引

### （一）适应证和注意事项

骨骼牵引的力量较大，持续牵引的时间较长，且能有效地调节，因而有较好的牵引效果。因骨骼牵引的力量较大，牵引时必须有相应的对抗牵引。骨骼牵引穿针时，成人可用局麻、小儿宜用全麻。常用的四肢骨骼持续牵引是在骨骼上穿过克氏针或斯氏钉，连续牵引弓和绳子、滑车、牵引支架等系统牵引装置。因牵引力直接作用于骨骼，可用比皮肤牵引力大5～6倍以上，足以对抗肢体肌肉痉挛或收缩的力量。在牵引的同时还可在局部加用小夹板固定矫正骨折端的侧方移位，调整牵引肢体的体位可纠正骨折的旋转移位，同时在持续骨牵引情况下，也可纠正骨折成角畸形。

**【适应证】**

1.成人长骨不稳定性骨折（如斜行、螺旋形及粉碎性骨折），因肌肉强大容易移位的骨折（如股骨、胫骨、骨盆、颈椎）。

2.骨折部的皮肤损伤、擦伤、烧伤，部分软组织缺损或有伤口时。

3.开放性骨折感染或战伤骨折。

4.伤员合并胸、腹或骨盆部损伤者，需密切观察而肢体不宜做其他固定者。

5.肢体合并血循环障碍（如小儿肱骨髁上骨折）暂不宜其他固定者。

**【注意事项】**

1.经常检查牵引针（或钉）处有无不适，如皮肤绷得过紧，可适当切开少许减张；穿针处如有感染，应设法使之引流通畅，保持皮肤干燥；感染严重时应拔出钢针改换位置牵引。

2.牵引期间必须每天测量伤肢的长度及观察伤肢血循环情况，注意牵引重量切勿过重，防止牵引过度。肢体肿胀消退后，应酌情减轻牵引重量。

3.牵引开始数日，应透视矫正骨折端对位情况，及时调整体位或加小夹板或纸垫矫正。

4.牵引时间一般不得超过 8 周，如需继续牵引治疗，则应更换牵引针（或钉）的部位，或改用皮肤牵引。

5.牵引过程中应鼓励伤员进行功能锻炼，防止伤肢及未牵引肢体肌肉萎缩，关节僵硬。

### （二）尺骨鹰嘴牵引

**【适应证】**

适用于肱骨颈、干及肱骨髁上、髁间粉碎性骨折移位和局部肿胀严重，不能立即复位固定者，以及陈旧性肩关节脱位将进行手法复位者。

**【操作步骤】**

在肱骨干内缘的延长线（即沿尺骨鹰嘴顶点下 3cm），画一条与尺骨背侧缘的垂直线；在尺骨背侧缘的两侧各 2cm 处，画一条与尺骨背侧缘平行的直线，相交两点即为牵引针的进口与出口点。用手牵引将病人上肢提起、消毒、麻醉后，将固定在手摇钻上的克氏针从内侧标记点刺入到尺骨，手摇钻将克氏针穿过尺骨鹰嘴向外标记点刺出。此时要注意切勿损伤尺神经，不能钻入关节腔，以免造成不良后果或影响牵引治疗。使牵引针两端外露部分等长，安装牵引弓。把牵引针两端超出部分弯向牵引弓，并用胶布固定，以免松动、滑脱或引起不应有的损伤，然后拧紧牵引弓的螺旋，将牵引针拉紧，系上牵引绳，沿上臂纵轴线方向进行牵引，同时将伤肢前臂用帆布吊带吊起，保持肘关节屈曲 90°，一般牵引重量为 2～4kg。

### （三）桡尺骨远端牵引

**【适应证】**

适用于开放性桡尺骨骨折及陈旧性肘关节后脱位，多用于鹰嘴牵引和尺桡骨远端牵引固定治疗开放性尺桡骨骨折。

【操作步骤】

将伤肢前臂置于旋前旋后中间位，并由助手固定，消毒皮肤，局部麻醉，于桡骨茎突上1.5～2cm部位的桡侧无肌腱处，将克氏针经皮肤刺入至骨，安装手摇钻，使克氏针与桡骨纵轴垂直钻过桡尺骨的远端及尺侧皮肤，并使外露部分等长，装上牵引弓即可进行牵引。或与尺骨鹰嘴牵引针共装在骨外固定架上，进行开放性桡尺骨骨折固定治疗。

### （四）股骨髁上牵引

【适应证】

适用于有移位的股骨骨折、有移位的骨盆环骨折、髋关节中心脱位和陈旧性髋关节后脱位等；也可用于胫骨结节牵引过久，牵引钉松动或钉孔感染，必须换钉继续牵引时。

【操作步骤】

将损伤的下肢放在布朗牵引支架上，自髌骨上缘近侧1cm内，画一条与股骨垂直的横线（老年人骨质疏松，打钉要距髌骨上缘高一些，青壮年人骨质坚硬，打钉要距髌骨上缘近一些），再沿腓骨小头前缘与股骨内髁隆起最高点，各做一条与髌骨上缘横线相交的垂直线，相交的两点作为标志，即斯氏针的进出点。消毒，局部麻醉后，从大腿内侧标记点刺入斯氏针直至股骨，一手持针保持水平位，并与股骨垂直，锤击针尾，使斯氏针穿出外侧皮肤标记点，使两侧牵引针外露部分等长，用巾钳将进针处凹陷的皮肤拉平，安装牵引弓，在牵引架上进行牵引。小腿和足部用胶布辅助牵引，以防肢体旋转和足下垂。将床脚抬高20～25cm，以作对抗牵引。牵引所用的总重量应根据伤员体重和损伤情况决定，如骨盆骨折、股骨骨折和髋关节脱位的牵引总重量，成人一般按体重的1/7或1/8计算，年老体弱者、肌肉损伤过多或有病理性骨折者，可用体重的1/9重量。小腿辅助牵引的重量为1.5～2.5kg，足部皮肤牵引重量为0.25～0.5kg。

### （五）胫骨结节牵引

【适应证】

适用有移位股骨及骨盆环骨折、髋关节中心脱位及陈旧性髋关节脱位等，胫骨结节牵引较股骨髁上牵引常用，如此牵引过程中有其他问题时，才考虑换为股骨髁上牵引继续治疗。

【操作步骤】

将伤肢放在布朗牵引支架上，助手用手牵引踝部固定伤肢，以减少伤员痛苦和防止继发性损伤。自胫骨结节向下1cm内，画一条与胫骨结节纵轴垂直的横线，在纵轴两侧各3cm左右处，画两条与纵轴平行的纵线与横线相交的两点，即为斯氏针进出点（老年人骨质疏松，标记点要向下移一点，以免打针时引起撕脱性骨折；青壮年人骨质坚硬，标记点要向上移一点，以免打针时引起劈裂骨折；儿童应改用克氏针牵引）。此牵引技术的方法和牵引总重量，均与股骨髁上牵引技术相同。值得注意的是，进针应从外侧标记点向内侧，防止损伤腓总神经，术后两周内每天要测量伤肢的长度，以便随时根据检查结果及时调整牵引重量，并检查伤肢远端的运动、感觉及血供情况。

### （六）胫骨结节牵引

【适应证】

适用于开放性胫腓骨骨折或膝部骨折不宜用胫骨结节牵引者，或用于骨外固定，进行开放性胫腓骨骨折的治疗。

【操作步骤】

将伤肢置放于布朗架上，助手牵引脚及跟部维持固定。消毒皮肤，局部麻醉，于内踝尖端向上 3cm 左右，内侧无肌腱处，将克氏针（或斯氏针）尖端经皮肤刺入到胫骨，安装手摇钻，与胫骨纵轴垂直穿过踝上经腓骨到皮外，并使外露部分等长，装牵引弓进行牵引。一般成人的牵引重量为 4～6kg。

### （七）跟骨牵引

【适应证】

适用于胫腓骨不稳定性骨折、某些跟骨骨折及髋关节和膝关节轻度挛缩畸形的早期治疗。

【操作步骤】

将踝关节保持伸屈中间位。自内踝下端到足跟后下缘连线的中点，即为进针标记点。消毒皮肤，局部麻醉后，用斯氏针，从内侧标记点刺入到跟骨，一手持针保持水平位并与跟骨垂直，一手捶击针尾，将针穿过跟骨并从外侧皮肤穿出，使牵引针两端外露部分等长。用布巾钳拉平打针处凹陷的皮肤，安装牵引弓，在布朗架上进行牵引。如胫腓骨骨折有严重移位，需在复位后加小腿石膏固定，再进行牵引。一般成人的牵引重量为 4～6kg。术后要经常观察脚趾活动、感觉及血供情况。

### （八）第 1～4 跖骨近侧端牵引

【适应证】

多与跟骨牵引针共装骨外固定架，进行牵引或固定治疗楔状骨及舟状骨的压缩性骨折。

【操作步骤】

将伤肢的小腿放置于布朗架上，助手将脚及小腿固定。消毒皮肤，局部麻醉，将克氏针的尖端从第 4 跖骨近端的外边与跖骨纵轴垂直刺入至骨，装手摇钻，穿过第 1～4 跖骨的近端部至皮肤外，并使外露部分等长，装牵引弓或与跟骨牵引针共装骨外固定架，以便调整楔状骨或舟状骨的移位，并行固定治疗。

### （九）颅骨牵引

【适应证】

适用于颈椎骨折和脱位，特别是骨折脱位伴有脊髓损伤者。

【操作步骤】

将伤员剃去头发，仰卧位，颈部两侧用沙袋固定。用 2%甲紫在两侧乳突之间画一条冠状线，再沿鼻尖到枕外粗隆画一条矢状线。将颅骨牵引弓的交叉部支点对准两线的交点，两端钩尖放在横线上充分撑开牵引弓，钩尖所在横线上的落点做切口标记。用 1%普鲁卡因在标记点处进行局部麻醉，在两标记点各做一个小横切口，直至骨膜，并略作剥离。用颅骨钻在标记点钻孔。钻孔时应使钻头的方向与牵引弓钩尖的方向一致，仅钻入颅骨外板（成人约为 4mm，小儿约为 3mm）。钻孔后安装颅骨牵引弓，并拧紧牵引弓上的两个相对应的螺旋进行固定，防止松脱或向内拧紧刺入颅内。牵引弓系结牵引绳，通过床头滑轮进行牵引。床头抬高 20cm 左右，作为对抗牵引。牵引重量要根据颈椎骨折和脱位情况决定，一般为 6～8kg。如伴小关节交锁者，重量可加到 12.5～15kg，同时将头稍呈屈曲位，以利复位。抬高床头，加强对抗牵引。如证明颈椎骨折、脱位已复位，应立即在颈部和两肩之下垫薄枕头，使头颈稍呈伸展位，同时立即减轻牵引重量，改为维持性牵引。

### （十）头环牵引

**【适应证】**

头环牵引技术是一种治疗急性脊柱损伤的理想牵引治疗方法，脊柱骨折或脱位的整复，或随后的手术治疗及非手术治疗的固定，均可使用此种牵引技术。

**【操作步骤】**

术前要检查全部所需要器材和物品，其中包括 4 只定位固定钢针，2 只钻头，4 个头颅钢针及 5 个直径不同的头环。

1.用手或用 1 个木制枕头将病人的头颈垫好固定。4 个头颅针部位的头发要剪整齐，并进行消毒铺单。

2.头颅钢针的位置在眼眉外 1/3 的上方 1cm 处和耳上 1cm 的近乳突处。

3.选择一个灭菌头环，套于头颅，使其周围距头约为 1.5cm，用 4 只固定钢针固定。一般常用 2 号头环。

4.头环套于头颅的位置，恰好是选择钻孔为头颅钢针固定的位置，并用 4 个头环钢针固定。

5.将全部头颅钢针钻孔部位均进行局部麻醉，等待 3～5min 即可行头颅钢针固定。

6.不需行皮肤切口，将螺丝颅骨钢针经过头环孔钻进头皮及颅骨外板。

7.在 4 个颅骨钢针上用同样压力扭紧固定，用头环牵引弓系绳，经过滑轮进行牵引，同时将病人的床头抬高。

**【术后处理】**

颅骨钢针进入皮肤部涂上灭菌油膏，以防感染。摄颅骨 X 线片检查，以保证颅骨钢针不进入颅骨内板。术后几天，每天复查，适当扭紧颅骨钢针，但不必扭得过紧。若颅骨钢针发生松动或钻得过深，可改换颅骨钢针的位置。使用头环牵引，可以进行复位，但如病人在牵引过程中出现肌肉痉挛、不正常运动或不对称的眼球运动，则是发生过度牵引的危象。若颈椎骨折或脱位的复位是稳定的，可以进行头环固定治疗，即使用钢架背心或石膏背心联系头环进行固定治疗。

### （十一）头环与钢架背心牵引

头环牵引操作步骤同上法。用可进行牵引的金属杆将头环与钢架背心联系固定在一起，并使金属杆的压力放在两肩前部，即可进行牵引或固定颈椎。牵引可使头颈达到理想的位置，并能进行固定治疗。

### （十二）头环与骨盆钢环牵引

操作步骤：牵引操作步骤同上法。

1.在头环牵引控制的情况下，将病人放在骨科手术台上，并将骨盆钢环套于骨盆部或下肢部，以便进行头环及骨盆钢环牵引。

2.患者取侧卧位，消毒及麻醉后，用髂骨钢针自髂后上棘至髂前上棘穿过，并使髂骨钢针与骨盆呈水平，当病人站立时与地平面平行。

3.骨盆钢环与髂骨钢针联系固定稳定。

4.头环与骨盆钢环(髂骨钢针)牵引，是用4个可以旋转延长或缩短钢杆上下连接支撑于头环及骨盆的钢环，进行持续牵引或固定。

## 四、特殊牵引

### (一)头颅带牵引

**【适应证】**

头颅牵引带是通过滑轮及牵引支架，施加重量进行牵引。适用于轻度颈椎骨折或脱位、颈椎间盘突出症及根性颈椎病等。

**【操作方法】**

有两种牵引方式。

1.卧床持续牵引　牵引重量一般为2.5～3kg，其目的是利用牵引维持固定头颈休息。使颈椎间隙松弛或骨质增生造成的水肿尽快吸收，使其症状缓解。

2.坐位牵引　每日1次，每次20～30min，间断牵引，重量自6kg开始，逐渐增加，根据每个病人的具体情况，可增加到15kg左右，但须注意如颈椎有松动不稳者，不宜进行重量较大的牵引，以免加重症状。

### (二)骨盆带牵引

**【适应证】**

适用于腰椎间盘突出症及腰神经根刺激症状者。

**【操作方法】**

有两种骨盆牵引方法。

1.用骨盆牵引带包托于骨盆，两侧各1条牵引带，所系重量相等，两侧总重量9～10kg，床脚抬高20～25cm，使人体重量作为对抗，进行持续牵引，并加强腰背肌功能锻炼，使腰腿痛的症状逐渐减轻。

2.利用机械大重量间断牵引，即用固定带将两侧腋部向上固定，作对抗牵引，另用骨盆牵引带包托进行牵引，每天牵引1次，每次牵引20～30min，牵引重量先从体重的1/3重量开始，逐渐加重牵引重量，可使腰腿痛症状逐渐消退。但腰椎如有明显松动不稳者，不宜用较大重量牵引，以免加重症状。

### (三)骨盆悬带牵引

**【适应证】**

适用于骨盆骨折有明显分离移位，或骨盆环骨折有向上移位和分离移位，经下肢牵引复位，而仍有分离移位者。

**【操作方法】**

使用骨盆悬带通过滑轮及牵引支架进行牵引，同时进行两下肢的皮肤或骨牵引，可使骨盆骨折分离移位整复，待4～6周后解除牵引，进行石膏裤固定。

### (四)胸腰部悬带牵引技术

**【适应证】**

适用于胸腰椎椎体压缩性骨折的整复。

**【操作方法】**

采用金属悬吊牵引弓，帆布带和两个铁环制成的胸腰部悬带，病人仰卧在能升降的手术床上，两小腿固定于手术床上，头下垫枕。悬起胸腰部悬带，降下手术床，伤员呈超伸屈位，使胸腰椎椎体压缩骨折整复，并包缠石膏背心固定，即可解除胸腰部悬带牵引。另一种胸腰部悬带持续牵引技术，适用于老年或脏器患有严重病变患者。取20cm宽、50cm长的帆布带，两端用25cm长、直径3cm的木棒套穿固定，于悬带两端加滑轮及绳子，即可进行伤员仰卧位胸腰部悬吊牵引，逐渐适当增加重量，使伤员脊柱超伸展，达到胸腰部脊椎压缩性骨折逐渐复位。同时加强腰背肌功能练习，维持胸腰段脊椎压缩性骨折的复位。

（李红专）

## 第四节 骨折手法复位基本方法

**【复位时机】**

病人全身情况好转，复位时间越早越好。在局部未产生肿胀与肌肉痉挛以前，骨折复位易获得一次成功。因为骨折后1～4h，骨折局部呈现明显的软弱，肌肉松弛，即所谓的局部休克现象，一般认为是手法复位最宝贵的时机，若超过24h，复位则较困难。

**【麻醉选择】**

复位时应根据伤员情况和骨折部位选用麻醉，以达到消除疼痛，缓解肌肉痉挛，便于整复。常用的麻醉方法如下：

1.局部浸润麻醉　将2%普鲁卡因20～40ml注射于骨折血肿中，10～15min即发挥效能。

2.神经阻滞麻醉　上肢骨折可选用颈丛或臂丛麻醉，下肢骨折可选用硬膜外或腰椎麻醉。

3.全身麻醉　儿童骨折不易合作时多用此法。

**【整复手法】**

整复骨折移位时，要达到得心应手。手法的运用必须熟练，灵活，准确，做到伤员不感到痛苦为宜。手法的轻度适宜，与骨折的愈合快、慢，以及能否遗留残疾有着密切的关系。现将临床常用的整复手法分述如下。

1.拔伸牵引　即加以适当的牵引力及对抗牵引力，克服肌肉抗力，矫正缩短移位，恢复肢体长度与轴线。按“欲合先离，离而复合”的原则，开始牵引时肢体仍保持原来的位置，沿肢体纵轴徐徐牵伸缩短移位，然后用力牵引矫正旋转，成角移位。有时也选用牵引力均衡、持续而稳定的机械牵引。

2.提拉牵抖　主要是矫正骨折远端下陷或上移与近端几乎成直角的移位。沿其原来移位方向,加大畸形。利用拔伸力,顺纵轴方向骤然向上提拉猛抖,使之加大拔伸力而对位。一般多用于桡骨下端骨折。

3.折顶回旋　横行骨折具有较长的尖齿时,单靠拔伸力量不能矫正缩短移位。可用折顶手法:术者两拇指压于突出的骨折端,其余两手四指重叠环抱下陷的另一骨折端,先加大其原有成角,两拇指再用力向下挤压突出的骨折端,待两拇指感到两断端已在同一平面时,即可反折伸直,使端端对正。回旋手法用于背向移位,即背靠背的斜行骨折。先判断发生背向移位的旋转途径,再施行回旋手法。循原路回旋回去,如操作中感到有软组织阻挡,即可能对移位途径判断不准,应改变回旋方向,使背对背的骨折端变成面对面后,再矫正其他移位。施行回旋手法不可用力过猛,以免伤及血管、神经,且应适当减小牵引力,否则不易成功。

4.旋转屈伸　主要是矫正难度较大的旋转,成角移位。拔伸可矫正缩短、旋转、成角移位,但不能矫正靠近关节部位的骨折断端的旋转、成角。这主要是由于短小骨折段受着单一方向肌肉牵拉过度所致,因此对骨折端有牵拉重叠,不同方向成角的旋转移位同时存在时,须按骨折部位、类型、结合骨折断端肌肉牵拉方向,利用它的生理作用,将骨折远端连同与之形成一个整体的关节远端肢体共同拔伸,向骨折近端所指的方向,在拔伸牵引下同时施行旋转屈伸手法,并置适宜位置,远近端轴线相对,旋转成角移位可得到矫正。

5.端提挤捺　短缩、成角及旋转移位矫正后,还要矫正侧方移位。前后侧(即掌背侧)移位用端提手法,操作时在持续手力牵引下,术者两手拇指压住突出的远端,其余四指捏住骨折近端,向上端提。内外侧(即左右侧、尺桡侧)移位用挤捺手法。操作时,术者用一手固定骨折近段,另一手握住骨折远段,用两拇指分别挤压移位的骨折端,使陷者复起,突者复平。操作时用力要适当,方向要明确,部位要确实,着力点要稳固。术者手指与患部皮肤要密切相贴,通过皮下组织,直接作用于骨折断端,切忌在皮肤上来回磨蹭。

6.拿捏合拢　对斜形、螺旋形骨折,或有数个骨折块的粉碎性骨折,经过以上手法整复,但其骨折的断端,仍可能有不同程度的间隙。为使骨折面紧密接触,术者可用一手固定骨折远段(助手固定近段),另一手拿推骨折端,先从四周反复拿捏,然后两手掌部贴于骨折处,收聚合拢使骨折断端骨面接触稳固。

7.夹挤分骨　凡是两骨并列发生骨折,如尺桡骨骨折、胫腓骨骨折、掌骨骨折、跖骨骨折,骨折段因骨间肌或骨间膜的收缩而互相靠拢。复位时应以两手拇指及示、中、环三指,由骨折部的掌、背侧夹挤骨间隙,使靠拢的骨折断端分开,远近骨折段相应稳定。

8.按摩舒筋　骨折时不仅有骨骼的损伤,而肌肉,肌腱,血管等软组织亦常遭受损伤。因此在骨折整复后,以拇指的指腹,沿其肌肉,肌腱的走向,轻按揉摩,使骨折周围扭转曲折的肌肉、肌腱,随着骨折复位而舒展通达、血流畅通,以达到消肿、止痛的目的。

（李红专）

# 第五节　关节穿刺术

**【术前准备】**

术者应熟悉穿刺关节的解剖，向病人说明情况，便于合作。对不能合作而难以控制体位的儿童，必要时术前可应用镇静药（如苯巴比妥）。准备18～20号穿刺针及注射器、无菌手套、消毒巾、无菌试管，用2%碘酒与75%乙醇溶液消毒皮肤，1%～2%普鲁卡因（预先应做普鲁卡因皮试）局部麻醉。

**【适应证】**

1.四肢关节肿胀、出血，关节腔内渗出，积液，需行穿刺抽液检查或引流或注射药物进行治疗。

2.关节腔内注入空气或造影剂，行关节造影术，以了解关节软骨或骨端的变化。

**【穿刺部位及方法】**

1.*肩关节穿刺术*　患肢轻度外展、外旋，肘关节屈曲位，从肱骨小结节和喙突间垂直刺入。也呵从喙突尖下外侧三角肌前缘向后外方刺入关节腔，还可于肩关节轻度外展，在后侧肩峰下外方向前内刺入。

2.*肘关节穿刺术*　肘关节屈曲90°，在肘后尺骨鹰嘴与肱骨外上髁之间向前内刺入。也可在肘关节屈曲90°，紧靠桡骨小头近侧，于其后外方向前下刺入。还可置肘关节于135°，从肱骨外上髁向内向后刺入。

3.*腕关节穿刺术*　在腕关节背侧，鼻烟窝尺侧基底角处垂直刺入，或于尺骨茎突远端外侧垂直刺入。因桡动脉行经桡骨茎突远方，故在尺侧穿刺较为安全。

4.*髋关节穿刺术*　在髂前上棘与耻骨结节连线的中点，腹股沟韧带下2cm，股动脉外侧2cm处垂直刺入。也可于下肢内收位，从股骨大转子上缘平行经股骨颈向上向内刺入。还可在股骨大转子中点与髂后下棘连线之中外1/3交界处垂直刺入，抵骨质后稍退针。

5.*膝关节穿刺术*　膝关节伸直，以髌骨上缘水平线与髌骨外缘的垂直线之交点处向内下方刺入，也可在髌骨中部外侧或内侧1cm处稍向后刺入，还可在髌骨内下方向外上方髌骨后刺入。

6.*踝关节穿刺术*　在外踝顶端上2cm、前1.5cm处，即伸趾肌腱与踝之间刺入，也可在胫骨前肌腱与内踝之间刺入。

（李红专）

# 第六节　显微外科在骨科的应用

## 一、显微血管吻合术

显微血管吻合术须视情况而采用不同的修复方法。归纳吻合血管方法有五种，即缝合法、套管法、粘合法、机械法及电凝法。目前仍以缝合法为首选，因为缝合时所需器械简单，操作方便，术后通畅率高。血管吻合术的形式有四种：端端缝合法、端侧缝合法、侧侧缝合法及套叠缝合法，其中以端端缝合法最为常用，缝合血管吻合口易准确对合，操作方法易于掌握，术后通畅率高。血管缝合中，如遇有血管缺损，需进行血管移植术。

### （一）端端缝合法

端端缝合符合恢复血液的正常流向，能保持血液的最大流速及流量。为避免血管缝合时发生扭曲或吻合口对合不良，常采用二定点或三定点端端缝合。前者较易掌握，也最常用；后者适用于管壁薄、内径小、前后壁呈粘合状态的血管缝合，如内脏静脉的缝合等。这是最基本的端端缝合法，遇有不同情况，可随机改变缝合方式。无论哪一种方式，当已进行端端缝合时，必须对断面和外膜进行修整。对断口附近的外膜及其周围的疏松结缔组织，要适当修剪，以免缝合和打结时把它们带入血管腔内，而导致血栓形成。简单的方法是用一镊子将它顺血管方向拉出断口，然后剪断，任其自然回缩。这样使断端1～2mm范围内的血管壁显得平滑，否则缝合后难免有血栓形成。

1.二定点端端缝合法　临床上多采用两定点缝合，先在血管的内、外0°和180°各缝一针，然后在两针之间平均地缝合数针，完成前壁后，用同样方法缝合后壁。二定点缝合法具有显露清楚，缝合方便和针距、边距容易掌握等优点。

2.三定点端　端缝合法在两吻合口缘的0°、120°及240°各缝1针，使吻合口妥帖对合后打结，各结均剪去1根缝线，留下1～2cm长的尾线作牵引。牵拉3个不同方向的牵引线，以使加针缝合时，不致缝到对侧壁上，然后再在第1、2针之间，第2、3针之间及第3、1针之间，视管径大小，各加缝1或2针。

3.翻转端端缝合法　在手术视野小，血管不易翻转显露血管后壁时，可采用此法。将两吻合的血管端均侧翻90°，先在后壁中点缝合第1针，在第1针上、下方，分别缝合第2、3针及第4、5针。血管后壁缝合完成后，再缝合前壁，缝合方法同上。

4.盘端缝合法　这是一种增加血管吻合口直径的方法。当移植组织发自主干血管上的营养血管细小，又不能切取利用主干血管时，可在主干血管壁上切取一块盘状血管壁，以增加血管口径，提高血管吻合成功率。主干血管壁缺损处，用6-0或7-0的尼龙线缝合。将带有盘状血管端的组织移植到受区，与受区血管端进行盘端缝合。

5.Y形端端缝合法　这是另一种增加血管吻合口直径的方法。当有两条并行的细小血管，需要与另一口径较粗的血管吻合时，为提高吻合成功率，可采用本法。Y形端端缝合操作方法为：修整血管外膜，使两根血管口端修剪一样齐，在相邻的血管侧壁制成裂口，其长度约为血管直径的1.5倍。将两血管的侧壁裂口做侧侧缝合，先缝血管裂口的基底部，再缝合后壁，最后缝合前壁，使两个小血管的口合并成一个大的口端，再与另一血管端行端端缝合。缝合完成后，3条血管呈Y形。

6.等弧度端端缝合法　在临床上，端端缝合的两条血管常遇有血管直径相差较大的情况。如果两条血管的直径相比在1∶1.5的范围内，可采用等弧度端端缝合。血管直径较大的吻合缘，针距宽一些；血管直径较小的吻合缘，针距窄一些；但两者针距弧度相等。这样可使较大口径的吻合缘缩小，小口径的吻合缘扩大，使两个口径不等的吻合，妥帖对合，防止吻合口漏血或血栓形成。

7.斜口端端缝合法　当端端缝合的两条血管口径相比在1∶1.5以上时，可将较细的血管吻合缘剪成斜面，以增加吻合周径，再与口径较大的血管缝合。较细血管吻合端斜面以30°为宜。如果斜面＞45°则粗细血管的纵轴不一致，不利于血流。

8.侧裂口端端缝合法　此法类似斜口端端缝合法，用于两条吻合的血管直径相差在1.5倍以上时。将较细的血管端侧缘剪成裂口，裂口修剪成半圆形或半椭圆形，以增加吻合口周径，使之与口径较大的血管做对端缝合。

9.叉口端端缝合法　对于有分支血管与另一血管吻合时，为了增加血管吻合口的周径，并尽可能避免牺牲吻合血管的长度，可利用分叉基底部血管壁膨出部分，制成喇叭口形，与另一血管做对端吻合或端侧吻合。其吻合方法同上。

10.斜坡缩口端端缝合法　当两吻合血管直径相差很大，例如超过1∶3或1∶4时，很难做端端缝合。为此，可将其中大的血管端吻合口剪成斜面，斜面角度在45°～60°为宜，斜面部分予以缝合缩小，余口径与另一需吻合血管口径相适应。斜面缝合宜用间断褥式缝合，或连续缝合，务必使血管壁外翻，防止术后血栓形成。两血管端端缝合，本术式只在特殊情况下使用，对静脉缝合为宜。

### （二）端侧缝合法

端侧缝合法主要用于两条血管断端的口径相差太大，或其中一条十分重要而不能进行端端缝合。

### （三）套叠缝合法

套叠缝合法是将一端血管的吻合口伸入到另一端血管的管腔内，完成血管缝合。由于吻合时只需缝合3～4针，因此加快了缝合速度，血管腔内无缝合线显露，对血管壁损伤少。但采用此法时，两端血管应有足够的长度，且必须注意血流方向，即将上流血管端套入下流血管端，如为动脉，应将近心端套入远心端，静脉则相反，应将远心端套入近心端。套入血管的长度，应是血管直径的长度或略大于其直径。套入之前，先将套入血管端的外膜修剪干净，以免外膜带入管腔形成血栓。

缝合方法是在上流血管端外膜剥离处边上缝第1针，自外向内深达外膜与部分中层，不穿过血管内膜，向外穿出。再在下流血管端边缘的适宜处，由内向外穿过全层管壁出针，拉紧缝线打结。距第1针120°处同上法缝第2针，拉紧打结。在两针间即120°处缝第3针，暂不打结。用微血管镊夹住下流血管断口边缘，使贴紧上流血管开口，用另一微血管镊将上流血管段轻柔塞入下流血管腔内，拉紧结扎第3针。缝合完毕，放开血管夹，套入血管顺血流而展平。

剪开套叠法：将下流血管端剪开1裂口，然后将上流血管端套入。此法操作方便，且可在血管口径略小的情况下采用。下流血管端剪的裂口长度相当于套入血管的长度，第1针于裂口顶角处全层缝合，其他缝针操作同上。

### （四）血管移植术

在骨科临床实践中，常常遇有血管缺损，需行血管移植修复，否则，将血管勉强在高张力下缝合，必然导致血栓形成。血管缺损的修复，包括动脉缺损和静脉缺损，血管移植材料最常用的是自体静脉移植修复动脉或静脉缺损。也可用“废置”的动脉移植。由于静脉取材方便，切除静脉后对肢体影响较少，目前骨科临床常用的是自体静脉移植。现介绍如下：

1.切取静脉的选择　多选用非手术的肢体正常浅静脉进行移植。有时也选用手术野附近的浅静脉，但以不影响手术肢体血液回流为原则。很少取损伤动脉的伴行静脉进行移植。

2.切取静脉的直径　静脉的直径与腔的压力有直接关系。一般选用静脉的直径应等于或略小于需行修补的动脉直径。为避免手术操作引起静脉痉挛而测量不准，最好在移植静脉显露而尚未游离之前，即进行测量。

3.静脉切取的长度　如移植的静脉切取过短，缝合后会因张力而使静脉腔变扁；切取过长，则开放血流后血管纡曲，影响血流。切取长度可略长于血管缺损长度，在移植缝合之前不予剪裁。将移植静脉一端与损伤血管缝好后，轻轻牵引静脉的另一端，按照血管缺损长度将静脉剪断，再进行另一端的缝合。

4.移植静脉的处理　将移植静脉的分支用8-0缝线结扎。用肝素生理盐水冲洗管腔。如静脉有痉挛时，可用液压扩张法，但压力切不可过大，否则损伤内膜，极易发生血栓。

5.静脉移植缝合　用静脉移植修补动脉时，应将其近心端倒置，以免静脉瓣阻挡动脉血流。缝合时多采用端端缝合法，应避免移植静脉发生扭转。待两端缝合口均缝合完毕后，同时放松两端的血管夹。如开放血流后移植静脉因动脉压力而发生屈曲，只要不过分严重，不必切断重新吻合，而将屈曲的静脉在局部稍加固定即可。

## 二、修复失败原因及其预防

吻合血管的组织移植后，为防止血管痉挛、血栓形成和感染等并发症，应用抗痉挛、抗凝及抗生素等药物，具有一定的预防作用，但更重要的关键是在术前、后处理和术中操作方面。例如，周密的术前设计供区和受区的良好准备，细致切取移植组织、彻底切除病变组织、组织移植后位置的协调、血管吻合的无创操作及无菌技术等。术者必须十分重视上述各个环节，忽视其中任何一个，都可能造成手术失败。

吻合血管的移植组织失败，多数是由于血管内有血栓形成。血栓形成是移植组织失败的主要原因。

### （一）血栓形成因素

1.血管壁的损伤　手术中的许多因素，均可造成血管壁的不同程度损伤。内皮细胞受损害以及内皮下胶原纤维裸露是引起血小板聚集及血栓形成的最主要原因。血管壁的中膜肌层和内弹性膜可因缝针、钳夹等手术操作不当，而引起断裂和坏死，形成血管腔狭窄，可促使血栓形成。

2.血液凝固性改变　手术及创伤后可使一些促凝物质进入血循环，出现高凝状态，凝血因素及激活凝血因子增高，血小板增多及功能亢进，抗凝血酶等活性降低，纤溶活性抑制或减弱。单纯高凝状态一般不引起血栓形成，须伴有血流淤滞、血黏稠度增高等因素才促使血栓形成。

3.血液流变学改变　主要有两方面：①血液黏稠度增高，此时血流变慢，有利于血流外周的血小板黏附及聚集在血管壁上。手术创伤可引起血液黏稠度增高。②血液流速变慢。由于手术后卧床加制动，血流变慢，有利于血小板在血管壁上黏附及聚集，或由于血管弯曲，管道由细变粗，血管分叉等，促使血液形成涡流，有利于血小板在局部沉集，形成血栓。

4.血管痉挛　这是血管对外界刺激的一种反应，使平滑肌处于强烈持续的收缩状态。痉挛的原因有：①血管损伤及机械刺激；②疼痛、寒冷及精神紧张；③血栓及血小板聚集成团块时释放大量 $TXA_2$，5-HT，引起较长时间及较广范围的血管痉挛。

### （二）血栓形成机制

人体血液内有 12 种凝血因子，当血管壁或组织损伤时，凝血因子被激活，发生一系列连锁反应，导致血栓形成。其过程可简化地分为：①凝血酶原激活物质形成；②凝血酶的形成；③纤维蛋白的形成三个阶段。根据激活的起因在血管壁或组织可分内源性与外源性两型。在凝血过程中，血小板起特殊作用，其外衣中的主要成分为黏多糖，它与血小板黏附、聚集和收缩等特性有关。浆膜上磷脂化合物（$PGE_3$）是凝血反应的主要场所。血小板内的致密颗粒、α 颗粒及溶酶体颗粒含有许多酶及促凝物质。血管损伤后，内膜下胶原暴露，血小板黏附其上。在来自血小板或红细胞的 ADP 影响下，血小板聚集成团（可逆的第一相聚集）。此时，血小板变形，颗粒消失，出现“释放反应”，ADP、5-HT、$PGF_4$、酸性水解酶、前列腺素（PG）、血栓素（TX）等颗粒内容物释放入血，使更多血小板进入不可逆的聚集（第二相聚集），在纤维蛋白网的交织包裹下形成血栓。正常小血管壁除具有促血栓形成性能外，也具有抗血栓形成能力。细胞膜损伤后，激活磷酸酯酶（$PLA_2$），将 PG、血栓素（TX）的前身花生四烯酸释放，在环氧合酶作用下转变为 $PGG_2$、$PGH_2$，两者在血管内膜处转变为前列腺环素（$PGI_2$），$PGI_2$ 使 cAMP 大量增加，抑制血小板的黏附与聚集，甚至使血小板团解聚，并扩张小血管。$PGI_2$ 是不稳定的，在 pH7.5 和 39℃条件下，半衰期仅为 2～3min。在血小板内，由于血栓素合成酶的作用，$PGH_2$ 转变为 $TXA_2$ 半衰期仅为 30s，它使 cAMP 减少并诱导血小板集聚和小血管收缩。血小板有吸附功能，大量凝血因子（Ⅰ、Ⅱ、Ⅴ、Ⅵ、Ⅶ、Ⅷ等）吸附在其表面，使其表面部浓度大大高于血流浓度，有利于纤维蛋白迅速形成。人体中尚有纤溶系统，激活后可将纤维蛋白分解为纤维蛋白降解物（FDP），有些 FDP 有抗凝血酶作用，有的能抑制纤维蛋白单体聚合，有的可干扰血小板的黏附与聚集。凝血、抗凝纤维蛋白形成与纤溶系统在正常人体内外于平衡协调状态，当血管或组织损伤或其他病理情况下，平衡被打破，功能失调而发生血栓形成。

### （三）预防措施

1.轻柔剥离血管外膜　缝合小血管不宜过多地剥离外膜，对小动脉只剪除它的断端1～2mm范围的外膜，这样做的优点是既能看清楚断端组织，又可以避免外膜随针线引入血管腔内，增加血栓形成的机会。小静脉的中层和外膜都很薄，不可过分剥离，否则其中层可被剥除，造成缝合困难和漏血，引起血栓形成。

2.细心保护移植组织的血管　由于切口设计不周、血管变异、操作粗暴或反复牵拉等，均可损伤移植组织的血管蒂或组织内的微小血管。如在术中发现血管蒂已被损伤，应及时改用其他部位的移植组织或中断手术。微小血管的损伤当时很难发现，则移植后也会发生血栓。学者曾见一例足背皮瓣游离移植，术后皮瓣的近心端（即血管蒂部）1/3坏死，而皮瓣远侧2/3成活，说明在切取皮瓣操作过程中曾损伤近心端的皮下血管。因此，手术中要十分小心保护组织，避免对血管的任何损伤。

3.选择好受区的血管　受区往往因外伤、炎症、肿瘤及瘢痕等因素致使局部血管受损，或血管处于瘢痕或病变组织的包埋中。当将其分离后，常见血管壁增厚、触之硬，或壁薄而脆。切断动脉时，断面虽有血液溢出，但不呈喷射状。伴行静脉也存在类似的病理变化。对于这种不正常的血管，决不能勉强吻合，否则将发生血栓而失败。学者所遇到的6例动脉血栓，有5例为小腿外伤（开放骨折）后皮肤瘢痕溃疡，应用吻合血管的皮瓣移植修复时，对不正常的血管段未予切除，勉强进行血管吻合，结果发生血栓而失败。经过总结上述教训，以后处理同样病例时，彻底切除了不正常的血管段；直到动脉有喷射状出血为止，因血管缺损过多，进行了静脉移植，结果获得成功。在这种情况下，静脉移植有如下优点：①使移植组织的位置有更多的调整余地，不受本身血管蒂和受区血管长度的限制；②吻合后的血管较正常，可有充分的血压和流速；③扩大了组织移植术的适应证，不会因受区血管损伤和移植血管蒂短而，限制血管吻合手术的进行。

4.精细正确的血管吻合术　血管吻合技术不当，常致血管内膜和中层严重损伤，引起血栓的形成。较常见的一些操作不当及预防方法如下。

（1）血管夹松紧不当：血管夹太紧，损伤血管中层和内膜，引起血栓形成。有学者曾见一例吻合血管的皮瓣移植患者，术后形成动脉血栓，手术探查见血栓位于血管夹处。另一方面，如血管夹太松，将使止血不全，影响操作。故应根据血管情况，选择压强适中的血管夹。

（2）血管端内膜损伤：可能系血管镊子或冲洗针头（或塑料管）刺伤内膜所致，此外，过分剥离血管外膜也有损伤内膜的危险。

（3）进针时造成血管壁的损伤：一般要求针向血管壁垂直刺入，比较容易通过血管壁的全层，损伤也最小。若将缝针斜行穿过，损伤较大。壁薄的血管，管腔往往处于闭合状态，使第1、2针的入针比较困难，进行其余的刺入缝合时，也易刺伤或误缝到对侧血管壁上。

（4）拔针抽线撕裂血管壁：镜下术者和助手的操作要相互配合，出针动作要轻柔，顺针的弧度拉出，以免撕裂血管壁。如果出针阻力较大（尤其由外向内缝针时）则大多是缝线带进外膜或异物所阻，此时可将缝线退回少许，解除受阻因素后，再吻合血管。术者出针抽线时，助手应协助保护血管，避免因抽线而过分地牵拉血管，造成损伤。同时助手注意及时调整线尾，使之与血管轴平行，以减少尾线与血管轴成角而增加针孔处血管壁上的损伤。应注意勿使尾线绕在其他组织上或器械上，经常清除尾线黏附的血块和异物。

(5)血管腔内露线过多：在有血栓的病例行手术探查时，剖开吻合处血管，用镊子剥去血栓，往往可见缝线在血管腔内过多露出，与血栓紧密黏着。因此要求外翻缝合，以尽量减少暴露在腔内的缝线。操作时注意每一针缝线在打第一个结前，将缝线轻轻向上提起血管，在缝线保持一定张力的情况下，助手用镊子轻轻对合血管，使其内膜外翻，随后抽紧打结，要求断面对合完整。打结的松紧程度以第一个结的直径相当于两端血管管壁总厚度的 1/2～1/3 为宜。太松时，在血管腔内露线过多，增大血栓形成的机会；太紧时，可因血管周边组织张力而引起缺血坏死。针距和边距不齐，也是使管腔内露线过多的一个因素，一般缝合动脉，其边距相当于该血管壁厚度的 2 倍，针距则为边距的 2 倍。静脉比例还可大一些。因此，直径 1mm 的动脉用 9-0 无创伤针线缝 6～8 针，直径 1mm 的静脉缝 4～6 针便可。

(6)未缝合血管全层：学者曾见 1 例患者吻合血管的皮瓣移植术后动脉发生血栓，手术探查见吻合处血栓与三针缝线黏着甚牢，剥去血栓，见移植组织血管端的内膜未包括在缝线内，使内膜成一活瓣。

5.血管痉挛的及时处理　血管痉挛是常见并发症之一，如不及时处理，可导致血管腔闭塞或血栓形成，引起血管痉挛的原因很多，主要为疼痛、对血管外膜的分离、血管受牵拉、创伤、血容量不足、室温过低、骨骼固定不充分、骨端刺激及肢体位置不当等因素。

针对以上原因，应采取如下缓解痉挛的措施：

(1)注意止痛。术中麻醉效果应满意，术后适时给予止痛药，患肢制动，体位舒适，减少病人躁动。

(2)及时输血，纠正血容量不足。

(3)手术操作应轻柔，避免对血管牵拉及损伤，骨与关节的固定要妥当。

(4)保温。最好保持室温在 25～30℃。需要时可放置电热毯或适当温度的热水袋，以提高局部温度。

(5)解痉药的应用。常用的有交感神经拮抗药和平滑肌松弛药。前者如罂粟碱、普鲁卡因、氯丙嗪等；后者为烟酸肌醇酯、妥拉苏林、烟草酸等。这些药物可选择 1～2 种作为术后预防性应用，也可在痉挛血管的近侧段直接注射。

(6)手术探查。对顽固性血管痉挛(有时与血管栓塞不易鉴别)应及时进行手术探查。显露吻合段的血管，检查有无血管损伤、外膜下血肿、血管内血栓及小分支漏血等。排除这些因素后，血管周围用温生理盐水，3%～4%硫酸镁溶液、罂粟碱溶液和 2%利多卡因溶液外敷。必要时可用温热普鲁卡因溶液注入血管作液压扩张，但对微小血管的处理要慎重。

顽固性血管痉挛经上述处理后仍无效者，可切除痉挛段血管，进行静脉移植。

6.注意预防感染　吻合血管的组织移植一旦术后发生感染，可很快继发血栓或感染性肉芽肿，造成血管狭窄或闭塞而致移植手术失败。导致感染的因素有：①手术时间长，创面长时间暴露；②受区创面及移植组织止血不彻底，血肿未能充分引流，易致感染；③开放损伤或感染创面清创不彻底。曾有 1 例患者，因右足跟部砸伤后 15h 急诊入院。右足跟部、足底外侧皮肤撕脱，跟骨外露。清创及切取左髂腹股部皮瓣行吻合血管移植覆盖皮肤缺损。术后 50h 皮瓣温度下降，伤口渗出物多，有特殊臭味。手术探查见吻合的血管发生血栓，创面出现腐败样组织及脓性分泌物。涂片镜检,有大量芽胞杆菌,培养有铜绿假单胞菌及生芽胞核状芽胞杆菌。本例伤后15h来院,加历时8h的手术,创面暴露已达20h以上,总结教训,此例的手术适应证选择是不恰当的。

7.处理好血管周围组织 这种关系处理不当,也可发生血栓,常见的有:

(1)动、静脉血管交叉,特别是动脉压在静脉上,使静脉回流受阻,血流淤滞而形成血栓。

(2)皮肤缝合张力过大,使血管蒂部或受区血管受压而发生血循环障碍。

(3)移植组织位置不当,发生血管扭曲及张力过大。

(4)移植组织渗血,特别是受区瘢痕切除后的创面渗血,继发血肿,压迫血管,使血流受阻。

(5)局部肿胀,影响血液循环。

针对上述因素,移植组织应先缝合固定,再调整血管的位置,不使血管有交叉、扭转或张力过大。血管蒂的长度应适当,吻合要精确。创面要彻底止血,创口应置引流条或负压吸引(深层组织)。术后发生血肿者应及时清除。皮肤缝合过紧时,应做减张切口,避免对血管的压迫。术后组织因肿胀影响血液循环时,可以拆除部分缝线。若石膏绷带包扎过紧,影响血循环,应及早解除绷带压迫。

吻合血管的组织移植术后,应用"三抗"药物预防创口感染,血管痉挛及血栓形成。

### (四)血栓形成的诊断与处理

动脉血栓形成时,皮瓣颜色逐渐苍白或呈蜡黄色,皮缘不出血,毛细血管回流现象欠佳或消失以及皮温下降(低于周围正常2～3℃)。血栓若发生在静脉,则皮色暗红,边缘出血(血呈暗红色),毛细血管充盈反应正常或加快,皮瓣肿胀有水疱以及皮温下降并低于周围正常皮温2～3℃。

血管痉挛的临床表现为移植组织突然变为苍白,毛细血管充盈反应迟钝,皮温下降,一旦发生这种现象,应及时进行处理。

血管栓塞与血管痉挛临床表现有时不易鉴别。当发现皮瓣(移植组织)有血液循环障碍时,不要等待观察,要及时进行手术探查。手术越早,成功的可能性就越大。

## 三、周围神经伤的显微外科修复

随着显微血管技术的进步,显微周围神经外科有了新的进展。在显微镜下,可以准确地判断周围神经损伤的性质和程度,并可解剖出每一神经束。采用显微外科技术无疑可使神经缝合进行得更为精细,可以从神经残端分离出各个神经束,进行神经束膜缝合,从而更准确地对合与修复。由于缝合的精确性及密接性,在相当程度上可以防止结缔组织从周围侵入或血液流入缝接处的间隙,避免过多剥离而引起术后神经水肿,有利于神经纤维再生,而获得较满意的神经传导恢复。

φHJIHIIOBa 1974年的实验证明:神经缝合时断端有张力者,断端间形成较长的瘢痕,延长了神经再生的时间,降低了神经再生的速度,甚至发生缝合处不连接,而缝时无张力者,神经能重建其完整性,并恢复受累肢体的功能。1975年Teizfis等的实验结果说明:无张力的端对端缝合,所获的神经再生效果最好,而神经修复处受高度牵引者,只有极少量的轴索出现生长活动。因此,认为神经缺损段较长者,为减少缝接处的张力,需进行自体神经移植。1972 年 Millesi 报道用显微外科技术成功地进行 202 次束间移植,移植材料为自体腓肠神经和隐神经,可克服巨大神经的缺损。

周围神经损伤的显微外科治疗包括神经束间松解术、神经束膜切开术及神经缝合术(包含神经束间移植)。

### (一)周围神经显微缝合术的基本要求

神经缝合术有传统的神经外膜缝合术及显微外科的束膜缝合术。前者术后疗效为 50%~70%。后者优良率达 88.9%。采用显微外科技术缝接神经的优点是:①准确地分辨神经断端受损部分,可彻底切除受损神经与瘢痕组织,为神经再生创造有利条件。②手术操作精确、轻柔,可以准确地穿缝神经束膜,不致刺入神经束内,损伤神经纤维。③可清楚观察神经表面营养血管及神经束走向朝神经断端神经束分布,有利于将两个断面上的运动和感觉神经束做相应的对合缝接。缝合后可使神经束不外露,外膜不内翻。④微型无创缝合针线的表面光滑,组织反应小,可减少瘢痕形成,有利于神经再生。各学者对神经缝合有不同的观点:①认为外膜缝合优于束膜缝合;②认为束膜缝合优于外膜缝合;③认为不论何种缝合法,只要在手术显微镜下精细操作,彻底切除瘢痕,束膜面对合精确,均可提高疗效;④认为应根据不同神经的不同节段,分别采用束膜或外膜缝合。

为提高周围神经缝合的疗效,有些学者研究了周围神经干的感觉和运动神经束的分布状况和鉴别方法,认为在手术显微镜下进行感觉与感觉、运动与运动神经束的对应缝合,其疗效最好。否则,如将感觉与运动神经束错位对合则将导致完全失败。鉴别感觉和运动神经束的常用方法有二:一为生物电刺激法,此法分辨近侧端时,只适用于局部麻醉病人,而对全身或区域阻滞麻醉病人使用有困难;分辨远侧端时,伤后早期尚可观察出肢端肌肉收缩反应,而晚期则肌肉无收缩反应,难以鉴别。二为乙酰胆碱酯酶组织化学染色法,虽可分辨感觉和运动神经束,但因操作时间长,且对神经损伤时间较长者不易着色,无法分辨其神经束的特性,因而在临床上未能推广使用。有的学者进一步研究神经干自然分束的解剖特点,主张根据周围神经在四肢不同部段,按其自然分束的特点分别采用束膜缝合与外膜缝合。周围神经的近侧段多为混合神经纤维,难以分出感觉与运动神经束,故适宜外膜缝合,远侧段常可分出感觉或运动神经束,宜于束膜缝合。如果神经干断面上神经束与结缔组织的分列,以神经束占优势者宜行外膜缝合,以结缔组织比例占优势者适合束膜缝合。无论哪一种缝合,都应采用无创伤针及尼龙线在显微镜下操作。根据周围神经直径大小,可选用 7-0,9-0 或 11-0 的无创伤尼龙针线。

### (二)周围神经显微缝合方法

根据伤情及损伤段的部位,可有三种缝合方式,即神经外膜缝合术、神经束膜缝合术及神经外膜束膜联合缝合术。

1.神经外膜缝合术　在气囊止血带下进行手术。从正常神经段开始显露神经干直到损伤段神经。切除神经周围的瘢痕,用橡皮片牵引两端正常处。用锋利刀片先切除近端神经瘤,再切除远端的胶质瘤。切神经瘤时,从瘤体开始,每隔 1~2mm 切一刀,直到显露出正常神经束,即断面呈现正常神经乳头为止。为使神经断端对合尽量精确,应根据神经干断端的形状,神经束在断面的布局,神经表面营养血管的部位等作标志,将神经两端对合。在手术显微镜下，用7-0或9-0无创尼龙针线进行神经外膜缝合。针数根据神经干的粗细而定。以乳头不外露为原则。缝合时避免神经扭转和产生张力。在张力下缝合神经或缝合处断端有积血或血肿，形成机化，都会妨碍神经再生。

2.神经束膜缝合术 手术在气囊止血带下进行。按照上述方法显露损伤神经段、神经干及切除两断端神经瘤，显露出正常乳头后，在手术显微镜下进行操作，环形切除两断端的神经外膜0.5～1cm。根据神经干中神经束的自然分布情况分解出神经束或束组。在操作中注意“无创技术”，显微器械的镊子只能钳夹神经束间组织，不可钳夹神经束。在分解束或束组时，注意将各束或束组的断面错开，不使其在一个平面上，这样缝合后可减少彼此粘连的机会。神经束膜较薄，不能耐受张力。为减少缝合时的张力，可在断端的外膜上向缝合点作减张固定线，用9-0或11-0的无创伤尼龙针线缝合，注意缝针不可损伤轴索，只缝束膜。缝线打结不可太紧，防止神经束卷曲。先缝中央束组，再缝周围束组，针数尽量少，以对准为宜。

3.神经外膜束膜联合缝合术 在气囊止血带下进行手术。按照上述两种方法和要求，显露损伤段神经干及两断端。正常处理神经断端，分解出神经束。外膜不做环形切除，而像袖套一样将外膜分别向两端推开1cm左右，在手术显微镜下进行神经缝合。缝合有两法，一是将外膜按120°三定点法，先将外膜120°两点用7-0无创尼龙针线缝两支持线，后将两支持线之间的神经束进行束膜缝合，然后将两根支持线对调牵拉，使神经翻转180°，再将其余神经束由深到浅一一进行束膜缝合。在最后120°位外膜缝第3支持线，于三支持线之间适当加缝1或2针缝合外膜。另外一法是将各神经束先行束膜缝合，然后再将神经外膜拉拢行外膜缝合。在临床实际工作中，很少单一采用某一定型的方法，而是根据情况将各方法综合应用。

## （三）周围神经缺损的修复缝合术

许多实验研究及临床实践证明，有神经缺损时，在张力下勉强缝合必然影响神经血液循环，有碍神经再生。但对于神经缺损在何长度范围可以直接缝合，超出范围进行神经移植修复，无一定的标准。有的学者主张，神经缺损2mm以内者可直接缝合，缺损在2mm以上者，需进行神经移植。有的学者进行神经缝合张力测试的实验研究，证明当肢体于屈曲状态下，缝合处的张力在3.15g以上时应考虑做神经移植，如果缝合处的张力在3.15g以下，可直接缝合。

神经缺损修复的材料，目前有自体神经、钽管、自体静脉、间皮管、基膜管、带血供的骨骼肌、硅胶管及聚四氟乙烯管等。本节中仅介绍目前临床常用的神经缺损修复材料。

1.自体神经移植修复神经缺损 这是目前普遍应用的主要方法。自体神经移植有非吻合血管的神经移植和吻合血管的神经移植两种。

(1)非吻合血管的自体神经移植术：此手术目前已习惯称之为神经束间移植术。由于这一方法切断了神经血液供应，故移植的神经不宜太粗，否则会因血液供应不足而发生中心坏死。理想的神经移植材料应是自体的感觉神经支或细而分支少，切除后不产生明显功能障碍的神经干。临床上经常切除的感觉神经有腓肠神经、隐神经、股外侧皮神经、前臂内侧皮神经及桡神经浅支等。

自体神经移植，先进行受区肢体的操作，在气囊止血带下进行。按上述神经缝合术的方法和要求，常规显露损伤段神经干，切除神经两端间的瘢痕，用锋刀片切除近端神经瘤，再切除远端胶质瘤。从神经瘤体开始，每隔 1～2mm 切一刀，直到断面显露正常神经乳头为止。分离出神经束或束组，采取目前可行的方法(生物电刺激、组化染色、自然分束等)分辨出远近侧端各神经束的性质(感觉束、运动束，混合束)，并行标记、测量近远侧神经断端间神经缺损的长度。按照缺损的长度、神经干的粗细和束组数，在供应区选择切取所需长度的自体神经。根据受区神经缺损长度和神经干的直径，将切取的神经裁剪成所需束组数，按神经束的性质定位，在手术显微镜下，进行上述束膜缝合或束组缝合。

(2)吻合血管的自体神经束间移植术：此法可保持移植段神经的血液供应，有利于神经纤维再生。除按上述要求缝合神经外，还要吻合血管。

吻合血管的自体神经移植术为 Taylor(1976)首先采用，以桡动脉和桡神经浅支移植修复前臂正中神经缺损获得成功。1980 年通过设计小隐静脉动脉化的游离腓肠神经移植治疗神经长段缺损获得成功。Lomlel(1981)报道吻合尺侧上副动脉的前臂内侧皮神经移植。有文献报道吻合血管的腓浅神经移植修复正中神经长段缺损。1987 有学者报道吻合血管的腓深神经移植。实验证明：移植神经的血液循环重建，能使移植神经段轴突的演变产生物较快清除，保证神经顺向变性较快完成，为神经轴突的再生提供通路。无血供的神经移植，顺向变性过程受到阻滞，且易发生坏死，特别是较粗的神经干移植更是如此。因此，吻合血管的神经移植有其优越性。尤其是长段神经缺损，且伤区有广泛范围瘢痕者用带血供的神经移植，效果更佳，但此法的神经取材有很大的局限性，适合做此种手术的患者有限，技术也比较复杂，所以临床应用不很多。

手术在气囊止血带下进行，受区损伤神经干的显露及断端处理方法同上述神经缝合术。根据神经损伤情况，选择切取供区带血管的神经段。按照带血管的组织移植切取方法，先显露供区主干血管，并保护主干血管至神经段的微细血管支。按所需切取神经段，连同血管支及部分主干血管一起分离，待受区血管及神经断端准备后即可切断血管蒂，移到受区。在手术显微镜下进行神经和血管缝合。移植神经段的缝合，按上述自体神经束间移植术的方法进行。神经上的血管与受区血管之间按吻合血管的组织移植术进行。

2.异体神经及其他材料修复神经缺损　周围神经缺损采用异体神经及其他非神经材料修复，目前只见于实验研究，未应用于临床。

1986 年通过实验观察到，用骨骼肌桥接周围神经缺损，近端再生神经纤维可沿肌桥生长，并向远端神经端延伸。有学者等于 1985 年 12 月起对 4 例周围神经损伤伤员进行了带血管的骨骼肌桥接修复，并于 1987 年 9 月首先报道其治疗的初步经验。经 2～3 年随访观察，4 例均恢复了痛觉及运动功能，有 1 例肌力达 MⅣ，感觉恢复 sⅢ，另一例感觉为 SⅡ，其余 2 例肌力为 MI，感觉为 SⅡ。采用带血管的骨骼肌桥接修复周围神经缺损可选择性地应用于临床。

(李世君)

# 第四章 创伤骨科

## 第一节 外伤总论

### 一、软组织损伤

软组织损伤发生时，外部机械力与机体活组织接触，使能量从物体转移到机体，不但能损伤组织结构，而且会导致细胞或器官的功能丧失。致伤的能量与其动能有关，而动能与其速度和质量成比例。高速运动的物体对机体组织造成的损伤比低速运动的物体更大。损伤程度也与组织类型与受累部位有关，垂直于肢体轴线方向的力较平行于肢体轴线的力损伤严重。在剥脱性损伤时，表皮看似完整，但血管网受到损伤，造成皮肤缺血坏死。子弹或弹片的穿透伤除造成不同程度的直接和继发性损伤外，其所引起的组织分解代谢往往超过损伤本身。

#### （一）概述

损伤反应是生物有机体对组织破坏的基本反应。对损伤最佳反应是受损细胞全部更新以及复合组织的功能恢复到受损前状态。然而，组织和器官为了适应特殊功能的需要而发生进行性的分化，使其在很大程度上失去了再生能力。损伤的修复是一个为了恢复局部内环境稳定而发生的包括细胞学、病理学和生物化学的高度动力学的统一过程。目的是实现纤维组织的合成。因此，大多数损伤组织修复的主要过程就是瘢痕的形成过程。在机体的大部分区域，纤维蛋白的合成超过了细胞的再生。这一现象对外周神经组织的修复特别有害。参与创伤愈合的细胞为一些分化程度较低的间质细胞，其中一些具有细胞特化功能，可转化为成肌纤维细胞、成软骨细胞和成骨细胞，这些细胞可产生分布在细胞外的基质和纤维蛋白、胶原和弹性硬蛋白，其中胶原蛋白是最重要的，占大多数动物总蛋白的30%。

#### （二）损伤的代谢反应

机体对于创伤的反应目的在于维持细胞最适内环境。按照Cannon的稳态理论，内部环境在生理条件下是保持稳定的。遭受损伤的病人的内环境均发生紊乱。一个健康的机体受到轻微损伤时，其与内环境稳定的有关的生理机制足以保持机体内环境稳定，然而较大程度的损伤，则可能超过机体代偿能力，产生病理过程。

从对皮质醇分泌的研究中可以看出，传入神经的刺激在介导机体对损伤的反应中起主要作用。疼痛的感觉通过传入神经，导致神经内分泌的反应即 ACTH 的释放，随后分泌皮质醇，释放交感神经介质。低血容量对神经内分泌系统具有较强的促进作用，对大多数损伤来说，血管内容量的降低既是由于失血造成的，又是局部和全身体液重新分布的结果。

对损伤的代谢反应，主要是负氮平衡和损伤发生后数日内出现的高代谢状态。这种损伤后出现的分解代谢既直接为受伤组织提供能量，又可以保证内环境的稳定，故损伤不仅是修复过程的焦点，而且也是损伤反应的起点。

### （三）伤口愈合分期

伤口愈合的先决条件是有足够的氧，有活力的细胞结构以及一个无细菌污染的伤口，在这些条件下，产生一期愈合或仅留有少量瘢痕形成。

含有坏死组织和污染的伤口，容易发生感染，破坏伤口。开放、引流的伤口先有肉芽组织填充，以后伤口收缩，上皮形成而闭合伤口，形成较大的瘢痕，这种二期愈合的伤口预后不佳。

如果伤口开放数日后再闭合，则已发生二期愈合。然而通过外科手术，延迟关闭伤口，可以避免形成较深的缺口，由瘢痕组织填充，称延迟的一期愈合，也可以形成较少的瘢痕。

机体对损伤的反应是一个定型的链式反应过程，可以分为：初始的凝血期，需要数分钟，其后为持续数小时的炎症渗出期，该渗出期完成后为增生期，即肉芽形成期，持续数日，最后为瘢痕形成期，为一个持续数周的组织更新过程。

### （四）影响伤口愈合的因素

很多因素可以影响伤口愈合过程的顺序和结果。考虑到患者的一般状况，普遍认为年龄过大，营养状况不佳以及代谢性紊乱如糖尿病、尿毒症是不利因素，某些药物如肾上腺皮质激素，细胞毒性药物，对巨噬细胞具有免疫抑制作用，可以降低胶原的合成，放射线可使增生阶段的细胞坏死，延缓伤口的愈合过程。

最主要影响伤口愈合的因素是组织含氧量的降低，造成的原因包括低血容量、休克、低氧血症以及其他原因。因此，组织灌注量是影响伤口愈合最重要的局部因素。由于局部缺血、缺氧的软组织伤后愈合缓慢，脱水的组织灌流不佳，极容易导致感染的发生。由于吞噬活动发生的数秒钟内耗氧量增加到基础值的 15～20 倍，因此缺氧可以妨碍白细胞的吞噬活性，杀灭微生物的能力明显下降。机体抵抗细菌入侵的决定性时期是在细菌污染组织后的最初 3 小时内，此期机体的保护性机制最强，抑制细菌的生长和蔓延，如果组织灌流不足，如严重的撕裂伴血管栓塞，很容易发生细菌感染。伤口感染的最终结果是增加瘢痕的形成，而且经常造成功能的部分丧失。

### （五）软组织损伤临床处理原则

伤口愈合总会伴有一定程度的瘢痕形成，而瘢痕较正常皮肤覆盖区为薄弱。软组织损伤治疗原则是减少瘢痕形成。对于择期手术可选择按皮肤张力线（Langer′s 线）来选择切口，避免锐角切割及皮瓣坏死，保护皮肤的感觉神经分布，并对对骨折内固定物有适当的覆盖。然而对于创伤造成的伤口，常常无法按照上述原则处理。有时，对于损伤后组织灌注情况、微循环情况、神经分布情况、组织缺损程度以及可能存在的异物和细菌污染等难以明确作出判断。按照骨折的AO分型可大致判断与骨折伴发的软组织损伤程度。

闭合骨折软组织损伤程度较难估计,因为软组织挫伤的程度及皮肤坏死的范围需要经过一段时间才能加以明确。开放骨折与闭合骨折的分型系统对于软组织损伤的正确评估是非常必要的。

病人的一般情况对损伤局部有很大影响,休克病人的寒冷状态会减少外围组织特别是损伤局部的灌注状态,缺氧会损害白细胞的吞噬及杀菌等功能,使感染更易发生。因此必须积极纠正休克和缺氧。增加动脉氧分压和心输出量以改善受损部位的微循环。改善组织灌注所带来的积极效果远远大于可能因灌注导致进一步失血所带来的负面影响。抵抗感染的关键阶段是伤后3个小时。因此迅速采取措施改善灌注及供氧是非常重要的,错过了这个阶段,机体抗感染能力将被削弱。

感染和坏死使炎症反应期延长,会导致过多瘢痕形成。根据环境和损伤程度可以预防性应用广谱抗生素,对于严重软组织损伤则必须应用。在非无菌条件下反复观察伤口会增加医院内继发感染的风险。应保持伤口无菌敷料包扎完整,直到手术室清创前才能被打开。

脱位的关节或骨折断端对血管或软组织造成压迫使缺氧更加严重,增加了软组织损伤和坏死的范围。因此应尽快纠正脱位,解除骨折块对软组织的压迫并给予适当支具制动。但同时这些手法复位也会增加软组织的肿胀,进一步损伤微循环。

损伤创面清创十分重要,必须认真仔细以避免额外损伤。应对损伤范围和程度有充分估计,力争去除所有坏死或污染组织。彻底清创是治疗的关键,可以减轻内源性如巨噬细胞等对坏死组织吞噬作用的负荷,同时也去除了可能成为细菌良好培养基的失活组织。损伤越严重,扩创就应越积极。当损伤较轻患者一般情况稳定时,若术中怀疑某些组织灌注不足,可先行观察48小时,在二次扩创术中再决定是否去除;但对于严重创伤或多发损伤的患者,这些组织必须Ⅰ期去除,以减少感染机会和过多瘢痕形成。

筋膜室综合征的减压,血肿引流对于进一步减少软组织坏死、感染、瘢痕形成以及为吞噬细胞提供良好环境都是必要的。尽可能用细针、细线关闭伤口,在组织无张力下缝合可以避免伤口局部缺血和边缘坏死。开放伤口时应当有一个生理湿润环境以预防伤口边缘干燥,人造皮肤覆盖创面可以减轻肿胀及皮瓣坏死,使组织创面Ⅲ期愈合。伤口开放换药可以使清创更加彻底,减少感染和组织坏死的危险。避免粗暴手术操作减少额外软组织损伤是最基本的原则。

软组织损伤的基本治疗包括临时患肢制动,减轻肿胀,积极恢复患肢血运和淋巴回流以减轻血肿形成和继发的营养不良性紊乱。熟练掌握并认真实施上述治疗原则,即使对于很严重的软组织损伤,也可能获得满意的效果。

## 二、骨折脱位

### (一)骨折

1.骨折的描述　人类对于骨折的定义也有许多不同的表达,例如:

(1)骨折的完整性或连续性中断,称为骨折;

(2)骨与软骨由于外力的作用失去其完整性,称之为骨折;

(3)骨质连续性离断,称之骨折;

(4)骨的完整性、连续性发生部分或完全断裂者,称为骨折;

(5)由于一定强度的外力作用,致使骨质的完整性部分地或完全地断裂,称为骨折,此时常伴有软组织损伤;

(5)骨的完整性或连续性遭到破坏,称为骨折。

骨是人体的器官之一,由骨质、骨膜、骨髓、神经和血管等组成。骨质包括皮质骨、松质骨,即骨小梁和软骨。学者认为当其中骨质的完整性遭到破坏或其连续性中断时即称为骨折。最多见的骨折是皮质骨骨折,宏观上常表现为骨折的成角、移位等。单纯松质骨骨折并不多见,有人认为股骨颈骨折后,股骨头血运受到影响,此时即使股骨头形态未发生改变,但其内部骨小梁的完整性或连续性可能已经遭到破坏,即骨小梁发生骨折,成为继发股骨头塌陷、变形的主要原因之一。软骨骨折在普通 X 线片上无法显示,必须结合骨科检查或在手术直视下才可发现,例如肋软骨骨折、干骺端关节面软骨骨折等。

青枝骨折多见于儿童,成人中罕见,但偶可在成人患者中发现不全骨折,例如单侧骨皮质断裂或缺损等。压缩骨折是指在外力造成骨折后长骨骨折端被推挤进入干骺端松质骨,这种现象常见于肱骨上端骨折、股骨髁上骨折和胫骨平台骨折等。

当皮肤、软组织及肌肉等被撕裂,骨折端外露时称为开放骨折,否则称为闭合骨折。由于严重暴力所致的碾挫,使皮肤发生广泛的皮下剥离,但并不存在明显的伤口,同时也造成了骨折,发生皮下剥离的皮肤往往发生部分或全部坏死,属潜在性的开放骨折;但如果骨折端周围包裹有完整的肌肉,则即使皮肤发生坏死也不会成为开放骨折。

骨折多由暴力造成,但病理性骨折和应力(疲劳)骨折例外。

病理性骨折　因已经存在的某种疾病造成局部骨质薄弱,对于正常骨质无破坏力的应力作用于此薄弱部位时发生的骨折称为病理性骨折。骨质疏松是病理性骨折的常见原因,是导致老年患者发生病理性骨折的重要因素。尽管所有疾病导致的骨折均可称为病理性的,但它常用于狭义地描述发生在肿瘤部位的骨折,如骨转移癌或原发肿瘤(如骨髓瘤)等造成的骨折。有学者曾建议用“功能不全骨折”来描述肿瘤性疾病造成的病理性骨折。

应力骨折　骨皮质与其他材料一样,在反复的应力作用下可以出现断裂,导致完全骨折,称为应力骨折。应力骨折可发生于任何年龄阶段,最多见于接受严格军事训练的新兵,偶见于舞蹈演员和运动员。对于应力骨折的成因,一种观点认为,肌内疲劳以后,丧失了其相应的功能,导致异常应力集中于骨骼,并最终导致骨骼的疲劳、断裂。

2.骨折的临床特征　在大多数骨折中,诊断是很明显的,但是,以下的症状和体征,无论是单独或联合发生,均提醒医生有骨折的可能。

(1)疼痛和肿胀:在神经系统完整的病人中,虽然严重程度各不相同,但所有的骨折均会造成疼痛。例如,椎体轻微压缩骨折,由于疼痛不很明显,不足以让病人看医生,而未经治疗。另一方面,疼痛和肿胀可以是骨折唯一的证据(例如,肩胛骨骨折和疲劳骨折)。Gro-sher 等人发现这一原则可能有例外情况,对军人例行 X 线检查,有些疲劳骨折是没有症状的。

中年或老年人过度活动后足跟疼痛通常是由于应力骨折,2～3 周后 X 线检查发现由于骨痂产生密度增高带。在可疑的病例中，放射性骨扫描可以解决困难。

(2)功能丧失：在大多数骨折中，由于疼痛和丧失杠杆力臂而造成功能丧失。但是，在股骨颈不完全骨折中，病人继续行走，甚至骑自行车并不少见。

(3)畸形：由于骨折导致的出血一般造成可以感觉到的肿胀，骨折常造成成角或旋转畸形，特别是有明显肌肉痉挛、短缩处。

(4)姿势：病人的姿势有时是有诊断意义的。锁骨骨折的病人一般用对侧手支撑受累上肢，头转向骨折侧。当病人从仰卧位坐起时，用手抱着头，非常可能是齿状突骨折的原因。

(5)异常活动和摩擦音：在长骨干中段有活动时，骨折是毫无疑问的。这样的活动也可以引起摩擦音，骨碎片互相摩擦导致摩擦感。由于引起这些体征对病人是疼痛，可能是危险的，因此不应该仔细寻找。

(6)神经血管损伤：如果没有考虑对周围神经功能和血管进行评估，则对可疑骨折的检查是不完全的。在肱骨和股骨髁上骨折时应特别注意，这两处神经和血管处于危险状态中。

(7)放射学检查：最后，证据是放射学检查证实骨折。关于这一点，应避免一些容易犯的错误。如果没有进行适当的X线检查，会遗漏骨折诊断。X线片应包括骨每一侧的关节。条件差的平片是不能被接受的。腕骨骨折可能不会立即显示，或因位置不当未能显示。应力骨折可能不太明显直到产生疼痛后的一段时间。

中轴骨骼的骨折更可能漏诊，当病人头部外伤或无意识时，常需要拍颈椎X线片。

CT的引入对判断脊柱和髋臼损伤很有意义，三维重建增加了CT的诊断价值。MRI无助于判定骨折，而对于中枢神经系统相关损伤、软组织断裂，偶尔对于疲劳骨折是有意义的。

### (二)关节脱位

1.概述　脱位是关节完全断裂，顺此关节表面不再接触。半脱位是关节不完全全断裂，仍旧保持关节接触。Perkins叙述了大多数半脱位合并骨折，临床结果也证实了这一点。腕关节和踝关节没有骨折很少发生脱位或半脱位，大量髋关节后脱位的病人合并髋臼后缘骨折。

2.关节脱位的临床特征

(1)疼痛：和其他损伤一样，脱位合并疼痛，可以很严重，持续直到关节复位为止。

(2)正常轮廓和骨性关系丧失：肩关节前脱位中，三角肌变平和肩关节最外侧点——大结节丧失，从而证实诊断。当屈肘90°时，肱骨髁上和尺骨鹰嘴形成了等边三角形；肘关节完全伸直时，肱骨髁上和尺骨鹰嘴形成直线。当关节脱位时，这些关系丧失。

3.活动丧失　在大多数脱位中，主动和被动活动明显受限或不可能存在。

4.姿势　在髋关节脱位中，肢体处于位置是有诊断意义的。后脱位的屈曲、内收、内旋和前脱位的外展、下肢外旋、明显短缩都是有诊断意义的。

5.放射学检查　和骨折一样，X线片是诊断必不可少的部分。如果这一步省略，灾难就要来临了，因为合并骨折将不会被认识。没有临床检查的X线检查同样应受批评。由于活动受限未能引出，适当的腋位或angle-up像未获得，很高比例的肩关节后脱位未被认识。

6.神经血管损伤　和骨折一样，必须进行神经检查。脱位时神经损伤发生率要远高于骨折。在髋关节后脱位中，坐骨神经损伤经常与普通的腓总神经和腋神经牵拉，桡骨头脱位合并后骨间神经损伤。医生要经常考虑到血管损伤的危险性，特别是在膝关节脱位时，由腘动脉完全断裂到内部撕裂导致血栓形成。当怀疑血管损伤时，有必要进行早期的动脉造影。微弱的足背动脉搏动或多普勒血流均不能保证不发生腘动脉损伤。

## 三、肌间隔综合征

肌间隔综合征系指处于由骨、骨间膜、肌间隔和深筋膜形成的间隔区之中的肌肉和神经血管，由于肢体创伤后肌间隔区内的压力增加，肌肉和神经急性缺血而产生的一系列症状和体征。如果不及时处理将会发生缺血性肌挛缩、坏疽，甚至挤压伤综合征而威胁生命。肌间隔综合征病情发展快，恶化急剧，所有临床医生应该熟悉该病的诊断和治疗。但是它的定义和使用名称诸多，如 Volkmann′s 缺血性挛缩、骨筋膜室综合征、胫前肌综合征或急性肌肉缺血性坏死等，缺乏统一的名称，对其发病原因也了解的不够深入。

### （一）解剖特点

在四肢的肌肉组群之间，如屈肌与伸肌之间有坚韧的纤维间隔将肌组分隔并多附着于骨干，肌组外层为肢体筋膜包绕，因而肌间隔与骨之间组成一个相对封闭的骨筋膜室，亦称间隔室。间隔室内容纳肌肉、血管和神经。由于前臂和小腿都有 2 个骨骼，其间由强韧的骨间膜相连，其周缘又有较坚实的深筋膜包绕，一旦因各种原因造成了肌间隔室内压力增高，其缓冲余地则很小。因此肌间隔综合征多发生在前臂和小腿，其他部位较难出现。前臂有掌侧和背侧 2 个骨肌间隔；小腿有前外、后深、后浅及外侧 4 个骨肌间隔室。

### （二）病因

综合征的发生，既可由于肌间隔室内压力的增加，或空间变小（肢体外部受压），也可由于间隔区内组织体积增大（肢体内部组织肿胀）所致。

1.肌间隔室容积骤减

（1）外伤或手术后敷料包扎过紧：如石膏或夹板固定包扎过紧等，可使筋膜隔间隔的容积减小，压力升高，发生筋膜隔间综合征。

（2）长时间严重的局部压迫：肢体受外来重物或身体自重长时间的压迫。

2.骨筋膜室内容物体积迅速增大

（1）缺血后组织肿胀：组织缺血毛细血管的通透性增强，液体渗出、组织水肿、体积增大。

（2）损伤、挫伤、挤压伤、烧伤等损伤引起毛细血管通透性增强、渗出增加、组织水肿、容积增加。

（3）小腿剧烈运动，如长跑、行军。

（4）肌间隔室内出血，血肿挤压其他组织。

肢体内部组织肿胀的原因有多种，如血管损伤出血造成的血肿，组织缺血后毛细血管通透性增加引起的肿胀；血管损伤（股动脉或腘动脉损伤），受其供氧的肌肉组织，缺血在 4 小时以上，血管修复恢复血流后，肌肉等组织反应性肿胀；骨折（胫腓骨骨折和前臂骨折）出血，流入筋膜间室内，由于肌间隔的完整结构并未受到破坏，积血不能流出，而内容物的体积增加等等，均可导致肌间隔综合征。肱骨髁上骨折，骨折端压迫、刺激或损伤肱动脉，导致血管痉挛血流淤滞，可致前臂肌肉缺血，发生 Volkmann's 挛缩，亦是肌间隔综合征。

### （三）病理变化和病理生理

肌间隔综合征是组织压力升高造成组织血液灌注不足，经过大量的基础和临床研究，提出了以下 3 种解释：①有人通过实验研究和临床观察发现肌间隔内压力上升可能引起动脉痉挛；②Burton 于 1951 年曾指出，小动脉的管径较小，但管壁的张力很大，因此一定要有较大的血管壁内、外压力差（小动脉压减去组织压），才能使之保持开放。如果组织内压力上升，或小动脉压力下降到一定程度，以致上述临界压力差不复存在，则小动脉将发生关闭；③因为静脉管壁较软，如果组织内压力超过静脉压力则会造成静脉塌陷。但如果血液从毛细血管继续流入静脉，则静脉压将逐渐上升直到它高于周围的组织压力时，静脉血管才重新开放，重新恢复血流。不过此时的静脉压较正常时为高，使得动、静脉压力差变小，对组织的血流极其不利。

近年来的观察表明，组织压较之动脉舒张压低 10～30mmHg 时，即已达到小动脉的临界关闭压力，小动脉内血液停止流动，导致组织缺血：若患者的血压较低，则组织压不需升高很多，即可影响组织的血液灌流。例如在舒张压处于正常 70mmHg 时，则 50mmHg 的组织压肯定会使血流停止，从而造成组织缺血。有人认为，即使是血压正常的人，当组织压上升到 40～45mmHg 时，有可能使组织微循环减慢或完全停止。Ashton 的观察表明，当血压和血管张力均属正常的情况下，使组织内血液循环停止的组织压，在前臂为 64mmHg，在小腿为 55mmHg。

组织缺血后造成的损害与缺血时间之间存在密切关系，而神经干、肌肉与皮肤的耐受性亦不相同，神经干对缺血的反应比较敏感，一般缺血 30 分钟，即可出现神经功能障碍，完全缺血 12～24 小时后则可致永久性功能丧失；缺血 6 小时，血运获得恢复后，不完全坏死的神经干其功只能可获得部分恢复。肌肉在缺血 2～4 小时后即出现功能改变，而在缺血 4～12 小时后，可以发生永久性功能丧失。完全缺血 4 小时即可出现明显的肌红蛋白尿，在血循环恢复后 3 小时可达到最高峰，肌肉组织坏死后其代谢产物的吸收将引起全身症状，肌肉完全缺血 12 小时即足以产生坏死。坏死的肌肉因纤维化而开始挛缩，肌间隔内容物减少，因而压力减低，静脉及淋巴回流得以改善，肿胀也开始消退，伤后 1～2 个月肢体肿胀可完全消退，3～4 个月后则由于肌肉挛缩而出现挛缩畸形。因前臂肌肉缺血性坏死而致挛缩可形成屈腕、屈指畸形，因小腿肌肉缺血性坏死而挛缩可形成马蹄内翻足等畸形。皮肤对缺血的耐受性最强，肢体皮肤虽部分缺血，但一般不发生坏死。

肌肉坏死时可释出大量 $K^+$、肌红蛋白。组织缺血缺氧进行的无氧酵解可产生大量酸性代谢产物。受累组织发生无菌性炎症，在炎症过程中产生大量毒性介质。这些物质当血循环改善以后进入血循环，会引起全身的损害，如休克、肾功能改变、心功能障碍或心律紊乱等，严重者可危及生命。

### （四）诊断

由于肌间隔区内压力上升后，可以造成肌肉及神经的改变，时间过久，将导致不可逆的损害，甚至危及生命。因此，早期诊断和及时治疗甚为重要。

疼痛:这是最主要、最典型的症状。疼痛剧烈,进行性加重。虽然组织肿胀和肌肉缺血可以产生疼痛,但是受伤的肢体有骨折时,也会发生剧痛,这样就容易掩盖了肌间隔综合征所造成的疼痛,使之发生漏诊。应注意的是肌间隔综合征早期的疼痛是进行性疼痛,直到肌肉完全坏死之前疼痛持续加重,不因肢体固定或口服止痛药物而使疼痛减轻。

皮肤苍白:在病程早期,肢体皮肤可以出现青紫、皮肤微红、水泡或花斑,晚期由于主要动脉被关闭,肢体皮肤表现苍白。

感觉异常:因神经缺血,相应神经分布区感觉减退或消失。

脉搏减弱或消失:尤其应注意的是,当组织内压力升高到一定程度时,虽然能使小动脉关闭,但或许尚不足以影响肢体主要动脉的血流,因而仍可以触及受累肢体远端的动脉搏动,并且也可能存在毛细血管的充盈,以至被误认为肢体血运未受障碍,而不考虑已经形成了肌间隔综合征。

运动障碍:由于压力增高的间隔区内的肌肉缺血,所以它的主动活动无力,而被动活动时可引起疼痛,如胫前肌综合征时,被动屈曲足趾,可引起胫前肌及伸趾肌肌腹的剧烈疼痛,这就是所谓的“被动牵拉试验”阳性。

脉搏消失对诊断的帮助作用极其微小,直到晚期前他还可能存在。感觉异常常常发生在病情进展时,对感觉功能的动态观测是非常重要的。麻痹是一种不十分可靠的体征,因为受伤后的肢体常常是不能正常活动的。由于肢体损伤或骨折后出现的疼痛可能会掩盖筋膜间室综合征的疼痛,故疼痛也是不可靠的诊断依据。对于有经验的医生来讲,被动牵拉痛是最可靠的临床体征。但诊断的金标准是筋膜间室内的压力:当筋膜室内压力高于30～35mmHg或低于舒张压30mmHg以内时应进行筋膜切开术。当因条件限制不能行筋膜间室压力测定时,如症状明显且进行性加重时,应果断行筋膜切开术。因为一旦出现血管、神经和肌肉的不可逆损伤,会给患者带来巨大的功能障碍。

下面对临床常见的肌间隔综合征进行简述:

1.小腿各间隔区

(1)小腿后浅间隔区:内有比目鱼肌、腓肠肌。此间隙受压多见于股动、静脉及腘动、静脉损伤。临床体征表现为小腿后方有肿胀及压痛,背伸踝关节时引起上述肌肉的疼痛。晚期表现为强直性马蹄足畸形。

(2)小腿后深间隔区:内有屈趾肌、胫后肌、胫后动脉、胫后静脉及胫神经。此间隙受压多见于屈趾肌及胫后肌无力,伸趾时引起疼痛。胫后神经分布区域的皮肤感觉丧失。在小腿远端内侧,跟腱与胫骨之间组织紧张,并有压痛。

(3)小腿外侧间隔区:内有腓骨肌群以及腓浅神经。此间隙受压后,足底外侧以及足背皮肤感觉丧失。足部内翻时引起疼痛,在小腿外侧腓骨部位的皮肤存在紧张及压痛,但在临床上此间隙受压少见,出现上述体征时,首先要考虑到腓总神经损伤的可能。

(4)小腿前外侧间隔区:内有伸趾肌、伸蹬肌、胫前肌、腓深神经。当间隔区内压力上升时除小腿前侧有组织紧张及压痛外(有时红肿),可有腓深神经支分布区域的皮肤感觉丧失,伸趾肌及胫前肌无力,被动屈趾可引起疼痛。

2.前臂间隔区

(1)发生在背侧时,局部组织紧张,有压痛,伸蹈肌及伸指肌无力,被动屈曲拇指及手指时,可引起疼痛;

(2)发生在掌侧时,组织紧张,前臂掌侧有压痛,屈蹈及屈指无力,被动伸蹈及伸指均引起疼痛,尺神经及正中神经分布区域的皮肤感觉丧失。

Whitesides 等提出一种测定组织压的方法,将一针头与塑料管相连,另一头接一个 20ml 的注射器,并通过三通与水银血压计相通。先将针头一侧塑料管内充盈部分盐水,然后将注射器针栓抽空气至 15ml 处,再将针头插入欲测定组织压的肌肉中。向下推动针栓,使三通开放,当所加压力稍大于组织压力时,在塑料管中的盐水即注入肌肉内,能见到盐水柱的移动,此时的压力可由血压计上读出。该学者指出在正常情况下,组织内压力应为 0mmHg,组织压上升到距患者的舒张血压只有 10～30mmHg 时,即表明组织的血液灌注远远不足,出现缺血。例如在有肌间隔综合征的患者,组织压力为 40～45mmHg,而其舒张压为 70mmHg,则表明需要进行切开减压。有学者用此法为 20 例肌间隔综合征患者测定了组织压,及时进行了减压,收到良好的效果。目前市场上已有用于测量组织压力的专用压力器商品出售。

肌间隔综合征的患者,其体温可能升高,白细胞计数增加,血沉也可能增快,但不一定说明患者有感染。

肌间隔综合征为一种发展性疾患,刚发生时可能症状不明显,遇到可疑情况,应密切观察,多做检查,以便早期确诊,并及时采取治疗措施。

### (五)治疗原则

1.由于肌间隔综合征是间隔区内压力上升所致,治疗关键就是早期减压,使间隔区内组织压下降,静脉血液回流,并使动、静脉的压力差加大,以便有利于动脉的血流灌注。组织压下降后可使小动脉重新开放(由于小动脉内、外的压力差变大),组织重新得到血液供应,消除了缺血状态。组织压下降后,也可以减轻反射性的血管痉挛。要达到减压的目的,就要把覆盖该间隔区的筋膜彻底而完全地切开,所以早期彻底切开受累间隔区的筋膜,是防止肌肉和神经发生坏死及遗留永久性功能损害的唯一有效的方法。

2.临床上需要引起注意的是在治疗肌间隔综合征时,任何抬高患肢、用冰袋降温、从外面加压及观察等待等措施,只能加重肌肉坏死,是错误的治疗方法。

## 四、多发性创伤

多发性创伤系指在同一致伤因素作用下,人体同时或相继遭受 2 个以上解剖部位的严重创伤,而这些创伤即使单独存在也是属于严重创伤者。

多发性创伤应具备以下 3 个内容:

1.2 个解剖部位或脏器同时或相继发生创伤。

2.每一个创伤即使单独存在也不能视为轻微的损伤,而是具有一定临床重要性的较为严重的损伤,每一个创伤均可造成对生命的威胁或可能导致残废。

3.各个创伤均为同一致伤因素造成。

多处伤是指在同一解剖部位或脏器有2处以上损伤，例如小肠多处损伤或同一骨干的多段骨折或同一肢体的多处骨折。

多发骨关节损伤是指两个部位以上的骨折或脱位。同在一部位内的多处骨折脱位不计在内，同一机制造成的损伤，如踝关节骨折合并腓骨上段骨折，尺骨骨折合并桡骨头脱位，桡骨骨折合并下尺桡关节脱位等均按单一损伤计算。

### （一）多发伤临床特点

1.各部位的创伤具有不同表现和危险性

（1）头部创伤：主要是神志变化，严重者出现昏迷；

（2）面、颈部创伤：应注意气道阻塞而导致窒息；

（3）胸部创伤：85％以上是肋骨骨折引起的血气胸和肺挫伤；

（4）腹部创伤：常见实质性脏器破裂引起出血和休克，以及空腔脏器穿破引起腹膜炎；

（5）四肢创伤：出现骨折体征，长骨骨折和骨盆骨折可引起严重失血性休克。

2.休克发生率高：由于多发伤损伤范围广，失血量大，创伤的应激反应剧烈，易发生低血容量性休克，有时可与心源性休克同时存在。

3.感染发生率高：创伤后机体免疫功能受到抑制，伤口污染严重，肠道细菌移位，以及侵入性导管的使用，感染发生率高，多为混合感染。

4.易发生多器官功能衰竭，死亡率高。

由于休克、感染及高代谢反应，多发伤易并发多器官功能衰竭。多器官功能衰竭一般从一个脏器功能衰竭开始，后累及其他脏器。

5.重低氧血症

6.容易漏诊与误诊：①早期表现隐匿：腹内实质性器官伤早期出血不多，生命体征变化不明显；颅脑创伤早期昏迷时间短，来院时已清醒，缺乏“典型的”腹内或颅内出血临床表现，易被认为伤情较轻而让病人回家或留在观察室而未仔细观察，从而延误救治时机甚至致死。②四肢伤掩盖内脏伤症状。常见有股骨骨折或其他长骨骨折，疼痛较重，而合并脾破裂腹膜刺激征轻，腹痛不明显，收到骨科先处理骨折而延误了脾破裂的诊断，直至血压降至正常以下、全身情况不好才注意到致命的内出血，以致延迟治疗。③早期多个系统伤似乎都不严重，分科处理后互相推诿。这类创伤如多根多处肋骨骨折、血胸合并脾破裂、肢体骨折，涉及胸外科、普外科和骨科。胸外科做了闭式引流，普外科做了脾切除，骨科做了固定，最后都认为已完成了与自己有关的治疗，在后续治疗上互相推诿，延迟或耽误后续治疗时机，也会加重病人病情。

7.涉及多个分科在救治顺序、指挥协调、手术人员安排、用药种类等处理顺序方面常造成混乱以致发生意外。

### （二）多发伤的救护原则

多发伤救治全过程中，早期是抢救生命，中期是防治感染和多器官功能衰竭，后期是矫正和治疗各种后遗症和畸形。此3阶段是紧密相连的，救治的每一步骤都要想到下一步可能会出现的问题并予以预防，如休克期输液要防止肾衰，因而要快速提升血压，防止低血压时间过长，大量输液抗休克又要防止输液过量引起肺水肿、脑水肿和急性呼吸窘迫综合征（ARDS）。进行抢救手术前、术中都要预防感染，除注意无菌操作外要静脉注射抗生素。术后定期测定血尿电解质变化、血细胞比容、血常规、蛋白，必要时做血培养，根据检查结果，每天调整输液种类和输液量，必要时改变抗生素的种类或剂量。在不能经口服或口服营养不足时，应静脉补充氨基酸、脂肪乳剂、各种维生素和微量元素。在估计需要禁食较长时间者，早期应用全静脉营养。重型创伤病人应予监护治疗。总之，严重多发伤的救治，需要大量人力物力和较长时间，有些要多科协作，有的伤员全过程中要转到不同科治疗，甚至后期还要进行整形、整容和康复治疗。

1.现场急救原则　现场急救人员必须迅速到达现场，除去正在威胁病人生命安全的因素。现场急救的关键是气道开放、心肺脑复苏、包扎止血、抗休克、骨折固定及安全地运送，使病人能活着到医院。

2.急诊室救护　解决呼吸道阻塞或呼吸功能紊乱引起的呼吸功能衰竭和心跳呼吸骤停；制止大出血和预防、纠正休克造成的循环功能衰竭。

ABC 原则现在已被大家所熟知。ABC 是英语气道、呼吸、循环的缩写，也是抢救工作的关键。

气道：抢救伤员的最先需要处理的是患者的呼吸道。在抢救过程中首先要保证患者呼吸道通畅，恢复或维持患者通气，给予吸氧支持。在患者受伤后，口腔、鼻腔内可能会有一些异物、出血和损伤组织妨碍通气。患者的体位对呼吸道的通畅和呼吸运动也有很大影响，对于一些体胖的患者更是如此。在抢救现场，急救人员要尽快通过手法清理鼻、口内的阻塞物，通过牵引摆好头部体位，通常是仰头位，吸出气道内液体，并尽快插入气管插管，以维持呼吸道通畅。对于颌面部没有损伤的患者，也可采用经鼻腔插管。对于怀疑患者有颈部损伤时，进行气管插管时要格外小心，以尽量减少继发性损伤。但不能因为患者有颈椎损伤而放弃建立通畅的气道。此时应手扶枕部，沿颈部进行直线牵引，手法要轻柔，轻仰头部插入气管插管。

呼吸：在建立通畅的气道后，若患者还不能进行良好通气，常见的原因则是气管插管的位置问题和血气胸。如证实或怀疑有血气胸的存在，应尽早进行胸腔闭式引流。在没有拍摄胸部 X 线片的条件下，通过听诊也要尽快作出合理的诊断。对于不能进行自主呼吸的患者，应尽快使用辅助呼吸和吸氧。呼吸机在建立气管插管后很容易与患者连通。这在患者有头部损伤、“连枷胸”等情况下对呼吸的支持十分重要。在没有呼吸机的条件下则要进行人工呼吸。

循环：在有明显出血的情况下，进行静脉输液是必不可少的。这对维持患者的血压和血容量十分重要。一般进行静脉输液的穿刺部位常常选择肘窝或腹股沟部位，有时则需要进行静脉切开插管。要避免在受伤肢体的远端进行输液。在输液过程中要注意观察患者的血压、脉搏和血细胞比容。有很多医生喜欢进行锁骨下穿刺，以便进行输液并可观察血流动力学的变化。通过检测中心静脉压或肺动脉压，可直接了解血容量是否充足，并且可直接进行大容量补液。补液时可先输入 1000ml 林格氏液，观察皮肤灌注情况（皮肤的颜色、温度和充盈情况等）、尿量，如有条件可观察中心静脉压。在病情不稳定的情况下至少应 5 分钟观察 1 次。如果血压没有恢复或血细胞比容低于 30%，应考虑进行输血。输血最好使用同型红细胞悬液，而非全血。如果患者对补充液体没有良好的反应，应考虑继续失血的情况存在。一个单纯股骨干骨折的患者，一般不会在补充液体后仍处于持续低血压状态，否则应考虑其是否合并有其他损伤。

伤口内可见的活动出血应及时用止血钳进行夹闭，也可用肢体止血带控制出血。肢体骨折应进行牵引或夹板固定，以减少不稳定骨折端的出血。如有紧急手术指征，应进行紧急手术。在生命体征相对平稳的情况下，为明确一些出血诊断，可进行腹部或骨盆的血管造影；必要时可进行血管栓塞止血。

3.暴露患处，全面检查　“CRASHPLAN”指导检查。即 C＝Cardiac（心脏），R＝Respiratory（呼吸），A＝Abdomen（腹部），S＝Spine（脊柱），H＝Head（头部），P＝Pelvis，L＝Limb（四肢），A＝Arteries（动脉），N＝Nerves（神经）。

在进行了以上步骤后，下面应对患者进行全身详细检查。对患者的受伤部位应彻底暴露，甚至全身暴露，以免遗漏对损伤的诊断。同时要对初步的化验结果进行分析，研究放射学影像。这些检查结果将是对患者病情进行判断，并决定进一步检查的根据。如果患者这时复苏的结果仍不理想，应重复以上 ABC 等工作。复苏不成功的常见原因有未能诊断的心包填塞、张力性气胸和腹膜后出血。如果危象不能纠正，应及时请上级医师会诊。

创伤患者血压的维持，首先是要保证心血管系统内的血容量。补充的液体应为晶体液、O 型血（在紧急情况下）及同型血。在血细胞比容超过 30％后，输血的生理意义就不大了。进行抢救输液时，应用液体的温度应接近体温。输入低温液体会给患者带来不良影响，比如可影响血小板的功能及心脏的收缩等。维持血压的同时也需要良好的通气支持。血压、呼吸稳定后，根据需要进行一些诊断性检查。进行胸腔引流、心包穿刺及使用抗休克裤可能对恢复血压有利。也有报告认为抗休克裤对休克的抢救没有好处，建议在到达抢救中心后 30 分钟内应予去除。入院后应常规拍摄前后位胸部 X 线片、包括 $T_1$ 的颈椎侧位 X 线片及前后位骨盆 X 片。如果在给予恰当的液体补充后，血压难以维持，应进行腹腔灌洗以判断腹腔出血情况。当患者血压可维持在中等水平时，可进行 CT 检查以确定是否存在有实质脏器的损伤，如肝、脾、肾的损伤等。CT 扫描可对颅内损伤、脊柱损伤和骨盆骨折的诊断也十分有益。对于持续的腹腔出血，腹腔灌洗的可靠性更高。

当头面部及颈椎有损伤时，必须进行头部 CT 扫描检查。根据情况拍摄脊柱的正、侧位 X 线片。有一些特殊的症状体征可对脊柱损伤作出诊断。但对于神志不清的患者，无法进行相应的体格检查，只能根据受伤机制进行估计。如果患者的血压不能通过输液、药物在短期内得到纠正，则通常需要进行紧急手术治疗。有研究表明，如果不进行手术干预，单纯的依靠输液来维持患者的血压，将会增加患者的出血和死亡率。

4.紧急手术　急诊手术通常应在手术室内进行。手术室应可以进行抢救生命所需的所有手术。对于一名持续性低血压的患者，为了进行紧急抢救，在进手术室时可能没有对全部损伤作出诊断。在特殊情况下，某些手术可能在急诊室进行，如胸腔闭式引流、心内按摩术等。进入手术室的患者通常带有气管插管、静脉插管、导尿管等。如果没有颈椎的 X 线片，不能明确颈部是否有损伤时，应在手术时临时使用颈托固定颈部，避免在手术时加重颈部损伤。在紧急情况下手术，患者胃内可能存在大量内容物或是可能是在饮酒后致伤，所以在进行气管插管后，一定要给气管插管进行气囊充气，以封闭气道，避免胃内容物呕出后阻塞气道。此时麻醉师可给予短效静脉或吸入性麻醉剂及肌肉松弛剂，以配合抢救工作。

绝大多数这类手术是为了控制大出血。如为控制实质性腹腔脏器损伤或动脉损伤而进行的剖腹探查，或为控制主动脉、腔静脉及肺血管出血而进行的开胸手术等。穿通伤的损伤类型根据致伤物的不同，常有不同情况发生，常有多发损伤存在。在探查修复时应进行全面仔细检查，以防止遗漏。塌陷性颅骨骨折和硬膜下血肿也是紧急手术的指征，可在采取胸腹探查的同时进行开颅手术。在少数情况下，持续性出血是由于肢体损伤造成的，这时通常需要进行吻合血管和对骨折进行固定手术。

对于闭合性多发创伤患者，对股骨干和骨盆骨折的固定可减少肺功能衰竭的发生率。所以建议在出血得到控制后，患者病情相对平稳时，应对股骨干和骨盆骨折进行一期固定。对于非紧急的胫骨、足踝和上肢损伤，则可延期处理。如果患者情况允许，也可一期处理所有开放骨折和移位的股骨颈骨折及距骨颈骨折。在抢救过程中应注意保持患者体温。如果患者在暴露和输液过程中产生低体温状态，这将会对血小板功能、心脏功能和药物代谢极为不利。

在治疗过程中，对于伤情、患者的年龄、营养状态、一般身体状况要进行综合分析。目前有许多评分系统对多发创伤患者的受伤严重程度进行评价，并应用于创伤病例的分析研究中。包括创伤分类指数(TI)，创伤评分(TS)，简明损伤评分(AIS)，创伤严重度评分(ISS)。在急诊手术中要综合考虑患者年龄、一般情况和 ISS 分值。如一名 ISS 为 40 分的 20 岁青年骑摩托所致的小腿严重开放骨折，进行的治疗可能是清创、外固定架固定，而对同样 70 岁的患者可能需进行膝下截肢术。

多发伤一期手术处理指多发伤病人各部位创伤需要手术处理，在病人情况许可时，应分组进行一次性处理。

多发伤病人均一般有两个部位以上需要手术处理，按一定的顺序是进行手术抢救成功的关键。紧急组成临时创伤抢救组，根据对病人生命威胁的程度决定手术的顺序。

(1)颅脑需手术处理伴有胸腹内脏伤者，应分组同时进行。

(2)胸腹联合伤，可同台分组剖胸、剖腹术；多数情况下，胸腔无大出血，但肺组织挫裂伤及漏气，应作胸腔闭式引流，再行剖腹术。

(3)四肢开放性骨折需在剖腹剖胸结束时进行清创术、外固定术；闭合性骨折可择期处理。

(4)血管损伤，因需全身抗凝，故其他部位需要手术处理时应分组同时进行。

5.稳定病情　这个阶段对患者的诊治目标可因患者在此之前的救治情况而有所不同。如果患者在此之前进行了紧急手术，这时就需要对患者进行详细的全身体检，补充一些早期没有明确的诊断。如果在此之前复苏工作十分成功，已完成了主要的诊断工作，这时的主要工作就是观察患者病情，稳定患者的生命体征。Claudi 和 Meyers 对此阶段的工作进行了总结，认为此阶段的主要工作应包括：①恢复患者稳定的血液动力系统；②恢复机体的供氧和功能器官的灌注；③恢复肾功能；④治疗出血性病变等。

这个阶段的工作应在紧急手术后和休克治疗的早期就应开始。这个时期可能持续几个小时到几天。这个阶段，要对所有开放伤口进行处理，骨折的肢体要固定在功能位。通常这个治疗过程应在 ICU 进行。在这里要尽快稳定患者的病情，防止发生器质性的损伤，并尽快为二期手术做好准备。

这个阶段，对休克进行观察和治疗仍是最重要的工作。要密切观察患者皮肤的颜色、温度、脉搏、血压等生命体征。对于年轻患者，由于有良好的代偿能力，这些体征可能表现不突出。失血 20%时可能观察不到这些体征的变化；在失血 40%时，可出现严重休克的表现：呼吸急促、心跳加快、低血压和代谢性酸中毒等。这时必须立刻纠正休克,防止发生器官衰竭。如果患者休克时间过长,要仔细观察肢体是否发生了骨筋膜间隔综合征,有时这种情况甚至会发生在健侧肢体。

在进行休克的抢救过程中,通常使用中心静脉导管进行检测,有时还使用 Swan-Ganz 漂浮导管检测血流动力学变化,包括肺毛细血管嵌入压、肺动脉压力和心输出量。动脉插管可连续检测血压变化和抽取血氧检查的样品。使用导尿管可收集全部流出的尿液。要根据生化和其他化验指标调整晶体和胶体的输液量。同时要不断监测血球压积、血气、尿量、心输出量、肺毛细血管嵌压和动脉血压。如果患者使用过造影剂,尿量指标的可信度会下降。检查静脉的血氧饱和度有助于了解主要器官供氧的平均水平,这个指标并不直接反映心输出量,但可代表患者的恢复情况。如果静脉的血氧饱和度在70%左右,动脉血中剩余碱不超过-5mEq/L(即没有酸中毒的情况),可认为患者恢复良好。

对于创伤患者,在此阶段通常使用能够定容的呼吸支持。早期使用呼气末正压(PEEP)通气的方式对预防发生呼吸衰竭十分有效。在进行 PEEP 方式下辅助呼吸后,反复进行的血气分析结果会有直接的变化。当患者的血压、血氧饱和度及呼吸功能平稳时,对进行间断的呼吸支持反映稳定时,可暂停进行机械通气;如果患者没有头面部及气管的损伤,这时可安全地拔出气管插管。仔细阅读患者入院时的胸部 X 线片及每天对胸部 X 线片进行复查,对患者的呼吸管理十分有益。患者肋骨骨折的数量与血气胸的发生有直接关系。早期进行骨盆和股骨骨折的固定,避免进行牵引是此阶段对患者进行治疗的关键。

对休克治疗的同时一定要维持良好的肾功能。在这两个阶段维持良好的血压和尿量,几乎可 100%的防止发生肾衰竭。如果在正常的心输出量和肺毛细血管压的情况下出现了少尿情况,对于老年患者可使用利尿剂。如果通过对血清和尿的电解质进行检查,在少尿期肾衰竭后出现了多尿期肾衰竭,应请肾脏科医生帮助进行肾脏透析。

对于多发创伤患者来说,凝血缺陷往往是由于血液稀释(如血小板及凝血因子的稀释)和与休克相关的肝功能不良的结果。前者更常见。偶尔会有输血反应发生。在允许的情况下应进行交叉配血,并且在每输入 8~10 单位的红细胞时,应补充 6 单位的血小板。在大量输血后出现凝血酶原时间和部分凝血酶时间延长时,应补充新鲜冻干血浆。对弥漫性血管内凝血(DIC)的最好治疗是进行预防,因为此反应一旦发生将很难逆转。在休克初期的治疗中,预防这些并发症的发生十分关键。

深静脉血栓在创伤患者中很常见。与血栓形成有关的常见损伤为脊柱脊髓损伤、股骨骨折、胫骨骨折和骨盆骨折等。肺栓塞的发生则多在多发创伤患者中,伴有骨盆骨折的患者是不合并骨盆骨折患者的 10 倍(2%和 0.2%)。超声波检查深静脉血栓的灵敏度为 100%,准确性为 97%,特异性为 97%。对血栓形成进行预防是十分必要的。有报告建议对不合并脑部损伤的患者应预防性应用肝素和华法林,积水潭医院对此尚无经验。亦有报告建议对下肢近端已形成血栓的患者,如果需要对骨折进行固定手术,特别是对骨盆骨折、髋臼骨折、股骨干骨折患者,术前应预置腔静脉过滤器,以防止肺栓塞发生。

6.延期手术　对多发创伤患者进行抢救时,应首先要处理好开放伤口,所有骨折在治疗期间都应使用内固定或者外固定进行制动,肢体要保持在功能位。这样可以减少感染的发生机会；由于对肢体的固定也缓解了疼痛，也可减少麻醉药品的使用。麻醉剂对神经系统、呼吸系统和胃肠功能都有抑制作用，应尽可能减少其使用量。在多数情况下，可在3～4小时内稳定住病情，可以对患者在手术室内进行非致命性损伤的处理。长时间使用呼吸机或需要使用高压通气时，对麻醉师和麻醉机都有特殊要求。

如前所述，手术固定股骨骨折和骨盆骨折对预防肺功能衰竭有很大好处，所以在可能的情况下，应一期对股骨骨折和骨盆骨折进行固定。为避免发生一些肌肉骨骼系统的并发症，有些问题应在6～8小时内得到处理。小腿和前臂最容易发生骨筋膜室综合征。为防止肌肉细胞坏死和神经功能的丧失，应在骨筋膜室综合征发生的早期进行筋膜切开术。骨筋膜室综合征的发生与低血压和周围组织的血液灌注较差有关。对进行长时间复苏抢救的患者，对此应有警惕。有时此并发症可发生在非骨折的肢体。开放骨折的感染发生率相对较高。对开放骨折要急诊手术并进行清创冲洗，以减少感染的发生。对于合并血管损伤的骨折，应在6小时内进行血管重建，以避免丧失肌肉、神经功能。如果血管再通时间超过这个时间，要警惕骨筋膜室综合征的发生。有些证据表明，早期进行关节囊切开，开放复位股骨颈骨折并进行加压内固定，可减少股骨头坏死的发生。对股骨颈骨折及移位的距骨颈骨折进行早期处理，也可避免这些主要的负重关节发生骨坏死。其他一些主要部位的骨折，如股骨远端、胫骨近端、胫骨远端、足部和踝部、腕部和肘部的骨折，应为下一步优先处理的骨折。特别是肘关节、踝部及后足部的严重骨折，如不能在8～10小时内完成手术，局部将肿胀、形成水泡，这种情况下手术不得不在伤后8～12天后进行。那时则骨折复位会比较困难。所以如有机会，对这类手术也应尽早进行。由于转诊不得不延期手术的患者发生并发症的机会较多。对于胫骨闭合骨折的内固定手术可在二期进行，特别是合并同侧股骨干骨折时，更应如此。根据Veith等人的报告，此类患者经保守治疗的结果很差，骨折不愈合发生率较高，并且膝关节活动明显受限。上肢骨干的骨折也应属于此类骨折。钝性创伤患者，特别是早期需进行气管插管或合并颅脑损伤的患者，由于无法进行体检，常常会有漏诊的情况发生。所以第2天应对四肢进行全面复查，以早期进行诊断。这类漏诊在意外伤害中的发生率接近10%。对于有低血压发生的患者，要警惕骨筋膜室综合征的发生，对足部、踝部以及前臂都应进行检查。对于有无神经损伤的不稳定的颈椎、胸椎及腰椎的骨折，要根据情况进行治疗。如患者有完全的远端肢体神经功能丧失，且脊髓水平的反射有恢复（如，球海绵体反射），最好的治疗是早期对骨折进行稳定手术，以利患者康复。此类患者不应采取卧床及保守治疗。手术应在5～7天内完成，大多是进行后路固定和融合。这样患者可将体位直立，以改善肺循环的通气灌注效率。此类患者因缺乏肢体活动，深静脉栓塞的发生率较高，进行手术固定后，可进行早期被动活动，以降低血栓形成的可能性。对于没有神经损伤的脊柱损伤，为进行早期活动及防止由于长期卧床所造成的合并症的发生，也可采取相同的治疗。

对于创伤患者的营养状态也应给予足够的重视。多发创伤患者在愈合过程中对营养热量的需求很大。在患者不能自己进食的情况下，可进行鼻饲。如患者有颅脑损伤或有腹部手术、颌面部损伤，每天进食热量达不到2000～3000kcal，就应进行周围静脉营养支持。应根据计算热量、皮脂厚度及淋巴细胞计数指导制定营养计划。

经过以上治疗后，下一步的问题是抗感染。败血症可导致多气管衰竭。损伤的组织自身会有免疫反应。创伤产生的失活组织通常存在于创口周围，并与活性组织有一个交界区。细菌在此区生长会将活性组织变为失活性组织。由于此区有部分微循环存在，静脉应用抗生素可在此区产生抗感染作用，从而避免组织坏死的发生。及时合理地应用抗生素也可预防伤口合并症的发生。

创伤和复苏过程会激活白细胞系统，产生氧自由基，对组织产生进一步损伤，如肠道粘膜的损伤等。损伤后细菌可进入肠道的淋巴系统和门静脉系统，也可以激活了肝脏的白细胞系统。这些反应可能与肺脏及多器官的衰竭（MOF）有直接关系。肺的白细胞系统的激活及肺的脂肪栓塞与肺不张的发生有关。所以钝性多系统的创伤会激活多系统的白细胞，产生氧自由基，导致感染性气管衰竭。在肺部则常发生成人呼吸窘迫综合征（ARDS）。

7.康复　在对多发创伤患者进行生命复苏、创伤修复以及控制并发症后，患者进入了恢复阶段。在完成对患者挽救生命、创伤修复后，患者最后的功能恢复将依赖于此阶段的康复工作。多发创伤后患者遗留的永久性功能障碍，绝大多数是由于肌肉骨骼系统和神经系统创伤造成的。目前的医疗水平还不能恢复神经完全损伤造成的功能丧失。但对于肌肉骨骼损伤的治疗，可恢复运动系统的大部分功能。对肌肉骨骼损伤的修复应尽早进行。在骨折愈合发生前，骨折复位容易达到良好结果。关节内骨折最好在 24 小时内进行手术处理。急诊进行脊柱的复位和固定，对不全的脊髓损伤和神经根损伤的功能恢复有最好的结果。患者的康复工作在手术治疗完成后就应开始进行。对颅脑损伤、颌面部损伤及泌尿、生殖系损伤的患者，应注意其营养问题。同样，在创伤后患者会产生精神抑郁。营养师和心理医生在此阶段起着重要作用，对最后患者的功能恢复有着直接影响。目前，国内对创伤后营养和心理问题重视不够，也缺少这方面的专业人才和组织机构。

在美国，对严重的多发创伤患者，特别是伴有颅脑损伤的患者，在此阶段被转运至康复中心医院进行治疗。那里有专业的康复医生指导康复工作。每个患者的治疗组由康复护士、物理治疗师、心理医生、骨科医生、泌尿科医生及神经科医生组成。他们可对患者的功能恢复进行最为全面系统的康复治疗。那些不需要语言训练和职业康复治疗的患者，且没有需要在院康复的神经系统损伤，可在自己家中进行康复治疗，骨科医生可指导物理治疗师和家访护士进行康复工作。对严重的骨骼肌肉损伤的患者，在出院后 6 周内，康复医生应反复指导其训练，并在其后每 3～4 周复查 1 次，直到其最大程度地获得了功能恢复。

## 五、复合伤

### （一）定义

人员同时或相继遭受 2 种以上（含 2 种）不同性质致伤因素作用而引起的损伤称为复合伤。不同性质致伤因素是指它能引致独立的、特定的一类损伤，如高热引致烧伤，放射线引致放射损伤。所致的损伤须达到一定的严重程度，即真正发生了“伤”。如“放射损伤”是指受到 lGy 以上照射而发生的放射损伤（即放射病），低于此照射量，一般仅发生放射反应，即使复合其他损伤，多不现实或不明显显示复合伤的特点，这与原来的单一损伤没有明显的区别。

### （二）战时和平时复合伤的发生情况

核武器袭击时，复合伤的发生率很高。和平时期的爆炸事故或交通事故中，常发生冲击伤、烧伤和创伤的复合伤；而在核事故中则可见到放射损伤与烧伤或冲击伤等的复合伤。

### （三）伤类和伤情

1.复合伤的分类　通常将复合伤分为2大类。复合伤伤员中有放射损伤者称为放射复合伤，如放射损伤复合烧伤；无放射损伤者，称为非放射复合伤，如烧伤复合冲击伤。复合伤的命名，将主要伤列于前，次要伤列于后，如放烧复合伤，表明放射损伤是主要损伤，烧伤是次要损伤。

2.合伤的伤情分度　为了及时有效地进行急救、诊断、后送和治疗，必须对复合伤伤情进行分度，各类复合伤按伤情的严重程度可分为：轻度、中度、重度和极重度4级。复合伤的分度是以各单一伤的伤情为基础，在中等以上损伤复合后常出现复合效应（主要是相互加重）。

### （四）复合伤的基本特点

复合伤的基本特点是“一伤为主”、“复合效应”。“一伤为主”是指复合伤中的主要致伤因素在疾病的发生、发展中起着主导作用；“复合效应”是指机体遭受2种或2种以上致伤因素的作用后，所发生的损伤效应，不是单一伤的简单的相加。单一伤之间可相互影响，使原单伤的表现不完全相同于单独发生的损伤，整体伤情也变得更为复杂。

大量研究表明，“相互加重”是复合伤效应的重要表现。但复合伤在有些情况下也可不加重，甚至减轻。复合效应可表现在整体效应、组织脏器和细胞效应上或分子水平效应上；复合效应也可表现在重要的病理过程中，不同病程、不同脏器表现可不尽一致。

创伤复合伤的伤情较一般创伤更为严重，其特点是：①死亡率高，早期（几小时内）可死于大出血、窒息；最初几天内可死于休克和急性器官功能衰竭；稍后则主要死于感染和多器官功能衰竭。②休克发生率高，且程度严重。③感染发生早而重，持续时间长，常伴全身感染。④心肺损伤很突出，肾功能障碍更常见。

### （五）临床诊断

1.症状和体征　复合伤的临床诊断是根据复合中度以上损伤常产生相互加重伤情的特点，在识别单一伤种类和伤情的基础上进行的。因此，主要损伤的重要症状和体征就成为诊断的依据。但应掌握单伤复合后伤情规律的变化。在严重烧伤情况下，血便和柏油样便均不能作为诊断放射损伤的特异性征象，因为严重烧伤也可引起血便和柏油样便。此时，应根据其他征象综合判断放射损伤的有无及其程度，此外，不管何类复合伤，在病程中如出现衰竭、拒食、柏油样便或体温下降等，都表明伤情重度以上，是疾病危重的表现。

体表烧伤和外伤易于察见，诊断的难点和重点在于是否复合放射损伤和内脏冲击伤。以下症状和体征有助于复合伤的早期诊断：

（1）大面积烧伤而无明显的放射病早期症状，可能是以烧伤为主的复合伤。

（2）烧伤伴有耳鸣、耳痛、耳聋、咳嗽或有泡沫血痰、可能是烧冲复合伤。

（3）伤后有恶心、呕吐、腹泻，同时有烧伤和冲击伤的症状，可能是放烧冲复合伤。如还伴有共济失调、头部摇晃、抽搐等中枢神经症状，可考虑为脑型放射复合伤。

(4)整体伤情表现比体表烧伤或外伤要严重,应考虑是否复合放射损伤或内脏冲击伤。

2.血象和生化指标

(1)以放射损伤为主的复合伤,白细胞数有不同程度的下降,受照剂量越大,白细胞数下降越快、越低。以烧伤为主的复合伤,白细胞数一般呈增高反应,伤情危重者也可出现白细胞下降,但中性粒细胞一般不减少。

(2)烧冲复合伤时,血清谷草转氨酶(SGOT)的升高程度与伤情比较一致。重度以上伤情大多有明显升高。伤后1天SGOT超过300单位多为极重度伤情。而中度伤情可见无明显变化。

(3)极重度烧冲复合伤时,血中非蛋白氮(NPN)显著升高。伤后3天平均为伤前的276%。NPN的极度升高表明伤情严重,肾脏可能发生肾小球缺血病变。

(4)极重度伤情的烧冲复合伤,二氧化碳结合力迅速降低。伤后3天内降至14mmol/L以下者,说明伤情严重。

3.特殊检查

(1)心电图:烧冲复合伤时心电图变化的几率较高,如P波增高、低电压、ST段移位及倒置等。这些变化在一定程度上反映心脏及肺脏病变,但属非特异性,可作为判断整体伤情严重程度的参考。

(2)肺分流量和血气分析:肺部受冲击伤后,肺分流量显著增高,其变化比血氧分压更敏感,在很大程度上可反映肺部损伤程度。严重肺损伤时,血氧分压下降,对观察伤情发展有一定参考。

(3)影像学检查:X线检查对诊断骨折、胸部冲击伤(气胸、肺出血和肺水肿等),腹部冲击伤(气腹等)、呼吸道烧伤和异物的定位等有特殊价值。

(4)其他:肺冲击伤时,也可做超声波检查;颅胸损伤时,脑电图、脑血流图都可提供参考,必要时可进行腰穿测脑压和检查脑脊液。

### (六)急救

复合伤的急救与一般战伤基本相同,包括止血、止痛、包扎、骨折固定、防治窒息、治疗气胸、抗休克等。由于复合伤时休克发生率高,感染常是复合伤的重要致死原因,故应强调尽早采取抗休克和抗感染措施。如复合急性放射损伤有呕吐者,进行止吐处理。烧伤或其他外伤创面较大时,为预防感染可给长效磺胺或其他抗菌药物,而后迅速后送。在伤情允许的情况下,皆应先洗消后再做其他处理。

### (七)治疗

1.放射复合伤的治疗　可参照急性放射病的治疗原则,积极地进行有计划的综合治疗。

(1)防治休克:原则和措施与一般战伤相同。

(2)早期使用抗放药:对急性放射病有效的抗放药对放射复合伤也基本有效的,伤后应尽早给予。疑有放射性物质进入体内者,应尽早服用碘化钾100mg。必要时还可采用加速排出措施。

(3)防治感染:早期、适量和交替使用抗菌药物,积极防治感染。中度以上复合伤,初期可选用长效磺胺,发热或白细胞明显降低时,可换用青霉素或链霉素,极期改用广谱抗生素。除全身使用抗菌药物外，应加强对创面局部感染的控制，以防止和减少细菌入血。当存在严重感染时，可少量多次输注新鲜全血，以增强机体防御功能。应注意对厌氧菌感染的防治，如注射破伤风抗毒素，配合使用抗生素、早期扩创等。

(4)防治出血、促进造血和纠正水电解质紊乱辐射剂量超过 6Gy 的极重度放射复合伤，有条件时应尽早进行骨髓移植。输血输液时要注意总量及速度，防止发生或加重肺水肿。

(5)手术处理：争取创伤在极期前愈合，尽量使沾染的创伤转为清洁的创伤，多处伤转为少处伤、开放伤转为闭合伤，重伤转为轻伤。

1)手术时机：一切必要的手术应及早在初期和假愈期内进行，争取极期前创面、伤口愈合；极期时，除紧急情况外(如血管结扎术和穿孔修补术等)，原则上禁止施行手术；凡能延缓的手术，应推迟到恢复期进行。

2)麻醉选择：局麻和硬膜外麻醉在病的各期都可应用。乙醚麻醉和硫喷妥钠麻醉在初期和假愈期可以使用。有严重肺冲击伤者，不用乙醚麻醉，防止加重肺部症状。

(6)手术原则；因手术可能加重病情，故术前要周密计划、充分准备。麻醉充分、严格无菌、手术操作熟练、尽量缩短麻醉和手术时间。清创应彻底，但注意保护健康组织。严密止血，伤口一般延期愈合。骨折应及早复位，骨折固定时间应根据临床及 X 线检查结果适当延长。

*2.烧冲复合伤的治疗*　以烧伤的治疗原则为基础，考虑复合冲击伤后的新特点，进行积极有效的治疗。

(1)积极抗休克，同时注意保护心肺功能，肺部损伤的伤员要适当控制输液速度和总量。对于丢失大量液体，血容量不足，低血压和少尿伤员。要及早补液，给氧。

(2)加强抗感染：重度以上烧冲复合伤感染并发症多，开始亦早，因此抗感染要及早实施。同时加强创面处理，改善营养，增强机体抵抗力。

(3)保护心肺和肾等脏器功能及早补液、避免长时间低血压和缺氧。对少尿者酌情给予扩张肾脏血管的药物，以增加肾血流量。同时应严密保护心肺和胃等脏器功能。

(4)外科处理：有呼吸道烧伤或肺冲击伤者，不宜用乙醚麻醉。深度烧伤创面位于长骨骨折处时，可早期切痂植自体皮。骨折可用外固定架固定。手术切口如不能避开烧伤创面，则手术应在烧伤创面发生感染之前尽早进行。手术操作要轻，逐层严密缝合切口，局部创面加用抗菌药物。

## 六、群发伤

目前还没有一个群发伤的严格定义。大批伤、成批伤与群发伤的含义相同或相近，群发伤或许更接近平时发生的大批创伤伤情的含义。

在北京积水潭医院，当有 3 名或 3 名以上在同一次事故中受伤的伤员来诊时，医院便启动群发伤急救的应急机制。

致伤原因：除战伤外，平时发生群发伤主要见于多种自然灾害和事故。自然灾害包括：地震、风灾、海啸、山崩等。事故主要是各种的爆炸事故和交通事故。特点：①致伤原因发生突然、难以防范。②在短时间内突然发生大批伤员、伤情复杂，多发伤、复合伤多。③医疗救治条件难以满足救治的需要，有时当地的医疗机构也丧失了救治能力。④救治方法以分级救治为原则。

原则：对平时群发伤的救治原则是借鉴了战伤的三级救治原则。即造成伤害现场的抢救，靠近现场的早期救治机构的救治和医院的救治。需要强调的是群发伤的救治不仅能体现出精湛的医术，更要体现出救治过程中的行政管理、人力协调、后勤保障等方面的高水平。

平时准备：对大批创伤伤员的救治，必须建立在平时良好工作的基础上，预有准备，充分发挥各级医疗网、医疗机构的作用，并得到全社会的支持。

现场的自救互救和医疗抢救：包括致伤现场的止血和挖掘。

对伤员的检伤分类：要及时组建检伤分类的机构，选派最有经验的医生担当检伤分类员。这个工作或许是群发伤抢救工作中最最重要的环节，无论如何强调都不过分。

在伤检分类工作完成后，每个伤员可按各自伤情进行个体救治。在群发伤的抢救过程中，多科室和人员的协同合作对群体的抢救效果十分重要。

（邢启鹏）

# 第二节　开放性骨折的诊断与治疗

## 一、开放性骨折的诊断与治疗

开放性骨折即骨折部位皮肤或黏膜破裂，骨折与外界相通，从而使其病理变化更复杂，治疗更为困难。它可由于直接暴力作用，使骨折部软组织破裂，肌肉损伤所致，亦可因间接暴力使骨折端自内向外刺破肌肉皮肤引起。由于存在已经污染的伤口，给骨折带来了感染的危险，严重者可致肢体功能障碍、残废，甚至引起生命危险，故开放性骨折的治疗必须建立在如何防止感染的基础之上，而充分清创则是防止开放性骨折发生感染的关键。

开放性骨折，不论何种损伤原因和污染程度是否严重，其共同病理基础是自伤口为中心，自内向外出现不同的三个创伤反应区。第一区为伤口中心区：组织直接遭受损伤，可能有多种异物（泥土、布片、弹片等）存留，也必然有大量细菌带入伤口；第二区为损伤组织的边缘区：各种组织（肌肉、肌腱等）被挫灭，可因此发生缺血或坏死，有利于细菌的侵入、存留和繁殖；第三区为伤口外层的组织震荡反应区：该区内的组织可呈现水肿、渗出、变性以及血管痉挛，因此活力降低，容易发生感染或使感染扩散。故在清创时不仅要做好第一区的清创，第二、三区内也应该根据组织损伤程度进行相应的清创处理。

开放性骨折的处理原则是及时正确地处理创口，尽可能地防止感染，力争将开放性骨折转变为闭合性骨折。

**【诊断步骤】**

**（一）病史采集要点**

1.年龄　各年龄段均可发生。对于老年患者，因大多可能存在心、肺、肾等基础疾病，在观察和处理时更应注意。

2.外伤史　可以询问病人或者目击者，应该抓住四个方面询问：受伤时间，受伤情况，疼痛部位，有无功能障碍(运动障碍，感觉障碍，排尿排便障碍)。

3.入院前的治疗　应详细询问病人从外伤至入院期间所接受过的任何处理的经过。

**(二)体格检查要点**

1.一般情况　生命体征是否平稳，有无剧烈疼痛或大量出血导致的休克，有无发热。

2.局部情况　①局部的疼痛，肿胀，皮肤或黏膜的破裂，骨折端有无外露，有无功能障碍。②有无骨折的特有体征：畸形、异常活动、骨擦感或骨擦音。③软组织损伤程度，伤口的形状，范围等。④肢体的主动、被动运动，感觉，动脉搏动和末梢血液循环状况。

**(三)辅助检查要点**

1.主要行患肢正侧位X线平片检查，帮助了解骨折的类型和骨折端移位情况，对于骨折的治疗有重要的指导意义，亦作为治疗前后的对比依据。必要时加拍特殊位置的X线片。有时不易确定损伤情况时，尚需拍对侧相应部位酌X线片以便对比，注意根据病史进行相应的检查，以免漏诊。

2.伤口的细菌培养对于之后的治疗也有一定的帮助。

## 【诊断对策】

**(一)诊断要点**

根据患者的外伤史，皮肤或黏膜的破裂，有时可有骨折端的外露，以及一般骨折的临床症状和体征，结合X线片，开放性骨折的诊断不难确定。

**(二)临床分型**

1.仅根据软组织损伤严重程度，可分为三度第一度　皮肤由骨折端自内向外刺破，软组织损伤轻。第二度：皮肤破裂或压碎，皮下组织与肌肉组织中度损伤。第三度：广泛的皮肤、皮下组织与肌肉严重损伤，常合并神经、血管损伤。

2.Gustilo分型　不同原因所致开放性骨折在皮肤损伤、伤口污染以及骨折本身各有特点。其中正确认识皮肤损伤的特点，对伤口的正确处理至关重要。80年代Gustilo和Anderson对开放性骨折的伤口大小、污染程度、软组织损伤和骨损伤的特点进行了综合的评估，提出了Gustilo分型，系目前使用最为广泛的开放性骨折分类系统，为大多数北美骨科医师使用。最初分为三型：

Ⅰ型：伤口小于1cm的开放骨折，伤口很干净，最可能系由骨折的尖端由内向外刺伤皮肤所致。没有挤压和软组织损伤。骨折一般为横形或者短斜形。

Ⅱ型：伤口大于1cm，有广泛的软组织损害，形成皮瓣或撕裂。一般为轻到中度挤压伤，但没有软组织广泛撕脱或挤压。骨折为横形或者短斜形，有轻度污染。

Ⅲ型：所有合并严重软组织损伤和污染的开放性骨折均被分入该型。该型软组织损伤广泛，可包括肌肉、皮肤、神经血管。常为高速外力致伤。根据损伤程度不同，该型又分为3个亚型：ⅢA型：虽有广泛的软组织损伤，但彻底清创后，骨折仍有较良好的软组织覆盖，不需要局部或者游离肌瓣转移修复，伤口即可延期愈合。骨折为多段骨折，多为枪伤。ⅢB型：有更广泛的软组织损伤，常有骨膜掀起或骨裸露，必须行肌瓣覆盖。通常合并有严重感染。ⅢC型：

该型为所有合并有动脉损伤的开放性骨折，如果要保留肢体必须修复损伤的动脉。

Gustilo分类系统有较好的伤口感染预后价值。Kamp等(1993)依此系统对感染率做出预估：Ⅰ型为2%；Ⅱ型及ⅢA型为7%；ⅢB型为10%～50%；ⅢC型则为25%～50%，且患者的肢体功能不良率很高。这对于治疗的决策有重要的参考价值。

3.根据创伤机制分类

(1)自内而外的开放骨折：成角或者扭转暴力造成骨折成角移位时，自一端自内而外穿透皮肤，多为间接暴力形成。如耻骨骨折伴膀胱或尿道破裂、尾骨骨折致直肠破裂等。

(2)自外而内的开放骨折：暴力直接作用于局部，同时损伤软组织及骨骼。如锐器砍伤、火器伤、撞击伤等。

(3)潜在性开放骨折：由于重力碾挫，使皮肤广泛皮下剥离，但并无伤口，同时造成骨折，皮下剥离的皮肤往往会部分或全部坏死。因此是潜在性的开放骨折。部分移位的骨端，尤其是胫骨骨折的上骨折端，自内而外压迫皮肤，但尚未穿通皮肤形成开放伤口，如未及时解除压迫，也会形成局部皮肤坏死，转化为开放骨折。这类情况也属于潜在性开放骨折。

**(三)鉴别诊断要点**

开放性骨折的诊断并不困难，临床上主要应注意外伤病人有无同时合并其他情况，如颅脑损伤、心功能不全、呼吸衰竭、肾功能衰竭、休克等。

## 【治疗对策】

开放性骨折合并了软组织开放性损伤、细菌污染和异物残留，此类伤口很有可能发生感染，必须及时正确地处理伤口，防止感染，同时对骨折进行复位、固定，力争创口迅速愈合，从而将开放性损伤转化为闭合性损伤。若处理不当，伤口感染，将延长治疗时间，影响肢体功能恢复，严重者可导致肢体残疾甚至丧失生命。彻底清创、有效的固定以及创口的闭合是治疗开放性骨折的关键。

1.清创术　清创的目的：使开放性伤口通过外科处理转变为接近无菌的创面，从而为组织修复和骨折的治疗创造条件。

清创原则：依赖对软组织活力的判断，从难从严，绝不可从简从易，存在侥幸心理。Gregory曾提出对肌肉失活与否判断的4C法，即观察：Color(颜色)，Consistency(坚实度，肌肉有无水肿)，Contractivity(收缩性，以镊子夹挤肌肉有无收缩)，Capacity of blood(血容，有无活泼出血)。此法较为实际，但是有时也不易明确。

清创时间：原则上越早越好。一般认为在6～8小时以内的新鲜创口，经过彻底的清创，绝大多数可以一期愈合，故应尽可能争取在此时间内完成清创术。超过8小时，但在24小时以内的创口，也可行清创术，但应根据创口实际情况决定是否一期闭合。如污染严重，已有严重炎症，则不主张作清创术。超过24小时伤口，因细菌大量繁殖，创口已经感染，清创会破坏已经形成的肉芽组织屏障，反而使感染扩散，故不宜行清创术。可敞开伤口换药，清除明显坏死组织和异物，使引流通畅，再根据情况决定作延期闭合或二期闭合。

清创步骤：

(1)刷洗麻醉和上止血带下进行，但血运不佳时则最好不要用止血带，或短时间间断性使用。无菌纱布覆盖创口，从创口周围开始，逐步超越上下关节，用无菌刷及肥皂水刷洗患肢3

次，每次更换刷子，并用生理盐水或自来水冲净，注意勿使冲洗液流入创口内。创口一般不刷洗，如污染严重，可用无菌棉、纱布或软刷轻柔清洗，用大量无菌生理盐水将创口彻底冲洗干净。可采用喷射脉冲冲洗法，每分钟喷水700ml，压力为2～2.5kg/cm²。然后用0.1%苯扎溴铵溶液、0.5%聚维酮碘溶液冲洗创口或用纱布浸碘湿敷于创口，再用无菌生理盐水冲洗。对于某些特殊类型的创口，尤其有厌氧菌感染可能情况下，可用0.1%～0.5%苯扎溴铵溶液或3%过氧化氢溶液浸泡也有较好效果。常规碘酊、酒精消毒，注意勿使消毒液流入创口内。最后铺无菌手术巾开始行清创术。

(2)清创切除创缘皮肤1～2mm，皮肤挫伤者，应切除失活的皮肤。由浅至深，清除异物，切除污染和失去活力的皮下组织、筋膜、肌肉。对于肌腱、神经和血管，应在尽量切除其污染部分的情况下，保留组织的完整性以便予以修复。清创应彻底，避免遗留死腔和死角。关节韧带和关节囊严重挫伤者应予切除，若仅污染，则应在彻底切除污染物的情况下，予以尽量保留，对关节的稳定和以后的功能恢复十分重要。骨外膜应尽量保留，以保证骨愈合。若已污染，可仔细将其表面切除。对于骨折端，既要彻底清理干净，又要尽量保持骨的完整性，以利于骨折的愈合。骨端的污染范围在密质骨一般不超过0.5～1.0mm，松质骨则可深达1cm。密质骨的污染可以用骨凿凿除或者用咬骨钳咬除，污染的松质骨可以刮除，污染的髓腔也应注意彻底清除干净。如遇粉碎性骨折，应仔细对骨片加以处理：游离的小骨片可以去除，与周围组织有联系的小骨片则予以保留，并予复位，有助于骨折愈合。大块的骨片，即使已经完全游离也不应该摘除，以免造成骨缺损，从而影响骨折愈合，甚至导致骨质不连接。可将其用0.1%活力碘浸泡5分钟，然后用生理盐水冲洗后，重新放回原骨折处，以保持骨的连续性。

(3)再次冲洗在彻底清创后，用无菌生理盐水再次冲洗创口及周围3次，然后用0.1%活力碘浸泡或湿敷创口5分钟。对于创口污染严重，距伤后时间长，可加用3%过氧化氢溶液清洗，然后用生理盐水冲洗，以减少厌氧菌感染的机会。再清洗后，更换手套、铺巾及手术器械，开始组织修复手术。

2.组织修复

(1)开放性骨折的固定清创术后，应在直视下对骨折复位，并根据骨折解剖部位、粉碎程度、创口部位、有无并发神经血管损伤及医师的经验等选择适当的固定方法。固定方法有内固定和外固定。固定方法应以最简单、最快捷为宜，根据情况在必要时可同时内外固定。

应用内固定的先决条件是彻底清创，只有预计创口基本能够一期愈合才可以考虑应用。内固定的适应证有：①神经血管损伤，行手术吻合者，内固定可以防止骨折端异常活动，为神经血管的愈合创造条件。②骨折端极不稳定，单纯外固定达不到治疗要求者。③多发性骨折，多部位外固定，病人难以忍受，可对几个部位有选择地应用手术内固定。④同一肢体多发骨折，应选择一个部位，进行手术内固定。另一部位外固定，治疗即比较容易。

彻底清创和牢固地固定骨折都是防止发生感染的最重要措施。内固定手术应尽量利用原创口，尽量采用对骨和软组织损伤最小的方法。开放性骨折内固定后，如皮肤缺损，一期缝合有困难者，亦可采用健康肌肉覆盖骨折部，不缝合皮肤，待5～7天炎症局限后再行二期缝合或行皮瓣移植。

第三度开放性骨折及第二度开放性骨折清创时间超过6～8小时者，不宜应用内固定，可选用外固定。

应用外固定，可以兼顾骨折固定和观察处理创口的要求。其适应证有：①第三度开放性骨折，便于一期或二期修复软组织缺损。②超过6～8小时清创的第二度开放性骨折。③严重的粉碎性骨折或有骨缺损的第二、三度开放性骨折，外固定可以保持患肢长度。④已经感染的开放性骨折。⑤有广泛软组织挫伤(如合并骨筋膜室综合征)的闭合性骨折。⑥截骨矫形术后。⑦关节固定术后。

(2)重要软组织的修复血管、神经、肌腱等重要组织的损伤，应根据损伤的情况，争取在清创时采用适合的方法予以修复，以便早日修复肢体功能。

污染严重失去生机的肌腱应给予切除，如为整齐的切割伤应一期缝合，尤其是儿童，处理时更应尽量缝合，以便重建肌肉功能。

如果不影响患肢血液供应，清创后血管损伤可不再吻合；如为主要血管损伤，清创后应在无张力下行一期缝合，必要时应行自体血管移植。

神经断裂如无功能影响，清创后可不吻合。如为神经主干损伤，彻底清创后可一期修复。但如有缺损或断端回缩不易吻合时，清创时不可单纯为了探查神经进行广泛暴露，可留待二期缝合。

(3)创口引流可用硅胶管，置于创口内最深处，从正常皮肤处穿出体外，并接负压瓶，将引流物从此处引出，于24～48小时后拔除。必要时，在创口闭合前可将抗生素或抗生素缓释剂置入创口内。

3.闭合创口　完全闭合创口，争取一期缝合，是达到将开放性骨折转化为闭合性骨折的关键，也是清创术争取达到的主要目的。对于第一、第二度开放性骨折清创后，大多可一期缝合。第三度开放性骨折，亦应争取在彻底清创后，采用各种不同的方法，尽可能地一期闭合创口。

(1)直接缝合皮肤无明显缺损者，多能直接缝合。垂直越过关节的创口，虽无皮肤缺损，也不宜直接缝合，以免创口瘢痕挛缩，影响关节功能。应采用Z字成形术予以闭合。

(2)减张缝合和植皮术皮肤缺损，创口张力大，不能直接缝合，如周围皮肤及软组织损伤较轻，可在创口一侧或两侧作与创口平行的减张切口。缝合创口后，如减张切口可以缝合者可以直接缝合，否则于减张切口处植皮。如创口处皮肤缺损，而局部软组织床良好，无骨和神经、血管等重要组织外露，亦可在创口处直接植皮。

(3)延迟闭合：第三度开放性骨折，软组织损伤严重，一时无法完全确定组织坏死情况，感染的机会较大，可将周围软组织覆盖于骨折处，敞开伤口，用无菌敷料湿敷，观察3～5天，再次清创，彻底切除失活组织，进行游离植皮，植皮困难者可用皮瓣移植覆盖。

(4)皮瓣移植：伴有广泛软组织损伤的第三度开放性骨折，骨折处外露，缺乏软组织覆盖，极易导致感染。应设法将创口用不同皮瓣加以覆盖，如局部转移皮瓣，带血管蒂岛状皮瓣或吻合血管的游离皮瓣移植等。

清创完成后应根据伤情选择适当的固定方法固定患肢。应使用抗生素预防感染，并注射破伤风抗毒素。

4.抗生素的使用　早期合理应用抗生素对于预防感染极为重要。如在急诊输液时即注射大量广谱抗生素，清创术中持续静滴，可使用药时间比术后用药提早3～5小时，并能在药物有效控制下清创，以提高抗生素效果。另有实验证实局部抗生素的应用对于预防感染具有良好的效果。已有学者应用聚甲基丙烯酸甲酯(PMMA)、聚乙烯酸/聚乳酸共聚物(PGA/PLA)等作为载体材料复合抗生素制成缓释药丸或抗生素珠链，置入骨折部位，可以有效降低开放性骨折的感染发生率，不失为一种很好的治疗手段。

## 二、开放性关节损伤的诊断与治疗

开放性关节损伤即皮肤和关节囊破裂，关节腔与外界相通，多因由外而内的直接暴力造成，也可因骨折端的继发暴力穿破关节囊形成。从性质来说是一个较难处理的问题，轻者可影响关节功能，重者可以造成残疾，因此，必须慎重处理。处理原则除具有其自身特点外，基本与开放性骨折相似，治疗的主要目的是防止关节感染、保护关节软骨和恢复关节功能。

**【诊断步骤】**

**(一)病史采集要点**

1.年龄　同开放性骨折，各年龄段均可发生。对于老年患者，因大多可能存在心、肺、肾等基础疾病，在观察和处理时更应注意。

2.外伤史　可以询问病人或者目击者，应该抓住四个方面询问：受伤时间，受伤情况，疼痛部位，有无功能障碍(关节运动障碍、感觉障碍、排尿排便障碍)。

3.入院前的治　疗应详细询问病人从外伤至入院期间所接受过的任何处理的经过。

**(二)体格检查要点**

1.一般情况　生命体征是否平稳，有无剧烈疼痛或大量出血导致的休克，有无发热。

2.关节情况　①关节的外形有无失常、肿胀或畸形；皮肤的颜色和温度；压痛及其部位。②关节内有无积液和游离的活动物体；滑膜是否肥厚。③关节主动及被动活动的范围，活动过程中有无异常响声及疼痛。④关节周围感觉是否正常，患肢动脉搏动和末梢血液循环状况。

**(三)辅助检查要点**

1.X线检查　对于关节损伤行X线检查，在多数情况下是完全必要的。它可区分为两种方法：

一般X线摄影：可以明确骨性损伤和关节的被动异常活动，关节内有无X线显影阳性的游离体，观察关节周围有无异常钙化，关节本身有无退行性改变等。

特殊X线摄影：于关节内注入空气或者碘水作为对比剂，或两种同时注入，然后行X线摄影，用于诊断关节内软组织情况，如软骨损伤、关节囊及韧带的破裂。这种方法只限于必须时采用，而且要求严格的无菌操作。

2.计算机断层扫描(CT)　对关节损伤可准确显示关节内骨折及其移位情况，对于准确判断伤情，选择合适的治疗方案和预后密切相关。

3.关节镜检查　最多用于膝关节，由于是直接观察，几乎没有假阳性、假阴性，同时可用于治疗。但是应严格无菌操作，如一旦感染，后果及其严重。同时应正确掌握操作技术，否则有可能发生关节软骨损伤、关节内血肿等。

4.伤口的细菌培养对于之后的治疗也有一定的帮助。

## 【诊断对策】

### (一)诊断要点

根据患者的外伤史,皮肤或黏膜的破裂,有或无关节面的外露以及关节损伤的临床症状和体征,结合X线片、CT和(或)关节镜检查结果等,开放性关节损伤的诊断不难确定。

### (二)临床分型

按损伤程度不同,开放性关节损伤可分为以下几类:

1.单纯关节囊损伤　为外力直接穿破关节囊引起。因外力大小不同,关节囊损伤程度亦有不同。如为锐器穿刺伤,可只有小的创口,关节面不外露。钝性暴力伤,关节囊可广泛撕裂、关节面裸露,或因韧带撕裂合并关节脱位,关节腔内有积血、积液和异物存留。

2.合并有骨折及关节面损伤　多为钝性暴力所致,关节腔可有明显积血、积液。

3.关节内粉碎性骨折　为较大暴力直接打击所致。损伤广泛,可合并大血管损伤。一般非枪弹等投射外力而致的关节损伤,多半只穿破一处关节囊,整个关节形成盲腔,贯通伤极为少见。但关节囊撕裂范围可以很大,合并骨折的发生率较高,单纯关节囊损伤的发生率则极低。

### (三)鉴别诊断要点

开放性关节损伤的诊断并不困难,临床上主要应注意外伤病人有无同时合并其他情况,如开放性骨折、多发骨折、颅脑损伤、心功能不全、呼吸衰竭、肾功能衰竭和休克等。

## 【治疗对策】

开放性关节损伤的处理原则是清创、关节制动和抗感染。若能在6～8小时内进行彻底清创和合理使用抗生素,由于韧带、骨膜和关节软骨较肌肉抵抗力强,因此创口多能一期愈合。早期虽然给与适当制动,但不影响关节功能的恢复。

关节损伤最易发生的合并症是关节粘连和关节内骨折畸形愈合,影响运动功能。早期处理必须做好关节腔内的清创和注意修复关节面。

具体步骤如下:

(1)彻底清创:在清创以前,应做创口细菌培养和抗生素敏感实验。切除一切污染失活组织,需要时应扩大创口,充分显露关节,移除异物和一切脱落的软骨块,大量生理盐水冲洗关节和创面,之后,再一次做细菌培养和药敏试验。彻底清创是预防感染的重要措施。手术操作的要求和原则,与其他开放性损伤基本相同,但应更为严格,因为一旦感染,极易造成关节的严重功能障碍。

(2)创面处理和抗生素的应用:为了保护关节软骨,要严密缝合关节囊,关节腔内不放引流。对于皮肤的处理,可根据创面污染情况,行一期或二期缝合。伤口内可留置引流24～48小时。术中术后应用广谱抗生素。

(3)关节制动:为了预防感染和促进伤口愈合,受伤的关节应用石膏托或支具加以制动及保护。

(4)关节内骨折的处理:在完成清创的同时,关节内骨折必须复位,并妥善地加以固定。内固定常是需要的,有利于防止感染和功能恢复。

(5)功能锻炼:如手术后局部无感染,全身反应正常,除有骨折需继续固足外,可在创面愈合后每日去掉固定物，开始有计划地逐渐活动关节。同时应密切观察，如有反应，如体温上升、关节积液等，应暂停锻炼，行关节穿刺并做关节积液细菌培养。待症状好转后再继续功能锻炼。

(6)对于已经感染的开放性关节损伤，则应扩大引流，彻底清除坏死组织，全身和局部应用抗生素，待感染控制后再进行后期处理。但临床结果表明，关节功能将大部丧失。

治疗分度：开放性关节损伤程度不同，处理方法和术后效果也不同，一般可分为三度：

第一度：锐性外力直接刺破皮肤及关节囊，创口较小，关节软骨及骨骼尚完整，污染较轻。此类损伤无需打开关节，以免污染的扩散。创口行清创缝合后，可在关节内注入抗生素，用骨牵引或石膏固定 3 周，然后开始功能锻炼，一般可保住关节功能。术后如有关节肿胀，可做关节穿刺抽液，同时注入抗生素，按早期化脓性关节炎处理。

第二度：钝性暴力伤，软组织损伤较广泛，关节软骨及骨骼部分破坏，创口内有异物。应在局部软组织清创完成后，更换手套、敷单和器械再扩大关节囊切口，充分显露关节，用大量生理盐水反复冲洗。彻底清除关节内异物、血肿和小的碎骨片。大的骨片应予复位，并尽量保留关节软骨面的完整，在 6～8 小时以内可用克氏针或可吸收螺钉固定，如超过时限则应选用适当的外固定器固定。关节囊和韧带应尽量保留，并予以修复。关节囊的缺损可用筋膜修补。必要时关节腔内可以放置硅胶管，术后用林格液加抗生索灌洗引流，于术后 48 小时拔除。经治疗后可恢复部分关节功能。

第三度：软组织毁损、韧带断裂、关节软骨和骨骼严重损伤，创口内有异物，污染严重，可合并关节脱位与神经、血管等损伤。经彻底清创后全部敞开创口，用凡士林纱布覆盖，无菌敷料湿敷创面，但勿放入关节腔内。3～5 天后可行延期缝合。也可彻底清创后，大面积软组织缺损用纤维外科组织移植，如肌皮瓣或皮瓣移植来修复。关节面严重破坏，关节功能无恢复可能者，可一期行关节融合术。

（乔　斌）

## 第三节　多发性骨与关节损伤

随着工业、交通以及高层建筑等事业的发展，使致伤机会增加，且多发损伤有着日益增多的趋势，多发严重损伤已成为城市人口致死或致残的主要原因之一。

多发损伤包括了全身各个部位和系统的损伤，涉及范围甚广，在医学科学深入发展的今天，欲达到高水平的抢救和治疗，是任何一种专业医生所不能胜任的，需要各专业医生的协同，如神经外科、胸外科、腹部外科、血管外科以及麻醉科等。而骨科医生的任务是处理及研究其中的骨关节损伤部分。

何为多发性骨与关节损伤，并无太明确的定义。原指除手、足小骨骨折外，有 2 处以上的大骨骨折为多发骨折。有学者从临床角度将人体分为 24 个部位：头面、胸、骨盆、脊柱各为一个部分，其他如肩(包括锁骨及肩胛骨在内)、肱骨干、肘、尺桡骨、腕手部、髋、股骨干、膝、胫腓骨以及踝足部等皆为双侧，每一次作为一个独立部分。凡 2 个或者 2 个以上部位发生骨折或脱位者，均称为多发性骨与关节损伤。同一部位内的多处骨折脱位如多根肋骨骨折、耻骨骨折、坐骨骨折等，或由于同一外力机制造成的损伤如孟氏骨折（Monteggia 骨折）、盖氏骨折（Galeazzi 骨折）等，均按单一损伤计算。对脑、肺、腹腔脏器、神经，血管等其他系统损伤，均列为合并伤。

按骨折部位，可以将多发性骨折分为 3 类：即脊柱、骨盆骨折加下肢骨折、同一肢体的多发性骨折和不同肢体的多发性骨折。

多发性骨与关节损伤的特点是有严重的创伤史，由于强大外力的持续作用，或者短时间内重复暴力、冲击力或反作用力共同作用所致，伤情复杂而严重，常是直接外力和间接外力的共同作用。表现为休克、脂肪栓塞、开放性骨折和合并伤等，发生率较高，并发症如急性呼吸窘迫综合征（ARDS）、多脏器功能衰竭（MODS）多见。

**【诊断步骤】**

**（一）病史采集要点**

1.*年龄*　各年龄段均可发生，但以青壮年为多。

2.*外伤史*　一般有严重外伤史，引起多发性骨关节损伤的原因多为：交通事故、压砸、高处堕落、机器损伤、生活损伤（如老年人行动不慎而跌伤）等。

3.*入院前的治疗*　应详细询问病人从外伤至入院期间所接受过的任何处理的经过。

**（二）体格检查要点**

首先要了解的是确定有无全身并发症和局部合并伤，如休克、脂肪栓塞、脏器损伤、血管神经损伤等；其次才是骨关节损伤情况。

1.*一般情况*　生命体征是否平稳，有无剧烈疼痛或大量出血导致的休克。有无危及生命的损伤如胸部伤致张力性气胸、颈部伤致呼吸道堵塞、腹部脏器的内出血、严重颅脑损伤意识障碍等的表现。有无危及肢体生存的损伤，如四肢大血管伤。

2.*局部情况*　①局部皮肤的颜色和温度，有无疼痛，肿胀，有无功能障碍。有无骨折的特有体征：畸形、异常活动、骨擦感或骨擦音。②关节内有无积液和游离的活动物体；滑膜是否肥厚。③肢体的主动、被动运动，感觉。上下肢的损伤均应检查神经功能。④关节主动及被动活动的范围，活动过程中有无异常响声及疼痛。⑤伤肢动脉搏动和末梢血液循环状况。⑥对于危重不能活动的病人，注意翻身检查腰背部。⑦对机器绞伤上肢者应检查手、前臂、上臂至胸部。'

**（三）辅助检查要点**

在伤情稍稳定的情况下可对伤肢和全身作较为详细的检查，为避免漏诊，可按以下要点行辅助检查：

1.对交通伤、高空坠落伤等高能量损伤，应尽快确定有无脏器损伤，常规胸片和骨盆片。

2.对头部损伤伴神志障碍者常规头颅、颈椎片和颅脑 CT 扫描。

3.对疑有腹腔脏器损伤者立即行腹腔灌洗或 CT 扫描。

4.对于骨干骨折摄片时应至少包括一个可能涉及的关节，最好包括患部上下两个关节。

5.对肋骨骨折的患者应警惕胸腹脏器损伤的可能，及时地进行 X 线检查、胸腔或腹腔穿刺或 CT 扫描。必要时手术探查。

## 【诊断对策】

### (一)诊断要点

对于多发性骨关节损伤的诊断,其首先要了解的是确定有无全身并发症和局部并发症,如休克、脂肪栓塞、脏器损伤、血管和神经损伤等;其次才是骨关节损伤,由于多方面的原因,其早期诊断常发生延迟诊断和漏诊。详细的问诊、全身体格检查,胸片、骨盆片、头颅片、颈椎片、CT 扫描,包括患部上下两个关节的骨干正侧位片,甚至是腹腔灌洗、手术探查等是避免延迟诊断或漏诊的关键。

### (二)损伤严重程度评分系统(ISS)

ISS 是人们最熟知的解剖评分系统,用来对多发损伤的严重程度进行分类。ISS 的评分根据是 AIS(简化损伤评分系统,将身体的损伤分为 6 个体区,即:头/颈、面部、胸部、腹部、骨盆和四肢及体表,然后将损伤的严重程度分为 6 个等级,每个等级的评分原则是根据损伤对生命所造成的危害程度(其中 6 分为最大损伤)得分。由三个伤情最严重的体区中的最高 AIS 得分的平方和表示。在 ISS 中使用的 6 个体区为头颈部、面部、胸部、腹部和盆腔内容、四肢或骨盆带和体表。得分范围为 1～75 分。AIS 记 6 分者,其 ISS 自动转为 75 分。一般来讲,病人的 ISS 得分≥18 分时被确定为多发创伤。ISS＜30 分时,除非合并有严重头颅外伤,一般表示病人预后良好。而＞60 分表示病人生命危重。该评分法有一定的局限性。如对有相同 AIS 得分的不同体区的损伤的评定相同。另外由于 ISS 是根据三个不同体区的最高 AIS 得分评定损伤程度的,因此对在同一体区内有多发损伤的病人会低估伤情。当用 ISS 预报存活时,ISS 又趋向于过高估计了有联合的非致命损伤病人的病情。在许多情况下,尽管病人 ISS 得分一样,但其死亡率、短期和长期并发症发生率及将来的工作能力都是很不一样的。

## 【治疗对策】

对多发性骨关节损伤,其治疗原则可以归纳为:抢救生命,保存肢体,有效地处理开放性创伤和骨折。大量资料表明,多发性骨关节损伤的手术治疗,有充分的优越性和广泛的适应证,可缩短住院时间,减轻患者痛苦,有利于护理和治疗,有利于肢体功能的恢复,减少并发症的发生。近年来许多文献强调了对多发性骨关节损伤进行内固定的重要性和必要性,有利于患者的抢救治疗和功能的恢复。

多发性骨关节损伤的早期处理:在治疗时,当患者出现并发症和合并伤处于即刻生命威胁时,抢救生命是首要的,但对于生命体征处于相对稳定或经抢救而相对稳定时,大量资料表明处理骨关节损伤,早期将主要骨干骨折行手术内固定,有利于防止严重并发症及器官功能衰竭,降低死亡率,并为后期功能恢复创造条件。

1.手术时机　对多发性骨关节损伤生命体征不稳定患者,应积极进行复苏及抗休克治疗,一旦生命体征稳定,立即行骨折内固定。合并脏器损伤而需手术者,可先处理脏器损伤,并在同一麻醉下完成主要骨干骨折的手术处理。如为开放性骨折,亦可考虑分组同时进行手术。

总之,应争取在 24 小时内对主要骨干施行手术内固定,对于患者的全身处理、护理及功能恢复均有利。

2.关节内骨折的处理　若缺乏良好内固定材料时,基本要求是尽可能达到解剖复位,得到关节面的平整,并应注意防止旋转和偏移轴线的畸形。有治疗条件者骨折尽可能达到牢固内固定，以利于早期恢复关节功能。在骨折未达到牢固的情况下，要辅以牵引，以在牵引保护下进行早期关节功能锻炼。这应根据骨折损伤类型作内固定的设备条件来决定，万不可在没有牢固内固定又无牵引保护的情况下，一味强调早期活动而导致内固定松动脱落，骨折不愈合。关节内固定时，应同时早期修复损伤的韧带结构，以免日后的关节不稳定。关节内骨折通常有几种类型：①不波及关节负重面的骨折，如膝关节内胫骨嵴撕脱骨折；②波及负重面的骨折，如胫骨髁骨折或髁间骨折；③关节面的塌陷性骨折，如胫骨髁骨折；④波及干骺端部位骨折，如股骨髁间骨折伴有髁上部位粉碎性骨折。

在作骨折内固定时应根据不同骨折类型选用内固定方式，如髌骨骨折可选用张力性固定；单纯股骨髁劈裂骨折可用骨松质螺钉或双端螺纹骨松质螺钉固定；塌陷性胫骨髁骨折，应用支撑性钢板固定；涉及于骺端部位的股骨髁间骨折则应选用角钢板或 DHS 内固定术。

*3.严重开放性骨折的治疗特点* 伴有严重软组织损伤的开放性骨折，作为多发性骨关节损伤的一部分，在处理时应考虑患者的全身状况、手术所需时间、抗感染能力以及伤口愈合能力等，与单一开放性骨折处理不尽相同。

开放性多发性骨关节损伤的处理决定于软组织损伤情况和骨折类型。目前较常用 Gastilo 分类方法，可对开放伤口软组织损伤的严重性有一个初步判断，其基本处理原则应是：Ⅰ型骨折：在清创后可按闭合骨折处理，在闭合伤口后可根据骨折类型作内固定；Ⅱ型骨折：清创后是否闭合伤口和行内固定术应取决于受伤时间、伤口污染严重程度、骨折类型、所具备的技术和设备条件等多种因素；Ⅲ型骨折：因一期清创常不能完全彻底，而不宜一期闭合伤口。骨折的固定可选用外固定架，在确认无感染情况下再闭合伤口和选用其他合适的固定方式。也有人主张髓内固定方式，选用不扩髓的实心内锁髓内钉固定，目的在于有利于防止感染扩散，而不应选用钢板固定。

对于开放性粉碎性骨折患者，为利于骨折愈合，可考虑早期植骨。即使在开放伤口情况下，亦可选用细小骨松质条或骨块植骨。

*4.复杂病例治疗上的矛盾*

(1)同一肢体多发性骨折脱位此种病例经常存在一些矛盾，完全采取保守治疗，往往不切实际。如在整复时，常顾此失彼；外固定常不易保持骨折的稳定；关节的早期活动也受到限制等。因此在条件允许的情况下，应适当放宽内固定指证。当对其中一个部位或两个部位施行内固定后，常可以使矛盾简化，得以早期功能活动，获得较好疗效。分几种情况加以讨论：

①肱骨干骨折合并尺、桡骨干骨折：此种类型最为常见，治疗方法的选择主要取决于尺、桡骨骨折。如移位不大而无需复位，或极易复位且位置稳定者，可采用非手术治疗，分别以夹板或石膏固定。如有明显移位，应行手术切开复位内固定，特别在机器损伤中，尺、桡骨常为开放骨折，手术适应证更强，否则在骨折复位和维持，以及创面处理上，均存在较大的困难，因而大多数均应手术内固定。内固定以尺、桡骨为主，对肱骨干骨折可采用非手术治疗，或也施行内固定。如采用闭合复位和外固定，则以先整复尺、桡骨，后整复肱骨骨折为宜。

②股骨干骨折合并胫腓骨骨折：此类骨折亦较为多见，文献报告中称为“漂浮膝”，同侧股骨干和胫骨干或干骺端骨折使整段膝关节“漂浮”，是一种严重下肢特殊损伤，常危及生命。常伴多发性骨折、多器官损伤，病情危重。休克及脂肪栓塞发生率高，感染率是单处骨折的 3 倍。

治疗上较为困难,一般可在病情稳定24～48小时内处理骨折。如何决定治疗方法应视具体情况而定,一般如两者均较稳定,可将小腿用外固定,而股骨行牵引治疗;如其中之一不稳定,可将不稳定骨折行内固定;对小腿开放性骨折则应行内固定,需做皮瓣修复创面时,则同时行股骨内固定,以利于术中及术后处理。这一矛盾解决不当常造成膝关节功能障碍,因此,不少人均采用股骨闭合髓内钉内固定,可获得较好疗效。对感染率高的开放性浮膝损伤可采用骨外穿针外支架固定,该方法损伤小,远离骨折端,关节可以早期活动。

③骨干骨折合并邻近关节脱位:常见的有股骨干骨折合并髋关节脱位,肱骨干骨折合并肩关节和肘关节脱位,尺桡骨骨折合并肘关节脱位,胫腓骨骨折合并膝关节脱位等。治疗上的关键在于关节脱位能否复位。虽然关节复位由于骨干失去连续性而有一定困难,仍可先试用闭合复位,再根据情况对骨干骨折采用保守或手术治疗。

Ⅰ.股骨干骨折合并髋关节脱位:在充分麻醉下,牵拉患肢同时推挤股骨头,闭合复位仍是可能的。关节复位后如骨折稳定,可行牵引治疗,但多数情况下,行内固定治疗为妥。髋关节需切开复位者,最好先行股骨干骨折切开内固定。

Ⅱ.肱骨干骨折合并肩关节脱位:关节在于肩关节能否复位,如关节已复位,则对肱骨干施行夹板或石膏固定,对肩关节的功能活动并无矛盾;但是如肱骨干骨折位于上1/3,而外固定需包括肩关节者,则以施行内固定为宜。如关节不能闭合复位,可切开复位,同时对肱骨干骨折保守治疗。或先将肱骨干内固定后再整复肩关节脱位。

Ⅲ.肱骨干骨折合并肘关节脱位:肘关节闭合复位多无困难,对肱骨干骨折的处理原则同上,中1/3以上施行外固定不影响肘关节活动者可行保守治疗;下1/3骨折则宜行内固定,以便于肘关节早期活动。

Ⅳ.尺、桡骨干骨折合并肘关节脱位:肘关节闭合复位并无困难,而尺、桡骨骨折往往错位严重,或极不稳定,需要进行内固定治疗,以利于肘关节活动。

Ⅴ.胫腓骨干骨折合并膝关节脱位:在牵引下,两处同时闭合复位,一般多无困难。复位后可行长腿石膏固定;复位困难者,可行切开复位,或同时行胫骨内固定。

④髌骨骨折合并股骨干骨折:由于髌骨骨折需要解剖复位和早期膝关节活动,而股骨干骨折愈合需时较长,故对有错位的髌骨骨折与股骨干骨折均应行切开复位和内固定。

2)双侧股骨骨折非手术治疗,适用于儿童及无条件作内固定者,进行双下肢牵引;手术治疗,适用于成人特别是老年人,选择不稳定的一侧或者易于内固定的一侧施行手术内固定,或分期施行双侧内固定,术后便于早期活动,便于护理和治疗,减少并发症,有利于功能恢复。

3)股骨干骨折合并同侧股骨颈骨折:是一种并不多见的骨折,由于股骨干骨折症状重,体征明显,主诉明确,而同侧股骨颈骨折位置隐蔽,髋部疼痛不如腿痛剧烈,因而忽视对髋关节的检查;加上X线摄片未包括髋关节,而医师对此经验不足,缺乏认识,易导致漏诊。

治疗主要为手术开放复位和内固定。对股骨颈骨折可根据情况采用带血管骨移植或带肌蒂骨移植。

4)截瘫并下肢骨干骨折:常规进行早期下肢骨折开放复位内固定,以便于护理和治疗,预防并发症和保证骨折复位。因为截瘫病人需要经常翻身,不适宜牵引治疗;而实行石膏和夹板外固定,则因下肢感觉和运动麻痹,容易发生褥疮。

（李洪钊）

# 第四节　肩关节

## 一、肱骨近端骨折

### （一）概述

肱骨近端骨折是一种常见的骨折类型，国外大多文献认为其发生率在4%～5%，其中80%～85%肱骨近端骨折为无移位或轻微移位骨折，15%～20%为移位骨折。肱骨近端骨折可以发生于任何年龄组，在青少年组中，由于活动能力增加，骺板相对薄弱，其发生率有所增加，多为Salter-HamsⅡ型骺损伤。

对于老年患者，轻微暴力即可造成骨折，说明肱骨近端骨折与骨质疏松有关。其他流行病学调查也证明这一点。对于年轻患者，一般多为高能量损伤造成。

### （二）功能解剖

肱骨近端有丰富的血供，肱骨头血供主要来自旋肱前、后动脉，了解其血供在临床有重要意义。

在肱骨近端有广泛的骨内、骨外交通支。Laing和Cerber证实旋肱前动脉、旋肱后动脉、胸肩峰动脉、肩胛上动脉、肩胛下动脉和肱深动脉之间有广泛的骨外交通支。Gerber认为肩袖止点下骨质血供并不来自肩袖肌肉，主要来自旋肱前、后动脉。同时他认为，虽然有广泛的骨外交通支，但肱骨头血供主要来自旋肱前动脉的前外侧分支，损伤后由其远端的交通支供应，因此越靠近肱骨头入点处越重要，手术中要注意保护。认识肱骨头的血供，可以帮助我们判断损伤后肱骨头缺血坏死的情况。对于经典四部分骨折，大小结节骨折分离，外科颈骨折移位，肱骨头脱向外侧，其血供破坏严重，坏死可能性大。而外展嵌插型四部分骨折，后内侧折端嵌插，保留了旋肱后动脉的后内侧分支的血供，其坏死率较低。

### （三）受伤机制

肱骨近端骨折与骨质疏松有一定关系，对于老年患者，轻或中度暴力即可造成骨折，常见于在站立位摔伤，即患肢外展时身体向患侧摔倒，患肢着地，暴力向上传导，导致肱骨近端骨折。对于年轻患者，其受伤暴力较大，常伴多发损伤。当肩关节受到直接暴力时，也可以发生肱骨近端骨折。另一种少见的原因是电击伤，可致骨折或骨折脱位，尤其后脱位应给予足够重视，避免漏诊。

### （四）分型及功能评分

肱骨近端骨折较为复杂，其中大部分为无移位或轻微移位骨折，与移位骨折的治疗及预后有明显不同，因此准确分型非常重要，它不仅能反映骨折部位和移位方向，还可以指导治疗和预后，同时可便于治疗的比较和总结。以往肱骨近端骨折多按骨折线的部位（如解剖颈骨折、外科颈骨折、大结节和小结节骨折）或按受伤机制及成角方向来分类（如外科颈骨折分为内收型、外展型等)。这些分型方法不能完全概括肱骨近端骨折,对复杂的骨折不能清楚地记述,文献中常常发生混乱。基于以上问题,Neer 在 1970 年提出新的分类方法,目前已广泛使用。

1.分型

(1)Neer 分型:Neer 在 Codman 分类基础上,根据肱骨近端四个解剖部位,即肱骨头、大结节、小结节和肱骨干,及相互之间移位程度来进行分类的。认识其解剖部位及骨折后移位方向极为重要。当大结节骨折后,其在冈上肌、冈下肌和小圆肌牵拉下向后上方移位;小结节骨折在肩胛下肌牵拉下向内侧移位;外科颈骨折后,胸大肌将远折端向内侧牵拉。正确投照的 X 线片对判断骨折移位尤其重要,一般要求投照肩胛骨正位片、肩胛骨侧位片及腋位片,必要时结合 CT 进行诊断。

Neer 分类系统中,应当正确理解其分类概念,而不能仅把它作为一个数量分级。当肱骨近端 4 个解剖部位中,任何一个部位骨折后,其分离移位大于 1cm 或成角大于 45°,即认为其发生移位,而不是强调骨折线的多少。虽然一个肱骨近端骨折有多条骨折线,但其四个解剖部位之间相互移位小于 1cm 或成角小于 45°,即视为无移位或轻微移位骨折,或称一部分骨折。当其中仅一个部位骨折并且移位时,称之为两部分骨折,它有 4 种形式,即解剖颈骨折、大结节骨折、小结节骨折或外科颈骨折。当肱骨近端 4 个解剖部位中,有 2 个部位骨折并且移位时,称为三部分骨折,它有 2 种形式,常见的是大结节、外科颈骨折,另一种为小结节、外科颈骨折。当肱骨近端 4 个解剖部位均发生骨折移位时,称为四部分骨折,此时肱骨头向外侧脱位,血液供应破坏严重,极易发生缺血坏死。Neer 分型中也强调了骨折脱位,根据脱位方向分为前脱位、后脱位,根据骨折部分分为两部分骨折脱位、三部分骨折脱位及四部分骨折脱位。对于肱骨头压缩骨折,根据其压缩程度进行分级,即小于 20%、20%～45%或大于 45%。肱骨头劈裂骨折是指肱骨头关节面劈裂成几个部分,而不是指附着于大结节或小结节骨折上的小部分肱骨头(小于 10%或 15%),肱骨头劈裂骨折多为严重的暴力创伤所致,常与其他肱骨近端骨折同时存在。

肱骨近端骨折的 Neer 分型较为复杂,有学者对其可靠性及可重复性进行了调查,Sidor 及其同事调查发现其组内可重复性高于组间可靠性,医生的经验和专业水平是非常重要的因素。Neer 和 Rockwood 也认为,即使最有经验的专业医生在诊断方面也会有疑问,需要手术证实。有学者认为 CT 可能对诊断有一定帮助。

(2)AO 分型:AO 分型是以损伤的严重程度和肱骨头坏死几率为基础,更强调肱骨头血供的破坏。它认为当任何一个结节与肱骨头相连时,肱骨头仍可以有适当的血供。它共分为 A、B、C 三型,每一型又根据骨折的移位程度、方向、折端是否嵌插及是否合并脱位分成不同亚型。

1)A 型骨折:指关节外骨折,仅包含一个结节,伴或不伴干骺端骨折;$A_1$ 型为关节外单一结节骨折;$A_2$ 型为关节外单一结节骨折,伴稳定的干骺端骨折;$A_2$ 型为关节外单一结节骨折,伴不稳定的干骺端骨折。A 型骨折发生肱骨头坏死的可能性极低。

2)B 型骨折:指关节外骨折,其中大小结节均骨折,同时伴干骺端骨折或盂肱关节脱位。Bl 型为关节外骨折,大小结节均骨折,伴稳定的干骺端骨折;$B_2$ 型为关节外骨折,大小结节均骨折,伴不稳定的干骺端骨折;B3 型为关节外骨折,大小结节均骨折,伴盂肱关节脱。B 型骨折发生肱骨头坏死的可能性相对较低。

3)C型骨折：指关节外骨折，且肱骨头血供受到明显破坏。$C_1$ 型为轻微关节段骨折(解剖颈骨折)；$C_2$ 型骨折伴明显移位；$C_3$ 型骨折伴肩关节脱位。C型骨折发生肱骨头坏死的可能性较高。

AO分型较为复杂，其应用不如Neer更为广泛。有学者对两种方法进行了比较，AO分型中的组间准确性并不强于Neer分型，且两种方法之间的可靠性很低。

2.评分系统

一个科学、有效的评分系统对手术结果的评估十分重要。针对肩关节目前存在很多评分系统，如HSS评分、UCLA评分、Neer评分、Constant-Murley评分以及ASES评分(美国肩肘医师评分)等。这些评分的设计都是将疼痛、功能(进行日常活动及特定活动的能力)、活动度以及肌力等方面进行综合评价，但由于各个评分系统对不同方面权重的不同，导致应用不同评分所得到的结果不尽相同，因而不能在不同病例系列之间进行有效的比较。近些年来人工肩关节置换在临床中的应用越来越广泛，因此迫切需要制订一个全世界公认的标准评分系统，使世界各地的骨科医师更加方便地交流，并且可以对不同系列的病例进行有效的对比。下面将对一些常用的评分系统作简单介绍。

Neer评分是应用最为广泛的评分系统，尤其是北美地区，其满分为100分，其中疼痛35分，功能30分，活动度25分，解剖结构的重建(通过术后X线片)10分。其特点是评分中包括了对解剖结构重建情况的考虑。Constant-Murley评分是在欧洲应用最为广泛的评分系统，其满分也为100分，包括患者的主观评估如疼痛15分、功能20分，以及客观评估如活动度40分、三角肌肌力25分，2个组成部分。因此其特点为对主观评估结果和客观评估结果存在不同的权重(主观35分，客观65分)。UCLA评分同样包括了疼痛10分、功能10分及活动度10分3项内容的评估，并附加了患者的满意度5分。其特点是给予3项评估内容相同的权重，因此某一项评估的优良结果不能掩盖其他项评估的较差的结果。ASES评分是近年来为统一标准化评分系统而制订的一套评分，包括患者自我主观评估和医师客观评估2个部分。自我主观评估包括疼痛、稳定度和功能3个部分，疼痛和稳定度按1～10分级进行自我评定，功能评分通过10个日常生活活动的完成情况进行评定。医师客观评估包括活动度、肌力、稳定性以及是否存在各种体征(如局部压痛、撞击等)。最后的评分仅由自我主观评估部分的得分计算得出(疼痛50%，功能50%)。值得注意的是ASES评分的应用日趋广泛，希望其能够成为一个公认的肩关节功能评分系统。

### (五)临床表现

肱骨近端骨折后最明显的表现是疼痛、肿胀、活动受限，因肩部软组织较厚，畸形表现不明显。在检查过程中应仔细询问受伤过程，常见的原因是间接暴力伤。在青少年，受伤时身体向后摔倒，患肢外展，肘关节伸直腕关节背伸位着地，暴力向上传导，造成肱骨近端骨折；对老年患者，轻微暴力即可造成骨折，患肢常为外展位。青壮年多为直接暴力伤，多来自外侧或前外侧，注意是否有其他合并伤，如颅脑损伤、胸部创伤等。询问病史时要注意是否有癫痫发作、电击或电治疗病史，此时常致肩关节后脱位或骨折脱位。

体检时患肩明显压痛，可触及骨擦感。伤后24～48小时可见淤血斑，受伤严重者伤后数天可向上臂胸部蔓延。在骨折脱位时，肩关节空虚，前脱位时肩关节前方饱满，肩峰突出，肩关节后方扁平，明显方肩畸形；后脱位时肩关节后方饱满，喙突明显突出，肩关节前方扁平，合并外科颈骨折时，外旋受限可能不明显。诊断需靠良好的X线片或CT。

发生肱骨近端骨折时必须检查患肢的血管神经。肱骨外科颈骨折时远折端向内侧移位，可能伤及腋动脉。腋神经损伤最常见，注意检查肩外侧的皮肤感觉，但无特异性，感觉正常不能除外腋神经损伤。早期因疼痛无法检查三角肌收缩。因三角肌失张力，可导致肩关节半脱位，但4周后仍持续，则应注意区别是否腋神经麻痹。同时注意检查胸部损伤，有肩关节骨折脱位后肱骨头脱向胸腔的报道。对于严重暴力损伤，注意是否合并血气胸。

### （六）X线诊断

清晰准确的X线片对肩部创伤诊断有重要意义，可以帮助判断骨折的部位、移位程度及骨折脱位的方向。在肩部创伤诊断中必须投照3个相互垂直平面的平片，即创伤系列片，包括肩胛骨正位X线片、肩胛骨侧位X线片（肩胛骨切线位片）和腋位X线片。

由于肩胛骨平面与冠状面成30°～40°角，盂肱关节前倾，普通的肩关节前后位片实际为肩关节斜位片。在投照真正的肩胛骨正位片时，患肩紧靠片盒，健侧向前倾斜约40°，此时投照肱骨头与肩胛盂无重叠，清楚显示关节间隙，肩盂前后缘完全重叠，肩关节发生脱位时，则正常肩关节间隙消失，肱骨头与肩胛盂重叠。当外科颈骨折时，肩关节正位片不能充分反映骨折移位的方向，造成错误印象，导致治疗选择不正确。对于骨折畸形愈合或其他陈旧病变，需在AP位测量颈干角（解剖颈的垂直线与肱骨干中心线的夹角），投照时肩关节应处于旋转中立位，外旋时颈干角减小，内旋时颈干角增大。

在投照真正的肩胛骨侧位X线片时，患肩外侧紧靠片盒，健侧向前倾斜约40°，X线束在肩胛冈下切线为通过。肩胛骨投影为Y形结构，前方分叉为喙突，后方为肩峰，垂直一竖为肩胛体投影，肩盂位于Y形结构的中心。在真正的肩胛骨侧位片上，可清晰显示外科颈骨折向前成角，大小结节骨折及肩关节前后脱位。对于肱骨近端骨折，只有在真正的肩胛骨正侧位片才可清楚判断其移位成角的方向和大小，普通的肩关节前后位和穿胸位片均为肩关节斜位片，不能真正反映移位、成角及脱位情况。对于肱骨近端骨折患者，在颈腕吊带制动下可轻松投照。

腋位X线片可清晰显示盂肱关系，在肱骨近端骨折时应设法拍照。投照时，尽量取仰卧，患肩外展约70°～90°（避免加重骨折移位），片盒置于肩上，X线束稍低于身体，由腋下向上投照。在新鲜损伤患者，因疼痛肩关节外展明显受限，可按Bloom和Dbata提出的改良腋位法投照，即Velpeau位。投照时患者站立位，上半身向后倾斜约30°，片盒放于腋下，X线束从上向下垂直投照，但其影像重叠较多，临床应尽量仰卧位投照。

在清晰的腋位片上，可以准确诊断肩关节后脱位、大小结节骨折移位方向和程度、盂缘骨折及肱骨头骨折。

对于复杂的肱骨近端骨折，创伤系列的X线片加上CT影像，可以提供更准确的信息。虽然有文献认为CT对肱骨近端骨折的分型并无明显的意义，但我们认为CT在判断大小结节移位、肱骨头劈裂骨折、压缩骨折、盂缘骨折及骨折脱位方面有很大帮助，在临床上应结合使用。

MRI对于软组织损伤的诊断有明确意义，尤其是肩袖、肱二头肌腱、盂缘的损伤，但其费用较高，临床一般不作为常规检查。当大结节处有小片撕脱骨折时，因对冈上肌腱、冈上下腱及小圆肌腱损伤不能完全了解，可考虑做MRI检查。肱骨近端骨折及骨折脱位可造成腋动脉、旋肱前动脉、旋肱后动脉损伤，其发生率较低，临床检查过程中，一旦怀疑血管损伤，可通过血管造影来明确诊断。

### （七）治疗

1.*无移位或轻微移位骨折*　肱骨近端骨折中，80%～85%为无移位或轻微移位骨折，在Neer分型中又称一部分骨折。一般保守治疗可取得满意结果，即颈腕吊带制动，早期功能锻炼。但我们认为治疗中要明确骨折的稳定性，以免造成骨折进一步移位。

稳定性骨折采用简单的颈腕吊带制动即可。当伤后1周，疼痛肿胀等症状明显好转，即可开始功能锻炼。颈腕吊带制动4～6周，主要增加肩关节的活动范围。当X线上出现愈合迹象后，可进行主动的功能锻炼，同时开始三角肌、肩袖肌肉的等长收缩锻炼。随着肩关节主动活动范围的增加，可进行三角肌、肩袖肌肉的等张收缩锻炼。12周左右可进一步增加肩关节力量、活动范围的锻炼。

不稳定性骨折常见为外科颈粉碎骨折。对此类骨折，需采用标准的颈腕吊带制动。因骨折端不稳定，制动时间相应延长，直到折端稳定，但一般不超过2～3周，即可开始功能锻炼，但需在医生的帮助下进行。其锻炼基本同上述。肩关节的功能锻炼过程中，要注意活动应发生在真正的盂肱关节，而不是发生在骨折端。当6周左右X线上出现愈合迹象后，被动活动范围才可增加。对此类骨折，过度的被动活动或过早的主动活动可导致骨折移位。

2.*两部分骨折*　两部分骨折共有4种类型，即解剖颈骨折、大结节骨折、小结节骨折和外科颈骨折，其中外科颈骨折最常见。

(1)解剖颈骨折：此类骨折罕见，平片很难诊断，必要时需结合CT。解剖颈骨折位于大小结节上方，无软组织附着，肱骨头骨内、骨外交通支均遭到破坏，极易发生坏死。骨折后，肱骨头部分很小，且主要位于关节内，闭合复位很难成功，保守治疗结果很差。对于年轻患者，一般建议采用切开复位内固定。对于年龄较大的患者，可采用人工关节置换术。

(2)外科颈骨折：对于无移位或轻微移位的外科颈骨折，经保守治疗即可取得满意结果。

对移位的外科颈骨折，经闭合复位后，可采用颈腕吊带固定、经皮穿针固定或外固定架固定。两部分外科颈骨折不同于肱骨干骨折，不能使用悬垂石膏，以免造成折端分离，增加不愈合的机会。闭合复位后，采用O形石膏固定，也很难控制骨折端，同时可导致患者诸多不适。对于肱骨外科颈粉碎骨折，骨折端明显不稳定，但移位不大，“披肩”石膏固定可起到一定作用。外科颈骨折后，因胸大肌、背阔肌均可牵拉远折端向内移位，应避免上肢外展，因此不建议使用外展架。对于前屈内收位支架固定，逐步纠正向前成角也值得怀疑，同时造成患者很不舒服。闭合复位不成功，则切开复位内固定。

两部分外科颈骨折合并肩脱位较为少见，一旦发生，几乎均为前脱位。虽然原始两部分外科颈骨折脱位并不常见，但医源性损伤并不少见，多为肩关节脱位时粗暴整复所造成。两部分外科颈骨折脱位也可以在麻醉下复位成功，但复位很困难，应避免反复暴力复位。复位不成功，可采用切开复位内固定。两部分外科颈骨折脱位的手术指征包括：①合并血管损伤；②开放骨折；③闭合复位失败；④肩脱位伴无移位的外科颈骨折。手术方法包括：

1)闭合复位经皮穿针固定：通过我们的经验我们认为经皮穿针固定的适应证包括：①两部分外科颈骨折；②存在外科颈嵌插骨折的两部分大结节骨折；③外展嵌插四部分骨折。

一定程度的骨质疏松并不是经皮穿针固定的绝对禁忌证。但生物力学实验结果表明穿针固定的生物力学强度低于诸如钢板螺钉固定或髓内固定等其他固定方式，因此对于存在极为严重骨质疏松或外科颈骨折粉碎极为严重，尤其是内侧骨皮质粉碎严重的患者不适于进行穿针固定，其他诸如钢板螺钉内固定、张力带固定或缝合固定等方式同样不适于存在骨质疏松情况的骨折，而应采用髓内固定的方式进行治疗。对于单一骨折的两部分大结节骨折、两部分小结节骨折和/或合并脱位的情况亦不适于经皮穿针固定，为达到满意有效的复位和固定应进行切开复位缝合内固定。

2)切开复位内固定：若闭合复位不能获得成功、不稳定骨折、严重粉碎骨折或经皮穿针固定不满意者，可采用切开复位内固定。治疗时可采用的固定方式包括使用不吸收线的缝合进行固定或改良 Ender 针加张力带固定，以及 T 形钢板固定。近年来面世的锁定钢板固定系统可以很好地避免上述缺点，具有良好的应用前景。

(3)两部分大结节骨折：根据 Neer 分类标准，当移位大于 1cm 时即应手术，但目前认为，大结节骨折不同于其他部位骨折，移位时容易引起症状，当移位大于 0.5cm 时即应手术。对于骨质良好的者，可采用螺丝钉固定；对于骨质疏松者，可采用折块间缝合加“8”张力带固定。术后可早期进行肩关节被动功能锻炼，6 周后愈合迹象明显时开始行主动功能锻炼。

两部分大结节骨折合并肩脱位较常见，其占肩关节前脱位的 33%。治疗时首选闭合复位。肩关节脱位复位后，大结节基本恢复到正常的解剖位置。复位后颈腕吊带制动，症状消失后即可被动功能锻炼，制动持续 3～4 周。大结节骨折脱位经保守治疗可获得满意的结果。但当肩关节复位后大结节移位仍很明显，当移位超过 5mm 时就应手术治疗。

(4)两部分小结节骨折：对于移位明显的骨块，若不复位，可影响肩关节内旋。手术可采用三角肌～胸大肌间隙入路。对于骨质良好者可用螺丝钉固定。疏松者可用上述折块间缝合加“8”字张力带固定方法。

两部分小结节骨折合并肩脱位常为后脱位，小结节撕脱骨折。新鲜损伤治疗首选闭合复位，最好在麻醉下进行。术后拍片证实复位及小结节移位情况。若肩关节复位且小结节无明显移位，用支具或肩人字石膏将患肢固定于外展 10°～15°、后伸 10°～15°及外旋 10°～15°位，3 周后开始功能锻炼。若小结节明显移位，可切开复位内固定。

3.三部分骨折　对于三部分骨折，保守治疗结果较差。目前趋势认为，对于并不极其复杂的三部分骨折，切开复位内固定有较高的满意率。手术操作要轻柔，避免过多的软组织损伤。对于骨质严重疏松或骨折严重粉碎者，采用切开复位内固定很难达到满意的复位和固定，术后容易发生不愈合、畸形愈合和肱骨头坏死等并发症，且术后不能进行早期功能锻炼，预后较差，可一期行人工肩关节置换。

对于三部分骨折脱位，肱骨头血供破坏严重，仅一个结节与肱骨头相连，可提供部分血供。共有前脱位及后脱位两种形式。对于年轻骨质良好的患者，可采用切开复位内固定，而对于严重粉碎及骨质疏松患者，人工关节置换可作为首选。

4.部分骨折

(1)外展嵌插型四部分骨折:目前的治疗趋势认为,对于年轻骨质良好的此类骨折,采用经皮撬拨复位、内固定的手术方法,可取得较高的满意率和较低的坏死率,同时可获得较好的满意率。但对于老年骨质疏松者,也可首选人工关节置换,这样可避免软组织瘢痕粘连、挛缩,大小结节畸形愈合等并发症,减小手术难度,以利术后恢复。

(2)"经典"四部分骨折及脱位:"经典"四部分骨折是指肱骨近端四个解剖部分完全分离,肱骨头移向外或后方,此时肱骨头血供破坏较重,容易发生缺血坏死,保守治疗一般不满意。这类骨折是人工肩关节置换最常见的适应证。

另外需要特别强调,对较年轻的复杂肱骨近端骨折的患者,选择人工肩关节置换作为治疗手段应十分谨慎。Sperling 等认为,从长期随访结果来看应用人工肩关节置换手术治疗复杂肱骨近端骨折可显著改善患者的疼痛症状,并在一定程度上改善活动度,但当使用一种评分系统进行评估时,接近一半的年轻患者的结果不满意,因此对 50 岁以下的年轻患者应用人工肩关节置换时应十分谨慎,在条件允许的情况下尽可能使用切开或闭合复位、内固定的方法治疗。

5.肱骨头劈裂和塌陷骨折　肱骨头塌陷骨折常合并于肩关节脱位中,尤其后脱位常见。根据塌陷程度分为小于 20%、20%～45%及大于 45%,不同的塌陷程度可采取不同的治疗方法。当塌陷小于 20%时可保守治疗,肩关节脱位复位后,塌陷处不做特殊处理。当塌陷在 20%～45%同时合并肩关节后脱位时,可采用改良的 McLaughlin 手术,小结节截骨,移至塌陷处,用螺丝钉固定。当塌陷大于 45%时,建议人工关节置换。肱骨头劈裂骨折常合并外科颈骨折或大小结节骨折,仅对年轻骨质良好的患者可行切开复位内固定,但手术较困难,且预后较差。一般建议人工关节置换。

### (八)并发症

肱骨近端骨折并发症常见,临床治疗很困难。常见的并发症有神经血管损伤、畸形愈合、不愈合、肩峰下撞击、肱骨头缺血坏死、感染等。这些并发症不仅由损伤本身造成,也常由不适当的诊断和治疗所造成。对于肱骨近端骨折,错误的诊断常常导致错误的治疗,是造成畸形愈合、不愈合常见的原因。

1.神经损伤　在肩关节创伤中,最容易导致神经症状的损伤类型为肩关节前脱位、大结节骨折合并肩关节前脱位及外科颈水平的骨折。最长受累的神经有腋神经、肩胛上神经、桡神经和肌皮神经,其中腋神经最常见,这与其解剖位置及走行有关。

肱骨近端骨折中,与神经损伤的因素有很多,如创伤类型、暴力大小、外科颈骨折位置及移位程度、是否合并肩脱位、年龄、血肿形成及手术损伤。有文献报道,在三、四部分骨折切开复位内固定中,神经损伤达 17.4%。

肱骨近端骨折及骨折脱位合并神经损伤临床上并不少见,在急性损伤中,由于患者一般情况较差或局部疼痛、肿胀、活动受限,很难进行准确的神经检查。对于腋神经损伤,仅检查肩及上臂外侧皮肤感觉是不够的,皮肤感觉正常不能除外其运动支的损伤,这在 EMG 检查的研究中已证实。神经检查可在骨折端已稳定或骨折已初步愈合情况下进行,通过临床物理检查或 EMG 证实是否有神经损伤。检查的肌肉应包括三角肌、肩袖肌肉、斜方肌、前锯肌、菱形肌、肱二头肌和肱三头肌。

肱骨近端骨折合并神经损伤者，大多数经保守治疗可恢复。在观察2～3个月后神经无恢复迹象的，可手术探查。

2.血管损伤　肱骨近端骨折合并血管损伤很少见，临床上不易发现，可导致严重后果。其中常见腋动脉损伤，损伤位于旋肱前动脉起点以上。由于肩关节周围有丰富的侧副循环，腋动脉损伤后，肢体远端的血供可由侧副循环代偿，常常容易漏诊。血管损伤与患者年龄、受伤机制、骨折部位及移位程度有关。

交通伤或高能量损伤是造成肱骨近端骨折合并血管损伤的主要原因。对于老年患者，由于动脉硬化，血管弹性减小，很容易受到牵拉损伤，即使轻微创伤或轻微移位骨折也可造成血管损伤。在肱骨近端骨折中，最容易造成血管损伤的骨折类型为外科颈骨折。

根据损伤病理不同，血管损伤可分为完全断裂、由于分支牵拉造成主干撕裂或血管内膜损伤导致血管栓塞。

当确诊血管损伤后，应早期手术探查修复。有学者认为，由于侧支循环供应，虽不致造成整个肢体坏死，但因血循环供应不足，约2/3患者留有上肢功能障碍。手术中，首先将肱骨近端骨折复位固定。血管损伤可行端端吻合或血管移植。

3.不愈合　肱骨近端骨折不愈合并不多见，常与骨折粉碎程度、移位大小及治疗方法的选择有关。但文献也有关于无移位骨折发生不愈合的报道。最常发生不愈合的部位在外科颈。肱骨近端骨折不愈合常与治疗不当有关，如使用悬垂石膏治疗。肱骨近端骨折与肱骨干骨折不同，临床治疗中应加以区别，对于肱骨近端骨折选用悬垂石膏治疗时，由于重力作用常常使骨折端发生分离，导致不愈合，因此应加以避免。

肱骨近端骨折不愈合常常发生在保守治疗后。当骨折移位严重、折端明显粉碎或不稳定、折端内软组织嵌入时，采用保守治疗可导致不愈合发生。手术失败也可导致不愈合的发生，如骨质疏松时强行采用切开复位内固定、内固定选择不当及感染等。对于肱骨近端骨折的治疗，应根据不同情况具体分析，例如外科颈骨折，虽然移位不明显，但骨折端粉碎不稳定，保守治疗发生再移位或不愈合可能性较大，此时也应手术治疗，采用闭合穿针或切开内固定。

肱骨近端骨折不愈合可通过平片即可诊断，必要时可结合CT。一旦确诊不愈合，即应手术治疗。但此时肱骨头明显疏松，骨折周围软组织粘连，折端假关节形成，手术难度较大。在两部分部分外科颈骨折不愈合中，对于骨折良好或年轻患者，手术可采用切开复位内固定，术中松质骨植骨。切开复位内固定可明显缓解疼痛，但活动范围恢复并不显著。对于骨质明显疏松的老年患者，可采用人工关节置换术。对于三或四部分骨折不愈合，切开复位内固定很困难，同时肱骨头容易发生坏死，可直接考虑人工关节置换。对于不愈合时间较长，关节盂明显退形性变或软骨剥脱，可行人工全肩置换术。肱骨近端骨折不愈合或畸形愈合患者，一般不考虑肱骨头切除或肩关节融合术，只有在臂丛神经完全损伤不能恢复或肩外展无法恢复时，为缓解疼痛，才可以行此类手术。

4.畸形愈合　畸形愈合常继发于不当的保守治疗及失败的手术治疗，明显的畸形愈合可导致患肩疼痛、功能障碍。由于大小结节在肩袖肌肉肌腱牵拉下的回缩，骨干在胸大肌牵拉下的内侧移位以及周围软组织粘连，临床治疗相当困难。

肱骨近端骨折畸形愈合最常见的原因是原始诊断不明确,各部位移位方向及程度判断不准确,导致错误的治疗。如外科颈骨折时未投照肩胛骨侧位片,无法判断并纠正其向前成角的大小,导致向前成角畸形愈合,影响肩关节前屈上举。大结节骨折后向上方移位,畸形愈合后导致肩峰下撞击,影响外展。因此,肱骨近端骨折发生后,投照正确的X线片及准确判断各部位移位方向及程度至关重要。虽然有些骨折原始移位并不大,但其存在一定的不稳定因素,保守治疗过程中继发移位,导致畸形愈合或不愈合。因此,应仔细分析骨折的性质,选择正确的治疗方法,避免发生此类情况。肱骨近端骨折畸形愈合也可继发于手术治疗后。手术复位不足,内固定选择不当,固定不牢固常常导致畸形愈合的发生。

对于肱骨近端骨折畸形愈合患者,应根据患者的年龄、功能要求程度、是否耐受手术、术后能否配合功能锻炼及是否合并不能恢复的神经损伤来选择治疗方案。对于年轻功能要求较高患者可积极手术治疗。

(1)两部分外科颈骨折畸形愈合:外科颈骨折畸形愈合常发生在多个平面,包括向前成角、内收内旋畸形。向前成角可使前屈上举受限。明显的内收畸形使大结节相对上移,外展时发生肩峰下撞击。外科颈骨折畸形愈合时,三角肌止点相对上移,肌力减弱。外科颈骨折畸形愈合时肩关节活动范围可通过肩胛胸壁关节代偿,但过多的代偿会引起疼痛不适,产生创伤后翼状肩胛。

外科颈骨折畸形愈合可通过截骨重新固定来治疗。

(2)两部分大结节、小结节畸形愈合:大结节、小结节骨折移位,相当于肩袖撕裂损伤,导致肩袖功能障碍,影响肩关节活动。大结节骨折畸形愈合更常见,更容易引起肩关节功能障碍。常有两种畸形愈合类型,一种是在冈上肌牵拉下向上方移位,平片很容易诊断。大结节移位后不仅影响冈上肌功能,同时也像楔子一样嵌入肩峰下间隙,影响肩关节外展。另一种是在冈下肌、小圆肌牵拉下向后方移位,因其与肱骨头重叠,平片有时容易漏诊,需要良好的腋位相或结合CT诊断。向后移位的大结节不仅阻挡肩关节外旋,同时也影响冈下肌、小圆肌功能,使外旋肌力减弱,影响肩关节外展外旋。

小结节骨折移位后畸形愈合很少见,一般在肩胛下肌的牵拉下向内侧移位,不仅导致肩关节内旋受限,同时也影响肩胛下肌功能,它是肩关节前方动力稳定的重要因素。当明确移位大于0.5cm时即可手术治疗。手术彻底松解回缩的结节骨块,必要时松解关节囊、肩峰下间隙,或行肩峰成形术。将结节骨块连同所附着的肩袖肌腱复位到正常的解剖部位,可采用张力带或螺丝钉固定:

(3)复杂的畸形愈合:对于三部分、四部分骨折畸形愈合,由于多种畸形同时存在,使其治疗更为复杂。手术广泛剥离,多部位截骨,手术风险大,肱骨头更容易发生坏死,术后结果难以预测。只有对年轻骨质良好患者,才可考虑重新切开复位内固定。对于明显疼痛、功能受限且骨质疏松患者,人工关节置换是一良好选择。

*5.肱骨头缺血坏死*　肱骨头缺血坏死在临床上并不少见,尤其在三或四部分骨折中,旋肱前动脉分支在结节间沟外上方进入肱骨头处受到破坏,同时肩袖止点处骨折,进一步破坏肱骨头血供,导致肱骨头缺血坏死。

创伤后肱骨头缺血坏死的主要临床表现是肩关节疼痛、活动障碍,当伴有大小结节畸形愈合及盂肱关节骨性关节炎时，症状更为突出，一般需人工关节置换来缓解疼痛、改善功能。也有文献认为，即使肱骨头缺血坏死，盂肱关节保持完整，大小结节在正常的解剖位置愈合，肩关节也可以有良好的功能。

6.*创伤后肩关节僵硬* 造成肩关节僵硬的主要原因是骨折后或手术后缺少适当的肩关节功能锻炼，导致肩关节活动范围严重受限。一般可先在麻醉下推拿，但注意避免造成再骨折，尤其是骨质疏松患者，应特别小心。麻醉下推拿不满意的患者，可手术松解，切除瘢痕，必要时松解关节囊，术后正确指导功能锻炼。

7.*创伤后关节炎* 肩关节创伤后关节炎是指创伤后盂肱关节的退形性改变，主要表现为肩关节疼痛、僵硬及活动障碍。对于盂肱关节，轻度的关节面不对称是可以接受的。关节盂骨折后，关节面移位在 5mm 仅为相对手术指征，移位大于 1cm 为绝对手术指征。肱骨近端骨折后肱骨头坏死、畸形愈合、不愈合、陈旧骨折脱位、合并血管神经损伤是造成肩关节创伤后关节炎的常见原因，瘢痕挛缩、肩袖及三角肌损伤也常常造成肩关节创伤后关节炎。

对于轻度创伤后关节炎，可采取药物治疗及理疗。使用非甾体类抗炎药缓解疼痛。物理治疗主要增加肩关节活动范围，增强肩袖肌肉及三角肌力量。对于保守治疗不满意者，全肩人工关节置换是一良好选择。一般不采用肩关节融合，只有当臂丛神经、肩袖、三角肌损伤不能恢复时，才可考虑。

### （九）预后与康复

功能锻炼是肱骨近端骨折术后取得良好效果的重要环节，即使手术复位再好，没有术后正确的功能锻炼，也很难取得满意结果。具体方法应根据骨折的类型、稳定性、手术方法、固定是否牢固及患者理解程度来决定。术前术后对患者的交代及指导至关重要。早期锻炼时应尽量减轻疼痛，消除疑虑。目前常用的功能锻炼分 3 个阶段，既被动功能锻炼、主动功能锻炼及加强活动范围和力量锻炼。

第一阶段：此阶段为被动功能锻炼，以增加活动范围为主，尽量减少关节囊、韧带等软组织粘连。对无移位或轻微移位骨折和经闭合复位后的稳定骨折，在一周后即可开始被动功能锻炼：早期进行钟摆样锻炼（可在颈腕吊带下）。随着症状好转，进行外旋锻炼。3 周后骨折进一步稳定，在医生的帮助下进行前屈锻炼。

对手术固定较牢固的患者，术后 1～2 天即可开始。主要进行钟摆样锻炼及在医生的帮助下进行前屈锻炼、外旋锻炼，4 周后可进行肌肉等长收缩锻炼。

第二阶段：此阶段为主动功能锻炼，一般在 X 线下出现愈合迹象后开始，逐步增加三角肌及肩袖肌力。主要在仰卧位下主动前屈。注意保持屈肘位减少上肢重力，利于前屈锻炼。后逐步在坐位或站立位下进行。可用橡皮带增加内外旋锻炼。可鼓励患者双手抱头，进行上肢外展外旋锻炼。

第三阶段：主要加强活动范围和力量锻炼。上肢可倚于墙上，用力加强前屈，以伸展肩关节。3 个月后可逐步开始力量锻炼。

## 二、肩胛骨骨折

### （一）概述

肩胛骨为一扁宽形不规则骨，位于胸廓上方两侧偏后，在肩关节活动中起重要作用。肩胛骨平面与冠状面成30°～40°角，内缘与脊柱夹角约3°，通过其周围的丰厚肌肉固定于胸壁，经肩锁关节、锁骨和胸锁关节与躯干相连，经盂肱关节与上肢相连。肩胛骨与胸壁之间虽然没有真正的关节结构，但具有像关节一样的较大范围和较复杂的活动，常称之为肩胛胸壁间关节。肩胛骨不仅为上肢活动提供肌肉止点，同时通过肩胛胸壁关节的活动协助上肢完成肩关节的外展上举、前屈上举等运动。

肩胛骨骨折的发生率比较低，文献报道认为其发生率占肩胛带骨折的3%～5%，占全身骨折的0.4%～1%，积水潭医院资料统计仅占0.19%。肩胛骨骨折的低发生率可用以下原因解释：①肩胛骨边缘骨质明显增厚；②肩胛骨在胸壁上有很大活动，可使受到的外力得到缓冲；③肩胛骨前后丰厚的肌肉组织的保护。间接暴力和直接暴力均可导致肩胛骨骨折。当患肢外展位摔倒时，暴力经过盂肱关节传导至肩胛骨，导致骨折发生。直接暴力多为交通伤或高处坠落伤，暴力直接作用于肩胛骨导致骨折，并常常伴有其他合并伤：

### （二）实用解剖

1.骨性结构　肩胛骨为三角形扁骨，位于胸廓后外侧上部，介于第2到第7肋骨（或肋间隙）之间，其外上角、下角及外侧缘增厚，为肌肉提供强有力的止点。

肩峰为肩胛骨外侧突起，是肩关节最高点，其为三角肌提供止点，向内侧与锁骨形成肩锁关节。肩峰与肱骨头之间为肩峰下间隙，其下方有肩袖肌腱通过，肩峰底部的形状与肩袖退变有明显关系，Bigliani将肩峰底部形状分成3种类型：平坦形、弯曲型及钩形，其中钩形与肩袖撕裂退变关系明显。肩峰由4个骨化中心形成，未正常闭和的骨骺称之为肩峰骨，常与肩峰骨折相混淆。

喙突与锁骨通过喙锁韧带相连，人群中大约有1%的喙突与锁骨骨性相连或形成关节。喙突基底内侧为肩胛骨上切迹，上方有上肩胛横韧带相连，其中韧带下有肩胛上神经通过，韧带上方有肩胛上动静脉通过。喙突基底骨折及肩胛骨骨折有可能损伤到此神经。

肩胛盂呈梨形，表面覆盖关节软骨，其关节面相当于肱骨头关节面的1/4～1/3。在肩胛骨平面上，关节盂几乎与肩胛骨垂直，其与矢状面成角约3°～5°。在正常人中肩胛盂后倾约占75%，平均后倾7.4°。

2.肩胛骨周围肌肉及韧带组织

(1)肩胛骨周围肌肉：主要有背阔肌、斜方肌、大、小菱形肌、肩胛提肌、前锯肌、胸小肌、锁骨下肌，主要维持肩胛骨动力稳定，完成肩胛骨在不同方向的活动，为上肢活动提供稳定的平台。

(2)肩胛骨周围的关节韧带：上肢带骨是通过锁骨与躯干相连。肩峰与锁骨通过肩锁关节相连。喙突与锁骨之间有坚强的喙锁韧带相连，加强肩锁关节的稳定。喙突与肩峰之间有喙肩韧带相连，构成肩关节顶部，防止肱骨头向上脱位。肩胛骨关节盂与肱骨头之间有盂肱韧带相连。肩胛骨的稳定除靠韧带组织外，更主要的是依靠其周围的肌肉组织之间的协同或拮抗作用来完成的。

(3)肩胛-胸壁连接：肩胛骨与胸壁间连接虽不具关节结构，但其之间有复杂的运动，协助肩关节完成活动，应视为肩关节的一部分。肩胛胸壁间隙位于肩胛骨前面的肩胛下筋膜与胸壁间的狭窄间隙，又称肩胛前间隙，肩胛骨即沿此间隙活动。

3.肩胛骨的稳定　肩胛骨是通过肌肉和筋膜稳定于胸廓后壁。肩胛骨静态稳定结构包括项背部筋膜及垂直走行的肌肉，如斜方肌上部纤维、肩胛提肌及前锯肌上部纤维。这些肌肉不仅维持肩胛骨静态稳定，同时也是动力稳定的主要结构。在静止站立位，这些肌肉无肌电活动，当行走上肢摆动时可记录到斜方肌上部纤维的肌电活动，说明其可以维持肩胛骨的动力稳定。上肢主动上举可引发肩胛骨周围肌肉主动收缩以维持肩胛骨稳定。斜方肌中和下部纤维、前锯肌及菱形肌的主动收缩为上肢活动提供了稳定并有一定活动的平台。当这些肌肉功能丧失后，上肢活动明显受限，并呈现翼状肩胛。

### (三)肩胛骨骨折的分类

肩胛骨各部分均可发生，其中以肩胛体、肩胛颈骨折最为常见。肩胛骨骨折是以解剖部位为基础来进行分类的。AdaJR 和 MillerME 将肩胛骨骨折分成 4 类，即：Ⅰ A-肩峰骨折；Ⅰ B-肩峰基底、肩胛冈骨折；Ⅰ C-喙突骨折；Ⅱ A-肩峰基底外侧的肩胛颈骨折；Ⅱ B-肩胛颈骨折，骨折线通过肩峰基底内侧或肩胛冈；Ⅲ-关节盂骨折；Ⅳ-肩胛体骨折。Ideberg 又将关节盂骨折(关节内骨折)分成 5 型。

Goss 提出肩关节上方悬吊复合体(SSSC)的概念。它是由锁骨远端、肩锁关节及韧带、肩峰、关节盂、肩胛颈喙突及喙锁韧带组成的环行结构，上方支柱为锁骨中段，下方支柱为肩胛冈和肩胛骨外侧缘。因环行结构的稳定(像骨盆环一样)，当 SSSC 中一处骨折或韧带损伤，其不发生明显的移位或脱位；当 2 处骨折或韧带损伤时，悬吊复合体的环行结构遭到破坏，发生移位，此时常为手术指征。如肩胛颈骨折伴锁骨骨折或肩锁关节脱位时，环行 SSSC 中 2 处损伤，常伴有不稳定或明显移位，或称"浮肩"。明确环行结构特点可以帮助判断肩部损伤情况及选择治疗方案。

### (四)肩胛骨骨折的临床表现

1.临床表现　肩胛骨骨折后肩关节因疼痛活动受限，上肢不能外展。肩峰或肩胛盂移位致使肩部外观扁平。骨折局部压痛明显，可触及骨擦感。喙突或肩胛体骨折后，因胸小肌或前锯肌牵拉，疼痛可随呼吸加重。由于肩袖肌肉受血肿刺激，肌肉痉挛，导致肩关节主动外展明显受限，称为假性肩袖损伤体征。与真正肩袖损伤不同，当血肿吸收、痉挛缓解后，肩关节可主动外展。临床查体过程中仔细检查上肢血管神经及其他严重的伴随损伤。

2.合并损伤　肩胛骨骨折常由高能量损伤所致，文献报道其合并损伤的发生率高达 35%～98%。当肩胛骨受到严重暴力创伤并造成肩胛骨骨折时，同侧躯干上部也常常受到损伤，甚至危及生命。有时临床只注意到合并损伤的抢救治疗，导致肩胛骨骨折被遗漏。也常合并锁骨骨折、臂丛神经损伤。

3.肩胛骨骨折的 X 线检查　由于肺部影像的重叠，使肩胛骨骨折的 X 线检查有一定困难，但多平面的 X 线片可使临床医师准确判断肩胛骨骨折及其移位。肩胛骨正位、侧位、腋位可清楚显示肩胛骨骨折。腋位更有利于判断盂缘骨折及肩峰骨折。头侧倾斜位及 Stryker 切迹位的 X 线片可清晰显示喙突骨折。CT 有利于判断关节盂骨折位置及移位大小。

### （五）肩胛骨骨折的治疗

1.肩胛颈骨折

（1）治疗原则：肩胛颈骨折是肩胛骨骨折中较为常见的骨折，仅次于肩胛体骨折。骨折线多起自肩胛上切迹，斜向外下至肩胛骨外缘，为关节外骨折，关节盂可保持完整。肩胛颈骨折后，如果肩关节 SSSC 保持完整，可限制骨折的移位；当 SSSC 破裂移位后，如合并锁骨骨折移位，则肩胛颈骨折不稳定，在重力作用下，关节盂倾斜角度改变或骨折远端向下移位。肩胛颈骨折线位于喙突基底内侧时，为不稳定骨折。

对于无移位的稳定的肩胛颈骨折，肩关节 SSSC 保持完整，治疗可采用颈腕吊带制动，早期功能锻炼，一般可恢复正常功能。

对于不稳定的肩胛颈骨折或合并锁骨骨折，常需要手术治疗。当肩胛颈骨折移位后，肩袖肌肉的正常杠杆力臂发生改变；当关节盂倾斜角度改变后，肩袖肌肉对盂肱关节的正常压应力转为剪式应力，这些均导致功能肩袖障碍。表现为外展力弱，肩峰下疼痛。

（2）手术入路：对于肩胛颈骨折切开复位可采用 Rock-wood 报道的肩关节后方入路。手术切口起自肩峰后缘 2.5cm 处，向下到腋窝后襞，约 8cm。纵劈三角肌后缘，于肩胛下肌与小圆肌间隙进入，显露肩胛颈骨折。固定可选用 AO3.5mm 系列的钢板固定。

Judet 入路：切口起自肩峰，沿肩胛冈下缘向内到肩胛骨内侧缘，沿肩胛骨内缘向下。沿止点切断三角肌后部纤维，于内缘切断冈下肌纤维，沿肩胛骨后方推开冈下肌，显露骨折。根据情况可向外延长，显露关节盂后缘及肩胛颈。固定可选用 AO3.5mm 系列的钢板或单纯螺钉固定。

2.肩胛盂骨折　肩胛盂骨折比较少见，只占肩胛骨骨折的 1%，其诊断及治疗均有一定困难。肩胛盂骨折为关节内骨折，对于关节面移位较大的骨折，手术切开复位内固定可减少创伤后关节炎的发生。肩胛盂骨折通过肩胛骨正位、腋位及 CT 可清楚诊断。

Ideberg 通过 300 例肩胛盂骨折的分析，将其分位 5 种类型，得到其他学者的赞同，即：Ⅰ型-关节盂缘骨折；ⅠA 型-前方关节盂缘骨折；ⅠB 型-后方关节盂缘骨折；Ⅱ型-关节盂横断骨折，分横行、斜行骨折线，关节盂骨块常为三角形游离骨块，向下方移位；Ⅲ型-关节盂上方骨折，骨折线向内上达到喙突基底，常伴有肩峰骨折，锁骨骨折或肩锁关节脱位；Ⅳ型-关节盂横行骨折，骨折线达到肩胛骨内缘；Ⅴ型-在第Ⅳ型基础上伴第Ⅱ型、Ⅲ型或同时伴第Ⅱ和Ⅲ型。Goss 曾对其做了补充，即第Ⅵ型，关节盂粉碎骨折。

根据不同的骨折类型，手术可选择前方的三角肌胸肌入路，或上述后方入路。

在 Ideberge 分型的基础上，Goss 将涉及整个关节盂窝的粉碎骨折归为第Ⅵ型。此型骨折粉碎严重，试图切开复位内固定可进一步损伤软组织合叶的支撑作用。此型骨折可采用保守治疗，早期肩关节功能锻炼。尽管经过适当治疗，此型骨折很有可能出现严重的创伤后骨关节炎及肩关节不稳定。

3.肩胛体骨折　肩胛体骨折在肩胛骨骨折中最常见，多为直接暴力伤所致。肩胛体骨折也最常合并其他损伤。肩胛体骨折经保守治疗可取得满意结果。颈腕吊带制动及胸壁固定即可。骨折基本稳定,症状消失后即行功能锻炼。即使肩胛骨畸形愈合,一般不致引起明显功能障碍。当肩胛骨畸形愈合后,骨突顶压胸壁或活动时刺激周围肌肉软组织引起症状时,可考虑行骨突切除术。

4.*肩峰骨折* 肩峰位于肩关节外上方,为肩部最突出部分,骨性结构坚固。当肩部受到来自外上方暴力时,常容易造成锁骨骨折或肩锁关节脱位,肩峰骨折比较少见。

对于无移位的肩峰骨折,保守治疗即可。颈腕吊带制动,症状消失后早期功能锻炼。对于移位的肩峰骨折、骨折不愈合及移位的疲劳骨折,可采用切开复位内固定,使用张力带或钢板螺丝钉固定,尤其是肩峰基底部靠近肩胛骨的骨折,不愈合的可能较大,早期切开复位内固定是良好的选择。

5.*喙突骨折* 喙突的主要作用是为肌肉韧带提供止点。肩部直接暴力伤可造成喙突骨折;肩锁关节脱位时,喙锁韧带保持完整,造成喙突撕脱骨折;喙肱肌和肱二头肌短头强烈收缩可导致喙突撕脱骨折;肩关节前脱位,肱骨头撞击也可导致喙突骨折。一般保守治疗,颈腕吊带制动即可。

6.*肩胛胸壁间脱位* 肩胛胸壁间脱位是一种严重损伤,较大暴力创伤所致,常合并胸腹部损伤、锁骨骨折、肩锁关节脱位、臂丛血管神经及肩胛骨周围肌肉损伤。因合并损伤严重,有较高的截肢率和死亡率,临床诊断也很困难。治疗以抢救生命、治疗合并症为主。

## 三、锁骨骨折

### (一)概述

锁骨骨折是常见的骨折之一,占全身骨折的5%～10%,各种年龄均可发生,但多见于青壮年及儿童。新生儿锁骨骨折也是一种常见的产伤,有报道其发生率为0.84%。

**【致伤原因及类型】**

间接与直接暴力均可引起锁骨骨折,大多文献报道间接暴力较多,如跌倒时,手掌、肘部或肩部着地,传导暴力冲击锁骨发生骨折,多为横断型或短斜型骨折。直接暴力亦可从前方或上方作用于锁骨,发生横断型或粉碎性骨折。粉碎性骨折的骨折片如向下移位、有压迫或刺伤锁骨下神经和血管的可能;如骨折片向上移位,有穿破皮肤形成开放性骨折的可能。幼儿多为横断或青枝骨折。

**【骨折部位及移位】**

骨折可发生于锁骨任何部位,但好发于骨质薄弱又无韧带肌肉附着的中1/3或中外1/3交界处,完全性骨折的近侧骨折端因受胸锁乳突肌的牵拉而向上后方移位,远侧骨折端因肢体重量作用与胸大肌、胸小肌及肩胛下肌等的牵拉向前下方移位,并由这些肌肉与锁骨下肌的牵拉作用,向内侧造成重叠移位。锁骨外1/3骨折较次之,常为直接暴力引起,由于上肢的重量和暴力的作用,使远侧骨折端向下前方移位;如喙锁韧带断裂,又可导致锁骨近侧端向后上方移位,更增加两骨折端的移位,治疗时必须手术修复此韧带,才能维持骨折端的复位固定治疗。锁骨内1/3骨折甚少。多为直接暴力引起,因胸锁乳突肌及肋锁韧带的作用,骨折端很少移位。

【临床表现】

有外伤病史。锁骨骨折的典型体征是头偏向伤侧以缓解胸锁乳突肌的牵拉作用，同时用健侧手托住伤侧前臂及肘部，以减少伤肢重量牵拉引起骨折端移位的疼痛。由于锁骨位于皮下，骨折后局部压痛及肿胀均较明显，特别骨折移位严重者，骨折端局部畸形、压痛、肿胀特别明显，甚至骨折端可隆起于皮下，触摸即可发觉，有时可有骨擦音。伤侧上肢不能自主用力上举和后伸。幼儿多为青枝骨折，局部畸形及肿胀不明显，但活动伤侧上肢及压迫锁骨时，患儿啼哭叫痛。

【诊断】

根据外伤病史，检查的体征和X线照片检查，诊断是不困难的。但需及时注意检查有无锁骨下神经和血管的损伤。特别是直接暴力引起的锁骨骨折绝不要忽略，有时直接暴力引起的骨折，可刺破胸膜发生气胸，或损伤锁骨下血管和神经，出现相应症状和体征。邻近骨与关节损伤如合并肩锁、胸锁关节分离、肩胛骨骨折和第1肋骨骨折。

【治疗】

儿童青枝骨折或不全骨折采用外固定，如三角巾、颈腕吊带悬吊或“8”字绷带固定，疼痛消失后开始功能锻炼。固定2～3周，即可痊愈。

### （二）复位与外固定措施

1.锁骨中1/3或中外1/3伴移位骨折复位与固定

【麻醉】

先用1%～2%普鲁卡因进行骨折端局部血肿内麻醉。

【体位】

伤员坐在凳子上，两手叉腰挺胸位。

【牵引方法】

有两种牵引方法。

(1)一助手立于伤员背后；用两手握两肩，两侧向外后上扳提，同时用一个膝部顶抵伤员背部胸椎棘突，使骨折远侧端在挺胸的杠杆作用及助手两手向后上扳提的作用下，两骨折端被牵引拉开，两骨折段的轴线在一直线上，大多数可自行复位。

(2)因为以上的牵引与对抗牵引方法，向后上扳提的作用力较大，而向外的牵引力较弱，往往因远侧骨折端向外的牵引力不够，影响手法复位。因此，另一助手一手推顶伤员伤侧胸壁，另一手向外牵拉伤肢上臂，协助第一助手缓缓将远侧骨折牵开，再行手法复位。

【复位手法】

(1)在助手牵引的情况下，术者立于伤员之前面，用两拇指及示指摸清并捏住两骨折端向前牵拉，即可使骨折复位。

(2)术者用两拇指摸清两骨折端，并以一拇指及示指捏住近侧骨折端向前下侧牵拉，同时加一手拇指及示指捏住远侧骨折端向后上方推顶，即可使骨折端复位。

(3)手法复位后，即将向外的牵引力稍放松一些，使对位的两骨折端互相嵌紧，以便进行外固定，粉碎性骨折整复困难，不要求解剖对位，更不宜用暴力复位，以免骨折尖端刺伤皮肤或血管。

【固定方法】

(1)用“8”字形石膏固定:术者将棉垫或纸垫压垫于两骨折端的两侧,并用胶布固定;两侧腋窝用棉垫垫妥,即进行“8”字形石膏绷带固定,并将石膏的两腋部修理合适,以免引起血管或神经受压。

(2)用双布带圈固定:将预先制好的大小合适的包有棉花的绷带圈两只,于手法复位前套于两侧肩腋部,待骨折复位后用棉垫或纸垫将两骨折端上下方垫压合适,并用胶布固定。从伤员背侧拉紧此两布圈其上下各用一布带扎牢维持两肩外张向上后伸;另用一布带将两布圈于胸前侧扎牢,以免双圈滑脱。

【注意事项】

(1)“8”字形石膏绷带固定者有时由于两上肢不能下垂,需经常将两手叉腰;双布带圈固定有时会出现布圈松动。无论何种固定方法,如手及前臂麻木感或桡动脉搏动摸不清,均表示固定过紧,有压迫血管或神经情况,应立即给予适当放松固定,直至症状完全解除为止。

(2)骨折固定后,嘱伤员全身及伤侧肢体在无痛的情况下,进行功能锻炼。

2.无喙锁韧带断裂的锁骨外端或外1/3有移位骨折复位与固定

【麻醉】

用1%～2%普鲁卡因进行骨折端局部血肿内麻醉。

【体位】

伤员坐在凳子上挺胸、上臂下垂,屈肘90°。

【牵引方法】

用一布带套过腋部,经胸前及背后向健侧牵引并固定,作为对抗牵引,并用扩张木板撑开布带;助手两手握住伤肢上端向外上方牵引。

【复位方法】

术者一手经腋窝向上推顶肩关节,迫使锁骨远侧骨折段向上;另一手压锁骨近侧骨折端向下,使两侧骨折端达到满意复位,即稍放松向外的牵引力,使两骨折端互相嵌紧,以便进行外固定。

【固定方法】

主要维持骨折近段向下,骨折远段向上。

(1)石膏条绕压固定法:用石膏条绕压于锁骨近侧骨折端及健侧背腋部,继经伤侧上臂前侧,绕经肘部,经上臂后侧,将上臂及肩关节向上提拉,再压于锁骨近侧骨折段及胸前至健侧腋部及背后,续进行2～3层石膏条形成的石膏固定,并加压整形,以保持两骨折端的对位,固定至骨折愈合;另外再加三角巾颈前臂悬吊,防止伤肢下垂,以免影响骨折端的对位。此法亦可用宽胶布条如上固定,但要注意伤员对胶布的过敏、胶布脱落、松动要及时更换。

(2)肩锁吊带固定法

1)伤员站立位,两上肢高举,包一个上齐乳头,下至髂骨嵴的腰围,并于腰围前后伤侧的乳线上,各安一个铁扣,待石膏围腰干固之后,将骨折手法复位,用厚毡垫一块置于锁骨近侧骨折端处,另用5cm宽的帆布带压于锁骨近侧骨折端的厚毡垫上,将带两端系于石膏腰围前后的铁扣上,适当拉紧固定,使骨折端对位平整,再用三角巾悬吊前臂。

2)吊带为帆布或皮革预制，能将伤侧肘关节及上臂向上提拉，并能将锁骨近侧段向下压，固定带系于健侧胸部。将骨折手法复位后，用此吊带固定。

3)石膏条顶压法：伤员站立位或坐位，术者做一条8层厚70mm长的石膏条，于石膏条中间放一布带，将石膏条双重折叠在一起压紧，将此石膏条贴敷于伤侧腋下胸壁，上端顶于腋窝；再用8层厚80mm长的石膏条，压贴于锁骨近侧骨折端及胸前背后；另用宽石膏条绕包胸部固定以上的石膏条，维持骨折对位。先用1%～2%普鲁卡因进行骨折端局部血肿内麻醉。伤员坐在凳子上，两手叉腰挺胸位。其牵引、复位与固定与上述两种方法不同，而且牵引、复位与固定都有两种方法可供选择。

A.牵引方法：①一助手立于伤员背后，用两手握两肩，两侧向外后上扳提，同时用一个膝部顶抵伤员背部胸椎棘突，使骨折远侧端在挺胸的杠杆作用及助手两手向后上扳提的作用下，两骨折端被牵引拉开，两骨折段的轴线在一直线上，大多数可自行复位；②因为以上的牵引与对抗牵引方法，向后上扳提的作用力较大，而向外的牵引力较弱，往往因远侧骨折端向外的牵引力不够，影响手法复位。因此，另一助手一手推顶伤员伤侧胸壁，另一手向外牵拉伤肢上臂，协助第一助手缓缓将远侧骨折牵开，再行手法复位。

B.复位手法：①在助手牵引的情况下，术者立于伤员之前面，用两拇指及示指摸清并捏住两骨折端向前牵拉，即可使骨折复位。②术者用两拇指摸清两骨折端，并以一拇指及示指捏住近侧骨折端向前下侧牵拉，同时加一手拇指及示指捏住远侧骨折端向后上方推顶，即可使骨折端复位。手法复位后，即将向外的牵引力稍放松一些，使对位的两骨折端互相嵌紧，以便进行外固定，粉碎性骨折整复困难，不要求解剖对位，更不宜用暴力复位，以免骨折尖端刺伤皮肤或血管。

C.固定方法：①用“8”字形绷带或石膏固定。术者将棉垫或纸垫压垫于两骨折端的两侧，并用胶布固定；两侧腋窝用棉垫垫妥，即进行“8”字形绷带或石膏绷带固定。如用石膏绷带固定务必将石膏的两腋部修理合适，以免引起血管或神经受压。②用双布带圈固定。将预先制好的大小合适的包有棉花的绷带圈两只，于手法复位前套于两侧肩腋部，待骨折复位后用棉垫或纸垫将两骨折端上下方垫压合适，并用胶布固定。从伤员背侧拉紧此两布圈其上下各用一布带扎牢维持两肩外张向上后伸；另用一布带将两布圈于胸前侧扎牢，以免双圈滑脱。固定后有时伤员两上肢不能下垂，需经常将两手叉腰。如手及前臂麻木感或桡动脉搏动摸不清，均表示固定过紧，有压迫血管或神经情况，应立即给予适当放松固定，直至症状完全解除为止。另外有时绷带和布圈松动情况。骨折固定后，嘱伤员全身及伤侧肢体在无痛的情况下，进行功能锻炼。

### （三）切开复位内固定

锁骨骨折很少发生延迟愈合和骨不连，骨折复位要求不高，大多可通过手法复位和外固定愈合，不必要追求解剖复位，虽然解剖复位能保持锁骨的长度和肩胛骨周围的正常解剖，但骨折畸形愈合对功能影响不大。

**【手术指征】**

骨折合并血管神经损伤；有喙锁韧带断裂的锁骨外端或外1/3有移位骨折，虽经复位外固定但骨折移位明显；骨折端不稳定出现骨不连接，并且出现疼痛等症状；软组织嵌入，骨折端较大分离;锁骨骨折合并肩胛颈骨折出现漂浮肩。

【手术步骤】

1.病人仰卧位,伤侧肩部垫高,颈丛神经阻滞麻醉后,沿锁骨横形切口,长约5cm,切开皮肤皮下组织,暴露两侧骨折端,骨折端复位。

2.从远侧骨折端逆行插入一枚克氏针,并使之穿出皮肤之外,再将克氏针自外端穿入骨折内侧段,剪除过长的克氏针外端部分,并将外端弄弯埋于皮下,以防肩部活动导致克氏针移位。选择的克氏针必须有足够的强度和硬度,才能承受无支持的上肢的重量而不会弯曲或折断。有试验结果表明用直径2mm的克氏针,就能达到锁骨的生理载荷,但单枚克氏针固定的锁骨骨折一些病例的X线复查中,发现有弯曲及骨折成角畸形现象,尤其是粉碎性骨折。因此有人提出需要用3.2mm斯氏针。克氏针移位,甚至进入胸腔者也有发生,可以通过外露克氏针折弯成90°,防止向内侧移动。现亦用钢板螺丝钉内固定治疗,钢板起张力带固定效应,经对抗弯曲应力和旋转应力,较合适的是动力加压钢板和重建钢板。因锁骨也承受重量,应选用最少6孔钢板。在钻孔和拧螺丝时应极其小心,避免损伤锁骨下动、静脉和胸腔脏器。锁骨远端骨折或有喙锁韧带断裂的锁骨外端骨折可用克氏针钢丝张力带、锁骨钩钢板或锁骨重建钢板内固定。

3.检查并缝合切口。术后用三角巾悬吊4～6周,骨折牢固愈合后取除内固定。

### (四)锁骨骨折畸形愈合的处理

一般锁骨骨折有轻度畸形愈合,不大影响肩关节功能,也不出现疼痛或其他症状,不需要特殊治疗或手术治疗,但如有骨折畸形愈合有明显的骨刺形成,或高低不平的骨痂形成,且压迫锁骨下血管或神经的明显症状者,可考虑手术凿除骨痂或骨刺,手术显露方法与切开复位内固定相同,切口略长一些,切开并分离骨膜,于骨膜下凿除压迫血管或神经的骨痂或骨刺。

## 四、胸锁关节脱位

### (一)实用解剖

胸锁关节是上肢的锁骨与躯干骨之间唯一的关节。锁骨关节面常大于胸骨关节面,两者被纤维软骨覆盖。锁骨内端增大呈球形,与胸骨的锁骨切迹形成鞍状关节,且两者关节面相互不匹配。胸锁关节缺乏骨性稳定性,是人体主要关节中最不稳定的关节之一。胸锁关节活动度很大,就像一个球窝关节可以在任何平面活动,包括旋转。胸锁关节后方由胸骨舌骨肌、胸骨甲状肌和斜角肌组成一层“窗帘”样结构,位于胸锁关节及锁骨内1/3的后方。这层“窗帘”样结构保护着后方的重要结构,包括膈神经、颈内静脉、气管、食管。

锁骨内侧骨骺在人体长管状骨中闭合最晚,直至23～25岁锁骨融合。了解这一点很重要,因为许多所谓的胸锁关节损伤实际上是骨骺损伤。

### (二)损伤机制

胸锁关节参与上肢的每一个运动,且其关节接触很小,似乎是人体常见的脱位部位。然而,强大的韧带结构,使其成为人体最少脱位的关节之一。外伤性胸锁关节脱位常由相对较大的直接或间接暴力作用于肩关节引起。常见的受伤原因是机动车事故以及运动创伤。

直接暴力损伤：当暴力直接作用于锁骨前内侧，锁骨被向后推到胸骨的后方形成后脱位，锁骨有时甚至被推入纵隔内。直接暴力致前脱位少见。

间接暴力损伤：肩关节受到前外侧或后外侧的暴力使胸锁关节受到间接外力受伤，这是胸锁关节脱位最常见的损伤机制。当肩关节受到挤压而向前旋转时发生后脱位；相反，当肩关节受到挤压而向后旋转时发生前脱位。

### （三）分类

胸锁关节脱位少见，Cave 在 1603 例肩带骨损伤的统计中，胸锁关节脱位占 3%，而盂肱关节脱位占 85%，肩锁关节损伤占 12%。而在胸锁关节脱位中，前脱位多见，有人报告前脱位约是后脱位的 20 倍。

1.按解剖位置可以将胸锁关节脱位分成　前脱位及后脱位。

2.按病因可以将胸锁关节做以下分类

(1)外伤性：①扭伤或半脱位；②急性脱位；③复发性脱位；④难复性脱位。

(2)病理性：①自发性半脱位或脱位；②先天性或发育性脱位；③关节炎导致脱位；④感染性脱位。

### （四）临床表现

胸锁关节损伤的诊断要结合病史、症状、体检及 X 线检查综合分析，而且要注意有无合并损伤存在。胸锁关节前或后脱位的共同表现：疼痛剧烈，上肢在任何方向的活动均可加重疼痛，伤者常用健肢托住患肢肘部，头偏向患侧。前脱位的表现是锁骨内端明显向前。后脱位的表现为：患者疼痛比前脱位更剧烈，锁骨内侧凹陷，胸骨角更突出，可以发现颈部或上肢淤血，有时有呼吸困难、吞咽困难，患者可伴有休克或气胸。前后位 X 线片，与健侧比较，锁骨有一定移位。有时可以发现胸锁关节的小骨折。侧位 X 线片由于有胸廓上口重叠，锁骨内侧与第一肋骨重叠使得脱位难以发现。CT 扫描是判断胸锁关节损伤的最好方法。CT 扫描需包括双侧关节，且应包括锁骨内侧 1/2。CT 扫描可以评价脱位的严重程度，还可以发现骨折的存在。要指出的是，在临床工作中，遇到胸锁关节后脱位的患者要详问病史，仔细体检。需拍 X 线片，进行 CT 检查，必要时行血管造影检查以发现颈部、上肢的大血管有无受压。要检查患者有无吞咽和呼吸困难，有无声音嘶哑，如果存在这些症状，则提示有发生纵隔受压的可能，需要请相应的专科医生会诊。

### （五）治疗方法

1.前脱位　轻度扭伤：受伤后的前 12～24 小时冷敷，吊带保护 5～7 天，可以开始活动。

中度扭伤(半脱位)：用“8”字绷带保持肩关节向后的姿势，并维持 3～4 周后，可以开始活动。

重度扭伤(脱位)：采用闭合复位，如果复位后，在肩关节后伸位胸锁关节稳定，则用“8”字绷带固定 4～6 周。但是大多数前脱位不稳定，即使在制动后仍有畸形，可以接受这种畸形，一般不会引起很大的功能障碍，与手术修补内固定的风险相比，接受畸形是明智的。

前脱位的复位方法：大多数前脱位不稳定，但是临床工作中还是应该试行闭合复位。复位前经静脉应用肌肉松弛剂和麻醉剂。患者平卧，双肩下方垫高。助手用相对柔和的力量向后推双肩，此时锁骨内端可以推向后方使关节复位。有时复位后关节稳定，但是大多数情况不稳定。闭合复位后，如果关节稳定，则用“8”字绷带维持制动4～6周，如不稳定，则用吊带保护2～3周，然后开始活动。对于胸锁关节前脱位，目前不推荐切开复位，尤其不推荐用金属针内固定。

2.后脱位　后脱位的治疗首先要考虑闭合复位。闭合复位的方法是：患者平卧位，肩关节下方垫高10cm，肩关节位于桌边，以便于外展和后伸上肢。若患者疼痛难忍，肌肉紧张，建议给予静脉或全身麻醉。首先用缓和的力量外展牵引患肢，使上肢与锁骨成一条直线，一名助手在对侧做反牵引，患肢牵引的力量逐渐增加并且后伸，使之复位。当听到“弹响”后，说明复位获得了成功。如果外展牵引结合后伸未获得成功的复位，可以令助手抓住锁骨，先向后推挤锁骨使锁骨与胸骨之间的“嵌顿”解开，再向前提拉锁骨使之复位。后脱位复位后较稳定，用“8”字绷带保持肩关节后伸位3～4周，以便使受到损伤的周围稳定韧带顺利获得愈合。

胸锁关节后脱位未复位时的并发症很多，包括胸廓下口综合征、血管压迫等。在成人如果闭合复位不成功，应考虑切开复位。行胸锁关节手术时，必须考虑锁骨内侧的稳定性。如同肩锁关节陈旧性损伤需切除远端锁骨一样，若喙锁韧带完整性好，则可以直接切除锁骨；如果喙锁韧带不完整，则在切除远端锁骨后，必须重建喙锁韧带。在胸锁关节脱位，若肋锁韧带完整，可以直接将锁骨内侧切除，并将锁骨的断面修成斜面；若肋锁韧带不完整，那么锁骨的残端应与第1肋骨固定在一起。如果锁骨切除过多或者是锁骨与第1肋骨未行固定，则在术后将会加重局部症状。

3.锁骨内侧骨骺损伤的治疗　25岁以下患者的胸锁关节脱位，有相当一部分是锁骨内侧骨骺损伤。锁骨内侧骨骺18岁才发生骨化，18岁以前在X线片上观察不到。锁骨内侧骺损伤的治疗首先选择闭合复位，并且在进行复位后用“8”字绷带制动3～4周。少数难复性损伤对后方纵隔的重要结构有压迫症状时，考虑手术复位。

4.陈旧性胸锁关节脱位的治疗

(1)陈旧性前脱位：胸锁关节前脱位未复位，通常症状不重，患者的活动度接近正常，工作受限不明显。若患者伤后6～12个月，有持续的创伤性关节炎症状，而且此症状可以在局部封闭后消除，则可行关节成形术。包括切除锁骨内侧2～3cm，并将锁骨与第1肋骨用丝线固定，清理胸锁关节，并将肋锁韧带重建至锁骨。

(2)陈旧性后脱位成人胸锁关节后脱位的潜在问题是，锁骨持续后脱位将会压迫纵隔并产生症状。治疗方法包括切除锁骨内侧2～3cm，并将锁骨与第1肋骨进行固定。

### (六)并发症

1.非手术治疗的并发症　胸锁关节前脱位的并发症是美容问题和关节的退行性改变。胸锁关节后脱位急性期的并发症是气胸、上腔静脉撕裂、呼吸窘迫、颈部静脉淤血和食管破裂等；后脱位未予治疗，可长期压迫锁骨下静脉，导致心脏传导异常、右冠状动脉受压、臂丛神经损伤、声音嘶哑、气管食管瘘以及胸廓下口综合征等。

2.手术治疗的并发症　手术带来的并发症主要是固定针游走可导致致命的后果。文献中，有克氏针游走至心脏、肺动脉、无名动脉、主动脉的报告。手术的并发症还有感染、关节活动受限等。

## 五、肩部关节脱位

肩部关节脱位包括肩关节、肩锁关节及胸锁关节脱位，不包括肩胛与胸壁假关节脱位。

### （一）肩关节脱位

肩关节脱位占全身关节脱位的40%以上，由于年轻人骨质强度大，时常发生单纯性脱位，而老年人多发生骨折或骨折合并脱位。急性脱位男性多于女性，而习惯性脱位以女性为多见。肩关节脱位分前脱位和后脱位，前者较多见。因脱位后肱骨头所在的位置不同，又分肩胛盂下脱位、喙突下脱位及锁骨下脱位。肩关节后脱位虽少见，但极易漏诊。

1.肩关节前脱位

**【致伤机制】**

间接或直接暴力均可引起肩关节前脱位，但以间接暴力引起者为最多见。

(1)传导暴力：当伤员躯干向前外侧倾斜，跌倒时，手掌撑地，肱骨干呈外展姿势，由手掌传导至肱骨头的暴力可冲破肩关节囊的壁，向前脱位较多见。如暴力强大或继续作用，肱骨头可被推到喙突下或锁骨下，成为喙突下脱位或锁骨下脱位，后者较少见；极个别暴力强大者，肱骨头可冲进胸腔，形成胸腔内脱位。

(2)杠杆暴力作用：当上臂过度外展外旋后伸时，肱骨颈或肱骨大结节抵触于肩峰时，构成杠杆的支点作用，使肱骨头向盂下滑脱，形成肩胛盂下脱位，继续滑至肩胛前部成为喙突下脱位。因肩关节脱位时大结节受撞击，故常伴肱骨大结节骨折。也可伴肩盂、外科颈或解剖颈骨折，很少合并小结节骨折。肱二头肌腱长头有时可滑脱至肱骨头的外后侧阻碍肱骨头的复位，腋丛或臂丛神经的有时被牵拉或被肱骨头压迫，引起不同程度的腋神经损伤。直接暴力所致脱位，均为暴力从肱骨头外后部直接撞击，使肱骨头向前脱位，但较少见。

**【病理改变】**

主要为肩关节囊的破裂和肱骨头的移位，也有盂唇处破裂不易愈合，可为习惯性脱位的原因。因肱骨头由胸大肌的作用发生内旋；又因肩关节囊及其周围的韧带及肌肉的作用，从而使肱骨头紧紧抵卡于肩胛盂或喙突的前下方，严重者可抵达锁骨下方，使肱骨呈外展内旋及前屈位弹性畸形固定，丧失肩关节的各种活动功能。

**【临床表现及诊断】**

(1)肩关节前脱位均有明显的外伤史，肩部肿痛，肿胀及功能障碍等一般损伤症状。

(2)因肱骨头向前脱位，肩峰特别突出，形成典型的方肩畸形。同时可触及肩峰下有空虚感，从腋窝可摸到前脱位的肱骨头，上臂有明显的外展内旋畸形，并呈弹性固定于这种畸形位置。伤侧肘关节的内侧贴着胸前臂，伤肢手掌不能触摸健侧肩部，即杜格征阳性的表现。自肩峰至肱骨外踝的长度较健侧者长，直尺检查时可以令伤侧方平，还要检查有无血管神经损伤情况。

(3)X线片检查可以确诊肩关节前脱位，并能检查有无合并骨折，以及检查肩关节前脱位整复后的情况。

【治疗】

(1)手法复位外固定:新鲜肩关节前脱位后,应及早进行手法复位外固定治疗。整复操作要在麻醉无痛情况下进行,操作手法要轻柔准确,切忌暴力,以免发生合并伤,例如骨折、神经血管损害。以右侧肩关节前脱位为例,常用的复位手法如下。

1)牵引推拿复位法:伤员仰卧位,自伤侧腋下经胸前及背后绕套一布被单,向健侧牵引固定,作为对抗牵引;一助手握伤肢腕部及肘部,沿上臂弹性固定的轴线方向(即60°外展位)牵引并外旋,术者用手自腋部将肱骨头向外后上推挤,即可使之复位。此法操作简便,效果满意,危险性小,最为常用。

2)手牵脚蹬复位法(Hippocrates 法):伤员仰卧位,麻醉后,术者立于伤侧,面对伤员,两手握住伤肢腕部,同时将脚跟沿胸壁伸至伤侧腋下,向上蹬住附近胸壁(右肩用右脚,左肩用左脚)。操作方法即用两手握住伤肢腕部,上臂外展一些,沿上臂纵轴方向牵引,并向外旋转,足跟蹬腋部和胸壁,即可使肱骨头复位。此法简单易行,节省人力,效果较好。但对伴有肱骨大结节骨折者,或伴有明显骨质疏松脱钙者,当牵引时过早内收,杠杆力可造成肱骨外科颈骨折而肱骨头未复位。不得不再行手术开放复位。故行此手法复位以不建议为首选方法,特别是在容易引起医患矛盾的环境中,但在战伤救治中无疑是首选的方法。

3)牵引回旋复位法(Kocher 法):伤员采用靠坐位或仰卧位,麻醉后,助手扶住病人双肩,术者立于伤侧,右手握住伤肢肘部,左手握住伤肢腕部,并使伤肢屈肘90°,上臂外展,徐徐沿上臂纵轴方向牵引,并外旋上臂,再逐渐内收,并使肘部与前下胸壁接触内收;在上臂牵引外旋及内收的情况下,听到响声或感到骨传导弹动感即为关节已复位。再将上臂内旋,并将伤肢手掌扶于健侧肩峰上,保持复位。此法节省人力,但有引起肱骨外科颈骨折或神经血管损伤的危险性,亦有撕裂或撕断肌肉纤维的可能。所以对伴有肱骨大结节骨折或骨质明显疏松脱钙者,或脱位后时间较长(24h 后),肿胀或肌肉紧张严重者,此法不适用。

脱位整复后肩部隆起丰满,与健侧外观相似,方肩变为圆肩,喙突下或肩胛盂下摸不到肱骨头,伤肢手掌可以抚摸健侧肩部(Dugas 征阴性),X 线照片检查肱骨头已复位正常,然后再将肩关节各个方向活动几下,使夹挤在关节间隙的软组织挤出来,以免影响关节的活动功能。新鲜脱位需要进行适当的固定,时限应该达到3周,以使损伤的关节囊等软组织修复。后期部分病人除了进行常规的随访检查外,部分病人需要 MRI 检查评价,特别是肩关节功能要求比较高的病人。

陈旧性肩关节前脱位也有采用手法复位成功者。一般认为肩关节前脱位3周以上未复位者称为陈旧性脱位。其关节腔及周围形成大量瘢痕组织粘连,有的还有骨痂组织形成,脱位时间愈久,瘢痕粘连愈严重,同时关节周围肌肉韧带挛缩也愈严重,这些病理变化都影响肱骨头复位,即使强行手法复位也难以维持关节复位的对位关系。所以,陈旧性肩关节脱位后的处理要根据脱位后的时间、伤员的年龄及有无合并骨折血管神经损伤等情况,研究分析而决定措施。一般讲,脱位后的时间愈短,愈有利于脱位的复位,报道中最长2个月以内可试行手法复位,但要先行牵引,进行肩部按摩,摇摆活动,松解粘连,在麻醉下进行牵引推拿手法复位,有时可获得成功。切忌急躁粗暴,以免发生骨折或血管神经损伤,给伤员带来更大的痛苦,给治疗增加更多的困难,如手法整复不成功或脱位时间已2个月以上的,可采用开放复位;如肱骨头或肩胛盂关节面有严重破坏者，可行肩关节融合术或人工关节置换术治疗。对老年伤员不宜手术治疗者，鼓励伤员加强肩部活动，也可以保留部分功能。

(2)开放复位

1)新鲜的肩关节前脱位，特别是严重肩关节脱位合并肩部骨折后，因失去了完整可操纵肱骨头的杠杆，使闭合复位极为困难。肩关节前脱位伴肱骨外科颈骨折手法复位失败者；肩关节前脱位伴肩胛盂前下缘骨折或盂唇被撕脱的范围较广泛，脱位整复后不能维持复位；肩关节前脱位伴肱骨大结节骨折，肱二头肌长头腱向外后移位，且被挤夹于盂头之间影响复位者，或因肌肉、骨膜、其他软组织嵌入关节起了阻挡复位的作用；或伴肌腱断裂需修复。均可采用开放复位或盂唇修复治疗。陈旧性肩关节前脱位伴有骨折者或手法复位失败，或脱位后已 2 个月以上的，亦可行开放复位。

2)术后肩关节活动灵活、无痛为治疗目标。手术采用肩关节前切口，尽量行有限切开，以减少肩袖损伤，尤其对肩关节脱位合并肱骨解剖颈骨折者，术中复位肱骨头时注意尽量保留与肱骨头相连的肌腱及其他软组织，以防影响肱骨头血供而发生术后缺血性坏死。骨折端固定力求简单有效，尽量使骨折各部分达解剖复位。术后合理的功能锻炼对提高治疗效果有很大作用，其不仅可促进患部血液循环，减轻水肿；而且可促进骨折部愈合，减少肩袖粘连，防止术后发生顽固性肩部疼痛、关节僵硬及肌肉萎缩。

3)手术步骤：病人仰卧，伤肩垫高，从肩锁关节前下方开始，沿锁骨外 1/3 经腋前线向内下到三角肌和胸大肌之间，转向外下延伸，切口长 12～16cm。切开皮肤、皮下组织和深筋膜，显露三角肌、胸大肌及其间隙的头静脉，分开三角肌及胸大肌，并切断附着于锁骨部分的三角肌，向外翻开，向内牵开胸大肌，显露附着于喙突的喙肱肌腱、肱二头肌短头腱及结节间沟的二头喙肱肌腱，向下翻，也可凿断喙突显露附着于小结节的肩胛下肌，上臂外旋.靠近小结节处切断肩胛下肌，向前内翻开，显露关节囊前侧面，于距小结节 2cm 处弧形切开关节囊，显露肱骨头。肩关节前脱位者，在未切开关节囊之前，清除关节内积血，在牵引肱骨情况下，外旋肱骨，用骨膜剥离器插入关节盂与肱骨头之间，轻轻撬动肱骨头使之复位，修复盂唇及关节囊。注意检查有无肌腱断裂，并进行修复，缝合肱二头肌短头和喙肱肌或螺钉修复喙突，再缝合创口，术后用外展架将肩关节固定于外展 60°，前屈 30°～45°位置，继续固定到 3～4 周，拆除固定，加强功能锻炼，辅以理疗。

(3)习惯性肩关节前脱位的治疗：习惯性肩关节前脱位多见于青壮年，一般认为系首次肩关节前脱位整复后未得到适当的有效固定，撕裂的关节囊或盂唇未得到适当的良好修复，肩胛盂前缘或肱骨头后外侧有缺损的病理改变，以后轻微的暴力或日常生活中某些动作，如上肢外展外旋及后伸的动作，穿衣、举臂等动作，即可反复发生肩关节前脱位。对习惯性肩关节前脱位再行手法复位和外固定，临床上偶有不复发者，但一般讲对习惯性肩关节前脱位均采用手术治疗。手术治疗方法很多，其术后亦仍有复发的可能。手术方法以增强关节囊前壁或修复盂唇和关节的稳定性，防止或限制肩关节的外展外旋活动，以阻止发生再脱位。手术方法常用者有下列几种：

1)肩胛下肌及关节囊重叠缝合术(Putti-plattif 法)：即修复关节囊增强关节前壁的方法。病人体位、手术切口及关节暴露途径均与肩关节前脱位开放复位者相同，当手术步骤显露肩胛下肌时，检查肩胛下肌有无萎缩、损伤及瘢痕形成的情况，于肩胛下肌小结节附着点 2cm 左右处切断，检查关节囊前壁破裂或损伤情况。并仔细进行修复或重叠缝合，此时将腕骨内收内旋位，以便重叠缝合肩胛下肌。肩胛下肌缝合重叠长度，根据肩胛下肌肌力情况或要求限制肩外展外旋情况而定，一般重叠 1.5cm；再将喙肱肌腱及肱二头肌短头腱缝合固定于喙突，依次缝合伤口各层组织，术后用外展架将伤肢固定于外展 50°～60°，前屈 45°，1～2d 拔除负压引流，10d 拆除缝线，3～4 周拆除外展架，开始功能锻炼，并向病人讲清楚以后在工作和生活中要注意伤肢不宜过度外展外旋。以防复发，用此法我们仅治疗 3 例，在随访中发现病人肩关节外展外旋活动明显受阻，病人对此手术不十分满意，故以后放弃此手术。

2)肩胛下肌止点外移术(Magnuson 法)：亦是修复关节囊增强前壁的方法。肩关节显露途径与前法相同，当手术显露肩胛下肌时，检查肩胛下肌的情况，并自其止点处切下，使肩胛下肌外端游离，进一步检查修复关节囊，将肱骨内收内旋，于肱骨大结节处切开骨膜，将肩胛下肌外端外移缝合固定于肱骨大结节处，以增强其张力，再将喙肱肌联合腱及肱二头肌短头腱缝到喙突，逐层缝合，术后处理与前法相同。

3)肱二头肌长头腱悬吊术(Nicol 法)：此手术方法是增强肱骨头稳定性的方法。病人体位、手术切口和显露同上。将肱骨内收内旋，用拉钩向两侧牵开肱二头肌短头腱、喙肱肌腱和三角肌，显露肱骨大小结节、肱二头肌长头腱和肩胛下肌，将喙肱韧带(从喙突根部到肱骨大结节)于靠近大结节处切断，并充分分离，再将肱二头肌长头腱在肱骨大小结节下方切断，远端向下牵开，提起近侧端，并沿其走向切开关节囊，直到找出肱二头肌长头腱近端的附着点，将喙肱韧带缝包在长头腱近端的外面，加强其牢固强度，以免以后磨损或撕裂，二头肌长头腱的两端各用粗丝线做双重的腱内“8”字形缝合，并从腱的断面引出丝线备用，然后将肱骨略内收，用骨钻从肱骨结间沟的大小结节下方，对准肱二头肌长头腱近侧端附着点钻一孔，将二头肌长头腱近端及其包绕的喙肱韧带，从钻孔拉出到肱骨结节间沟外，再将二头肌长头腱的远近两端缝合在一起，或断端分别缝在骨膜上，再缝合关节囊，逐层缝合切口各层组织，术后用外展架将伤肢固定外展 50°～60°，前屈 45°，其他术后处理和前法相同。有学者用此法共治 11 例，随访 7 年 5 个月，未见复发。但肩关节外展活动均有轻度限制。

4)Bankart 手术：此手术方法是修复盂唇及关节囊的方法。病人体位、手术切口和关节显露方法均与前相同，当切断并向内翻肩胛下肌后，外旋肱骨即显露关节囊的前侧，检查后在小结节内 2cm 左右处弧形切开关节囊前侧壁，显露肱骨头，检查盂唇和关节囊常可发现破损，用特制的弯钩形锥，在肩胛盂前内缘等距钻成三四个孔，用粗丝线将切开的关节囊的前外缘缝合固定盂唇部，再将关节囊的前内缘重叠缝合于关节囊上，此法缝关节囊既缩紧关节囊，又加强了关节囊，也使盂唇稳定，修复肩胛下肌、喙肱肌腱及肱二头肌短头腱，检查冲洗伤口，逐层缝合切口各层组织，术后用外展架将伤肢固定于肩外展 50°～60°，前屈 45。，其他术后处理与前法相同。学者用此法治疗 8 例，经过随访总结，无病例复发，肩关节活动功能基本均恢复正常，从以上几种手术治疗方法对比看，此种手术方法修复病变部位，效果优越。

5)鉴于 MRI 认识的积累与提高，以及肩关节碘气双重造影的诊断技术的提高，可以明确关节盂前唇损伤以及关节囊松弛等情况，结合各院的关节镜设备技术情况，可选择性地进行盂唇缝合、关节囊射频治疗，指征掌握得当可取得优良结果。

6)其他：如有关节盂前下缘植骨阻止术及喙突植骨延长术等，因植骨后不融合，且肩活动后磨损，日久失效，故近年来已不用。

2.肩关节后脱位

【致伤机制】

外伤性肩关节后脱位极为罕见，直接或间接暴力均可引起。直接暴力系从前侧向后直接打击肱骨头，使肱骨头冲破关节囊后壁和盂唇软骨而滑入肩胛盂后冈下，常伴有肱骨头前侧凹陷骨折或肩胛冈骨折。间接暴力引起者，系上臂强力内旋跌倒手掌撑地，传导暴力使肱骨头向后脱位，后脱位时由于肩胛下肌牵拉，小结节骨折较常见。

【临床表现及诊断】

临床症状不如肩关节前脱位明显，因肩关节周围软组织肿胀不易诊断，常延误诊断，最明显的临床表现为肩峰异常突出，从伤侧侧面观察，伤肩后侧隆起，前部平坦，上臂呈内收内旋位，外展活动明显受限制，在肩关节后侧冈下可摸到肱骨头，肩部前侧空虚。对合并小结节骨折者应警惕肩关节后脱位的发生。X线正位盂肱关系大致正常，但仔细研究可发现肱骨头呈内旋位，大结节消失，肱骨头与肩胛盂的半月形阴影消失。

肱骨头与肩胛盂的关系显示移位，轴位X线片可显示肱骨头向后移位，肱骨头的前内侧变平或凹陷或肩胛冈骨折。后脱位可存在疼痛，活动受限但典型的方肩畸形，弹性固定和杜格(Dug-as)征阳性不典型，后前位的X线片也不能很好显示，CT检查是首选的影像学检查方式。

【治疗】

(1)新鲜肩关节后脱位：手法复位比较容易。在麻醉无痛情况下，伤员采用坐位或仰卧位，助手用一手向后压住肩胛骨作为固定，另一手用拇指向前下推压肱骨头；术者两手握住伤肢腕部，沿肱骨纵轴轻度前屈牵引，并外旋上臂即可复位，将脱位整复后作各个方向的小活动，保持上臂外展位固定，即外展30°～35°，后伸30°和轻度外旋位，用外展架固定3周，加强肩关节功能活动锻炼。

(2)陈旧性肩关节后脱位：一般多采用开放复位。手术切口自肩峰开始，沿肩峰及肩胛冈下缘向后延伸10～12cm，暴露三角肌，并沿肩峰切断三角肌止点部，然后将冈上肌、冈下肌、小圆肌的联合腱抵止平面上2cm处切断，即暴露脱位的肱骨头，并在牵引及外旋上臂的操作下，将肱骨头送回关节腔内与盂对合，活动检查整复情况后。缝合联合腱与三角肌，缝合皮肤。术后3周开始关节功能锻炼。

## (二)肩锁关节脱位

【致伤原因及类型】

肩锁关节脱位多为直接暴力引起，如肩关节处于外展内旋位时，暴力冲击于肩的顶部或跌倒时肩部着地，均可引起肩锁关节脱位，肩锁关节的稳定性靠关节囊、肩锁韧带及喙锁韧带的维持作用。肩锁关节脱位Tossy分型有3型。

1.Ⅰ型　关节囊及肩锁韧带不完全破裂，喙锁韧带完整，锁骨只有轻度移位。

2.Ⅱ型　关节囊及肩锁韧带完全断裂，喙锁韧带牵拉伤，锁骨外端直径的一半上翘突出超过肩峰。

3.Ⅲ型　关节囊及肩锁韧带及喙锁韧带完全断裂，锁骨远端完全移位。

如仅关节囊及肩锁韧带破裂，而喙锁韧带未断裂，锁骨外端向上移位轻，为半脱位；如关节囊及肩锁韧带破裂的同时，还伴有喙锁韧带断裂，锁骨外端与肩峰完全分离，即为完全脱位。

**【临床表现及诊断】**

此脱位均有外伤史。

由于肩锁关节位于皮下，易被看出局部高起，双侧对比较明显，可有局部疼痛、肿胀及压痛；肩锁关节是上肢运动的支点，在肩胛带功能和动力学上占有重要位置，是上肢外展上举不可缺少的关节之一，同时参与肩关节的前屈和后伸运动。伤肢外展或上举均较困难，前屈和后伸运动亦受限，局部疼痛加剧，检查时肩锁关节处可摸到一个凹陷，可摸到肩锁关节松动。X线照片检查，可明显显示锁骨外端向上移位。肩锁关节半脱位，其向上移位轻，及肿胀不明显，诊断较困难，有时需同时向下牵引两上肢摄两侧肩锁关节X线片，或使病人站位两手提重物拍摄两肩锁关节正位X线片，对比检查，方可明确诊断。

**【治疗】**

1.肩锁关节半脱位　即无喙锁韧带断裂。此种类型的脱位一般可用手法复位胶布固定治疗或石膏固定，方法同锁骨外端骨折。术后4周除去固定，开始功能锻炼。

2.肩锁关节全脱位　即伴有喙锁韧带断裂的肩锁关节脱位。肩锁关节完全脱位，除关节囊和韧带损伤外，常因暴力造成关节软骨盘破裂以及肩峰与锁骨之间关节软骨骨折，如处理不当，术后常发生疼痛无力、活动受限以及肩锁关节骨性关节炎。肩锁关节完全脱位后，由于喙锁韧带断裂使肩锁关节完全失去稳定的维持力，肩峰受上肢重力作用向下移位，锁骨受胸锁乳突肌、颈阔肌及斜方肌的牵拉而向上移位，手法复位虽然容易，但复位后肩锁关节的稳定性依然很差。所以用一般手法复位及外固定治疗，不能获得满意效果，必须采用适当的内固定方式复位，并且最终强调重建喙锁韧带功能，包括重建、修补或替代。

(1)内固定：可采用张力带，钢丝与克氏针并用，起到了固定克氏针的作用，同时在肩锁关节上获得均匀的加压，充分吸收了肩锁关节水平及纵向的张力，满足了局部生物力学的要求，从而保证了复位后的肩锁关节更加稳定，使其能够早期主动活动。单纯应用克氏针由于受剪力的持续作用，且对于水平方向的张力吸收不够，难以在肩锁关节上获得均匀的加压，并容易移动脱出，锁骨钩钢板治疗肩锁关节脱位，在国外已应用了十几年，近千例的手术病例证明获得良好的疗效。

当时单纯肩锁关节克氏针钢丝张力带固定或并钢丝替代喙锁韧带术，而韧带未作修复或重建，有可能发生因克氏针固定肩峰过薄而出现肩峰上部骨质撕脱性骨折，喙突钢丝圈套亦有可能脱套发生，造成手术失败，内固定取出后由于韧带未作修复而肩锁关节部瘢痕愈合不坚强，在做功能锻炼或受到轻微外力情况下再发生脱位，临床疗效不够理想。喙锁韧带的重建方法较多，如用喙肩韧带代喙锁韧带，阔筋膜代喙锁韧带，肱二头肌短头瓣代喙锁韧带、生物聚酯韧带等。

(2)手术步骤：病人仰卧位，伤肩抬高，常规消毒铺巾，沿锁骨外段并绕过肩峰作切口，长8～9cm，做骨膜下分离，将斜方肌和三角肌附着处切开分离，暴露肩锁关节，清除碎骨片及关节间组织，将上臂向上，并同时向下压锁骨外端，及时肩锁关节复位，修复肩锁韧带，关节囊和喙锁韧带，用两根克氏钢针穿过肩峰、肩锁关节，直至锁骨外段5～6cm，针尖穿透后缘皮质。钢丝在肩锁关节上面“8”字交叉后绕过克氏针下于前方打结。剪除多余的克氏针部分，并将其外露的远端弯成一小钩，埋于皮下，以防克氏针发生移位、滑脱，作为临时固定，再将斜方肌和三角肌的边缘在锁骨及肩峰处褥式缝合修复，最后缝合皮肤，术后患侧上肢贴胸位三角巾悬吊2周，逐步做肩关节功能练习。

3.陈旧性肩锁关节脱位　半脱位者不一定有症状不需要治疗，全脱位者，根据有无疼痛及症状，可做以下手术治疗。

(1)修复喙锁韧带内固定：肩锁关节是活动关节，用钢丝或螺丝钉修复是错误的，用阔筋膜修复会松动，可用喙肩韧带，切断其肩峰端，将此端缝入切除末端的锁骨髓腔，拉紧结扎。

(2)切除锁骨外1/3，其外形和功能均好。

### (三)胸锁关节脱位

胸锁关节脱位也不少见，因系平面关节及肩臂重量的杠杆作用，治疗较为困难。

**【致伤原因及类型】**

多为间接暴力所致。由于锁骨脱位后的位置不同，可分前脱位、后脱位，偶然可以发生向上脱位者。胸锁关节为滑膜关节，是类似于球一窝关节的双平面关节，由球状的锁骨内侧端和胸骨柄上外侧面构成其关节面。几乎一半以上在胸骨的上方关节腔内有纤维软骨盘。关节囊周围有前后胸锁韧带支持，后胸锁韧带较前胸锁韧带更为强韧。因此胸锁关节前脱位较后脱位常见。

1.当暴力作用于第1肋骨，因杠杆作用，将锁骨内端向胸骨前方撬起，撕破关节囊及胸锁前韧带，突出移位于胸骨前上方，即为胸锁关节前脱位。

2.当暴力作用于肩部后外侧，而锁骨移位到胸骨的后方，即为锁骨关节后脱位。

**【临床表现及诊断】**

出于胸锁关节位于皮下及锁骨内端较粗，当胸锁关节脱位后，局部痛肿胀及压痛特别明显，胸锁关节前脱位时，显得锁骨端突出，向前移位，有时可看到异常活动，两侧胸锁关节对比检查，畸形更明显，通过触诊和X线侧位斜位胸片常可确诊，诊断比较容易。后脱位由于锁骨近端移位于胸骨后方畸形不明显，触摸胸锁关节前侧空虚；由于锁骨内端移位胸骨后方，肩胛骨被牵拉呈内旋，平卧位肩部不能接触床面；后脱位有的锁骨内端移位于肋骨后方还可压迫气管、食管或纵隔血管引起呼吸困难、吞咽困难及血循环受阻，临床上可有颈部浅静脉怒张等压迫症状，X线摄片检查，最好拍摄斜位或侧位X线片，结合外伤史诊断，胸部正位X线片常漏诊。如遇此种情况应常规作CT平扫，同时可了解有无并发症。陈旧性胸锁关节后脱位更易漏诊，压迫胸骨后器官引起咳嗽和浅静脉怒张应注意与其他疾病鉴别。

**【治疗】**

1.手法复位外固定

(1)前脱位者：伤员背靠坐位，伤肢叉腰，术者一手推顶伤侧胸壁，一手握住伤侧上臂上端，即可使复位，于胸锁关节前侧加纸垫或棉垫，并用前“8”字石膏绷带局部加压固定。另法令病人仰卧，上臂外展100°左右，做上臂皮肤牵引，当复位后再将上臂改为前屈30°～45°位持续牵引，并在胸锁关节前侧用沙袋压迫以维持复位。维持牵引3～4周。

(2)后脱位者:伤员靠坐位,上肢叉腰,术者一手推顶伤侧胸壁,一手握住上臂上端向外侧牵引,即可使关节脱位整复,再用“8”字石膏绷带,使肩胛骨及上臂稍向后伸,以维持关节整复,4周左右解除固定。如手法复位困难或不能手法复位时,亦可在无菌操作下,用无菌巾钳夹住锁骨近端向外前方牵引,用持续牵引或用后“8”字石膏绷带使上臂及肩后伸,固定4周左右。

2.切开复位内固定

(1)前脱位者:如不易复位或有小片骨折:虽复位容易但不易维持关节的对合关系,且有疼痛者。可考虑行切开复位,克氏针、钢丝或张力带内固定。

(2)后脱位者:不能用手法复位或有气管或纵隔血管压迫症状者。颈丛麻醉后病人仰卧位,常规消毒铺巾。以胸锁关节为中心,沿锁骨内1/3端向胸骨柄做一弧形切口,切开皮肤并向两侧游离,锐性分离胸大肌和胸锁乳突肌,在骨膜下剥离并显露锁骨内端,将锁骨内侧端向上牵开后可见关节盘。清除破裂的关节盘、锁骨内侧端关节面。从锁骨内侧端2cm处。前脱位者锁骨内端向后方压迫复位,后脱位者在直视下向外牵引上臂,并用巾钳夹住锁骨内端向外前方牵拉,使脱位整复。用二枚克氏钢针向胸骨侧倾斜交叉钻入锁骨,其中一枚从锁骨皮质穿出,“8”字钢丝固定,并将克氏针尾端弯成钩状,以防克氏针移位;缝合修复撕破或断裂的胸锁前韧带。术中避免损伤锁骨下血管和胸膜。术后用前“8”字石膏绷带固定4周,注意观察克氏针和张力带钢丝,避免过早活动,防止克氏针张力带钢丝断裂和克氏针移位,引起致命并发症。一般于6～8周后可拔除克氏针张力带钢丝,活动关节。

3.陈旧性胸锁关节脱位或复发性脱位　一般无明显功能活动障碍,不必手术治疗,如疼痛严重和功能活动障碍者,可行关节囊及胸锁韧带缝合修补术治疗,或行锁骨近端切除术治疗,此术要切除锁骨的内1/3左右,术后外观和功能均满意。

(李红专)

# 第五节　肱骨干骨折

## 一、概述

肱骨干骨折是较为常见的骨折,约占所有骨折的3%。近年来不论手术治疗还是非手术治疗的方法都有所发展。大多数肱骨干骨折通过非手术治疗可以获得好或较好的结果。正确的非手术及手术治疗需要对肱骨的解剖、骨折类型和病人伤前的活动水平和期望获得的结果等有所了解。

## 二、解剖

肱骨干是指从近端胸大肌的止点处到远端髁上。近端肱骨干横断面呈圆形,远端在前后径上呈扁状。肱骨前方界线近端为大结节前方,远端为冠状突窝。内侧界线从近端的小结节到远端内上髁。外侧界限近端大结节后方到外上髁。三角肌止于肱骨干近端前外侧的三角肌结节。桡神经切迹内走行着桡神经和肱深动脉。肱骨干后方是三头肌的起点，有螺旋状骨凹。内外侧肌间隔将上臂分成前间隔和后间隔。前间隔包括肱二头肌、喙肱肌、和肱肌。肱动、静脉及正中神经、肌皮神经及尺神经沿肱二头肌内侧走行。后间隔包含肱三头肌和桡神经。

肱骨干部的血供由肱动脉分支提供。肱骨干的滋养动脉从内侧中段远端进入肱骨。有些病人还有第 2 条滋养动泳，它从桡神经切迹进入。桡神经和肱深动脉穿过外侧肌间隔，内侧肌间隔被尺神经、上尺侧副动脉及下尺侧副动脉的后分支穿过。当骨折线在胸大肌止点近端时，由于肩袖的作用，近端骨块呈外展和内旋畸形，远骨折端由于胸大肌作用向内侧移位。当骨折线位于胸大肌以远三角肌止点以近时，远骨折端由于三角肌的作用向外侧移位，近骨折端则由于胸大肌、背阔肌及大圆肌的作用向内侧移位。当骨折线位于三角肌止点以远时，近端骨折块外展屈曲，而远折端向近端移位。

## 三、损伤机制

肱骨干骨折可由直接或间接暴力造成。最常见的损伤机制包括高处坠落时手外伸、摩托车祸伤以及上臂直接受力。极度肌肉收缩也可造成肱骨干骨折。老年人摔倒造成的肱骨干骨折往往不形成粉碎状。高能量损伤常造成粉碎骨折和软组织严重伤。Klenerman 等对肱骨干施加外力造成的实验性骨折显示，单纯的压缩力造成肱骨近端或远端骨折，折弯力造成典型的横断骨折。扭转力会造成螺旋形骨折。弯曲和扭转力结合可导致斜行骨折，并常伴有蝶形骨块。肱骨干骨折后的移位方向，根据骨折部位不同受不同肌肉牵拉的影响，会出现不同方向的移位。

## 四、骨折分类

没有一种肱骨干骨折的分类被广泛接受。

AO/ASIF 对肱骨干骨折的分类是基于骨折的粉碎程度：A 型简单骨折，B 型有蝶块，C 型呈粉碎状，进一步将每一类型再依骨折形态分成不同的亚型。

## 五、临床表现与诊断

肱骨干骨折病人常主诉上臂疼痛、肿胀及畸形，有反常活动和骨擦感。对无移位的骨折病人的临床症状也许很轻。由于肱骨干骨折常由高能量暴力造成，所以医生应该特别注意合并症的检查。首先应处理危及生命的损伤，然后再对肢体做系统检查。若有指征则应使用多普勒探测脉搏来判断血管情况，用测压仪来监测筋膜间隔的压力。对肿胀严重或有较重组织损伤以及多发伤的病人更应注意仔细检查。

肱骨干的标准 X 线片应包括正侧位。X 线片中应包含肩、肘关节，这样可以识别合并的关节脱位或关节内骨折。照 X 线片时应转动病人，而不是转动肱骨干来获取正位和侧位，对粉碎性骨折或骨折移位大的病人，牵引下拍片可能有所帮助。有时对侧肱骨全长X线片对术前计划的制定也有所帮助。CT扫描不常应用；对病理骨折，一些特殊的检查能帮助确定病变的范围，这些包括锝骨扫描、CT、MRI检查。

## 六、治疗方法

肱骨干骨折的治疗目的是取得骨性愈合，获得良好的对线复位及恢复病人伤前的功能。有很多治疗肱骨干骨折的方法，非手术治疗或手术治疗的方法都能获得很好的结果。选择治疗方法时应考虑多种因素，包括病人年龄、合并症、软组织情况及骨折类型。

### （一）非手术治疗

大多数肱骨干骨折可以通过非手术来治疗，并能取得90%以上的愈合率。这些方法包括悬垂石膏固定、U形石膏固定、绑带捆绑固定，外展位肩人字石膏固定、骨牵引固定、功能支具。

1.*悬垂石膏*　1933年Caldwell描述了悬垂石膏，它是利用重力的持续牵引作用来达到复位效果。因此病人需始终立位或半立位。上臂悬垂石膏可以应用直到骨折愈合，也可中间更换成功能支具。使用悬垂石膏的顾虑是骨折端产生分离移位，这将造成骨折的延迟愈合。使用悬垂石膏的适应证包括有移位的肱骨中段骨折，特别是有短缩以及斜形或螺旋形的骨折。横断骨折不适于使用悬垂石膏，因为它易形成分离移位而影响愈合。

使用悬垂石膏治疗肱骨干骨折需要精心处理，石膏不应过重，肘关节应屈曲90°，前臂置于中立位，石膏近端应在骨折处以近2cm。在前臂远端处应有3个环，位于背侧、中立位侧和掌侧，颈腕吊带绕过颈部穿过其中一个环。向前成角可以通过缩短吊带纠正，向后成角通过延长吊带纠正，向内成角可以将吊带穿过掌侧环纠正，向外侧成角可以通过吊带穿过背侧环纠正。躯干不能妨碍石膏的悬垂牵引作用。病人需上身直立位或半立位睡眠，以防肘部被支托而失去作用。每周复查X线片，并指导病人行肩和手的活动，肩部画弧运动对防“冻肩”形成十分有益，肌肉的等长收缩也十分重要。

注意适应证的选择以及对石膏的认真呵护能提高治疗成功率并减少并发症发生。正确使用悬垂石膏能取得高达96%的愈合率，对于有移位螺旋或斜行肱骨干骨折它是最好的治疗方法之一。

2.*U形石膏夹板*　U形石膏固定可用于短缩畸形小的肱骨干骨折。塑形良好的石膏夹板位于肱骨干内外侧并绕过肘关节置于三角肌和肩峰上。躯干不应妨碍石膏的悬吊。病人应进行肩、肘及腕关节和手部活动。U形石膏的缺点是缠绕可能造成肘关节伸直受限，腋神经损伤及病人因石膏肥大而感不适。石膏滑脱也常见，需要不断调整和更换。

3.*胸上臂制动*　对于移位小的肱骨干骨折可将上臂及肩关节缠绕在一起起制动作用。这种方法适用于老人或儿童，主要考虑病人的舒适性。腋下垫以软垫使远端外展。病人应多行肩关节钟摆样运动。此法简单经济。

4.*肩人字石膏*　主要适于闭合复位需要充分外展、外旋维持固定时，然而这往往形成不舒适的姿势，常需要手术治疗。此法的缺点是应用复杂，石膏臃肿沉重，对皮肤有刺激，病人感不舒服。对于有胸部损伤的病人应避免使用。

5.骨牵引　对肱骨干闭合或开放的骨折较少应用骨牵引。传统观点上的骨牵引适应证，例如合并其他骨损伤需要长期休息时，开放骨折，现在已成为手术治疗的适应证。骨牵引可通过横穿尺骨鹰嘴的克氏针或斯氏针进行，应从内侧向外侧穿针以避免伤及尺神经。

6.功能支具　1977年Sarmiento首先描述了功能支具，它是通过软组织挤压而达到复位目的，此方法能使肩、肘关节获得最大活动度。支具由前后2片组成并可用条带将2片系紧，随肢体肿胀情况而调整松紧。支具近端可达肩峰外侧，环绕上臂至腋下，往远支具塑形避开肱骨内外髁，使肘关节能自由活动。支具较少超越肩关节。支具适于肱骨近端粉碎骨折，但此时肩部活动受限。支具使用的禁忌证有广泛软组织损伤和骨缺损，病人治疗欠配合，骨折对线不好，维持困难。

支具可应用于使用悬重石膏或U形石膏后1～2周。若急诊使用支具，则病人常需不断复查以观察肢体肿胀情况，检查神经血管情况。病人应避免躯干对上臂的干扰，应注意吊带可以引起内翻畸形。应鼓励病人进行肩摇摆活动，同时肘、腕及手的功能活动可进行。支具应至少佩戴8周。

### （二）手术治疗

肱骨干骨折的手术适应证包括：开放骨折、合并血管损伤、漂浮肘、多段骨折、病理骨折、双侧肱骨干骨折及多发骨折等。开放骨折需要急诊清创，骨折固定能减少感染的发生。合并血管损伤的骨折应使用内固定或外固定稳定骨折，非手术治疗此时不能稳定骨折，反常活动将破坏修复的血管。“飘浮肘”损伤（同侧肱骨干和前臂骨折），需手术治疗。这样可以尽早进行肩、肘关节活动，非手术治疗难以使肱骨干多段骨折获得愈合。手术稳定病理骨折使病人感到更多舒适，并获得更多功能。手术治疗双侧肱骨干骨折可使病人尽早地自理生活。多发创伤的病人常需半卧位，非手术治疗难以维持骨折位置，手术固定能尽早恢复病人功能。骨折合并桡神经损伤常需手术探查和骨折固定。非手术治疗难以使骨折复位和保持复位时则需手术来稳定骨折。对于肱骨干骨折，3cm短缩、20°前后成角以及30°内、外翻成角都可以接受。肥胖病人常易形成内翻畸形。由于肩关节代偿，旋转畸形常可接受。涉及肩、肘关节面的骨折需要手术固定。

1.手术入路　手术治疗肱骨干骨折的入路包括前外、前方或后方入路。

2.钢板螺钉内固定　用钢板螺钉可以在不干扰肩袖的情况下将肱骨干骨折牢固固定。术前应仔细观察骨折特性，蝶形块的位置，选择何种钢板固定，做到心中有数。术中减少软组织剥离，特别应保护与蝶形块连接的软组织以防其成为死骨。对高大强壮病人应选用4.5mm宽动力加压钢板。对一般病人可选用4.5mm窄动力加压钢板。肱骨近端或远端骨折常需使用其他钢板，如重建板、T形板。若骨折类型允许，则应尽量使用加压固定技术，尽量在骨折端使用拉力螺钉。每骨折端至少应固定6～8层皮质，台上应检查固定后的稳定度。根据骨折粉碎程度和软组织剥离范围来决定是否行植骨术。对钢板螺钉内固定来说，应放宽松质骨植骨的适应证。

3.外固定架固定　外固定架适用于广泛软组织损伤的开放骨折，合并烧伤以及感染性不愈合的病人。可使用单边或环形外固定架固定骨折外固定架应用的并发症有针道感染、干扰神经血管和肌肉肌腱，骨折不愈合。外科医生可以通过认真操作，细心护理来避免并发症的出现。

4.髓内固定　髓内针固定对大多数长管状骨干部骨折都能取得满意疗效。从力学方面讲，髓内针固定比钢板螺钉内固定和外固定架固定有更多优势：

由于髓腔的方向更接近骨的力学轴，髓内针属中央型内固定，钢板固定在骨表面，是偏心固定，所以髓内针比钢板承受更小的弯曲应力，不易发生疲劳折断。髓内针与骨皮质接触，是一种应力分享式固定，如果在针的远近端不加锁定，髓内针将作为滑动夹板使骨折端获得动力加压。

在骨干中段骨折，随着髓内针进入髓腔，骨折自动取得对线复位。髓内针取出后发生再骨折率低，这是因为骨质疏松程度低，同时也没有产生应力集中升高区。

髓内针也有很多生物学方面的优势，尽管穿针有一些技术要求，但它不必像钢板固定那样广泛的暴露。借助于影像增强器，手术可以闭合进行，因此术后感染率低，骨愈合率高，很少的软组织瘢痕。肱骨干使用的髓内针有 2 种，即弹性髓内针和带锁髓内针。

5.带锁髓内针　带锁髓内针在不稳定股骨或胫骨骨折治疗中的成功应用使医生试图将其应用于治疗肱骨骨折。髓内针通过远近端锁定稳定骨折，能防止短缩和旋转畸形。带锁髓内针适应于从外科颈以远 2cm 到尺骨鹰咀窝近侧 5cm 处的骨折，髓内针可顺行或逆行穿入，可使用扩髓或非扩髓技术。扩髓可以增加针与髓腔皮质接触长度，稳定性会增加，同时扩髓也可防止针卡在髓腔内，也可选择较大直径的针，扩髓还有内植骨的作用。但扩髓或非扩髓都将影响髓腔血供。Rhinelander 所做的实验表明，非扩髓技术髓腔血供很快能重建。即使扩髓，由于间隙的存在，重建血供也能实现。因此髓内针固定骨折必定影响髓内血供，所以保护骨膜血供显得更加重要。

使用顺行穿针时应注意将针尾埋于肩袖以下防干扰肩峰下间隙。近端锁钉帽位置不应对肩峰有妨碍，从而引起撞击综合征。远近端锁定时都应使用软组织保护套以避免伤及腋神经及其他神经、血管和软组织。

## 七、术后处理与康复

肱骨干骨折后功能锻炼对治疗结果有重要作用。伤后手、腕关节的活动即刻就应开始。

肩肘关节活动随着病人疼痛减轻也应尽早开始。无论何种治疗方法，肩关节活动应特别注意，防止肩关节僵直。肘关节功能锻炼应仅限于主动活动。被动强力的活动会引起骨化性肌炎。

非手术治疗肱骨干骨折能取得很好的效果。Winfield 等报告愈合率达 98%。Stewart 和 Hundley 报告愈合率达 93.5%，Sarniento、Zagorski 和 Baltour 等人分别报告了使用支具能取得 96%～91%的愈合率，而且肩肘关节功能恢复达 90%以上，支具目前在我国使用还不够普及。

## 八、并发症

1.桡神经损伤 约有18%的肱骨干骨折合并有桡神经损伤，最常见的是中段骨折或远1/3斜形骨折。大多数神经损伤是完全性，有90%的病人3～4个月后恢复正常。肌电图和神经传导实验有助于确定神经损伤程度以及监测神经再生的速度。早期进行桡神经探查的指征是开放骨折或贯通伤合并桡神经损伤和骨折复位后出现桡神经损伤时。

对肱骨干骨折合并桡神经损伤治疗尚存有争议。学者的意见是：决定是否进行早期或是晚期桡神经探查应考虑下列因素：①骨折的位置；②骨折移位程度；③软组织损伤的特点（开放骨折）；④神经损伤的程度。多数情况下，闭合的肱骨干骨折合并桡神经损伤可不进行一期手术探查，肱骨干骨折在进行闭合复位手术固定后，多数桡神经损伤可自然恢复。必要时可结合肌电图检查，确定桡神经手术探查时机。

其他学者主张伤后3～4个月神经损伤没有恢复的迹象时行手术探查。晚期探查的好处是：①能有足够时间使功能性神经麻痹得以恢复；②能较为精确地确定神经损伤的性质；③合并的骨折已愈合；④晚期探查的最终结果与早期探查相同。神经探查和修复重建包括腓肠神经移植、神经松解、肌腱移位。

对于开放骨折合并桡神经损伤，应在急诊治疗骨折同时行桡神经探查修补。

2.血管损伤 虽然不多见，但肱骨干骨折也可造成肱动脉的损伤。血管损伤的机制有：枪伤、刀刺伤、骨折端嵌压、血肿或筋膜间隙内压力大造成血管阻塞。肱动脉在肱骨近或远1/3处骨折有被损伤的危险。是否进行血管造影检查尚存争议。因为大约50%病人依据临床检查可以明确诊断。造影诊断需要延误一些治疗时间，而肢体血液循环重建应尽量在6小时内完成。

合并血管损伤的肱骨干骨折是骨科急症。首先应进行压迫止血等待手术。术中进行血管探查和修补，骨折进行固定。如果肢体存活没有危险则可先行骨折固定；如果远端肢体缺血时间已较长，则可先临时做血管分流再做骨折固定。骨折必须固定以保护修复的血管和防止软组织进一步损伤。血管损伤可以通过直接修补、端端吻合以及静脉移植来获得治疗。

3.骨折不愈合 文献报告肱骨干骨折应在4个月内愈合。其不愈合率在0%～15%间不等。肱骨近段和远段骨折易形成不愈合，其他与不愈合有关节的因素包括横行骨折、骨折分离移位、软组织嵌压以及不牢靠的制动。肩关节活动受限增加了传到骨折端的应力，容易形成不愈合。影响愈合的医学因素包括老年人、营养不良、肥胖、糖尿病、使用皮质类固醇、服用抗凝药物、放疗后及烧伤。值得注意的是，有报告指出手术后的不愈合率高于非手术组的不愈合率。

对不愈合的病人应仔细了解病史，认真做物理检查。了解原始损伤和最初治疗很重要。体检应包括肩、肘关节活动受限情况，骨折端反常活动情况。核素扫描检查有助于了解不愈合的生物学特性以及是否有感染。

治疗肱骨干骨折不愈合的目的就是建立骨性连接，维持骨折对线稳定，恢复肢体的功能。治疗方法有多种选择，包括功能支具、电刺激、植骨、内固定或外固定。功能支具在治疗延迟愈合方面有一定作用，但不能治疗不愈合。电刺激与支具共同使用有益。电刺激不能在下面情况使用：骨折间隙大于1cm、滑膜性假关节形成、感染。使用加压钢板固定骨折并行植骨和扩髓带锁髓内针固定是目前最有效的方法。无论使用什么方法，下列原则必须遵守：①必须获得骨性稳定；②消除骨折间隙；③保持或恢复骨的血液供应；④消除感染。Barquet 报告使用加压钢板＋松质骨植骨治疗肱骨干无菌性不愈合的成功率为96％，Rosen 报告为97％。Wu 和 Shih 等报告两组不愈合病人分别用钢板螺钉＋松质骨植骨和带锁髓内针治疗，其愈合率分别为89.5％和87.5％，两者相当，但带锁髓内针的并发症出现机会小。我们认为选择内固定的方法应考虑不愈合的位置，一般中段的不愈合选带锁髓内针，远近端可选用钢板螺钉。同时应考虑前次手术内固定的方法，是否有骨质疏松存在，对因手术已有骨质破坏或骨质疏松的病人应选择髓内针治疗。手术时应重新打通髓腔，萎缩型不愈合或有骨缺损的病人需要植骨。感染存在时应彻底多次扩创，切除感染和坏死组织，同时用抗生素液灌洗，可以使用外固定架固定骨折直到愈合，也可Ⅱ期更换成钢板螺钉内固定。

（赵韬源）

# 第六节　肘关节

肘关节是上臂和前臂的机械性连接，其稳定有力和良好的活动范围有助于发挥手部功能。肘部创伤治疗不当则可致慢性疼痛和永久性功能丧失。

## 一、肱骨远端骨折

### （一）肱骨髁上骨折

肱骨髁上骨折是指发生在肱骨髁与肱骨干之间骨质相对薄弱部分的骨折。最常见于5～8岁的儿童，约占全部肘部骨折的50％～60％，属关节外骨折，虽及时治疗后功能恢复较好，但有相当一部分病例合并肘内翻畸形，成人移位骨折大多需要采取手术治疗。一般分为2种类型：伸展型和屈曲型，伸展型占绝大多数（95％）。

1.伸展型

**【损伤机制】**

伸肘位肘部直接受到内收或外展的暴力可致此种骨折；跌倒时手掌撑地，同时肘部过伸及前臂旋前也是常见原因；肘部受到直接撞击也不少见。原始暴力和肱三头肌牵拉鹰嘴可使远折端向后、向近端移位；内、外上髁有前臂肌肉起点，肌肉牵拉可造成远折端呈屈曲状态，近折端尖部可移位至肘前窝，使肱动脉、正中神经受到挫伤或刺伤。

**【症状和体征】**

肘部肿胀，疼痛，远折端向后移位，可与肘后脱位相混淆，但肘后三角关系正常，据此可鉴别。伤后或复位后应注意是否有肱动脉急性损伤和前臂掌侧骨筋膜室综合征，是否出现“4P”征，即：①疼痛；②桡动脉搏动消失；③苍白；④麻痹。

X 线所见取决于骨折移位程度,不论移位程度如何,正位片骨折线常呈横行,恰位于关节囊近端,中度移位者,远折端可位于肱骨干内侧或外侧;重度移位者,远折端在冠状面上可有轴向旋转或成角。侧位 X 线片上,骨折线自前下至后上呈斜行,若骨折无移位,仅可发现"脂肪垫征"阳性;轻度移位者,可见关节面与肱骨干纵轴的交角变小;明显移位者,可发现远折端向后、向近端明显移位:

**【治疗方法】**

(1)非手术治疗:无移位或轻度移位可用石膏后托制动 1～2 周,然后开始轻柔的功能活动。6 周后骨折基本愈合,再彻底去除石膏或夹板固定。

1)闭合复位:儿童患者大多采用此方法,一般应在臂丛麻醉或全麻后进行。助手经上臂及前臂保持伸肘位进行牵引,前臂旋后并稍外翻,术者拇指于远折端后侧将其向前推起,同时用其余手指将近折端向后压下,以矫正前后移位,尔后再矫正侧方移位和旋转畸形,最后屈肘以使后侧的骨膜及三头肌紧张,使骨折复位得到维持。在 X 线透视下证实复位满意后,用石膏后托或小夹板固定。

骨折复位后将前臂制动于旋前还是旋后位,至今仍存争议。一般认为如远折端向内侧移位,则内侧骨膜保持完整,应将前臂固定在旋前位;若远折端向外侧移位,则外侧骨膜保持完整,应固定在旋后位。

2)复位后的处理:复位后应即刻拍摄 X 线片,并在第 2、7、14 天复查,以防再移位,期间应仔细观察远折端关节面与肱骨干轴线的关系,并与健侧对照。

(2)手术治疗

1)经皮穿针固定:手术关键是要掌握骨性标志。可分别通过内、外上髁进入克氏针直达骨折近端,但有可能造成尺神经损伤。为避免此并发症,可将 2 枚固定针都在肘外侧进入:1 枚通过外上髁进入,另 1 枚在小头一滑车沟区域的鹰嘴外侧进入。

2)切开复位内固定(ORIF):手术指征包括:①骨折不稳定,闭合复位后不能维持满意的复位;②骨折合并血管损伤;③合并同侧肱骨干或前臂骨折。对成人患者应尽量选择 ORIF。如合并血管损伤需进行修补,更应同时稳定骨折端,可通过前方的 Henry 入路完成。若不合并血管损伤,则可采取内、外侧联合切口或后正中切口。一般认为后正中切口较好。可用重建钢板或特制的 Y 形钢板固定,尽可能用拉力螺钉增加骨折端稳定。两块钢板呈 90°角分别固定内、外侧柱,其抗疲劳性能优于后方单用 1 块 Y 形钢板或双髁螺丝钉固定。粉碎骨折应一期植骨。

开放骨折应及时行清创术,污染严重者可考虑延期闭合伤口,彻底清创后可用内固定或外固定架稳定骨折端。

**【合并症】**

(1)Volkmann 缺血挛缩;保守治疗时,必须密切观察患肢末梢血运,是否出现"4P"征象等,高度重视早期手指过伸痛。若对指端末梢血运有怀疑,则应立刻去除所有外固定物,并减少屈肘角度,必要时行筋膜切开减张术。

(2)肘内翻畸形:畸形超过 20°,观察至伤后 1～2 年畸形稳定,无持续进展,肘部功能也基本恢复,可考虑行髁上楔形截骨矫正术。

(3)肱动脉断裂:较少见。多因骨折端移位压迫肱动脉而造成肢体缺血性改变,应予积极处理,必要时行急诊手术治疗。

(4)神经损伤:主要因骨折局部压迫、牵拉或挫伤所致,神经断裂少见,大多于伤后数周内自行恢复。若伤后12周仍无恢复,结合肌电图检查结果,可行手术探查并进行适当处理。

2.屈曲型 少见,占髁上骨折的2%～4%。损伤机制是跌倒时肘部处于屈曲位,肘后方受到直接应力所致。远折端相对于肘部向前移位,其后方骨膜破裂,前方骨膜则保持完整,仅与近折端前方骨面分离。

(1)症状和体征:同伸展型髁上骨折。肘部处于被动屈曲位,肘后正常突起消失。

(2)X线检查:侧位X线片骨折线自前上至后下呈斜行,与伸展型相反。远折端位于肱骨前方,肘部屈曲;正位X线片骨折线呈横行。

(3)治疗方法

1)非手术治疗:常很难处理。屈肘位牵引前臂可能获得复位,若在伸肘位牵引前臂则会增加前臂肌肉对髁部的牵拉,使远折端更加屈曲,阻碍复位和损伤肘前结构。在维持牵引时,可用拇指向后推压远折端,并对抗牵引近折端。另一种复位方法是术者一手抓住肱骨髁,另一手维持前臂在屈肘旋后位,牵引肱骨髁以矫正骑跨和成角畸形,助手将石膏管形的衬垫铺好,术者再用手掌向后推压远折端使骨折复位,然后用长臂石膏管形将其固定6周。

2)手术治疗:采取保守治疗时,大多在极度伸肘位才能维持复位,故对儿童患者可采取经皮穿针固定,对成人患者则采取ORIF。

### (二)肱骨髁间骨折

**【概述】**

肱骨髁间骨折至今仍是比较常见的复杂骨折,其治疗具有很大的挑战性,是“很难处理的少数几个骨折之一”。

**【损伤机制】**

尺骨滑车切迹撞击肱骨髁所致,屈肘和伸肘位都可发生,分为屈曲和伸直型2种损伤。

**【骨折分型】**

Muller等人(1979)的分类(AO分类)主要是根据骨折是否累及髁上部位及骨折的粉碎程度,将肱骨远端骨折分为A、B、$C_3$型,其中C型为髁间骨折:$C_1$型为T形骨折伴移位;$C_2$型为干骺端粉碎,髁间为简单骨折;$C_3$型为干骺端与髁间均为粉碎。

**【症状和体征】**

局部肿胀,疼痛。因髁间移位、分离致肱骨髁变宽,尺骨向近端移位使前臂变短。可出现骨擦音,肘后三角关系改变。

放射学检查 正、侧位X线片可评估骨折移位和粉碎程度,骨折真实情况常比X线表现还要严重和粉碎,可行多方向拍片或CT检查,进一步判断骨折情况。

**【治疗方法】**

年轻患者应尽可能获得关节面的解剖复位;老年骨质疏松者,若骨折粉碎,内固定效果差,或不可能获得满意的固定,可行一期或二期全肘关节置换术。

(1)非手术治疗

1)石膏固定:主要适用于Ⅰ型无移位骨折,屈肘90°以石膏前后托或管形固定,直至肿胀消退。2～3周开始主动活动。有可能发生再移位,需密切随诊观察。

2)牵引:闭合复位后,用牵引来维持或进一步改善复位,目前已很少使用。

(2)手术治疗:肱骨髁间骨折为关节内骨折,多需手术切开复位内固定治疗。手术内固定时,2个部位需要固定,一是髁间,二是髁上。重点放在髁间,但也应重视髁上。术中将髁间复位后,应根据骨块大小及对应关系选择适宜的内固定物。内固定物应位于滑车的中心,不能穿出关节面或进入鹰嘴窝。髁间有缺损或属严重粉碎骨折时,应用拉力螺钉固定时,应防止由于加压操作引起滑车关节面变窄。X线片显示的Ⅲ型骨折在术中有可能转化为Ⅳ型粉碎骨折,需要进行植骨,故应常规将髂骨部位消毒备用。

完成髁间固定后,再用钢板将其与骨干进行固定。特制的后方Y形钢板的缺点是单平面固定,双钢板固定能够提供更为牢固的稳定。若髁间与髁上骨折连接处有较大间隙或有骨缺损,应予松质骨植骨,否则可发生钢板断裂失效,骨折不愈合;骨折较靠远端时,可将内侧钢板围绕内上髁进行塑形固定。注意恢复肱骨远端的正常前倾。

全肘关节置换:对年龄大于65岁、患者原有严重骨性关节炎,又发生髁间严重粉碎骨折时,可一期或二期行全肘关节置换(TEA)。

### (三)肱骨髁骨折

**【解剖和分类】**

肱骨远端分为内、外髁,其分界线是小头-滑车间沟。每一髁都包括关节和非关节部位,上髁属非关节部位,外髁的关节面是肱骨小头,内髁的关节面是滑车。

**【损伤机制】**

侧副韧带的紧张可产生撕脱应力,伸肘位,由于前臂的杠杆作用,可使作用于侧副韧带的张力增加,前臂的内收或外展可使这些应力集中于肱骨远端的一侧。压应力亦可作用于关节面。也可因直接暴力所致,常直接作用于屈肘位时的肘后方。若外力在中心部位平均施加,可使肱骨髁楔形劈开,造成髁间骨折;若外力偏心施加,可导致单独一个髁的骨折。在临床上,应力很少以一种单纯的形式出现,常常是混合性的,造成各种类型的骨折。注意区分单纯髁骨折与髁骨折合并肘脱位:单纯髁骨折后,滑车侧方能够维持肘部稳定。

1.肱骨外髁骨折

**【临床表现】**

症状和体征:局部可出现相对于肱骨干和内髁的异常活动。上肢悬垂在肢体一侧时,携带角消失。常出现骨擦音,前臂被动旋转可使骨擦音增强。

放射学表现:骨折线常呈斜行,由小头-滑车间沟或滑车外侧缘斜向髁上嵴。根据骨折类型不同,可出现尺骨相对于肱骨干的外侧移位。伸肌附着点的牵拉可使骨块发生移位。应与小头骨折相鉴别:外髁骨折包括关节面和非关节面2个部位,并常带有滑车的桡侧部分,而小头骨折只累及关节面及其支撑骨。

**【治疗方法】**

(1)保守治疗:无移位或轻微(不超过1mm)移位者可保守治疗,简单制动2～4周至骨折愈合。也可采取经皮穿针固定。

(2)手术治疗:治疗目的有二,一是必须恢复肱骨髁的对位,以防发生旋转;二是在Ⅱ型骨折中,滑车外侧壁不完整,应予重建。采取后侧或外侧入路均可,常用螺钉或克氏针固定。术中尽可能保持折块的软组织附着。若合并 MCL 断裂,可通过内侧切口对其进行修补。一般认为对年轻体力劳动者和竞技运动员应修补 MCL。

**【并发症和预后】**

临床疗效取决于骨折粉碎程度及是否获得了准确复位和稳定固定。解剖复位和稳定内固定有助于防止出现创伤性关节炎和活动受限。不正确的复位或固定失效在Ⅰ型骨折可造成肘外翻,在Ⅱ型骨折还可导致尺骨向外侧半脱位,如将合并的小头骨折切除,更可能增加发生上述并发症的危险。外翻可使内髁更加突出和出现尺神经症状,常需在晚期行松解前移术。

2.肱骨内髁骨折

**【概述】**

单纯内髁骨折少见,主要原因是对肘内侧的直接打击常可导致突出的内上髁骨折,很少造成深部的内髁骨折。损伤机制是伸肘位摔伤并受到肘内翻的应力,或屈肘位摔伤,鹰嘴直接受力后撞击肱骨髁所致:前臂屈肌可使骨块向远端移位。骨折线一般由深部呈斜行攀升至髁上嵴的末端,若桡骨头边缘像楔子样对关节面施加应力,就可发生骨折线在小头-滑车间沟、呈斜行斜向内上的Ⅱ型损伤。

**【症状和体征】**

局部异常活动。如桡骨头与尺骨及内髁折块一起向内侧移位,则外髁和肱骨小头明显突出。伸肘使前臂屈肌张力增加,可造成骨块移位。有时可出现尺神经损伤症状。合并 LCL 损伤者可出现外侧触痛和肿胀。

**【治疗】**

非手术治疗:无移位者可用石膏后托制动 2～4 周。屈肘、前臂旋前、腕关节掌屈可放松起自内上髁的肌肉张力。移位骨折闭合复位很难获得成功且不易维持。

手术治疗:尽管对某些移位骨折可采取闭合复位,但很难保证关节面不出现“台阶”。一般应采取 ORIF。暴露折块时,应首先显露尺神经并予保护,一旦骨折累及尺神经沟或尺神经受到损害,应将尺神经前移。

**【并发症和预后】**

因骨折涉及滑车沟,很可能造成关节面残留“台阶”,导致活动受限及发生创伤性关节炎。向近端移位的髁部骨折畸形愈合可导致肘内翻畸形,骨折畸形愈合或骨痂过度生长可造成迟发尺神经症状。

### (四)肱骨远端的关节面骨折

包括肱骨小头骨折、滑车骨折,或两者共存:骨折线位于冠状面,平行于肱骨前侧,骨折块没有或几乎没有软组织附着。压缩、劈裂或剪切应力均可造成关节面骨折。因缺少软组织附着,撕脱应力并不能造成这些骨折。骨折原始移位与造成骨折的外力有关。

关节面骨折往往包含有不同程度的软骨下骨骨折。尽管将其分为小头骨折和滑车骨折,并分开来讨论,但实际上两者常常合并在一起发生。

1.肱骨小头骨折

【概述】

约占全部肘部损伤的0.5%～1%。好发于青少年(12～17岁),极易漏诊。

肱骨小头骨折与外髁骨折的区别:外髁的一部分即关节内部分是小头骨折,不包括外上髁和干骺端;而外髁骨折除包括小头外,还包括非关节面部位,常累及外上髁。小头的前方和下方有关节软骨,后方无关节软骨。屈肘时桡骨头与小头前方关节面相接触;伸肘时桡骨头与小头下方关节面相接触。

【损伤机制】

常由桡骨头传导的应力所致,桡骨头就像内燃机上的"活塞"一样向上运动对小头进行剪切,也可以解释为什么有时合并桡骨头骨折。最为常见的致伤方式是跌到后手掌撑地,外力沿桡骨传导至肘部,撞击小头所致。

【临床表现】

常有肘部活动受限。Ⅰ型骨折影响屈肘,Ⅱ型骨折则阻挡伸肘。前臂旋转不受限制是其特点。可有骨擦音。

X线表现:因骨折块包含有较大的关节软骨,故X线片不能准确反映其真正大小。正位X线片有助于判断合并的滑车骨折块大小,侧位则表现为"双弧征"。

普通平片上对骨折块大小、来源及移位程度进行准确判断比较困难时可行CT检查。

【治疗方法】

(1)非手术方法:对无移位骨折可行石膏托固定3周。

(2)手术治疗:可取外侧入路,在肘肌前方进入。此切口稍偏前,可避开后方的外侧尺骨副韧带(LUCL),且不易损伤桡神经深支。可用微型螺丝钉自后向前旋入固定骨折端,亦可用Her-bert螺丝钉治疗,自前方向后方旋入固定,钉尾埋入关节面下。

积水潭医院1980年至1999年手术治疗70余例肱骨小头骨折,内固定物包括松质骨螺钉、克氏针及可吸收螺丝钉,其中以松质骨螺钉的固定效果最好。

若骨折块严重粉碎,几乎不含有软骨下骨,可考虑行切除术。合并肘部其他部位的骨折或肘脱位时,应避免行切除术。

与股骨头不同,肱骨小头即使与它的血供完全分离,也很少发生塌陷和骨关节病。推测骨折块可从软骨下骨的爬行替代获得再血管化,而上肢的关节又不像下肢的完全负重关节一样,在恢复期间,通过肱桡关节的应力并不足以引起塌陷和关节畸形,故即使出现与软组织完全剥离的小头骨折块,也可进行ORIF。

2.肱骨滑车骨折　少见,大多认为它不是一种单独损伤。滑车的结构特点决定了它不易成为一个单独的骨折:肱骨小头易遭受来自于桡骨头的剪切或压缩应力,直接撞击也可导致小头骨折,而滑车位于肘关节深部,则可使它免遭直接撞击。

伤后关节内渗出,肿胀,活动受限及出现骨擦音。X线可显示骨折块位于关节内侧并恰在内上髁远端时,应高度怀疑滑车骨折,骨折线可自滑车向内上髁延伸。

无移位骨折,可用石膏托固定2～3周;如骨折移位,则应手术治疗,复位后用螺钉或克氏针固定。

### （五）肱骨上髁骨折

每一个上髁都有自己的骨化中心，这在儿童肘部损伤中有其特殊的意义，因为相对于富有张力的侧副韧带，骨骺生长板本身是一个薄弱点。由于撕脱应力的作用，儿童内上髁骨折常是骨骺分离。在成人，原发的、单纯的上髁骨折少见，大多与其他损伤一起发生。

1.肱骨外上髁骨折　少见，实际上，有很多学者怀疑它在成人是否是一个单独存在的骨折。外髁的骨化中心较小，在12岁左右出现。一旦骨化中心与主要部分的骨骼融合，撕脱骨折更为少见。外上髁与肱骨外髁平坦的外侧缘几乎在一水平，遭受直接暴力的机会很少。治疗原则类似于无移位的肱骨外髁的治疗，包括对肘部进行制动，直至疼痛消失，然后开始功能活动。

2.肱骨内上髁骨折

**【概述】**

比外上髁骨折多见。内上髁的骨化中心直到20岁才发生融合，是一个闭合比较晚的骨骺，也有人终生不发生融合，应与内上髁骨折相鉴别。

**【损伤机制】**

儿童或青少年发生肘脱位时，可合并内上髁撕脱骨折，骨折块可向关节内移位，并停留在关节内，影响肘脱位的复位。20岁后再作为一个单独的骨折出现或合并肘脱位则比较少见。

**【骨折分类】**

Ⅰ型：内上髁骨折，轻度移位；

Ⅱ型：内上髁骨折块向下、向前旋转移位，可达肘关节间隙水平；

Ⅲ型：内上髁骨折块嵌夹在肘内侧关节间隙，肘关节实际上处于半脱位状态；

Ⅳ型：肘向后或后外侧脱位，撕脱的内上髁骨块嵌夹在关节间隙内。

**【临床表现】**

前臂屈肌的牵拉可使骨折块向前、向远端移位。内上髁区域肿胀、甚至皮下淤血，并有触痛和骨擦音。

对青少年患者，应将正常的骨化中心与内上髁骨折进行鉴别，拍摄健侧肘部X线片有助于诊断。骨折合并肘后脱位时，一定要除外关节内是否嵌夹有骨折块：在简单的撕脱骨折中，骨折块向远端移位，可达关节间隙水平；如果在关节间隙水平发现骨折块，则必须排除是否有关节内嵌顿的可能。

**【治疗方法】**

对轻度移位骨折或骨折块嵌顿于关节间隙内的治疗已达成共识。若骨折无移位或轻度移位，可将患肢制动于屈肘、屈腕、前臂旋前位7～10天即可。如果骨折块嵌顿于关节内，则应尽早争取手法复位，可在伸肘、伸腕、伸指、前臂旋后位，使肘关节强力外翻，重复创伤机制，利用屈肌群的紧张将骨折块从关节间隙拉出，变为Ⅱ型损伤，然后用手指向后上方推挤内上髁完成复位，以X线证实骨折复位满意后，用石膏制动2～3周。

中度或重度移位骨折的治疗至今仍存争议，有3种方法可供选择：①手法复位，短期石膏制动；②ORIF；③骨折块切除。支持非手术治疗者认为，所遗留的任何残疾与持续存在的移位骨折块之间没有明确关系；获得纤维愈合者没有出现肘部疼痛和残疾；内上髁骨块向远端移位并未导致肘部功能下降或前臂屈肌和旋前肌力弱；对患者来说获得纤维愈合与获得骨性愈合的最终结果是一样的。支持手术治疗者认为，移位的内上髁骨块可导致出现晚期尺神经症状及屈腕肌力弱和骨折不愈合，行外翻应力试验检查时会产生肘关节不稳定，并把上述并发症作为手术治疗的理由。一般认为采取保守治疗时，肘部不稳定并不是严重问题，应尽可能进行早期功能锻炼，否则将导致关节僵硬，而不是关节不稳定；功能恢复可能需要长达一年时间，无须过分注意骨折块移位或局部疼痛，即使出现尺神经症状，也可通过在后期进行骨折块切除或神经松解、前移来解决之。

### （六）髁上突骨折

髁上突是肱骨远端的先天性变异，发生率大约是 0.6%～2.7%。此骨性（或软骨）突出位于肱骨远端前内侧面，大约在内上髁近端 5cm 处。其大小差别很大，小到一个小骨突，大致一个明显存在的“骨钩”。它起于肱骨远端前内侧面偏后，向前、向下走行，内面朝向内上髁。自髁上突尖部向下可形成一个纤维弓（极少数病例此纤维弓可发生骨化），称之为 Struthers 韧带，将髁上突与内上髁连接在一起。旋前圆肌的上部纤维和喙肱肌的下部纤维可起自髁上突或 Struthers 韧带。髁上突、Struthers 韧带以及内上髁组成了一个骨一纤维环，正中神经和肱动脉常由此环内通过。

虽然髁上突的发生率不高，但髁上突骨折在临床上仍具有重要意义。因纤维弓较长，且结构薄弱，有肌肉附着，故很易发生骨折。骨折后局部疼痛剧烈，由于与正中神经和肱动脉的关系密切，可导致神经血管受压的症状，尤其是正中神经功能明显受损者，应高度怀疑此种骨折的发生。推测其损伤机制是局部受到直接创伤造成了髁上突骨折。肘上方 5cm 处肱骨远端前内侧面的骨突有压痛是最重要的诊断依据。前臂旋前或旋后位，主动伸肘可加剧疼痛，亦可出现正中神经麻痹及肱动脉受压的症状。由于骨突位于肱骨远端前内侧面，常规正、侧位 X 线片不能确定骨突的位置，可拍摄斜位 X 线片。

采取简单制动，可使多数骨折自行愈合，并且无症状，直至疼痛消失后去除外固定，开始主动活动及肌肉张力训练。对仍残留疼痛或存在正中神经功能障碍者，可选择骨突切除术，并把骨突处的骨膜和旋前圆肌起始部的纤维彻底切除，以防再次形成骨突。

## 二、肘关节脱位

肘关节是人体内比较稳定的关节之一，但创伤性脱位仍不少见，其发生率约占全身四大关节（髋、膝、肩、肘）脱位总数的一半。10～20 岁发生率最高，常属运动伤或跌落伤。

构成肘关节的肱骨下端内外宽厚、前后扁平，侧方有坚强的韧带保护，但关节囊前、后部相对薄弱，加上尺骨冠状突较鹰嘴突小，因此对抗尺骨向后移位的能力要比对抗尺骨向前移位的能力差，所以临床上肘后脱位要比其他类型的脱位多见。

新鲜肘脱位经早期正确诊断和及时处理后，一般不遗留明显功能障碍。但若早期未得到及时正确的处理，则可导致晚期出现严重功能障碍，此时无论何种类型的治疗都难以恢复正常功能，而仅仅是获得不同程度的功能改善而已。所以对肘脱位强调早期诊断、及时处理。

多数急性脱位是累及尺桡骨的后脱位。后脱位、后外侧脱位及后内侧脱位之间很难进行区分,对治疗影响不大,而其他类型的脱位如内、外侧脱位、前脱位及爆裂型脱位,在临床上很少见,治疗也与后脱位有所不同。

### (一)肘关节后脱位

**【损伤机制】**

后脱位常因跌到时手腕着地所致,肘部轻度过伸或至少是完全伸肘。跌到后外力传导至伸直的肘部,在肘前方产生的应力发挥杠杆作用,使鹰嘴脱出于滑车;若肘部继续处于过伸位,则侧副韧带和关节囊在不断增加的张力之下发生撕裂,并且在过伸位常产生外翻应力。前脱位少见,常因轻度屈肘位前臂后方受到撞击应力所致。

手法复位前,应首先评估手、腕及前臂的神经血管功能.常规拍摄肘部正、侧位线 X 线片以除外是否合并肱骨远端骨折、桡骨头骨折及冠状突骨折等。

1.血管损伤　常见合并肱动脉损伤,大多主张对其进行修补。动脉搏动的消失并不妨碍试行闭合复位,但复位后仍不能恢复动脉血流或手部循环,则应立即进行动脉重建及隐静脉移植术。采用动脉造影诊断血管损伤应在手术室进行,不能因为采取动脉造影而延误治疗。

2.神经损伤　可使正中神经受损,复位时也可使其嵌夹在关节间隙。若神经支配区的肌肉功能明显下降或出现严重疼痛,应行手术探查和减压。

**【治疗方法】**

1.闭合复位　伤后时间较短者可不用麻醉,大于 4 小时者应给予臂丛麻醉。以右肘为例,屈肘位,助手在前臂及上臂做牵引及反牵引,术者从肘后用双手握住肘关节,先纠正侧方移位,然后双拇指向前方推压桡骨头或尺骨鹰嘴,同时在牵引下逐渐加大屈肘,如突然出现弹跳感则说明脱位已复位,可立即恢复无阻力的被动屈伸活动。还可采取俯卧位,患肢悬垂于体旁,在腕部施加重物进行牵引,15～20 分钟后对鹰嘴施压使其向前,也能够获得良好的复位。

3.切开复位　急性脱位很少需要切开复位,若内上髁骨块嵌顿在关节间隙中,阻挡复位,闭合复位不成功可行切开复位。

3.损伤韧带的修补　一般不需要。

**【术后处理与康复】**

复位后的处理:仍存争议。有人建议制动 3～4 周,以减少异位骨化的发生,使韧带等软组织获得愈合,但制动时间过长(超过 2 周)可导致韧带等软组织发生挛缩,肘部僵硬。学者对 36 例单纯肘后脱位复位成功后只用长臂石膏后托或吊带制动于屈肘 90°位 1 周,平均随访 9 个月,所有患者在伤后 3～4 个月基本上恢复了运动范围和肌力,没有不稳定的症状和体征,亦未发生复发性肘脱位,放射学检查也没有发现创伤性骨化征象。

预后:一般认为单纯后脱位预后较好,伤后 3～4 个月多能恢复到接近于健侧的活动范围,一般不发生不稳定和复发性肘关节脱位。但可遗留轻度屈曲挛缩(10°～15°),偶有疼痛发生,但高能量创伤者恢复速度较慢,而复发性脱位则大多合并有骨折、先天畸形及有症状的韧带松弛症。

### (二)未获得复位的肘关节后脱位

未获得复位的肘关节后脱位是指新鲜脱位未经及时治疗而延误 3 周以上,又称陈旧性脱位、漏诊的脱位等。

**【病理改变】**

关节脱位后，关节软骨即失去关节液的营养而逐渐退变及剥脱。在脱位的间隙内渐渐充满肉芽及瘢痕组织，关节囊及侧副韧带与周围组织广泛粘连。

**【治疗方法】**

尽量争取恢复比较满意的关节功能；将肘关节由非功能位改变到功能位；增加活动范围，稳定关节，创造有利于肌力发挥的条件。

1.闭合复位　伤后3周左右，软组织挛缩尚不甚严重，关节周围及其间隙内尚未充满肉芽及瘢痕，此时可试行闭合复位。

2.切开复位　要获得关节的复位，必须对关节周围软组织进行松解，但一旦完成了广泛的松解剥离，又将发生明显不稳定，容易再发生向后脱位，需进行临时固定。另外，在仍保持脱位的患者，肱三头肌腱发生了功能性挛缩，增加了肱三头肌静息状态的张力，使得复位和复位后的屈肘变得困难。可取肘后正中切口，游离尺神经加以妥善保护，将肱三头肌腱做舌形切开并翻向远端。骨膜下剥离后显露肱骨远端，清除鹰嘴窝及半月切迹内的瘢痕，并适当松解内、外侧软组织，此时即有可能复位。肱桡关节也需要进行清理。术后可用铰链式外固定架来维持复位，8周后去除，优点是在维持复位的同时可进行肘关节主动或被动功能练习。

3.假复位　肘关节僵直在非功能位，而又无条件手术治疗者，可在麻醉下通过手法将其由非功能位放置在功能位，并用石膏制动3周。对脱位时间较长者，在施行手法操作之前，应将尺神经进行前移，否则极易发生尺神经麻痹。

4.关节切除或成形术　脱位时间长，关节僵直在非功能位并且有明显临床症状，此时关节软骨已发生变性及剥脱，不可能再行切开复位；而患者职业又要求有活动的肘关节，此时可行关节切除或关节成形术。取肘后正中切口，将肱骨远端在内、外上髁水平切除，或保留内、外上髁，而将其中间的滑车和外髁的内侧部切除，使肱骨远端呈“鱼尾状”，并适当修整鹰嘴和切除桡骨头，此时即完成了关节切除术。若在截除的骨端之间衬以阔筋膜或脂肪组织则称之为关节成形术。术后活动范围可能有明显改善，但稳定性较差。

5.人工肘关节置换术　中年以上者，肘部屈伸肌力良好，可考虑行人工肘关节置换术。近年来国外人工肘关节置换发展较快，长期随访结果与人工髋、膝关节置换相当，比较满意，能够恢复良好的关节活动并有较好的稳定性。

6.关节固定术　体力劳动者，为使肘部获得稳定以利于工作，可考虑行肘关节固定术。为保证融合处有牢固的骨性愈合，在切除关节软骨之后，肱尺间可用钢板或螺丝钉等予以固定，周围再植以松质骨。术后再根据内固定的牢固程度决定是否加用外固定。

### （三）肘关节前脱位

**【概述】**

单纯肘前脱位非常少见，至今英文文献中报道的所有病例大约是30例。常因跌伤后处于屈肘位，暴力直接作用于前臂后方所致；或跌到后手掌撑地，前臂固定，身体沿上肢纵轴旋转，首先产生肘侧方脱位，外力继续作用则可导致尺桡骨完全移位至肘前方。引起脱位的外力剧烈，软组织损伤重，关节囊及侧副韧带多完全损伤，合并神经血管损伤的发生率也很高。

【临床表现】

可合并肱动脉损伤，应仔细评估血管神经功能。复位前，肢体短缩，前臂固定在旋后位。肱骨远端明显向后突出，肱二头肌腱将皮肤向前顶起绷紧。

【治疗方法】

基本的复位手法是反受伤机制，对前臂轻柔牵引以放松肌肉挛缩，然后对前臂施加向后、向下的压力，并同时轻柔的向前挤压肱骨远端，即可完成复位。复位后应屈肘稍少于90°固定，合并鹰嘴骨折，则需要 ORIF。

### （四）肘关节内侧和外侧脱位

【概述】

分内侧和外侧脱位。外侧脱位是肘外翻应力所致，内侧脱位则为肘内翻应力致伤。此时，与脱位方向相对的侧副韧带及关节囊损伤严重，而脱位侧的损伤反而较轻。肘关节增宽，上臂和前臂长度相对正常。在正位 X 线片上，单纯肘外侧脱位可表现为尺骨的半月切迹与小头一滑车沟相“关节”，允许有一定范围的肘屈伸活动，容易造成误诊，特别是在肘部肿胀明显时。

【复位方法】

在上臂采取对抗牵引，轻度伸肘位牵引前臂远端，然后对肘内侧或外侧直接施压，注意不要使侧方脱位转化为后脱位，否则进一步加重软组织损伤。肘内侧脱位常属半脱位，合并的软组织损伤不如外侧脱位严重。

### （五）肘关节爆裂性脱位

【概述】

其特点是尺桡骨呈直向分开，肱骨远端位于尺桡骨之间，并有广泛软组织损伤。除关节囊及侧副韧带撕裂外，前臂骨间膜及环状韧带也完全撕裂。

【分型】

分 2 种类型：前后型和内外型。

1.前后型　比内外型多见，尺骨及冠状突向后脱位并停留在鹰嘴窝中，桡骨头向前脱位进入冠状突窝内，此脱位是在 MCL 发生撕裂之后，前臂强力旋前所致，环状韧带、侧副韧带及骨间膜均发生撕裂。此脱位类似于肘后脱位，不同之处是可在肘前窝触及桡骨头。手法复位和复位肘后脱位类似，首先对尺骨进行复位，然后对桡骨头直接挤压即可完成复位。复位后应固定于屈肘、前臂旋后位，但外固定不应太紧，以免发生并发症。

2.内外型　非常少见，肱骨远端像楔子一样插入外侧的桡骨和内侧的尺骨之间。多为沿前臂传导的外力致伤，环状韧带及骨间膜破裂后，尺桡骨分别移向内侧及外侧，而肱骨下端则处在二者之间。肘部明显变宽，很容易在肘后方触及滑车关节面，容易诊断。复位手法以伸肘位牵引为主，同时对尺桡骨施加“合拢”之力即可获得复位。

### （六）单纯尺骨脱位

在前、后直向上均可发生。首先，桡骨头作为枢轴，MCL 发生断裂，而 AL 及 LCL 保持完整。损伤机制中还需有肱骨及前臂的成角和轴向分离。正常情况下，尺骨近端在前臂旋后位稳定，只有前臂远端与桡骨之间发生旋转，而在此种损伤中，尺骨近端的固定作用丧失，允许整个前臂、包括尺骨近端与桡骨一起发生旋转。在前臂内收和旋后时，冠状突可发生移位至滑车后方。此时患肘保持在被动伸直位，前臂正常携带角消失，甚至可变为肘内翻。在伸肘和前臂旋后位进行牵引可获得复位，对前臂施加外翻应力有助于完成复位。

### （七）单纯桡骨头脱位

少见。若桡骨头向前脱位，应首先怀疑是否是 Mon-teggia 骨折脱位损伤的一部分；若向后脱位，则更像是肘关节后外侧旋转不稳定(PLRI)。推测前臂强力旋前和撞击极可能是创伤性单纯桡骨头后脱位的受伤机制。复位后应在前臂旋后位固定。急性损伤采取闭合复位一般能够获得成功。闭合复位失败者，可能有环状韧带等软组织嵌夹在肱桡关节间隙，需手术切开复位，应尽可能早期诊断、早期复位，避免切除桡骨头。

### （八）复发性肘关节脱位

1.急性复发性不稳定　严重创伤之后可发生急性复发性脱位，同时存在桡骨头骨折、冠状突骨折和肘脱位，则称之为“可怕的三联征”。多数情况下增加屈肘可获得肌肉张力，可防止发生复发性脱位。也可使用可锁定的“铰链”支具，并缓慢增加伸肘范围。伤后最初几天易发生再脱位，更应予以重视，可用 X 线监测，以保证在活动过程中，特别是在增加伸肘范围时，复位得以维持。若采取上述简单方法不能维持关节复位，则可考虑采取下述方式治疗：对桡骨头和冠状突骨折 ORIF；使用动力性关节牵开器(DJD)；进行人工桡骨头置换。不论采取何种治疗，一定要保证关节获得足够的稳定，并允许进行早期活动。“铰链式”动力性关节牵开器在治疗这种复杂损伤中具有重要作用，它能在维持肘关节复位的情况下，允许关节活动，疗效比较满意。一般使用时间为 8 周。若有可能，应在手术同时将外侧关节囊与肱肌一起缝合在外上髁，以增加外侧稳定性。修补术的先后顺序也很重要，首先应使关节复位，并安放动力性关节牵开器，完成之后才能修补外侧关节囊，并尽可能保持等距关系。

2.慢性复发性不稳定　单纯肘后脱位造成的慢性不稳定所致的复发性肘脱位非常少见。因尺骨近端骨性缺陷所致的复发性不稳定，可在肘前加“骨挡”。尽管解剖和生物力学研究已证实 MCL 的前束非常重要，但肘外侧松弛是最重要的缺陷(类似于复发性肩关节脱位中的 Bankart 病损)，采用肌腱移植重建后外侧韧带复合体，可使多数病例不再发生复发性脱位或半脱位，术后早期应限制前臂旋后。

### （九）肘关节脱位的并发症

1.桡骨头骨折　肘后脱位常合并桡骨头边缘骨折。有时骨折块很小，临床意义不大；但有时骨折块较大，则需进行手术治疗。

2.鹰嘴骨折　肘部骨折脱位(鹰嘴骨折及桡骨头向前脱位)与单纯肘脱位应加以鉴别，后面详述。

3.内上髁骨折　处理肘后脱位时，常见的错误是未能认识到在关节获得复位后内上髁骨折块可嵌入到关节间隙内。完成复位后应进行全方位的肘屈伸活动检查。若有任何类型的“骨挡”影响关节活动，就应怀疑是否有内上髁折块嵌入关节内。闭合复位失败则需行手术治疗。

4.冠状突骨折　冠状突骨折反映了肘部创伤的严重程度。Regan 和 Morrey 将其分为 3

种类型，认为不能轻易切除较大的冠状突折块，否则可导致关节不稳定。

5.外髁背侧缘骨折　发生脱位时尺桡骨上端与外髁背侧缘撞击导致骨折，骨折块大多不涉及关节面。可首先使脱位复位，然后观察骨折复位情况，多可利用肘后软组织张力维持复位。若复位不佳，则行 ORIF。

## 三、尺骨鹰嘴骨折

### 【实用解剖】

鹰嘴突由尺骨近端和后方组成，位于皮下，易遭受直接创伤，并与冠状突组成了 C 形切迹（又称“半月切迹”），其较深的凹陷关节面与滑车关节面构成了肱尺关节，基本上只允许肘关节在前后方向上活动，即屈伸活动，并提供了内在稳定性。后方，肱三头肌腱附着于鹰嘴后上部，进入鹰嘴止点之前覆盖关节囊，其表面筋膜向内、外侧扩展，称为“鹰嘴支持带”，与股四头肌扩张部相似。外侧支持带由肱三头肌外侧部和 LCL 后束构成，内侧支持带由肱三头肌内侧部和 MCL 后束构成，支持带分别向内、外侧延伸并附着于前臂筋膜、鹰嘴和尺骨近端骨膜。尺神经位于内上髁后面的尺神经沟内，经过肘后内侧，向前穿过尺侧腕屈肌两头之间至前臂掌侧，并位于该肌的深面。

### 【损伤机制】

1.直接暴力作用于肘后侧，即鹰嘴后方。

2.跌落致上肢受伤，间接作用于肘部。

若肘部受到了较大暴力或属高能量损伤，强大外力直接作用于前臂近端后侧，使尺桡骨同时向前移位，由于滑车对鹰嘴的阻挡，使其在冠状突水平发生骨折，骨折端和肱桡关节水平产生明显不稳定，表现为鹰嘴的近骨折端向后方明显移位，而尺骨远折端则和桡骨头一起向前方移位，称之为“鹰嘴骨折合并肘关节前脱位”或“经鹰嘴的肘关节前脱位”。大多是直接暴力所致.鹰嘴或尺骨近端骨折大多粉碎，且多合并冠状突骨折。此种损伤比单纯鹰嘴骨折要严重，如果鹰嘴或尺骨近端不能获得良好的解剖复位和稳定的内固定，则易出现持续性或复发性畸形。

### 【尺骨鹰嘴骨折分型】

应用比较广泛的是 Colton 分型，Ⅰ型：骨折无移位；Ⅱ型：骨折移位，又分为：①撕脱骨折：鹰嘴尖端有一小的横行骨折块，与远骨折端分开，最常见于老年患者；②横断骨折：骨折线走行呈斜行，自接近于半月切迹的最低处开始，斜向背侧和近端，可以是一个简单的斜行骨折，也可以是矢状面骨折或关节面压缩骨折所导致的粉碎骨折折线的一部分；③粉碎骨折：包括鹰嘴的所有粉碎骨折，常因直接暴力作用于肘后方所致，有许多平面的骨折，包括较常见的严重压缩性骨折，可合并肱骨远端、前臂及桡骨头骨折；④骨折-脱位：在冠状突或接近冠状突部位发生鹰嘴骨折，通过骨折端和肱桡关节的平面产生不稳定，使得尺骨远端和桡骨头一起向前脱位。

### 【临床表现】

1.症状和体征　属关节内骨折，常发生骨折端及关节内出血和渗出，导致尺骨远端肿胀和疼痛。常在可触鹰嘴骨折端及其异常活动,并伴有疼痛及活动受限。由于肱三头肌伸肘功能丧失,伸肌装置连续性中断,临床体征表现为不能抗重力伸肘。

2.*放射学检查*　尽可能拍摄标准侧位X线片,以准确判断骨折长度、粉碎程度、半月切迹处关节面撕裂范围及桡骨头有无移位,正位片则可显示骨折线在矢状面的走向。

**【治疗方法】**

1.*无移位骨折*　由于尺骨鹰嘴有肱三头肌腱的附着,骨折后很少不发生移位。对于没有条件进行手术治疗和骨折移位较小的患者,可进行屈肘45°～90°长臂石膏后托固定2～3周,不能在完全伸肘位固定,5～7天内行X线片检查,以保证骨折不发生再移位。固定6～8周骨折也不能获得完全愈合,但固定3周即可获得充分的稳定,此时可去除外固定,在保护下进行功能锻炼,直至骨折在X线片上表现为完全愈合之前,避免屈肘超过90°。因为对无移位的尺骨鹰嘴骨折进行内固定治疗可使肘关节早期进行功能锻炼,以改善临床效果,对于有条件患者也可考虑手术固定治疗。

2.*移位骨折*　对于移位的尺骨鹰嘴骨折应积极进行切开复位内固定治疗。治疗目的:①维持伸肘力量;②避免关节面不平滑;③恢复肘关节的稳定;④防止肘关节僵硬。

(1)张力带钢丝固定:基本原理是内固定物可以中和作用于骨折端的张力,并将其转化为压应力。要达到上述目的,必须将钢丝的近端通过肱三头肌腱的止点和远端通过低于骨折端在尺骨后缘的横行钻孔进行"8"字方式的缠绕。改善骨折对线和增加稳定性的措施是在放置张力带钢丝之前,用2枚平行的克氏针对骨折端进行固定。通过这种后方的钢丝环固定,可使半月切迹处骨折端的关节面产生一个间隙,而肱三头肌收缩所产生的张力在肱骨滑车的压力下,将有充足的压缩应力通过骨折端,有利于骨折愈合和早期活动。尸体实验已经证实张力带钢丝双结拧紧固定比单结法更好,可使骨折端获得均匀的加压。对斜行骨折可先用拉力螺钉作折块间内固定,后用克氏针和张力带钢丝固定,还可增加1枚加压螺钉,以加强固定效果。

(2)钢板固定:特制钩板固定:钩板可将分离的小骨折块与主骨固定在一起,其固定效果优于张力带,且不需要附加额外固定,而单纯张力带固定在治疗鹰嘴粉碎骨折时,则需要附加另外的内固定。

钢板固定:1/3管状钢板对治疗粉碎骨折或纵向斜形骨折非常适宜。由于粉碎骨折常常合并有骨缺损,采用张力带固定可导致鹰嘴压缩和变短。在鹰嘴后方或尺骨后外侧缘用钢板固定,可获得较牢固的稳定性及良好的解剖恢复,还可同时对骨缺损处进行一期植骨。

鹰嘴骨折合并肘关节前脱位属骨折脱位型损伤,也称之为"经鹰嘴的肘关节前脱位",其受伤机制是继发于严重创伤或高能量损伤,强大的外力直接作用于前臂近端后侧,使尺桡骨同时向前移位,由于肱骨滑车对鹰嘴的阻挡,使其在冠状突水平发生骨折,在骨折端和肱桡关节水平产生明显不稳定。由于常常是直接暴力创伤所致,故鹰嘴或尺骨近端骨折大多粉碎,而且多合并冠状突骨折。这种骨折的形态决定了其适于用钢板固定,而不宜单纯用张力带固定。用张力带固定可能会造成鹰嘴压缩和变短,使半月切迹与滑车关节面对合异常,影响关节活动,导致创伤性骨关节炎。对于有明显骨缺损者,为恢复尺骨鹰嘴形态,防止内固定物失效,可考虑一期行植骨术,而采取钢板固定也为植骨提供了方便。应将此类损伤与Monteggia骨折脱位相鉴别。Monteggia骨折脱位的尺骨骨折可能更靠远端,桡骨头可发生向前、后、外脱位。

最重要的鉴别依据是本病患者的上尺桡关节未发生分离，尺桡骨一起向前移位。在术中可见一旦尺骨骨折向前移位得到纠正，桡骨头脱位也大多同时获得了复位。对尺骨骨折行坚强固定有利于维持桡骨头的复位。术中一定要拍摄 X 线片证实骨折复位与固定是否满意，并注意检查前臂被动活动时桡骨头是否稳定。

## 四、桡骨头骨折

**【概述】**

桡骨头是一个关节内结构，并且参与肘屈伸及前臂旋转活动。目前存在的问题是：①何种类型的骨折可行桡骨头切除术；②何种类型的骨折应尽量采取 ORIF；③假体置换在临床上有何重要意义。

**【解剖与生物力学】**

桡骨头位于尺骨近端的 C 形切迹中，并且在整个前臂旋前、旋后活动中与尺骨保持接触，完全伸肘位，桡骨头传导的应力最大，前臂旋前也增加了肱桡关节的接触和应力传导。在手握重物或上举重物时，由腕关节向肘部传导的纵向应力由桡骨和尺骨平均分担载荷，而肘屈伸和前臂旋转可能会影响尺骨和桡骨的载荷分布，肱二头肌和肱三头肌在不同状态下的不同张力也会影响前臂近端的载荷分布。据实验观察，单纯行桡骨头切除后，桡骨干受到 250N 以内的轴向负荷时，其上移仅为 0.22mm，肘内侧间隙无明显增宽，肘外翻平均仅增加 1°；桡骨头切除并同时切断 MCL 后，可加重桡骨干上移，引起肘外翻角度增大和肘内侧间隙增宽等不稳定征象；在上述基础上，再增加切断前臂骨间膜以及下尺桡关节三角纤维软骨盘，均可加大桡骨干上移和肘外翻不稳定。桡骨头切除后，只有依靠前臂骨间韧带的中央束来帮助稳定桡骨，以对抗桡骨相对于尺骨发生的向近端移位；肘外翻稳定主要依赖于 MCL，关节囊等其他软组织也能提供部分稳定性。应用桡骨头置换目前趋向于使用金属桡骨头假体置换来防止桡骨头切除后的并发症和改善肘外翻稳定性。

**【损伤机制】**

桡骨头骨折成人多见，青少年少见；桡骨颈骨折则儿童多见，属骺分离损伤。常由间接外力致伤，譬如跌倒时手掌撑地，肘部处于伸直和前臂旋前位，外力沿纵轴向上传导，引起肘部过度外翻，使得桡骨头外侧与肱骨小头发生撞击，产生桡骨头或颈部骨折。骨折块常向外下或后外下旋转移位，很少出现向近端或向内侧的移位。有时骨折块可向内侧移位至指深屈肌的深面。外力较大时尚可产生肘脱位。直接外力也可造成骨折。

桡骨头骨折并发肘内侧牵拉伤较多见，可合并 MCL 损伤、内侧关节囊撕裂和内上髁撕脱骨折，还可伴有尺骨上端骨折或鹰嘴骨折，与 Monteggia 骨折脱位相似，也是 Monteggia 骨折脱位的一种特殊类型。合并下尺桡关节脱位，则称为 Essex-Lopresti 损伤，它是由较严重的暴力造成了下尺桡关节的稳定韧带和前臂骨间膜广泛撕裂及桡骨向近端移位。还可合并肱骨小头骨折、外上髁骨折及腕舟骨骨折。

## 【骨折分类】

使用比较广泛的是 Mason(1954)分类：

Ⅰ型：骨折块较小或边缘骨折，无移位或轻度移位；Ⅱ型：边缘骨折，有移位，骨折范围超过30%；Ⅲ型：粉碎骨折。

Ⅳ型：上述任何一种类型合并肘脱位及复杂骨折(如合并前臂骨间韧带损伤)。

Hotchkiss(1997)根据患者的 X 线表现、临床特征及合并损伤对 Mason 分类系统进行了改良：

Ⅰ型：桡骨头、颈的轻度移位骨折：①由于疼痛或肿胀使前臂旋转受限；②关节内折块移位<2mm。

Ⅱ型：桡骨头或颈的移位骨折(移位>2mm)：①由于机械性阻挡或关节面对合不佳使活动受限；②骨折粉碎不严重，可采取切开复位内固定；③骨折累及范围超过了桡骨头边缘。

Ⅲ型：桡骨头或颈的严重粉碎骨折：①没有重建桡骨头完整性的可能；②为了恢复肘或前臂的活动范围，需行桡骨头切除术。

上述放射学分型中的每一种都可同时合并肘脱位、前臂骨间韧带撕裂(Essex-Lopresti 损伤)、尺骨近端骨折(属 Monteggia 骨折脱位的一种类型)及冠状突骨折。

## 【临床表现】

1.症状和体征　无移位或轻度移位骨折，其局部症状较轻，临床上容易漏诊，需引起注意。移位骨折常引起肘外侧疼痛，肘屈伸和前臂旋转时疼痛加重，活动受限。合并 MCL 损伤多见，肘内侧出现明显触痛、肿胀和瘀斑，伸肘位外翻应力实验阳性。应检查前臂和腕关节是否出现疼痛、肿胀，若腕关节出现疼痛，有可能合并急性下尺桡分离、前臂骨间韧带及三角纤维复合体损伤。

2.放射学检查

(1)普通 X 线平片：正、侧位 X 线片常可明确诊断。若只出现"脂肪垫征"，而无明显可见的骨折，行桡骨头位 X 线检查有助于诊断。腕部和前臂出现疼痛，还需拍摄旋转中立位腕关节和前臂 X 线片。

(2)CT 扫描：在轴位、矢状面及冠状面对桡骨头骨折进行扫描，有助于评估骨折范围、骨块大小、移位和粉碎程度等。考虑行 ORIF 时，应常规行 CT 扫描，三维重建图像也有助于制定术前计划。

## 【治疗原则】

1.Ⅰ型骨折　无须复位，可用吊带或石膏制动 3～4 天。根据患者对疼痛的耐受情况开始主动活动。2～3 个月后，绝大多数患者可望获得比较满意的效果。但伸肘减少 10°～15°并不少见。在医生指导下早期积极的功能锻炼对恢复恢复肘关节的活动范围有显著作用。对Ⅰ型桡骨头骨折，患者自主的、不持物的功能锻炼很少会造成骨折继发移位。

合并肘脱位的Ⅰ型骨折：等同于肘脱位合并桡骨头骨折，治疗重点是肘脱位，桡骨头骨折本身不需要特殊处理。

2.Ⅱ型骨折

(1)无机械性阻挡：治疗类似于Ⅰ型骨折，特别是对肘部功能要求较低者。后期若出现症状，可采取延期桡骨头切除。

(2)有机械性阻挡：对肘部功能要求较高者，应采取ORIF；要求较低者，可考虑采取桡骨头切除。应用桡骨头部分切除手术应十分慎重。

(3)有合并损伤

1)前臂骨间韧带损伤：主要治疗目的是保持桡骨头的功能。虽然骨折没有出现相对于尺骨的明显移位，但仍有可能造成前臂骨间韧带损伤；此时若行桡骨头切除，有可能导致出现有症状的桡骨向近端移位，应尽可能对此种骨折进行ORIF以保留桡骨头的完整。

2)肘关节脱位(伴有或不伴有冠状突骨折)：正如前述，保留肱桡关节的接触有助于在急性期维持肘部稳定。但肘脱位合并桡骨头骨折的大部分病例中，并不发生明显的不稳定和复发性脱位。若桡骨头骨折有移位，需行ORIF，应尽量保留桡骨头，并保护和修补后外侧韧带复合体。若切除桡骨头，也应修补外侧韧带复合体，修补过程中应将前臂置于旋前位。术后康复需要限制前臂旋后，根据愈合情况，逐步增加旋后活动范围。若冠状突骨折是小片状骨块，增加屈肘可获得充分的暂时性稳定。若桡骨头不能保留，需行切除术，需仔细评估和观察是否有再脱位可能。若冠状突的主要部分发生了骨折(Regan和Mor-reyⅢ型)，则需进行ORIF或对桡骨头骨折进行ORIF或对两者均行ORIF，以帮助稳定肘关节。若对冠状突骨折块进行切除，同时桡骨头也缺损，则可导致慢性疼痛性肘关节不稳定。

3.Ⅲ型骨折　广泛粉碎和明显移位的骨折，不合并肘脱位或尺桡骨纵向分离时，可选择早期切除。

合并前臂骨间韧带损伤：Ⅲ型骨折中，骨折的粉碎程度常决定了需行切除术，但随后出现了骨支撑的丢失。若需要进行桡骨头切除并且已经完成了手术，即使进行硅胶假体置换，术后数周或数月间仍可继续发生桡骨向近端移位。前臂骨间韧带常发生撕裂，尽管对患肢进行制动，仍不易获得愈合。如肘部疼痛加重，延期行桡骨头切除也可缓解。使用硅胶假体进行置换在理论上有吸引力，但它并不能有效地防止桡骨向近侧端移位。金属假体较硅胶假体有更多的优点，可有效提高肘外翻稳定，临床疗效较为满意。

桡骨头骨折的移位和畸形愈合，大多对肘关节屈曲活动影响很小，主要影响患者前臂的旋转活动。在特殊条件下，对单纯桡骨头骨折的患者，如因并发症或其他原因无法接受手术治疗时，进行早期自主的肘关节活动，患者很大部分的肘关节功能可以保留。桡骨头骨折后长期制动，是造成肘关节僵直的主要原因。

(赵韬源)

# 第七节　桡尺骨

## 一、桡尺骨骨折

### （一）概述

前臂与上下尺、桡关节一起具有旋前、旋后功能，对日常生活至关重要。尺桡骨骨折，可视为前臂“关节”的关节内骨折，较其他骨干骨折更需要解剖复位以获得良好功能。

1.相关关节　尺桡骨在近端由肘关节囊和环状韧带连接，远端通过腕关节囊、掌背韧带及三角纤维软骨复合体相联系。

上尺桡关节由桡骨头的柱状唇与尺骨的桡骨切迹组成。环状韧带与尺骨的桡骨切迹围成一个纤维骨环，包绕着桡骨头的柱状唇。环状韧带约占纤维骨环的3/4，可适应椭圆形桡骨头的转动。上尺桡关节的下部是方形韧带，其前后缘与环状韧带相连，内侧附着于尺骨的桡骨切迹下缘，外侧连接至桡骨颈。桡骨头的运动范围受方形韧带的制约：前臂旋前时，方形韧带的后部纤维紧张；前臂旋后时，其前部纤维紧张。

下尺桡关节由尺骨头的侧方关节面与桡骨的尺骨切迹组成。在尺骨茎突的基底部与桡骨的尺骨切迹之间有三角纤维软骨盘附着。后者是下尺桡关节最主要的稳定结构。旋转活动中三角纤维软骨盘在尺骨头上作前后滑动，前臂旋前时其背侧缘紧张，前臂旋后时其掌侧缘紧张。

2.尺桡骨的形态及运动　尺骨较直，髓腔较狭窄，桡骨的形态较复杂，在冠状面形成旋前弓和旋后弓，在矢状面上也存在向背侧的弯曲。

尺骨相对固定，桡骨围绕尺骨作旋转运动，旋转轴自桡骨头至尺骨茎突。桡骨自旋后至旋前运动时，尺骨向背侧、桡侧作弧线摆动。尺骨的弧线摆动以尺骨近端为轴心，当桡骨旋转时，尺骨的旋转以及运动轴有移动。通常前臂旋转范围约为旋前80°及旋后90°。

维持桡骨的弧度和复杂形态至关重要，尤其是向外侧的弧度，与骨折后前臂旋转功能的恢复密切相关。最大桡骨弧度和最大桡骨弧度定点值是用来描述桡骨形态的重要参数。

最大桡骨弧度(a)：前臂正位X线片上，桡骨结节至桡骨远端最尺侧突起做连线，做此线之垂线至桡骨最大外侧弧度处，垂线长度以mm为单位，为最大桡骨弧度。

最大桡骨弧度定点值(A)：桡骨结节至桡骨远端最尺侧突起连线长度为Y，与最大桡骨弧度线有一交点，桡骨结节至交点的长度为X，$A=X/Y\times 100$。

最大桡骨弧度正常值：(15.3＋0.3)mm，最大桡骨弧度定点值正常值(LMRB)：(59.9＋0.7)。

最大桡骨弧度的改变与前臂功能密切相关，最大桡骨弧度定点值(LMRB)不超出正常的5%时，前臂旋转功能优良，握力正常。LMRB过度矫正或矫正不足时均影响旋转功能及握力。

前臂功能评定多采用 Grace 和 Eversmann 的方法。优：骨折愈合，旋转功能达健侧的90％；良：骨折愈合，旋转功能达健侧的80％；可：骨折愈合，旋转功能达健侧的60％；差：骨折不愈合或旋转功能达不到健侧的60％。

文献报道，LMRB与正常相比差异为(4.7±0.7)％时，结果为优、良，差异为(8.9±1.8)％时，结果为可。

3.骨间膜　骨间膜为尺桡骨之间致密的纤维结缔组织，自桡骨斜向远端止于尺骨，中1/3增厚为中央束，宽度约3.5cm。骨间膜于前臂轻度旋后位(旋后20°)时最紧张，前臂旋前时松弛。切断下尺、桡三角软骨复合体，前臂稳定性减少8％；切断三角软骨复合体及骨间膜中央束近端的骨间膜，稳定性减少11％；切断中央束，前臂稳定性减少71％。

中央束是前臂重要的稳定结构，在桡骨头损伤需切除时，对保持桡骨在长轴方向上的稳定性起重要作用。骨间膜挛缩将造成前臂旋转功能障碍。

4.前臂的肌肉　按功能，前臂旋转肌分为2组，即旋前肌组——旋前方肌和旋前圆肌；旋后肌组——旋后肌和肱二头肌。

按结构特点也分为2组：一组为短而扁的旋转肌——旋前方肌和旋后肌。它们的止点在桡骨的两端，前臂旋转时，一肌收缩另一肌放松，属静力肌。另一组为长肌——旋前圆肌和肱二头肌，它们的止点在曲柄状桡骨的2个突出点上，肌肉收缩时，桡骨沿着前臂的旋转轴进行旋转，属动力肌。

桡骨骨折位于旋后肌与旋前圆肌止点之间时，肱二头肌和旋后肌共同产生使近骨折端旋后的力量。骨折位于旋前圆肌止点以远时，旋后力量被一定程度地中和，近骨折端通常在轻度旋后位或中立位。因此，在对前臂骨折进行闭合整复调整旋转力线时，桡骨骨折的部位可帮助判断桡骨远骨折段需要纠正的旋转度数。

此外，起于前臂尺侧而止于腕关节及手部桡侧的肌肉，如桡侧腕屈肌，产生使前臂旋前的力量；起于尺骨和骨间膜背侧的肌肉，如拇长展肌、拇短展肌和拇长伸肌，产生使前臂旋后的力量。

5.X线检查　为统一描述的需要，均在前臂中立位拍摄X线片，肘关节正位时前臂为侧位，肘关节侧位时前臂为正位。

前臂骨折后拍摄X线片时，为减少患者的痛苦，不能强求上述前臂与肘关节的一致，须按如下要求拍摄：①包括上、下尺桡关节；②以肘关节正、侧位为标准，不纠正前臂所处的位置。

对Evans方法进行改良，用来判断前臂骨折后两骨折端的旋转错位程度。

在肘关节侧位前臂X线片上，以桡骨结节为标志，由中立位开始至最大旋后位，桡骨结节由后向前旋转，根据其形态变化可以得知前臂旋后程度。

在肘关节侧位前臂X线片上，根据桡骨远端尺骨切迹的前角或后角与尺骨头的重叠范围，可以判断桡骨远端旋前或旋后的程度。尺骨切迹的前角较大而尖锐，后角较小而圆钝，下尺桡关节向背侧倾斜30°，因此下尺桡关节间隙在前臂旋后30°时显示最清楚，前后角均不与尺骨头重叠，自此旋前则前角逐渐与尺骨头重叠，旋后则后角与尺骨头重叠。

前臂旋转时尺骨并不旋转。从尺骨正面观察，尺骨茎突位于尺骨头背面正中。尺骨骨折时,远骨折段受旋前方肌牵拉而发生旋后。肘正位和侧位前臂X线片上均可以观察尺骨远骨折段旋转程度。

前臂骨折后要获得满意的功能,仅仅恢复尺桡骨的长度是不够的。必须恢复轴向和旋转对位以及桡骨弧度。鉴于前臂骨折后所涉及的骨与关节的复杂性以及许多非正常状态下的肌肉作用,通过闭合复位获得解剖复位极其困难。因此,对绝大多数移位的成人前臂骨折要行切开复位内固定。

### (二)桡尺骨双骨折

1.损伤机制　前臂受到不同性质的暴力,会造成不同特点的骨折。

(1)直接暴力:打击、碰撞等直接暴力作用在前臂上引起的尺桡骨骨折,骨折线常在同一水平,骨折多为横形、蝶形或粉碎性。

(2)间接暴力:暴力间接作用在前臂上,多为跌倒时手掌着地,暴力传导至桡骨,并经骨间膜传导至尺骨。桡骨中上1/3处骨折常为横行、短斜行或带小蝶形片的粉碎骨折。骨折常向掌侧成角,短缩重叠移位严重,骨间膜损伤较重。骨折水平常为桡骨高于尺骨。

(3)绞压扭转:多为工作中不慎将前臂卷入旋转的机器中致伤,此种损伤常造成尺、桡骨的多段骨折,易合并肘关节及肱骨的损伤。软组织损伤常较严重,常有皮肤撕脱及挫裂,多为开放骨折。肌肉、肌腱常有断裂,也易于合并神经血管损伤。尺、桡骨骨折的损伤机制则是多样化的。

2.骨折分类　桡尺骨骨折通常根据骨折的位置、骨折的形式、骨折移位的程度、骨折是否粉碎或是否有骨缺损以及骨折闭合或开放进行分类。每一因素都对骨折治疗的选择和预后有影响。

较为常用的是矫形创伤协会分类方法及AO组织关于长管状骨骨折的综合分类,但前臂的骨折分类在临床应用并不广泛。

为了描述的方便,根据尺、桡骨长轴上的位置将其分为3部分:桡骨近段:桡骨结节至桡骨弓的起始部;桡骨中段:整个桡骨弓(远至骨干开始变直处);桡骨远段:桡骨弓远点至干骺端分界处。尺骨的划分与桡骨平齐。上下尺桡关节损伤对尺桡骨骨折的治疗和预后有很大影响,因此,判断尺桡骨骨折是否合并上下尺桡关节损伤是绝对必要的。有效的治疗要求将骨折和关节损伤作为一个整体进行处理。

3.临床表现　在成人,无移位的尺桡骨骨折罕见。症状和体征包括疼痛、畸形、前臂和手部的功能丧失。检查者不能尝试引出骨擦感,这既引起患者疼痛,也易加重软组织损伤。但在闭合整复时,要感觉骨折复位时的错动。

物理检查包括详细的桡神经、正中神经、尺神经的运动和感觉功能的评价。神经损伤在尺、桡骨骨折的闭合损伤中并不常见。需仔细检查前臂的血运情况及肿胀程度。如果前臂肿胀明显且张力大,可能已经存在骨筋膜间室综合征或正在进展中。必须详细检查以判定或除外这种情况。判定骨筋膜间室综合征最有价值的临床检查是手指被动伸直活动,如果出现前臂疼痛或疼痛加剧,则很可能存在骨筋膜间室综合征,而桡动脉搏动存在并不能排除骨筋膜间室综合征。如果患者失去感觉或不配合,需测定筋膜间室压力。确诊后需立即进行切开减张。

开放骨折,尤其是枪伤,通常合并神经及大血管的损伤。对此必须仔细地判定。开放性骨折需要紧急治疗。首先应在伤口上加盖无菌敷料。在急诊室探查伤口是错误的，这很容易将污染带至深层，增加感染机会。在手术室正规清创时可以更加客观和全面地评价软组织损伤程度。

尺桡骨骨折的X线表现决定于损伤机制和所受暴力的程度。低能量损伤的骨折线通常为横断或短斜行，而高能量损伤的骨折线常为严重粉碎或呈多段骨折，常合并广泛的软组织损伤。对可疑前臂骨折，至少应拍摄前后位和侧位X线片，有时需要加拍斜位片。X线片上必须包括肘和腕关节。准确的影像学判定可能需要拍上下尺桡关节多视角的X线片，以决定是否存在关节的脱位或半脱位。通过桡骨干、桡骨颈以及桡骨头中心的直线在任何投射位置都应通过肱骨小头的中心。合并的关节损伤对诊断是至关重要的，它对治疗和预后有重要影响。在普通前后位及侧位X线片上，很难判定前臂的旋转力线。通过改良的Evans方法常有帮助。

4.*治疗方法*　包括石膏制动、钢板螺丝钉固定、髓内针固定以及外固定架固定等。每种方法都有其适应证。绝大多数的尺桡骨骨折能够通过解剖复位、稳定的钢板固定以及早期的功能锻炼而得到有效治疗。

手术与非手术的选择移位的尺桡骨骨折主要通过手术治疗。一般不能采用闭合复位的保守疗法，除非患者有手术禁忌证。手术治疗的适应证如下。成人无移位的尺桡骨骨折极少见。

(1)石膏制动

1)要点：对无移位的骨折用塑形好的长臂石膏制动于肘关节屈曲90°，前臂中立位。石膏应从腋窝至掌指关节，保证手指充分活动。骨折有可能在石膏内发生成角。如果颈腕吊带托在骨折远端的石膏部分，当前臂近端的肌肉肿胀消退或萎缩时，因为前臂远端的软组织少，石膏仍保持贴服，骨折发生成角畸形。防止这种成角的方法是在骨折处近端的管形石膏上固定一钢丝环，颈腕吊带通过钢丝环使用。无论多么理想的石膏外固定，无移位骨折都有可能发生移位。因此，在骨折后的4周内应每周拍摄1次X线片，严密随诊，一旦发生移位，应切开复位内固定。

2)严格掌握闭合复位、石膏制动的适应证：由于解剖结构的特点，闭合复位很难使尺桡骨骨折获得满意的复位及保持良好的位置。对绝大多数移位的尺桡骨骨折不建议常规进行闭合复位、石膏制动。闭合复位治疗的尺桡骨骨折，最终结果不满意率高，且不愈合及畸形愈合率较高。当骨折发生在尺桡骨远端时，闭合整复的结果比较满意。

3)整复的技巧：闭合整复时，必须使肌肉松弛，最好在臂丛或全身麻醉下进行。X线透视下，屈肘90°，对牵引部位进行保护，牵引拇、示、环指及上臂下段，直接触摸下对尺骨进行复位。根据桡骨结节位像，将前臂置于适度的旋后位置对桡骨进行整复。当骨折对位对线满意后，用包括肘关节的石膏固定并完善塑形。拍前后及侧位X线片评价复位。不能达到接近解剖复位的任何位置都不能接受。根据桡骨骨折的位置，前臂通常置于旋后或中立位进行制动。

外伤产生的尺桡骨弓形骨折(塑性弯曲)少见，可导致前臂旋转功能的严重障碍。如果怀疑这种情况，应拍健侧X线片进行对比。纠正这种畸形所需力量很大，容易造成移位骨折，且外固定难于控制骨折端的位置。文献中建议最好行髓内针固定，但积水潭医院有数例通过闭合整复获得良好功能的病例。

4)石膏制动后的处置：鼓励患者进行手指的主动屈伸活动以利消肿，每日数次，间歇进行，仔细观察手部的血液循环以及运动能力，直到肿胀消失。如发现血液循环有问题，应立即剖开石膏及衬垫。缺血挛缩远比骨折错位的后果严重。

石膏制动后的1个月内应每周拍摄1次X线片进行复查；以后，每2周复查1次，直至骨折愈合。可于4～6周时更换石膏1次，应注意此时即使存在一些骨痂，骨折仍有发生成角的可能。

(2)切开复位内固定

1)手术时间：移位的成人尺桡骨骨折应尽早进行内固定，最好在伤后24～48小时内。除非合并其他严重损伤不允许手术。尽早手术无论是在手术操作还是在功能恢复方面均有好处。

2)手术入路：除非血管有损伤，手术应在止血带下进行。对桡骨骨折，一般采用掌侧Henry切口。入路在肱桡肌与桡侧腕屈肌之间。对桡骨远1/3及近1/3骨折应将钢板放在掌侧，虽然这违背钢板应放在张力带侧(背侧)的原则，但掌侧软组织覆盖好，且掌侧骨面平整，易于置放钢板，并非单纯依赖张力带理论。对桡骨中1/3骨折最好将钢板置放在桡侧，塑型适宜的钢板置放在桡侧可以最好地保持桡骨最大弧度，但将钢板放在掌侧更易操作。过去常采用的背外侧Thompson切口，入路在桡侧腕短伸肌与指总伸肌之间，因容易损伤骨间背侧神经而越来越少被采用。该切口在中远段受到拇长展肌和拇短伸肌的影响使操作不便且背侧骨面不平整也较少应用。对尺骨骨折，沿尺骨嵴偏前或偏后切口，使皮肤切口在肌肉上方，而不是直接在骨嵴上方。尽量使尺、桡骨切口之间的皮肤宽度最大。入路在尺侧腕伸肌与尺侧腕屈肌之间，钢板可置放在掌侧或背侧骨面，取决于骨面与钢板适合的情况或粉碎骨块的位置。

3)钢板螺丝钉内固定：动力加压钢板(DCP)固定治疗前臂骨折是目前大多数学者首选的方法。其要点为：①骨折部位的显露：术中应在骨膜下切开暴露骨折端，但应最小程度的剥离骨膜，即仅在骨折部位及置放钢板的位置剥离骨膜。取Henry切口时，切开旋前圆肌止点时应将前臂旋前，因旋前圆肌止于桡骨背侧，这样可避免切断肌肉组织，减少出血；切开旋后肌止点时则应将前臂旋后，因旋后肌止于桡骨掌侧。②钢板螺丝钉的选择：钢板的长度要根据钢板的宽度、骨折的形态以及骨折碎块的数量来选择。一般每一主骨折段至少要用3枚螺丝钉固定。现在多采用3.5mm系列动力加压钢板(DCP)，因为4.5mm的动力加压钢板在钢板取出后再骨折的发生率明显高于3.5mm系列的钢板。当骨折不稳定或骨折粉碎严重时，需适当增加钢板的长度。置放钢板时，使骨折两端的钢板长度尽量保持一致，以便没有螺丝钉离骨折线的距离小于1cm，否则会在螺丝钉孔和骨折之间产生劈裂，损害固定效果。因此，最好选用较长的钢板，使接近骨折的1个钉孔不拧入螺丝钉。对斜行骨折，要在另一个方向单独应用拉力螺丝钉或通过钢板应用折块间拉力螺丝钉。通过骨折或相关骨块的拉力螺丝钉固定，可使固定的稳定性增加40%。③骨折的复位：尽可能地将粉碎的骨折块保留并与主要骨折块之间用拉力螺丝钉固定，以获得折块间加压。当尺、桡骨双骨折时，需将2处骨折分别暴露，在应用钢板固定前，将2处骨折都进行复位并临时固定，否则，当先固定一处骨折而复位另一处骨折时，先行的固定和复位有可能失效。对不稳定骨折，可先用1枚螺丝钉将钢板与一侧骨段固定，然后再将骨折另一端与骨钢板复合体复位，采取这种方法，软组织剥离较小，且较易处理骨折端粉碎骨块。桡骨钢板的准确塑型可以防止人为的桡骨弧度的改变。为了保持正常的桡骨弧度,将钢板轻微倾斜置放到骨干长轴上是可以接受的。

4)切口的关闭:术后要求只缝合皮肤及皮下,不要缝合深筋膜。前臂深筋膜很紧,如勉强缝合,其水肿和出血会使前臂骨筋膜间室压力增加,可能引起缺血性挛缩。术后应放置引流,以减轻血肿及肿胀,术后 24 小时后拔除。

5)术后处理:要根据每例患者的具体情况进行处理。如骨折粉碎不严重,内固定稳定,术后不需要外固定,可用敷料加压包扎,抬高患肢直到肿胀开始消退。患者麻醉一恢复,即应指导患者开始行肘部、腕部及手指的轻微主动活动。术后 10 天左右,患者通常基本恢复前臂及相邻关节的活动范围。如果患者不能很好配合或没有获得稳定的内固定,加压包扎后,可用前臂"U"形石膏制动 10～12 天。伤口拆线后,再用长臂石膏托制动。石膏托必须在 X 线片显示有骨愈合后才能去除,通常在术后 6 周以后。在有骨愈合证据以前,应禁止患者参加体育活动及患肢持重物。定期复查,每月 1 次,每次拍 X 线片。在获得稳定内固定的情况下,很难确定骨愈合的准确时间。如果没有不愈合的放射学征象存在,如激惹性骨痂、骨折端骨吸收或螺钉松动,也没有临床失败的征象,如感染和疼痛,则可认为愈合在正常地发展。X 线片上显示骨折线消失,且没有刺激性骨痂,是骨折愈合的确切指征,平均愈合时间一般为 8～12 周。

(3)髓内针固定治疗尺桡骨骨折鉴于尺桡骨形态的复杂性以及骨折后要求解剖复位,一般不能应用髓内针治疗尺桡骨骨折。因为髓内针固定难于使骨折解剖复位,尤其是很难控制骨折端的旋转。仅在某些特殊情况下应用,其适应证:节段性骨折;皮肤条件差(如烧伤后)的患者;加压钢板术后内固定失效及不愈合;多发骨折患者的前臂骨折;骨质疏松患者的前臂骨折等。

5.并发症

(1)不愈合和畸形愈合:尺、桡骨骨干骨折的不愈合率相对较低。Anderson 报告的 330 个(244 例)尺、桡骨骨折应用加压钢板内固定的病例中,有 9 例不愈合(2.7%),4 例迟延愈合(1.2%)。通常由于感染、开放复位及内固定不稳定或没有获得满意的复位以及采取闭合复位进行治疗。准确的切开复位和稳定内固定一般能够控制不愈合的发生。对不愈合者通常需要 2 次手术治疗。

(2)感染:尽管采取了各种措施防止感染,一些开放骨折和切开复位的闭合骨折仍会发生感染。在一些有广泛软组织损伤的患者中,其发生率较高。Stern 和 Drury 报告 3.1%(2/81)出现了骨髓炎,2 例均有广泛软组织挫伤。如发生感染,需要切开伤口进行引流、扩创和充分灌洗。要进行伤口分泌物培养和药物敏感试验,并应用合理的抗生素进行治疗。浅表的感染通常仅应用抗生素即可。对较深的感染,则需要切开伤口进行引流,或使用石膏外固定。如内固定没有失效,则不需要取出。尽管有感染存在,通过切开引流和应用抗生素,许多骨折仍能够获得骨折愈合。骨折愈合后,则可取出内固定物。

对内固定物失效和明显不愈合的晚期感染,应取出内固定物及所有死骨;开放伤口进行换药并放置灌洗装置。如果扩创后骨折端有骨缺损,通过换药消除感染后,可用一长钢板固定骨折并进行植骨。术前要作一系列检查以确保植骨安全。另外,有时可应用外固定架固定。如骨缺损超过 6cm,则可行带血管蒂的游离腓骨移植以桥接骨缺损。

(3)神经损伤：神经损伤在尺桡骨闭合性骨折和仅有小伤口的开放性骨折中少见，通常发生在合并广泛软组织缺损的损伤中。在这种损伤中，如果主要神经失去功能，应在清创时进行探查，以发现神经连续性是否完整的如伤口清洁，软组织床充分，可行一期修复；否则可将两端进行缝合，并与邻近的软组织进行固定，阻止其回缩，为晚期修复创造条件。若神经损伤是手术所致，则应作如下处理：部分神经损伤可观察数周或数月，看是否有恢复，如术后3个月无恢复，应行探查术；完全损伤时，且进行手术时未显露神经，则应在术后数小时或数天进行探查，以发现神经损伤是否由于钢板压迫或缝合所致；如果在术中观察到神经，而且术者确信神经没有损伤，则不必进行探查，等待神经恢复是合适的处理。

(4)血管损伤：如果尺、桡动脉功能正常，侧支循环好，损伤其中任何一支，对手的血运没有明显影响。因此，当一支动脉损伤时，可给予结扎处理。除非在几乎离断的开放性创伤中，出现两支主要动脉均发生撕脱的情况，此时，通常神经、肌腱和骨骼的损伤也非常严重，有可能需要进行截肢术。但在一些合适的病例可行断肢再植或血管吻合。

(5)骨筋膜间室综合征：前臂筋膜间室综合征通常与骨折合并有肱骨髁上骨折、前臂刀刺伤、软组织挤压伤以及术中止血不彻底或关闭伤口时缝合深筋膜有关。以往诊断筋膜间室综合征总结出“SP”征，即疼痛、苍白、感觉异常、麻痹瘫痪、脉搏消失。前臂掌侧张力大、手指被动过伸疼是早期诊断骨筋膜间室综合征的重要依据。存在桡动脉搏动也不能排除骨筋膜间室综合征。对感觉迟钝、疼痛抑制或神志不清醒的患者应作筋膜间室压力测定，以确定诊断，避免延误治疗。当组织压升高达40～45mmHg(舒张压为70mmHg)时，应考虑进行切开减张术。当组织压大于或等于舒张压时，组织灌注停止，即使远端动脉存在搏动也应该进行切开减张。切开减张时，应从肘关节到腕关节作广泛的筋膜切开，包括纤维束及腕横韧带。可通过术中关闭切口前放松止血带并进行彻底止血、不缝合深筋膜而只缝合皮肤和皮下而避免手术后的骨筋膜室综合征。

(6)创伤后尺、桡骨骨桥形成(交叉愈合)：尺、桡骨交叉愈合发生率较低。骨桥形成常出现在有下列情况时：①同一水平粉碎、移位严重的双骨骨折；②前臂挤压伤；③合并颅脑损伤；④植骨位于尺、桡骨之间；⑤经同一切口暴露尺、桡2骨；⑥感染；⑦螺钉过长穿过骨间膜。如果发生交叉愈合后前臂固定于较好的功能位置，最好不作任何处理；如前臂位置不佳，可通过截骨将前臂置于较理想的功能位置。有时可以尝试进行骨桥切除，曾有获得较好功能的报道。切除后应彻底止血，并在骨桥切除的部位植入软组织进行隔开。

(7)再骨折：包括钢板取出过早、原骨折部位再骨折以及创伤引起钢板一端部位的骨折。加压钢板提供了坚强内固定，传导到前臂的正常应力受到钢板的遮挡，从而使骨骼受到的应力减弱，坚强内固定后的钢板下皮质骨变薄、萎缩，几乎成松质骨的特点，如果软组织剥离广泛，缺血性坏死和再血管化会进一步减弱皮质骨的强度。过早取出钢板，即使较小的创伤也可引起原骨折部位或邻近部位的骨折。骨折愈合后，只有当①钢板位于皮下引起患者明显不适；②患者计划重返原来的对抗性体育活动时，才考虑取出钢板。如果要取出钢板，至少应在术后18个月以上。过早取出钢板，再骨折的发生率较高。钢板取出后，上肢应至少保护8周，并避免较强的外力活动，6个月后再完全恢复正常活动。再骨折与以下因素关系密切：①原始损伤能量高，压砸、开放损伤或多发损伤发生率高；②粉碎骨折原始复位时未获得理想的复位与加压；③X 线片显示骨折未完全愈合。

### （三）桡尺骨开放骨折

1.概述 桡尺骨开放骨折的发生率较高，在全身的骨折中，其发生率仅低于胫骨骨折。其高比例与桡尺骨骨折损伤机制中高能量损伤的频率以及桡尺骨位置较浅有关。

2.骨折分类 应用 Smith 以及 Gustilo 和 Anderson 改良的分类方法，尺桡骨开放骨折可分为 3 型：

Ⅰ型：伤口清洁，小于 1cm；

Ⅱ型：伤口大于 1cm，没有广泛软组织损伤、皮瓣或撕脱；

Ⅲ型：节段性开放骨折，合并广泛软组织损伤的开放性骨折或创伤性截肢。

1984 年，Gustilo 等人又将第Ⅲ型分为 A、B、$C_3$ 个亚型。ⅢA 型：枪伤，骨折有足够的软组织覆盖，不论是否有广泛软组织撕裂伤、皮瓣或高能量创伤，不考虑伤口大小；ⅢB 型：农业损伤，合并广泛软组织损伤、骨膜剥离和骨骼外露，通常伴有严重污染；ⅢC 型：开放性骨折合并需要修补的血管损伤。第 1、Ⅱ 型伤口明显多于第Ⅲ型伤口，通常由骨折片的尖端刺破皮肤造成。

3.治疗方法

(1)治疗步骤：进行细微而广泛的清创后，必须对骨折进行一期切开复位内固定或外固定架固定。如果不能准确判断软组织是否仍然存在血运，可以在 2～3 天后再次甚至多次扩创术。

如果没有感染迹象，术后静脉应用抗生素 2 天。对植皮的开放伤口，应在 2 天后再给予口服抗生素 5～7 天较为安全。如果开放伤口较清洁，没有感染迹象，可在关闭或覆盖伤口时进行植骨。近年来，大多数学者认为，如果清创彻底，一期内固定是安全可靠的。

(2)伴随软组织损伤的处理：ⅢB 及ⅢC 型损伤，不采用某种形式的固定，则处理软组织损伤极其困难。外固定架可对骨折提供较好的稳定，有利于对软组织进行修复。提倡对软组织进行早期重建，结果明显好于晚期重建者。

(3)外固定架的应用：对合并软组织缺损、骨缺损和严重粉碎的开放性尺桡骨骨折，外固定架的应用越来越广泛。它们有 3 种基本的类型：Hoffmann 单边单平面型、Hoffmann 双边双平面型以及 Hoffmann-Vidal 贯穿型。由于有损伤血管神经组织的危险，贯穿固定的外固定架在前臂骨折中的应用受到了一定的限制。应用外国定架的指征如下：

1)合并严重的皮肤和软组织开放损伤；

2)合并骨缺损或骨折粉碎需维持肢体长度；

3)合并软组织缺损的开放性肘关节骨折脱位而不能应用内固定者；

4)某些不稳定的桡骨远端关节内骨折；

5)感染性不愈合。

(4)内固定与外固定的灵活应用：无论选择内固定或外固定架，都应根据具体情况而定。对某些患者一骨应用内固定，而对另一骨用外固定架固定可能是最好的固定方法，尤其是一些长骨远、近端的骨折。当选择内固定时，要保证固定的强度来稳定前臂骨折，以便对伤口进行处理。和处理其他开放骨折一样，对伤口进行充分的冲洗和彻底的清创是最重要的。在急诊室进行伤口培养后，应静脉应用抗生素，并在术中和术后继续应用。注意必须注射破伤风抗毒素。

## 二、桡骨干骨折和 Galeazzi 骨折

桡骨干骨折可分为 2 种：①桡骨干骨折不合并下尺桡关节损伤；②桡骨干中、远 1/3 部位骨折，不同程度的损伤下尺桡关节。

### （一）单纯桡骨干骨折

由于前臂肌肉较完整地覆盖桡骨近 2/3，单纯桡骨干骨折在成人少见。绝大多数能够导致桡骨骨折的损伤，也常可造成尺骨骨折，而且在日常的功能状态下，桡骨的位置较之尺骨更不容易受到外力的直接损伤。

无移位的桡骨干骨折极少见，通常行长臂石膏或前臂 U 形石膏制动，前臂置于轻微或完全旋后位，旋后程度取决于骨折端是位于旋前圆肌止点以上还是以下。石膏制动后骨折仍有可能发生移位，起初的几周内应定期拍 X 线片复查，直到骨折愈合才能去除石膏。

移位的桡骨骨折最好行切开复位内固定（ORIF）。由于近骨折段很短，行钢板内固定较为困难，但通常骨折近段可用 2 或 3 枚螺丝钉固定。建议行前方 Henry 切口，切口的近段应至肘关节，以便充分显露神经、血管结构。必须辨认并分离桡侧血管返支，分离并保护桡神经及其浅、深支，应翻起旋后肌的尺侧缘以免损伤桡神经深支。如果必须切开环状韧带以便显露，则应在关闭切口前予以修补。术后处理同尺、桡骨切开复位内固定术后。

### （二）Galeazzi 骨折

1.概述　其发生率为前臂骨折的 3%～6%。可能在原始损伤时出现下尺、桡关节半脱位，也可能在治疗中逐渐产生下尺、桡关节半脱位。Campbell 曾称这种骨折为“必须骨折”，意思是要获得良好的功能，必须采取切开复位内固定。

该损伤难于复位及复位后难于维持的 4 个主要因素：①即使进行石膏固定，手部的重力作用仍会引起下尺桡关节半脱位及骨折向背侧成角；②位于掌侧的旋前圆肌的作用，可使桡骨向尺侧靠拢，并牵拉其向近侧及掌侧移位；③肱桡肌的收缩可使远骨折段旋转并向近侧移位；④踇外展肌及踇伸肌可使桡骨远骨折段向尺侧靠拢，向近侧移位。

2.损伤机制　Galeazzi 骨折脱位可因直接打击腕关节或桡骨远 1/3 的桡背侧而造成；也可因跌倒时，前臂旋前，手掌撑地时外力传导所致；还可因机器绞伤而造成。其发生率为 Monteggia 骨折脱位的 3 倍。

3.临床表现与诊断　症状和体征与创伤严重程度有关。移位不明显的骨折仅有疼痛、肿胀和压痛；骨折移位明显时，桡骨短缩、成角、下尺桡关节压痛、尺骨头向背侧膨出。多为闭合骨折，发生开放性骨折时多为桡骨近骨折端穿破皮肤所致，伤口较小。合并神经、血管损伤者罕见。

X 线表现：骨折部位通常位于桡骨中下 1/3 交界处，为横断或短斜行，粉碎多不严重。若桡骨骨折移位显著，下尺、桡关节将出现半脱位或完全脱位。正位 X 线片上，桡骨短缩，下尺、桡关节的间隙增大；侧位 X 线片上，桡骨骨折通常向背侧成角，尺骨头向背侧突出。下尺、桡

关节损伤通常是单纯韧带损伤，但有时也会造成尺骨茎突撕脱骨折。

4.治疗方法

(1)治疗及固定方法的选择：由于 Galeazzi 骨折脱位中阻碍骨折复位的力量强大，闭合复位的治疗效果较差：即使原始骨折无移位，在石膏固定过程中发生移位的可能性也较大。要获得良好的旋转功能，并避免关节紊乱及关节炎的发生，必须使骨折获得解剖复位。进行切开复位内固定是必然的选择。

由于桡骨远端髓腔宽大，髓内针不能有效的控制骨折端的旋转及短缩移位，进行钢板螺丝钉内固定是最好的固定方法，但钢板要足够长，螺丝钉在 2 层皮质均应获得良好的把持。

(2)手术入路：取前方 Henry 切口，由桡侧腕屈肌和肱桡肌之间进入。将桡动脉及伴行静脉拉向尺侧，肱桡肌和桡神经浅支拉向桡侧，其他结构均拉向尺侧。骨折几乎总是位于旋前方肌止点的上界处，切断旋前方肌的桡骨止点并将其翻向尺侧即可显露骨折断端。

(3)骨折复位：骨折通常粉碎不严重，但如有粉碎骨块，应尽可能将其复位。较大的蝶形骨块需要先与主骨折段复位并用拉力螺丝钉固定后，再复位主骨折端。骨折复位前要先选定合适长度的钢板。

(4)钢板的应用：桡骨掌侧平坦，有利于置放钢板：单纯横断骨折，一般用 6 孔 3.5mm 系列的钢板固定即可，如骨折呈粉碎状或呈斜行时，可用 8 孔钢板。骨折线两端尽量使钢板等长，以保证骨折端的每一侧至少有 3 枚 3.5mm 螺丝钉固定，且没有螺丝钉离骨折线小于 1cm，必要时接近骨折处的钢板钉孔不用螺丝钉固定。骨折线呈横断时，可用钢板使骨折端获得加压；如骨折为斜行，可用拉力螺丝钉使骨折端获得加压。如皮质骨螺丝钉不能有很好的把持，应更换为松质骨螺丝钉，尤其是在骨折远端：有时钢板需要塑形以适应桡骨远端的形状，否则有可能引起下尺、桡关节半脱位或脱位。当骨折粉碎明显时，应使用中和钢板，不能进行骨折端的加压，以免桡骨发生短缩，此时还应取自体髂骨植骨。

(5)下尺桡关节的复位及稳定性的评价：要通过细致的触诊判断下尺、桡关节是否获得复位以及是否稳定。骨折复位后，下尺桡关节可能出现以下 3 种情况：

1)下尺桡关节已复位且稳定：这种情况最常见。关闭切口后，石膏制动 48 小时即可去石膏进行功能活动。每次复查时注意检查下尺桡关节。

2)下尺桡关节可复位但不稳定：通常在前臂完全旋后位稳定。将前臂置于完全旋后位，用长臂石膏制动 4 周，然后允许前臂自完全旋后位至中立位的活动，6 周后允许完全的旋转活动，但夜间仍用石膏托将前臂制动于旋后位，直至伤后 3 个月。如下尺桡关节不稳定，则复位下尺桡关节后，钻入直径 2.0mm 克氏针固定 3 周，穿针处恰位于下尺桡关节近端。有时也可用 1 枚螺丝钉进行固定，如固定下胫腓关节一样，但取出时相对较麻烦。如果下尺桡关节不稳定是由于尺骨茎突较大骨折块所致，则应行切开复位内固定，前臂旋后位石膏制动 4～6 周。

3)下尺桡关节不能复位：这种情况极少见。通常由于桡骨骨折复位不良或者软组织嵌入关节造成。如桡骨骨折复位满意，则应切开下尺、桡关节进行复位。腕关节背侧单独切口进入，注意保护尺神经背侧感觉支。下尺桡关节不稳定通常是背侧不稳定，一般由背侧软组织撕裂所致，可通过直接修补背侧软组织或关节囊而获得稳定。修复背侧软组织及关闭切口时要将前臂置于旋后位。术后用石膏制动前臂于旋后位 3 周。

(6)切口的关闭:将旋前圆肌覆盖在钢板表面,但不必再缝合至桡骨,不可缝合深筋膜。术后石膏制动。石膏制动后再拍X线片证实下尺桡关节已完全复位。

(7)术后处理:术后制动时间取决于下尺桡关节的稳定情况。术后如存在下尺桡关节不稳定,则可用石膏制动,具体时间可见前述;如术后在前臂旋转过程中下尺桡关节稳定,可不用石膏制动,鼓励进行早期活动。石膏制动期间鼓励患者主动活动手指,要等到前臂主动活动范围的恢复接近正常时再开始抗阻力活动。因为钢板有较好的软组织覆盖,一般不需要常规取出,除非是年轻的运动员。取出钢板后要保护一段时间,防止发生再骨折。

5.*并发症*　包括骨折不愈合、畸形愈合及感染。有时还可出现下尺桡关节半脱位或脱位。在急性骨折脱位患者,通过良好的手术技术及内固定,这些并发症大都可以避免。

对骨折不愈合和畸形愈合,应重新复位固定及植骨。如骨折端吸收明显,应取全层髂骨植入,以恢复桡骨长度,并使下尺桡关节恢复对应关系,以期获得较好的功能。

对轻、中度的畸形愈合,出现前臂旋转受限且疼痛时,在桡骨骨折牢固愈合后,可考虑进行尺骨远端的重建。若桡骨愈合后发生短缩,同时有尺腕关节撞击症状,可考虑行尺骨短缩。更复杂的关节内畸形可采用Bowers描述的半切除术加关节成形术,尽量避免进行尺骨远端切除,如要切除,应作骨膜下切除,以保留完整的尺侧副韧带复合体。另一种切除尺骨远端的方法是将下尺桡关节进行融合,同时截除关节以近的尺骨远段,使尺骨远端形成“假关节”。

## 三、尺骨干骨折和Monteggia骨折

### (一)单纯尺骨干骨折

不涉及桡骨头脱位的单纯尺骨干骨折比较常见。通常是由于前臂受到直接打击造成的,一般没有移位或移位很小。直接打击引起的尺骨干骨折被称为“警棍骨折”。Bell和Patel曾报告过运动员的尺骨应力骨折。

1.*无移位的尺骨干骨折*　对无移位或轻度移位的尺骨干骨折,可首先使用石膏制动,后更换为功能支架固定。在急性肿胀和症状消失后去除石膏,而功能支架在固定骨折的同时允许肘、腕关节活动,前臂至少保护8周或骨折部位压痛消失以及X线片显示骨痂出现。任何合并有血管损伤者都要考虑进行切开复位。

2.*移位的尺骨干骨折*　Dymond将成角大于10°或移位大于骨干直径50%的尺骨干骨折定义为移位骨折。移位的尺骨干骨折较之无移位者要复杂得多,治疗时要非常谨慎,因为:①移位的尺骨干骨折常合并桡骨头不稳定;②移位的尺骨干骨折容易成角,可能是由于失去了骨间膜的支持;③尺骨远段的骨干骨折有可能发生短缩,从而引起下尺桡关节的症状。

3.*治疗*　对于无移位尺骨干骨折,可首先用石膏前后托固定7～10天或至肿胀和疼痛消退,再改用功能支架,直到骨折临床愈合,一般为4～6周,最初3周内,每隔1周即应拍X线片复查,一旦发现骨折移位,即应改变治疗计划。对移位大于骨干直径50%的尺骨干骨折(无桡骨头脱位),可行切开复位,以3.5mm系列动力加压钢板内固定。如有可能,应尽量使螺丝钉在骨折两端各把持8层骨皮质,即4枚螺丝钉。尺骨远段移位的骨折,在远骨折段可仅固定4层骨皮质。若骨折粉碎,波及骨干直径的500以上,则建议取髂骨植骨。

节段性骨折可用3.5mm系列的长钢板进行固定。对开放骨折，若伤口情况允许，应一期行切开复位内固定；如伤口污染严重，则待伤口情况允许后，二期行钢板内固定。

### （二）Monteggia骨折脱位

1.*骨折分类*　Monteggia骨折脱位约占前臂骨折总数的5%。Mon-teggia描述这种损伤为尺骨近1/3骨折合并桡骨头向前脱位。Bado扩展了Monteggia骨折脱位的概念，包含了任何部位的尺骨骨折合并桡骨头脱位，并将其分为4种类型：

Ⅰ型：任何水平的尺骨干骨折，向掌侧成角，合并桡骨头前脱位；

Ⅱ型：尺骨干骨折向背侧成角，合并桡骨头后外侧脱位；

Ⅲ型：尺骨干骺端骨折，合并桡骨头向外或前外侧脱位；

Ⅳ型：尺、桡骨近1/3骨折，合并桡骨头前脱位。

在以上4种类型中，Ⅰ型最多见，约占全部Monteggia骨折脱位的60%～80%，Ⅲ型和Ⅱ型次之，Ⅳ型最少见。

2.*损伤机制*　Ⅰ型损伤的发生机制是前臂的强力旋前。因为研究中发现，Ⅰ型损伤既没有沿尺骨嵴的皮下青肿，也没有直接暴力所导致的骨折端粉碎骨块。

Ⅱ型损伤是肘关节内侧副韧带撕裂造成肘关节后脱位前出现了尺骨干骨折。

Ⅲ型损伤对肘关节的原始作用是外展力量，在这一条件下，如果前臂被动旋后，桡骨头则向后外侧脱位；如果前臂被动旋前，桡骨头则向前外侧脱位。

Ⅳ型损伤是Ⅰ型损伤合并桡骨干骨折。

3.*临床表现*　症状体征包括疼痛、肘关节肿胀、畸形、骨擦音以及骨折处异常活动等。通常可以触摸到脱位的桡骨头。必须进行细致的神经检查，因为神经损伤，尤其是桡神经损伤在Monteggia骨折脱位中时常发生。绝大多数的神经损伤发生在BadoⅡ型损伤。任何前臂损伤，均应对其上、下关节进行仔细检查。若腕关节或肘关节出现压痛，即应高度怀疑合并有关节损伤。

任何有尺骨移位骨折的上肢损伤必须拍摄标准的肘关节前后位及侧位X线片。前臂处于中立位，只有当肱骨及前臂平放在X线片暗盒上并屈肘90°时，才能获得标准的肘关节侧位片。

若肱桡关节对位正常，无论前臂位置如何，桡骨干的长轴均应通过肱骨小头的中心。

4.*治疗方法*　过去治疗Monteggia损伤常常采用闭合复位及石膏制动，但现在认为闭合复位仅对小儿患者疗效较好。推荐对尺骨骨折行切开复位、加压钢板内固定以及对桡骨头脱位进行闭合复位。

Monteggia骨折脱位需要进行急诊处理。如有可能，在急诊室即应进行桡骨头脱位的复位。手术亦应尽快施行。

术中必须行X线透视或拍X线片来确定桡骨头的复位及稳定情况，但要获得更可靠的结果，最好拍照X线片。

术中取仰卧位，患肢外展于手术桌上；也可通过健侧卧位，将患肢置于身体上进行。后者可使手术者在术中更自由地活动整个上肢。通过牵引及对桡骨头的直接推压可使桡骨头获得复位。大部分病例可行桡骨头闭合复位，仅行尺骨骨折的切开复位内固定。桡骨头脱位不能闭合复位者少于10%。

当桡骨头不能闭合复位时，采用Boyd入路行切开复位。皮肤切口近端起自肱骨干外侧，向下经过肱骨外上髁、桡骨头和尺骨干间隙，直到尺骨嵴。深层近端通过腕伸肌和肱三头肌间隙，远端通过尺侧腕伸肌和肘肌之间。在肘肌的深层显露出旋后肌纤维，将前臂旋前，使骨间背侧神经远离旋后肌的尺骨起点。切开旋后肌在尺骨的起点，显露关节囊，纵行切开，注意避免损伤肘关节外侧副韧带的尺骨止点，显露出骨折端及桡骨头。

术中于骨折线处作骨膜下剥离。向下延长切口时，避免损伤尺神经的背侧感觉支。尺骨复位后，用3.5mm系列动力加压钢板或骨盆重建钢板将尺骨临时固定，拍X线片或透视证实桡骨头已复位以及尺骨长度恢复后，依次用螺丝钉固定。尺骨固定完成后，可被动活动肘关节来评价桡骨头的稳定性，通常在X线透视下观察，并最后拍X线片记录复位及固定。不缝合深筋膜，深层置放引流。术后以长臂石膏后托制动患肢于前臂中立位。

*5.术后处理与康复*　术后5～7天去除原始敷料及石膏托，根据术中桡骨头稳定情况，改用石膏托或支架制动。若患者配合好，且术中作肘关节及前臂充分活动时，骨折端及桡骨头稳定，术后7～10天即可去除石膏托进行肘关节主动屈伸、前臂主动旋前、旋后活动。最初要在医生的指导下进行。若术中骨折部位不够稳定或桡骨头稳定性较差，则可用长臂石膏制动6周后再进行活动练习。术后2、4和6周须拍X线片复查。6周后，如内固定稳定以及骨折部位有愈合迹象，则去除一切外固定及保护(颈腕吊带除外)。

几点需要注意的问题：

(1)术前有桡神经损伤症状：若Monteggia损伤时即伴有桡神经损伤症状，当桡骨头容易复位时，不主张在手术的同时行神经探查。这种损伤症状通常是由于神经受牵拉所致的神经麻痹，绝大多数病例可在6～12周内恢复功能。如伤后3个月仍未恢复，则应行探查。

(2)开放骨折：开放骨折需急诊处理。如伤口允许，最好一期行切开复位钢板内固定。伤口不一定一期关闭，必要时多次清创直到获得清洁的伤口。当伤口污染严重不允许进行钢板固定时，可行外固定架固定，以便于伤口的观察和处理。

(3)骨折粉碎：尺骨干骨折粉碎严重时，要获得解剖长度难度很大。若桡骨头复位后稳定，可借以帮助重建尺骨长度并行钢板固定。如桡骨头不稳定，则应切开肘关节，直视下确保桡骨头复位，再恢复尺骨长度。可用1块或2块3.5mm系列骨盆重建钢板塑形后固定尺骨骨折，必要时，可用张力带钢丝辅助钢板固定，以增加骨折端的稳定。

(4)尺、桡骨双骨折：对BadoⅣ型损伤，先用钢板固定尺骨骨折更容易。在切开复位桡骨干骨折之前先复位桡骨头。如果桡骨头复位有困难，则通过延长桡骨或尺骨的切口显露肘关节以复位桡骨头。不主张通过一个切口同时显露尺、桡骨骨折。

(5)桡骨头闭合复位不成功：如不能复位桡骨头，行切开复位。这种情况通常是由于前关节囊或环状韧带阻挡所引起。切除引起阻挡的部分关节囊后，桡骨头很容易获得复位。如果有利于桡骨头的稳定，则修补关节囊。如环状韧带组织尚完整则予以修补，但不主张进行重建。在关节囊及环状韧带撕裂严重，不能修补而桡骨头复位后又不稳定的情况，Crenshaw主张利用前臂深筋膜重建环状韧带。该重建结构应在尺骨的桡骨切迹以远、桡骨结节以近环绕桡骨颈，松紧要适宜，不能限制前臂的旋前、旋后功能。

(6)桡骨头骨折：若桡骨头骨折块足够大，应尽可能进行切开复位内固定(ORIF)；如不能恢复桡骨头的完整，则行桡骨头切除；若切除桡骨头后引起肘关节不稳定，则进行桡骨头假体置换或修补肘关节内侧副韧带。桡骨头假体置换改善了肘关节内、外侧方向上的稳定性，但不能改善前、后方向上的稳定性。

(7)植骨：在尺骨骨折中，如骨折粉碎大于骨干周径的50%，而不能恢复解剖位置或骨折处血供受到明显损害时，应取松质骨植骨。如尺、桡骨均发生骨折，则植骨时要置放到骨间膜的相对面，以免引起骨桥形成。

6.并发症　Monteggia骨折可出现与其他骨折相同的并发症，如感染、内固定失效、不愈合和畸形愈合等，这些并发症绝大多数是由于损伤严重、组织的活性差、固定不稳定和技术上的错误所造成的。

Monteggia骨折有其独特的并发症，包括诊断错误、神经损伤、桡骨头再脱位和尺桡骨骨桥形成。

(1)诊断错误：经验以及对肘关节和前臂位置关系的充分理解可以减少诊断上的错误。强调对存在肘关节压痛的任何移位的尺骨或前臂骨折拍摄标准的肘关节X线片，以保证诊断的准确性。

(2)神经损伤：必须详细记录骨折发生时的急性神经损伤，特别要注意桡神经和正中神经终末支(即背侧骨间神经和掌侧骨间神经)的损伤：

术前不存在而术后出现的神经症状通常发生在桡神经或正中神经。这些损伤通常在复位时神经受到桡骨头的压迫或过度牵拉所造成。因撕裂或直接切割造成的神经损伤极为少见。

在桡骨头复位时应轻柔操作，在切开复位时对桡神经和正中神经终末支的细微解剖可大大减少医源性的神经损伤。术后神经麻痹至少要观察12周方可进行手术探查，绝大多数并不需要手术而能自行恢复。

(3)桡骨头不稳定：若术中尺骨骨折获得了解剖复位，对桡骨头周围的组织进行修补后再发生桡骨头脱位的可能性较小。如术后出现桡骨头脱位，应重新评价尺骨骨折复位的准确性。若尺骨骨折已获得解剖复位，可在麻醉下闭合复位桡骨头，并且用长臂石膏制动；若伤后4周内进行手术，则对桡骨头脱位进行闭合复位有可能获得成功；如尺骨骨折没有获得解剖复位，则应取出内固定，重新复位尺骨骨折并切开复位桡骨头。伤后6周以上的桡骨头脱位一般需要进行桡骨头切除或人工桡骨头假体置换。

(4)尺、桡骨骨桥形成：易发生在开放损伤合并严重软组织损伤以及术中进行了植骨的病例。为避免骨桥形成，建议在术中将植骨置于骨间膜的相对侧，术后服用吲哚美辛。前臂近端骨桥切除存在许多问题。Richards曾切除2例前臂近端骨桥并置入硅橡胶片作为隔离，没有再形成骨桥，前臂旋转功能虽有改善，但仍明显受限。

## 四、桡骨远端骨折

### Ⅰ.概述

腕关节是人体中结构最复杂的关节，这种复杂结构有利于手部功能的发挥。腕关节也是上肢承受力量的一个缓冲区，因此也是人体中易受损伤的关节之一。

腕关节由掌骨基底、腕骨、桡骨远端、尺骨远端、三角纤维软骨复合体、韧带和关节囊组成。腕关节包括桡腕关节、腕骨间关节和下尺桡关节。腕关节的特点是构成成分多、韧带结构复杂、关节多且关节面各异、关节周围没有强大的肌肉但有多条肌腱通过。这些结构相互依托和连接，共同维系关节的稳定和运动。

**Ⅱ.损伤机制**

桡骨远端损伤最多见于跌伤。跌倒时，手臂伸出，前臂旋前，腕背伸，以手掌着地；桡骨远端损伤也可见于屈曲暴力、扭转暴力和直接暴力，但较少见。通常骨折首先发生在掌侧也就是张力侧骨折，产生的压力使骨折向背侧延伸，就像骨折沿45°切线延伸一样造成背侧骨皮质粉碎骨折。松质骨被压缩，使背侧的稳定性降低。承受高张力负荷的桡腕掌侧韧带，必然将张力负荷传导至掌侧皮质。桡骨远端骨折，只有在剪切力和压应力的共同作用下才能造成关节内骨折，并常伴有韧带损伤。当然损伤的范围和程度还受到撞击时的速度、手和腕所处的位置、前臂旋转的角度、骨与韧带的强度及弹性的影响。关节内骨折较之干骺端成角的关节外骨折更加不稳定。

弯曲应力作用于桡骨远端，其掌侧为拉伸应力，掌侧先发生骨折，压缩应力沿长轴呈45°形成剪切应力，产生背侧粉碎骨折，同时松质骨压缩。

由于桡骨远端骨折的类型不同，产生的机制也不同。

1.桡骨远端干骺端弯曲应力骨折　当跌倒时上肢伸展，前臂旋前，腕关节背伸以手掌触地受伤时，有两个力作用于腕部。一个力是体重沿桡骨长轴向地面的冲击力，另一个力是手掌撑地所产生的反作用力。后者通过腕骨主要是舟月复合体系传导至桡骨远端关节面的背侧部分，同时还包括弯曲应力作用在干骺端部位，致使干骺端背侧皮质发生粉碎骨折，同时骨折远折端松质骨发生嵌压，这种嵌压或塌陷在骨质疏松病人则可能产生局部骨缺损。桡骨远端掌侧皮质则因拉伸应力而断裂。

Diego L. Fernandez和Jesse B.Jupiter指出在跌倒时前臂旋后位，肘伸直位，手掌着地则压缩应力传导至干骺端掌侧而拉伸引力传导至干骺端背侧，产生Smith骨折。Smith骨折也可以发生于跌倒时腕掌屈，手背部着地，或者握拳、腕掌屈直接撞击硬物时。其干骺端骨折线呈横行或斜行，掌侧皮质粉碎。骨折远折端相对于桡骨干处于旋前位，可出现桡侧偏移或尺侧偏移。

2.关节面剪切应力骨折　上述产生弯曲骨折的机制如发生在年轻患者可使桡骨关节面掌侧边缘出现剪切骨折。由于坚强的掌侧桡腕韧带保持完整，腕骨随骨折片一起向掌侧半脱位。

3.关节面压缩骨折　如果轴向压缩应力大于引起弯曲应力骨折之应力时，则导致涉及关节面的关节内复杂骨折，粉碎骨折。甚至骨折可以延伸至桡骨中下1/3处。

4.韧带附着部撕脱骨折　当腕关节受到扭转外力时可引起桡腕关节脱位，桡骨茎突与尺骨茎突撕脱骨折系桡腕关节脱位中合并存在的损伤。

5.复合型骨折　多为高能量压缩外力，同时合并存在上述一种或几种外力引起的骨折。

**（一）桡骨远端骨折**

1.概述　桡骨远端骨折是指位于距桡腕关节面2～3cm内的松质骨骨折，桡骨干皮质骨向松质骨移行部以远的部分。近年来也有学者将其范围扩大至旋前方肌近侧缘以远。尺骨远端一般是指尺骨干皮质骨向松质骨移行部以远的膨大部分。各国学者更加重视骨折是否波及桡腕或下尺桡关节,移位程度和稳定性,这些因素对骨折严重程度的判断,治疗及预后是很重要的。过去某些观点认为桡骨远端骨折即便畸形明显对功能影响也不严重,这种观点肯定是不全面的。特别是近十年来,对于桡骨远端骨折复位与重建的要求越来越高,并发展了不同的治疗方法。在本节中将对桡骨远端骨折的类型,特点及治疗方法进行讨论。

2.分类　Colles 骨折是最常见的骨折,典型表现为"餐叉状"畸形。主要包括桡骨远端向背侧移位和倾斜、桡偏、桡骨短缩。骨折常涉及桡腕关节和下尺桡关节。尺骨茎突骨折亦是常见的合并损伤。

Smith 骨折也称为反 Colles 骨折,典型表现为"工兵铲"样畸形。主要包括桡骨远端向掌侧移位,短缩。Thomas(1975)将 Smith 骨折分为 3 型。

Ⅰ型,关节外骨折;Ⅱ型,骨折线涉及背侧关节面的边缘;Ⅲ型,骨折线通过关节面,常见骨折块连同腕骨向掌侧的近端移位,出现腕关节掌侧脱位或半脱位(类似掌侧 Barton 骨折)。

Barton 骨折是桡骨远端掌侧缘或背侧缘的通关节骨折,常伴有脱位或半脱位。它与 Colles 骨折和 Smith 骨折的不同点在于脱位是最多见的。也有学者将背侧 Barton 骨折归入 Colles 骨折;将掌侧 Barton 骨折归入 Smith 骨折中(Thomas Ⅲ型)。

一个具有使用价值的分类方法,必须能判断骨折的类型和严重程度,并能帮助选择治疗方案,判断预后。对桡骨远端骨折许多不同的分类法,总的趋势是试图更精确地描述桡骨远端骨折的各种类型及严重程度。比较常用的有以下几种:

(1)Frykman(1967)分类法:Ⅰ型:关节外骨折,无尺骨茎突骨折;Ⅱ型:关节外骨折,合并尺骨茎突骨折;Ⅲ型、Ⅳ型:关节内骨折,涉及桡腕关节,合并尺骨茎突骨折;Ⅴ型:关节内骨折,涉及下尺桡关节,无尺骨茎突骨折;Ⅵ型:关节内骨折,涉及下尺桡关节,合并尺骨茎突骨折;Ⅶ型:关节内骨折,涉及桡腕关节和下尺桡关节,无尺骨茎突骨折;Ⅷ型:关节内骨折,涉及桡腕关节和下尺桡关节,合并尺骨茎突骨折。

(2)AO 分类法:将桡骨远端骨折分为:A:关节外骨折;B:部分关节内骨折;C:复杂的关节内骨折。每一型又分为 3 个亚型。例如,$C_1$:单纯关节面和干骺端骨折;$C_2$:单纯关节面骨折伴有复杂的干骺端骨折;$C_3$:复杂的关节面骨折和干骺端骨折。

目前各种分类方法,更强调实用、易行,并能帮助选择治疗方案,判断预后。各种分类方法侧重点不同,还没有一种方案得到大家一致认可。但各位学者已达到共识,桡骨远端关节外和关节内骨折相比,治疗上有更多的不同要求。桡骨远端骨折临床分类的建议是要引起人们对关节内骨折的注意,并采取更积极的措施。

治疗的选择取决于是否存在潜在的不稳定。原始移位程度对判断不稳定的存在可提供一些依据。骨折原始存在掌倾角背倾>20°,骨折端掌背侧缘粉碎,桡骨短缩 5mm 或更多,关节内粉碎骨折,关节面移位大于 2mm,前后移位大于 1cm 多提示骨折不稳定。闭合复位存在困难或难以维持复位而发生再移位。

3.临床表现

(1)Colles 骨折:占前臂骨折的 75%,多见于中老年人,女性明显多于男性。桡骨远端向背侧移位和倾斜。老年人骨质疏松，较小的暴力就可以造成桡骨远端粉碎骨折。年轻人，损伤暴力较大，多见关节内骨折，往往关节面移位较大。

伤后腕部疼痛，通常手和前臂可见明显肿胀和淤血，骨折移位明显者可见典型的"餐叉状"畸形。临床检查桡骨远端有压痛，可触及移位的骨折端及骨擦音(感)。伴有纤维软骨盘损伤或下尺桡关节脱位的患者，尺骨茎突可有压痛或向背侧突起。手指的屈伸活动，前臂旋转活动均因疼痛而受限。如伴有神经损伤，手指感觉减弱。检查时不仅要检查桡骨骨折部位，还要注意检查尺骨远端、腕、肘、肩关节。骨折端复位固定后还应再次检查神经、肌腱的功能，观察有无改变。青壮年患者，尤其是高处坠落手掌撑地受伤时，骨折近端可以穿出旋前方肌而达掌侧皮下，局部皮下明显淤血。不仅复位存在困难，且由于软组织损伤重而影响预后。

Colles 骨折典型 X 线表现特点：桡骨远端骨折块向背侧移位，向桡侧移位，骨折块旋后，骨折向掌侧成角，桡骨短缩。掌倾角呈负角，尺偏角变小。桡腕关节和下尺桡关节可分别单独受累，也可同时受累。骨折涉及关节面时，常伴有关节面的移位、塌陷、旋转、压缩。这些表现往往与骨折的稳定性，复位的难易，治疗方法的选择有着密切的关系。X 线平片观察关节内骨折有一定局限性，可采用 CT 检查。CT 检查是判断关节内骨折块移位程度的可靠方法。

X 线片上常见桡骨远端骨折伴有尺骨茎突骨折，并有不同程度分离，应警惕三角纤维软骨复合体损伤。三角纤维软骨复合体损伤可留有腕尺侧疼痛，于前臂旋转活动时明显，有时还伴有弹响。

(2)Smith 骨折：Smith 骨折也以老年人多见，但就其发生率来看，比 Colles 骨折低得多。其损伤畸形恰好与 Colles 骨折相反，临床检查除了骨折部肿胀，疼痛，屈伸活动受限外，骨折远端向掌侧移位，典型病例呈"工兵铲"样畸形。由于骨折块向掌侧移位，有时掌侧骨皮质粉碎形成骨折碎块移向屈肌鞘管，压迫腕管，刺激正中神经，产生感觉障碍和过敏，出现腕管综合征。Smith 骨折可以是关节外骨折，也可以是关节内骨折。有些病例还伴有腕关节掌侧脱位(即 Thomas Ⅲ 型)。Thomas Ⅱ 型、Ⅲ 型稳定性较差，手法复位后常发生再移位，需行手术治疗。

Smith 骨折典型 X 线表现特点：桡骨远端骨折端以远向掌侧移位，向背侧成角，掌侧骨皮质常有粉碎骨折块，骨折块旋转，桡骨短缩。游离的掌侧骨折块常刺激或压迫腕管。有时伴有尺骨茎突骨折。

(3)Barton 骨折：Barton 骨折较少见，约占桡骨远端骨折的 3%。多见于成年男性，交通伤和坠落伤等高能量损伤。伤后腕关节肿胀、疼痛、活动受限。骨折端有时可触及移位的骨折块。但局部畸形没有类似于 Colles 骨折和 Smith 骨折的典型表现。Barton 骨折属于关节内骨折，常伴有掌侧和背侧腕关节半脱位和脱位。也有学者将掌侧 Barton 骨折归入 Smith 骨折的 Thomas Ⅲ 型。Barton 骨折稳定性较差，特别是掌侧 Barton 骨折复位后易发生再移位，常需手术治疗。

Barton 骨折典型 X 线表现特点：骨折位于桡骨远端背侧缘或掌侧缘，骨折线通关节面。骨折片较小时见于撕脱骨折；骨折块较大时常与腕关节一起向掌侧或背侧半脱位。骨折块不大而韧带损伤较重者也可出现腕关节脱位或半脱位。

桡骨远端掌侧通关节的斜行骨块，多见于较年轻的患者，CT 检查显示桡腕关节存在明显的半脱位。切开复位,螺钉内固定,畸形全部矫正。术后 2 个月,功能恢复正常。

(4)桡骨远端骨折不稳定性及其特点:

1)桡骨远端不稳定骨折:桡骨远端骨折复位不满意或复位后再移位的病例大部分为不稳定骨折。传统分类的 Colles 骨折、Smith 骨折、Barton 骨折中均可发生。Cooney、Knirk、Jupiter 等人指出不稳定骨折的特点:①桡骨远端背(掌)侧皮质粉碎,关节面移位大于 2mm;②掌倾角向背侧倾斜超过 20～25 度;③桡骨短缩大于 5mm;④前后移位大于 1cm;⑤复位后不稳定,易发生再移位。桡骨远端不稳定骨折在纵向牵引下骨折块复位困难,骨折端的骨皮质支撑不满意,有时尚可能在骨折端夹有肌腱或骨膜。某些病例骨折复位后尽管以夹板和石膏固定,但骨折仍易移位。这种不稳定骨折复位后发生再移位的比例较高。患者往往出现外观畸形纠正不满意,腕关节肿胀时间长,腕关节功能恢复差,晚期症状较多。

涉及关节内的粉碎骨折,也属不稳定骨折(见骨折分类部分)。关节面破坏严重,集分离、嵌插、压缩、旋转、脱位等多种改变在一起,手法复位往往无效或只能部分改善,而这种改善由于没有可靠的支撑,复位后常发生再移位。这种关节内的不稳定骨折主要影响的是桡腕、桡尺和下尺桡关节的相适合的关系,如果治疗不当,则其结果不会满意,患者的腕关节可能是疼痛、无力、僵硬、功能严重障碍,并可出现创伤性关节炎。

X 线平片显示不清或有疑问时,则应行 CT 检查以判断关节脱位,关节内骨折块粉碎及移位的程度。根据影像学表现和复位情况,有经验的医生大多可以判定不稳定骨折的存在。此时手法复位,石膏固定往往不能奏效,应及时根据损伤情况采取经皮穿针固定,外固定架固定或切开复位内固定等方法治疗。

不稳定骨折的影像学表现:

a.背(掌)侧骨皮质粉碎。通常是不稳定的关键指标,并与掌倾角负角和桡骨短缩有密切关系。某些高能量损伤造成的骨折,损伤范围甚至可达到桡骨下 1/3。

b.关节内粉碎骨折,关节内移位。Knirk 和 Jupiter 建议,当关节内移位大于 2mm 时与其他关节内骨折治疗的原则相一致,应尽可能恢复关节面完整。如果关节面破坏严重,且复位不理想,则对腕关节功能恢复产生影响,如疼痛,僵硬等,创伤性关节炎发生比例也增高。因此关节内骨折闭合复位后关节面移位不应超过 2mm。

关节内严重粉碎骨折及移位是明显不稳定的表现,但大多数损伤判断起来并不是很容易的。关节内骨块的分离大于 2mm 常常发生进行性关节内移位,持续的关节内移位最常见于桡骨远端掌(背)侧偏尺侧部分的压缩骨折,系月骨撞击桡骨远端的月骨窝所产生的垂直压缩骨折,由于无软组织附着,难以闭合复位。桡腕关节中央骨块压缩骨折或移位骨折涉及桡腕关节和下尺桡关节,不仅复位困难且提示损伤较广泛。

c.掌倾角呈负角,桡偏,骨折块旋转,脱位或半脱位。这种影响不仅涉及桡腕关节和下尺桡关节的负荷传导、关节的彼此相互关系,当移位严重时,甚至影响到近排腕骨的排列关系,伴有关节脱位或半脱位,造成腕关节不稳定。桡骨远端骨折伴有脱位或半脱位,不论骨折块大小均提示除骨折外还伴有周围韧带关节囊广泛损伤。

d.桡骨短缩直接影响到桡腕关节和下尺桡关节的关系,改变近排腕骨与桡尺骨的排列关系,进一步影响到腕关节负荷的传导、分布,远期可产生尺骨撞击综合征,腕关节不稳定。桡骨短缩往往会产生桡侧偏移，并对三角纤维软骨复合体产生影响，有可能造成三角纤维软骨复合体撕裂。在关节面复位满意的情况下，桡骨短缩应不超过 3mm，大多数患者功能恢复还是满意的。

由于骨折块重叠，干扰医生对损伤程度的判断和由于疼痛患者不能按要求体位拍摄 X 线片时，可选择 CT 检查。CT 检查较之 X 平片能更直观，更准确地反映关节内骨折的情况。水平位相可以较清楚反映桡骨远端骨折粉碎、移位、旋转的情况，有无下尺桡脱位；冠状位相可反映骨折的移位、压缩、关节面的完整性、舟月分离、舟骨骨折、下尺桡分离、尺侧偏移、桡骨短缩；矢状位相对于判断骨折移位、压缩、旋转、关节面的完整性，掌背侧骨皮质支撑情况，桡腕关节掌背侧脱位和半脱位均有价值。

2)桡骨远端骨折合并腕关节不稳定：较多见掌侧半脱位和背侧半脱位。一般多见于关节内骨折分离或损伤严重畸形明显的患者。

3)桡骨远端骨折合并舟月分离或舟骨骨折：桡骨远端骨折合并舟月分离，舟骨骨折临床上并不少见。一般多见于年轻男性，高能量损伤患者。伤后也表现为腕关节肿胀疼痛，活动受限，鼻咽窝可以有明显压痛。如双侧腕关节正侧片显示舟月间隙和舟月骨间角差异明显则更支持以上诊断。疑有舟骨骨折可加照舟状骨位 X 线片。疑有舟月分离时可拍尺偏位腕关节正位像，观察舟月间隙是否增宽。对诊断有困难的患者可行 CT 检查。

4)开放性骨折：桡骨远端开放骨折是急诊手术的适应证。如果损伤是由低能量损伤所致，清创后早期可以闭合伤口；损伤是由高能量所致，伤口污染严重，应密切注意厌氧菌如气性坏疽等感染。软组织挫伤重或伴有软组织和皮肤缺损，除彻底清创外，还应注意保护血管神经、肌腱)并充分考虑到软组织覆盖及远期功能恢复的需要。可采用外固定架来维持骨折复位和对线，内固定应慎用。应用大剂量广谱抗生素防止感染，伤口灌注或延期关闭。伴有血管、神经和肌腱损伤，断裂者，有条件需要修复的应尽早修复，无条件一期修复的应尽可能为二期修复创造条件。

5)茎突骨折：茎突骨折包括桡骨茎突骨折和尺骨茎突骨折。

直接外力造成桡骨茎突骨折多因汽车摇把所致，称为 Hutchinson 骨折。现在已少见。

间接外力造成桡骨茎突骨折多见于摔伤。受伤时手掌着地，腕关节尺偏，暴力沿舟状骨传导至桡骨远端的舟状骨窝，在暴力的冲击下，导致桡骨茎突骨折。临床检查除局部压痛外，有时还可触及移位的骨折块或骨擦音。这种骨折属于关节内骨折。X 线片显示：、骨折线多起自桡骨远端舟状骨窝和月骨窝相交的嵴上，几乎呈水平状向桡侧皮质骨延伸，移位明显者可见桡骨远端关节面受到破坏，骨折块向桡侧移位、旋转。移位大的骨折块可以有明显的向掌侧和背侧移位的表现。治疗以手法复位为主。尺偏牵引并向移位的反方向推挤骨折块。石膏固定于腕关节中立位 4 周。有些病例手法复位困难，需警惕是否有肌腱或骨膜嵌夹的可能。

复位失败，可行手术切开复位固定。

桡骨茎突骨折还可以因腕关节强力，极度尺偏，使桡侧副韧带受到突然、强力的牵拉，造成桡骨茎突撕脱骨折。X 线片显示桡骨茎突骨折块较小，移位常较明显。这种桡骨茎突骨折虽也属关节内骨折，但因位于舟状骨窝的边缘，不在负重区。所以其损伤的意义对腕关节来说更接近桡侧副韧带损伤。还需警惕是否伴有腕关节尺侧偏移不稳定。

单纯尺骨茎突骨折或尺骨远端骨折很少见，常合并发生于桡骨远端骨折时，尺侧副韧带或三角纤维软骨复合体的牵拉、挤压，造成尺骨茎突撕脱骨折或尺骨茎突基底骨折。X线检查可见尺骨茎突骨折，且骨折块常有分离。分离较明显的要注意桡腕关节和下尺桡关节的关系，警惕三角纤维软骨复合体损伤。治疗多以石膏固定为主；疑有三角纤维软骨复合体损伤可考虑腕关节镜检查以及镜下修补术。

4.治疗方法

(1)桡骨远端无移位骨折：一般属于稳定骨折，可以是关节外骨折也可以是关节内骨折。这类骨折的治疗目标是防止骨折部位发生进一步损伤。可采用前臂桡背侧石膏托或夹板固定，固定范围自肘至掌指关节。患肢固定于中立位或轻度屈曲尺偏位，固定4周。注意固定期间手指、肘关节、肩关节的功能训练。去除固定后加强对患者的腕关节主动训练指导是很重要的，大部分患者能够在医生指导下经过自己的努力得到康复。

(2)桡骨远端移位骨折：桡骨远端移位骨折应尽早复位，有利于减轻伤后肿胀和疼痛。桡骨远端移位骨折的治疗要根据骨折的类型、粉碎程度、原始移位程度等因素，也就是骨折的稳定性来选择一较好的治疗方式。

1)闭合复位石膏(夹板)外固定：首先是要尽可能准确复位骨折部位。复位时可采用臂丛阻滞麻醉或周围神经阻滞麻醉。采用与前臂纵轴方向一致的持续纵向对抗牵引。双手拇指置于骨折远端背侧，推压向背侧或掌侧移位之远折端使其复位，Colles骨折则予以外固定于中立位或轻度掌屈尺偏位。过度掌屈和尺偏由于改变了桡腕关节的接触部位，同时依靠腕掌屈而使腕关节背侧韧带紧张，几乎不能维持复位。因此过度掌屈和尺偏实际上不仅对骨折稳定没有帮助反而增加了再移位的趋势；此外，过度屈曲还可以引起腕管内压力增加，并使屈肌腱的正常功能受到影响。固定后需拍摄腕关节正侧位X线片，用以判断复位效果，并安排定期复查。但有些病例仍有可能发生再移位，应考虑为不稳定骨折，需给予进一步处理。

复位失败的病例，需对比原始X线片和复位后的X线片，判断骨折的稳定性，必要时行CT检查，提供更详细的骨折情况。

2)外固定架：桡骨远端不稳定骨折，石膏固定仍不能维持复位后的位置，可考虑外固定架固定。

桡骨远端骨折后桡骨背(掌)侧皮质粉碎，骨折端成角，重叠移位以及嵌插，均使闭合复位存在一定的困难或者复位处难以维持复位，尤其是桡骨长度难以维持，外固定架可以持续维持轴向的牵引，克服桡骨背(掌)侧皮质粉碎、骨折端重叠移位甚至嵌插以及桡骨短缩等不利于稳定的因素而维持复位。

X线片显示移位大，畸形明显，关节面破坏，桡骨缩短约1.2mm，桡骨下1/3严重粉碎，失去支撑，极不稳定；采用外固定架固定，畸形纠正。

外固定架的优点在于操作简单，损伤小，长轴方向的牵引还可视病情变化而调整。严重粉碎骨折，桡骨短缩明显，外固定架是很好的固定方法。目前使用的外固定架主要有3种类型。超关节型：最常用，固定可靠，病例选择面宽；但超关节固定易出现腕关节僵硬，早期功能差等缺点。动态外固定架：可以早期活动腕关节，有一定的轴向牵引作用；但为防止掌倾角变成负角，限制背伸。AO的小型外固定架：特点是固定不通过关节，有利于关节早期活动。但由于固定针位于桡骨远端，其应用范围限于关节内粉碎骨折较轻，骨折块较大，特别是掌侧皮质需较完整的病例。

某些关节内骨折在使用外固定架的同时，加用桡骨茎突经皮穿针来固定桡骨远端的骨折块，进一步扩大了外固定架应用范围。

3)经皮穿针固定：采用经皮穿针固定(或称多根针固定)治疗桡骨远端骨折，可单独使用也可与其他外固定方法联合使用。

闭合复位经皮穿针固定的第一种方法是将克氏针从桡骨茎突或远端骨块的尺背侧弯曲处打入桡骨干近端髓腔，类似于髓内固定。克氏针在髓腔内紧贴一侧桡骨皮质而产生弯曲，弯曲的克氏针产生一定的张力，可以对桡骨折端的移位或成角维持复位。第二种方法是桡骨远端骨折经牵引复位后，将克氏针通过桡骨茎突穿入直到桡骨干未损伤的皮质处。也可以将克氏针先从尺骨穿入，贯通尺骨直到克氏针达到桡骨茎突内侧皮质或者完全通过桡骨。如果克氏针贯穿尺桡骨，则肘关节必须用石膏固定，以免因前臂旋转而造成克氏针弯曲折断。

闭合复位经皮穿针固定适用于粉碎不十分严重和骨质疏松不严重的桡骨远端骨折。所有的手术操作过程应该与其他无菌手术要求一样。克氏针插入后都应经 X 线拍片或 C 形臂透视证实骨折复位的情况和克氏针插入的位置，以便及时调整。完成固定后露于皮外的针尾应剪短，尾部弯勾，用无菌纱布覆盖。前臂石膏托固定 3～6 周(视骨折粉碎的程度)，去除石膏后，开始腕关节功能训练。需注意防止发生针道感染、固定针松动、折断以及随之发生的骨折再移位。术后病人需要仔细随访，有异常情况及时处理。

对于严重不稳定的骨折，不论是关节内骨折或关节外骨折采用经皮穿针的同时可以加用外固定架、必要时加植骨、甚至切开复位加经皮穿针加植骨的不同组合方式。

4)切开复位：切开复位主要用于关节内骨折。这种类型的骨折损伤严重、复杂，手法复位多不能奏效或复位后稳定性极差，可考虑切开复位内固定。在制定手术方案时要考虑到患者的年龄、性别、职业和运动要求。X 线平片显示不够理想时可行 CT 检查。

手术切口和固定方法的选择取决于骨折的类型。掌侧切口是较常用的，如果原始移位和粉碎部分在背侧，也可考虑采用背侧切口，偶尔也用联合切口。骨折块较大，较完整的可选用克氏针，螺钉或可吸收棒固定；桡骨远端粉碎骨折或涉及桡骨远端月骨窝的压缩骨折，多采用微型钢板固定；粉碎较严重或骨压缩大于 4～5mm 的桡骨远端骨折，常选择局部植骨填充后 T 形或 $\pi$ 形钢板固定。手术要严格无菌操作，积极预防感染，控制其他可能产生感染的因素。一旦感染往往会给腕关节和手部的功能带来明显影响。

桡骨远端骨折块分别向掌背侧和近端移位，掌侧骨块旋转 90°，手法复位无效；术中见掌侧骨块旋转，断端间夹有部分旋前方肌纤维(止血钳所指旋转骨块)；切开复位钢板螺钉内固定，复位满意。

由于桡骨远端骨折系松质骨骨折，常存有干骺端骨缺损，植骨可以为关节内骨折提供支撑，促进愈合，减少外固定时间为尽早开始功能训练减少并发症创造条件。植骨材料大多使用自体骨，异体骨、人工骨、可吸收材料等替代品也逐渐应用于临床。

早期功能训练是恢复功能的重要措施，在条件许可下应尽早开始主被动功能训练。系统的康复治疗对于腕关节功能恢复是十分有利的。

近年随着腕关节镜的发展，镜下手术逐渐在临床应用。桡骨远端骨折关节镜下复位或与克氏针撬拨相结合，复位后用克氏针固定，如固定强度不够可加用石膏外固定或外固定架。另外关节镜在腕关节韧带损伤，腕关节不稳定，关节软骨损伤，三角纤维软骨复合体损伤方面的诊断作用是其他方法不能取代的，其准确率可达 90%以上。并可在关节镜探查的同时进行韧带，三角纤维软骨复合体修补术；三角纤维软骨复合体部分切除术；损伤的关节软骨清除，磨削术等。

近年来，随着人工关节的不断研究发展，不同形状、不同材质的人工腕关节已在临床使用。人工关节为那些因腕关节严重创伤后，关节僵硬和严重创伤性关节炎的患者，提供了一个可供选择的新方法。如应用得当，患者的腕关节功能可得到明显改善，提高生活质量。

5.并发症

(1)腕部神经损伤：桡骨远端骨折常可累及位于腕关节周围的正中神经、尺神经和桡神经感觉支。其中桡骨远端骨折畸形引起的腕管压迫，出现正中神经损伤是桡骨远端骨折常见的并发症之一，桡神经感觉支损伤常引起剧烈疼痛，正中神经损伤除支配区感觉迟钝外还可伴有大鱼际肌萎缩，拇指外展功能受限。急性损伤可因过度腕背伸的牵拉，向掌侧成角骨折端的挤压，以及直接外力的碾挫及切割损伤，还可因局部血肿，水肿，骨折移位和游离骨块的刺激和压迫，引起腕管容积变小，出现腕管综合征。值得注意的是闭合整复后不应固定于腕关节极度掌屈位。及时复位骨折有利于减轻局部压力，常可在几天内缓解症状。如果症状加重可行腕管减压术或骨块切开复位术。慢性正中神经病变可由瘢痕粘连，压迫所致。一般观察 3 个月，如有必要可行探查松解术和骨块切除术。

另外，桡骨远端骨折还会引起反射性交感神经营养不良(Sudeck 骨萎缩)。患者早期表现为患手感觉过敏、疼痛、肿胀。手指皮肤色暗，多汗，皮温稍低，但关节活动不受限。X 线片有时可见点状脱钙。继续发展，皮肤变硬、发亮，色青紫。疼痛加重，特别是运动时。关节出现固定挛缩，韧带及掌腱膜增厚。X 线片表现骨质疏松。晚期，皮肤变薄、变干、冰凉、色苍白、感觉减退。疼痛扩散，手各关节僵硬。X 线片可见骨质严重疏松，皮质骨菲薄。治疗：①加强功能训练。不论是保守治疗或手术治疗的患者，都应积极鼓励患者尽早进行功能锻炼。②理疗：配合功能锻炼，可以更好的改善关节和肌肉的状态。③控制疼痛。药物治疗可给予止疼剂、镇静剂、血管扩张剂等。经皮电神经刺激疗法，周围神经阻滞，交感神经节封闭，交感神经切断术都是可选择的方法，但需在有条件的医院或疼痛中心里进行。

(2)肌腱损伤：肌腱损伤可分为原始损伤和继发损伤。原始损伤见于肌腱嵌夹，断裂。腕部的肌腱有时可嵌夹在桡骨远端骨折移位的骨块之间，因此而导致骨折复位失败、骨折畸形愈合、局部肌腱粘连而屈伸功能受限。以伸拇长肌腱发生的几率最高。复位时发现骨折复位困难，肌腱屈伸多表现为某一个姿势或某一个特定动作受限。疑有肌腱嵌夹时，不宜反复手法复位，以免肌腱断裂，需及早手术治疗。肌腱断裂常由于切割，碾挫等暴力造成。表现为该肌腱支配的运动不能进行，较表浅的肌腱运动时不能触及肌腱的滑动，有开放伤口时往往可看见部分肌腱断端。单根肌腱断裂因协同肌的作用和疼痛等因素干扰不易判断，需仔细检查。肌腱断裂应尽可能一期修复，条件不允许时可考虑二期治疗。

继发损伤多见于桡骨远端骨折后瘢痕组织的粘连，及外伤对肌腱周围血运，营养的影响，使肌腱活动度下降，营养不良；骨折畸形或局部增生形成骨突，肌腱沟不平滑，造成肌腱断裂。Lister 结节骨折造成伸拇长肌腱断裂最多见。

(3)肩手综合征：本病多见于老年患者。主要是由于长期用颈腕吊带固定，石膏固定或术后疼痛给功能锻炼带来不便，而引起肩关节及手部僵硬，活动明显受限。治疗过程中首先应向患者讲明伤情，消除害怕心理，鼓励患者在医生指导下尽早开始关节和肌肉的功能训练，必要时还可加以理疗治疗。

(4)创伤性骨性关节炎：各种原因造成复位不良或复位后再移位未能纠正，常导致腕关节创伤性关节炎。这是桡骨远端骨折远期并发症主要原因之一。也是骨折后腕关节疼痛的主要原因。因此，复位后应每周复查 1 次 X 线片，判断并调整复位情况，是必要的。

(5)桡骨远端骨折畸形愈合：常见于不稳定的桡骨远端骨折。手法复位后发生再移位未能及时发现并纠正或手法复位不满意，当时又不具备手术条件；骨折严重粉碎、骨质疏松、内固定未能达到足够的强度，不适当的功能训练等因素都可引起骨折畸形愈合。

骨折畸形愈合的治疗比较复杂，需根据畸形的程度，对功能的影响，来制定治疗计划。总的原则是最大限度地恢复桡腕关节的功能，减轻疼痛症状。畸形不严重，桡腕关节和下尺桡关节结构关系基本正常者，可通过正确的康复治疗来恢复腕关节的功能；畸形严重，影响腕关节功能恢复者，应及时手术治疗，有利于功能早日恢复。桡骨远端截骨楔形植骨矫形术，尺骨小头切除术，尺骨短缩术等均是可行的方法。

### （二）尺桡骨远端骨折与腕关节不稳定

腕关节不稳定可因桡骨远端骨折而引起，也可因韧带损伤而引起或两因素并存。即可与桡骨远端骨折同时发生；也可继发于桡骨远端骨折畸形愈合后。

桡骨远端骨折，特别是高能量损伤，损伤广泛，关节面破坏严重，骨折移位大的严重骨折，或伴有舟状骨骨折，舟月分离的患者。由于损伤波及桡骨远端、尺骨茎突、腕关节囊、腕关节韧带、尺腕复合结构等，破坏了腕关节原有的负荷平衡状态，影响腕骨与桡尺骨的相对排列关系，造成排列紊乱腕关节不稳定。

有些桡骨远端骨折的患者原始损伤不一定伴有腕关节掌、背侧移位，但由于急性损伤治疗不及时；或骨折发生再移位，畸形愈合。在这种畸形状态下，腕关节韧带长期受到非生理负荷的影响，逐渐松弛，导致腕关节向背侧或掌侧半脱位。

桡骨远端骨折合并腕关节不稳定主要表现为桡腕关节背侧半脱位，掌侧半脱位，腕关节尺侧偏移，舟月分离等。原发患者临床表现与桡骨远端骨折相同，早期就诊时注意力多集中在骨折部位，且 X 线改变又由于骨折改变了桡骨远端的正常关系，使半脱位不易觉察，再加上对涉及的韧带损伤和范围认识不足，因此临床上易被忽视。

腕关节背侧半脱位。原发半脱位多见于 Colles 骨折中的严重粉碎骨折，移位大，掌倾角负角明显以及伴有舟状骨骨折，舟月分离的病例，腕骨与桡骨远端骨块一同向背侧移位。继发半脱位常见于 Colles 骨折畸形愈合或原发半脱位未得到纠正的患者。往往发生在伤后几个月或几年后，腕关节疼痛并呈进行性加重；握力减弱，关节活动度下降。桡骨远端骨折合并腕关节背侧半脱位 X 线片显示除桡骨远端骨折的表现外，如果中点移位大于 2.5mm，垂线比小于 0.76，提示有腕关节背侧半脱位存在，有诊断意义。

腕关节掌侧半脱位多见于 Smith 骨折和掌侧 Barton 骨折腕骨与桡骨远端骨块一同向掌侧移位。由于腕关节解剖结构的特点，掌侧半脱位的程度多较明显，且手法复位较困难。腕关节尺侧偏移多见于桡骨茎突撕脱骨折或月骨周围脱位。舟月分离多见于月骨窝或舟骨窝压迫性骨折。

桡骨远端骨折合并腕关节不稳定的治疗最主要的是早期发现，尽早恢复骨性结构的完整。治疗桡骨远端骨折合并桡腕关节背侧半脱位时，除注意尽量恢复掌倾角、桡骨长度和关节面的完整性外，还应注意纠正半脱位。对于移位大，复位不稳定的患者可以考虑手术治疗。继发性腕关节背侧半脱位，则只能依靠手术治疗。桡骨远端骨折合并桡腕关节掌侧半脱位，由于脱位趋势大，不稳定；手法复位常有困难，或以石膏外固定难以维持复位，在复查时可以发现再移位，多需手术切开复位内固定。尺侧偏移 X 线片显示桡骨茎突与舟骨之间有一较大空隙，如有月骨周围不稳定，月骨和三角骨滑向尺侧，舟月间存在间隙。腕尺距比小于 0.27 是诊断腕关节尺侧偏移的依据。尺侧偏移往往采取韧带修补或内固定手术效果更满意。腕关节不稳定晚期表现腕关节疼痛、无力、关节活动范围不同程度受限。

（赵韬源）

## 第八节　骨盆骨折

**【概述】**

骨盆位于躯干与下肢之间，是负重的主要结构；同时盆内有许多脏器，骨盆对之起着保护作用。因此骨盆骨折有两大主要后果，一是可能造成骨骼系统功能障碍，即失去躯干与下肢之间的桥梁作用；二是可能造成盆腔内重要脏器损伤导致相应部位功能障碍。

骨盆骨折多为强大外力所致，现代工业和交通的发达，各种意外和交通事故迅猛增加，骨盆骨折的发生率也迅速提高，在所有骨折中，骨盆骨折占 0.3%～6%。在因交通事故死亡的病人中，骨盆骨折是第三位的死亡原因，仅次于颅脑伤和胸部损伤。合并软组织或内脏器官损伤的骨盆骨折病死率为 10.8%，复杂的骨盆创伤病死率为 31.1%。

骨盆骨折多为直接暴力撞击、挤压骨盆或从高处坠落所致。突然用力过大，起于骨盆的肌肉突然猛烈收缩，可以造成该处的骨盆撕脱性骨折。低能量损伤所致的骨折大多不破坏骨盆环的稳定性，但中、高能量损伤，多不仅限于骨盆，在骨盆环受到破坏的同时合并广泛的软组织损伤、盆腔内脏器官损伤或其他骨骼及内脏伤。因此，骨盆骨折常为多发伤中的一个损伤。

**【诊断步骤】**

**（一）病史采集要点**

1.*外伤史*　受伤的时间、受伤方式及受伤原因，外力的性质、方向及大小；如果伤员意识清楚，应询问受伤后即刻的处理方式、伤后体液摄入情况、大小便情况、女性病人应询问月经史及是否妊娠等。

2.*疼痛的特点*　①部位、持续时间、程度及陛质；②是否伴有肿胀及与肿胀的关系。

3.行走与活动情况　是否伴有运动功能障碍及程度。

### (二)体格检查要点

1.一般情况　仔细检查病人的全身情况,明确是否存在出血性休克、盆腔内脏器官损伤,是否合并颅脑、胸、腹内脏器伤。

2.局部检查

(1)外观:局部活动受限、皮肤挫裂伤及皮下淤斑;开放性骨折伤口内可直接看到骨折线或骨折碎块;骨盆是否倾斜、变形,双侧臀沟是否对称,双下肢不等长等。

(2)功能检查:骨盆环为一相对固定的整体,活动度很小,若活动度显著增大并伴有疼痛时,多有骨折发生。

(4)触诊:是否触及骨擦感;正常解剖标志,如耻骨联合、耻骨结节、髂嵴、坐骨结节等是否发生位置的改变、压痛或本身的碎裂和异常活动;肛门指检是否可触及骶尾骨骨折线或碎骨片,手指退出时是否有血液或便液随手流出。

(5)特殊检查:骨盆挤压及分离试验、床边试验、“4”字试验是否阳性。

### (三)辅助检查要点

对血流动力学不稳定或多发性损伤患者,前后位 X 线检查是最基本和最重要的,但不要在影像学检查上浪费时间,以免延误治疗,更重要的是尽快复苏病人。

1.X 线检查　是明确骨盆骨折的主要手段,同时还能观察到骨盆骨折的类型、是否移位及判断移位程度。对骨盆前后位 X 线片上显示有骨盆环骨折者,为明确了解骨折移位情况还应再拍摄骨盆入口位和出口位片。

2.CT 检查　只要情况允许,对骨盆骨折者都应该做 CT 检查。与 X 线检查相比,CT 具有以下优点:可以在不同的平面清楚地显示半侧骨盆移位情况;特别适用于髋臼骨折;可以发现一些 X 线平片不能发现的骨折;骨盆三位重建 CT 和螺旋 CT 更能从整体显示骨盆损伤后的全貌。

3.MRI　急诊病人很少选用,有助于发现盆内血管、神经及脏器损伤。

4.数字减影血管造影(DSA)　适用于合并大血管损伤的病人,可以明确出血原因及部位,同时进行治疗。

5.诊断性腹腔穿刺　有腹痛、腹胀及腹肌紧张等腹膜刺激征表现者可行诊断性腹腔穿刺。

## 【诊断对策】

### (一)诊断要点

根据患者的病史、临床症状、体征及 X 线所见,不难诊断。

1.病史与症状　继发于暴力冲击或挤压的外伤史;局部疼痛,活动下肢时骨盆部疼痛加剧。

2.局部表现　伴有较广泛的肿胀淤斑,不稳定的骨盆骨折可有骨盆明显变形、双下肢不等长或明显的旋转畸形、两侧的脐-髂前上棘间距不等、耻骨联合间隙显著增宽或变形;局部压痛明显,可触及骨擦感;骨盆挤压与分离试验在骨盆环连续性未受损害的患者呈阴性,否则为阳性。

3.X 线表现 低能量外力造成的不影响骨盆稳定性的骨折如单纯耻骨支、坐骨支骨折和耻骨联合分离等 X 线表现比较容易确认。高能量外力造成的骨盆前后环同时受损的不稳定骨折需结合三张不同体位的 X 线片了解骨折移位情况：

(1)侧方压缩型骨折：X 线示骨盆压缩变形，向健侧旋转，骨折端重叠移位，伤侧髂骨内旋髂骨翼影响变窄，闭孔变大，耻骨联合向对侧移位，耻骨支骨折端重叠。

(2)前后压缩型骨折：X 线示骨盆张开，伤侧髋骨外展外旋，髂骨翼影响变宽，闭孔变小，耻骨联合或耻骨断端互相分离，髂骨与骶骨形象重叠，坐骨结节异常隆突，股骨外旋。

(3)垂直压缩型骨折：X 线示伤侧半骨盆向上移位，无髂骨翼扭转变形。

**(二)临床类型**

由于骨盆环骨折的解剖学复杂性，以及骨折的严重程度不一，为判断伤情和指导治疗，大多根据骨折的位置，稳定性或者是否涉及骨盆后环的承重部分、损伤机制和暴力方向以及是否为开放性进行分类，分类方法较多。如依据骨盆骨折后形态分类，可以分为压缩型、分离型和中间型骨折；依据骨折后骨盆环的稳定性和是否累计骨盆负重部分可以分为稳定性和不稳定性骨折；依据骨折部位可以分为坐骨骨折、髂骨骨折等；目前常用分类方法有 Tile 分类法和 Young-burgess 分类法。

1.Tile 分类 Tile 在总结了各种骨盆骨折的分类后，提出了系统分类。

A 型(稳定型)：骨盆环骨折，无或轻度移位，骨盆环的稳定性未受到破坏。可分为 $A_1$ 未涉及骨盆环骨折；$A_2$ 稳定，骨盆环骨折，轻度移位。

B 型(旋转不稳定型)：骨盆的旋转稳定性受到破坏，但是纵向无移位，根据受伤机制可以分为 $B_1$ 开放型；$B_2$ 侧方压缩骨折，受伤同侧骨折；$B_3$ 骨盆受到侧方压缩，对侧发生骨折。

C 型(旋转与垂直不稳定型)：既发生旋转移位又发生垂直移位，$C_1$ 单侧骶髂关节脱位；$C_2$ 双侧骶髂关节脱位；$C_3$ 骶髂关节脱位伴有髋臼骨折。

2.Young-burgess 分类 将骨盆骨折分为侧方挤压(LC)、前后挤压(APC)、垂直剪切(VS)和混合性损伤(CM)四种。

**(三)鉴别诊断要点**

多数单纯骨盆骨折的诊断并不困难，但骨盆骨折合并伤的发生率较高。

**【治疗对策】**

骨盆骨折的类型和严重程度不一，治疗方法的选择主要取决于骨盆环的稳定性和有无脏器合并伤。治疗原则为首先制止威胁生命的大出血与内脏器官损伤，也要对不稳定的骨盆骨折进行早期复位和固定，以利控制骨折的大出血，减轻疼痛，减少脂肪栓塞综合征、弥散性血管内凝血和急性呼吸窘迫征的发生率。

1.应该根据全身情况决定采取的治疗步骤，有腹腔内脏器官损伤或者泌尿道损伤者应请相应科室协同处理。

2.各种危及生命的合并症应该首先处理，有休克时应积极抗休克；对腹膜后出血，因腹膜后间隙是一个疏松的间隙，可以容纳多量血液，出血量巨大，应密切观察，输血补液。必要时可行单侧或者双侧髂内动脉栓塞。

3.骨盆骨折本身的处理：合理的治疗必须依赖于正确的分类与诊断，才能采取正确的治疗方法。稳定性骨盆骨折，大多不需要特殊治疗：

①骨盆边缘骨折：无移位者不需要特殊处理。撕脱性骨折需松弛牵拉骨折块的肌肉直至骨折愈合，如髂前上、下棘撕脱性骨折，应屈髋休息3～4周；坐骨结节撕脱性骨折需大腿伸直外旋位卧床休息；

②骶尾骨骨折：一般都采用非手术治疗，仅休息止痛即可。

③骨盆环单处骨折：由于这一类骨折多无明显移位，治疗以卧床休息为主，如稳定性单纯耻骨支坐骨支骨折，除少数骨折块游离于会阴部皮下需要手法压回外，一般均不需要整复骨折。

对不稳定性骨折则强调早期复位，主要治疗措施有：

①单纯性耻骨联合分离较轻者，可用骨盆兜悬吊固定，但是此法不宜用于侧方挤压力量所致的耻骨支横行骨折。缺点是所需时间长，愈合较差，目前大多主张手术治疗。

②骨盆环双处骨折伴骨盆环断裂：大多需要切开复位内固定，必要时可以辅之以外固定架。

（李世君）

# 第九节 骨骺损伤

**【概述】**

在小儿长骨骨折中，30％涉及到骨骺损伤。骨骺是小儿骨组织中最脆弱的部分，也是最需要保护和精细处理的位置，否则将影响骨骼的正常生长。患者的年龄、损伤位置、损伤类型、损伤骨骺的生长潜力、移位的程度和损伤至治疗的间隔是治疗骨骺损伤必须要考虑的因素。值得注意的是，骨骺损伤后并发症的处理是困难和复杂的。

**【诊断步骤】**

**（一）病史采集要点**

1.*年龄* 骨骺损伤常发生于小儿。男性骨骺闭合在20岁左右，女性在18岁左右。

2.*性别* 因为男孩受伤的机会较多和男性骺板闭合时间较女性晚的原因，男孩的发病率是女孩的2倍。最常发生于12～15岁男孩和9～12岁女孩。

3.*疼痛部位、时间与程度* 桡骨远端、胫骨远端和指骨远端是最常见的部位。长骨远端的发生率明显高于长骨近端。

4.*损伤机制* 大部分骨骺损伤都有明确的外伤史，由于软骨周围复合体保护力量随着年龄的增长而减弱，因此拉力性损伤的发生率随着年龄增加而增加；而在婴儿和儿童早期，由于骨骺相对较厚，多容易受剪切力损伤；在较大儿童和青春期，由于剪切力和成角力作用，容易发生骨折分离；当接近骨骺闭合时，关节内的剪切力，不论有无成角力，多造成关节内骨折；内收和外翻可造成压力性损伤，特别是在股骨远端后外侧和胫骨近端前部。慢性反复性损伤，如体操运动员的肘腕肩关节和青春期钢琴演奏者的拇指远节，可以发生生长障碍。外科手术如针和螺钉固定、放射治疗、化疗、感染和肿瘤、先天性疾病如代谢性和血液性疾病、神经和血管异常等都可以导致骨骺损伤。对于所有可能引起骨骺损伤的原因，只有医源性损伤是可以预防的，金属针和螺钉通过骺板可导致损伤，使用小而平滑针垂直通过骺板，保留较短时间(不超过2～3周)，一般不会影响生长。

**(二)体格检查要点**

1.一般情况　对于外伤病人，注意意识及其他生命体征检查，排除头、胸和腹部等重要脏器损伤。

2.局部检查　肿胀，压痛是最常见的体征，其严重程度与暴力大小和损伤部位有关。

3.伴随损伤　邻近骨骺的神经血管和韧带损伤。如：胫骨棘、尺骨茎突和手指常伴韧带损伤；肱骨髁上和胫骨近端常伴神经血管损伤；膝关节同时有韧带断裂、半月板、动脉和骨骺损伤。

**(三)辅助检查要点**

1.X线评估　骺板轻微增宽可能是骨骺移位的唯一征象。小的干骺端骨折块有时很难发现，需要互相垂直两平面拍片并与对侧对照。在小腿和前臂，加照斜位片有助于发现病变。外翻或内翻应力片有助于发现膝关节和肘关节的骨骺与干骺端之间的距离改变。由于软骨与骨的特性和骺板的形态不规则，有些骺板急性损伤X线显示不清。

2.CT　对于X线片显示不清的或严重的粉碎性骨骺损伤，CT有助于发现细微的损伤和确定确切的损伤程度，通过矢状面和冠状面间隔0.5cm扫描，而非常规的1cm扫描，有助于发现小的骨折片和确定其来源。

3.MRI　可提供比较精细的评价骨骺骨折的细节，适用于急性损伤阶段。

4.动脉造影　对怀疑有血管损伤的病例，做血管造影检查。

**【诊断对策】**

**(一)诊断要点**

根据患儿外伤后在骨的一端出现肿胀和疼痛的病史，体格检查时局部肿胀和压痛，则警惕骨骺损伤的可能。拍患侧和正常侧正侧位X线片对比，必要时加照斜位片。如不能明确诊断，行CT或MRI检查，如仍然未能找到直接证据，则仔细分析外伤的机制，如果仍然高度怀疑骨骺损伤，特别是Ⅰ型和Ⅴ型损伤，即使没有影像学证据，先作出骨骺损伤的诊断。1～2周后复查X线片，根据骨膜反应诊断为Ⅰ型骨骺损伤。如有挤压损伤的病史，骨骺附近疼痛和肿胀持续，则应诊断为Ⅴ型骨骺损伤。同时在初诊和复诊时都要检查邻近骨骺的神经血管和韧带情况，以免漏诊。

**(二)临床类型**

临床常用Salter-Harris分型。Salter-Harris分型是基于损伤机制、骨折线和骺板细胞分层关系以及与判断生长预后相关，主要根据X线表现分型。

1.Ⅰ型骨折线通过肥大细胞层，骨骺和骺板与干骺端完全分离。

2.Ⅱ型与Ⅰ型相似，只是压力损伤侧带有一干骺端骨折块。

3.Ⅲ型骺板分离伴骨折线通过骨骺进入关节。

4.Ⅳ型骨折线通过干骺端、骺板和骨骺进入关节。

5.Ⅴ型骨骺挤压性损伤。

（三）鉴别诊断要点

感染，先天性畸形，代谢性疾病，肿瘤。

## 【治疗对策】

根据骨骺损伤的严重程度、解剖位置和患者的年龄决定治疗方法、畸形的平面、畸形的严重程度、一期复位和二期复位的选择。由于小儿骨折愈合速度是成人的2倍，而单纯骨骺分离的愈合速度又是骨干骨折的2倍，一般只需要3～5周时间就可以愈合，因此闭合复位的治疗时间应该以小时计算，而不是以天来计算。

（一）非手术治疗

问清楚病人最后一次进食时间，因为麻醉误吸可能带来严重后果。对于简单的骨骺分离，骨折局部注入1%利多卡因后，只需适当牵引，而不要用暴力在骨折部位反复推挤或折顶，以免损伤骺板。经过1～2次轻柔手法牵引，如果不能复位。则需要在全麻下进行闭合复位，闭合复位后仍然存在畸形，特别是Ⅲ型和Ⅳ型骨骺损伤，需要切开复位内固定。闭合复位后石膏托固定3～5周。

（二）手术治疗

切开复位内固定：切开骨骺周围骨膜，清楚暴露骨折和准确复位，保留骨折片上软组织，不要游离，仔细切除骺板两边大约1cm宽骨膜，防止骨骺和干骺端之间形成骨桥。骨折处嵌入的骨膜仔细去除。

（三）各型治疗特点

Ⅰ型：由于骨膜的完整性存在，闭合复位后石膏外固定。在如股骨和桡骨等骨膜较薄处，可行切开或闭和复位后内固定。如有骨膜、肌肉或肌腱嵌入，需切开复位。

Ⅱ型：通常可以利用骨膜铰链作用手法复位外固定。

Ⅲ型和Ⅳ型：切开复位小针内固定，避免穿入骺板。

Ⅴ型：通常很难诊断，怀疑有损伤，向家长说明骨生长障碍可能，同时不负重3周，并定期随诊。发现有骨桥通过骺板再做处理。

（四）治疗要点

1.对于通常移位很少或无移位的骨骺损伤，如果高度怀疑，肢体石膏固定，1～2周后复查，可根据骨膜反应诊断为Ⅰ型骨骺损伤。

2.施行手法和牵引复位时，尽量轻柔，避免肌肉紧张。75%的牵引加25%的手法。

3.如果关节面和骺板连续性中断，重建关节面和骺板的完整性是最基本的，特别是年幼患者。对于Ⅰ型和Ⅱ型损伤，因为没有涉及关节面，如果成角平面与肢体关节活动平面一致，预计可以通过以后塑性纠正，就没有必要追求解剖复位，以免损伤骺板的生长细胞。对于到底多大的成角可以接受，目前没有确定数值。通常来说，上肢比下肢能代偿更大成角；外翻畸形较内翻畸形相对更能被接受；屈曲畸形较升直畸形相对更能被接受；在下肢，近端比远端能代偿更大成角；与关节运动平面一致的畸形，越靠近关节，越容易通过生长而自行纠正恢复正常，除非接近生长发育末期。旋转畸形将会长期存在而不能自行纠正。

4.内固定要求达到坚强有效，但不能超过需要，且容易移除。

5.使用平滑而非螺纹针做内固定，尽量与骺板平行自干骺端或骨骺穿过，除非通过横行进针不能固定骨折，万不得已尽量不要穿入骺板。

**【术后观察及处理】**

治疗前、治疗后和康复期都要仔细检查神经血管状态，如果漏诊，可导致医疗纠纷。所有骨骺损伤复位后1周复诊照片，确保复位没有丢失，如有再移位，进行二次复位。Ⅰ型和Ⅱ型损伤在7～10天后愈合，不会再移位。所有闭合治疗的Ⅲ型和Ⅳ型损伤在头3周每5～7天复查一次，确保骨折没有再移位。

**【出院随访】**

长期随诊，利于早期发现并发症。家长必须被告知骨骺损伤后有骺板骨桥形成致生长障碍、成角畸形和缺血性坏死的可能性，以及长期随诊检查的重要性。长期随诊时检查Harris生长线是否与骺板平行。

**【预后评估】**

预后结果依赖于损伤骨骺的部位和损伤的严重程度。骨骺完全损伤导致骨不能纵向生长，造成肢体短缩，影响功能。完全性生长停止少见，与患者年龄有关，青春期末骨骺快闭合时不会造成功能影响，而在小儿则影响较大。部分损伤造成部分生长停止，在骨骺与干骺端形成骨性连接，不对称生长造成成角畸形，损伤大小和部位决定了畸形进行性发展的程度。另外还有可能不愈合、畸形愈合、缺血性坏死和动静脉瘘引起过度生长等。

（李红专）

# 第十节　髋关节脱位

髋关节脱位和骨折脱位是一种高能量创伤，常见致伤原因为车祸伤，好发于青壮年。在以往常被认为是较为少见的损伤。近十年来随着轿车在我国日益走入百姓家庭，髋关节骨折脱位也逐渐成为一种常见的严重创伤。

该类创伤应严格按急诊处理，否则将诱发创伤性休克或增加股骨头缺血坏死等并发症。

髋关节脱位常合并股骨头、髋臼后壁或股骨颈骨折，以及其他部位骨骼和重要脏器损伤。骨盆、脊柱及膝部的合并损伤，可改变脱位后的典型体征，容易漏诊。髋关节复位后，关节内残留的碎骨片容易漏诊，并可导致创伤性关节炎甚至髋关节活动受限等严重并发症。

髋关节常分为后脱位、前脱位及中央型脱位。

## 一、髋关节前脱位

髋关节前脱位较少见，仅约占髋脱位的10%。

**【损伤机制】**

当股骨暴力下外展外旋时，大转子或股骨颈以髋臼上缘为支点，迫使股骨头穿破前关节囊而脱位。此时若髋关节屈曲较大，则常脱位于闭孔或会阴处，若髋关节屈曲度小，则易脱于耻骨横支处。

**【骨折分类】**

1973 年 Epstein 将髋关节前脱位分为 2 型：

Ⅰ型：高位型（耻骨型）

ⅠA 型：单纯前脱位于耻骨横支；

ⅠB 型：前脱位伴有股骨头骨折；

ⅠC 型：前脱位伴有髋臼骨折。

Ⅱ型：低位型（闭孔型）

ⅡA：单纯前脱位于闭孔或会阴部；

ⅡB：前脱位伴有股骨头骨折；

ⅡC：前脱位伴有髋臼骨折。

**【临床表现与诊断】**

明确外伤史。患肢剧烈疼痛，髋活动受限。患肢常处于外旋、外展及轻度屈曲位，有时较健肢稍长。

应强调复位后再次拍片，以明确是否合并骨折，CT 检查可以发现关节内接近 2mm 的碎骨块，MRI 则可帮助判断关节唇的完整性及股骨头的血供情况。

**【治疗】**

早期诊断和急诊复位是十分重要的，全麻或腰麻可放松髋部强大的肌肉，避免暴力下复位时对股骨头关节软骨的进一步损伤。试行闭合复位次数应限定在 3 次以内，否则会加重软组织损伤而影响愈后。

闭和复位方法与髋关节后脱位大致相似，主要有以下 3 种：

Stimson 法：令患者上半身俯卧于检查床一端，患髋及膝各屈曲 90°，一助手通过下压骶骨或抬伸健肢而固定骨盆。术者一手握持患者足踝部，并轻度旋转股骨，一手用力下压小腿近端后部而复位。此法不适用于患髋处于伸展位的耻骨前脱位。

Allis 法：患者仰卧于低床或地上，一助手面向患者足侧蹲位，用一手和前臂向下按牢患者骨盆，另一手于患肢股骨近端向外侧持续牵拉股骨。术者面对患者头侧，使患侧髋和膝屈曲接近 90°，将患者足踝抵于术者会阴部，用双手或前臂合抱患肢小腿近端，利用腰背肌伸直力量向上提拉患髋，再适度内、外旋股骨复位。

Bigelow 法：患者仰卧，术者面对患者头侧，适度屈曲患者髋和膝关节，双手合抱患肢小腿近端。先沿大腿纵轴方向持续牵引，同时将患髋依次内收、内旋和屈曲，然后再外展、外旋并伸直。此复位轨迹类似于"?"，在复位过程中，如感到或听到弹响，患肢伸直后畸形消失，则已复位。此法应注意极度内收、内旋时应循序渐进，应持续牵引并适度用力，否则易造成股骨颈或股骨头骨折。复位前、后均应拍 X 片，必要时行 CT 检查，以利发现复位前的无位移骨折或复位后关节内较小的骨折块。

如在麻醉下 2 次以上闭合复位失败，应急诊行切开复位。可选择 Watson-Jones 等手术入路。若合并有移位的股骨颈骨折，可直接行切开复位内固定。若合并股骨头骨折，骨块较小及不在负重区时，可选择闭合复位后观察，或切开复位时切除骨折块；若骨块大于股骨头的1/3或处于负重面，应行切开复位内固定。

闭合复位成功后应行3～4周的皮牵引，对合并股骨颈或股骨头骨折的病例可在手术后牵引4～8周。

【并发症】

1.早期并发症　主要为合并神经血管损伤及闭合复位失败。前者主要为Ⅰ型前脱位或开放损伤时股骨动静脉或股神经损伤，此时最有效的治疗方法为立即复位髋关节脱位。造成后者的原因为闭孔处的骨性阻挡，或为股直肌、髂肌和髋关节前关节囊的阻挡，对此切开复位是必要的。

2.晚期并发症　大多数髋关节前脱位病例的最终治疗结果是满意的，但最新研究表明有约1/3的病例因发生创伤性关节炎而疗效欠佳，这主要集中在合并股骨头颈骨折、髋臼骨折或发生股骨头缺血坏死的病例。对创伤性关节炎的治疗仍应以预防为主，即解剖复位和对髋关节内较小骨折块的切除术等。

单纯性髋关节前脱位病例的股骨头无菌性坏死率稍低于后脱位者，约为8%。其发生主要是由原始损伤的程度所决定的，且与延迟复位和反复多次闭合复位密切相关，可在脱位后2～5年内发生。早期负重未增加其坏死率，但因股骨头塌陷等原因加重症状，所以在复位后的2～6个月中行MRI检查，可早期诊断并及时对症治疗。

## 二、髋关节后脱位

髋关节后脱位占急性髋关节脱位的绝大多数，且随着车祸等高能量损伤的增多而变的较为常见。

【损伤机制】

最常见的创伤机制为髋及膝关节均处于屈曲位时，外力由前向后作用于膝部，再经股骨干而达髋部。如高速行驶的汽车突然刹车，乘客膝部暴力撞击仪表板而脱位，此时屈曲的股骨干若处于内收位或中立位，常发生单纯后脱位，若处于轻度外展位，则易发生合并髋臼后上缘骨折的后脱位。

另一种创伤机制为外力由后向前作用于骨盆，使股骨头相对后移而脱位。如弯腰劳动时被塌方的重物砸击骨盆。

【骨折分类】

临床上多采用Thompson和Epstein分型，共分5型：

Ⅰ：单纯后脱位或合并裂纹骨折。

Ⅱ：髋关节后脱位，合并髋臼后缘较大的单一骨折块。

Ⅲ：髋关节后脱位，合并髋臼后唇粉碎骨折，有或无一个主要骨折块。

Ⅳ：髋关节后脱位，合并髋臼唇和顶部骨折。

Ⅴ：髋关节后脱位，合并股骨头骨折。

经上述分型，判断髋关节复位后的稳定性无疑是十分重要的。通常Ⅲ型以上骨折脱位可发生不稳定，判定的方法除根据复位前X光片显示骨折块大小和复位后头臼的位置关系外，还应依据复位中及复位后术者的手感而定。

**【临床表现与诊断】**

典型患者有明确创伤史，患肢呈现屈曲、内收、内旋和短缩畸形。可触及大转子上移和臀后部隆起的股骨头，髋关节主动活动丧失，被动活动时常出现剧痛。但有报道当合并股骨头骨折时，股骨头嵌顿于髋臼后缘，未出现患肢的短缩、内收和内旋畸形。特别是合并同侧股骨干骨折时，常因症状不典型而容易漏诊。

髋关节后脱位中合并坐骨神经损伤的病例约占10%～14%，同时合并股骨头、股骨干骨折及膝关节韧带损伤的病例也不少见，所以在急诊检查时应除外上述合并伤的可能。

患者除拍摄患髋正位及侧位外，还应常规拍摄骨盆轻度前倾的侧位，其方法为拍摄患侧卧位，身体前倾15°的侧位片。此法可除外健侧髋臼的干扰，较为清楚地观察患髋的髋臼及坐骨切迹。方法为骨盆前倾15°侧位。患侧紧贴X线片盒，患者向前倾斜15°，管球垂直片盒投照。

即使患者因疼痛难以拍侧位片，也应在麻醉后及复位前拍片，详细观察是否存在股骨头及髋臼骨折，以及可能在复位时移位的股骨颈无位移骨折。

复位后应立即拍摄双髋正位及患髋侧位，以便了解复位的程度，关节内是否残留骨折块及髋臼及股骨头骨折是否需要进一步手术。有多位学者认为当髋关节间隙较健侧可疑增宽时，应行CT检查，其原因在于此类患者多数存在能被CT发现的髋臼及股骨头骨折。

**【治疗】**

1. Ⅰ型骨折脱位　以急诊闭合复位为主，近年文献强调：①麻醉下复位以减少进一步的损伤；②12小时内复位并发症发生率低。其闭合复位方法仍以Stimson法、Bigelow法和Allis法为主。

Stimson法：患者上半身俯卧于检查床一端，患髋及膝各屈曲90°，一助手通过下压骶骨或抬伸健肢而固定骨盆。术者一手握持患者足踝部，并轻度旋转股骨，一手用力下压小腿近端后部而复位。

Allis法：患者仰卧于低床或地上，一助手面向患者足侧蹲位，用双手向下按压患者骨盆。术者面对患者头侧，使患侧髋和膝屈曲接近90°，将患者足踝抵于术者会阴部，用双手或前臂合抱患肢小腿近端，利用腰背肌伸直力量向上提拉患髋，再适度内、外旋股骨复位。

Bigelow法：患者仰卧，助手面向患者足侧蹲位，用双手向下按压患者双侧髂前上棘。术者面对患者头侧，使患侧髋和膝屈曲接近90°，适度屈曲患者髋和膝关节，双手合抱患肢小腿近端。先沿大腿纵轴方向持续牵引，同时将患髋依次内收、内旋和屈曲，然后再外展、外旋并伸直。此复位轨迹类似于“?”，在复位过程中，如感到或听到弹响，患肢伸直后畸形消失，则已复位。此法应注意极度内收、内旋时应循序渐进，应持续牵引并适度用力，否则易造成股骨颈或股骨头骨折。复位前、后均应拍X片，必要时行CT检查，以利发现复位前的无位移骨折或复位后关节内较小的骨折块。

复位后应行影像学检查，并行3周左右皮牵引，以利关节囊恢复并避免再脱位的发生。开始负重的时间虽有争议，且延长非负重时间至半年以上并不减少缺血坏死，但一般应在复位4

周后，疼痛及痉挛消失，关节活动大致正常时开始，必要时可延长至12周再完全负重。

2.Ⅱ至Ⅳ型骨折的治疗　在Ⅱ至Ⅳ型骨折脱位的治疗上争议较大，大多数学者同意闭合整复是多数病例的首选，但强调只能在麻醉下试行1次，以避免多次整复造成股骨头的进一步损伤。

Epstein认为一期切开复位内固定（ORIF）的疗效明显好于闭合复位者、先闭合复位再ORIF者及延期复位者，且先闭合复位再ORIF者又优于单用闭合复位者。因此他建议对Ⅱ至Ⅳ型病例采取急诊切开复位内固定术。其理由主要有：①91%以上的Ⅱ至Ⅳ型病例存在关节镜下的关节腔内碎骨片或经软骨骨折，切开复位可去除碎骨；②对有髋臼后壁较大骨块的病例可重建关节稳定性；③可确保精确复位，降低创伤性关节炎的发生率。

多数学者认可的ORIF的指征主要包括：髋臼后壁骨折块较大等原因引起的髋关节不稳定；CT等证实复位的关节腔内有碎骨块残留；髋臼或股骨头骨块可能阻挡闭合复位者。

临床上如何判断复位后关节的稳定性十分重要。除依据主治医师经验及复位时的手感外，复位后的髋关节一般应满足内收位屈髋90°而不脱位。有学者试验后认为骨折块小于髋臼后壁面积的20%时，髋关节稳定，而大于40%时，髋关节不稳定。所以采用螺旋CT估计后壁骨折块的大小对判定关节的稳定性或有帮助。

尽管有学者认为髋关节前方入路并不增加股骨头缺血坏死率，但我们通常选用髋关节后侧入路，切断近端外旋肌进入。其原因主要是髋后脱位的损伤主要集中在后侧，既避免进一步的软组织及血供的损伤，又利于Ⅱ至Ⅳ型骨折髋臼后壁的复位及固定。

手术中应强调彻底清除髋关节腔内的骨折块，准确复位股骨头及髋臼骨折块，尽可能保护周围软组织。对Ⅱ型骨折可采用直径4mm的半螺纹松钉或皮质骨钉固定；皮牵引3周后练习髋、膝活动，术后6周逐渐负重。对内固定欠牢固或保守治疗的患者应牵引6～8周，再开始练习髋关节活动及逐渐负重。Ⅲ型骨折ORIF牢固者治疗与Ⅱ型骨折基本相同，较大面积的粉碎骨折除部分可应用克氏针、重建钢板及弹性钢板固定外，对无法有效固定者可取整块髂骨重建髋臼后壁。总之，获得一个稳定的髋关节对Ⅲ骨折的最终疗效往往是至关重要的。

Ⅳ型骨折一般可试行闭合复位1次，复位后行X线或CT检查以了解髋臼骨折情况，必要时，采用ORIF治疗，术后骨牵引6～12周。该型骨折愈后较差。

## 三、髋关节后脱位合并股骨头骨折（Ⅴ型）

髋关节后脱位合并股骨头骨折是一种少见的损伤。在1869年Birkett通过尸体解剖首次报告了此种损伤，此后由于病例数量少，分类不统一，及容易漏诊及误诊，在1980年以前的英文文献中仅报告了150个病历。近年来，随着高速交通的发展，此类患者明显增多，但其治疗对大多数骨科医生而言仍是一个颇为棘手的问题。

**【损伤机制】**

髋关节后脱位合并股骨头骨折是一种高能量损伤，多与车祸有关；尤其在撞车时未使用安全带、屈髋屈膝撞击引起。其次为摔伤，也有报告说对大转子的直接暴力也能引起此种损伤。

创伤作用机制为暴力沿股骨干长轴传导，股骨头向后上移位，此时：屈髋 90°，造成髋关节后脱位；屈髋 60°，坚硬的髋臼后缘对股骨头产生剪式应力，造成骨折。Pip-kin Ⅰ型为内收型骨折，Pipkin Ⅱ型为外展位损伤；当股骨头骨折后，与颈相连的部分成锐性边缘，在暴力继续作用下，向近端从骨膜下剥离，有时甚至达髂嵴，此时股骨头在骨膜下固定，持续的脱位暴力造成股骨颈骨折为 Pip-kin Ⅲ型损伤。

当屈髋大于 60°时，发生锤站作用，使髋臼易骨折，且髋臼及股骨头的关节软骨破坏，Ⅱ期形成变性，愈后差。

**【分类】**

Thompson 分型的第Ⅴ型为髋后脱位合并股骨头、颈的骨折，之后 Pipkin 又将第Ⅴ型分为 4 个亚型。

Ⅰ型：髋关节后脱位伴股骨头陷凹中心远侧的骨折。

Ⅱ型：髋关节后脱位伴股骨头陷凹中心近侧的骨折。

Ⅲ型：Ⅰ或Ⅱ型伴股骨颈骨折。

Ⅳ型：Ⅰ或Ⅱ型伴有髋臼骨折。

从上述分类方法，基本能判断出损伤的严重程度和预后；该分类体系得到了大多数医生的认同。

临床近十年来发现多例Ⅰ型合并Ⅱ型的骨折病例。

**【临床表现】**

病因多为交通伤。临床表现典型特征为患肢的缩短、内旋、内收、屈曲畸形，有时伴有同侧肢体的损伤，如股骨干、膝、小腿等，有时因为搬运等原因，会使脱位复位，而失去上述体征，且常因高能量损伤致全身大脏器损伤或伴有休克等病情，容易漏诊。

放射学：对创伤病人一定要有骨盆正侧位平片，必要时辅以 CT 等检查。

**【治疗】**

对髋关节后脱位合并股骨头骨折的治疗，包括手法整复及手术治疗，然而采取哪种方法仍有很大分歧。Epstein 等研究表明，手术能获得较好的效果，且提倡Ⅰ期手术，因为手法复位对关节面、股骨颈会造成进一步损伤，即使尝试手法复位后再行手术治疗，预后也会较差。而 Stewar 等研究则显示：经手法复位治疗后，功能随时间的增长会有改善；而手术治疗只能逐渐变差。Epstein 指出经五年随诊，功能上只会逐渐变差。学者均认为应急诊处理，尽早复位。动物试验发现股骨头缺血坏死仅见于脱位 6 小时以上的情况。根据临床及随诊发现，早期复位能使股骨头血供尽早及完全恢复，延至 12 小时以上则有害。且由于高能量损伤，在纠正心肺异常，出血的同时，尽早复位能减轻低血压。

手法复位：不适当的手法复位能造成进一步的损伤，如 Bigelow 环绕复位施加太大应力于股骨颈，使股骨颈与髂骨翼发生杠杆作用，能造成Ⅰ型及Ⅱ型骨折加重为Ⅲ型骨折。积水潭医院近十年间曾收治 3 例闭合复位造成的Ⅲ型骨折患者。另外，环绕时加大旋转，还能造成坐骨神经损伤，因此整复前后一定要详查下肢神经的功能。Stimson 法因需患者俯卧位，而较少应用。临床上我们常在麻醉下应用 Allis 法复位。复位后应达到：①髋关节解剖复位；②股骨头解剖复位。

手法复位后摄双髋正位片，确定复位及作双侧对比，如与对侧 X 线片比较，关节间隙增大超过 2mm 则提示①关节内游离碎骨块；②复位不完全；③软组织嵌入。此时应作 CT 等检查并考虑切开复位内固定。随后应评估髋关节稳定性，在屈髋 0°～30°内轻微活动髋关节，如能保持稳定，并经影像学确认解剖复位则可行牵引治疗 6 周，之后再经 6 周免负重活动。

手术治疗：由于存在关节内碎骨块及软组织嵌入等因素影响复位，故多需手术治疗。

手术适应证：①手法复位失败或髋关节在复位后的 X 线片及 CT 片上未及解剖复位。②复位后髋关节不稳定。③明显的髋关节粉碎骨折或复位后骨折块移位大于 2mm。④手法复位后出现坐骨神经症状。⑤合并股骨颈骨折。⑥股骨头承重区大块骨折。

手术入路的选择：Ⅰ型骨折位于股骨头前内下部，采用髋后侧入路时，需极度内旋股骨，股骨头脱位时骨折面正对着髋臼方向，不便于骨折块复位及内固定。但后侧入路便于髋臼后壁骨折的处理，不影响股外侧动脉升支等血液供应，当骨块较小而仅需切除时，是一种较好的选择。

髋后外侧入路既可保护血供，又利于骨折块的固定，且对于Ⅲ型骨折股骨颈的空心钉固定也十分方便，是一种较为常用的手术入路。

较大折块(大于 1/3)时内固定是必要的，股骨头中心凹陷远侧折块通常较小，且属于非负重区，可行切除，不影响功能；有学者认为没有必要切除，因为股骨头部分缺损，会影响与髋臼的适合性，但研究中未发现明显差异。不论手术切除或内固定，术后仍需要牵引 6 周。

切开复位时应注意保护股骨头的血供，约有超过 1/3 的病例其残留于关节内的较大骨块仍有关节囊等软组织与髋臼相连，原则上应尽量保留，但不能因此而过分延长手术时间或影响复位质量。部分学者对圆韧带提供血供的重要性持怀疑态度。

对股骨头骨折块多采用可吸收钉或直径 4mm 的半螺纹钉埋头后固定。可吸收钉的最大优点在于股骨头晚期坏死塌陷时，其本身不会对髋臼软骨造成进一步的损害。拧入可吸收钉前，钻头钻孔长度应大于钉长 6mm 以上，并可用小注射器向钻孔内注入起润滑作用的生理盐水。对Ⅲ型骨折，还应加用空心钉固定股骨颈。Ⅳ型骨折的髋臼骨折块多因较小而可以切除，其疗效与Ⅰ、Ⅱ型骨折大致相当，明显好于Ⅲ型骨折。

应用人工关节置换术主要考虑年龄因素。小于 40 岁的患者，即使为 PipkinⅢ型损伤也应考虑切开复位内固定，而对于大于 65 岁或原先关节内就有病变的患者，可考虑各种形式的关节置换成形术。

**【并发症】**

早期并发症主要有坐骨神经损伤、无法闭合复位及漏诊膝关节损伤，后者包括股骨远端、胫骨平台或髌骨骨折，其发生率可高达 25%左右。而前两者的发生率与其他髋关节骨折脱位大致相仿，并也多需手术治疗。

晚期并发症主要有以下 3 种：

(1)股骨头缺血坏死：Ⅰ、Ⅱ、Ⅳ型坏死率为 60～40%，Ⅲ型坏死率高达 90%以上。多数学者强调应在受伤后 6～12 小时内复位髋关节，并应在 3～6 个月避免负重。

(2)创伤性关节炎：其发病率在 30%以上。早期行 ORIF 可通过清除关节内碎骨头，准确复位及确保髋关节的稳定性而减少关节炎的发生。

(3)髋关节周围骨化。

(刘立云)

# 第十一节　股骨颈骨折

股骨颈骨折是指股骨头下至股骨颈基底部之间的骨折，发病率较高，以老年人尤其是老年女性多见。

## 一、相关的解剖

1.股骨头的血供主要来源有三组

(1)囊外动脉：围绕股骨颈基部，由源于股动脉的旋股内外侧动脉组成；

(2)圆韧带动脉：又称内侧骺动脉，较细小，仅供应股骨头圆韧带凹附近小范围的血液；

(3)股骨滋养血管：股骨滋养血管在儿童期不穿过骺软骨板抵达股骨头，在成人则可经股骨颈至股骨头并与支持带血管吻合，在股骨干髓腔的上端分为很多小支，但不分布于髓腔外，其对股骨头、股骨颈及大转子的血供相对不重要。

2.股骨矩的解剖及临床意义　股骨矩是股骨上端内部负重结构的一重要组成部分，在股骨颈和转子部骨折的病理机理和治疗原理中，以及股骨头假体置换技术方面，都具有重要意义。股骨矩位于股骨颈干连接部的内后方，在小转子的深部，为多层致密骨构成的纵行骨板。

## 二、股骨颈骨折的病因

1.外伤性骨折　老年人多在骨质疏松的基础上，跌倒等外伤使股骨颈承受扭转等复合暴力导致骨折，中青年和儿童则多需较大暴力方致骨折。

2.病理性骨折　股骨颈原发性或转移性骨肿瘤、骨髓炎、骨结核、骨纤维异样增殖症、佝偻病、骨软化症及甲状旁腺功能亢进症在遭受轻微暴力即可发生骨折。

3.医源性骨折　髋关节脱位复位用力不当，慢性骨髓炎摘除大块死骨等均可造成骨折。

## 三、股骨颈骨折的发病机制

人体股骨颈在解剖学及生物力学上具有一些不利因素。①股骨颈受机械力很大，正常时股骨颈在跌倒时承受大部分力量，其余部分则有赖于其他途径吸收或分散能量，其中主要是肌肉收缩所吸收，但要反应迅速，应急得力，而老年人反应迟钝，自御能力差，只有顺势跌倒，导致骨折；②股骨颈干角使之形成剪力(股骨头负重向下，股骨干反作用力向上)亦为不利因素；③股骨颈有 12°～15°前倾角，起自骨盆底，股骨转子间凹的外旋肌群状如弓弦，而股骨颈状如弓柄，外旋肌（弓弦）强力收缩，则疏松的股骨颈（弓柄）常不能耐受此应力而易骨折。可见股骨颈是剪力交汇处，又是外旋肌强力收缩的应力集中点，老年人在骨质疏松的基础上，只要轻微扭转如绊跌、上下楼梯失足落空等，全身重量由一侧下肢负担，为保持平衡，外旋肌群强力收缩，便发生骨折。

青壮年及儿童股骨颈部致密坚韧，一般不易骨折，骨折多系强大暴力所致。

## 四、股骨颈骨折的分型

### （一）股骨颈低能量损伤

1.根据毛宾尧法分四型

（1）头下型：骨折面完全在股骨头下，整个股骨颈皆在骨折远端，这类骨折对股骨头血供损伤严重。但复位后尚可保持一定的稳定性，临床上比较多见。

（2）头颈型：股骨颈斜行骨折，由于股骨颈骨折多系扭转暴力所致，故真正的头下型及颈中型均属少见，而多数头下型骨折均带有一块大小不等的股骨颈骨块，使骨折线呈斜行。

（3）经颈型：全部骨折面均通过股骨颈，实际上此型较少见。

（4）基底型：骨折面位于股骨颈基底，属关节囊外骨折，局部血运较好，并发症少。

2.根据骨折移位程度分类　目前仍广泛应用的分类方法根据骨折移位程度即 Garden（1961）所倡导的方法来分类，将股骨颈骨折分为四型：

（1）Ⅰ型（不完全性骨折）：即“外展”或“嵌插型”骨折，系远骨折端稍向外展外旋，使 X 线片上股骨颈上缘酷似嵌插的假象，而内侧头颈交界处骨小梁呈青枝形弯曲，股骨头呈内收并后倾。此型如不予以保护将成完全性骨折。

（2）Ⅱ型（完全骨折无移位或轻度移位）：股骨头无倾斜、如不予以保护，亦可远断段继续外旋而移位。

（3）Ⅲ型（完全骨折中度移位）：远骨折端外旋及上移较轻，股骨头折端外展并内旋，可由 X 线片上股骨头内侧骨小梁的方向来判断。如未予保护，移位仍可继续加重。

（4）Ⅳ型（完全骨折重度移位）：远骨折端外旋并上移，两骨折端完全分离，股骨头位置可正常；如暴力较大，股骨颈后缘，可出现粉碎骨块，还可因为持续外旋，股背颈后侧骨质因压缩而见缺损。

### （二）股骨颈高能量骨折

一般来说，患者相对年轻且多为高能量损伤。大多合并其他系统损伤。临床分为 5 型：Ⅰ型为股骨颈无移位骨折。Ⅱ型为简单的股骨颈移位骨折。Ⅲ型为粉碎的股骨颈移位骨折。Ⅳ型为股骨合并髋臼或股骨骨折。Ⅴ型是在顺行放置髓内钉过程中发现或发生的骨折。

## 五、股骨颈骨折的临床表现

1.老年人多见，年龄在 55～96 岁，女性较男性多见。

2.多有外伤病史，或有患肢旋转病史，病理性骨折可有患侧疼痛史。

3.伤后患侧疼痛,不能站立行走,少数嵌插型股骨颈骨折可以行走,但有髋部疼痛。

4.患肢呈典型外旋内收短缩畸形,大转子外突及上移;患侧压痛叩击痛,跟骨纵向叩击痛,Shoemakersign-Kaplan 交点偏向健侧脐下,Bryant 三角底边缩短,大转子在 Nelato 线上。

5.X 线片检查多可确定诊断,但应警惕无移位的嵌插型骨折往往症状轻微,患肢可无畸形,只是局部轻微疼痛,仍能行走,易被误诊为软组织损伤,对此类患者怀疑有股骨颈骨折时,应卧床 3～7d 后再拍 X 线片以排除股骨颈骨折。

## 六、股骨颈骨折的并发症

1.骨折不愈合　股骨颈骨折的常见并发症之一,其主要原因有:①年龄过大,骨质疏松显著,有其他内脏疾病如高血压、糖尿病等并存;②手术或复位不及时;③复位手法过重;④移位太大,周围软组织损伤严重;⑤固定的稳定性不足;⑥负重过早。

2.畸形愈合　主要是因为复位欠佳使骨折在畸形位愈合。

3.股骨头缺血坏死　股骨颈骨折最常见亦最严重的并发症。由于股骨头血液供应的特殊性,骨折时易使供血来源阻断而发生股骨头缺血坏死。

4.创伤性关节炎　多继发于上述三大并发症。

## 七、股骨颈骨折的治疗

### (一)股骨低能量骨折

股骨颈骨折多采用手术治疗。长期卧床将导致心肺疾病、压疮、肺栓塞等并发症,对处于边缘状态的体弱患者尤为不利。手术治疗应视为“亚急诊”手术。术前稳定患者的内科疾病状况。术后疼痛减轻利于患者活动。患者在助行器保护下行走并部分负重。手术方式选择螺钉固定、半髋关节置换或全髋关节置换。

1.螺钉固定　经皮操作或作小切口,于股骨大转子基底外侧,透视下经股骨颈向股骨头内打入 2～4 枚螺钉。研究显示,骨折的解剖复位及采用某种内固定恢复骨折部位的稳定性,对骨折愈合极为重要,插入的固定针或螺钉应平行,以便在骨折端出现吸收时使股骨头进一步嵌插。股骨头内最坚强的骨位于软骨下。螺钉应穿透至软骨下骨板 5mm 以内。使用牵引床在透视下复位移位骨折。复位时,先行牵引并外旋患肢,随后内旋,恢复股骨头颈的力线。有时轻轻推挤大转子有助于股骨头轻度外翻嵌插。可接受的复位标准是股骨头外翻不超过 20°(或正位像上颈干角不超过 150°),向前成角不得超过 20°。过度外翻常导致股骨头缺血性坏死,而过度前倾常导致骨折不愈合,无法满意复位,采用 Watson-Jones 入路切开复位,或行半髋关节置换。

2.半髋关节置换和全髋关节置换　单极头假体是单件或多模块系统,包括股骨头、颈及股骨柄。根据术中情况选择适当型号的假体,需要转为全髋关节置换时,无需更换股骨柄。双极头假体的头部由杯(金属材料)及具有承重及滑动能力的内衬(多为聚乙烯材料)构成并包绕金属股骨头。外层的金属表面与髋臼相匹配。

采用后切口或前外侧切口，显露并打开髋关节囊。取出股骨头。股骨颈截骨，扩髓以容纳假体柄。确定假体型号，随后插入假体(用或不用骨水泥)。

### (二)股骨颈高能量骨折

对于股骨颈高能量骨折患者，应高度警惕是否合并骨盆或股骨骨折。常规拍摄正侧位平片，必要时行 CT 或 MRI 检查。早期诊断无移位骨折对于防止骨折移位极为重要，特别是采用顺行髓内钉治疗股骨骨折时。术前行骨牵引时，注意股骨不连续会使牵引无法作用于股骨颈。

治疗的主要目的是保留股骨头。Ⅰ型(无移位)骨折用经皮空心螺钉固定。Ⅱ型(简单移位)骨折行闭合复位，如复位不充分，采用 Watson-Jones 入路切开复位。内固定选用空心螺钉或钉板系统。Ⅲ型(粉碎)骨折采用后外侧入路(患者侧卧)来显露。股骨颈复位后用加压螺钉及侧板系统固定。Ⅳ型骨折合并髋臼或股骨骨折。固定股骨颈骨折是首要目的。合并髋臼后缘骨折或后脱位时，采用后外侧入路。股骨颈骨折合并股骨头脱位时，如脱位明显且支持带血管完全撕裂，应行关节置换。同侧股骨颈干双骨折时，首先复位固定股骨颈骨折，随后在小切口下用逆行髓内针或接骨板固定股骨骨折。Ⅴ型损伤使用顺行髓内针固定后发现骨折后，应尝试复位股骨颈骨折并利用髓内针的重建孔来固定。复位不理想或无法固定(无重建孔)时，应取出髓内钉，股骨颈骨折采用穿针(螺钉)或钉板系统固定，股骨骨折用逆行髓内钉或接骨板固定。

(赵韬源)

## 第十二节 股骨转子间骨折

### 【概述】

转子间骨折占髋部骨折 65%，发病率与年龄、性别、种族和国家有关，年龄大于 80 岁发生率高，女性高于男性。由于人的预期寿命延长，到 2050 年转子间骨折的发病率将是现在的 2 倍。现在，医生可以选择多种方法手术治疗转子间骨折，但没有一种内固定完全满意针对多种类型的骨折，伤后 1 年的死亡率仍高达 20%。因此治疗转子间骨折我们将面临多方面的挑战，治疗最重要的是用一种可靠的内固定保证病人迅速的康复。

### 【受伤机制】

年轻的转子间骨折的病人通常由高能量损伤引起，如摩托车车祸和高处坠落伤，这些病人要密切注意合并伤，如颅脑、颈椎和胸腹部的损伤。而 90% 老年转子间骨折受伤原因是摔伤，年龄大容易摔倒的相关因素有视力弱、肌力降低、血压不稳定、反应力降低、血管疾病和骨与关节疾病，四个因素决定摔倒是否骨折：①摔倒的方向是髋部或接近髋部的部位着地；②保护反射必定不能减少摔倒的能量到一定程度；③髋部软组织不能吸收足够的能量；④髋部骨的力量不足。

**【骨折分类】**

Evans 分型

Evans 将股骨转子间骨折分两型

Ⅰ型：顺行转子间骨折，根据复位前后稳定情况又分为 4 个亚型。

Ⅱ型：反斜行转子间骨折

**【临床表现】**

转子间骨折的临床表现根据骨折类型、严重程度和受伤机制表现不同，移位骨折主诉髋部疼痛，不能站立和行走，而无移位骨折的病人可能能行走，但伴随轻微疼痛，少数病人主诉大腿或髋部疼痛，但无明确的髋部外伤史。无论何种情况，只要病人主诉髋部疼痛，我们就必须除外髋部骨折的可能性。

肢体的畸形程度反映骨折的移位程度，典型移位转子间骨折肢体畸形是短缩外旋畸形，无移位骨折无畸形表现。大转子和轴向叩击痛，局部淤血可能存在。活动髋关节病人疼痛，虽然血管和神经很少损伤，但应常规检查。

常规拍双髋正位和患髋侧位片，正位片肢体放在内旋位，明确骨折线的方向和骨的质量，侧位对判断后侧骨折块的大小、位置和粉碎程度极为重要，帮助判断骨折的稳定性。怀疑病理性骨折和普通 X 片判断骨折不明确，CT 检查是必要的，也可以考虑做 MRI 检查。

**【治疗方法】**

1.*非手术治疗*　虽然股骨转子间骨折治疗现在以手术治疗为首选，但仍然有时候手术治疗不能进行而只能采取保守治疗。保守治疗的相对适应证有：伤前不能行走伤后疼痛不严重的患者；内科情况不能耐受麻醉和手术的患者等。

非手术治疗有 2 种方式，一是 Shaftan 医生建议的骨折后与内固定手术后一样早期活动，每天病人服止疼痛药把病人放在轮椅上，一旦病人一般情况改善扶拐杖无负重行走，但选择这种方法，要接受肢体内翻、短缩和外旋畸形。适于合并多种内科疾病的患者，以减少长期卧床之并发症。二是经骨牵引矫正内翻、短缩和外旋畸形，肢体轻度外展位，达到并维持骨折复位直至骨愈合。适于有行走可能患者，以 15％体重行胫骨骨牵引 8～12 周（之间拍 X 线片以了解骨折端情况并加以调整），之后患髋活动，患肢部分负重，骨折愈合后完全负重。总之选择保守治疗的病人，特别是牵引的患者，要高度注意预防继发并发症，如肺炎、骶部和跟部的压疮、足的跟腱挛缩和血栓。

2.*手术治疗*　在对于股骨转子间骨折进行手术治疗之前，仔细阅读 X 线片以判断骨折的稳定程度极为重要。需明确骨折本身是否稳定，如不稳定，骨折复位后是否能够重获稳定。手术治疗的根本目的是复位后对于股骨转子间骨折进行牢固的固定。而固定是否牢固取决于以下因素：①骨骼质量；②骨折类型；③复位；④内固定物的设计；⑤内固定材料的置放位置。近年来治疗股骨转子间骨折的内固定材料不断发展更新，其中常用的标准内固定物可分为 2 类：一类是滑动加压螺钉加侧方钢板，如 Rich-ards 钉板、DHS 和 DCS 等。另一类是髓内固定，如重建带锁髓内针、Gamma 钉和 PFN 等。

（1）复位骨折：复位对于内固定后的稳定非常重要，应该力求达到解剖复位。因为解剖复位，特别是内后侧骨皮质连续性恢复，仍是复位后稳定的基础。复位方法可采用闭合复位或切开复位。无论骨折类型是否复杂，均应首先试行闭合复位。转子间骨折应在麻醉下应用牵引床进行牵引闭合复位，直接牵引轻微外展和外旋，纵向牵引恢复颈干角，对于多数顺转子间骨折可以得到满意的复位，对于多数逆转子间骨折和一部分顺转子间骨折，闭合复位不能满意，则应考虑切开解剖复位，需要在骨折近端的前方用骨膜剥离器撬拨间接复位，满意后用斯氏针做临时固定。

(2)内固定选择

1)滑动加压螺钉加侧方钢板固定：上世纪70年代，滑动加压螺钉加侧方钢板应用于股骨转子间骨折的治疗。其基本原理是将加压螺钉插入股骨头颈部以固定骨折近端，在其尾部套入一侧方钢板以固定骨折远端。螺丝钉可以在侧板的套筒内滑动而使骨折断加压。由于滑动加压螺钉加侧方钢板系统固定后承受大部分负荷直至骨折愈合，固定后股骨颈干角自然恢复、骨折端特别是骨矩部分可产生加压力，目前已成为股骨转子间骨折的常用标准固定方法之一。我们最常用的是130°或135°动力髋螺丝钉(DHS)，容易沿股骨头颈中心插入，最近研究侧板2枚螺丝钉固定能够起到很好的稳定作用。适应证：稳定和外侧壁完整的不稳定转子间骨折；股骨颈基底骨折。禁忌证：逆转子间和外侧壁破坏的不稳定的骨折。

侧板螺丝钉固定系统还有经皮加压钢板(PCCP)设计用2枚细螺丝钉，可以经皮插入，手术暴露小出血少，可以控制股骨颈旋转，缺点是价格贵，需要有一定经验的医生完成；还有Medoff钢板是双向加压钢板，除沿股骨颈方向加压，还可以在股骨干方向加压，优点是限制骨折塌陷和可以应用于逆转子间骨折；大转子稳定钢板(TSP)是在侧板的基础上附加一4孔钢板稳定大转子，限制骨折塌陷和固定大转子，缺点是手术需扩大切口，有些病人出现大转子滑囊炎。

现在DHS固定一般采用闭合复位固定，对于小转子的复位不进行切开复位，原因是小转子复位从力学上恢复了后内侧的稳定性，但同时破坏了内侧的结构血供，影响骨折的后内侧的愈合，另外手术创伤大出血量大也是一个缺点；关于在DHS固定后是否需加1枚空心钉防止旋转，现在还无证据证明空心钉能增加抵抗旋转，增加空心钉一般用于股骨颈基底骨折。DHS固定容易犯的错误，骨折类型选择不当，治疗逆转子间骨折；螺丝钉放置不当，没有放置在股骨头颈正侧位的中心，深度未达到软骨下10mm；插入螺丝钉时骨折复位丢失；螺丝钉和侧板关系不正确。

2)动力髁螺钉(DCS)：最初用于股骨髁上骨折，由于侧板能有效地阻挡股骨近端向外侧移位，骨折近端能够固定2枚螺丝钉，增加骨折的旋转稳定性，现在也应用于年轻病人的逆转子间骨折。

对于不稳定的粉碎型股骨转子间骨折、传统的粗隆部截骨及股骨干内移等提高稳定性的方法已很少应用。

3)髓内针系统：对于不稳定的一些转子间骨折，用DHS固定，由于螺丝钉在套筒的过分滑动，引起肢体短缩和远端内移，易导致畸形。由于不满意DHS的并发症，导致髓内固定系统的发展，它的优点是：由于插入髓腔比DHS更有效传导应力；由于力臂短，内固定受到应力减少，降低内固定失效的风险；髓内钉匹配滑动螺丝钉，能够骨折加压；髓内针阻挡骨折向外侧移位，能够限制滑动的范围，避免肢体短缩；插入髓内针手术暴露小出血少，手术时间短，减少并发症的发生；可以早期负重。

带锁髓内针最早应用于临床是 Gamma 钉，从 1980 早期开始应用，经过多年改进，已发展到 GammA2。还有髓内针滑动螺丝钉(IMSH)，这些都是近端 1 枚螺丝钉固定。由于对股骨颈旋转控制差，又发展双钉系统，如 PFN、TAN 等。PFN 较 Gamma 钉的优点之一是股骨近端增加了防旋钉固定，可以控制股骨头的旋转，其次为主钉远端与锁钉之间的距离加长，减少了主钉远端部位发生骨折的并发症。国外文献报道 PFN 之拉力螺钉股骨头切出率为 0.6%，而 Gamma 钉则可达 10%。最近有 PFN-A 和 INTERTAN 在增加骨折加压和旋转设计上有了进一步的改进。

髓内针注意事项：①在插入髓内针前骨折应该复位，不要寄希望髓内针复位；②入点不能偏外，入点偏外导致髋内翻的发生；③扩髓入点和近端股骨，否则会引起股骨近端骨折粉碎；④插入髓内针前注意是否匹配；⑤插入时不能用锤打击，否则会造成股骨近端骨折；⑥螺丝钉的位置居于股骨颈的中下 1/3，长度在骨软骨下 1cm；⑦导针折弯会在扩孔的过程中折断或穿出关节内；⑧在插入髓内针和螺丝钉的过程有可能骨折复位丢失；⑨证实远端锁钉没有误锁。

比较 DHS 和髓内针的多数报告的结果，对于稳定骨折，在手术时间、住院时间、感染率和内固定失效等方面无明显区别，对于不稳定骨折，髓内针的结果优于 DHS。

(3)外固定架治疗：外固定架治疗股骨转子间骨折不能作为常规考虑的方法，早期的报道它有明显的并发症如针道感染、针松动和继发内翻畸形，病人在活动过程中疼痛也是一个问题。对于那些不能耐受麻醉的高风险的病人，通过局麻进行外固定架固定，具有手术时间短，损伤小的优点。

(4)混凝式固定：Hamngton 医生介绍了一种治疗严重骨质疏松的粉碎不稳定的转子间骨折的方法，方法是在 DHS 的头钉或侧板的钉道内注入骨水泥，以达到增加螺丝钉对骨的把持力。这项技术要求骨折端在手术时要很好的加压，骨水泥不能渗漏到骨折端和周围的软组织，否则将影响骨折的愈合。硫酸钙填充也用在不稳定的转子间骨折以增加固定的稳定性，其优点是硫酸钙以一种非放热的反应凝固，而且硫酸钙有骨传导作用，可以吸收最终被骨替代，实验室证明不稳定转子间骨折 DHS 固定，用硫酸钙增加固定，能够增加固定强度的 2 倍，减少短缩和内翻移位。

(5)假体置换：假体置换的病人可以早期活动和负重行走，最大化使病人康复，对于股骨颈骨折是一种重要的治疗方法，而对于粉碎的转子间骨折，选择假体置换治疗，需要重建骨距和大转子，手术需要广泛的剥离，手术时间和麻醉时间都长，出血量大，导致并发症多。转子间骨折假体置换手术适应证还存在争论，多数医生认为假体置换只适用于严重骨质疏松高龄的粉碎不稳定转子间骨折、转子间骨折不愈合和转子间骨折合并严重髋关节骨性关节炎的病人。

**【特殊类型的转子间骨折的针对性治疗】**

1.*逆转子间骨折*　骨折线方向从近内侧到远外侧粗隆下，骨折有内侧移位的趋势引起内固定穿透关节。DHS 不适用固定逆转子间骨折，DHS 的动力加压作用导致骨折分离而不是加压，常规应用 DHS 治疗这种类型骨折，会导致高的失败率。逆转子间骨折治疗最好的固定是髓内固定，髓内针防止近端外侧移位，减少对内固定的折弯应力。对于喜欢切开复位用钢板的医生，DCS适用于这类骨折，DCS侧板有效防止近端骨折外侧移位，能够有2枚螺丝钉固定近端，有效防止旋转。

2.股骨颈基底骨折　骨折线靠近或经过粗隆线，相对其他转子间骨折线更接近股骨颈区域，有些医生主张用多枚空心钉固定，但骨折线比其他股骨颈骨折更接近外侧，产生更大的内翻应力，因此多枚空心钉固定会在外侧皮质的入点晃动，导致骨折不稳定，DHS侧板防止螺丝钉晃动，理论上DHS固定减少内翻移位的危险，另外滑动螺丝钉允许骨折断加压；当我们应用DHS治疗股骨颈基底骨折时，插入螺丝钉时有可能近端骨折旋转，平行打入2枚导针，1枚偏上，用空心钉固定，1枚偏下，滑动螺丝钉，防止旋转。

3.涉及到转子下转子间骨折　复杂股骨近端骨折是发生在股骨粗隆周围的骨折，骨折线近端延伸至转子间甚至到股骨颈、远端延伸至股骨粗隆下。这类骨折由于股骨内外结构同时破坏，骨折极不稳定，骨折粉碎程度高，过去治疗的方法不愈合和内固定失效率高，临床医生对于采用何种内固定治疗，极为困惑。对这种复杂股骨近端骨折选择DHS固定是不合适的，闭合复位髓内钉固定是最好的选择，如果选择侧板固定，建议用DCS。带锁髓内针和DCS治疗复杂股骨近端骨折的共同点是都能防止骨折近端向外的移位，从而骨折达到较好的稳定。带锁髓内针相比DCS在力学优点上力臂减小，减少了对内固定的应力减少内固定失效；它可以闭合插入不干扰骨折端的血供保证了骨折的正常愈合，DCS需切开复位固定，骨折端的血供破坏严重，损伤大，出血多，往往为了保证骨折的愈合需取自体髂骨植骨。有一定的感染和不愈合率，但骨折复位DCS比髓内针固定更满意，不担心肢体长度和旋转的问题。

**【术后处理与康复】**

手术后第1天，病人离床进行行走训练，允许扶助行器下地部分负重，第1周负重是正常肢体的50%。对上肢力量弱或合并上肢骨折的病人，实施这项计划很难。髋部骨折后限制负重不能得到生物力学的支持，即使在床上活动如挪动和坐便在髋部产生的力量和无保护行走一样，即使床上足踝活动锻炼由于肌肉收缩也对股骨头产生负荷。多项研究无限制负重不会增加转子间骨折固定的并发症。

术后深静脉血栓预防也很重要，我们不常规给予低分子肝素，用足底静脉泵。

**【并发症】**

1.内固定失效　无论是髓内固定还是髓外固定最常见的内固定失效是骨折近端内翻塌陷导致螺丝钉切割股骨头，发生率4%～20%，大约在术后3个月内发生，常见的原因有：①螺丝钉在股骨头离心固定，特别是螺丝钉在正位位于上1/3；②骨折复位差；③内固定选择不合适导致骨折端过分滑动；④内固定不能滑动；⑤严重骨质疏松；⑥螺丝钉过度扩孔产生第2通道。骨折不愈合内固定失效的病人，可以选择3种方法：①不能耐受手术的老年病人，行走能力差，接受畸形；②能耐受手术的老年病人，骨质疏松，进行假体置换；③对于年轻的病人，更换内固定矫正畸形加自体髂骨植骨。Baumgaertner等认为头钉的尖顶距值（TAD）是可以独立预测头钉切出的最重要因素（不稳定骨折，患者年龄也是头钉切出的预测因素），他们建议，如术中导针置入后TAD值大于25mm，需考虑重新复位或改变导针位置。

2.骨折不愈合　手术治疗转子间骨折的不愈合率低于2%，转子间部位拥有血供良好的松质骨，很少发生不愈合。不稳定骨折不愈合发生率高，Mariani 报告 20 例转子间骨折不愈合 19 例后内侧结构支撑缺失。多数转子间骨折不愈合是由于复位差，内固定选择不当或内固定技术不当引起内翻塌陷和头钉切割股骨头。另外的原因是骨折存在间隙，不适当的骨折加压。螺丝钉在钢板套筒内或螺丝钉和套筒的长度不匹配，使得螺丝钉不能在套筒滑动，这 2 个问题在插入螺丝钉时加以注意就可以预防。

骨折手术后 4～7 个月后，患髋持续的疼痛，X 线表现为明显的骨折线存在，应怀疑骨折不愈合。进一步的畸形表现，也是不愈合的明显表现。少数病例出现畸形后能达到骨折稳定，最后愈合。骨折端有丰富的骨痂，从 X 片判断不愈合困难，CT 断层有助于诊断。不愈合应当考虑隐性感染的可能。治疗原则和内固定失效一样，根据具体情况制定治疗方案。

3.畸形愈合　最常见的畸形是髋内翻，保守治疗最常见，其次是内固定失效，和复位不理想。髋内翻患者表现为肢体短缩，臀中肌步态。其次是内外旋畸形。髋内翻的治疗对于年轻病人，应沿原骨折线截骨，用 DHS 或 PFN 进行固定。

4.其他并发症　股骨头缺血坏死在转予间骨折中非常罕见，即使发生也与螺丝钉在股骨头的位置无直接关系。有个案报道螺丝钉和侧板分离，与螺丝钉在侧板套筒放置不合适有关，可以在螺丝钉的尾端拧入-加压螺丝钉来预防。髓内针末端骨折在第 1 代 Gamma 钉最常见，有的报告到 17%，由于髓内针和股骨弧度不匹配，髓内针末端撞击股骨前侧皮质产生大腿疼痛，现在由于新的设计大大减少了这 2 种并发症，但仍需要注意。髓内针断裂可以发生，一般发生在锁钉孔部位，原因是不愈合或迟延愈合疲劳断裂所致，近端两枚螺丝钉固定，可以发生 Z 字效应，就是近端螺丝钉移动到关节，远端退出。

（宋江涛）

# 第十三节　股骨干骨折

## 一、分类

如同其他骨折，需要鉴别是开放或闭合骨折。开放骨折常意味遭受更大暴力，软组织损伤及污染也比闭合骨折严重，感染可能性也大。

骨折可分为简单，蝶形，节段和粉碎骨折。简单骨折可分为三种类型：①螺旋形；②斜形；③横断。蝶形骨折块同样可分为三种类型：①单一蝶形骨折块，②两个骨折块，③三个或更多的骨折块。

最严重的粉碎或节段型骨折也可分为三种类型：①单一中间节段骨折；②短的粉碎节段骨折；③长节段多骨折块的粉碎骨折。节段骨折意味着节段骨折块区有中度缺血，为不稳定骨折，内固定治疗更为复杂。从治疗观点来看，分类上最有意义的是骨折的部位。在中段骨折，骨的直径相对一致，容易用髓内钉固定，同样也适合于牵引治疗。由于有肌肉包绕及软组织合页的作用易于维持骨折甚至粉碎骨折的稳定。而股骨近远端较宽，皮质结构较差，并有可造成畸形的肌肉附着即造成内固定和牵引维持位置的困难。

## 二、治疗

股骨干骨折采取切开复位髓内钉或钢板内固定、牵引或外固定三种方法。骨牵引常用于初步治疗。如患者无法接受手术,包括小儿骨折也可作为最终治疗。

### (一)牵引

1.Bryant 牵引　通常用皮牵引方式,适用于 3 岁以下儿童,牵引时双腿直角悬吊,牵引重量以臀部离开床面为适宜。此牵引便于护理,3～4 周后有骨痂形成即可拆除牵引。此牵引因双下肢向上悬吊,牵引期间需注意肢端血运。由于儿童愈合能力较强,并有过度生长的倾向,牵引因注意维持对线即可,骨断端重叠 1～2cm,轻度向前外成角是可接受的,而旋转畸形需严格控制,儿童即使有再强的塑形能力,旋转畸形也不能矫正。

2.Russell 牵引　同样可用于儿童股骨干骨折,适用于 3～12 岁儿童,此牵引较为舒适,护理方便同样强调维持对线,短缩可 1～2cm,严格控制旋转。一般儿童在 6～8 周骨折愈合后可去除牵引。此种牵引是一种合力牵引,上方一个,远端有两个滑轮。远侧牵引力是所悬吊重量的两倍,牵引方向是两个方向的合力。Russell 牵引同样适用于成人股骨中上 1/3 的骨折,对长斜形或螺旋形骨折极易得到良好对线及复位。但对横断骨折,对位较为困难,近端屈曲较大时需改用屈膝 90°、屈髋 90°的牵引较为适宜,而肢体均需保持外展中立位。因重力作用骨折端有向后成角倾向,在骨折下方需用垫子垫高,维持股骨向前弧度。

3.平衡悬吊牵引　将肢体置托马斯架和副架上,支架用滑轮悬吊,床尾垫高,以使身体作为反牵引力。远端行胫骨结节或髁上滑动牵引,患者在床上活动时,肢体位置不变,并可随支架整体活动,便于患者抬高臀部而易于护理。同样此牵引对长斜形或螺旋形骨折易维持对位对线。而对横断骨折虽可维持对线,但对位极为困难。

滑动牵引同样可用 Braun 架,肢体置于 Braun 架上,膝关节呈屈曲位,使屈肌和伸肌处于平衡状态,利于维持位置,牵引装置比较简单,无需特殊牵引床。但此牵引肢体不能任意随牵引架移动。在护理上有一定困难,也无法早期进行膝关节功能训练,仅通过抬高臀部方式作有限的范围内活动。此牵引方式不易控制成角,且骨折端常有活动,易发生畸形愈合和迟延愈合。

### (二)外固定

外固定的适应证是粉碎的开放性骨折。主要目的是在需要延期内固定时提供临时固定。外固定操作简便,避免在污染伤口内使用接骨板等内植物。外固定后还可进一步处置伤口。缺点是固定相对不牢靠,固定针穿过外侧肌肉并将其固定在股骨上,常导致膝关节活动丧失,骨折的不愈合率也较高。

手术时,首先对开放伤口彻底清创并经伤口复位。随后在骨折远近端放置 2～4 枚固定针并放置外侧固定架。采用混合型外架,即膝关节周围使用环状固定器,近端及外侧使用半针。术后锻炼取决于患者情况,一般出现骨折愈合表现后即可用足趾行走。鼓励活动锻炼髋关节。软组织愈合后,植骨以促进愈合。如骨折端或针道无感染征象,可去除外固定架,更换为髓内钉。

### （三）内固定

常用的方法有两种，髓内固定和钢板固定。

1.髓内固定　股骨骨折的髓内固定已占有重要的地位，是一个负荷分担装置，能传递应力到骨上而优于其他方式。最初髓内钉是1916年Hey-Groves采用的金属棍固定，由于各种并发症，如金属反应，感染和棍的折断而放弃使用。Ruch钉和Ender钉是通过三点固定的原理来达到骨折的稳定。操作简单，尤其在X线透视下可通过闭合方式用小切口插入。这些钉有足够的弹性来适应解剖要求所需要的弯曲，多个此类髓内钉固定可用来维持粗大髓腔所需的机械固定。由于Ruch钉和Ender钉不能达到牢固固定，常可发生钉和骨折的移位，也很难使外科医师相信能控制股骨骨折所承受的应力。此后股骨髓内钉有多种改良设计，如Kuncher分叶钉（由原始的V形钉改良而成），为使用此种钉必须锉髓腔。另外一种选择锉髓腔的方法可在无X线监测下进行Schneider，Hansen和Streat设计的钉。Schneider钉是双束结构，在两端各有一个自行扩大边缘，因此能在开放骨折部位作逆行或顺行股骨固定。Hansen和Street钻石形钉能以扩大边缘方式或锉髓腔的方式来固定骨折，以上两种髓内钉无需使用导针。Sampson钉是管型设计，周围有长条形凹槽可固定于骨上，其强度比以前的设计大，用于严重粉碎和骨折不愈合病例，以承受较大的应力。髓内钉设计必须考虑结构的生物力学特性，弯曲疲劳应力是通常失效的模式。另外必须使髓内钉的设计更符合于股骨向前的生理弧度以得到较好的生理性工作长度，可弯曲的髓腔锉可提供更广泛的髓内钉与髓腔内壁的接触区，也即髓内钉的工作长度。

早期的髓内钉不能控制旋转和短缩，难以提供有效的固定。近30年来，随着交锁髓内钉的出现以及不断改进，目前已成为治疗股骨干骨折的首选治疗方法。目前应用的股骨髓内钉在设计上一般具有以下特点：①较高的强度，能早期负重行走而不易断钉；②弧形设计，符合髓腔解剖形态；③远端锁孔采用动态和静态双锁孔设计，对于稳定型骨折，可以仅锁一个动态锁孔的控制旋转，利于早期负重骨折端加压；对于粉碎等不稳定型骨折，动态和静态锁孔均要锁定，以防止肢体短缩。待患者下地负重前必须取出静态锁钉，以防止锁钉折断。但某些情况下不易使用髓内钉：①儿童骨骺未闭；②青少年髓腔较细的患者；③污染较重的开放骨折及感染伤口，髓内钉有使感染向髓腔扩散的可能性；④股骨远端骨折，由于髓腔较粗，稳定性较差。

2.钢板固定　一般认为钢板是一个负荷装置，与髓内钉比较，内植物吸收更多的应力（多于70%），骨折是在无应力作用下愈合，因而在取出钢板后有再骨折的可能，通常认为是应力遮挡的原因。严重粉碎或内侧有骨缺损的骨折，应力必定集中于钢板，必须大量植骨，并严格控制患者负重。有时钢板固定具有特殊的适应证，如多发创伤患者，患者在手术台上的体位使其难以使用髓内钉固定。在生长的儿童股骨干骨折，因钢板固定无需通过骨骺线，不会影响生长发育。在合并有颅脑损伤的情况下，由于肢体经常抽动，难以维持牵引，而可用钢板固定，防止骨折进一步损伤软组织和皮肤。其他原因不适宜作髓内钉固定的情况也是钢板固定的适应证。钢板固定的另一个优势是便于探查血管神经损伤和一期植骨。

钢板固定应遵循AO技术原则，选择动力加压钢板，以不同角度拧入螺钉，在有蝶形骨块情况下，应以拉力螺钉方式固定。钢板应放置在张力侧，也即在股骨的外后侧。每一个主要骨折块须固定 8～10 个皮质，以达到足够的稳定。在钢板对侧有骨缺损，必须植骨。伤口内应放置引流，肢体放置在接近 90°屈曲位。

术后治疗类同于髓内钉固定的股骨骨折，不同在于负重的处理。在合作的患者术后 4 周鼓励用足趾触地，随后增加负重，每周增加 10～14 磅，直至完全负重。对于不能合作的患者，则不能允许负重。钢板不应在 18 个月以前取出。钢板取出后，需再重新塑形，位于钢板下皮质骨由于正常负重的应力刺激，可进一步完善骨的修复。一般在取出钢板 3～4 个月内避免过度负重，4～6 个月内不应参加体育活动。

## 三、股骨粉碎骨折的治疗

通常对于移位的粉碎骨折块可通过三种方式处理：

1.环形钢丝固定　最常用的是用环形钢丝固定，钢丝必须充分拧紧，才能锁住骨折块，一般用两根钢丝固定较好。钢丝不宜过粗以影响骨折块的血运。此固定一般仅作为其他坚强固定方式的辅助固定，不宜单独使用。同时应做一期植骨。

2.螺钉固定　粉碎骨折块用螺钉固定但必须采用拉力螺钉固定方式，单纯依靠螺钉固定亦不足以维持骨折的稳定性，通常需用钢板来保护。近年来 AO 提出生物学固定的原则，认为粉碎骨折块无需追求解剖复位，仅维持骨折对线即可，这样可避免粉碎骨折块失去血运以利骨折的愈合。钢板固定方式可采用桥接固定或波形固定方式，在粉碎骨折的局部可用松质骨植骨。

3.交锁髓内钉固定　目前认为股骨干粉碎骨折最可取的固定方法是采用交锁式髓内钉，此对控制长度，旋转及固定的稳定性均较满意。从生物学固定的原则上来看对粉碎骨折的局部血运影响较少，若早期在粉碎骨折周围植骨以利骨折愈合并减少内植物本身所受到的应力，常可达到更满意的疗效。

4.外固定器固定　在无理想内固定的设备条件或技术时，可选用外固定器的方式，局部辅以植骨。最理想的外固定方式是采用 AO 管型外固定架，呈 V 形构架，两管间并用横干连接，较为稳定。单臂式固定器常仅能控制一个方向的稳定。环形外固定架虽可达到固定的稳定性，但患者常感到并不舒适，肢体必须保持外展位，同时对任何方向侧卧均感到困难。外固定架对粉碎骨折来说是最安全的治疗方式，即便发生感染，局部因无内固定物的存在较易控制，另外操作比较简易，此种治疗方式更适用于在基层医院。但股骨粉碎骨折的外固定治疗方式，由于外固定针的穿入需经过股骨前外侧肌群，尤其是在节段性粉碎骨折穿针部位较低，常影响肌力和膝关节功能锻炼。针道感染是一个难免的并发症，加强护理极为重要，严重感染导致骨感染者常须更换穿针部位。

## 四、开放性股骨骨折的治疗

股骨不同于胫骨有丰富的血运和丰厚的肌肉，有关软组织闭合和骨折块的固定问题要简单得多。在Ⅲ度开放骨折不应Ⅰ期闭合伤口，在扩创后骨折端用软组织敷盖，在确认无感染的情况下再Ⅱ期闭合伤口。Ⅱ度开放骨折，若在8h以内扩创和骨折稳定手术后，可考虑Ⅰ期闭合伤口。为预防伤口感染，除尽早周身使用抗生素外，可局部用灌洗的方法来预防感染。Ⅰ度开放骨折，无疑在扩创后可按闭合骨折来处理。骨折的固定方式则取决于骨折的类型和开放损伤的类型。在Ⅲ度开放骨折不宜Ⅰ期做内固定，可用外固定架固定，或在确认无感染的情况下再用内固定来替换。Ⅱ度开放骨折若在8h内处理伤口可做内固定，但此时固定方式取决于骨折的类型。在完整无骨缺损的情况下，可用钢板或不锉髓腔的实心钉固定。在粉碎骨折，有报道用交锁式髓内钉，易于控制旋转和维持长度，而钢板固定剥离面较大，影响血运严重，且伤口内遗有较大异物，更易发生感染，感染后果也不可设想。另一种更为安全可靠的固定方式是采用外固定架固定，利于观察伤口。

## 五、股骨干骨折合并髋部骨折的治疗

股骨干骨折合并股骨颈或粗隆间骨折近年来由于高速损伤日趋多见，常由于缺乏典型畸形和X线片未包括髋关节而漏诊。治疗必须根据骨折类型和具体的医疗条件来决定。一般情况下首选长股骨重建髓内钉同时固定股骨和髋部骨折。股骨颈骨折对于近端锁钉(头钉)的位置和长度要求更为严格。

## 六、儿童股骨干骨折的特点

儿童股骨干骨折由于愈合迅速，自行塑形能力较强，牵引和外固定治疗常不易引起关节僵硬。因而儿童股骨干骨折理应行保守治疗。儿童股骨干骨折后的塑形能力，若儿童年龄越小，骨折部位越近于干骺端，并且畸形方向与关节轴活动一致，塑形能力为最强，而旋转畸形因难以塑形应尽力避免。儿童股骨干骨折的另一个重要特点是，骨折的刺激可引起肢体生长过速，其可能的原因是由于在骨折后邻近骨骺的血液供应增加。至伤后两年，骨折愈合，骨痂重新吸收，血管刺激停止，生长即恢复正常。在手术内固定后，尤为髓内固定，患肢生长也可加速，因此在骨骺发育终止前，应尽可能避免内固定。根据以上儿童股骨干骨折的特点，骨折在维持对线情况下，短缩不超过2cm，无旋转畸形，均可被认为达到功能要求，避免采用手术治疗。手术适应证严格限制在下列范围：①有明显移位和软组织损伤的开放骨折；②合并同侧股骨颈骨折或髋关节脱位；③骨折端间有软组织嵌入；④伴有周身其他疾病，如痉挛性偏瘫或全身性骨疾病；⑤多发性损伤，为便于护理，儿童股骨干骨折的治疗方式，应根据其年龄、骨折部位和类型，采用不同的治疗方式。

## 七、术后处理

中段股骨干骨折，若固定牢固，无需再用外固定，术后下肢可放在屈膝90°、屈髋90°位支架上数日。并进行物理治疗和在体疗师指导下做四头肌强度锻炼，只要患者的主动肌肉力量能控制下肢和膝关节时即可下床活动。若骨折是解剖复位，髓内钉固定稳定。横断骨折髓内钉固定后可即早下地行走。年轻患者可视骨折愈合情况在术后18个月后取出内固定。由于髓内钉是一个负重分担装置，取钉后无需短期保护。而股骨钢板取出后，一般3个月内需要适当限制负重，尤其避免剧烈运动和跌倒，以防再骨折。

## 八、并发症

1.内固定物疲劳弯曲和折断　若骨折的类型是粉碎或有骨缺损时，在骨折粉碎或缺损区必须早期植骨，以获得因骨愈合而得到骨性支撑，防止钢板应力集中而发生疲劳弯曲和折断。而对于股骨交锁髓内钉，若术后2年骨折不愈合，则需要扩髓、更换较粗型号的髓内钉。

2.开放骨折合并感染　在开放骨折软组织损伤严重，伤口感染的机会较多，必须作细致清创，然后根据开放损伤的类型选择内或外固定。伤口污染严重，除放置引流外，可局部灌洗，以预防感染，早期不宜作内固定的开发骨折，可暂先用外固定器固定，待伤口确无炎症表现，再作切开复位内固定。

3.畸形愈合　股骨畸形愈合很常见，通常是由于不对称肌力的牵拉，重力作用造成的成角畸形，最常见的是向前外成角，形成向内翻的弧度，其原因是由于外展肌和屈髋肌的牵拉使近骨折端向前外移位，内收肌的牵拉将远骨折端向内移位所造成。骨折畸形愈合常见于用石膏或牵引治疗的方法，尤其在骨折牢固愈合前负重极易发生。一般骨折有向前15°成角尚可接受，可由髋膝活动来代，而向外弧度则不能接受，膝关节将承受过度的不正常的负荷。成角畸形在骨折尚未牢固愈合前可用石膏楔形切除或折骨术来纠正，过大的畸形则需手术纠正和内固定。短缩不应超过2cm，否则步行时将出现明显的跛行。

4.迟延愈合和不愈合　迟延愈合通常与骨折未能得到稳定的固定和创伤或手术造成的局部血运障碍有关。治疗时必须改善固定方式，以维持骨折端的稳定，并鼓励患者作肌肉收缩活动来改善局部血液循环。若钢板对侧有骨缺损，则必须植骨。股骨的不愈合治疗则取决于其病理特点。肥大型的骨折不愈合，表明骨折区有良好的血运和成骨能力，骨折不愈合是由于固定不良造成，改善固定条件绝对必要，往往可采用加压内固定的方式使骨折端达到稳定的固定骨折即可愈合。萎缩型骨折不愈合，常由于感染所致，局部血运和成骨能力极差，除须牢固的固定外，植骨是绝对必要。对于具有窦道的感染性骨折不愈合，通常采用先闭合伤口的方法，待感染稳定半年后再重新内固定和植骨。目前由于抗菌技术的进展，有学者主张采用更为积极的治疗方法，在扩创的同时，局部植入直径<5mm的松质骨块或骨条。骨折常用外固定架固定，能闭合伤口者，可用灌洗的方法来控制感染，不能闭合伤口者可开放换药，直至伤口闭合，骨折常在3～6个月愈合。

5.再骨折　防止再骨折的有效措施是逐渐增加骨折部位的应力，使骨小梁结构能按所受应力方向排列，得到良好塑形。在骨折牢固内固定后，由于应力遮挡或钢板下血运障碍所致的骨质疏松，该部位骨的修复往往需较长时间，根据临床和实验观察表明，内植物取出通常需在18个月以上，取出钢板后，骨组织再按所受应力塑形。为防止钢板取出后再骨折应有2～3个月的保护，避免激烈运动，以防再骨折。再骨折的治疗Carr报道6%是用闭合方法，1%用开放方法治疗，由于再骨折是一种应力骨折，用负重石膏支具或单纯内固定维持对线即可，无需植骨。

6.膝关节功能障碍 股骨干骨折后的膝关节功能障碍是常见的并发症，其发生的主要病理改变是由于创伤或手术所致的四头肌损伤，又未能早期进行四头肌及膝关节的功能锻炼，膝关节长期处于伸直位，以致在四头肌和骨折端间形成牢固的纤维性粘连。术中可见股中间肌瘢痕化，且与股骨间形成牢固的粘连。粘连之股中间肌纤维在膝关节伸直位时处于松弛状态，屈曲时呈现明显紧张。其他病理改变有膝关节长期处伸直位固定而造成四头肌扩张部的挛缩。关节内的粘连则常由于长期制动造成浆液纤维索性渗出所致，粘连主要位于髁间窝和髌上囊部位，有时甚至是膝关节功能障碍的主要原因。

（宋江涛）

# 第十四节 膝部骨折

## 一、股骨远端骨折

**【概述】**

股骨远端骨折不如股骨干和髋部骨折常见，在这类骨折中，严重的软组织损伤、骨折端粉碎、骨折线延伸到膝关节和伸膝装置的损伤常见，这些因素导致多数病例不论采用何种方法治疗其效果都是不十分满意。在过去 20 年，随着内固定技术和材料的发展，多数医生采用了各种内固定方法治疗股骨远端骨折。但股骨远端区域的由于皮质薄、骨折粉碎、骨质疏松和髓腔宽等，使内固定的应用相对困难，有时即使有经验的医生也难以达到稳定的固定。虽然好的内固定方法能改善治疗的效果，但手术治疗这类骨折，远未达到一致的满意程度。

**【实用解剖】**

股骨远端定义在股骨髁和股骨干骺端的区域，从关节面测量这部分包括股骨远端 9cm。

股骨远端是股骨远端和股骨髁关节面之间的移行区。股骨干的形状接近圆柱形，但在其下方末端变宽形成双曲线的髁，两髁的前关节面一起组成关节面与髌骨形成髌股关节。后侧被髁间窝分离，髁间窝有膝交叉韧带附着。髌骨与两髁关节面接触，主要是外髁，外髁宽更向近端延伸，在髁的外侧面有外侧副韧带的起点。内髁比外髁长，也更靠下，它的内侧面是凹形，在远端有内侧副韧带的起点。位于内髁最上的部分是内收肌结节，内收大肌止于此。

股骨髁和胫骨髁适合于重力直接向下传导，在负重过程中，两髁位于胫骨髁的水平面，股骨干向下和向内倾斜，这种倾斜是由于人体的髋宽度比膝宽。股骨干的解剖轴和负重或机械轴不同，机械轴通过股骨头中点和膝关节的中心，总体来说，股骨的负重轴与垂直线有 3°，解剖轴与垂直轴有 7°（平均 9°）的外翻角度。正常膝关节的关节轴平行于地面，解剖轴与膝关节轴在外侧成 81°角，在进行股骨远端手术时，每一患者都要与对侧比较，以保证股骨有正确的外翻角并保持膝关节轴平行于地面。

股骨远端骨折的移位方向继发于大腿肌肉的牵拉。股四头肌和腓肠肌的收缩使骨折短缩,典型的内翻畸形是内收肌的强力牵拉所致。腓肠肌的牵拉常导致远骨折端向后成角和移位,在股骨髁间骨折,止于各髁的腓肠肌分别牵拉骨折块可造成关节面的不平整以及旋转畸形,股骨远端骨折很少发生向前移位和成角。

**【损伤机制】**

多数股骨远端骨折的受伤机制被认为是轴向负荷合并内翻、外翻或旋转的外力引起。在年轻患者中,常发生在与摩托车祸相关的高能量损伤,这些骨折常有移位、开放、粉碎和合并其他损伤。在老年患者中,常由于屈膝位滑倒和摔倒在骨质疏松部位发生粉碎骨折。

**【骨折分类】**

股骨远端骨折的分类还没有一个被广泛接受,所有分类都涉及关节外和关节内和单髁骨折,进一步根据骨折的移位方向和程度、粉碎的数量和对关节面的影响进行分类。解剖分类不能着重强调影响骨折治疗效果因素。

简单的股骨远端的分类是 Neer 分类,他把股骨髁间再分成以下类型:Ⅰ移位小、Ⅱ股骨髁移位包括内髁(A)外髁(B)、Ⅲ同时合并股骨远端和股骨干的骨折,这种分类非常概括,对医生临床选择治疗和判断预后不能提供帮助。

Seinsheimer 把股骨远端 7cm 以内的骨折分为 4 型:

Ⅰ:无移位骨折一移位小于 2mm 的骨折;

Ⅱ:涉及股骨骺,未进入髁间;

Ⅲ:骨折涉及髁间窝,一髁或两髁分离;

Ⅳ:骨折延伸到股骨髁关节面。

AO 组织将股骨远端分为 3 个主要类型:A(关节外);B(单髁);C(双髁)。每一型又分成 3 个亚型:$A_1$,简单两部分骨折;$A_2$,干楔型骨折;$A_2$,粉碎骨折;$B_1$,外髁矢状面骨折;$B_2$,内髁矢状面骨折;$B_3$,冠状面骨折;$C_1$,无粉碎股骨远端骨折("T"形或"Y"形);$C_2$,远端骨折粉碎;$C_3$,远端骨折和髁间骨折粉碎。从 A 型到 C 型骨折严重程度逐渐增加,在每一组也是自 1～3 严重程度逐渐增加。

**【临床表现】**

1.病史和体检　仔细询问患者的受伤原因,明确是车祸还是摔伤,对于车祸创伤的患者必须对患者进行全身检查和整个受伤的下肢检查:包括骨折以上的髋关节和骨折以下的膝关节和小腿,仔细检查血管神经的情况,怀疑有血管损伤用 Doppler 检查,必要时进行血管造影。检查膝关节和股骨远端部位肿胀、畸形和压痛。活动时骨折端有异常活动和骨擦感,但这种检查没有必要,应迅速进行 X 线检查。

2.X 线检查　常规摄膝关节正侧位片,如果骨折粉碎,牵引下摄正侧位骨折的形态更清楚,有利于骨折的分类,当骨折涉及膝关节骨折粉碎和合并胫骨平台骨折时,倾斜 45°片有利于明确损伤范围,股骨髁间骨折进行 CT 检查可以明确软骨骨折和骨软骨骨折。车祸所致的股骨远端骨折应包括髋关节和骨盆正位片,除外这些部位的骨折。如果合并膝关节脱位,怀疑韧带和半月板损伤,可进行 MRI 检查。

正常肢体的膝关节的正侧位片对制定术前计划非常有用,有明确的膝关节脱位,建议血管造影，因为这种病例有40%合并血管损伤。

**【治疗方法】**

1.*非手术治疗*　传统非手术治疗包括闭合复位骨折，骨牵引和管形石膏，这种方法患者需要卧床，治疗时间长、花费大，不适合多发创伤和老年患者。闭合治疗虽然避免了手术风险，但经常遇到骨折畸形愈合和膝关节活动受限。

股骨远端骨折非手术治疗的适应证：不合并关节内的骨折；相关指征：①无移位或不全骨折；②老年骨质疏松嵌插骨折；③无合适的内固定材料；④医生对手术无经验或不熟悉；⑤严重的内科疾病（如心血管、肺和神经系统疾患）；⑥严重骨质疏松；⑦脊髓损伤；⑧严重开放性骨折（GustiloⅢB型）；⑨部分枪伤患者；⑩骨折合并感染。

非手术治疗的目的不是要解剖复位而是恢复长度和力线，由于骨折靠近膝关节，轻微的畸形可导致膝关节创伤性关节炎的发生。股骨远端骨折可接受的位置一般认为在冠状面（内外）不超过7°畸形，在矢状面（前后）不超过7°～10°畸形，短缩1～1.5cm一般不影响患者的功能，关节面移位不应超过2mm。

2.*手术治疗*　由于手术技术和内固定材料的发展，在过去25年移位的股骨远端骨折的内固定治疗已被广泛接受，内固定的设计和软组织处理以及应用抗生素和麻醉方法的改进结合使内固定更加安全可靠。从1970年后，所有比较手术和非手术治疗结果的文献均表明用内固定治疗效果要好。

(1)手术适应证及禁忌证：股骨远端骨折的手术目的是达到解剖复位、稳定的内固定、早期活动和早期进行膝关节的康复锻炼。这类损伤内固定比较困难。毫无疑问进行内固定有获得良好结果的机会，但内固定的并发症同样可带来较差的结果，不正确应用内固定其结果比非手术治疗还要差。

手术适应证：由于手术技术复杂，需要完整的内固定材料和器械和有经验的手术医师及护理和康复。如果具备这些条件：移位关节内骨折、多发损伤、多数的开放性骨折、合并血管损伤需修补、严重同侧肢体损伤（如髌骨骨折、胫骨平台骨折）、合并膝重要韧带损伤、不能复位的骨折和病理骨折。相对适应证：移位关节外股骨远端骨折、明显肥胖、年龄大、全膝置换后骨折。

禁忌证：严重污染开放性骨折ⅢB、广泛粉碎或骨缺损、严重骨质疏松、多发伤患者一般情况不稳定、设备不全和医生缺少手术经验。

(2)手术方法：现在股骨远端骨折的手术治疗方法来源于瑞士的ASIF，ASIF对于治疗骨折的重要一部分是制定详细的术前计划。医生通过一系列术前绘图，找到解决困难问题的最好方法。可应用塑料模板，画出骨折及骨折复位后、内固定的类型和大小和螺丝钉的正确位置的草图。手术治疗股骨远端骨折的顺序是：①复位关节面；②稳定的内固定；③骨干粉碎部位植骨；④老年骨质疏松的骨折嵌插；⑤修补韧带损伤和髌骨骨折；⑥早期膝关节活动；⑦延迟、保护性负重。

患者仰卧位，抬高同侧髋关节有利于肢体内旋，建议用C形臂和透X线的手术床。多数患者用一外侧长切口，如远端骨折合并关节内骨折，切口需向下延长到胫骨结节。切口应在外侧韧带的前方，从肌间隔分离股外侧肌向前向内牵拉，显露股骨远端，避免剥离内侧软组织，当合并关节内骨折，首先复位固定髁间骨折，一旦关节面不能解剖复位，可以做胫骨结节截骨有利于广泛显露。

下一步复位关节外远端骨折，在简单类型的骨折用克氏针或复位巾钳作为临时固定已足够，但在粉碎骨折最好用股骨牵开器。牵开器近端安置于股骨干，远端安置于股骨远端或胫骨近端，恢复股骨长度和力线。开始过牵有利于粉碎骨折块接近解剖复位。在粉碎远端骨折，用钢板复位骨折比骨折复位后上钢板容易。调节牵开器达到满意的复位。安置钢板后，静力或动力加压骨折端，但恢复内侧皮质的连续性能够有效保护钢板。如骨折粉碎，钢板对骨折近端或远端进行固定并跨过粉碎区域，在这种情况下，钢板可作为内夹板，如果注意保护局部软组织，骨折端有血供存在，则骨折能够快速塑形。

(3)内固定：有 2 种内固定材料广泛用于股骨远端骨折：钢板和髓内针，由于股骨远端骨折损伤类型变化范围广，没有一种内固定材料适用于所有的骨折。术前必须仔细研究患者状况和 X 线片，分析骨折的特点。在手术前需考虑以下因素：①患者年龄；②患者行走能力；③骨质疏松程度；④粉碎程度；⑤软组织的情况；⑥是否存在开放性骨折；⑦关节面受累的情况；⑧骨折是单一损伤还是多发伤。

年轻患者内固定手术的目的是恢复长度和轴线以及进行早期功能锻炼。老年骨质疏松的患者，为加快骨折愈合进行骨折嵌插可以有轻微短缩和成角。Struhl 建议对老年骨质疏松的远端骨折采用骨水泥的内固定。

1)95°角钢板：对于多数远端骨折的患者需手术内固定治疗，95°角钢板由于内固定是一体，可对骨折提供最好的稳定，是一种有效的内固定物。在北美和欧洲用这种方法治疗成功了大量病例。当有经验的医生应用时，这种内固定能恢复轴线和达到稳定的内固定。但安放 95°角钢板在技术上需要一个过程，因为医生需要同时考虑角钢板在三维平面的理想位置。

2)动力加压髁螺丝钉(DCS)：这种内固定的设计和髋部动力螺丝钉相似，多数医生容易熟悉和掌握这种技术，另外的特点是可以使股骨髁间骨折块加压，对骨质疏松的骨能够得到较好的把持。由于它能在矢状面可以自由活动，安置时只需要考虑两个平面，比 95°角钢板容易插入。它的缺点是在动力加压螺丝钉和钢板结合部突出，需要去除部分外髁的骨质以保证外侧进入股骨髁，尽管进行了改进，它也比角钢板在外侧突出，髂胫束在突出部位的滑动可引起膝关节不适。另外，动力加压螺丝钉在侧板套内防止旋转是靠内在的锁定，所以在低位的远端骨折髁螺丝钉不能像 95°角钢板一样提供远骨折端旋转的稳定性，至少需要 1 枚螺丝钉通过钢板固定在骨折远端，以保证骨折的稳定性。

3)髁支持钢板：髁支持钢板是根据股骨远端外侧形状设计的一体钢板，它属宽动力加压钢板，远端设计为"三叶草"形，可供 6 枚 6.5mm 的螺丝钉进行固定。力学上，它没有角钢板和 DCS 坚强。髁支持钢板的问题是穿过远端孔的螺丝钉与钢板无固定关系，如应用间接复位技术，用牵开器进行牵开或加压时，螺丝钉向钢板移动，牵开产生的内翻畸形在加压后变为外翻畸形。应用这种器械严格限制在股骨外髁粉碎骨折和髁间在冠状面或矢状面有多个骨折线的患者。一旦内侧严重粉碎，必须进行自体髂骨植骨，当正确应用髁支持钢板时，它也能够提供良好的力线和稳定性。

4)LISS：LISS 的外形类似于髁支持钢板，它由允许经皮在肌肉下滑动插入的钢板柄和多个固定角度能同钢板锁定的螺丝钉组成，这些螺丝钉是可自钻、单皮质固定骨干的螺丝钉。

LISS 同传统固定骨折的概念不同，传统的钢板的稳定性依靠骨和钢板的摩擦，导致螺丝钉产生应力，而 LISS 系统是通过多个锁定螺丝钉获得稳定。LISS 在技术上要求直接切开复位固定关节内骨折，闭合复位于骺部骨折，然后经皮在肌肉下固定，通过连接装置钻入螺丝钉，属于生物固定钢板，不需要植骨。主要用于长阶段粉碎的关节内骨折，以及骨质疏松的患者，还可以用于膝关节置换后的骨折。但需要 C 形臂和牵开器等设备。

5)顺行髓内针：顺行髓内针治疗股骨远端骨折非常局限。在股骨远 1/3 的骨干骨折可以选择顺行髓内针治疗，但对真正的远端骨折，特别是关节内移位的骨折，顺行髓内针技术很困难，而且对多种类型的关节内骨折达不到可靠的固定。股骨髁存在冠状面的骨折是应用这种技术的相对禁忌证。

我们对于股骨远端骨折进行顺行髓内针治疗。远端骨折低位时可以把髓内针末端锯短 1～1.5cm，以便远端能锁定 2 枚螺丝钉。需要注意的是在髓内针进入骨折远端时，近解剖复位很重要，如合并髁间骨折，在插入髓内针前在股骨髁的前后侧用 2～3 枚空心钉固定，所有骨折均愈合，无髓内针和锁钉折断发生。

6)远端髓内针：远端髓内针是针对远端骨折和髁间骨折特别设计的逆行髓内针，这种髓内针是空心髓内针，接近末端有 8°的前屈适用于股骨髁后侧的形态。针的入口在髁间窝后交叉韧带的股骨止点前方，手术在 C 形臂和可透 X 线的手术床上操作，当有关节内骨折，解剖复位骨折，固定骨折块的螺丝钉固定在股骨髁的前侧或后侧，便于髓内针穿过，另外髓内针必须在关节软骨下几毫米才不影响髌股关节。这种髓内针的优点是：髓内针比钢板分担负荷好；对软组织剥离少，插入不需要牵引床，对于多发损伤可以节省时间。远端髓内针应用于股骨远端的 A 型、$C_1$ 和 $C_2$ 型骨折，也可以应用于股骨远端合并股骨干骨折或胫骨平台骨折，当合并髋部骨折时可以分别固定。可用于膝关节置换后假体周围骨折和骨折内固定失效的治疗。远端髓内针固定的禁忌证是膝关节活动屈曲小于 40°、膝关节伤前存在关节炎和感染病史和局部皮肤污染。

远端髓内针的缺点是：膝关节感染、膝关节僵直、髌股关节退变和滑膜金属反应或螺丝钉折断。有几个理论上的问题影响远端髓内针的临床广泛应用，远端髓内针虽然从交叉韧带止点的前方插入，近期对交叉韧带的力学性能影响小，但长期对交叉韧带的血供影响是可能的。另外髓内针的入孔部位关节软骨受到破坏，实验证明入孔部位是由纤维软骨覆盖而不是透明软骨覆盖，在屈曲 90°与髌骨关节相接触，长期也可能导致关节炎的发生。

临床上几个问题需要注意，一是膝关节活动受限，这容易与骨折本身和软组织损伤导致的膝关节活动受限相}昆淆。二是转子下骨折，由于髓内针末端位于转子下部位，这个部位是股骨应力最高的部位，可以造成髓内针末端的应力骨折。另外术后感染的处理和髓内针的取出也是一个棘手的问题。

7)可弯曲针和弹性针：Shelbourne 报告用 Rush 针闭合治疗 98 例股骨远端骨折，优良率为 84%，只有 2 例不愈合和 1 例深部感染。

1970 年，Zickle 发明了为股骨远端设计的针，这种针干是可屈曲的，但末端是硬的弯曲，允许经髁穿入螺丝钉固定。Zickle 针设计切开插入，也可以闭合穿入。有股骨髁间骨折者需进行切开复位，使用螺丝钉固定，再插入 Zickle 针，这种针在粉碎骨折不能防止短缩，经常需要钢丝捆绑，即使加用其他内固定仍常发生短缩。

8)外固定架：外固定架并不常用于治疗股骨远端骨折，最常见的指征是严重开放开放性骨折，特别是ⅢB损伤。对比较复杂的骨折类型，在应用外固定架之前，通常需要使用螺丝钉对关节内骨折进行固定，然后根据伤口的位置和骨折粉碎程度，决定是否需要外固定架的超关节固定。对于多数患者，外固定架可作为处理骨折和软组织的临时固定，一旦软组织条件允许，考虑更换为内固定，因此安放外固定架固定针时应尽量避免在切口和内固定物的位置。通常在骨折的远、近端各插入2枚5mm的固定针，用单杆进行连接。如不稳定则需在前方另加一平面的固定。

外固定架的主要优点是快速、软组织剥离小、可维持长度、方便换药和患者能够早期下床活动；其缺点是针道渗出和感染，股四头肌粘连继发膝关节活动受限，骨折迟延愈合和不愈合增加，以及去除外固定架后复位丢失等。

建议将外固定架用于治疗多发创伤的闭合骨折，当患者一般情况不允许进行内固定时，可用外固定架作为临时固定，患者一般情况允许后再更换为内固定。

(4)植骨：间接复位技术的发展减少了软组织剥离，过去内侧粉碎是植骨的绝对适应证，现在内固定方法减少了许多复杂股骨远端骨折植骨的必要性。植骨的绝对适应证是存在骨缺损，相对适应证是AO分型的$A_2$、$C_2$和$C_3$型骨折，以及严重开放性骨折延迟处理为防止发生不愈合而采取植骨。当植骨时，自体髂骨最适宜，老年骨质疏松的患者髂骨量少，可用异体松质骨。

(5)开放性骨折：股骨远端开放性骨折占5%～10%，伤口一般在大腿前侧，对伸膝装置有不同程度的损伤。与其他开放性骨折一样，需急诊处理，对骨折和伤口的彻底清创和冲洗是预防感染的重要步骤。对于Ⅲ度开放性骨折需要反复清创，除覆盖关节外，伤口敞开。当用内固定需仔细考虑内固定对患者的利弊。内固定用于多发创伤、多肢体损伤、开放性骨折合并血管损伤、和关节内骨折的患者。急诊内固定的优点是稳定骨折和软组织，便于伤口护理，减轻疼痛和肢体早期活动。缺点是由于对软组织进一步的剥离和破坏局部血供增加感染风险，如果发生感染，不仅影响骨折端的稳定，而且影响膝关节功能。

对于Ⅰ、Ⅱ和ⅢA骨折，有经验的医生喜欢在清创后使用可靠的内固定，对于ⅢB、ⅢC骨折最初使用超关节外固定架或骨牵引比较安全，再延期更换为内固定治疗。对经验少的医生，建议对所有的开放性骨折采取延期内固定，在进行清创和冲洗后，用夹板和骨牵引进行固定，在人员齐备的条件下做二期手术。

(6)合并韧带损伤：合并韧带损伤不常见，术前诊断困难。在原始X线片可以发现侧副韧带和交叉韧带的撕脱骨折。交叉韧带实质部和关节囊的撕裂则不能在普通X线片上获得诊断，最常见的韧带损伤是前交叉韧带断裂。股骨远端骨折常合并关节面粉碎、前交叉韧带-骨块发生撕脱，在固定股骨远端骨折时应尽可能固定这种骨-软骨块。

一期修补和加强或重建在有骨折和内固定物的情况下十分困难，禁忌在髁间窝开孔、建立骨隧道以重建韧带，否则有可能使骨折粉碎加重，使内固定不稳定，或由于存在内固定物而不可能进行，推荐非手术治疗交叉韧带实质部撕裂。在一定范围活动和膝支具以及康复可能使一些患者晚期不需要重建手术，在患者有持久的功能影响时，在骨折愈合后取出内固定再进行韧带重建手术。

(7)血管损伤:发生率大约在2%～3%。股骨远端骨折合并血管损伤的发生率较低,主要是由于血管近端在内收肌管和远端在比目鱼肌弓被固定,这种紧密的附着使骨折后对血管不发生扭曲,血管可以被直接损伤或被骨折端挫伤或间接牵拉导致损伤,临床检查足部感觉、活动和动脉搏动十分重要。

股骨远端骨折合并血管损伤的治疗应根据伤后的缺血时间和严重程度,如果动脉远端存在搏动(指示远端软组织有灌注),可首先固定骨折,如果动脉压迫严重或损伤超过6小时,则应优先建立血液循环,可以建立临时动脉侧支循环和修补血管,动脉修补通常需要静脉移植或人造血管。避免在骨折移位的位置修补血管,在随后的骨折固定中可能破坏吻合的血管,在修补血管时通过使用外固定架或牵开器可以临时固定骨折的长度和力线,缺血时间超过6小时在血管再通后骨筋膜室内张力增高或发生广泛软组织损伤,建议对小腿筋膜进行切开。

(8)全膝置换后发生的股骨远端骨折:全膝置换后发生股骨远端骨折并不多见,发生率在0.6%～2.5%之间,治疗上颇为困难。多数已发表的研究报道只包含有少量的病例。全膝置换后发生远端骨折的危险因素包括骨质疏松、类风湿关节炎、激素治疗、股骨髁假体偏前和膝关节再置换等。对全膝置换后发生的股骨远端骨折现在还没有非常理想的治疗方法,非手术治疗牵引时间长,骨折畸形和膝关节僵直的发生率高。手术治疗特别是进行膝关节再置换是一主要手术方法,需要一个长柄的假体。骨质疏松限制了内固定的应用,骨折远端安置内固定物的区域小,有可能在骨折复位过程中造成股骨假体松动。

对老年无移位的稳定嵌插骨折,用支具制动3周就已足够。1个月内每周拍摄X线片和进行复查,以保证获得满意的复位和轴线。

对移位粉碎骨折则根据膝关节假体的情况,如假体松动,可以换一带柄的假体,如股骨部件不松动可行手术治疗。正确的内固定可以防止发生畸形,并允许早期行走和膝关节活动。

目前对于此类骨折流行使用逆行髓内钉或者LISS系统固定。

**【术后处理与康复】**

股骨远端骨折切开复位内固定术前半小时应静脉给予抗生素,术后继续应用抗生素1～2天。建议负压引流1～2天,如骨折内固定稳定,术后用CPM锻炼。CPM可以增加膝关节活动、减少肢体肿胀和股四头肌粘连。

鼓励患者做肌肉等长收缩和在一定范围内主动的活动,内固定稳定,允许患者扶拐部分负重行走。如术后6周X线显示骨痂逐渐明显,可继续增加负重力量。在12周多数患者可以完全负重,但患者仍需要拐杖辅助。如内固定不稳定,则需支具或外固定保护,一定要在X线片上有明显的愈合征象后才进行负重。

内固定物的取出:股骨远端骨折的内固定物取出现在还没有一个固定的标准。内固定物的取出最常见的指征是患者年轻,在进行体力活动时内固定物的突出部位感到不适。由于多数远端骨折涉及两侧髁和骨干下端,骨折塑形慢,内固定物的取出应延迟至术后18～24个月以避免再骨折。

**【并发症】**

由于内固定材料和技术的改进以及进行详细的术前计划,手术治疗远端骨折比过去取得了巨大进步，但新技术亦可有并发症。

与手术相关的并发症：

1.复位不完全；

2.内固定不稳定；

3.植骨失败；

4.内固定物大小不合适；

5.膝关节活动受限；

6.感染；

7.不愈合；

8.内固定物折断；

9.创伤后关节炎；

10.深静脉血栓形成。

对股骨远端骨折进行内固定比较困难，需要熟练的技术和成熟的判断。骨折常合并骨质疏松和严重粉碎，偶尔不能进行内固定，需考虑非手术治疗或外固定架固定。

股骨远端骨折的手术顾忌主要是感染。在大的创伤中心，手术治疗的感染率不超过5%。如术后出现感染则应对伤口进行引流以及积极的灌洗和扩创。如深部感染形成脓肿，则应开放伤口，二期进行闭合。如存在感染，对稳定的内固定可以保留，因为骨折稳定的感染比骨折不稳定的感染容易治疗。如已发生松动，应取出内固定物，采取胫骨结节牵引或外固定架固定，待感染控制后再进行植骨以防止发生骨折不愈合。

远端骨折部位拥有丰富的血供和松质骨，切开复位内固定后骨折不愈合并不常见。内固定后不愈合常由于固定不稳定、植骨失败、内固定失效或感染等一个或多个因素所致。

股骨远端骨折创伤性关节炎的发生率尚无精确统计。对于多数患者涉及负重关节的骨折，关节面不平整可导致发生早期关节炎。对多数骨折后膝关节发生退行性变的年轻患者，不是理想的进行人工膝关节置换的对象。

股骨远端骨折最常见的并发症是膝关节活动受限，这种并发症是因为原始创伤或手术固定所需暴露时对股四头肌和关节面造成了损伤，导致股四头肌瘢痕形成和膝关节纤维粘连，从而影响膝关节活动。骨折制动时间较长也加大了对它的影响，膝关节制动3周以上有可能引起一定程度的永久性僵直。

由于各自的分类和术后评分不同，对比治疗结果则存在困难。尽管无统一标准，但股骨远端骨折的治疗优良率只有70%～85%，对所有患者在治疗前应对可能获得的结果作出正确的评价。

## 二、胫骨平台骨折

**【概述】**

按照Hohl(1991)的统计，胫骨平台骨折占所有骨折的1%，老年人骨折的8%，可导致不同程度的关节面压缩和移位。已发表的资料表明，外侧平台受累最为多见(55%～70%)，单纯内侧平台损伤约占10%～23%，而双髁受累的有10%～30%。因损伤程度不同，故单用一种方法治疗不可能获得满意疗效。对低能量损伤所致的胫骨平台骨折，特别是在老年人中，采用保守和手术治疗均取得了满意疗效，但对中等以上能量损伤所致的年轻人骨折，一般不宜采用保守治疗。

**【损伤机制】**

胫骨平台骨折是强大外翻应力合并轴向载荷的结果。有文献统计表明，55%～70%的胫骨平台骨折是胫骨外髁骨折。此时，股骨髁对下面的胫骨平台施加了剪切和压缩应力，可导致劈裂骨折，塌陷骨折，或两者并存。而内翻应力是否造成胫骨内髁骨折文献中有不同的意见，一种意见认为仍然是外翻应力时股骨外髁对胫骨内髁产生剪切应力而发生胫骨内髁骨折，另一种意见则认为存在内翻应力所致之胫骨内髁骨折。

目前，随着MRI检查应用的增多，发现胫骨平台骨折患者合并的韧带损伤发生率比以前认为的要高，并常常合并半月板及软组织损伤。胫骨平台骨折中半月板合并损伤约占67%。受伤原因中以交通事故汽车撞击、高处坠落或运动损伤为多见，老年人骨质疏松，外力虽轻微也可发生胫骨平台骨折。

**【骨折分类】**

AO/ASIF对胫骨平台骨折的早期分类是将其分为楔形变、塌陷、楔变和塌陷、“Y”形骨折、“T”形骨折以及粉碎骨折。1990年，AO又提出了一种新的胫骨近端骨折的分类，将其分为A、B、C 3种，每一种骨折又分3个亚型，代表了不同程度的损伤。

现在，比较合理、临床上应用也最广泛的一种分类是Schatzker(1993)分类，它归纳总结了以前的分类方法，将其分为6种骨折类型。

Ⅰ型：外侧平台劈裂骨折，无关节面塌陷。总是发生在松质骨致密，可以抵抗塌陷的年轻人。若骨折有移位，外侧半月板常发生撕裂或边缘游离，并移位至骨折断端。

Ⅱ型：外侧平台的劈裂塌陷，是外侧屈曲应力合并轴向载荷所致。常发生在40岁左右或年龄更大的年龄组。在这些人群中，软骨下骨骨质薄弱，使软骨面塌陷和外髁劈裂。

Ⅲ型：单纯的外侧平台塌陷。关节面的任何部分均可发生，但常常是中心区域的塌陷。根据塌陷发生的部位、大小及程度，外侧半月板覆盖的范围，可分为稳定型和不稳定型。后外侧塌陷所致的不稳定比中心性塌陷为重。

Ⅳ型：内侧平台骨折，因内翻和轴向载荷所致，比外侧平台骨折少见得多。常由中等或高能量创伤所致，常合并交叉韧带、外侧副韧带、腓神经或血管损伤，类似于Moore分类的骨折脱位型。因易合并动脉损伤，应仔细检查患者，包括必要时采用动脉造影术。

Ⅴ型：双髁骨折，伴不同程度的关节面塌陷和移位。常见类型是内髁骨折合并外髁劈裂或劈裂塌陷。在高能量损伤患者，一定要仔细评估血管神经状况。

Ⅵ型：双髁骨折合并干骺端骨折。常见于高能量损伤或高处坠落伤。X线相检查常呈“爆裂”样骨折以及关节面破坏、粉碎、塌陷和移位，常合并软组织的严重损伤，包括出现筋膜间室综合征和血管神经损伤。

遗憾的是，根据骨折的解剖进行分类并不能完全说明损伤程度，还有其他因素在呈动态变化，决定了骨折的“个性”，这些因素包括：①骨折移位情况；②粉碎程度；③软组织损伤范围；

④神经血管损伤情况；⑤关节受损的程度；⑥骨质疏松的程度；⑦是否属多发损伤；⑧是否属同侧复杂损伤等。

**【临床表现与诊断】**

患者膝部疼痛、肿胀，不能负重。有些患者可准确叙述受伤机制。仔细询问病史可使医师了解是属高能量损伤还是低能量损伤，这一点非常重要，因为几乎所有高能量损伤都存在合并损伤，如：局部水疱、筋膜间室综合征、韧带损伤、血管神经损伤等。应特别注意内髁和双髁骨折出现的合并损伤，因为它们在早期的表现并不特别明显。

体检可发现主动活动受限，被动活动时膝部疼痛，胫骨近端和膝部有压痛。应注意检查软组织情况、筋膜室张力、末梢脉搏和下肢神经功能状态。若有开放伤口，应查清其与骨折端和膝关节的关系。必要时测定筋膜室压力。特别要强调的是不能忽视血管神经的检查。

除了一些轻微的关节损伤之外，膝关节正位和侧位 X 线相常可以清楚地显示平台骨折。当无法确定关节面粉碎程度或塌陷的范围时，或考虑采用手术治疗时，可行 CT 或 MRI 检查。

当末梢脉搏搏动有变化或高度怀疑有动脉损伤时，可考虑行血管造影术。对于非侵入性方法，譬如超声波检查，对于确定是否有动脉内膜撕裂并不可靠，一般不能作为肯定的检查。

**【治疗方法】**

治疗胫骨平台骨折的目的是获得一个稳定的、对线和运动良好以及无痛的膝关节，并且最大限度地减少创伤后骨关节炎发生的危险。要想获得合理的治疗，一定要掌握这种损伤的个体特点，仔细地进行体检和相关的影像学研究，并且熟悉治疗这种复杂骨折的各种技术。一个很具挑战性的问题是具体到每一个患者，是采取保守治疗好，还是采取手术治疗好。已经认识到，理想的膝关节功能取决于关节稳定，对合关系良好，关节面正常，以允许均衡地传导通过膝关节的载荷。关节轴向对线不良或不稳定时，可以加速膝关节退行性过程。进行骨折复位时，首先要复位膝关节的力线，避免出现膝关节的内外翻畸形；同时要尽可能的复位好关节面，尽量达到解剖复位，使关节面平整。

治疗方法的选择取决于患者的伤情，骨折类型和医师的临床经验。对骨折移位小的老年患者可采取保守治疗。手术治疗常常是比较复杂和困难，需要具备一定的经验和内固定技术，可使用大、小钢板和螺丝钉以及混合型外固定架。熟练的护理和理疗有助于术后的早期康复。

胫骨平台骨折是一种常见损伤，手术和非手术的优点常存在争议。有的学者报告，保守或手术治疗并未获得关节的解剖复位，但膝关节功能良好。有几个研究结果都认为，损伤后不稳定是决定治疗方案的唯一重要因素。残存的不稳定和对线不良常常导致远期疗效不佳。手术治疗的主要适应证是膝关节的不稳定，而不是骨折块移位的程度。

1.非手术治疗　保守治疗包括闭合复位，骨牵引或石膏制动。尽管避免了手术治疗的危险，但却易造成膝关节僵硬和对线不良。长期制动所带来的某些问题可通过采用牵引使膝关节早期活动来克服之。主要适用于低能量损伤所致的外侧平台骨折。相对适应证包括：①无移位的或不全的平台骨折；②轻度移位的外侧平台稳定骨折；③某些老年人骨质疏松患者的不稳定外侧平台骨折；④合并严重的内科疾病患者；⑤医师对手术技术不熟悉或无经验；⑥有严重的、进行性的骨质疏松患者；⑦脊髓损伤合并骨折患者；⑧某些枪伤患者；⑨严重污染的开放骨折(GustiloⅢB 型)；⑩感染性骨折患者。

保守治疗可使用可控制活动的膝关节支具。对粉碎骨折或不稳定骨折可采取骨牵引治疗，可在胫骨远端踝上部位穿入骨圆针，把肢体放在Bohler-Braun架或Thomas架和Pearson副架上，牵引重量10～15磅(4.5～6.8kg)左右，通过韧带的整复作用可使胫骨髁骨折复位。但是，对于受嵌压的关节内骨折块单纯通过牵引或手法不能将其复位，因为它们没有软组织附丽将它们向上拉起。保守治疗的目的不是使骨折获得解剖复位，而是恢复轴线和关节活动。因为膝关节的力线异常和不稳定可以对膝关节负重的不利影响，故只有额状面上不超过7°的对线异常才可以接受。当考虑保守治疗时，应与健侧比较。

患者为无移位或轻度移位的外侧平台骨折时，治疗上应包括抽吸关节内血肿，并注入局麻药物，常同时配合静脉给予镇静剂，然后对膝关节进行稳定性检查。用支具制动膝关节1～2周间，调整支具，使其活动范围逐渐增加。3～4周时，屈膝应达90°。支具共用8～12周时间，骨折愈合后去除。正如所有的关节内骨折一样，负重时间对于轻度移位的骨折应延迟4～6周。采用骨牵引治疗粉碎骨折时，在牵引下早期进行膝关节屈曲活动是有益的。根据临床体征、症状和骨折愈合的放射学表现，伤后可用骨折支具或膝关节铰链支具治疗3～6周，但8～12周内仍勿负重，直到骨折获得牢固的愈合为止。

*2.手术治疗*　尽管影像学技术和非侵入性手术方法得到了很大发展，但对于胫骨平台骨折的治疗仍有争论。平台出现塌陷或"台阶"时，采取保守治疗好，还是采取手术治疗好，仍无统一的意见，亦未达成共识。某些学者认为，超过3mm或4mm的塌陷，必须进行恢复关节面的解剖形态和牢固内固定的手术治疗。超过20年的远期随诊研究结果(Lansinger等，1986)表明，残留的关节面骨性塌陷和发生骨性关节炎之间并不完全相关，但是，若畸形和塌陷可以导致关节不稳定，则临床效果不满意的可能性大大增加，这一点已达成共识。

对于有移位的，出现"台阶"的不稳定和对合不良的胫骨平台骨折，可选择切开复位内固定(ORIF)或外固定架治疗。手术指征和获得稳定的方法取决于骨折类型、部位、粉碎和移位程度，以及合并的软组织损伤的情况。深刻分析X线片和CT或MRI图像，以便制定严格的术前计划。应依据损伤的"个性"制定手术步骤，以便选择和决定手术切口的位置、内固定的类型和部位，是否需要植骨，术后的前期治疗计划等。手术治疗的绝对指征包括：①开放胫骨平台骨折；②胫骨平台骨折合并筋膜间室综合征；③合并急性血管损伤。相对指征包括：①可导致关节不稳定的外侧平台骨折；②多数移位的内髁平台骨折；③多数移位的胫骨平台双髁骨折。

(1)手术时机：开放骨折或合并筋膜间室综合征或血管损伤，需要紧急手术治疗。若属多发创伤的一部分，应待患者全身状况允许后尽早手术。在许多病例，可在进行胸腹手术的同时，处理膝部创伤。在危重患者，或软组织损伤重的患者，可采用经皮或局限切口对关节面进行固定，并结合临时使用关节桥接外固定架，使这些严重损伤得以稳定。对于高能量损伤所致的平台骨折，若患者情况危重，不可能获得早期的稳定，在这种情况下，可采用简单的关节桥接外固定架，或在胫骨远端横穿骨圆针进行牵引，以替代石膏固定。外固定架或牵引能比较有效地恢复长度和对线，减少骨折端的后倾和移位，比较方便地观察软组织情况和评估筋膜室内压力。若属单纯的闭合骨折，手术时间主要取决于软组织状况，其次是能否获得适当的放射学检查，以及手术小组的经验和适当的内固定物。若无禁忌证，尽早进行手术是可取的，但必须明确软组织损伤的情况。在高能量损伤所致骨折的患者，肢体广泛肿胀，直接暴力作用于胫骨近端的前方，可致胫前软组织损伤。此种情况下，必须慎重考虑用钢板螺丝钉内固定，手术可延期至肿胀减轻和皮肤情况改善后进行。在某些患者，手术可延迟几天或几周后进行，但应将患者放在Bohler-Braun架上或行胫骨远端骨牵引术，以便较好地维持长度和改善淋巴、静脉回流，过早进行手术可增加伤口的并发症。

(2)术前计划：对比较复杂的骨折应制定术前计划。可拍摄对侧膝关节X线相作为模板。牵引下的X线片可减少折块间重叠，更易于观察骨折形态。术前的绘图，可以推断出解决问题的最好方法，将减少术中软组织剥离，缩短手术时间，明确是否需要植骨并选择合适的内固定物，以最大限度地改善手术效果。

(3)手术切口：除外有其他特殊情况，一般应把整个患肢和同侧髂嵴都进行消毒、铺单，并使用消毒的止血带。手术应在可透X光的手术床上进行，以便术中用C臂影像增强器进行监测。手术床最好可以折叠，以便于术中屈膝，有利于显露和直视关节内情况。根据骨折累及内髁或外髁的情况，可采用内侧或外侧的纵切口。应避免使用S形或L形以及三向辐射状切口(“人”)。对于双髁骨折，建议用膝前正中纵切口。偶尔在特殊复杂的病例，采用2个切口：第一个在正前方，第二个在后内或后外方。前正中纵切口的优点是暴露充分，对皮瓣的血供损伤小，而且若需晚期重建，亦可重复使用此切口。

(4)手术固定原则：胫骨平台骨折的手术内固定的目的首先要恢复膝关节的力线，其次要尽量解剖复位胫骨平台关节面。胫骨平台骨折手术复位固定后，不允许存在膝关节内外翻畸形；要根据胫骨平台骨折的粉碎程度，尽量恢复关节面的平整。对于没有塌陷，单纯劈裂的骨折块，一定要做到解剖复位坚强内固定。对纵向劈裂的骨折块，除用拉力螺钉加压固定外，一般需要附加支撑钢板固定。对于粉碎塌陷的胫骨平台骨折，如严重的SchatzkerⅤ、Ⅵ型骨折，即使关节面不能完全解剖复位，膝关节对位也不允许出现内外翻畸形。胫骨平台骨折多的固定多需要应用钢板螺丝钉系统。锁定钢板对减少手术创伤，维持关节复位后的关节力线有其特有的技术优势。胫骨平台后方的塌陷骨折一定要有良好的复位，并用支撑钢板固定；此时通常须在胫骨后缘附加切口进行单独操作固定。混合型外固定架对于开放骨折的固定有其独特优势。对粉碎的胫骨近端骨折，应用混合型外固定架进行功能复位，维持膝关节力线也是一个良好的选择。对于胫骨平台塌陷骨折复位后出现的骨缺损，应该应用人工骨、自体骨或异体骨进行填充植骨。

(5)术中合并损伤的处理原则

1)血管损伤：高能量损伤，特别是SchatzkerⅣ、Ⅴ、Ⅵ型损伤则有可能并发腘动脉或腘动脉分支处的断裂。最基本的临床检查是评估末梢脉搏情况。若对血管的完整性存在怀疑，明智的做法是进行血管造影术，以除外隐匿性血管损伤。血管损伤的治疗取决于缺血的严重程度和骨折后的时间。若末梢脉搏搏动良好，应首先固定骨折。若动脉损伤诊断明确后，应立即重建血液循环，进行临时性的动脉血流转路或行血管修补术，常需静脉移植或人工血管移植来进行动脉修补。无论何时，均应同时修补受损的静脉。对缺血时间超过6小时，再灌注后筋膜间室内张力增加或有广泛软组织损伤者，应积极行筋膜切开减张术，监测筋膜间室压力也是有益的。

2)韧带损伤：胫骨平台骨折合并膝关节韧带损伤比较多见，但对其发生率和严重性常常估计不足。临床研究表明,多达 1/3 的平台骨折合并有韧带损伤。遗憾的是,哪些韧带损伤可导致创伤后膝关节不稳定仍不十分明确。随着 MRI 检查和关节镜的普遍应用,发现高达 1/3~2/3 的病例合并有软组织损伤,主要包括:内侧副韧带损伤、半月板撕裂、前交叉韧带(ACL)损伤。此外,若存在有腓骨头骨折或髁间棘骨折,亦应高度怀疑有韧带撕裂。Delamarter 等在 1990 年回顾性分析了 39 例胫骨平台骨折合并韧带损伤,学者所得出的结论是在对平台骨折行切开复位内固定的同时应一期修补韧带损伤,优于对韧带损伤行保守治疗。但实际上这个问题直到现在仍存有争议。

对膝关节韧带损伤伴有较大的撕脱骨折块应行一期手术修补已达成共识。对交叉韧带实质部断裂进行一期修补目前认为临床效果并不可靠。积水潭医院不主张在一期进行韧带修复手术。在对骨折进行可靠固定后要早期积极进行膝关节的功能锻炼,即使存在未修复的韧带损伤,也不应影响膝关节的早期活动。即使患者存在膝关节不稳定,膝关节韧带二期重建的前提条件也是需要关节本身有良好的活动度。

**【术后处理与康复】**

闭合骨折内固定术后应静脉使用头孢菌素 24 小时;开放骨折术后应再加用氨基苷类抗生素。常规放置引流管 1~2 天。

下肢关节内骨折的治疗特点是早期活动和迟延负重。若固定较稳定,建议使用 CPM,可增加关节活动、减轻肢体肿胀,改善关节软骨的营养。对 SchatzkerⅠ、Ⅱ、Ⅲ型骨折,一般 4~6 周可以部分负重,3 个月时允许完全负重。对高能量损伤者,软组织包被的情况可影响膝关节活动恢复的时间和范围。无论何时,即使活动范围不大,也应尽可能使用 CPM。一般患者完全负重应在术后 3 个月左右,此时 X 线相上应出现骨折牢固愈合的证据。对采用韧带复位法和混合型外固定架固定的患者,何时去除外固定架,必须具体病例具体分析,在这些病例中,骨折愈合慢,特别是在骨干与干骺端交界区域,过早地去除外固定架可导致成角和短缩畸形,可行早期植骨,以缩短骨愈合时间。

何时取出内固定物,并没有一个统一的标准,其手术指征是在体力活动时有局部不适。若手术时将内固定物置于皮下常会造成局部症状,特别是 6.5 或 7.0mm 的空心拉力螺钉,无论是放置在内侧或外侧,其螺帽常常凸出。对多数低能量损伤者,骨折愈合快,一般伤后 1 年可将内固定物取出。高能量损伤所致骨折,其愈合相对较慢,若未植骨,则不出现或仅出现极少量的外骨痂,应谨慎地推迟至术后 18~24 个月再取出内固定物,以避免发生再骨折。

应注意并不是所有的患者都需要取出内固定物。对多数老年患者来讲,麻醉和手术的危险或许超过了常规取出内固定物带来的益处,但是,若有持续性局部疼痛,而且骨折愈合良好,亦无内科禁忌证,则可将其内置物取出。对生理年龄年轻者,若无或仅有轻微的与内置物有关的症状,亦没有必要常规取出内固定物。取出内置物后,应常规用拐杖保护 4~6 周,何时恢复剧烈的体力活动应因人而异,一般需延迟至 4~6 个月。

**【并发症】**

胫骨平台骨折术后并发症分为两类,一类是早期并发症,包括:复位丧失、深静脉血栓形成、感染;另一类是晚期并发症,包括:骨不愈合,内植物失效,创伤后骨关节炎等。

1.感染 最常见也是最严重的并发症之一。常常因对软组织损伤的程度估计不足,通过挫伤的皮肤进行不合时宜的手术切口，并做广泛的软组织剥离来放置内固定物，导致伤口早期裂开和深部感染。谨慎地选择手术时机，骨膜外操作，对粉碎折块行有限剥离，可减少感染的发生率。采用股骨牵开器行间接复位，或通过韧带复位法经皮夹持固定置入较小的内固定物或中空拉力螺钉，也可减少软组织血供进一步的丧失，降低伤口裂开和深部感染的发生率。

对伤口裂开或渗出应行积极的外科治疗，将坏死的骨质和软组织进行彻底清创和冲洗。有时感染可累及膝关节，为防止软骨破坏，应对膝关节进行全面评估和灌洗。深部感染伴有脓肿形成时，应保持伤口开放，二期闭合。若有窦道形成，但无明显的脓液流出，可彻底清创和冲洗，放置引流管，闭合伤口。应进行细菌培养，静脉给予有效的抗生素。若有软组织缺损，可应用皮瓣或肌瓣转移手术覆盖伤口。少数病例可能需要游离组织移植。感染症状消退后，若骨折迟延愈合，可行植骨术或开放植骨术。在发生感染后对内固定行翻修手术，则需要慎重地考虑。

2.骨折不愈合　低能量损伤所致的平台骨折极少发生不愈合，这归因于松质骨有丰富的血液供应，常见的不愈合发生在 SchatzkerⅥ型损伤的骨干与干骺端交界区域，常因骨折严重粉碎、内固定不稳定、植骨失败、内固定力学失效、感染以及其他一些因素所致。

3.创伤后关节炎　在已发表的文献中，远期研究不多，故平台骨折后创伤性关节炎的发生率仍不十分清楚。但已有多位学者证实，关节面不平滑和关节不稳定可导致创伤后关节炎。若关节炎局限于内侧室或外侧室，可用截骨矫形来纠正；若是 2 个室或 3 个室的严重关节炎，则需行关节融合或人工关节置换术。在决定是否手术治疗时，年龄、膝关节活动范围及是否有感染等因素起着重要作用。

4.膝关节僵硬　胫骨平台骨折后膝关节活动受限比较常见，但严重程度较股骨远端骨折为轻。这种难治的并发症是由于伸膝装置受损、原始创伤致关节面受损以及为内固定而行的外科软组织暴露所致。而骨折术后的制动使上述因素进一步恶化，一般制动时间超过 3～4 周，常可造成某种程度的关节永久僵硬。

对多数胫骨平台骨折来讲，早期行稳定的内固定，仔细地处理软组织，术后立刻行膝关节活动，可望最大限度地恢复活动范围。一般在术后 4 周，屈膝应达 90°。

## 三、髌骨骨折

**【概述】**

髌骨是人体内最大的籽骨，位于股四头肌腱内。髌骨的功能是增加了股四头肌腱的力学优势，有助于股骨远端前方关节面的营养供给，保护股骨髁免受外伤，并将四头肌的拉伸应力传导至髌腱。还通过增加伸膝装置至膝关节旋转轴线的距离，改善了股四头肌效能，加长了股四头肌的力臂。髌骨骨折是膝部常见的骨折，约占所有骨骼损伤的 1%，并可见于所有的年龄组，主要发生于 20～50 岁之间的年龄组。男性大约是女性的 2 倍。并没有发现在左、右侧上有什么区别，但双侧髌骨骨折罕见。

**【损伤机制】**

髌骨骨折可为直接或间接暴力所致。直接暴力的主要原因是：直接跪倒在地；交通事故伤直接暴力作用于髌骨。髌骨位于皮下,增加了直接受伤的机会,受伤区域也常存在皮肤挫伤或有开放伤口。

当附着于髌骨的肌肉肌腱和韧带所产生的拉力超过了髌骨内在的强度之后,可产生间接暴力所致的骨折。主要典型表现是跌伤或绊倒伤。发生髌骨骨折以后,股四头肌继续作用。将内侧或外侧的股四头肌扩张部撕裂。支持带损伤的程度比直接损伤者要重。典型表现是横断骨折,某些髌骨下极呈粉碎状,支持带中度撕裂。多数患者不能主动伸膝。直接和间接暴力混合损伤的特征是皮肤有直接创伤所致的证据,骨折块有相当大的分离。

**【骨折分类】**

髌骨骨折按骨折形态一般分为 6 种类型:横断骨折、星状骨折、粉碎骨折、纵形或边缘骨折、近端或下极骨折和骨软骨骨折。

横断骨折最多见,约占所有髌骨骨折的 50%～80%,大约 80%的横断骨折位于髌骨中部或下 1/3。星状和粉碎骨折占 30%～35%。纵行或边缘骨折占 120～17%。边缘骨折常为直接暴力所致,累及了髌骨的侧方关节面;极少是间接暴力所致,其损伤机制是:在股四头肌紧张的情况下,快速屈膝,髌骨的侧方运动遭到了股骨外髁的撞击所致。骨软骨骨折第一次由 Kroner 提出,常见于年龄在 15～20 岁患者,多见于发生髌骨半脱位或脱位后,髌骨的内侧关节面或股骨外髁出现骨软骨损伤,在原始的 X 线片上常不能确诊,需行诊断性的关节造影,CT 扫描或关节镜检查,以便对隐匿性软骨或骨软骨骨折做出准确诊断。下极骨折可见于年轻运动员损伤,常与急性髌骨脱位同时出现,故应对这些患者同时评估髌骨骨折和髌骨不稳定的情况。

**【临床表现与诊断】**

通过病史、体检及 X 线检查,一般可做出诊断。直接损伤的病史,譬如膝部直撞击在汽车挡泥板上,后出现疼痛、肿胀及力弱,常提示发生了骨折。另一种损伤的表现是间接损伤,膝部出现凹陷,伴有疼痛和肿胀。直接损伤者常合并同侧肢体的其他部位损伤。

髌骨位于皮下,易于进行直接触诊检查。通过触诊可发现压痛范围,骨折块分离或缺损的情况。无移位骨折仅出现中度肿胀,解剖关系正常,但骨折端压痛是最重要的临床表现。

多数髌骨骨折有关节内积血,而且关节积血可进入邻近的皮下组织层,使组织张力增加。关节内积血时浮髌试验阳性。膝关节内张力性渗出可使疼痛加剧,必要时进行抽吸或紧急外科减压。

应常规拍摄斜位、侧位及轴位 X 线相。CT 扫描或 MRI 检查有助于诊断边缘骨折或游离的骨软骨骨折。因正位上髌骨与股骨远端髁部相重叠,很难进行分析,因此多采用斜位,以便于显示髌骨。侧位 X 线相很有帮助,它能够提供髌骨的全貌以及骨折块移位和关节面出现“台阶”的程度。行轴位 X 线检查有利于除外边缘纵行骨折,因为它常常被漏诊,而且多无移位。

**【治疗方法】**

治疗髌骨骨折的目的是保证恢复伸膝装置的连续性,保护髌骨的功能,减少与关节骨折有关的并发症。治疗原则是尽可能保留髌骨,充分恢复后关节面的平整,修复股四头肌扩张部的横行撕裂,早期练习膝关节活动和股四头肌肌力。即使存在很大的分离或移位,也不要选择部分或全髌骨切除术。患者的一般情况、年龄、骨骼质量以及手术危险性决定了是否手术以及内固定方式。

1.*非手术治疗*　对于无移位的髌骨骨折,患者可以抗重力伸膝,说明伸膝装置完整性良好,可以采取保守治疗。早期可用弹性绷带及冰袋加压包扎,以减少肿胀;亦可对关节内积血进行抽吸,以减轻肿胀和疼痛以及关节内压力,但应注意无菌操作,以防造成关节内感染。前后长腿石膏托是一种可靠的治疗方法,其长度应自腹股沟至踝关节,膝关节可固定于伸直位或轻度屈曲位,但不能有过伸。应早期行直腿抬高训练,并且贯穿于石膏制动的全过程,并可带石膏部分负重。根据骨折的范围和严重程度,一般用石膏制动 3～6 周,然后改用弹性绷带加压包扎。内侧或外侧面的纵行或无移位的边缘骨折,一般可不必石膏制动,但仍应采取加压包扎治疗,3～6 周内减少体力活动,可进行主动和被动的功能锻炼。

2.*手术治疗*　髌骨骨折是关节内骨折,且近端有强大的股四头肌牵拉,一旦骨折后应用积极进行手术内固定治疗。髌骨骨折的传统手术治疗是采用经过髌骨中部的横切口,此切口暴露充分,能够对内侧或外侧扩张部进行修补。髌骨正中直切口或髌骨侧方直切口在近年应用增多,可以获得更充分的外科暴露和解剖恢复,若有必要的话,也允许对膝关节进行进一步探查和修复。

对于年轻患者,特别是横断形骨折者,松质骨比较坚硬,常能够获得稳定的内固定。对于严重粉碎骨折,若同时存在骨质疏松,则很难获得稳定的内固定,需要进行其他的附加固定或延长制动时间,以期获得良好的骨愈合。

手术主要包括以下 3 种方式:

(1)解剖复位,稳定的内固定;

(2)髌骨部分切除,即切除粉碎折块,同时修补韧带;

(3)全髌骨切除,准确地修复伸膝装置。

髌骨重建的技术常常是采用钢丝环绕结合克氏针或拉力螺丝钉固定。最常应用的钢丝环扎技术由 AO/ASIF 所推荐,它结合了改良的前方张力带技术,适用于横断骨折和粉碎骨折。生物力学研究表明,当钢丝放置于髌骨的张力侧(前方皮质表面)时,与其简单地行周围钢丝环扎相比,极大地增加了固定强度。

这种改良的张力带技术与钢丝环扎技术,即钢丝通过股四头肌腱的入点和髌腱,然后在髌骨前面打结拧紧相比有所不同。用 2 枚克氏针或 2 枚 4.00mm 的松质骨螺丝钉以控制骨折块的旋转和移位,有利于钢丝环的打结固定,也增加了骨折固定的稳定性。克氏针为张力带钢丝提供了安全"锚地",并且中和了骨折块承受的旋转应力。拉力螺丝钉除此之外,还能对骨折端产生加压作用,但对于年轻患者,将来取出内固定物时可能发生困难。

治疗开放髌骨骨折时,可在进行彻底清创和灌洗之后,进行内固定。但必须对伤口的严重程度、污染情况及患者全身状况进行全面的评估。去除所有无血供组织。若伤口污染较重,在进行最后的骨折修复之前,可能需要多次清创和冲洗,但不能将关节敞开时间太长,以防软骨的破坏和关节功能的恶化。对开放伤口可放入较粗的引流管,并结合重复清创和关节镜下灌洗,全身静脉应用抗生素,在这种情况下可考虑闭合伤口;应注意任何内固定物均必须达到牢固稳定的目的，并且对软组织血供影响较小。若同时合并股骨或胫骨骨折，亦应按照原则进行积极的治疗。

随着现在内固定技术发展，对粉碎的髌骨骨折大多数都能够进行一期手术固定，应尽量避免进行髌骨部分切除和髌骨切除手术。

**【术后处理与康复】**

若用张力带对髌骨骨折进行了稳定的固定，术后可进行早期膝关节功能训练。采用改良的AO/ASIF张力带固定，在主动屈膝时可对骨折端产生动力加压，并允许患者尽早恢复膝关节活动。内固定稳定者，使用CPM也可以改善活动范围。采用多枚拉力螺钉或张力带钢丝或应用间接复位技术治疗的严重粉碎骨折，需要石膏制动3～6周，在术后早期活动时，若多个小骨折块缺乏稳定性，将增加内固定失效的危险。故在用内固定治疗粉碎骨折后，术后应保护一段时间，以便在进行功能锻炼之前，骨折和伸膝装置获得早期愈合。但股四头肌可进行等长训练，以防止粘连和保持股四头肌弹性。患者常需在超过6周后再行大强度的功能锻炼，待X线相上出现骨折愈合的征象后才完全负重。

髌骨部分切除并行肌腱修补，肌腱与骨的愈合需要制动至少3～4周。全髌骨切除术后，至少应保护4周，此后再进行功能康复，并且在锻炼间隔期间，仍用外固定保护。一般需要几个月的时间，以便最大限度地恢复运动范围和肌力。

总的看来，髌骨骨折经手术内固定后预后良好。关节骨折可导致关节软骨破坏和软骨软化，出现创伤后骨关节炎，伴骨刺和硬化骨形成。严重的髌骨骨折更易发生退行性关节炎。

**【并发症】**

髌骨骨折术后骨折块分离和再移位少见，常因内固定不牢固或某些病例术后指导功能锻炼不足所致。若不考虑治疗方式，延长制动时间将影响了最终疗效，石膏制动时间不超过4周，83%初期疗效优良；而超过8周者，仅有15%疗效优良。

多数学者报告缺血性坏死少见，但Scapinelli(1967)总结了162例髌骨横断骨折，其中41例有缺血坏死的部分证据，38例累及了近端折块，大多数原始分离较大，并采取了周围钢丝环扎固定。常在骨折在1～2个月时，X线相上表现为密度增高，2～3个月时，两折块间密度的对比达到高峰。治疗上无特殊，仅采取随诊观察。6～8个月时，常能恢复膝关节全部活动，并表现为不同程度的髌股关节骨性关节炎。一般在2年内出现再血管化。

髌骨骨折的晚期并发症常表现为髌股关节疼痛或骨性关节炎症状。

术后伤口感染的处理包括采取清创术和评估固定的稳定性。若固定牢靠，骨块血供良好，可采取清创、灌洗，放置引流，闭合伤口，静脉使用抗生素。

髌骨骨折后的不愈合率是2.4%，不一定需再行手术内固定以获得骨愈合。有时患者对不愈合所致的功能下降或受限能够很好地耐受。对体力活动多的年轻患者，可能需要再次行骨连接术。对疼痛性不愈合并发无菌性髌骨坏死者，可考虑行髌骨部分切除。

保留内固定物所致的疼痛比较常见，与肌腱或关节囊受到内固定物金属尖端的刺激有关。将内固定物取出，常常能减缓这些症状。但4.0或3.5mm松质骨螺钉若保留在年轻人坚硬骨质内几年以上，常常很难取出。

## 四、股四头肌腱和髌韧带损伤

股四头肌和髌腱是伸膝装置的重要组成部分。创伤、代谢性疾病、结缔组织病、肥胖和肌腱瘢痕等是诱发损伤的诱因，特别是老年人，由于肌腱的血运供应较差，就更容易发生这类损伤。

### （一）股四头肌腱撕裂

**【概述】**

股四头肌腱断裂主要是由于髌骨近端的股四头肌的强力收缩所致。Galen 最早报道股四头肌腱损伤。1887 年，McBurney 应用手术方法治疗股四头肌腱断裂。

**【临床表现】**

股四头肌腱断裂的主要症状是疼痛和行走障碍。疼痛的程度相对于跟腱断裂来说是比较重的。但是，当髌旁支持带没有断裂时，疼痛也可能是比较轻的。患者往往在没有人帮助下不能自行行走。

体格检查时可以检查到肿胀、空虚感。当患者主动伸膝时，可以在肌腱断裂处触及肌腱空虚感。肌腱完全断裂的患者不能做直腿抬高或伸膝运动，不完全断裂的患者则有可能做直腿抬高，但不能将屈曲位的膝关节伸直：陈旧性股四头肌腱断裂的患者可以行走，但是患膝关节僵直，摆动期时要抬高患侧髋关节。

X 线检查可见到髌骨低位，必要时可双侧摄片对比髌骨位置。侧位相上可以看见髌骨退行性变化“牙征”。磁共振检查可以获得完全或不完全断裂的鉴别诊断：正常的股四头肌腱信号为低密度信号，纤维影连续。断裂者则有密度增高的信号，纤维不连续，周围有水肿。

**【治疗方法】**

股四头肌腱断裂的治疗方法有保守治疗和手术治疗。

保守治疗主要用于股四头肌腱部分断裂。石膏制动患膝关节于伸直位，时间为 4 到 6 周。根据损伤的范围和股四头肌力恢复情况，当患肢可以直腿抬高 10 天后，即可去除制动，在支具保护下逐渐恢复肌力及膝关节的活动。

手术治疗主要应用于股四头肌腱完全断裂。对陈旧性或新鲜的股四头肌腱断裂应采用不同的手术方式。急性股四头肌腱断裂的手术方法主要是端对端吻合修复术。国外大量文献报道其满意率可以达到 83％～90％。在行股四头肌腱断裂端对端吻合修复术时，最常用的是 Scuderi 缝合技术。首先做膝关节前方正中纵行切口，将断裂的肌腱清创后，端对端用不可吸收线间断缝合，然后在断端近侧的股四头肌腱浅层，锐性分离出一等腰三角形肌腱薄片，底边靠近断端宽为 2cm，三角形的腰为 3cm，顶角位于断裂口近端 5cm 处，剥离好后，将顶角翻向远侧，覆盖已缝合的断端，与其周围组织缝合加强端对端吻合口。同时，跨过吻合端在髌骨内外两侧做 Bunnell 减张缝合，减张缝合线尾放在皮外打结，要注意防止局部皮肤压迫坏死，3 周拆除缝线。手术后长腿石膏伸膝位固定 6 周，去除石膏后行肌力练习，支具保护下屈膝练习，逐渐负重行走。

如果股四头肌腱断裂在髌骨上极，可采用骨槽骨道法缝合修复。在髌骨上极的后部做一横行骨槽，在骨槽内打 3 到 4 个骨道至髌骨下极，将股四头肌腱断端用不可吸收线缝合后，留出 3 到 4 个长线尾，穿过骨道至髌骨下极打结，使断端吻合。

在端对端吻合肌腱修复断裂时应考虑缝合对髌骨位置的影响。避免髌骨倾斜，股四头肌腱张力过大而引起髌骨位置升高。

股四头肌腱断裂的误诊率较高，其原因主要是该损伤特异性体征少，医生对此认识不足。对于陈旧性股四头肌腱断裂，往往采用 Codiivila 肌腱延长法。做法很类似于 Scuderi 技术.不同点就在于切取近端三角形肌腱片时，切的厚度不同，Codivilla 肌腱延长法要求切取全层的三角形肌腱片，而不是薄片。另一处不同点是，切完三角肌片后再缝合断裂端，并缝合供肌腱区。其余步骤同 Scuderi 技术。

**【术后处理与康复】**

手术后为防止髌骨股骨粘连，早期的髌骨活动是很必要的。对于急性撕裂修补，早期的石膏下直腿抬高练习可以从手术后 7～10 天开始，在完成动作良好的情况下，借助支具的帮助，活动膝关节，最好在 1 个月内患膝活动度达到屈膝 90°，同时股四头肌力量能举起 5%体重时，可以去掉拐杖和支具行走，一般需要 6 个月的时间。对于陈旧性股四头肌腱断裂修补，时间可能还要更长一些。

### （二）髌腱撕裂

**【概述】**

髌腱位于髌骨下极与胫骨结节之间，上宽下窄，自髌骨下极至胫骨结节走行偏向外侧约 15°。髌腱断裂在临床上并不多见。其损伤机制主要是股四头肌收缩过程中，由于外力的作用，股四头肌被动拉长，髌腱不能承受而断裂。此时的髌腱常常患有肌腱炎。

**【临床表现】**

同股四头肌腱断裂一样，患者有明确的创伤史，有明显的疼痛。髌腱空虚感，髌骨上移，在侧位 X 线片上可以看到高位髌骨。磁共振有良好的影像供医生判断完全断裂或是部分断裂。

**【治疗方法】**

对于部分髌腱断裂，伸膝位长腿石膏制动 3～6 周，去除石膏后功能练习，方法类似于部分股四头肌腱断裂。手术治疗用于急性完全髌腱断裂和陈旧性断裂的重建。

急性断裂如果在髌骨下极骨与肌腱交接处，可采用骨槽骨道法缝合修复。在髌骨下极的后部做一横行骨槽，在骨槽内打 3 到 4 个骨道至髌骨上极，将髌腱断端用不可吸收线缝合后，留出 3 到 4 个长线尾，穿过骨道至髌骨上极打结，使断端与骨槽吻合。在打结固定之前，注意调整髌骨的高度和无倾斜度，髌骨不可位置太低，以屈膝 45°髌骨下极不低于髁间窝的高度为标准。手术后长腿石膏伸膝位制动 4～6 周，同时进行股四头肌力量练习，去除石膏后在支具的保护下，练习膝关节活动度，当股四头肌力量足够强，膝关节活动度达到 90°时，可以去除支具。

如果急性髌腱断裂在实质部，可采用环行内锁缝合法修补，近侧断端通过骨道在髌骨缝合打结，远侧断端通过胫骨结节横行骨道缝合。术后长腿石膏制动 4～6 周，功能练习同上面的叙述。

对于急性实质部中间断裂的髌腱，修补时应当用半腱肌或股薄肌作加强缝合。取膝关节正中切口，保留半腱肌远端止点，用肌腱剥离器切取肌腱近端，所取肌腱要尽可能地长，取下的肌腱首先通过胫骨结节处一内低外高的斜行骨道至外侧远端，向上至髌骨下极外侧，再通过髌骨下极的横行骨道至髌骨内侧，然后向下至肌腱止点缝合。如果还不够强度，可以再用股薄肌反方向加强。术后处理同其他修补术。

重建陈旧性髌腱断裂的方法有直接缝合加强法，同种异体肌腱移植法，人造肌腱移植法。不管使用哪一种方法，重建时应注意髌骨的位置高度，旋转及股四头肌的张力。手术前拍摄双侧对比膝关节侧位X线片，了解髌骨位置高度。手术中要保证髌骨下极不低于股骨髁间窝水平。手术重建肌腱完成后，股四头肌腱张力应保持在可以屈膝90°，伸直后肌腱有1～1.5cm的活动余地的状态。当髌腱缺损后长度不足时，可以将股四头肌腱"Z"字延长，但应拍摄术中X线片来确定髌骨的位置高低，并在合适的位置上固定缝合，同时要用半腱肌或股薄肌加强。

异体肌腱移植最常用的是骨跟腱移植。用带跟骨骨块的跟腱移植时，首先在胫骨结节上做一宽1.5～2cm，长2.5～3cm，深1.5cm的骨槽，然后将跟骨骨块塞入骨槽内，用2枚皮质骨螺丝钉固定。将跟腱分成3份，中间1份宽为8～9mm，将此份跟腱从髌骨下极穿入髌骨的纵向骨道至髌骨上极，在45°屈膝位将髌骨下极的高度定在股骨髁间窝顶水平，缝合固定跟腱，再将另外两份跟腱缝于髌骨两侧。术后长腿石膏制动5周，去除石膏后支具下功能练习。

（徐宁路）

# 第十五节 胫骨Pilon骨折

胫骨Pilon骨折是指累及胫骨远端负重关节面与邻近的胫骨干骺端的骨折，常合并有腓骨下段骨折和严重的软组织挫伤，而且其并发症发生率较高，因而Pilon骨折是最难治疗的四肢骨折之一。目前对Pilon骨折治疗方法较多，尚未达到统一的共识。对骨折移位超过2mm采用非手术治疗的结果很差，因此许多外科医师选择切开复位和内固定。但是由于关节周围损伤的复杂性及胫骨远端软组织覆盖有限，经典的内固定手术有较高的伤口并发症。因此，寻求新的手术技术是历年来骨科医师的愿望。

## （一）损伤机制

胫骨Pilon骨折通常是指由高能损伤引起，多见于交通事故或高空摔伤。主要由旋转外力伴较小的轴向负荷引起。当为低能损伤时，则关节面粉碎较轻且骨折移位较少，则预后较好。多数文献报道的并发症均发生在高能损伤的患者中。高能损伤行胫骨Pilon骨折造成软组织和骨的损伤其机制是当距骨撞击胫骨远端而引起轴向挤压。骨折的类型受损伤时的位置及旋转或成角外力的大小的影响。高能损伤常造成开放骨折且有较严重的软组织损伤，因此并发症较高。

## （二）临床分型

目前应用最广，且能判断患者预后的分型是OTA/AO组织提出的，将胫骨远端骨折分为3型，其中B型和C型涉及Pilon骨折。

A型：关节外骨折。

B 型:部分关节内骨折,部分关节面仍与胫骨干骺端及骨干相连。

C 型:完全关节内骨折,整个关节面均与胫骨干骺端或骨干分离。

每型又分为 3 组。随着数字增加(1～3),提示骨折的粉碎程度增加。

1 组:无粉碎或轻度粉碎。

2 组:关节面轻度粉碎,干骺端严重粉碎。

3 组:关节面及干骺端均严重粉碎。

每组又细分为 3 个亚型。临床上将其简化为:A 型:未累及关节面。B 型:累及部分关节面。C 型:累及整个关节面。

### (三)治疗原则

Pilon 骨折是涉及胫骨负重关节面骨折,且周围软组织的脆弱、干骺端甚至包括胫骨下段的粉碎骨折的不稳定、关节面的损坏不平整及关节软骨的损伤,治疗以修复关节面、有效维持骨折复位稳定、早期关节活动、恢复关节功能、预防并发症为主。

### (四)保守治疗

一般采用手法复位或跟骨牵引后石膏、超踝夹板、单纯外固定架固定。Bourne 等报道保守治疗优良率仅 43%,分析其原因,由于骨折的解剖位置特殊性和对关节功能的要求,保守治疗关节面的移位整复困难、控制旋转对位对线能力差、骨折端易移位、干骺缺损也不能植骨,而致骨折延迟愈合、不愈合或畸形愈合等后期的并发症发生率较高。故保守治疗适用于少数骨折无移位、关节囊保持完整、没有明显脱位的骨折。有条件可采用经皮克氏针或螺钉有限固定加用辅助外固定或直接用 AO 的切开复位坚强内固定,旨在缩短外固定时间,早期功能锻炼,避免单纯外固定发生骨折再移位的可能性。

### (五)手术治疗

已逐渐形成 Pilon 骨折手术治疗的“BO”原则,强调细致的软组织暴露、骨折块的有限剥离、间接复位技术、稳定固定后的早活动和晚负重的指导原则,其目的是为尽可能保护骨、软组织活力,进行关节面复位,并提供能使踝关节早期活动的固定。

1.手术时机　选择手术治疗的先决条件是允许术后有足够的软组织覆盖,因此,软组织条件良好,骨折损伤的程度轻微,特别是低能量的损伤,手术应该在伤后 8～12h 内进行。对软组织损伤严重的或粉碎性骨折,其手术时机,应做两步处理:第一步稳定软组织,跟骨牵引或有限固定腓骨并外固定支架固定,维持肢体的长度,防止软组织挛缩,等待肿胀消退、软组织条件许可;第二步行胫骨切开复位内固定,时间多在 5d～3 周之间为宜。合并有其他部位复合伤者则可暂行外固定架固定,时机成熟行Ⅱ期手术。

2.手术方法

(1)分期切开复位内固定:如果软组织条件允许,切开复位内固定是最佳治疗手段,可用于几乎所有病例,允许踝关节早期活动,避免针道感染、外固定器臃肿等问题。避免在伤后早期进行最终的切开复位内固定,因为在急性期手术发生各类并发症的风险极大。受伤后 5d 内行切开复位内固定手术的并发症率高达 50%,伤后 7～21d 手术的并发症率显著降低。但在未能准确重建胫骨解剖长度的情况下延期手术,会使关节面及干骺端的复位极为困难。因此强调采取分期治疗原则，早期重建肢体的长度，利用韧带整复作用协助复位。这些措施使得日后的手术更加容易，并因减轻下方骨块的挤压，加快软组织恢复。采用跟骨牵引(10 磅)、跨关节外固定、腓骨接骨板或联合上述方法来重建腓骨的长度。无论采取牵引还是外固定，都应保证最终手术时预期切口的清洁。在抬高患肢的同时，注意监测软组织的情况。皮肤出现褶皱提示肿胀开始减轻，是最终手术的必要条件。手术切口不得经过水疱，除非水疱已经完全上皮化。

一旦软组织肿胀消退，即可对 Pilon 骨折实施切开复位内固定手术包括以下步骤：①腓骨切开复位内固定；②解剖复位关节面并妥善固定；③将关节面骨块与干骺端/骨干复位并妥善固定；④干骺端骨缺损时进行植骨。

腓骨复位时必须正确重建腓骨的长度，连接腓骨与胫骨外侧的韧带牵拉前外侧骨块(Chaput 骨块)，而后外侧骨块(Volkmann 骨块)位于解剖位置的远端。Chaput 骨块的解剖复位是固定的基石，以此为标准复位其他关节骨块。

(2)手术入路：切开复位内固定的入路取决于骨折线。绝大多数胫骨前方的骨折线是完全的，分开相邻的骨块即可复位塌陷的关节面。但应注意，采用双切口时桥接的皮肤宽度不得少于 7cm。CT 对于了解骨折线的位置以及采取何种入路最能良好地复位关节面极为重要。传统的前内侧入路位于颈前肌腱前方，恰在胫骨嵴外侧。当前方的骨折线更偏外时，采用位于伸趾肌腱和第三腓骨肌之间的前外侧入路。后内侧入路位于趾长屈肌后方，对复位大的后内侧骨块更为有用。还可采用将腓骨肌腱向前方牵引来同时显露胫腓骨的后外侧入路。

选定手术入路后，首先切开复位并用接骨板固定腓骨。经过所选入路复位关节面骨折。复位后用克氏针和拉力螺钉固定。随后将关节面与干骺端或骨干妥善固定，视骨折的类型将接骨板放置在前方或内侧。小型内植物比大型内植物更具优势。重建机械力线和旋转力线非常重要。干骺端如有缺损，应植入松质骨或骨替代物。

### (六)经皮接骨板固定

经皮接骨板固定是治疗 Pilon 骨折的新技术，尤其适用于简单的完全关节骨折(OTAC1)。这种方法采用闭合复位或经皮复位，维持关节骨块的正确力线，用接骨板将其固定于胫骨近端。经皮放置的接骨板位于皮下与胫骨骨膜之间。透视下在骨折近远端分别用螺钉固定，确保螺钉位置正确。绝大多数病例合并腓骨骨折，也应复位并用接骨板固定。手术前软组织肿胀必须充分消退。这种方法的优点是可以早期活动踝关节，避免大切口带来的风险。缺点是必须采取间接复位，不能直视干骺端骨折情况。因此术者必须熟悉间接复位技术，并用影像技术评估复位效果。

### (七)术后治疗

无论采取何种治疗，术后都要强调控制肿胀，促进伤口愈合及早活动关节。术后患肢使用夹板制动并避免负重。用支具或断腿石膏继续制动至伤口愈合。使用外固定时，指导患者护理针道，注意避免马蹄足畸形。避免患肢负重，直至 X 线片出现提示骨折早期愈合的桥接骨痂为止。多数医师不允许患者在 12 周内完全负重。

### (八)并发症的防治

Pilon骨折尤其是高能量创伤的Pilon骨折术后并发症的发生率很高,且很严重,并发症可分为早期和晚期并发症,早期并发症包括伤口裂开、皮肤坏死、表浅或深部感染,主要是由于创伤致组织受到严重损伤、局部软组织张力太高难以覆盖胫骨远端。术后晚期并发症主要包括骨折延迟愈合、骨不连、骨折畸形愈合、关节僵硬、创伤性关节炎等。早期并发症可利用腓骨肌覆盖腓骨,外侧腓骨伤口用游离植皮覆盖,以保证内侧胫骨伤口无张力缝合;Pilon骨折软组织损伤,应在处理伤口、肿胀消退后延期手术,应用有限内固定,维持骨折复位后的力线,辅以石膏外固定或外固定支架,降低皮肤坏死的发生率。晚期并发症一般都需要再次手术,甚至要行踝关节融合或截肢术。随着健康观念的更新和现代假肢技术的发展,对于不可重建的Pilon骨折,也可考虑行关节融合术和截肢术,但适应证的掌握应严格和慎重。

总之,从文献报道的有关Pilon骨折治疗的临床研究来看,制定合理而完善的术前计划、有限内固定结合外固定治疗以及根据软组织损伤情况分期治疗,降低了软组织损伤导致的并发症发生率,已显示出其明显的优越性。同时,治疗过程中踝关节早期功能锻炼,避免过长时间的外固定,能最大限度地减少针道感染、关节僵硬等并发症。

(乔　斌)

## 第十六节　踝关节

踝关节骨折脱位是创伤骨科常见的骨折脱位之一。近年来,踝关节骨折的发生率有明显上升的趋势。国外的统计数字表明,自1970年至1994年,踝关节骨折的发生率从57/100,000上升到130/100,000。而且还发现踝关节骨折的发生率与年龄和性别因素有关,老年女性易于发生踝关节骨折。

**【实用解剖】**

踝关节是一个复合关节,由胫腓骨远端相互关节,并在韧带和关节囊的连接和支持下构成。踝关节的稳定性主要由以下3个结构维持:①内侧结构(包括内踝、距骨内侧面和三角韧带);②外侧结构、(包括腓骨远端、距骨外侧面和外侧韧带复合体);③下胫腓联合(包括下胫腓联合韧带和骨间膜)。

**【踝关节损伤的X线诊断方法】**

对踝关节损伤应充分重视临床检查,在临床检查的基础上决定X线诊断的投照方法及某些特殊的要求。标准的踝关节X线片包括前后位、侧位和踝穴位。Gourineni等(1999)认为前后位X线片对于显示内踝关节面更为准确,因此评价内踝固定物的位置时应使用前后位X线片。

除去常规的踝关节前后位、侧位和踝穴位以外,当临床考虑到为旋前-外旋型损伤或AO分类中的C型损伤时,应该想到腓骨骨折位置可以达到腓骨近端的可能性。当踝关节X线未能显示诊断之依据时,则应拍患侧小腿全长并包括膝关节之X线片,以防止漏诊腓骨近端骨折,甚至上胫腓分离。

关于踝穴宽度的测量 Marvin Tile(1987)指出在距骨体关节面下方 5mm 处作与距骨体关节面之平行线，此线与内踝关节面、外踝关节面以及距骨体内侧缘、外侧缘分别相交为 a、b、e、d 4 个点，在正常情况下 ab－cd＝4mm，正常变异范围为 2.0～6.0mm，如果数值变大则踝穴增宽。在临床上多以踝关节内侧间隙应与水平间隙等宽为标准，如内侧间隙增宽则提示距骨有向外侧移位，或有下胫腓分离存在。

对于下胫腓联合分离的判断可测量胫腓间隙(构成腓骨切迹的胫骨后结节外缘与腓骨内缘之间的距离)和胫腓重叠(胫骨前结节外缘与腓骨内缘之间重叠的距离)。胫腓间隙在前后位 X 线片上大于 5mm 或胫腓重叠在前后位 X 线片上小于 10mm、在踝穴位 X 线片上小于 1mm，即表示存在下胫腓联合的分离。

对于腓骨短缩的判断，主要通过在踝穴位 X 线片上测量内、外踝尖端的连线 A 与距骨近端关节面平行线 C 的夹角，正常值为 8°～15°，与健侧相差 3°以上即表示有腓骨短缩。对于如何判断距骨在踝穴内有无倾斜，Mar-vinTile(1987)提出在此图上如再作胫骨远端关节面的平行线 B，A 与 B 两线之交角为 T，A 与 C 两线之交角为 t 1 正常情况下 T 与 t 角之差为 0°，正常变异范围为－1.5°～＋1.5°。另外，还有一种判断腓骨短缩的方法如，胫骨远端软骨下骨板与外踝形成一个连续的连线，称之为胫腓连线，如果腓骨或外踝骨折后发生重叠短缩移位或旋转移位时则此线不连续。

应力下拍片在诊断韧带损伤中是十分重要的。拍摄应力下的 X 线片时应同时拍摄对侧的应力下的 X 线片进行比较。

此外，如果在前后位或踝穴位 X 线片上测得内踝与距骨的间隙大于 5mm，无论 X 线片是否是在应力下拍摄，都表示有三角韧带的损伤。

胫骨远端粉碎骨折且波及关节面时，针对骨折粉碎的严重情况以及如何选择内固定方法，CT 是必要的。对距骨体顶部、距骨体内侧缘或外侧缘之骨折或骨软骨骨折进行 CT 检查在诊断中有重要意义。对判断后踝骨折块的大小 CT 也很有帮助，因为通过 X 线平片判断后踝骨折块往往比实际情况要大。另外，CT 检查对腓骨骨折的旋转移位有一定意义。

**【踝关节骨折脱位的分类】**

分类的主要作用是指导治疗方法的选择、为预后的判断提供依据以及便于病例的统计和结果的比较。目前，临床上踝关节骨折脱位最普遍使用的分类系统有 2 种，即 Lauge-Hansen 分类系统和 AO-Danis-Weber 分类系统。

1.Lauge-Hansen 分类　Lauge-Hansen 分类方法根据受伤时足所处的位置以及距骨在踝穴内受到外力作用的方向而分为旋后-内收型、旋后-外旋型、旋前-外展型、旋前-外旋型以及垂直压缩型。旋后与旋前均指受伤时足所处的位置，而内收、外展与外旋则分别为距骨在踝穴内受到外力作用的方向。

(1)旋后-内收型：足于受伤时处于旋后位，距骨在踝穴内受到强力内翻的外力，外踝部位受到牵拉、内踝部位受到挤压。

Ⅰ度：外踝韧带断裂或外踝撕脱骨折，外踝骨折低于踝关节水平间隙。

Ⅱ度：第 1 度加以内踝骨折，多位于踝关节内侧间隙与水平间隙交界处，即在踝穴之内上角骨折线多呈斜形向内上方常合并踝穴内上角关节软骨下方骨质的压缩或软骨面的损伤。旋后-内收型相当于 AO 分型的 A 型。

(2)旋后-外旋型:足处于旋后位,距骨在踝穴内受到外旋外力或足部固定而小腿内旋距骨受到相对外旋的外力,距骨在踝穴内以内侧为由向外后方旋转,迫使外踝向后移位。

Ⅰ度:下胫腓前韧带断裂或胫骨前结节撕脱骨折。如是胫骨前结节撕脱骨折,又被称为 Tillaux 骨折。

Ⅱ度:第 1 度加外踝在下胫腓联合水平位于冠状面自前下向后上的斜形骨折。

Ⅲ度:第Ⅱ度加后踝骨折,下胫腓后韧带之撕脱骨折其骨折片较小,但如合并有距骨向后上方之外力时,后踝骨折片则较大,可以波及胫骨远端关节面矢状面的 1/4 甚或 1/3。

Ⅳ度:第Ⅲ度加内踝骨折或三角韧带断裂。

旋后-外旋型相当于 AO 分类中之 B 型。

(3)旋前-外展型:足处于旋前位、距骨在踝穴内受到强力外翻的外力,内踝受到牵拉外踝受到挤压的外力。

Ⅰ度:内踝撕脱骨折或三角韧带断裂。

Ⅱ度:第Ⅰ度加下胫腓韧带部分或全部损伤,其中下胫腓前韧带损伤也可表现为骨附丽的撕脱骨折,如胫骨前结节或腓骨下端的撕脱骨折,而下胫腓后韧带损伤也表现为后踝之撕脱骨折。

Ⅲ度:第Ⅱ度加外踝在下胫腓联合稍上方之短斜形骨折或伴有小蝶形片的粉碎骨折,蝶形骨折片常位于外侧。

旋前-外展型相当于 AO 分型的 C 型。

Dupuytren 骨折脱位是一种少见的旋前-外展型损伤,即腓骨高位骨折、胫骨下端腓骨切迹部位撕脱骨折、三角韧带断裂同时有下胫腓分离。

(4)旋前-外旋型:足于受伤时处于旋前位,距骨在踝穴内受到外旋的外力或小腿内旋之相对外旋之外力,踝关节内侧结构首先损伤而失去稳定作用,距骨则以外侧为轴向前外侧旋转移位。

Ⅰ度:内踝撕脱骨折或三角韧带断裂。

Ⅱ度:第 1 度加下胫腓前韧带、骨间韧带断裂,如下胫腓前韧带保持完整也可发生胫骨远端前结节撕脱骨折(Tillaux 骨折)。

Ⅲ度:第Ⅱ度加腓骨在下胫腓联合水平以上的短螺旋形或斜形骨折。

Ⅳ度:第Ⅲ度中下胫腓后韧带断裂,导致下胫腓分离,如下胫腓后韧带保持完整也可发生后踝撕脱骨折。

旋前-外旋型骨折相当于 AO 分类中之 C 型,此类型由于腓骨骨折部位较高,可达腓骨中下 1/3 甚或中 1/3 部位,骨间膜损伤范围也较大,文献中描述骨间膜损伤范围与腓骨骨折之水平一致,因此,在所有上述骨折分型中,以旋前-外旋型骨折其下胫腓分离最为明显。

如果腓骨骨折达到中上 1/3 甚或腓骨颈骨折或上胫腓分离则称之为 Maisonneuve 骨折。北京积水潭医院经实验研究以及 MRI 检查证实这种类型损伤其骨间膜损伤约达中下 1/3 水平,并未达到高位骨折水平。

(5)垂直压缩型:可分为单纯垂直压缩外力与复合外力 2 种不同的骨折。单纯垂直压缩外力骨折依受伤时踝及足所处的位置不同又可分为背伸型损伤-胫骨下端前缘压缩骨折;跖屈型损伤-胫骨下端后缘压缩骨折以及垂直损伤-胫骨下端粉碎骨折,常同时有腓骨下端的粉碎骨折或斜形骨折。

由复合外力引起的垂直压缩骨折,可分为垂直外力与外旋外力复合引起者,多见于旋后-外旋型骨折中,后踝骨折较大、腓骨冠状面斜形骨折也较长。垂直外力与内收外力复合引起者,胫骨下端内侧呈粉碎或明显压缩骨折;垂直外力与外展外力复合引起者,胫骨下端外侧呈明显压缩骨折,腓骨下端呈粉碎骨折。

2.AO(ASIF)系统的分类法　主要依据腓骨骨折的高度以及腓骨骨折与踝穴水平间隙、下胫腓联合之间的关系而将踝关节骨折分为A、B、C 3型。

**【踝关节骨折的治疗】**

考虑治疗的选择时,习惯上可以把踝关节骨折分为稳定骨折和不稳定骨折。稳定骨折通常是指只有单独外踝的骨折,距骨位于踝穴中央,无向外侧移位。如果外踝骨折合并内踝骨折或三角韧带损伤或后踝骨折时,往往被称为不稳定骨折。

目前,对于踝关节骨折的保守治疗的适应证一般来说包括以下几个方面:①无移位的或稳定的骨折;②无需反复整复可达到并维持解剖复位的有移位的骨折;③由于全身或局部条件的影响,病人不能接受手术治疗。

另外,如手术延期进行,对踝关节骨折脱位进行适当的复位和制动也是需要的。

关于是否需要手术治疗,应根据不同病人的不同的损伤类型并结合其他相关情况综合考虑。总的说来,手术治疗的指征大约包括以下几个方面:①保守治疗失败;②有移位的或不稳定的双踝骨折,并且有距骨的脱位或踝穴增宽超过1~2mm;③后踝骨折涉及大于胫骨远端关节面的25%,并且关节面的移位超过2mm;④垂直压缩型骨折;⑤多数的开放的踝关节骨折。

对于闭合的踝关节骨折脱位,手术的时机有2个,一是在伤后发生明显的肿胀之前急诊手术,一是在肿胀的高峰期过后,一般为1周后。选择哪个手术的时机对于治疗结果没有影响。只是在1周后手术,复位和固定的难度可能会有所增加。另外,急诊手术也会缩短住院时间并减少病人的痛苦。如果决定延期手术,一般来说应对骨折脱位进行初步的闭合复位,石膏或支具固定,并注意抬高患肢以利于消肿。

1.单独的外踝或内踝骨折

(1)外踝骨折:单独的外踝骨折很常见,往往被称为稳定骨折,多数情况下保守治疗能取得非常好的效果,是否需要手术治疗主要取决于腓骨移位的程度。Clarke等(1991)认为腓骨骨折移位在6mm以下是可以接受的。

(2)内踝骨折:单独的内踝骨折如无移位,由于外侧结构完整,所以内踝骨折可允许保守治疗,通常进行石膏制动即可。但如果病人功能要求高,也可行内固定促进恢复的过程。有移位的内踝骨折一般需手术切开复位内固定,因闭合复位很难维持,而且持续的内踝移位可能会导致距骨的内翻倾斜。

固定内踝的方法通常是使用2枚4.0mm的半螺纹松质骨螺钉。如果内踝骨折块较小,可用1枚螺钉和1枚防止旋转的克氏针。如果骨折块太小或粉碎,无法用螺钉固定也可使用2枚克氏针加张力带钢丝固定。

2.双踝骨折　主要指 Lauge-Hansen 分型的旋后-内收型第Ⅱ度和旋后-外旋型第Ⅳ度损伤，但是后侧结构的损伤为下胫腓后韧带损伤或者后踝撕脱骨折很小不需要内固定。

前瞻性的随机对照研究表明，手术治疗双踝骨折的结果明显优于保守治疗。

当内踝的损伤是三角韧带断裂时由于其解剖位置和结构决定了它很难予以修补、固定，故一般均不主张常规显露或修补三角韧带，只有当三角韧带进入关节内并阻止距骨复位时，才有显露三角韧带的指征。Tornetta(2000)近来发现有 26%的内踝撕脱骨折同时合并深层三角韧带的损伤。三角韧带浅层主要起始自内踝的前结节，而三角韧带中作用最重要的深层主要起自内踝的后结节。如果内踝前方骨折的宽度小于 1.7cm，往往合并其后方三角韧带深层的撕裂，此时如单纯固定骨折块，由于三角韧带深层的损伤而仍会出现三角韧带的功能不良。但如果内踝骨折的宽度大于 2.8cm，骨折在结节上方，此时三角韧带一般是完整的，此时单独固定骨折块即可恢复内侧结构的稳定性。

3.后踝骨折　一般认为，当后踝骨折涉及胫骨远端关节面 25%以上并且以为大于 2mm 时，需手术切开复位内固定。

当外踝复位后，后踝经常会因下胫腓后韧带的作用而复位，背伸踝关节时也可通过后关节囊的牵拉作用辅助后踝复位。如果将内、外踝复位固定后距骨仍有向后方脱位的趋势或后踝骨折块影响外踝的复位，此时无论后踝骨折块大小，均应考虑对其施行固定。复位固定时，可以通过切口直接复位以螺钉由后向前固定，也可以在透视下间接复位以螺钉由前向后固定。如以松质骨螺钉作加压固定则螺纹不能跨越骨折线。

4.下胫腓联合损伤　下胫腓联合损伤通常发生于旋前-外旋和旋前-外展型踝关节骨折脱位及部分旋后-外旋型踝关节骨折脱位时(即 AO 分型的 C 型和 B 型)。另外，也有极少的一部分下胫腓分离并不合并踝关节的骨折。

研究结果表明，形成下胫腓分离必须具备 3 个条件，即内踝或三角韧带损伤、下胫腓韧带损伤、腓骨与骨间膜在同一水平(经常是腓骨中下 1/3 水平)的损伤。将内踝与腓骨内固定以后，虽施以外翻、外旋应力，不出现下胫腓分离，因此，如果内侧损伤是内踝骨折，将内踝骨折与腓骨骨折均行内固定后，则下胫腓联合一般不需固定。北京积水潭医院的丁占云等(1988)通过对临床病例的研究证实，对于旋前-外旋Ⅳ度的踝关节骨折脱位，如果踝关节内侧结构和外侧结构得到牢固内固定后，无需再固定下胫腓联合。Boden 等(1989)认为如果内外侧结构均能牢固固定，下胫腓联合即可获得满意的稳定性；但如果有三角韧带的损伤，当腓骨骨折在踝关节水平间隙上方 3～4.5cm 以上时，将其牢固固定后下胫腓联合也不能获得满意的稳定性，此时应对下胫腓联合进行固定。这个试验结论在近年来曾被广泛引用。

(1)固定下胫腓联合的指征：随着对踝关节生物力学研究的不断深入，提高了对踝关节稳定性的认识，需要固定下胫腓联合的范围有所缩小。首先，对于内外踝均能解剖复位并牢固固定者，一般认为无需进行下胫腓联合的固定。如果有三角韧带损伤或内踝不能牢固固定，多数学者认为需根据腓骨骨折的水平决定是否需要固定下胫腓联合：如腓骨骨折在踝关节水平间隙上方 3～4.5cm 以内，则不需固定下胫腓联合，否则需要固定下胫腓联合。有学者主张在术中对内、外踝骨折进行了固定以后，用 Cotton 试验或其改良方法，判断下胫腓联合的稳定性，如不稳定则需将其固定。但 Yamaguchi 等(1994)曾对这种方法的可靠性提出质疑，认为此方法缺乏客观的标准，且向外侧牵拉腓骨远端的力量并不是一种实际的病理应力，因此其临床意义也不能确定。我们认为在术中固定内、外踝骨折后拍摄应力下 X 线片对于判断更有意义。

总体来说，目前广泛认同的固定下胫腓联合的指征是：①内踝三角韧带损伤，腓骨骨折高于踝关节水平间隙上方 3cm；②下胫腓联合损伤合并腓骨近端骨折，无固定的计划，如 Maisonneuve 骨折；③陈旧的下胫腓分离；④下胫腓分离的陈旧踝关节骨折。

(2)内固定物的选择：文献里曾描述过很多种内固定材料用于固定下胫腓联合，如缝合、使用“兀”形钉、螺栓、克氏针和斯氏针等，近来也有使用有弹性的合成材料取得良好效果的报道，但是绝大部分学者公认的仍是使用螺钉固定。关于螺钉的选择，一般均使用直径 3.5～4.5mm 的皮质骨螺钉，并且有的学者认为必要时可使用两枚。

(3)下胫腓螺钉的具体使用方法：首先是关于螺钉的位置，McBryde 等(1997)通过试验对比得出的结论是，胫距关节间隙上方 2cm 是最佳位置。第二，关于螺钉的方向，各位学者的意见基本一致，即平行于胫距关节面且向前倾斜 25～30°。第三，关于螺钉穿透几层皮质的问题，AO 主张只固定三层皮质(腓骨两层胫骨一层皮质)，螺钉顶端位于胫骨髓腔内，允许在踝关节屈伸过程中适应下胫腓联合的正常宽度变化的活动；当然，也有学者主张最好穿透四层皮质。第四，关于是否使用拉力螺钉的问题，近来的观点均认为使用下胫腓螺钉的主要目的是维持下胫腓联合的正常位置，不应对其加压，因为加压螺钉会使踝穴变窄，从而导致踝关节背伸受限。

(4)固定下胫腓联合时踝关节的位置：考虑到距骨体关节面略呈前宽后窄，建议在踝关节背伸 5°位固定下胫腓联合。

(5)内固定物是否取出：一般认为术后 10～12 周取出螺钉比较合适。

5.踝关节陈旧骨　折超过 3 周以上的踝关节陈旧骨折如踝穴恢复不完整、下胫腓联合残存分离、腓骨骨折重叠移位且有短缩、距骨在踝穴内有移位、或有倾斜等情况存在时，应行切开复位、清除关节内瘢痕及肉芽组织，再行复位并作内固定，发中腓骨骨折重叠移位且已短缩者应行矫正或截骨延长以恢复腓骨之正常长度，如存在下胫腓分离者则应固定下胫腓联合。一般陈旧骨折在伤后 3 个月内者均可试行切开复位内固定，不应过早决定施行踝关节融合术。

6.踝关节开放性骨折脱位　踝关节开放骨折脱位多由压砸、挤压、坠落和扭绞等外力引起。北京积水潭医院刘军等通过对踝关节开放性骨折脱位的研究发现，压砸外力多来自外侧，开放伤口多位于内踝部分，呈横行、L 形或斜行。坠落伤以及由外旋外力引起之开放伤口亦多位于内侧，即骨折近端或脱位之近侧骨端自内向外穿出皮肤而形成开放伤口。

踝关节开放性骨折脱位，伤口一般污染较重，感染率相对较高。彻底清创并行固定对防止感染及保持骨折稳定是必要的，如单纯依靠石膏外固定则不易观察伤口情况，而且一旦发生感染，在进行换药与更换敷料中不能维持骨折位置，骨折发生移位甚至踝关节出现脱位。对于严重的踝关节开放骨折如 GustiloⅢ型，可能需反复清创并延期关闭创口，外固定架的应用具有一定的适应证。

**【踝关节骨折脱位的并发症】**

踝关节骨折脱位常见的并发症为骨折不愈合、畸形愈合与踝关节创伤性关节炎。

在骨折不愈合中最常见者为内踝骨折，其原因有复位不良、断端分离以及骨折断端间软组织嵌入。内踝骨折不愈合的诊断主要依赖受伤后越过骨折应该愈合的时间而在X线片中仍可见到清晰的骨折线、骨折断端硬化、吸收等征象，一般至少伤后半年以上在X线片上有上述表现时方可诊断不愈合。由于部分患者有较为坚强的纤维性愈合，出现的临床症状不严重。另外，也有部分患者经观察开始怀疑为不愈合者，又进展为愈合。因此，在手术治疗之前应结合临床症状进行分析，确系内踝骨折不愈合所致，必要时可拍足内翻与足外翻应力下踝关节正位X线片，以确定内踝骨折部位有无异常活动，来决定是否进行切开复位内固定并同时进行植骨。可选用松质骨嵌入或松质骨充填于断端之间的方法进行植骨。

外踝骨折不愈合较少见，据文献报告仅占0.3%左右，但外踝骨折不愈合所产生之症状远较内踝骨折不愈合为重。因为在步态周期的负重期中期跟骨轻度外翻、距骨外侧挤压外踝，同时当外踝骨折不愈合时对距骨外移和旋转的支持作用减弱，最终将导致踝关节退行性改变，因此，如已明确诊断外踝骨折不愈合则应行切开复位内固定及植骨术。

踝关节骨折畸形愈合多由复位不良引起，当前十分强调应恢复腓骨的正常长度，以恢复踝穴的完整性。在矫正腓骨或外踝骨折畸形愈合时也应注意纠正旋转畸形以及腓骨下端与下胫腓联合中胫骨远端腓骨切迹之间的正常对位关系。由于胫骨远端骨折畸形愈合引起踝穴倾斜者，可行胫骨远端截骨术进行矫正。

踝关节创伤性关节炎的发生与原始损伤的严重程度、距骨复位不良仍残存有半脱位或倾斜以及骨折对位不良而影响踝穴完整性等因素相关，踝关节关节软骨与距骨关节软骨的损伤也是继发创伤性关节炎的重要原因。对踝关节创伤性关节炎应紧密结合临床症状、踝关节功能情况与X线表现来决定是否施行踝关节融合术，不应只依靠X线表现做出治疗决定。经过步态分析证明关节融合术应融合于0°位，不应留有5°左右的跖屈，轻微跖屈将使足外侧第5跖骨头部位负重增加，日久会形成胼胝引起疼痛症状。

迄今为止，踝关节人工关节置换术未被广泛推广使用。1994年MayoClinic的资料表明在204例全踝人工关节置换术后，经统计学分析患者年龄在57岁以上，而且在人工关节置换术前患侧踝、足未曾作过其他手术者，其置换后10年保留率达到73%。尽管如此，依然强调对年轻患者仍应考虑施行踝关节融合术，如果骨关节病波及到踝及距下关节者，建议行胫跟融合术。

（宋江涛）

# 第十七节　足部骨折与脱位

## 一、 距骨骨折

距骨骨折占全身骨折的0.14%～0.9%，占足部骨折的3%～6%。由于距骨传导全部体重至足部，其表面的60%～70%为关节面所覆盖，加之其血供主要集中于距骨颈周围，距骨骨折合并脱位时常易发生距骨体缺血坏死，使其在足部骨折治疗中占有十分重要的地位。

距骨骨折中13%为开放性骨折，合并足踝骨折者约为19%～28%，合并跟骨骨折者约为11%～18%，合并跖骨骨折者约为18%。

距骨分为头颈体3部分，其表面约60%～70%的面积被7个关节面所占据。距骨体内侧关节面呈半月形，其面积仅为呈三角形的距骨体外侧关节面的1/2，后者尖端向外突出，称为距骨体外侧突或外侧肩。距骨体下面是后距跟关节，位于距骨沟的后外方，构成距下关节面的最主要部分。

距骨的血液供应较为复杂，变异较多，概括起来主要来自胫后动脉、足背动脉及腓动脉的分支。其中跗骨管动脉与近端跗骨窦动脉最为重要，两者在跗骨管内以血管干直接吻合或以血管网吻合，后者则依据吻合网的位置不同，供应距骨体的动脉主要可以是内侧的三角支动脉和跗骨管动脉或外侧的跗骨窦动脉。

### （一）距骨颈骨折

距骨颈骨折在距骨骨折中最为常见，约占总数的50%～80%

**【骨折分类】**

最常采用Hawkin分型：

Ⅰ型：距骨颈无位移骨折。

Ⅱ型：距骨颈移位骨折，伴有距下骨折半脱位或全脱位。

Ⅲ型：距骨颈移位骨折，伴有距下关节及胫距关节半脱位或全脱位。

Ⅳ型：距骨颈移位骨折，合并胫距、距下及距舟关节的半脱位或全脱位。

**【临床表现与诊断】**

距骨颈骨折的致伤原因主要为坠落伤、重物砸伤、车祸伤或运动伤等。其男女比例大致为3∶1，且多发于20～35岁的男性青年。

无移位的距骨颈骨折可存在足踝背部较为明显的肿胀，压痛以内、外踝前方、下方为剧。Ⅱ型以上骨折除增加相应的关节脱位畸形外，Ⅲ型、Ⅳ型骨折还可见到脱位的距骨体压迫皮肤，严重者可造成皮肤缺血、坏死，开放骨折的发生率也有所增加。

影像学方面正位X线片可见到距下关节内翻脱位，侧位可观察距骨体脱位的程度。距骨体于踝穴内旋转超过90°，骨折面朝向后外或距骨体逸出踝穴外，均为Ⅲ型骨折。

由于骨折线走行的不同，距骨颈、体骨折常易混淆，区别的方法应着重观察侧位距下关节面的骨折线位置，若骨折线涉及距下关节面则为距骨体骨折。

CT可帮助了解距骨颈骨折粉碎程度，骨折块排列及距下关节受累情况，对手术入路及固定方式的选择意义重大。积水潭医院常采用的方法为拍摄患足距骨平行于距下关节面及垂直于距下关节面的1mm加密CT片，加矢状面重建。

**【治疗】**

1.Ⅰ型骨折　骨折无移位，仅需将踝关节置于中立位，短腿石膏前后托固定6～8周，去石膏后立即开始关节功能锻炼，待X线显示骨折愈合后，再开始负重行走。

2.Ⅱ型骨折　首先行麻醉下的闭合手法或撬拨复位。其方法为跖屈前足使距骨头与距骨体成一直线，再内翻或外翻跟骨复位距下关节。复位时应注意距骨头颈的轴线位于距骨体轴线水平内收20°的位置上。由于距骨上无肌肉附着，一旦复位成功骨折端将较为稳定。应用短腿石膏前后托固定8～10周。闭合复位位置不满意时，应尽早切开复位内固定。原因为良好的复位不仅利于骨折生长，减少创伤性关节炎的发生率，而且即使发生距骨体缺血坏死，多数也能在适当延长不负重期后，得以缓解甚至恢复，常能获得较好的结果。

北京积水潭医院王岩等(2000)报道了89例距骨颈骨折，平均随访5.16年，治疗结果均采用Hawkin评分。

满分为15分，其中优13～15分；良10～12分；可7～9分；差≤6分。

其中Ⅱ型骨折53例，18例采用切开复位，螺丝钉，可吸收钉内固定，优良率为72.2%，超过本组及多位学者33%～57%Ⅱ型骨折的优良率。有5例发生不同程度的距骨体缺血坏死，经对症处理，获得2例优，1例良及2例可的结果。

有学者推荐：治疗新鲜Ⅱ型骨折，首选在腰麻下手法或撬拨复位，石膏固定8～12周。若一次整复后骨折端移位仍超过1mm或存在任何旋转畸形，应切开复位。常选用前内侧和/或前外侧入路，采用2枚直径4mm的半螺纹钛钉固定，术后尽早行关节功能训练。另外，对陈旧性Ⅱ型骨折，可适当选择距下关节或3关节融合术。对年轻且病程少于3个月的患者，亦可试行切开复位内固定术，给二期人工踝关节置换术创造条件。

3.Ⅲ型骨折　闭合复位治疗Ⅲ型骨折极少成功，但仍可一试。首先应通过全麻或腰麻使肌肉放松，再于跟骨上横穿1枚斯氏针准备牵引。复位时先极度背伸踝关节，再外翻跟骨，由后向前推挤距骨体进入踝穴，最后通过内翻跟骨而复位距下关节。一旦成功应用石膏固定12周，以利于血供恢复。

Ⅲ型骨折手术治疗预后差，治疗方法的选择分歧较大。由于距骨缺血坏死率可达70%～100%，且多数继发踝关节和距下关节创伤性关节炎，有少数学者对Ⅲ型骨折首选Ⅰ期两关节融合术，并认为早期关节融合术可促进距骨血管再生，改善血供。

多数学者选择切开复位内固定术，他们建议手术中行内踝(偶见外踝)截骨术，主要理由为：①距骨体常脱位于内踝后内侧；②手术中较易复位且较少损伤周围软组织；③避免损伤三角韧带，从而保护了被认为是距骨体最重要供血动脉的三角支动脉和跗骨管动脉。切开复位内固定的学者取得了9%～56%的Ⅲ型骨折治疗优良率。

北京积水潭医院资料：Ⅲ型骨折29例，除7例早期行关节融合术外，Ⅰ期切开复位组的优良率为 36.4%(8/22)。分析其中获得优良结果的 8 例患者，提示下列因素可能影响结果：①24 小时内急诊手术。此时肿胀轻，距骨体易复位；切开复位后减压，减少进一步血管损伤或栓塞的可能；减少皮肤压迫性坏死及感染等并发症。②内踝骨折或在手术中内踝截骨。③部分患者耐受性较强，症状轻微。此类患者多为足踝关节活动度较好，关节囊牵扯痛小。

学者推荐：尽早行切开复位内固定术。常选用前内侧入路(内踝截骨)，必要时联合使用外侧入路。术中可选用"牵开器"帮助复位，空心钛钉固定，愈合后无需取出。对陈旧性骨折多数可行踝关节及距下关节融合术。

4.Ⅳ型骨折　Ⅳ型骨折是少见且极为严重的骨折，愈后差。治疗应尽力避免Ⅰ期关节融合手术。若行切开复位内固定术，固定距骨颈骨折除可用空心钛钉外，亦可选用 2 枚可吸收钉固定，这样既能预防距骨体缺血坏死塌陷时螺钉损伤胫骨关节面，又能避免取出螺钉操作对血供造成的损害。随后纠正距舟关节脱位，再用 2 枚科氏针固定舟骨和距骨头，术后 4 周拔针。

切开复位内固定术手术入路的选择。距骨骨折的手术入路主要有前内侧、后内侧、后外侧及前外侧 4 种。

前内侧入路走行于胫前肌与胫后肌之间，是学者推荐的手术入路，其优点为：①可直视下于胫距关节内上角水平内踝截骨，直视距骨颈、体内侧；②若合并内踝骨折，可同一切口内完成内固定；③将内踝翻向远端而直视下保护三角韧带及距骨内侧血供；④可直接显露脱位的距骨体并利于其复位；⑤由后向前固定距骨颈较符合生物学力学要求。但此入路首先应注意保护胫后血管神经及三角韧带的中后束，强调暴露并保护胫后肌后再行内踝截骨；其次在由后向前固定距骨颈时，应使螺钉头稍偏向内侧，以符合距骨的解剖要求。

**【并发症】**

1.早期并发症　主要为皮肤坏死和继发感染手术中不应勉强闭合伤口，可考虑减张植皮或延期 3～5 天再闭合伤口。无论手术与否，均可能发生皮肤坏死，一旦皮肤坏死造成距骨外露，多需转移皮瓣覆盖创面。

2.晚期并发症

(1)距骨缺血坏死(ANT)：距骨缺血坏死的原因主要有酗酒、高脂血症、高尿酸血症、闭塞性脉管炎等，还可因系统性红斑狼疮(SLE)、哮喘、肾病等疾病而使用皮质激素引起，但距骨严重的骨折脱位是其最常见的原因之一。

50%的距骨颈骨折可发生缺血坏死，HawkinsⅠ型骨折坏死率为 0%～13%；Ⅱ型坏死率为 20%～50%；Ⅲ型坏死率为 80%～100%。

距骨缺血坏死无创诊断的最敏感方法为 MRI，X 线片一般在缺血坏死 1～3 个月后显示骨密度增高及囊性改变，而骨折愈合期或死骨的血管重建期均可使同位素扫描呈现阳性。而早期进行 MRI 检查，局灶或弥漫性低信号区可提示距骨缺血坏死。

北京积水潭医院资料：Ⅱ型以上骨折中坏死率为 40.3%。ANT 患者在 X 线片上出现的时间集中在伤后 3～24 个月，且绝大多数出现在 12 个月左右。

保护距骨颈血供可减少 ANT 的发生率。1 例患者术中所见，脱位的距骨体已无软组织相连，但三角韧带于距骨颈内侧附着良好，6 年后复查无 ANT，及时准确的复位固定使 AOFAS 评分为优。可能的解释是距骨体体积较小，仅约为股骨头的 1/3，及时准确的复位及适当的固定使血管的成功爬行替代成为可能。

早期治疗可推迟负重3～6个月，或髌韧带支具部分负重。以利血供自然恢复。有报道采用髓蕊减压、距骨钻孔及跟骨骨瓣移植促进血供恢复，疗效尚不肯定。

晚期治疗可适当选择距下关节融合，胫-距-跟关节融合术，Blair融合术或4关节融合术。目前积水潭医院常采用3至4枚直径6.5mm的空心钉加压固定融合术，疗效肯定。

(2)创伤性关节炎：常继发于距骨缺血坏死之后，也可因距骨复位不良等原因而发病。创伤性关节炎以距下关节多见，踝关节次之。对后者可选用第二代人工踝关节置换术，疗效肯定。患者关节融合术仍是多数医生的首选治疗方法。

距骨畸形愈合的发生率约为25%，以内翻成角畸形最为常见，该畸形改变足内侧纵弓，限制踝关节及距下关节活动，同任何距骨体的旋转畸形一样，均因大大增加创伤性关节炎的发生率而严重影响疗效。

## （二）距骨头骨折

**【概述】**

距骨头骨折仅占全部距骨骨折的5%。该骨折常伤及距骨头关节面及距舟关节，晚期常可发生距舟关节创伤性关节炎。

**【损伤机制】**

距骨头以压缩骨折最为常见。主要是足背伸时胫骨远段前缘挤压距骨头或踝跖屈位时轴向压力造成距骨头内侧压缩骨折。后者常合并舟骨骨折及距舟关节脱位。

**【临床表现与诊断】**

单纯距骨头骨折少见，有时仅有内踝前方的轻度肿胀及淤血，常容易漏诊。其诊断强调对距舟关节及跟骰关节的细致触诊。同时应常规拍摄足正位、侧位及斜位了解关节情况，必要时CT扫描确定骨折的粉碎程度。

**【治疗】**

无移位距骨头骨折可用石膏固定6～8周。骨折移位但无明显脱位者仍可石膏制动，其原因为距舟关节为不规则关节，骨折不易固定且并不能降低距舟关节创伤性关节炎的发生率。移位者切开复位内固定的指征为：①骨折涉及大于50%的距骨头关节面；②应力下Chopart关节不稳定；③关节面移位大于3mm。

切开复位距骨头后用空心钛钉埋头后固定，此时足踝外科所常用的小关节撑开器非常有用。距舟脱位者复位后可用2枚克氏钉固定舟骨及距骨。

距舟关节创伤性关节症状较重时可采用关节融合术治疗，必要时应考虑3关节融合术。

## （三）距骨体骨折

**【概述】**

距骨体是距骨关节面最为集中的部位，其骨折发生率占距骨骨折的13%～23%。该骨折缺血坏死及创伤性关节炎的发生率高，前者为25%～50%，后者约为50%。

**【骨折分类】**

最常采用Sneppen分型：

Ⅰ型：距骨滑车关节面压缩骨折。

Ⅱ型：距骨体冠状面、矢状面或水平面的骨折。

Ⅲ型：距骨后突骨折。

Ⅳ型：距骨体外侧突骨折。

Ⅴ型：距骨体压缩粉碎性骨折。

**【临床表现与诊断】**

其症状体征类似于距骨颈骨折。其中距骨后突内侧结节（PMTT）骨折临床少见，极易漏诊。其早期症状体征不典型，X线片常为阴性。诊断特点主要有：①内踝下后方肿胀并压痛最明显；②主被动屈伸拇指，内踝后方有疼痛。③PMTT骨折常合并距下关节内翻脱位，复位脱位后再次拍片时可发现骨折。踝关节正位片有时可见距骨靠近内踝尖处的横行或三角形骨折线，但侧位片距骨后方的骨折块应注意与距骨后突仔骨（发生率为8%）相鉴别。CT片可确诊。

距骨体骨折常规拍摄踝关节正侧位。断层扫描检查对了解距骨体移位情况及手术入路的选择十分重要。

**【治疗】**

1.Ⅰ型骨折　主要是经距骨滑车关节面的软骨骨折，可根据软骨所处位置及骨折移位程度决定治疗方法。

当软骨骨折块仍与距骨体相连，或位于内侧滑车的骨折块移位小，未明显进入踝关节时，可用短腿石膏中立位或内翻位固定6周。

对进入关节内的游离小骨块应在关节镜下切除，小于1.5cm$^2$的软骨缺损区可利用“微骨折”技术进行镜下钻孔。

当骨折块进入踝关节或位于距骨体外侧结节时.若骨折块大于所在关节面的1/3，应给予切开复位内固定；反之可切除。

2.Ⅱ型骨折相对较为常见　可采用切开复位，可用直径4mm的半螺纹松质骨钛钉或空心钉固定，早期功能锻炼。一旦坏死可行踝关节和/或距下关节融合术。

3.距骨后突骨折（Ⅲ型骨折）　占距骨体骨折的20%。由于强大的距腓后韧带附着，距骨后突外侧结节骨折较距骨后突内侧结节（PMTT）骨折多见。治疗常采用短腿石膏跖屈15°位固定4～6周。若有患者因疼痛不缓解而再次就诊，行骨块切除术后疗效满意。

当足极度背伸外翻时，由于后胫距韧带牵拉可发生不累及关节面的PMTT骨折，其治疗常采用短腿石膏跖屈15°位固定4～6周，疗效满意。而在受到足跖屈内翻暴力时，由于跟骨载距突向后上方顶撞PMTT，可发生累及距下关节面的骨折，此时切开复位，可吸收钉或半螺纹钛钉固定疗效佳。PMTT骨折常见的并发症为骨折不愈合疼痛及移位骨块压迫踝管所致的踝管综合征。对PMTT骨折不愈合且症状较重的患者，行骨块切除术后疗效满意。

4.Ⅳ型骨折　占距骨体骨折的24%。当距骨体外侧突骨折块直径大于1cm或移位大于2mm时，应行切开复位内固定术。移位小于2mm时可石膏固定4～6周，直径小于1cm时可行骨块切除术。

5.垂直压缩骨折（Ⅴ型骨折）　治疗将主要依据骨折粉碎程度及骨折块涉及关节的大小等情况而决定。骨折块较完整者可复位，可吸收钉或空心钛钉内固定；粉碎较重者由于缺血坏死率及创伤性关节炎发生率很高，可考虑一期踝关节和(或)距下关节融合；陈旧骨折脱位者可行踝、距下关节融合术等。近年来我们对粉碎较重且距骨体高度压缩1/2以上的年轻患者采用前内加前外双侧入路，复位距骨体后用3层皮质的髂骨撑开植骨，多枚3.0～4.0mm的空心钛钉固定，取得了较好的中短期疗效。

【并发症】

常见并发症与距骨颈骨折类似，其中创伤性关节炎的发生率较高。治疗方法仍以选择适当的关节进行融合为主，第二代人工踝关节置换术亦有较好的中短期疗效。

## 二、距骨脱位

距骨脱位主要包括距骨周围脱位及距骨完全脱位。前者占外伤性脱位的1%～1.3%，多数可闭合复位成功，疗效满意。后者为极为严重的足部损伤，距骨缺血坏死率接近100%，治疗可以选择关节融合术。

### (一)距骨周围脱位

足内、外翻暴力作用下出现的距下关节及距舟关节脱位。以距下关节内翻脱位最为常见。

【损伤机制】

以高处坠落伤最常见。足处于极度跖屈位时，受到内翻或外翻暴力，使距下关节间韧带断裂，距骨留于踝穴内，跗骨移向内侧或外侧而脱位。

【临床表现与诊断】

足内翻(外翻)畸形、肿胀、压痛明显。距骨周围脱位常并发足踝部骨折，以距骨体后部骨折及距骨头骨折多见，内、外踝骨折次之。常需复位后再次拍片除外足部骨折。

【治疗】

多数脱位可闭合复位成功，只需石膏后托固定4～6周，疗效满意。

约1/5的距骨周围脱位可因距骨头或跟骰关节内有骨折碎块或距骨颈嵌顿于前外侧软组织内而无法闭合复位，需切开复位后石膏固定4～6周，软组织愈合后开始关节功能锻炼。

陈旧性脱位可选择3关节融合术。

### (二)距骨完全脱位

距骨完全脱离周围关节而单独滑出。此型脱位距骨坏死率高，预后差。

【损伤机制】

足处于跖屈位时，受到强烈内翻暴力，前足内收，使距骨头转向内侧，而距下关节面转向后侧，距骨单独从踝穴中完全脱出。

【诊断】

足部明显肿胀畸形，骨性隆起使局部皮肤光亮，甚至皮肤裂开，露出脱位之距骨。

【治疗】

闭合复位可在麻醉下屈膝90°，内翻踝并跖屈足，向内后方挤压并复位距骨。固定距骨于中立位12周以上。

闭合复位失败者及陈旧性脱位者，可切开复位或一期行关节融合术。

## 三、跟骨骨折

在跟骨骨折的治疗进展中经历了巨大的变化。Goff 在 1938 年总结发现有不下 41 种的跟骨骨折手术治疗方法，但由于感染率高、固定方法不良等问题，使得跟骨骨折内固定手术在 20 世纪中叶逐渐减少。以往跟骨关节内骨折治疗后常常会出现持续疼痛和步态异常，造成较高的致残率，对社会经济方面造成巨大的影响。随着对跟骨及其周围软组织解剖知识、损伤机制、潜在合并症认识的加深，以及 CT 技术的常规应用，目前切开复位内固定正在得到推广，治疗目的包括重建关节面，恢复跟骨的长、宽、高度，从而保留距下关节和跟骰关节的活动。但直到今天为止，也仍然没有一个被广为接受的诊治规范。

**【流行病学】**

跟骨骨折约占全身骨折的 2%，占跗骨骨折的 60%；其中双侧骨折约占 2%，开放性骨折约占 2%～15%。Essex-Lopresti 和 Rowe 等人分别报道成人跟骨骨折中 75%和 56%的是关节内骨折；而儿童跟骨骨折的情况恰好与此相反：Schmidt 和 Weiner 等人报道 63%的儿童跟骨骨折是关节外骨折。

跟骨骨折最常见的损伤机制是直接暴力，如高处坠落伤；其他病因还包括：机动车事故、小腿三头肌突然剧烈收缩、跟骨手术时的医源性损伤以及穿透性损伤等。多数成人跟骨骨折见于 25 到 50 岁之间，并与工作有关。男性的发病率约是女性的 5 倍。

由于多数跟骨骨折是高处坠落所致，所以全面的体格检查尤为重要。大约 10%的患者伴有脊柱损伤，其中腰 1 椎体最易受累。其他合并四肢损伤约占 26%，包括踝关节、股骨及腕关节等。

**【实用解剖】**

跟骨是人体最大的一块跗骨，构成足纵弓后侧部分支撑体重，并为小腿肌肉提供杠杆支点。跟骨外表酷似不规则长方体，共有 6 个表面和 4 个关节面。跟骨周围软组织厚度不一，其中包被着众多血管、神经、肌腱等组织。

1.*跟骨上表面*　上表面可以分为前、中、后 3 部分。后部是关节面外部分，与中部交界处是跟骨的最高点。中部是宽大的距下关节后关节面，呈向外凸出的椭圆形，具有单独的关节腔，承载距骨体。前部是凹陷的前、中关节面。中关节面位于载距突上，前关节面位于跟骨前突上。前、中关节面可以相互独立或是融为一体。跟骨沟位于中、后关节面之间，并与距骨沟共同组成跗骨窦。

2.*跟骨下表面*　下表面呈三角形，尖部在前、基底在后，向背侧成 30°斜向走行。其后缘是跟骨结节，分为较大的内侧突和较小的外侧突两部分。跖筋膜和足内在肌的第 1 层小肌肉起于此处。靠近前中部分是跟骨前结节，有跟骰足底韧带附丽。跟骨下方是 1 层特化的间室状脂肪结缔组织，能够吸收行走冲击力。

3.*跟骨外表面*　外表面较为平滑，有 2 个骨性突起。其上有腓骨支持带附丽，并构成腓骨长短肌腱滑膜鞘。两者之间形成腓骨肌腱沟容纳腓骨长肌腱。在骨突后方有跟腓韧带附着。粉碎跟骨骨折时，这些肌腱和韧带常常会移位而造成撞击。

4.跟骨内表面 内表面呈不规则四边形，其上有一较大突起，称为载距突，在其上方是跟骨中关节面，下表面是宽大的屈足拇长肌腱沟。体表标志位于内踝尖下方大约2.5cm处。在载距突上附着有三角韧带的距跟束、跟舟韧带的上内束和足底方肌，构成了跗管的内侧壁。

5.跟骨前表面 前表面即跟骰关节面，水平面上凸起，垂直面上凹陷，呈马鞍状。

6.跟骨后表面 后表面呈卵圆形，其下方2/3部分是跟腱止点。其中比目鱼肌纤维止于内侧，腓肠肌纤维止于外侧。在跟腱止点上方，跟骨后上缘与跟腱之间是跟骨后滑囊。

7.软组织结构 跟骨内侧面覆盖着致密的筋膜脂肪层、足蹋收肌和足底方肌内侧头，浅筋膜与支持带覆盖跟腱内缘与胫后肌之间的间隙，组成踝管的顶部，其前方为胫骨与内踝，踝管底是为跟骨内侧壁。胫后神经跟骨支分出2个分支支配足及足跟内侧的感觉，跟骨内侧入路时容易损伤。神经血管束后方是屈足拇长肌腱，前方是屈趾长肌腱，最前方是胫后肌腱。三角韧带位于肌腱神经血管束深层。跟骨外侧有腓肠神经位于腓骨肌腱后方，体表标志位于外踝尖上10cm跟腱外缘，它在第5跖骨基底处分为2个终末支。

8.跟骨血液供应 跟骨血供较为丰富，10%来自跗骨窦动脉，45%来自跟骨内侧动脉，45%来自跟骨外侧动脉。内侧血供来自2到3根动脉，通常都是胫后动脉或足底外侧动脉的分支，从载距突下方穿入跟骨内。外侧血供常常来自胫后动脉的跟骨外侧支，但偶尔会来自腓动脉。跗骨窦动脉来自胫前动脉的跗外侧支和外踝支。由于跟骨为松质骨而且血供丰富，所以临床上跟骨缺血性坏死并不多见。

9.影像学解剖 跟骨内骨小梁的走行反映了跟骨所受到的压力和张力。张力骨小梁放射自下方皮质骨，压力骨小梁汇聚在一起支撑前后关节面。Soeur和Remy将后关节面下骨小梁的浓聚部分称为跟骨丘部。跟骨侧位片上有2个重要的夹角，一个是结节关节角(Bohler角)，另一个是交叉角(Gissane角)。Bohler角由2条线相交而成：后关节面最高点到跟骨结节最高点的连线，以及后关节面最高点到跟骨前突的最高点连线，两者所成锐角在25°～40°。Gissane角由后关节面与跟骨沟至前突的连线组成，在120°～145°。Gissane角由后关节面软骨下骨及前中关节面软骨下骨构成，骨折时往往变大。跟骨轴位片只能显示部分后关节面，为了完整观察后关节面，需要拍摄不同角度的Broden位片。

**【损伤机制】**

扭转暴力多造成跟骨关节外骨折，如跟骨前突、载距突和内侧突骨折。跟骨结节骨折多由肌肉牵拉暴力所致。直接暴力可以导致跟骨任何位置的骨折。

轴向应力是导致跟骨关节内骨折的主要原因。距骨纵轴位于跟骨轴内侧，两者约成25°～30°角；当受到偏心位垂直轴向暴力时，距骨外侧突像楔子一样插入跟骨内，使距下关节外翻。并将跟骨剪切为内外两部分，形成初级骨折线。如果受伤时足处于外翻位，则骨折线偏外，反之则偏内。内侧骨折块由于有坚韧的跟距内侧韧带及骨间韧带，所以常维持在原位；外侧半骨块由于缺乏类似的韧带连接而向跖侧移位并旋转。如果暴力继续作用，将产生次级骨折线，根据次级骨折线的走行，Essex-Lopresti将其分为舌型骨折和关节塌陷骨折两类。如果暴力持续，在前方会形成骨折线穿经跟骰关节。还有一些特殊的损伤机制：如分歧韧带牵拉造成的跟骨前突骨折；跟腱牵拉造成的跟骨结节撕脱骨折，在此不一一赘述。

【跟骨骨折分类】

文献报道的跟骨骨折分类超过20种。多数是根据距下关节面受累情况与否而分为关节内骨折和关节外骨折两大类。跟骨关节外骨折相对简单,大致分为跟骨结节骨折、跟骨前突以及其他非关节面骨折,约占所有跟骨骨折的25%～30%。跟骨关节内骨折占所有跟骨骨折的70%～75%,其表现形式千差万别,因此要将其满意分类较为困难。

好的骨折分类能够提供与损伤机制、治疗预后之间的关系。目前所使用的分类方法使我们对跟骨骨折的理解及其治疗都有了更进一步的认识。但还没有一种分类法能够对所有跟骨骨折和软组织损伤进行分类。Essex-Lopresti 分类和 Rowe 分类是临床上最为常用的两种 X 线分类;Sand-ers 分类是最常用的 CT 分类。

1.Essex-Lopresti 分类　1952 年,Essex-Lopresti 提出了将跟骨骨折分为关节内骨折和关节外骨折的概念;并将关节内骨折分为舌型和关节塌陷型两大类。该分类相对简单易于使用,得到了广泛应用。Rowe 在 1963 年设计了一种分类方法,其中包括有关节内和关节外骨折。

在 Essex-Lopresti 分类中,两种骨折的初级骨折线基本一致,次级骨折线的位置和骨折块的形状是决定分类的基础。

2.Sanders 分类　CT 在跟骨距下关节后关节面垂直位和水平位扫描的使用,使得跟骨关节内骨折的分型和治疗进入了一个新时期。Crosby 和 Fitzgibbons 较早地在 CT 的基础上对跟骨骨折进行分类,他们根据后关节面的损伤形式将关节内骨折分为 3 种类型,并将各类型与远期预后相结合。

Soeur 和 Remy 经研究提出了后关节面的三柱理论。1993 年,Sanders 在这一理论的基础上,根据跟骨距下关节后关节面骨折线和骨折块数,将跟骨关节内骨折分为四型:Ⅰ型,无移位骨折(≤2mm);Ⅱ型,有 1 条骨折线 2 个骨折块,骨折明显移位(≥2mm);Ⅲ型,有 2 条骨折线 3 个骨折块;Ⅳ型,有 3 条骨折线和 4 个骨折块及以上的粉碎骨折。

原则上讲,一种好的分型系统应当是简单的,能指导治疗,能预见到结果,可以作为比较不同治疗方法的基础。上述方法中还没有一种能完全满足这些要求。在临床应用中,Essex-Lopresti 分型简单,但不能很好地指导治疗和预见结果。相比之下,Sanders 分型比较全面而简单,对不同的骨折类型能够指导治疗及预后。而 Zwipp 分型是描述复杂跟骨骨折的最好方法。

【临床表现与诊断】

诊断跟骨骨折有赖于详细的病史询问、体格检查及必要而全面的放射学检查。患者都有明显的外伤史,通常为高处坠落伤,偶见于交通伤或爆炸伤。体格检查多有足跟部肿胀、压痛或叩痛,踝关节和距下关节活动受限,足跟不能着地,足跟增宽和内外翻畸形以及足弓塌陷等。检查时需注意是否合并有足筋膜间隔综合征,如若存在应及时手术减张。

在跟骨骨折的影像学诊断方面,需要包括 X 线平片足正侧位片,跟骨轴位片,踝关节正位片;以及双足距下关节后关节面垂直位及水平位 CT。

足侧位片可以发现绝大多数跟骨骨折,诸如:关节外的跟骨结节骨折、跟骨体骨折、跟骨前突骨折及内侧突骨折等。关节内跟骨骨折通常都有跟骨高度的丢失,如果全部后关节面与载距突分离,在侧位片上表现为 Bohler 角变小和 Gissane 角变大。如果仅仅是外侧半关节面塌陷，则在侧位片上 Bohler 角是正常的，而跟骨后关节面下方骨质密度增高，经常可以在跟骨体中找到旋转了 90°的关节面骨块，另外从侧位片上可以区分骨折是舌型或是关节塌陷型。足正位片能显示跟骰关节受累情况和跟骨外侧壁膨出。跟骨轴位片能显示跟骨增宽，后关节面骨折块，载距突骨折及成角畸形的结节骨块。跟骨轴位片所显示的是跟骨后关节面的前 1/3，要想看见后 2/3 还需进一步拍摄多角度 Broden 位片。踝关节正位片除了能显示可能存在的踝关节骨折外，还能发现因跟骨外侧壁增宽而造成的跟腓间距减小。

跟骨 CT 扫描可以清楚地判断跟骨骨折的部位及移位程度，有助于骨折分型和手术治疗。检查时，患者取平卧位，屈髋屈膝足底置于台上，调整扫描平面与后关节面垂直；之后伸膝伸髋，调整扫描平面与后关节面平行，均以 3mm 间距扫描。冠状位 CT 片可以清楚地看到后关节面、载距突、足跟外形以及屈足拇长肌腱和腓骨肌腱的位置。水平位 CT 片应注意观察跟骰关节、跟骨的外侧壁、载距突及后关节面的前下部。

**【治疗】**

大多数跟骨关节外骨折都可以采取非手术治疗，加压包扎并免负重 6～8 周。移位明显的跟骨结节骨折应予切开复位内固定。当关节外骨折 Bohler 角小于 10°，跟骨明显增宽时，可以辅以穿针牵引手法复位。跟骨关节外骨折的预后大多很好。

跟骨关节内骨折的治疗方法很多，可以分为非手术治疗和手术治疗。非手术治疗包括：①原位石膏固定；②手法整复＋石膏固定；③功能疗法。近来跟骨关节内骨折的非手术治疗更倾向于不用石膏的功能治疗。手术治疗包括：①撬拨复位＋石膏固定；②撬拨复位＋多枚克氏针固定；③有限切开复位内固定；④切开复位内固定。

*1.非手术治疗*　非手术治疗指征：大多数跟骨关节外骨折（移位显著的跟骨结节骨折除外），后关节面骨折移位小于 2mm，有严重心血管疾病和糖尿病无法麻醉手术，不适合进行关节重建包括不能行走的老人以及半身不遂者，不能与医生配合者（比如吸毒者），都可以采用非手术治疗。另外对于有生命危险的多发创伤患者和不能进行有限切开手术的患者，也应选择非手术治疗。

非手术治疗目前多采用现代功能治疗。早期治疗包括伤后抬高患肢，休息，应用冰袋和使用非甾体抗炎药，患足加压包扎。小腿使用软夹板维持踝关节中立位。伤后尽早开始踝关节功能练习。伤后 1 周左右换弹力包扎，开始内外翻练习以及足内在肌和外在肌的等长收缩。待疼痛和水肿完全消除以后，开始拄拐下地，患肢部分负重 15kg。患者须穿着特殊定做的气垫鞋。后足畸形严重患者应使用矫形鞋。

*2.手术治疗*

(1)手术治疗指征：所有开放性跟骨骨折；所有 Sanders Ⅱ型和Ⅲ型骨折患者，估计软组织条件不会增加发生合并症的风险，患者可以配合术后康复治疗的，都是手术治疗的指征。

(2)手术时机及方法：闭合骨折后早期治疗方法同非手术治疗。待水肿消退后（约伤后7～14 天）手术，合并症发生率较低。

目前对于开放性跟骨骨折的治疗尚无统一规范。普遍认为早期治疗需要静脉内抗生素治疗、早期多次清创、尽早皮肤覆盖。旨在完成软组织覆盖和预防感染，良好的软组织愈合是降低感染率和改善骨折治疗结果的前提。对于二期有望经外侧切口手术者，在软组织肿胀消退后(大约在10～14天),骨折早期愈合开始前(伤后21天),经外侧广泛L形切口行骨折切开复位接骨板内固定术。对于软组织损伤严重,难以在伤后3周内接受骨折固定手术者,一期治疗以处理软组织为重点,多次清创减少感染的发生,同时经伤口结合手法复位骨折,多枚克氏针固定恢复并维持跟骨外形,二期如症状严重再行截骨术、距下关节融合术等。

闭合复位多针内固定(撬拨复位):适用于舌型骨折和SandersⅣ型这种严重粉碎的关节面骨折,术中注意距下关节对合、Bohler角以及跟骨宽度。手术的关键是注意选择跟骨结节入针点,在透视下撬拨复位,多根1.5mm直径克氏针穿经或不经距下关节固定,术后无需石膏固定,术后6周拔除克氏针。

有限切开复位内固定术:适用于关节塌陷型骨折或SandersⅡ型骨折,多发创伤,软组织条件差,开放骨折,有足筋膜间隔综合征或者骨折移位较小的患者。首先以Schanz针或斯氏针打入跟骨结节牵引复位,透视下作跟骨外侧小切口,显露复位后关节面,1～2枚3.5mm直径螺钉固定。如果前突有骨折,可以经皮复位,再以螺钉或克氏针固定。对于持续不稳定骨折,可以辅以克氏针固定距下关节。此方法的优点是在跟骨关节内骨折不具备应用切开复位内固定术条件的情况下,最大限度地恢复后关节面的对合关系,同时将手术合并症的发生率降到最小。

切开复位内固定术(ORIF):对于SandersⅡ、Ⅲ型骨折,软组织条件好,估计不会出现软组织合并症,患者与医生能合作的病例,采取切开复位内固定治疗。目前切开复位通常采取Regazzoni和Benirschke提出的外侧L形入路。此入路的优势在于:①显露方便;②利于复位;③避免了内侧入路的危险。垂直切口位于腓骨后缘及跟腱之间,水平切口位于外踝与足底之间,在足底与外踝中点偏下作弧形延伸止于第5跖骨基底。注意锐性剥离,掀起全层皮瓣,细克氏针打入距骨及外踝牵开皮瓣,显露距下关节。复位后多以解剖形状接骨板固定骨折。注意减少软组织的牵拉和损伤,能降低术后切口合并症发生率。为了便于切口愈合,术后可以短期石膏外固定。

**【术后处理】**

术后第2天去除敷料,开始冰敷治疗。术后第3或4天牢固固定者可拄拐下地,患足部分负重15kg直到第6周。术后10～12周,根据患者承受能力可以完全负重。穿戴有软垫和高帮的鞋有助于负重。其优势在于关节活动度更好。对于不能配合及严重粉碎骨折患者,有必要石膏固定。植骨患者部分负重应延长到3个月。康复练习包括等长收缩练习,协同练习,神经肌肉及筋膜组织的本体感受练习和步态控制。手法治疗距下关节以及相邻关节对于增加总的活动度是很重要的。对于距下关节和跟骰关节克氏针固定的患者,术后第6周去除克氏针,此后加强负重练习至术后3个月允许完全负重。

**【并发症】**

1.*非手术治疗并发症*　非手术治疗的并发症包括:足跟增宽,腓骨肌腱卡压综合征,距下关节及跟骰关节创伤性关节炎,腓肠神经炎,创伤后平足,创伤后足内翻和创伤后肢体短缩及跟腱短缩等。

2.*手术并发症*

(1)感染:一旦发生感染,必须反复清创。浅表感染时可以保留内植物,处理创面新鲜后游离组织移植覆盖创面，静脉输液抗感染至 6 周。对于深部感染和骨髓炎，则需清除感染组织、坏死骨及内植物。反复清创并使用敏感抗生素 6 周控制感染；注意残存跟骨皮质的保留，二期重建。

(2)腓骨肌腱撞击综合征：如果术后跟骨仍宽，跟腓间隙减小，腓骨肌腱将被卡压而产生症状。腓骨肌腱鞘内注入麻醉药有助于明确诊断。腓骨肌腱造影可以显示肌腱撞击及卡压的情况。

(3)腓肠神经炎：腓肠神经与腓骨肌腱走行相似，所以在使用标准 Kocher 入路时，有可能被牵拉、碾挫甚至切断。如果发生了有症状性神经瘤，可以考虑近端切除的方法。外侧 L 形切口术后此并发症发生率低。

(4)距下关节炎：多见于关节面复位不良时。通常先进行非手术治疗：如调整运动方式，穿戴特殊鞋具，抗炎治疗。如果这些方法未能奏效，可以通过距下关节内注射来改善局部的疼痛，甚至关节融合。

(5)软组织问题：影响跟骨术后切口愈合的因素有：①BMI 指数，②创伤至手术时间，③全层缝合，④吸烟史，⑤骨折严重程度。

如果手术时伤口无法闭合，可以采取延迟游离组织移植闭合。伤口裂开常见于切口拐角处，应换药口服抗生素治疗，多数可愈合；如果仍不愈合，则应尽快采用游离组织移植覆盖以避免发生骨髓炎。

(6)跟骨缺血性坏死发生率较低。

**【预后评估】**

跟骨骨折的治疗目的是使患者能最大限度地恢复足部功能，无痛地返回到生活和工作中去。Essex-Lopresti 舌型骨折的预后一般较关节塌陷型好；Sanders 分型越高预后越差。我们认为在目前用于预后评估的系统中，美国足踝骨科协会的后足-踝关节临床评分系统比较全面和实用。

## 四、Chopart 关节损伤

Chopart 关节由距舟关节和跟骰关节构成，又称跗横关节，位于中后足交界，足跟旋后时相对固定，旋前时存在少量活动。Chopart 关节跖侧的韧带强于背侧。距舟关节是足内侧纵弓的重要组成部分，富有弹性且活动性相对较大，跟骰关节位于足的外侧纵弓相对更为稳定。该部位损伤较少见，发生损伤时，常是多个结构受损。可分为 Chopart 关节损伤和单纯舟骨，骰骨骨折或脱位。

由于重叠效果，Chopart 关节影像学诊断较困难。应投照足正，侧及斜位 X 线片，并与健侧 X 线对比。观察每一块骨及其关节(这里每一块骨至少与 4 块骨相关节)。在正位片上，舟骨与楔骨轻度重叠，观察跖骨轴线有无旋转及缝隙。在侧位片上，舟骨与楔骨有重叠成一直线，跖骨干应相互平行，第一跖骨位于最背侧。CT 对诊断常有帮助。

### (一)Chopart 关节损伤

Chopart 关节损伤很少见，常根据导致移位的外力作用方式分为 5 型，即内侧移位型、纵向压缩型、外侧移位型、跖屈型和碾轧损伤型。

对关节脱位应尽早麻醉下手法复位，石膏固定 8 周。手法复位失败或合并有开放伤口者应行切开复位，术中切除嵌入的软组织，并用细克氏针或螺钉固定以防术后再脱位。如骨折粉碎，无法复位，则考虑关节融合，取髂骨植骨，保证足的纵弓及形态。若伴有晚期疼痛，也应行关节融合。

## （二）舟骨、骰骨和楔骨骨折

舟骨和骰骨在足占据着独特的位置。舟骨是足纵弓的高点，由外侧看，背侧比跖侧宽，前后看，内侧比外侧宽，延长了足的内侧柱。由内侧跖骨传来的力量集中于舟骨并传至距骨。骰骨则为足外侧柱的一部分。

1.*舟骨骨折*　舟骨骨折分为结节骨折，背侧边缘骨折，体部骨折和应力骨折。体部骨折又分为移位和无移位骨折，移位骨折又分为 3 型，Ⅰ型为冠状面骨折线，有一较大的背侧折块，Ⅱ型为背侧至跖侧的斜形骨折，有一较大的向背内侧移位的内侧骨折块，Ⅲ型为中部粉碎合并舟楔损伤分离。

(1)舟骨背侧边缘骨折：强力跖屈导致背侧距舟韧带张力增加，造成舟骨撕脱骨折，同时也应该注意距下或踝部的扭伤。其治疗一般给以 3～4 周的制动。如果背侧碎片关节面占 25％或更大，建议切开复位内固定，有症状的碎片应切除。

(2)舟骨结节骨折：胫后肌腱止于舟骨结节，强力外翻时胫后肌强烈收缩，与内侧韧带一起抵抗外翻常会导致结节骨折。此种骨折不影响内侧纵弓，较少导致功能障碍。胫后肌跖侧、远侧、外侧(在跖面)止点的连续性的存在阻止了明显的移位，这样在足外翻时，外侧柱压缩，可能发生骰骨骨折。

副舟骨常是双侧，要注意区别骨折与副舟骨。也应注意副舟骨与舟骨体间连接的损伤。足斜位片可以发现胫后肌腱所带的微小骨块的移位。

结节骨折可以应用石膏或弹力绷带制动 4～6 周，将足处于内翻或中立位，它可以发生无症状的纤维愈合。如骨折块较大则需手术内固定。持续有症状则需行骨块切除，胫后肌前移，相当于 Kidner 手术。

(3)舟骨体部骨折：舟骨体部骨折会造成足内侧柱的短缩，恢复其长度及舟骨近端关节面的解剖复位至关重要。

无移位的体部骨折可用石膏制动 6～8 周，随后改用支具支持足弓。对体部移位骨折尝试闭合复位，可以获得复位但维持很难，尤其对于粉碎骨折。在Ⅱ型骨折中，内侧柱变短，将会出现足内收畸形。Ⅲ型骨折向外侧移位，足将变平且内侧突出。闭合复位这些骨折很困难，需经前内切口进行切开复位内固定。

Ⅰ型骨折可以直接复位，螺钉固定。Ⅱ型骨折首先要恢复内侧柱的长度，可用小的外固定器置于距骨和第 1 跖骨内侧，帮助复位。复位后，如骨块够大，则直接固定于舟骨外侧块，若太小，则用螺钉固定于第 2、3 楔骨，愈合后取出。Ⅲ型骨折的固定参照Ⅱ型。固定物一般于术后 8 周负重前取出。舟骨体骨折有可能发生缺血坏死，但并不都发展成全骨塌陷。

当关节面破坏严重时，应考虑一期关节融合，必须恢复和保持内侧柱的长度，有缺损时应植骨。对于融合的范围应根据关节损伤程度来决定，不同学者分别提出单独的距舟关节融合，距舟舟楔融合，3 关节融合等(允许外侧柱适当缩短以平衡足)。

(4)舟骨应力骨折：舟骨应力骨折常发生于职业运动员，应在移位发生前予以诊断。足结构的异常有助于骨折的发生，前足内收或踝和距下关节活动受限可以增加或改变舟骨的应力。

骨折位于舟骨体部的中 1/3，骨折可以是不完全的，仅涉及背侧部分，骨扫描会早于 X 射线照片发现骨折，CT 稍后，MRI 也很敏感。

最初的治疗为短腿石膏制动 8 周，不负重。如果制动未获得骨折愈合或已发生移位，骨折需植骨加螺钉内固定。

2.骰骨骨折　骰骨与第 4、5 跖骨，外侧楔骨及跟骨相关节。跖骨与楔骨间关节几乎无运动，跟骰关节有内外翻运动。骰骨是构成足外侧纵弓的基本结构，对足的稳定起着重要作用。

当前足强力内收时，第 4、5 跖骨的轴向负荷，产生对于足外侧柱的压缩.骰骨被第 4、5 跖骨和跟骨共同挤压，发生骨折。骰骨骨折可分为撕脱性骨折和压缩性骨折。

对于压缩性骨折，一定要恢复骰骨的长度，需要植骨并用螺钉或钢板加螺钉固定。对于内翻暴力造成的撕脱骨折，应偏重于韧带损伤的修复，可外翻位石膏固定 4～6 周。

陈旧性骰骨骨折可行关节融合术，有人强调针对疼痛的扁平足及前足外展应行单独的跟骰关节融合，延长外侧柱。单独的跟骰关节融合适用于畸形愈合及跟骰关节的创伤性关节炎，当跟骰关节融合，后足的活动轻度减少。

应力骨折发生于运动员，症状类似腓骨肌腱炎，骨扫描可帮助诊断，限制活动及保护下负重，4～6 周可愈合。单独的跟骰关节损伤，复位后预后良好。

3.楔骨骨折　楔骨骨折多为直接撞击或严重挤(碾)压所致。应注意 Chopart 关节，跖跗关节的合并损伤。很少有单独楔骨脱位、半脱位、骨折的报告，常需切开复位，克氏针固定，石膏保护 6 周。

## 五、Lisfranc 损伤

跖跗关节又称 Lisfrane 关节，故跖跗关节脱位又称 Lisfranc 损伤。

**【解剖特点】**

跖跗关节从解剖角度分为 3 部分(或称三柱系统)：内侧柱为内侧楔骨和第 1 跖骨；中柱为第 2、3 楔骨及第 2、3 跖骨；外侧柱为骰骨及第 4、5 跖骨。Lisfranc 韧带较强壮，位于第 2 跖骨基底和内侧楔骨之间，增加第 2 跖骨基底位于 3 个楔骨所形成的凹槽中的稳定性。第 1、2 跖骨基底间无韧带，形成薄弱部位。我们可以借助这一分类分析损伤机制，但对于软组织损伤程度和预后分析没有帮助。复位程度和固定方法对于预后更有意义。

**【Lisfranc 损伤分类】**

通常应用 Myerson 分类。

**【放射学检查】**

对于 Lisfranc 损伤应投照正、侧和斜位 X 线，并应与健侧对比。Lisfranc 损伤易漏诊，应特别注意在 X 线片上的下述特点：在正位 X 线片上，可见第 2 跖骨内缘和中间楔骨内缘连成一条直线，第 1、2 跖骨基底间隙和内，中楔骨间隙相等，并应小于 2mm。在侧位像上，跖骨不超过相对应楔骨背侧。在斜位上，可见第 4 跖骨内缘和骰骨内缘连成一条直线。第 3 跖骨内缘和外侧楔骨内缘成一条直线。2、3 跖骨基底间隙和内、中楔骨间隙相等。

当常规 X 线检查正常时，如果需要还应拍负重位、应力 X 线甚至 CT 检查，以发现隐匿的损伤。如在负重位足正位上的第 1、2 跖骨基底的分离有一定意义。侧位上，内侧楔骨应在第 5 跖骨背侧，如果相反，表明足纵弓塌陷、扁平，可能有 Lisfrane 关节损伤。

**【治疗】**

Lisfranc 关节损伤时，我们应该积极治疗。单纯扭伤，短腿石膏固定 6 周。强烈建议任何损伤移位都应达到解剖复位，任何部分任何方向的移位都不能接受。

Myerson 认为，闭合复位后，移位不应大于 2mm，第 1、2 跖骨基底间隙和内侧、中楔骨间隙应在 2mm 以内，距骨与第 1 跖骨间成角不应超过 10°。否则需切开复位。

以下几个原因可能导致闭合复位失败并应考虑手术治疗，如跖骨基底移位严重；骨折块卡于关节，最常见为第 2 跖骨基底的骨折块影响复位；软组织卡于关节，最常见为胫前肌腱于第 1、2 跖骨间影响复位。

切开复位时，可以做足背第 1、2 跖骨基底间纵行切口，注意保护神经血管(足背动脉、腓深神经感觉支)，显露第 1、2 跖楔关节及内、中楔骨间隙。复位的关键为第 2 跖骨，一般第 2 跖骨复位后，外侧其他跖骨也自动复位，如果需要，可在 4、5 跖骨基底背侧另做一纵行切口。

螺钉控制复位能力强，但对技术要求较高。学者建议使用克氏针或空心钛钉固定，术后 6 周拔除克氏针，3 至 4 个月取出螺钉。

对于移位较大的年轻患者，即使损伤超过 6 周，我们仍试行切开复位螺钉内固定术，取得了较好的中期疗效。

晚期发生的关节炎，可使用足底垫，帮助恢复正常足弓高度，以减轻症状。无效则考虑行跖跗关节融合。

## 六、跖骨骨折

前足在行走过程中有 2 个作用，一是提供宽大的表面作为一个整体来负担体重，同时由于其各部分间在矢状面上可以有相对活动，适应各种不平路面，从而将应力平均分配在第 1 跖骨的 2 个籽骨和其余 4 个跖骨头上。这种能力使得压力可以平均分布在跖侧皮肤上，不致发生局部损伤。前足表面上是一功能整体，但各部分的损伤还需根据不同情况分别处理。

跖骨骨折常见于直接暴力损伤，骨折可发生在跖骨的所有部位。间接暴力，如身体扭转而足部固定时的扭转暴力可以导致跖骨骨干螺旋形骨折，尤其是中间的 3 个跖骨。第 5 跖骨基底常出现撕脱骨折，应力骨折常见于第 2、3 跖骨颈及第 5 跖骨的近端干部。对这些骨折的忽视会导致足部活动受限。

**【分类与诊断】**

跖骨骨折诊断简单，临床常见有局部的固定痛点、非可凹性水肿、骨擦音或畸形。患者主诉足背痛，负重时加重。足背常肿胀并伴有瘀斑，在伤后的最初几个小时很容易在骨折处找到固定的痛点。需要注意的是前足闭合性挤压伤，明显肿胀及软组织张力过大应考虑足筋膜间室综合征的可能。简单足部损伤，可拍摄负重位平片；复杂损伤需全面检查是否有其他损伤。侧位片对判断跖骨头在矢状面的移位很重要。在有跖骨近侧关节内骨折时应排除有无跖跗关节及 Lisfranc 关节不稳定。

跖骨骨折通常按骨折部位来分型，即近端、中部和远端损伤，分别对应为基底部、骨干部和颈部骨折。按照 OTA 分类，跖骨骨折归于第 81 组，T 代表第 1 跖骨，N 为第 2，M 为第 3，R 为第 4，L 为第 5。字母 ABC 亚型代表骨折复杂程度，A 型表示关节外简单干骨折，B 型为涉及部分关节面骨干部楔形骨折，C 型为复杂的关节内或干部骨折。其后的第 1 个数字亚型为骨折部位，第 2、3 个数字表示骨折类型，它们根据亚型不同意义可以有变化。

从解剖学上五块跖骨明显分为 3 个部分，第 1、第 5 和中部 3 块跖骨。

**【治疗与预后】**

1.*第 1 跖骨*　第 1 跖骨比中部 3 块跖骨稍短、稍宽，构成足内侧纵弓的一部分。它与跗骨间关节囊韧带异常坚韧，但与第 2 跖骨之间缺少韧带连接，故此有较大的活动度。在其基底部的跖内侧有胫前肌腱附着，跖外侧有腓骨长肌腱附着。两者维持着第 1 跖骨的位置，胫前肌使第 1 跖骨背伸，腓骨长肌使第 1 跖骨跖屈。在第 1 跖骨头下方有 2 个籽骨，它们直接与地面接触。这 2 个籽骨共同承担传导过前足大约 1/3 到一半的负重力。

多数情况下，手术切口位于第 1、2 跖骨间，此处应注意保护足背动脉和腓深神经。由于第 1 跖骨正常位置对于步态的重要性，所以如果发现足应力位平片上存在关节和/或骨折不稳定则需手术治疗，否则只需应用短腿石膏固定 4～6 周。

手术目的是要恢复和维持第 1 跖骨头与其他跖骨头间的正常位置关系。固定方法多样：横行或轻微粉碎骨折使用接骨板螺钉，骨干部位简单骨折使用克氏针，骨干部位粉碎或开放骨折使用外固定架治疗，其优势在于不会增加软组织损伤。在应用克氏针固定骨干骨折时应避免损伤跖板，否则会造成跖骨头与跖板粘连。

对于关节内骨折，应尽量恢复关节形态和功能。跖骨头关节面塌陷骨折应切开复位并固定，必要时还需植骨。

术后 8～10 周避免负重，内固定者应有短腿石膏固定，未固定跖趾关节者需进行关节功能练习。平片有骨痂生长后允许进一步负重练习。对于跨跖跗关节固定的接骨板最少应保留 6 个月。术后 1 年内应穿矫形鞋，用以维持足内侧纵弓。

2.*第 5 跖骨*　第 5 跖骨骨折常见，且常伴有延迟愈合，因此颇受关注。Jones 最早对第五跖骨骨折做了详细报道。与其他跖骨骨折相比，第 5 跖骨骨折更常见于运动及与运动有关的损伤。

第 5 跖骨与其他跖骨最大的不同在于其基底部有运动肌止点：腓骨短肌止于第 5 跖骨结节背侧，第 3 腓骨肌止于干骺结合部。第 3 腓骨肌的作用是使前足内旋和背屈的平衡肌，腓骨短肌更像是胫后肌的拮抗肌将足维持于距骨下。在第 5 跖骨结节的跖侧也有很强的跖筋膜附着。第五跖骨骨折可以分为 3 种类型：第 4、5 跖骨间关节以近的骨折为结节骨折，或称Ⅰ区骨折；第 4、5 跖骨间关节区域的骨折为 Jones 骨折，或称Ⅱ区骨折；此关节以远的骨折为骨干骨折或称Ⅲ区骨折。

结节骨折是由间接暴力造成的撕脱骨折，又称为假 Jones 骨折，骨折线往往呈斜形或横断。多数移位不大,非手术治疗(穿硬底鞋、棉垫包扎或是石膏固定6～8周)预后很好。对于骨折移位1cm以上、骨折涉及关节达30%以上者建议手术治疗。

Jones骨折是当足跖屈时受到突然的内收暴力,使足背屈,以第4、5跖骨间关节为支点形成一力矩,导致第5跖骨骨折。治疗通常是以短腿非负重石膏固定6～8周,为了缩短骨折愈合时间,尽早恢复运动水平,运动员可以使用髓内螺钉固定。骨折移位明显时也需髓内螺钉固定。

骨干骨折根据平片表现可以分为新鲜骨折、延迟愈合或不愈合。新鲜骨折首选短腿非负重石膏固定6～8周,愈合时间平均7周。延迟愈合通常应用经皮螺钉固定,愈合时间平均12周。目前对于骨折不愈合建议切开清理骨折端加植骨内固定。

3.*中部跖骨* 由于有坚韧的关节囊及骨间韧带的束缚,跖骨基底骨折移位的可能性很小,所以对于非Lisfranc骨折的跖骨基底骨折,都可以用短腿石膏固定。

对于骨干部位骨折,只要骨折侧方移位小于3～4mm,成角畸形小于10°,短缩不明显的都可以非手术治疗,即以石膏固定6周。如果骨折远端跖屈明显,负重后会因为负荷的增加而产生难治性跖侧胼胝,足背侧骨突也会造成疼痛。远折端背屈偶尔会使该跖骨负荷减小,而造成其他跖骨损伤。Sisk认为骨折越靠近远端,远端跖屈越明显,越应考虑手术。单根跖骨骨折很少手术;但是对于横行及粉碎骨折,以及早期复位后再移位的骨折,应考虑手术治疗。多发跖骨骨折由于缺乏相邻正常结构的辅助稳定作用,也应考虑手术固定:如经皮穿针固定、折块间螺钉固定、接骨板固定及微型外固定架固定,

跖骨颈骨折治疗与骨干骨折治疗相似。单一骨折对症治疗即可,多发骨折需手术治疗。跖骨头骨折通常是由剪切应力造成,骨折无关节囊附着,向外向跖侧成角,尽管其位置表浅手法复位穿针固定有时会奏效,但其治疗仍应首选非手术治疗。

## 七、跖趾关节损伤

跖趾关节损伤既可以孤立发生又可以作为多发骨折的一部分,在足的5个跖趾关节中最重要的是第1跖趾关节的损伤。它为跖骨头与足趾间的负荷分配起重要作用,对维持正常步态有很重要的作用。它的损伤可以带来长期的疼痛和不稳定。

骨性的凸、凹结构为第1跖趾关节提供了基本的稳定性,但对稳定关节起决定作用的是坚韧的关节囊和韧带。背侧关节囊正常情况下很薄弱,而跖侧厚韧并可负重,在近节趾骨基底有强大的韧带附着。在跖骨头近侧附着更薄的一层膜,其上固着着2个籽骨与跖骨头直接相关节。第1跖骨通过这两点与地面接触负重。在2籽骨间韧带走行着屈足拇长肌。在关节囊复合体的近侧有许多足内在肌附着,为维持关节的位置和稳定起重要的作用。屈足拇短肌内侧头直接止于内侧籽骨,足蹋收肌部分止于内侧籽骨边缘,并向远端止于近节趾骨跖内侧结节和伸肌腱膜,这一运动复合体阻止足趾外翻。屈足拇短肌外侧头止于外侧籽骨近端,足蹈收肌横头和斜头主要止于外侧籽骨边缘,并向远延伸止于近节趾骨跖外侧结节、外侧关节囊和屈足拇长肌腱鞘。这一运动复合体阻止足趾的内翻。在第1跖骨头上几乎没有腱性附着,跖骨头上仅有的两组腱性附着,一是止于跖骨头和近节趾骨基底的内外侧副韧带,另一是内外侧跖骨籽

骨韧带，其在跖骨头与籽骨间形成强韧的附着。第1跖趾关节复合体的损伤常见于运动，过度的背屈、跖屈、内外翻都可以导致损伤。暴力的大小决定了损伤的程度。简单的撕脱骨折可能预示着关节的不稳定，与健侧比较关节的活动范围和各方向的稳定性，可能发现存在的问题。任意方向上的急性不稳定可能显示有一个明显的损伤。跖背侧位移实验是判断关节稳定性的一个很有意义的检查。平片检查可以发现关节内外的骨折，另外双足对比正位片上籽骨下极与近节趾骨基底的距离，内侧应小于10mm，外侧应小于13mm，若超出这一范围则提示有跖板的撕裂。对于第1跖趾关节的损伤，要看关节可否复位及最终的稳定性来决定治疗方案。第1跖趾关节的损伤一般很少手术治疗，如其他关节的损伤一样，需要休息、制动、免负重，冰敷包扎、石膏或硬鞋保护以减少对关节囊的牵拉。手术只针对那些关节内骨折或伴有明显关节不稳定的病例。

对于其他跖趾关节损伤脱位也一样，先行非手术治疗手法复位，若不成功再予手术治疗。治疗过程中注意可能存在闭合复位不完全。复位后应拍片，关节间隙的增宽可能因为有跖板的嵌入。

## 八、趾骨骨折及趾间关节脱位

趾骨骨折在前足中很常见，而各足趾的近节趾骨骨折比远节趾骨骨折更多，第5趾近节趾骨骨折又是最易发生的。趾骨骨折的机制有2种，一种是直接暴力，常常导致横行或粉碎骨折。另一种是在足趾承受轴向负荷的同时受到内外翻的应力作用，这在临床上更易见到畸形。骨折的诊断很容易，X线片上可以清楚地见到骨折。多数趾骨骨折可以非手术治疗，诸如手法复位、纵向重力牵引、穿硬底鞋、邻趾固定、石膏固定等。偶尔对于第1趾近节趾骨骨折、不稳定骨折和关节内明显移位的骨折可以手术穿针固定或应用螺钉固定。

趾间关节脱位通常是由于轴向应力作用于足趾末端所致，脱位多数发生于近节趾间关节，足趾远端向背侧移位，平片上很容易诊断。在第1趾，近节趾间关节脱位后可以自发复位，但跖板或籽骨可能嵌于关节内，平片上关节间隙表现为增宽，需要及时发现并予复位。对于极少数难复性脱位可以手术切开复位。趾间关节脱位后很少有并发症。

## 九、足筋膜间隔综合征

**【实用解剖】**

1990年，Manoli和Weber有3例跟骨骨的患者，由于足筋膜间隔综合征的结果，产生小趾的晚期爪形趾挛缩，这一观察推动了Manoli其后有关足的解剖间隔和与足筋膜间隔综合征的关系的研究。

现代足筋膜间隔的概念是认为属于多间隔结构，包括3个贯穿足整个全长的间隔(内侧、外侧和表浅)及6个局部间隔。Manoli证实足内有9个间隔：①内侧；②表浅；③外侧；④内收肌；⑤～⑧4个骨间间隔；⑨跟骨间隔。Manoli把跟骨间隔定义为位于足表浅间隔深部的单独的间隔，跟骨间隔包括跃方肌和外侧跖侧神经。此外，在跟骨间隔和小腿后方深部间隔之间有交通联系，起自内踝，沿神经肌肉和肌腱结构走行。

【损伤机制】

1.病理生理学　足筋膜间隔综合征的病理生理学与下肢急性、创伤后筋膜间隔综合征的机制相同。创伤性结果通常开始造成组织间液压力增高，继发于足筋膜间隔内水肿或出血。从而提高了筋膜间隔组织间压力（高于毛细血管渗透压），减少毛细血管血流量，逐渐发生局部肌肉缺血。这种缺血过程增加了血管舒张，并增加了毛细血管渗透性。液体流入到已经受损的间隙内，造成额外的间隔内水肿，增加了组织压力。这种升高的筋膜间隔压力最终导致填塞现象，并维持肌肉缺血。其后，缺血的肌肉经历坏死、纤维化和挛缩过程。在整个时间内，如果维持这种压力，会发生不可逆的损害。神经比肌肉能更长时间承受压力，显示出某些可逆性，特别是感觉方面。缺血的肌肉间隔，如果未经治疗，会导致足筋膜间隔综合征不可逆的改变，包括肌肉坏死、纤维化和挛缩，造成失功能、畸形和经常的慢性疼痛。前足和足趾挛缩，足由于肌肉纤维化、韧带和肌腱挛缩而不能活动。

2.实验室研究　对于足筋膜间隔综合征的发展过程，有医生提出几种机制。1926 年，Jepson 认为静脉回流受阻是急性足筋膜间隔综合征的主要原因。通过止血带机制的足筋膜间隔综合征是继发于在相对恒定的容积内静脉填塞，增加肌肉内压力，相反地，外部压迫由于减少筋膜间隔容积，并且不能膨胀而增加肌肉内压力。Styf 和 Wiger 在产生筋膜间隔综合征的实验中显示：通过外部加压和静脉填塞（石膏和止血带）的方法，没有明显差别。

3.非创伤性因素　足筋膜间隔综合征的原因通常是足部明显碾压或骨折。2 种不常见的造成足筋膜间隔综合征的环境是血恶病质和长时间特殊位置。Bergmann 等人报告 1 例自身免疫蛋白 S 严重缺损的患者，其后发展为特发性紫癜和足筋膜间隔综合征，最终，由于血液渗透到间隔内，3 个足趾由于坏死而截肢，小腿需要筋膜切开减张。Haasbeek 叙述了婴儿小腿由于悬在床边 10 小时造成足筋膜间隔综合征。在医院里，婴儿表现为对疼痛反应迟钝及间隔压力超过 100mmHg，婴儿行紧急筋膜切开减压，尽管到治疗时间较长，其后并未遗留明显的后遗症。

4.时间和能量的考虑　在损伤时，能量和足筋膜间隔综合征发展之间存在复杂的关系。Bartlomei 和 Colley 叙述了这种现象的几个例子。1 例无移位的舟骨骨折患者，鞋袜穿着很紧，患者逐渐疼痛增加，6 小时后诊断为足筋膜间隔综合征。Myerson 在 12 例患者中发现 14 例筋膜间隔综合征，在碾压伤中，41% 发展为筋膜间隔综合征，而非碾压伤（跟骨骨折）中为 17%。在创伤时承受的初始能量，在判定足筋膜间隔综合征的时间和发展在起重要的作用。

另一个重要点是最初损伤 36 小时后也可以发生足筋膜间隔综合征的概念。Myerson 和 Berger 发表了个案报告，没有骨折和脱位，出现单独内侧间隔筋膜间隔综合征。最初的创伤不清楚，但是，假定为在踢足球时踢到脚是足筋膜间隔综合征的原因。整个过程中的疼痛是最明显的特征。踢球后 7 小时出现疼痛，患者报告足踇趾逐渐感觉异常，被动活动有些疼痛，18 小时后，患者报告足内侧剧痛，同时，皮肤发亮、肿胀、皮肤感觉消失。最后，足筋膜间隔综合征诊断明确。在手术中，内侧间隔压力为 78mmHg，骨间膜和跟骨间隔为 4mmHg。

足筋膜间隔综合征可以缓慢或快速发展，主要根据受伤时能量变化。足筋膜间隔综合征可以延长到受伤后 36 小时出现症状。

【临床表现与诊断】

跟骨骨折时，足筋膜间隔综合征发病率大约为4.7%～17%，Myerson和Manoli估计实际值为10%。Lindsay和Dewar在1958年，显示286涉及距下关节的跟骨骨折中，14例(5%)发展为爪形趾。可以推断：跟骨骨折中，大约10%产生压力增高，其中一半会产生临床的爪形趾畸形。

与典型的下肢筋膜间隔综合征相比较，足筋膜间隔综合征的临床症状不典型，很难判断。跟骨骨折和其后发生足筋膜间隔综合征的患者主诉整个足严重疼痛的临床症状。

在Myerson的病例中，14足中，12例存在被动背伸趾疼痛；7例失去两点间辨别力；7例轻触觉减退；3例运动缺失；观察的运动丧失很难证实，被认为是不可信的。

与小腿筋膜间隔综合征相比，足筋膜间隔综合征的临床症状相对迟钝，这是因为神经肌肉结构和相对肌肉质量不同。疼痛、感觉和运动改变在足部通常不像其他发生筋膜间隔综合征部位那样显著。这些发现提高了直接筋膜间隔压力测定的重要性，特别是在足部，因为临床症状和体征不能做出适当的诊断。

足的解剖明显不同于上肢，没有主要的传入血管穿过足的肌肉筋膜间隔供应足趾。Bednar建议经皮血氧测定有助于判定是否需要间隔减压。Bednar叙述了17岁患者，摩托车伤及胫骨远端骨干开放骨折，10cm骨性缺损，足碾压伤，严重淤血和张力性肿胀，经皮血氧测定与正常侧90mmHg相比，伤侧减到50mmHg。在筋膜减压后，毛细血管再充盈正常。

在早期判断足筋膜间隔综合征中，另一项建议使用的技术是震动感应。Phillips等人指出，当发现35～40mmHg压力升高时，最早和最可信的特征性改变是减少256Hz。这一发现比两点间分辨或锐性/钝性分辨更可信。

肿胀、疼痛足的筋膜间隔综合征诊断的困难性显示需要高度怀疑和更可靠地使用组织液压力测定，特别是在足深部间隔，临床上很难检查出来。深部间隔，尤其是与骨骼相邻处，在足筋膜间隔综合征发展过程中，组织间压力最高。

【治疗】

早期发现和治疗足筋膜间隔综合征的重要性不能过度强调。肌肉在缺血和筋膜间隔综合征发生4小时内坏死，由于足筋膜间隔综合征延长的缺血导致明显的肌肉梗死形成。成纤维细胞取代了梗死形成的肌肉，这一过程持续6～12个月，此外，坏死肌肉常与周围组织粘连，从而固定肌肉的位置，进一步减少活动性。一般认为，受限肌肉移动及纤维增殖期间，纵向挛缩造成了关节活动丧失和其后的挛缩。

和其他部位的筋膜间隔综合征一样，一旦诊断明确，应早期及时进行减压手术，以防止加重症状。组织间隔内压力测定高于30mmHg，就可以进行减压手术。由跖骨和趾骨骨折造成的筋膜间隔综合征，一般选择足背侧纵行切口，减压浅层和深部骨间间隔，而跟骨间隔和内收肌间隔压力增高，建议使用内侧入路，减压内收肌间隔和跟骨间隔。减压后的伤口应在1周左右缝合或植皮。同时，术后早期，尽可能进行康复锻炼，防止发生畸形。

（宋江涛）

# 第十八节　手部骨关节损伤

## 一、掌骨及指骨骨折

掌骨指骨骨折为最常见的骨折。影响手功能的因素较多，如骨折畸形，关节内骨折，邻近的关节僵硬、水肿，肌腱粘连。大多数骨折不难做到准确复位，但手功能的恢复还与其他因素有关。

掌骨骨折较指骨骨折对手的功能影响小，因其周围为肌肉，不影响肌腱的滑动，且掌骨间有联系，一般移位不大。但如骨折累及掌指及掌腕关节，未能及时恰当处理，则影响较大。

### （一）掌骨骨折

1.第1掌骨基底部骨折　系指第1掌骨基底部1cm处骨折，多为横行或粉碎骨折。骨折近段受拇长展肌的牵拉，向桡侧背侧移位，骨折远段受拇长屈肌及拇内收肌的牵拉，向掌侧尺侧移位，骨折部呈向背侧桡侧成角畸形。

伤后局部肿胀、疼痛、压痛，拇指对掌外展动作受限，掌指关节及指间关节仍可活动。

新鲜骨折较易复位，一手牵引并外展拇指，另手拇指加压骨折处，纠正成角畸形。复位后用前臂石膏固定拇指于外展位4～6周，石膏应包括近节指节。不稳定的骨折可行克氏针皮下穿针或开放固定，也可采用牵引固定。

轻度成角的陈旧骨折，对拇指功能影响不大者，可不处理。如成角大，虎口过小，可行第1掌骨基底部楔形截骨术。

手术方法：在臂丛麻醉下，在第1掌骨桡背侧做约3cm长的纵行切口，切开皮肤、皮下组织及骨膜，向两侧剥离暴露第1掌骨。在其隆起骨突处，根据畸形角度的大小用扁平骨凿或电锯做楔形截骨术，矫正成角畸形，并用克氏针交叉固定或微型钢板固定，针尾埋于皮下。术后石膏托固定3～4周后练习活动，骨愈合后去除克氏针或钢板

2.第1掌骨基部骨折脱位(Bennett骨折)　为第1掌腕关节骨折脱位。第1掌骨受轴向暴力，使基部尺侧发生斜行骨折，骨折线通过腕掌关节，尺侧骨块呈三角形，因其附丽于掌骨间韧带而保持原位。拇指腕掌关节是鞍状关节，掌骨基部尺侧骨折后，失去骨性阻挡，加之拇长展肌及鱼际肌附丽于外侧骨块，肌肉牵拉导致腕掌关节脱位或半脱位，骨折远端滑向桡侧、背侧与近侧，不稳定，严重影响拇指对掌和外展活动。

临床上见第1掌骨基部向桡侧背侧突出，局部肿胀，有压痛及拇指活动受限。X线检查可确诊。

3.第2～5掌骨骨折　多为直接暴力引起。由于骨间肌、蚓状肌及屈指肌的牵拉，骨折端向背侧成角。

多发掌骨粉碎骨折时，骨间肌损伤严重，可发生手内肌纤维化挛缩，影响手指功能。掌骨颈部骨折，因伸指肌腱牵拉，引起掌指关节过伸。暴力亦可造成多发性掌骨基部骨折或腕掌关

节脱位，掌骨基部向背侧桡侧斜行移位。X 线片可确定骨折类型。

4.掌骨干骨折　牵引相应手指，推压成角隆起的骨端即可复位。屈指位固定以松弛手内肌。固定范围应包括近侧指节，固定 4 周。复位后不稳定及多发掌骨干骨折，可用克氏针斜行固定，或微型钢板螺丝钉内固定，也可用外固定架固定。

5.掌骨颈骨折　因掌指关节侧副韧带附丽于掌骨头偏背侧，若伸指牵引，使掌骨头更向掌侧旋转，增加畸形而复位困难。所以手法复位时，要将掌指关节屈曲 90°牵引，再手法推压骨隆起处。复位困难者可用克氏针固定或微型钢板固定。

### （二）指骨骨折

1.近节指骨骨折　骨折近端受骨间肌的牵拉，向掌侧移位，远端受指总伸肌腱牵拉而向背侧移位，形成向掌侧成角畸形。骨端正好顶在屈肌腱上，如不复位将阻碍屈肌腱滑动并形成粘连。

手法复位后固定该指于屈曲位 4～6 周。不稳定斜行骨折或手法不成功时，可用持续牵引或开放复位克氏针固定或微型钢板固定。陈旧性骨折畸形连接，可采用开放复位克氏针斜行或交叉固定，或微型钢板固定。

2.中节指骨骨折　中节指骨基部骨折，骨折线在指浅屈肌腱附丽点的近侧，因受指浅屈肌腱牵拉，骨折远端向掌侧移位，骨折近端向背侧移位。指浅屈肌附丽点以远骨折，因受浅肌腱的牵拉，骨折处往往向掌侧成角。

手法复位后屈曲患指固定 4～6 周。必要时开放复位克氏针固定。

3.远节指骨骨折　多为直接暴力致伤，如挤压、砸伤等，造成横行或粉碎骨折，较少移位。

仅需夹板固定或软固定。如为闭合性骨折，甲下血肿，病人有剧痛，可将针端烧红，穿透指甲，使血流出减压即可止痛。

指骨基底关节内骨折，破坏关节面，常合并脱位，需开放复位，使骨折端解剖对位，用克氏针固定。

4.末节指骨基底背侧撕脱骨折　伸指肌腱附着于末节指骨的背侧，强力伸指时，在暴力打击下猛然屈曲可引起伸腱断裂，或连同基底小片骨呈撕脱性骨折。患指末节下垂，不能伸直，陈旧病例畸形明显，称杵状指。治疗上，无论肌腱断裂或撕脱骨折，在新鲜病例均将近侧指间关节屈曲 60°，远侧指间关节过伸，使侧腱松弛，消除对骨片的牵拉，外用匙形石膏或金属夹板固定 6 周。如为远侧指间关节脱位或骨片超过关节面的 1/3，应切开复位克氏针或铆钉固定。

## 二、关节脱位及韧带损伤

### （一）掌指关节侧副韧带损伤

拇指掌指关节侧副韧带损伤较多，因过伸、侧向或旋转暴力而发生。尺侧副韧带损伤多于桡侧。伤后局部肿胀，疼痛，拇指侧向不稳定，无力，影响握、捏功能。检查有被动侧向异常动度，伴疼痛。X 线片多为正常。可伴有小片撕脱骨折，被动外展或内收位照片，可见韧带撕脱的一侧关节间隙增宽，关节呈半脱位。

韧带不完全断裂，关节稳定，侧向无异常动度者，用石膏托固定断裂韧带于松弛位 3～4

周。韧带完全断裂时，断裂的韧带回缩、卷曲，拇内收肌腱膜嵌入回缩的韧带之间，使韧带两端不能接触，石膏固定失败率达50%，故宜早期手术，修复断裂的韧带。陈旧性完全断裂者，则需手术重建侧副韧带。有严重创伤性关节炎的晚期病例，只是在必要时做掌指关节融合术。

第2～5指的掌指关节侧副韧带损伤较少见，除急性期疼痛外，多无症状。因邻指及手内肌的支持，无关节不稳定，不需手术。陈旧损伤不需处理。

对拇指掌指关节侧副韧带损伤病例，学者采用掌长肌腱重建侧副韧带，取得满意疗效。

方法是用2.5～3.5mm直径的钻头，从尺侧韧带附丽点，分别在掌骨头和指骨基部各钻一骨洞，从桡侧穿出骨皮质。取同侧掌长肌腱，穿入骨洞，在桡侧做重叠缝合或用拉出钢丝固定。

### （二）掌指关节脱位

手指扭伤、手指强力背屈等可引起掌指关节脱位，多见于拇指和示指。脱位后指骨向背侧移位，掌骨头突向掌侧，形成关节过伸位畸形。示指脱位后常偏向尺侧，指间关节半屈曲。关节脱位手法复位往往失败，此因拇指脱位时，掌骨头穿破掌侧关节囊，颈部被卡在纵行撕裂的关节囊间，掌板嵌入两关节面之间，有时籽骨或拇长屈肌腱也嵌入其中，使复位困难。示指脱位时，掌骨头从掌板近端穿破关节囊，掌板嵌于两关节面之间，掌骨颈两侧夹在屈指肌腱和蚓状肌之间，造成复位困难。

**【治疗】**

可先试行手法复位。如手法不成功应即行手术复位，牵开夹住掌骨颈的组织，还纳掌骨头，半屈曲位固定3周。

### （三）指间关节脱位及侧副韧带损伤

过伸、旋转或侧向暴力可使指间关节脱位及侧副韧带断裂。韧带断裂常为单侧，局部肿胀、疼痛，屈指活动尚好，完全断裂时有侧向异常动度。脱位后有明显畸形，远段指多向背侧及侧方移位，活动受限。

**【治疗】**

韧带断裂后，可固定患指3周。也有人主张早期手术修复断裂的韧带。指间关节脱位复位较易，复位后固定3周。陈旧性韧带断裂，有关节不稳定和疼痛者，可手术治疗，紧缩或重建韧带。

（李世君）

# 第十九节　手部肌腱、神经损伤

## 一、指屈肌腱损伤

### （一）分区

根据屈肌腱的解剖和生理特点，可将其分为5个区。

1.前臂区(Ⅴ区)　从肌腱起始部至腕管近侧端,即前臂下1/3处。此区屈肌腱较多,有腱周组织及周围软组织保护,粘连机会较少。如条件合适,可在此区一期缝合屈肌腱,效果常较好。注意避免吻合口在同一平面,以减少粘连。必要时只缝合指深屈肌腱。

2.腕管区(Ⅳ区)　腕管内有9条肌腱及正中神经,空间较小;正中神经位置浅,常与肌腱同时损伤。处理:切开腕横韧带,只缝合指深屈肌腱及拇长屈肌腱。吻合口不可在同一平面。必须同时吻合正中神经。

3.手掌区(Ⅲ区)　腕横韧带远侧至肌腱进入腱鞘前的区域。手掌内深肌腱的桡侧有蚓状肌附丽,肌腱断裂后可限制其向近端回缩。蚓状肌段可同时修复深浅肌腱,用蚓状肌覆盖深肌腱吻合处,防止与浅肌腱粘连。蚓状肌至腱鞘段,可一期吻合深肌腱并切开部分腱鞘。

4.腱鞘区(Ⅱ区)　又称为"无人区",从腱鞘开始至中节指骨中份指浅屈肌的附丽处。此段深浅屈肌腱被限制在狭小的腱鞘内,伤后易发生粘连,处理效果较差。过去认为此区内肌腱损伤应留待二期采用肌腱移植修复,由于显微外科及肌腱吻合技术的进展,在"无人区"早期做肌腱吻合的成功率已很高。目前一般认为,如系指浅屈肌腱单独断裂可不吻合,以免粘连;深浅肌腱同时断裂,过去主张仅吻合深肌腱,同时切除浅腱及吻合口附近的腱鞘,但要保留滑车。现在的观点,应根据具体伤情决定修复方法,如为锐器切割伤,应争取同时修复浅深屈肌腱及腱鞘,如为较复杂的损伤,同时腱鞘有缺损者,一般只修复深肌腱,切除浅肌腱,不修复腱鞘。

5.深肌腱抵止区(Ⅰ区)　从中节指骨近中份至深腱抵止点。该区只有指深屈肌腱,断裂后应争取早期修复,直接缝合断端。若为抵止点1cm以内的断裂,可将腱端前移,即切除远断端,将近断端重新附丽在止点。

拇长屈肌腱断裂,亦应争取一期修复缝合肌腱。在掌指关节平面,肌腱被夹在两块籽骨之间,易形成粘连。缝合肌腱后应早期被动活动。止点1cm以内的断裂,亦可采用肌腱前移法。附丽肌腱断端于止点。晚期损伤可采用环指指浅屈肌腱转移修复。

### (二)指屈肌腱断裂游离肌腱移植术

1.切口　做手指侧正中切口或指掌侧曲状切口及手掌部与掌横纹平行的横切口或弧形切口,示指和小指切口,可分别经掌横纹的桡侧缘或尺侧缘与手掌部切口相连。如为拇指,须于腕上另做"F"形切口,显露屈拇长肌腱近端。于前臂做2～3个小切口,切取掌长肌腱作移植用。多年来,学者常将失用指浅屈肌腱作为移植材料。

2.修复肌腱　肌腱断裂后.近端回缩,1～2个月内肌腹变化不大,腱断端仍能拉拢直接缝合。若早期未作适当处理,肌腹发生挛缩,即失去直接缝合的机会;或因严重损伤造成肌腱缺损,均需做游离肌腱移植术。这种情况多见于手部"无人区"屈肌腱损伤。

肌腱移植术修复屈肌腱的方法:切除损伤的浅肌腱和深肌腱的远段以及腱床瘢痕,保留腱鞘的滑车,用深肌腱近端作动力,取游离肌腱条,腱条一端附丽于末节指骨,另一端在掌心与深肌腱近端吻合。移植肌腱材料来源,最常用的是掌长肌(有15%正常人掌长肌缺如),此外,第2～4趾的趾长伸肌腱、跖肌腱及损伤的指浅屈肌腱近段,均可用作移植材料。

肌腱移植的时机:①伤指各关节被动屈曲正常或接近正常;②瘢痕软化;③肌腱径路有良好的皮肤覆盖。一般在伤愈后3～4周为宜。

术后固定肌腱于无张力位：屈肌腱须屈腕屈指位固定；伸肌腱须伸腕伸指固定。活动方法与时机如前所述。

## 二、指伸肌腱损伤

根据不同部位解剖结构，将其分为五个区。Ⅰ区：末节指骨背侧基底部至中央腱抵止点之间。Ⅱ区：中央腱止点至近节指骨中点(伸腱扩张部远端)。Ⅲ区：伸腱扩张部远侧缘至伸肌支持带远侧缘。Ⅳ区：伸肌支持带深面。Ⅴ区：伸肌支持带近侧缘至伸腱起始部。伸肌腱损伤后，只要损伤部位有足够皮肤覆盖，所有的伸肌腱断裂均应一期缝合。Ⅳ区修复时应将纤维鞘管切除，以减少粘连机会。合并骨折的伸肌腱断裂亦可采用一期缝合。伸肌腱周围疏松，含富有弹性的腱旁组织，血液循环丰富，有利于肌腱的愈合。另一方面，手指背侧伸肌腱较薄，与关节囊和骨骼关系密切，皮肤下即为肌腱，尤其指伸肌腱的扩张部与手内肌紧密相连，功能上具有比较精密复杂的作用，故在修复肌腱或行腱移植时，必须精心细致，否则疗效不佳。

### (一)伸肌腱止点断裂

伸肌腱止点断裂多为戳伤、远侧指间关节突然屈曲而撕脱伸腱附丽点，亦可因局部切割伤所致。表现为锤状指畸形，部分病人伴有撕脱骨折。

1.开放伤　清创后缝合肌腱，手指置于远侧指间关节过伸、近侧指间关节屈曲位，使伸肌腱松弛，用石膏或铝片夹板固定4～6周。

2.闭合伤　固定于上述位置4～6周，如撕脱骨折的骨折片大于关节面的1/3，常伴有远侧指间关节脱位，需早期手术，用拉出钢丝法或克氏针固定或用铆钉固定骨折片，外用石膏或铝片夹板固定。

3.陈旧性损伤　近端肌腱回缩，在断裂处形成瘢痕，肌腱变为松弛。对功能影响不大者可不处理。如对功能影响大，需手术处理：在远侧指间关节背侧做S形切口，翻开皮瓣，可采用切断瘢痕连接处，重叠缝合，或不切断伸肌腱直接行重叠缝合，或以终腱1/2片状腱瓣逆行翻转缝合于末节指骨基底，或取掌长肌游离腱片移植。术后固定于上述位置4～6周。陈旧性撕脱骨折时，如骨折片很小，可予切除，然后将肌腱固定于原止点处；如骨折块较大，应做复位内固定。凡腱端或撕脱骨折片需附丽于末节指骨者，均可采用铆钉固定于末节指骨基底部。

### (二)伸肌腱中央束断裂

屈指时，近侧指间关节背侧突出，该处易受损伤，常伴有中央束断裂。正常时中央束与两侧束均在手指中轴的背侧，中央束断裂后，侧束仍可伸指。若不及时修复中央束，随着屈指活动，两侧束逐渐滑向掌侧，此时进行伸指活动，由于侧束的作用，反而使近侧指间关节屈曲，远侧指间关节过伸，形成典型的“纽孔”畸形。

新鲜的开放伤或闭合撕裂，均需手术，一期修复中央束。陈旧性断裂时，若屈曲畸形小，可不处理。伸指差30°以上，显著影响功能者，应手术修复。除修复中央束外，应游离两侧束，于近侧指间关节背侧并拢缝合2或3针，也可取掌长肌游离移植，或两侧束内侧半切断交叉缝合。

### （三）手背、腕背及前臂伸肌腱损伤

均应一期缝合断裂的手背、腕背及前臂伸肌腱，效果较好。腕背部断裂时，须切除相应部分的腕背侧横韧带及滑膜鞘，使肌腱直接位于皮下。

## 三、神经损伤

手部主要由正中神经及尺神经支配，桡神经只支配部分手背感觉，手部神经损伤，只要条件允许，均应争取一期修复。各条神经损伤的表现及处理，见有关章节论述，此处只介绍手部神经损伤的特点。

### （一）正中神经

正中神经刚出腕管即发出一支大鱼际支，行走短距离后进入大鱼际诸肌，支配拇短展肌、拇指对掌肌及拇短屈肌浅头。该段神经易受损伤，损伤后拇指失去对掌和外展能力，严重影响手的功能，应争取一期修复。神经无法修复时，应二期做拇指对掌成形术。其余分支均为感觉支，支配桡侧三个半手指，直接吻合效果好；有较大缺损时做神经移植术，效果亦较好。腕部以上为混合神经，缝合时可应用电刺激方法或参考神经不同平面的运动与感觉纤维分布图谱，分别将两端性质相同的神经束缝合；也可行外膜缝合。

### （二）尺神经

在前臂中下 1/3 交界处已分出手背感觉支。腕部损伤后，手背尺侧感觉仍正常，仅掌侧感觉丧失。尺神经的感觉、运动支在腕部已自然分支，手术时须分离出两端的感觉、运动支，分别吻合性质相同的神经束。手掌区尺神经运动支可能单独损伤，表现为爪形手，手内肌萎缩，手指不能内收外展，而感觉正常。单纯运动支吻合后，效果也较好。少数无法修复的尺神经损伤，可做手内肌成形术，改善手的功能。

### （三）指神经

指神经损伤很常见，大多为锐器伤及挫伤。手掌桡侧有 5 条感觉神经，系正中神经分支，分布至拇、示、中指及环指的桡侧半，环指尺侧半及小指接受尺神经支配。除手指末节外，均可进行神经缝合。显露时切口要正确，指部切口在手指的两侧正中，掌部切口应与掌纹平行。两侧指神经损伤时，可通过一侧切口同时显露两侧指神经。如神经缺损过大，可考虑利用残指神经转移吻合或行神经移植术。

（李世君）

# 第二十节 拇指残缺、截指修复与断指再植

## 一、拇指残缺的修复

### （一）概述

拇指的作用非常重要，约占手功能的40%。拇指损伤在手外伤中之所以具有特别的重要性，是由于它具有特殊的感官和大范围的活动度，能与其余各指大部尤其是指腹和部分手掌接触，有力而准确地完成各种动作。拇指具有特殊的感觉，如触、痛、温觉和两点区别觉，可识别物体的大小、形状、软硬度和光滑度，控制捏握力量，使动作具有高度准确性。

手外伤约占创伤骨科急症的40%，其中拇指创伤也很常见。失去拇指意味着手的功能丧失近半，没有感觉的拇指亦等于无用；拇指指蹼挛缩，活动度减小，关节僵硬，也都严重影响手的功能。

拇指外伤处理的原则是：尽可能地保留拇指及其长度，使其具有感觉良好的皮肤覆盖，良好的活动范围和力量。在处理拇指外伤的同时，应妥善处理全身情况、多发伤和手外伤。

拇指伤残后，如何再造拇指以恢复其功能是重要的课题，也是大有可为的。

**【麻醉】**

一般采用臂丛麻醉。小范围局限性损伤可用扇形浸润阻滞。在小儿，宜加用基础镇静药物，保持睡眠状态。

1.*扇形浸润阻滞* 可用1%普鲁卡因10ml或长效的0.75%布比卡因10ml。从拇指指蹼及其桡侧两处进针，向背侧和掌侧斜行注射于皮下，形成扇形封闭。注射勿在手指基部环形注射，尤其不可加用肾上腺素，以防血管痉挛手指坏死。

2.*臂丛阻滞* 较复杂的手术，如较广泛的软组织伤和对断拇进行清创、转移皮瓣和再植术等，宜用0.75%布比卡因10ml加2%利多卡因10ml做长效臂丛麻醉。多采用斜角肌间沟阻滞，选点勿过低，以防发生气胸。此法可取得6～8h的良好麻醉，再植术中一般不需追加麻药。

**【清创术】**

清创及修复手术应由对手外伤有经验的人员参与，认真细致操作。要求有良好的照明，配备手外科及显微外科器械。

在良好麻醉、照明及充气止血带下，修剪指甲，覆盖伤口。在无菌条件下，用软刷蘸肥皂过氧化氢彻底洗净整个上肢，再用无菌肥皂过氧化氢洗净伤口皮缘，纱布蘸洗伤口；用大量生理盐水冲洗去除异物和血块。然后消毒铺单，穿手术衣。

手部血循环丰富，组织结构复杂，清创要细致慎重。切除污染皮缘1～2mm，由浅入深地切除失去活力的组织。考虑到缝合覆盖伤口的需要，应珍惜每一毫米有血循环的皮肤。注意识别坏死皮肤和肌肉并予以清除，但切勿去除或切断受污染而质量尚好的神经血管，以利修

复。在再植断拇时清创尤需完善，应将所有污染创面去除一层。补充铺无菌手术巾，更换一些污染器械。转移皮瓣的准备也应在止血带下进行。

### （二）拇指软组织缺损的缝合处理

1.*直接缝合或游离植皮*　小面积皮肤缺损或无骨关节和肌腱外露，创面可行直接缝合或游离植皮。

2.*转移皮瓣*　拇指掌侧或背侧皮肤缺损，常有骨关节和肌腱暴露，有时连同神经血管撕脱，此时不宜用游离植皮覆盖。尤其在掌侧，行游离植皮后感觉不良，不耐磨，常遗留瘢痕挛缩畸形，有疼痛及触痛，且皮肤缺乏弹性，影响关节活动。

（1）局部转移皮瓣：在皮肤缺损的边缘形成一个皮瓣，此皮瓣按顺时针或逆时针方向旋转一定角度，使皮瓣移向缺损区并覆盖创面。皮瓣转移后，在供区遗留一新的创面，可以缝合或游离植皮。此方法适用于拇指背侧的小面积缺损。拇指掌侧小面积皮肤缺损，也可采用旋转皮瓣，将拇指背侧皮肤向掌侧缝合，必要时在背侧小块植皮。注意游离皮瓣时勿伤及神经。

（2）邻指皮瓣：拇指指腹缺损位于正中或偏向尺侧，其面积若不超过拇指指间横纹时，可以利用示指近节背侧皮肤做邻指皮瓣修复。

若创面偏向指腹桡侧时，可以利用中指或环指中节背侧皮肤做邻指皮瓣修复。

（3）示指近节背侧带神经血管蒂岛状皮瓣：拇指背侧皮肤缺损时，指骨、甲根或肌腱多已外露，创面可用示指近节背侧带神经血管蒂岛状皮瓣修复。第四军医大学西京医院骨科改进了Foucher法，扩大了适应证。这种改进后的皮瓣优点是：可移动范围大，可覆盖任何部位的拇指皮肤缺损，可即时获得良好的循环和感觉，有适当皮下组织衬垫的皮肤覆盖，耐磨好用，一次完成手术，方法可靠。

示指近节背侧有桡神经浅支发出的指背神经，有动脉及较大静脉各2条，可做成约为2.5cm×4cm的岛瓣，形成细长的神经血管蒂。

示指背皮岛的设计应根据缺损大小而定。沿第2掌骨向近侧做S形切口，切取整个示指近节背侧皮肤，远端达指间关节，大小约为2.5cm×4cm。按以下方法切取皮瓣：用亚甲蓝画出计划皮瓣和切口。切开时注意掌握深度，勿伤及神经和血管。沿掌骨背侧切口向两侧做皮下游离，找出第1掌背动脉、静脉和神经，向远侧游离。将皮岛连同皮下组织及血管神经，自远侧向近侧游离。向尺侧翻转近掌指关节皮肤时，尤需注意保护血管和神经，尽量保留其周围脂肪组织。沿皮岛向近侧游离，形成带动脉、静脉和神经蒂的皮岛。根据皮肤缺损部位，从虎口背侧向拇指掌侧或背侧方向做一皮下隧道，要求宽松，易于通过皮岛，使血管神经蒂不受压。

3.*远位皮瓣*　拇指掌侧或背侧皮肤缺损面积较大，或者不适于以上方法修复时，可采用远位皮瓣如腹部皮瓣或臂交叉皮瓣移植。

### （三）拇指截指的修复

一般认为，拇指指间关节以远的缺损，对拇指功能影响不大。实际上长度损伤必然带来明显的功能障碍，外观也欠佳，故应争取保存拇指长度和良好的皮肤覆盖。拇指近节截指带来的功能损失是严重的，应力争再植。

1.*拇指末端软组织缺损*　一般主张用游离植皮。但游离植皮感觉差，皮肤不耐磨，亦不美观。如截面较小，可采用Atasoy掌侧三角皮瓣前移法（V-Y成形术），即将三角皮瓣用钩针提起，细致地向垂直方向游离。注意勿损伤细小的血管神经终末支，将其基底部缝于指甲，闭合伤口。此法形成之指端稍小，感觉得以保存。也可用 Kutler 法，即在拇指断端两侧形成三角皮瓣，用类似方法闭合伤口。采用此法修复后，末梢瘢痕稍多。

2.拇指远节中份以远截指　拇指远节中份以远截指，大多可做掌侧皮瓣前移术闭合伤口。细致清创后，在拇指正侧位做两个切口，游离掌侧皮瓣，包含神经血管，必要时至拇指基部，然后屈曲拇指，缝合皮瓣远侧于指甲，闭合伤口。固定拇指关节于半屈曲位，伤愈合逐渐练习伸直。这样可保全拇指长度及良好的皮肤覆盖。缺点为暴露范围较大，损伤污染严重的伤口使用要慎重。

3.拇指邻近指间关节处截指　可采用以下几种方法修复：

(1)应用显微外科技术再植：从拇指远节近 1/3 至第 1 掌骨基部平面，条件适合者均可进行再植。切割伤、伤后 6h 之内，污染不重，年轻病人，条件较好，再植易成功。但拇指远侧皮肤及神经必须较完整，血管及末梢情况良好。如能将断指保存于低温(4℃以上)，时间长达十余小时亦可再植。近年来，显微外科技术推广很快，拇指再植的成功率较高。但有重要的一点，对于拇指离断伤除明确毁损，确无再植条件外，不要轻易放弃。虽然拇指重建的方法有很多种，但一期再植成活是最理想的拇指重建方法。即使对于拇指旋转性撕脱伤，也不是再植的禁忌证。学者在临床实践中曾对多例拇指旋转撕脱伤患者行再植手术，成功率较高。学者的体会是：①远近端血管一定要游离到正常部位，不要因为考虑血管长度而姑息；②血管转移及臂掌侧正中小静脉移植修复血管缺损非常可靠；③即使有软组织损伤，只要镜下血管内膜完整，对拇指再植来说，值得冒险。

(2)利用示指背侧神经血管蒂皮岛再植：挫伤无法吻合血管的断拇，宜采用此法。去除断拇皮肤和甲床，用克氏针交叉固定指骨，将示指近节背侧带神经血管蒂岛状皮瓣，通过拇指虎口指背隧道，覆盖断拇指骨，必要时用局部旋转皮瓣闭合伤口。此法可保存拇指长度，并具有感觉良好的手指皮肤。

(3)拇甲皮瓣游离移植：对于撕脱离断伤或皮肤等软组织严重挫伤，无法再植者，将指骨固定后，采用拇趾甲皮瓣游离移植，可获良好的功能及外形。

(4)应用吻合神经皮管包埋法再植：不适合用上述方法再植或吻合血管失败者，可采用此法挽救。吻合神经皮管包埋法再植容易成功，且可获得神经恢复良好的皮肤覆盖，有痛觉、触觉、温觉、两点区别觉及排汗功能。皮肤切片证明有神经末梢长入覆盖的皮肤。

对急性拇指完全性截指，去除皮肤、指甲和甲床，保留两侧指神经及皮下组织，特别是指腹部分含有大量神经末梢的组织。以克氏针交叉固定指骨或融合指间关节。缝合肌腱。缝合两侧指神经。用锁骨下或上臂皮管包埋。皮管缝合处应在拇指旁侧，使瘢痕位于拇指旁侧。剪断克氏针，使针端位于皮下。用石膏绷带贴胸固定，注意皮管缝合处不可有任何张力。术后 1 个半月断蒂。神经接近末梢恢复较快，约 3 个月后即有较好的感觉。

(5)其他：对于皮肤软组织挫伤严重或撕脱离断伤，无法再植者，还可选用示、中指(或中、环指)双岛状皮瓣，前臂逆行岛状皮瓣，以及足背游离皮瓣移植法再植。先固定指骨，然后转移或移植皮瓣。

4.拇指近节中份以上截指　拇指高平面截指如不能成功地再植，将失去拇指全部或大部功能。故应根据伤情和条件,努力争取拇指再植手术成功。首先应争取用显微外科技术再植断拇。如血管条件太差不能吻合,拇指远端皮肤挫伤而神经尚能缝合,可采用吻合神经皮管包埋法再植拇指,吻合血管再植失败者,也应立即改用此法。

## 二、拇指再造术

创伤性截指后形成的拇指缺损,宜在伤愈3个月后,水肿完全消退,手部各关节活动良好,组织柔软时,进行拇指再造术。究竟采用何种方法为宜,应根据拇指损伤平面,是单一拇指缺损或多指缺损等条件,作出抉择。

### (一)概述

**【分类】**

Ⅰ度:自近节指骨远端或指间关节以远缺损。

Ⅱ度:自掌指关节以远缺损。

Ⅲ度:经掌骨缺损。

Ⅳ度:整个拇指连同大多角骨缺损。

**【再造要求】**

1.*有良好的感觉*　除痛觉外,最好有实体感觉和两点区别觉。

2.*有较好的活动功能*　能对掌、外展及屈伸,自由地与其他各指对捏对握。因此,再造的拇指应处于对掌位,并应有足够大的虎口。

3.*有适当的长度*　以与原拇指等长或略短为好。

4.*其他*　外形好;对供区组织部位的功能影响尽可能小。

### (二)邻近拇指间关节的缺损

拇指指间关节以远缺损(Ⅰ度缺损),可取小块髂骨,形成指骨状骨块,用克氏针交叉固定于拇指末端新鲜骨创面,然后用示指背侧带神经血管轴形皮瓣或岛状皮瓣结合局部皮瓣覆盖,手术一次完成。此法可加长拇指2～2.5cm。

### (三)拇指近节中份以上截指(Ⅱ、Ⅲ度缺损)

1.*帽状皮瓣提升法*　又称脱套植骨术,适用于残留1/2或1/3近节指骨而拇指残端皮肤松弛者。方法:在残端近侧3～4cm处环形切开皮肤,保留供应该皮瓣的神经、血管并向近端游离,全层游离远侧皮瓣形成帽状皮瓣,在指端植骨,提升帽状皮瓣覆盖骨端,近端创面植皮修复。此法延长拇指1～1.5cm。

2.*第1掌骨延长术*　手术显露第1掌骨骨干,骨膜下切断掌骨后嵌入植骨块,延长掌骨。亦可于切断掌骨后,安装撑开器,关闭伤口,逐日撑开,延长掌骨。

3.*转移邻近残指再造拇指*　利用功能不大或无用的伤残邻指行拇指再造术,应为首选方法。如同时有2个以上残指可供利用,宜选择距拇指近、功能较差但有神经供给的残指。做好手术设计,注意适当切口。将残指连同肌腱、神经、动脉、静脉及其周围软组织(内含脂肪、小血管等)一并转移。用克氏针交叉固定指(掌)骨于拇指对掌位,使能与各指指腹接触。如残留大部掌骨，可保有大鱼际肌作用及掌腕关节活动度。此法一次完成手术，可形成感觉及运动功能良好、外形较满意的拇指。

4.游离移植第2足趾再造拇指　拇指Ⅱ度、Ⅲ度缺损，如无伤残邻指可供利用，宜采用杨东岳1966年创用的移植第2足趾再造拇指法，特别是2指以上完全缺损时，此法可增加一个拇指和手指。

第2足趾较长，外形接近拇指，可一次完成手术。用克氏针交叉固定趾骨于拇指近节指骨或第1掌骨；缝合肌腱、2条神经、桡动脉及头静脉。去除第2跖骨头对走路功能及足外形影响很小。一般在手背鼻烟壶处吻合动脉，该处桡动脉直径约1.5mm。1979年学者改为在腕上吻合桡动脉，动脉直径为2.5～3.5cm，手术安全易行，可在肉眼或放大镜下完成。改进方法要点：

(1)参照杨东岳法显露第2足趾及有关血管、神经、肌腱和骨骼。将足背切口延长至踝部，游离胫前动脉及大隐静脉。在腕部桡侧做弧形切口，显露桡动脉和头静脉。

(2)用克氏针交叉固定掌骨与趾骨(或跖骨)。

(3)移植足趾时，将动静脉通过腕背皮下隧道，通向近侧腕上3～4cm处，分别与桡动脉和头静脉吻合。

5.转移正常示指再造拇指　在Ⅱ、Ⅲ度拇指缺损(掌指关节远侧及掌骨中远侧拇指缺如)，如不能采用上述方法再造拇指，可考虑转移正常示指。此法优点为易于选择长度及形成指蹼。其明显缺点为用正常示指再造拇指，代价太大，尤须注意保证手术成功。方法与转移残指大致相同，应精确设计切口，再造拇指长度应参照健拇，不可过长。随着转移足趾再造拇指的进展，此法现已基本弃用。

总之，在拇指创伤后，如能及时处理好急症外伤，根据不同情况，修复拇指软组织缺损或再植拇指。在后期，对拇指缺损选用适当方法进行再造。大多数拇指的伤残是可以设法挽救或在功能上得到改善的。

6.游离移植部分第2足趾再造断指　常规的足趾或足部复合组织游离移植方法，绝大多数以第1跖背动脉系统为供血动脉。优点是血管蒂较长，所吻合血管较粗等，缺点为切取的带跖趾关节的足趾对80%以上的病人显得过长，常需较多地缩短残指，有时使关节面或大鱼际附丽遭到破坏，不利于功能恢复；供区创伤较大，多需植皮；所用的第1跖背动脉解剖变异较大，手术复杂费时，一般需7h以上才能完成。采用“短移植”方法，可避免第1跖背动脉变异对手术的影响，但需吻合多条外径较小(0.6～0.8mm)的指、趾动静脉，吻合技术要求高，据有的报道，“短移植”法再探查率高达46.2%，成活率仅69%。

(1)适应证：掌骨远1/3以远的缺损，全身情况及手、足皮肤条件良好者，均可做此手术。对拇指指间关节平面的缺损及次要手指的部分缺损，为改善手的外观、功能及病人的心理状况，也可用此法重建。

(2)切口设计：在足部，以截趾平面为起点，向足趾跖、背侧各做一凸向近端的弧形切口，于中点向背及跖底波浪形延长5～7cm。在手部，于拇指残端做由尺掌侧斜向桡背侧与冠状轴呈45°的S形切口，另在鼻烟壶部做一小S形切口。

(3)供趾的切取：选用第2足趾为供趾。于足趾跖面切口两侧皮下找到趾固有动脉及神经，直视下沿神经血管束由远向近做逆行游离，结扎去邻趾的血管分支及第1跖背动脉的足底穿支，神经做束间分离保留邻趾分支。第1、2跖底动脉由足底内、外侧动脉组成的足底动脉弓发出，分别分出供给第2趾的胫、腓侧趾底固有动脉。沿趾动脉逆行游离至第2跖骨近端平面，即可到达第1、2跖底动脉。静脉的游离亦采用逆行法，先从趾背切口找到进入该趾的静脉分支，向近端游离至足背静脉弓平面，结扎无关的静脉分支。游离血管时应保留其周围软组织，以防血管痉挛及损伤。当受区准备完成后即可离断供趾。先切断屈、伸肌腱和趾神经，再断血管蒂，最后锯断趾骨。伸肌腱可在截趾平面以近2cm处切断，趾长屈肌腱应尽量靠近端切断，以防手部肌腱长度不足。神经的切断平面与伸肌腱相同或根据受区情况决定。断血管蒂之前应先松止血带观察足趾血供，动脉在第1、2跖底动脉、静脉在足背静脉弓平面切断，动脉蒂长约6cm，静脉蒂长约8cm。将切断的肌腱、神经、血管一并向远端游离至截趾平面，多数在近节趾骨中或近1/3平面，保护下用气锯离断趾骨，使足趾完全游离。缝合，包扎足部创面。

(4)受区准备：将残拇切口皮瓣向近侧掀起，找出伸肌腱、拇长屈肌腱及指神经。于鼻烟壶切口内找出头静脉及桡动脉终支，以备缝接。残端骨质稍作修整，不需缩短。

(5)重建拇指：用细克氏针斜行或交叉固定方法固定骨端，尽量保留残指完整的关节面，与趾骨相对，缝合关节囊韧带，形成稳定的活动关节，不做关节融合。伸肌腱用1号丝线做“8”字缝合，屈肌腱可用1号丝线做双“十”字法或Kessler法缝合，再用7-0线缝合一周，应注意调整好肌腱张力。用9-0尼龙线做神经外膜对端缝合4针。足背静脉弓外径在2mm以上，经皮下隧道至鼻烟壶切口，用9-0无创尼龙线与头静脉对端吻合，用11-0无创尼龙线将第1跖底动脉或第2跖底动脉与桡动脉终支做对端吻合，外径1.3mm左右。通血并确认重建指循环良好后，缝合皮肤，包扎，石膏托固定。

(6)术后处理：术后绝对卧床10d，患肢置于心脏平面，谢绝探视，绝对禁止主、被动吸烟，室温保持在22～25℃，定时观察重建指血供，发现危象及时处理，必要时手术探查。术后常规给予抗感染、解痉、抗凝、扩张血管、止痛等药物，用药一般不超过7d。术后10d拆线并开始被动活动，术后3周开始主动活动。

### （四）逆行跖底动脉为蒂足趾游离移植法的优点

1.*动脉解剖恒定，显露容易*　趾底、跖底动脉解剖恒定，显露较容易，可避免第1跖背动脉解剖变异的缺点。第1跖背动脉变异较多，主要表现在三个方面：

(1)位置深在，走行于骨间肌或跖骨深面，是最常见的变异，占20%～30%。

(2)供第2趾的分支细小，不能满足足趾供血，有报道可达10%以上。

(3)足背动脉或第1跖背动脉缺如，据统计约为6%。

动脉变异率高可增加手术难度，降低了成功率。文献报道此类手术循环危象发生率及探查率可达30%，失败率约10%，还有一些病例因第1跖背动脉变异而被迫放弃手术，使病人徒然遭受痛苦。有些学者提出当第1跖背动脉变异时改用第2套供血系统或从足背解剖第1跖底动脉的补救方法，降低了手术放弃率，但这些方法仍较复杂。学者进行了趾底跖底动脉显微解剖研究，发现跖底动脉解剖较恒定，至第2趾分支较粗，因此设计此术式。由趾底动脉逆行游离跖底动脉，方法简化，缩短解剖时间，并可避免第1跖背动脉解剖变异的缺点，减少危象率及失败率，提高成功率，不存在手术放弃率。

2.供区、受区操作可同时进行　传统游离第1跖背动脉因存在血管变异而采用第2套供血系统或中断手术的可能，需在供区基本解剖完毕才能开始受区手术，大大延长手术时间。而逆行游离跖底动脉因解剖恒定，供、受区可同时进行手术，大大缩短手术时间，3.5h可完成手术。

3.创伤小，术后症状轻　根据所需再造长度，在足趾相应平面截趾，不做常规跖骨头离断，明显减轻供足创伤及术后症状。根据学者对96例正常成人的调查，拇指掌指关节以远的长度为6cm左右，而第2趾跖趾关节以远的长度可达7cm以上，超过大多数病人的所需重建长度，从近节趾骨截趾，既能获得合适的长度，又可保留跖趾关节，减轻供区损伤及术后供足症状，伤口愈合好。根据学者足底压应力测试研究，跖骨头切除后足底压应力明显增高，术后行走时足部不适或疼痛等症状较明显。

4.血管危象发生率低，手术成功率高　血管口径较“短移植”粗，减少血管危象率，提高成功率。采用“短移植”法，要吻合血管口径0.6～0.8mm的趾指动静脉，技术要求高，风险大。Lister报道，“短移植”再探查率达46%，成活率69%。采用本法吻合管径1.0mm以上的跖底动脉桡动脉终支和管径2.0mm以上的静脉，方法安全可靠，成功率高，并保留了足背动脉、桡动脉、大隐静脉等血管主干，对手足的正常血供几无影响。

5.其他

(1)切口设计便于向近端显露血管，且手足创面可直接缝合，无须植皮。

(2)采用克氏针交叉或斜行内固定骨端，方法简便且固定确切，不损伤关节，避免了因髓内固定造成的骨端旋转不稳、关节损伤僵直等。

（李世君）

# 第五章　脊柱外科

## 第一节　脊柱骨折

### 一、寰枕脱位

**【概述】**

寰枕脱位，是一种少见的致命性脱位，绝大多数为前脱位，常伴有严重神经损伤，病人往往在受伤现场或入院前死亡。及时的现场复苏和快速的急救转运在抢救这类病人的过程中至关重要。

**【诊断步骤】**

**（一）病史采集要点**

1.*病因*　以交通事故为多见，其次是高处坠落伤及运动员损伤。病人的头部受到猛烈的撞击，常常由于作用于头颅的横向剪切力导致。

2.*主要症状*　可以仅表现为枕颈部疼痛和活动受限而没有任何神经损伤的症状体征，也可以表现为四肢瘫痪、意识障碍及自主呼吸丧失。

**（二）体格检查要点**

1.枕颈交界处压痛和头颈部活动受限。

2.可出现颈部以下感觉、运动障碍，多为完全性瘫痪，伴有膀胱、直肠功能丧失。

3.可出现生命中枢如呼吸系统及心血管系统危象。

**（三）辅助检查要点**

前脱位 X 线平片显示枕齿间距超过 6mm（正常成人枕齿间距为 4～5mm），BC（枕骨大孔前缘与寰椎后弓之间的距离）/OA（枕骨大孔后缘与寰椎前弓之间的距离）≥1。垂直脱位枕颈关节垂直移位大于 2mm。

CT 或 MRI 可了解脊髓受压的程度，并可显示有无合并枕骨髁和寰椎骨折。

【诊断对策】

(一)诊断要点

根据患者的病史、临床症状、体征及X线,以及CT或MRI检查,不难诊断。

1.病史与症状　明确的头部外伤史。枕颈段局部症状如疼痛、活动障碍,可伴有四肢瘫痪、意识障碍及自主呼吸丧失。

2.体格检查　枕颈交界处压痛和头颈部活动受限。出现高位截瘫或生命中枢危象。

3.X线和CT、MRI表现　前脱位X线显示枕颈间距超过6mm,BC/OA≥1;垂直脱位枕颈关节垂直移位大于2mm。CT、MRI显示枕颈段脊髓受压。

(二)鉴别诊断要点

需排除合并症,如颅脑外伤、枕骨髁骨折和颈椎骨折。

要对病人进行全面检查,要考虑到多种损伤并存的可能。

【治疗对策】

(一)早期处理

针对寰枕关节脱位的治疗是从急救现场开始的,包括保持呼吸道通畅、必要时进行人工呼吸,正确固定颈椎防止继发性损伤。但是针对颅骨牵引存在争论,前脱位可采用轴向牵引,但要注意牵引重量不宜过大,防止加重纵向分离;对于仅有轴向移位的病例,由于存在不稳定,牵引可能加重神经损伤。

(二)药物治疗

对存在脊髓损伤者,早期可使用甲基强的松龙冲击疗法,以保护和挽救损伤脊髓。

(三)非手术治疗

轻度脱位或不能耐受手术者可在牵引复位后予头颈胸石膏固定或Halo-vest外固定2～3个月。

(四)手术治疗

严重脱位病例经早期处理、病情稳定后可行枕颈融合术,对于寰椎后弓直接压迫脊髓者可行寰椎后弓切除减压;受伤后3个月以上仍存在寰枕不稳者也可考虑手术治疗。术后可予头颈胸石膏固定或Halo-vest外固定2～3个月。为了避免外固定带来的并发症,术中也可采用内固定,如Cervifix等。

## 二、寰椎骨折

【概述】

寰椎骨折又名Jefferson骨折,由于头部外伤引起,是较少见的上颈椎损伤,但如处理不当,后果严重。

【诊断步骤】

(一)病史采集要点

1.病因　除高处坠落伤外,运动员高台跳水时头顶直接撞击池底为另一常见病因。与寰枕脱位的损伤机制不同，引起寰椎骨折的作用力的方向主要为轴向压缩。

2.主要症状 与寰枕脱位相似，可以仅表现为枕颈部疼痛和头颈部活动受限，通过枕大神经向枕后放射，也可以表现为高位截瘫、意识障碍等。

**(二)体格检查要点**

1.枕颈部均有明显压痛，颈后肌紧张。

2.头颈部活动受限，尤其以旋转受限为甚。

3.可出现脊髓损伤症状，但完全性脊髓损伤并不多见。

4.可出现生命中枢危象。

**(三)辅助检查要点**

X线平片和CT检查同样是必须的检查。X线侧位片上可见寰椎前后径增宽；张口位片可见寰齿间距两侧不等、寰椎侧块相对枢椎向侧方移位。当两侧侧块向侧方移位总和大于7mm时表示寰椎横韧带断裂，属高度不稳定性骨折。CT检查可清楚地显示骨折线和骨折块的移位情况，有确诊价值。

MRI检查可了解脊髓是否受压。

## 【诊断对策】

**(一)诊断要点**

1.病史与症状 一般均有明确的外伤史。除脊髓受损症状以外，以枕颈后方疼痛和颈部活动受限为主。

2.体格检查 枕颈部后方压痛和颈椎活动受限，尤其以旋转受限为甚。出现高位完全性或不完全性脊髓损伤、自主呼吸丧失或生命中枢危象。

3.X线和CT、MRI表现 X线侧位片上可见寰椎前后径增宽；张口位片可见寰齿间距两侧不等、寰椎侧块向侧方移位。可根据CT影像确诊，从MRI可理解脊髓受压情况。

**(二)临床类型**

1.单纯型 不伴有颅脑损伤及脊髓损伤者。

2.复杂型 伴有颅脑损伤或脊髓损伤者。

**(三)鉴别诊断要点**

多数病例诊断不难，有时需与枕颈脱位、枢椎骨折等相鉴别。

主要根据受伤机制和影像学检查鉴别。

## 【治疗对策】

按照临床类型的不同，给予相应的治疗方案。

**(一)单纯型**

采用颌枕带牵引，重量不宜过大，一般1～2kg左右，牵引1～2周后改头颈胸石膏或Halo-vest外固定满3个月。

**(二)复杂型**

伴有颅脑外伤时，在颈部制动(硬颈围、Halo-vesr)的同时积极处理危及生命的颅脑外伤。

伴有脊髓损伤时，先采用颅骨牵引，定时复查X线片了解骨折的复位情况，同时需观察神经功能的恢复情况。对骨折复位良好、神经功能恢复满意的病人，牵引3周左右以后仍可采取石膏或 Halo-vest 外固定至 3 个月以上。而对于骨折复位不佳、神经功能得不到满意恢复的病人，可考虑手术切除寰椎后弓减压、枕颈融合，并酌情行术中内固定或术后外固定。

## 三、寰枢椎脱位(半脱位)

**【概述】**

寰枢椎脱位是上颈椎常见疾病。寰枢椎旋转半脱位大多发生于儿童。寰枢椎脱位或半脱位如果得不到及时治疗，往往会导致脱位进行性加重、压迫脊髓，或形成难复性脱位，给治疗带来很大困难。从病因上可将寰枢椎脱位(半脱位)分成外伤性脱位和自发性脱位。

**【诊断步骤】**

**(一)病史采集要点**

1.年龄　外伤性脱位可发生于任何年龄段，而自发性脱位大多数发生于儿童和少年。

2.病因　外伤性脱位病人有明确的外伤史，外伤主要作用于头部，可为屈曲、伸展或垂直压缩暴力。而自发性脱位最常见的病因是少儿咽喉部感染，如急性扁桃腺炎；成人自发性脱位多继发于类风湿性关节炎。齿状突发育不全也是容易引起寰枢椎脱位的先天性病理基础。

3.主要症状　脱位程度不同，临床症状也差别很大。主要可能出现的症状有：

(1)特发性斜颈双侧寰枢关节脱位时，头颈部向前倾斜；单侧关节脱位时，颈部向患侧倾斜而头面部转向健侧。典型的寰枢椎旋转半脱位的特征性斜颈是颈部向一侧倾斜并呈轻度屈曲，为“雄性知更鸟”姿势。

(2)颈部僵硬患者头颈部位置固定。

(3)疼痛枕颈部有疼痛，外伤性明显，自发性较轻。

(4)神经功能障碍可出现不全瘫或全瘫，严重者丧失自主呼吸，甚至出现生命中枢危象。

(5)其他如张口困难、吞咽困难、发音异常等。

**(二)体格检查要点**

1.外观有不同程度的斜颈。长期斜颈的病人可有头面部发育不对称。

2.头颈部活动受限，以旋转受限最明显，多数患者拒绝头颈部作任何方位的活动。

3.枕颈部压痛。

4.可出现肢体感觉、运动障碍等脊髓受压表现。

**(三)辅助检查要点**

X 线侧位片上，寰齿间距成人>3mm，儿童≥5mm，可诊断寰枢椎脱位；寰枢椎旋转半脱位病人，张口位片上寰齿间距两侧不等、两侧寰枢关节间隙不等、一侧寰椎侧块向外侧移位。CT 平扫或三维重建可清楚显示寰椎位移和旋转的程度，有确诊价值。MRI 检查可明确脊髓受压的程度。

**【诊断对策】**

**(一)诊断要点**

1.病史　多有头颈部外伤史，儿童患者常常有咽喉部感染病史，类风湿关节炎也是此病的发病基础。

2.临床表现　特发性斜颈、枕颈部局部疼痛及压痛、颈部活动障碍，应常规检查有无神经症状。

3.影像学检查　颈椎侧位片上寰齿间距成人>3mm、儿童≥5mm或张口位片上寰齿间距两侧不等、两侧寰枢关节间隙不等。常规CT检查可理解脱位的形式和程度。MRI检查可理解脊髓受压程度。

### （二）临床类型

1.外伤性　作用于头颈部的各种外力（以屈曲型损伤多见）造成寰椎横韧带的断裂，从而导致寰枢椎脱位。

2.自发性　少儿咽喉部感染造成横韧带松弛、关节囊水肿松动，导致寰枢椎自发性旋转半脱位。类风湿关节炎、颈椎结核或肿瘤侵犯寰枢关节，也可导致脱位的发生。先天性齿突畸形使得寰枢椎容易在非暴力情况下发生脱位。

### （三）鉴别诊断要点

需与之相鉴别的疾病有：

1.先天性斜颈　因寰枢椎脱位病人在就诊时往往存在斜颈，因此要和先天性肌性斜颈鉴别，特别是斜颈时间较长的陈旧性脱位病人。先天性斜颈在新生儿期就开始出现症状，患儿往往有产伤或难产史，体查发现胸锁乳突肌有纤维挛缩带。

2.寰枕脱位　外伤性寰枢椎脱位需与寰枕脱位相鉴别。寰枕脱位一般无明显斜颈。前脱位X线平片显示枕齿间距超过6mm，BC/OA≥1；垂直脱位枕颈关节垂直移位大于2mm。

3.寰椎骨折　寰椎骨折也无明显斜颈。X线侧位片上可见寰椎前后径增宽；张口位片可见寰齿间距两侧不等、寰椎侧块相对枢椎向侧方移位。CT检查可清楚鉴别。

## 【治疗对策】

治疗方法的选择应依据病变情况而定。急性期均宜采用牵引复位。对于寰枢椎旋转半脱位，枕颌带牵引能一般达到复位目的。枕颌带牵引失败和严重脱位者可行颅骨牵引，经牵引复位而又稳定者可施行寰枢椎固定融合术。

### （一）非手术疗法

寰枢椎旋转半脱位病人行Glisson带牵引复位2～3周，牵引重量2～3kg。Glisson带牵引难以复位的脱位可行颅骨牵引，牵引重量从轻到重，成人可达8～10kg。轻度脱位因横韧带尚完整（成人寰齿间距<5mm），在牵引复位后，可予颈围或Halo-vest外固定4～8周。

### （二）手术治疗

手术适应证包括：(1)牵引达不到复位目的的难复性寰枢椎脱位；(2)严重脱位复位后难以维持其稳定性者；(3)伴有齿突骨折移位者。

常用的术式有：Brooks后路寰枢椎融合术、Gallie后路寰枢椎融合术、椎板夹后路寰枢椎固定术（Appofix、Halifix等）、后路Margel钉固定术、后路枕颈固定术（枕颈CD、Cervifix等），以及经口咽前路松解或植骨、内固定术。

## 四、枢椎椎弓骨折

**【概述】**

枢椎椎弓骨折又被称为绞刑者骨折，是指发生于枢椎上下关节突移行部（峡部）的骨折。近年来随着交通事故的增多，此类损伤的发病率有所上升。

**【诊断步骤】**

**（一）病史采集要点**

1.病因　多见于交通事故，也可见于高台跳水等高处坠落伤。致伤机制多为头颈部的过度仰伸。

2.主要症状

（1）颈部疼痛及僵硬，有时有吞咽困难。

（2）大多数病人无脊髓受压的表现，少数出现全瘫或不全瘫。

**（二）体格检查要点**

1.枕颈部压痛及颈椎活动受限。

2.可出现肢体感觉、肌力异常等神经症状，甚至影响呼吸功能。

**（三）辅助检查要点**

根据X线侧位片可以将其分为四种类型（Levine-Edwards分型）：

Ⅰ型，骨折分离小于3mm，颈2、3之间无明显成角，颈2无脱位。

Ⅱ型，骨折分离大于3mm，颈2、3之间无明显成角，颈2轻度脱位。

Ⅱa型，骨折分离小于3mm，颈2、3之间成角>11°，颈2无明显脱位。

Ⅲ型，双侧关节突骨折或交锁，导致颈2明显脱位。

CT有助于了解骨折线的位置和骨折分离情况。MRI有助于了解脊髓有无受压。

**【诊断对策】**

**（一）诊断要点**

主要根据患者的病史、临床症状、体征及X线侧位片。

1.病史　车祸或高处坠落致下颌受到撞击、颈部过度仰伸或头部受暴力致颈部过度屈曲。

2.症状和体征　以颈部局部疼痛、压痛和活动受限为主，少数病人有脊髓损伤症状和体征。

3.影像学表现　X线侧位片可见骨折线位于枢椎上下关节突移行部、骨折分离和颈2、3之间成角。CT和MRI可进一步了解损伤的情况。

**（二）临床类型**

1.稳定型　包括Ⅰ型骨折和轻度Ⅱ型骨折，无明显韧带和椎间盘损伤，颈2、3节段无明显失稳。

2.不稳定型　包括中、重度Ⅱ型和Ⅱa型、Ⅲ型骨折，颈2、3节段明显失稳。

（三）鉴别诊断要点

1.寰椎骨折　多见于高台跳水等高处坠落伤，但作用力的方向主要为轴向压缩。X线侧位片上可见寰椎前后径增宽，而骨折线不位于枢椎峡部。

2.齿状突骨折　多见于车祸和坠落伤，多为头颈部屈曲暴力所致。X线侧位片见不到枢椎峡部的骨折分离，而见到齿状突骨皮质不连续。

【治疗对策】

治疗原则为先行颅骨牵引复位，后行外固定或内固定治疗。

（一）颅骨牵引

对于存在明显移位和成角的Ⅱ型、Ⅱa型和Ⅲ型骨折，早期均可行颅骨牵引复位。牵引重量从小逐渐加大。对于前屈成角的骨折可略加仰伸牵引。要注意的是牵引可能会加重某些类型骨折的颈2、3间的成角畸形和分离，故应每日或隔日行床边X光照片监视复位情况。

（二）保守治疗

适用于稳定性的骨折。无移位者无需牵引，有移位者行牵引复位后Halo-vest或头颈胸石膏固定至3个月。

（三）手术治疗

适用于不稳定性的骨折。颅骨牵引复位后，可采取前路或后路内固定。前路可行颈2、3前路钢板内固定植骨融合等方法；后路可采取椎弓根螺钉直接通过骨折线固定。

## 五、齿状突骨折

【概述】

齿状突骨折是常见的上颈椎损伤，移位不明显的齿状突骨折容易漏诊。大部分齿状突骨折可行保守治疗，约1/3病例需要手术治疗。

【诊断步骤】

（一）病史采集要点

1.年龄和病因　年轻人多见的病因为车祸、高处坠落等；老年人多因自较低高度摔下致伤。致伤机制多为头颈部屈曲暴力。

2.主要症状　与多数上颈椎损伤相似，主要症状为颈部疼痛和僵硬。部分病人（特别是伴有寰枢椎脱位的病例）出现神经损伤症状和瘫痪。

（二）体格检查要点

1.颈项部压痛伴颈椎活动受限。

2.可出现肢体感觉、肌力异常等神经症状，呼吸功能障碍。

（三）辅助检查要点

X线张口位和侧位片检查可见齿突骨折线。根据X线张口位片所见骨折线的位置可将此骨折分成3型（Anderson分型）：

Ⅰ型，齿突尖部骨折；

Ⅱ型，齿突腰部骨折；

Ⅲ型，齿突基底部骨折。

CT 薄层扫描对骨折显示的灵敏度远远高于 X 线片，是在 X 线片显示不清时的有助诊断的检查。CT 矢状面三维重建对诊断和治疗有重要意义。MRI 主要显示脊髓和椎管内的情况。

**【诊断对策】**

**（一）诊断要点**

主要根据患者的病史、临床症状、体征及影像学检查所见作出诊断。

1.病史　多有明确的外伤史。头颈部的屈曲暴力是致病的主要因素。

2.症状和体征　以颈部疼痛、僵硬、压痛和活动受限为主，部分病人出现脊髓损伤症状和体征。

3.影像学表现　X 线侧位片和张口位片可见位于齿突的骨折线，并可根据骨折线所在位置的不同分类。CT 是清晰的诊断方法；MRI 可进一步了解脊髓受压的情况。

**（二）临床类型**

临床分型与影像学分型相同。从临床角度分析，Ⅰ型和Ⅲ型骨折容易愈合，属于稳定性骨折；Ⅱ型骨折血供差、愈合率低，属于不稳定性骨折。

**（三）鉴别诊断要点**

1.枢椎椎弓骨折　致伤机制多为头颈部的过度仰伸。X 线侧位片上骨折线位于枢椎上下关节突移行部，可有颈 2、3 之间成角。

2.先天性齿状突发育不全　可在外伤后检查时发现，两者 X 线表现差别很大。但陈旧性齿状突骨折与先天性齿状突发育不全的鉴别需根据 CT 扫描或 MRI 检查。

**【治疗对策】**

**（一）保守治疗**

如果不伴寰枢椎脱位等并发损伤，无移位的Ⅰ型和Ⅲ型骨折直接采用 Halo-vest 或头颈胸石膏固定 3 个月；移位的Ⅰ型和Ⅲ型骨折行颅骨牵引复位后再行外固定治疗。

**（二）手术治疗**

主要适用于Ⅱ型骨折和延迟愈合的Ⅲ型骨折。新鲜Ⅱ型骨折，颅骨牵引复位后，可采取前路齿突螺钉内固定术。而寰枕融合术适用于陈旧性和延迟愈合的骨折的病例，前路或后路手术均可，手术方式可参照“三、寰枢椎脱位（半脱位）”。

## 六、颈椎骨折脱位

**【概述】**

颈椎损伤指因直接或间接暴力所致的颈椎骨、关节及相关韧带的损伤，并常伴有脊髓和脊神经根损伤。

## 【诊断步骤】

### (一)病史采集要点

1.年龄。

2.受伤原因、体位、外力的方向、力量。

3.伤后是否有意识障碍。

4.伤后神经功能情况,包括麻木、肢体活动情况、大小便情况,伤后神经功能变化情况:加重、好转或无改变。

5.颈部疼痛与否、呼吸是否费力等。

6.伤后如何急救、运输、处理。

### (二)体格检查要点

1.颈部检查　压痛、青紫、畸形。

2.神经功能检查　包括感觉、运动(肌力、肌张力)、括约肌与反射4项。参考“脊髓损伤”。

### (三)辅助检查要点

1.正侧位X线片是最基本的检查,主要观察椎体压缩、爆裂、脱位程度,压缩椎体后上角突入椎管的程度,关节突移位,棘突间距,椎体的侧方移位。

2.CT主要观察椎体爆裂情况,椎管有无骨折块突入椎管及程度,有无椎板骨折及是否下陷入椎管内,关节突骨折及移位。CT能发现隐匿骨折,对单侧的小关节交锁能清楚显示。

3.MRI显示软组织较好,可明确是否有椎间盘和韧带损伤,能清楚显示脊髓、脑脊液的改变。对颈椎损伤脊髓是否存在压迫的诊断最有价值。

4.诱发电位检查体感诱发电位可检查脊髓中感觉通道的传导功能,临床应用较方便,对脊髓损伤的诊断有参考价值。电刺激器运动诱发电位在清醒时无法进行,可用磁刺激器。运动诱发电位可直接反映脊髓运动功能。

## 【诊断对策】

### (一)诊断要点

根据受伤病史、临床症状体征与影像学检查诊断。

### (二)临床分类

根据骨折脱位的形态与部位可分为:a.颈椎半脱位;b.单纯椎体压缩性骨折;c.单纯小关节突脱位或交锁;d.双侧小关节脱位或交锁;e.椎体爆裂骨折;f.椎体前下缘撕脱骨折;g.椎体矢状骨折;h.椎体水平骨折;i.椎弓骨折;j.椎板骨折;k.关节突骨折;l.棘突骨折;m.钩状突骨折。

根据损伤机制分类,颈椎损伤分为六型:屈曲压缩型、垂直压缩型、牵张屈曲型、伸展压缩型、牵张伸展型、侧方屈曲型。

根据生物力学分类分为:屈曲压缩性骨折,为前柱承受压力,中后柱承受张力,致前柱压缩,暴力强烈者前柱压缩1/2时,中柱可受损,而后柱分离;爆裂性骨折,为前中柱受损,为垂直和屈曲外力协同作用致椎体爆裂,椎体后部裂开并与椎间盘一并进入椎管,常致严重的脊髓损伤;骨折脱位,为三柱同时受损,由垂直压缩、旋转、剪切及牵张外力同时作用或多种暴力协同作用造成。

颈椎损伤根据骨与韧带损伤状况不同分为稳定型和不稳定型。对于严重的骨折或骨折脱位判断较为容易,但对于不严重的损伤判断常有困难。主要根据以下标准判断损伤的不稳定性:①颈椎侧位X线片上,损伤节段相邻两椎体间移位距离超过3.5mm;②相邻两椎体间成角大于11°。

**【治疗对策】**

**(一)现场急救**

颈椎损伤可合并脊髓损伤,严重者出现呼吸功能障碍而危及生命。凡怀疑颈椎损伤者,未明确排除之前均应按有损伤处理。

1.迅速将伤员撤离事故现场。

2.颈椎制动,可采用临时固定器材或颈托。

3.保持呼吸道通畅。

4.搬运要求保持脊柱轴线稳定,抬平放,避免颈椎扭曲、转动与屈伸。

5.输送途中尽可能避免颠簸,并注意观察生命体征,保持呼吸道通畅。

**(二)非手术治疗**

1.首先处理危及生命的合并伤,再做颈椎体检,初步确定损伤部位和损伤的严重程度以及是否合并脊髓损伤。

2.采取制动措施,如支具或牵引。

3.保持呼吸道通畅,必要时吸氧。

4.如合并脊髓损伤,治疗参考"脊髓损伤"。

5.针对颈椎损伤的非手术治疗

对稳定型骨折采用取卧床休息、颌枕带牵引、头颈支具、石膏固定及功能锻炼等方法治疗。

不稳定型骨折脱位,采用颅骨牵引固定或复位固定,再决定治疗方式。

下颈椎骨折或骨折脱位则需根据损伤类型选择不同的牵引复位方式。牵引复位重量根据年龄、体型和体重酌情考虑。通常以每椎节1.5～2.0kg为宜,复位牵引开始时重量为5～6kg,每15分钟床旁摄片一次。如果骨折脱位未牵开则逐渐加大重量,最大不超过20kg。牵引过程中密切观察伤员全身情况及神经系统改变,一旦出现呼吸困难或神经症状、体征加重则应终止牵引复位。一经复位,牵引重量逐渐减至4～5kg。对小关节脱位复位,首先使颈椎略为屈曲位,约20°,以椎体前部作为支点,有利于交锁的关节突分开,摄片证实小关节牵开,可矫正牵引方向,稍加牵引使之复位。牵引下手法复位操作危险性大,须慎用。

颈椎骨折复位后为避免再脱位一般维持牵引3～4周,待软组织和骨性结构初步愈合后再行头颈胸石膏固定。如果合并脊髓损伤则应持续牵引制动至骨性愈合,不宜行石膏固定。

**(三)手术治疗**

1.目的在于恢复颈椎的解剖结构、解除脊髓和神经根压迫、维持颈椎稳定功能。手术治疗包括开放复位、减压、植骨融合及内固定术。

2.后路手术的适应证为单侧或双侧小关节脱位或骨折脱位,急性期未行复位或复位失败,以及关节突分离性骨折颈椎严重不稳者;椎板骨折压迫脊髓者。由于椎弓根钉的应用,后路手术适应证更为广泛,如小关节脱位合并椎间盘脱出,椎体压缩骨折合并韧带复合体损伤,椎体压缩骨折合并小关节脱位可单纯后路椎弓根钉复位固定治疗。

后路内固定方法：棘突间钢丝内固定术、侧块钢板螺丝钉固定及椎弓根钉固定。

3.颈前路手术适应证：①主要累及椎体和椎间盘的损伤。包括压缩骨折、粉碎性骨折、泪滴状骨折、前纵韧带、前侧纤维环和椎间盘完全破裂；②后侧韧带断裂伴有椎间盘突出、椎体后缘骨赘或骨折者；③无骨折和不稳的颈椎损伤，发现有椎间盘突出伴有神经损伤者；④三柱损伤颈椎严重不稳者与后路手术结合。

前路手术的方法为减压、恢复椎间高度、恢复生理前凸、植骨与锁定钛板固定。

4.并发症

(1)前路手术

①术中损伤：喉上和喉返神经损伤；食道及气管损伤；血管损伤、椎动脉损伤；霍纳(Homner)综合征；胸膜损伤；胸导管损伤；脊髓与神经损伤；硬脊膜撕裂等。

②术后并发症：喉头水肿痉挛；颈部伤口感染；颈部血肿；吞咽困难；供骨区痛；内植入物松动、脱出、断裂及引起的副损伤；假关节形成等。

(2)后路手术

①脊髓损伤：由于螺钉的入点和方向均远离椎管，螺钉造成的脊髓损伤的可能性很小。

②椎动脉损伤：钻孔方向越向内侧，椎动脉损伤的可能性越大。螺钉外倾可降低椎动脉损伤的危险性。

③神经根损伤：标本研究中 Roy-Camille 技术的神经根损伤率为 0.8%，Magerl 技术为 7.3%。

④关节面及关节突损伤。

⑤与内固定物有关的并发症，如螺钉错位或螺钉过长、断钉、松动、脱出、复位丢失。

⑥其他并发症，如感染、假关节、相邻节段退变。

5.*术后处理*　术后抗感染、脱水及激素药物的应用。术后 24～48 小时拔除引流，2～3 天后戴颈托坐起或下地活动。术后 3 个月内颈托固定颈部。3 个月后复查时，去颈托练习颈椎活动和颈椎肌肉力量。

## 七、颈椎过伸性损伤

**【概述】**

颈椎过伸性损伤是“挥鞭样损伤”的一种特殊类型。多数由于交通事故或摔倒时颈部突然过度后伸，而造成脊髓中央型损伤。此类损伤通常发生在椎管狭窄患者的下位颈椎，且无明显的骨折脱位迹象。

**【诊断步骤】**

**(一)病史采集要点**

应详细询问病史和症状，把握受伤机制和损伤的大致部位。

**(二)体格检查要点**

1.*一般情况*　一般状况良好。

2.*局部检查*　主要包括颈部压痛部位、四肢感觉、肌力和反射的检查，明确脊髓的损伤平面。

3.特殊检查　围绕 Frankel 分型,美国脊髓损伤协会(ASIA)的脊髓损伤评分或日本整形外科协会(JOA)颈髓症评分进行特殊检查。

4.全身情况　颅神经系统检查以排除颅脑外伤,生命体征和四肢躯干的骨折鉴别检查。

**(三)辅助检查要点**

1.实验室检查　按手术准备进行常规检查,一般无特别检查。

2.影像学检查　全颈椎正侧位 X 光平片:调查椎前软组织影是否增宽、颈椎序列、退变程度、是否有椎间盘突出、后纵韧带骨化和发育性椎管狭窄。颈椎 MR:判定颈椎损伤部位及其病理特征,脊髓损伤特点,髓内信号的范围。颈椎 CT:颈椎椎管的矢状径,通常小于 12cm。

3.电生理检查　通过体感诱发电位判明损伤部位和神经损害部位与程度,并且作为治疗效果的判定指标之一。

## 【诊断对策】

**(一)诊断要点及依据**

颈椎过伸性损伤的病史,颈部痉挛,下位颈椎有触痛,四肢感觉运动障碍,尤其是上肢症状体征重于下肢。颈椎全长侧位片见下位颈椎椎前软组织影增宽,椎间盘不同程度退变、椎体后缘骨化影或发育性椎管狭窄(一般 Torg 比小于 0.75,有效矢状径小于 12cm)。颈椎 MR 出现颈髓中央高信号。颈椎 CT:颈椎椎管的矢状径小于 12cm。

**(二)临床类型**

临床大致分为两型。Ⅰ型:无脊髓损伤,只有颈部疼痛或上肢麻木。Ⅱ型:伴有脊髓损伤。

评分系统:一般为 Frankel 分型,美国脊髓损伤协会(ASIA)的脊髓损伤评分或日本整形外科协会(JOA)的颈髓症评分。

## 【治疗对策】

**(一)治疗原则**

颈部制动固定;若出现脊髓损伤,给与脊髓脱水和营养神经药物治疗,手术治疗解除脊髓的受压状态,促进神经的早日恢复。

**(二)治疗方案**

1.非手术治疗　无神经损伤或只有感觉障碍的轻度神经损伤者可采用保守治疗。其中包括颅骨牵引、颈围固定或 Halo-vest 固定;有神经损伤者,应给与营养神经药物。一般硬颈围固定 6 周,之后改用软颈围固定 6 周。在有些病例虽然存在肌力下降和感觉减退等神经损害症状,若早期保守治疗神经功能恢复较快者,亦应先考虑保守治疗。

2.手术治疗

(1)手术指征若颈椎存在椎管狭窄(主要有发育性椎管狭窄、椎间盘突出,或后纵韧带骨化)且通过 MR 证实狭窄节段脊髓中央出现 $T_1$ 加权低、$T_2$ 加权高信号,损伤后神经症状较重,48 小时后肌力仍小于 3 级者应手术治疗。虽然肌力大于 3 级,若严密地保守治疗 2 周后未见明显恢复者,也应采取手术治疗。

(2)手术时机若颈椎管严重狭窄,髓内高信号区域超过一个椎体范围,且神经症状严重者应及早手术治疗。

(3)手术方式

①后路椎管扩大成形术

全麻下，采用俯卧位，用 Mayfield 头架固定头部，切口为从枕骨粗隆至 $T_1$ 棘突棘正中，切开皮肤皮下，沿项韧带切开至棘突，进一步显露 $C_3$～$C_7$ 的棘突和椎板，注意勿损伤小关节的关节囊，以防术后出现局部失稳症状。

双开门椎管扩大成形术(黑川式)：纵切 $C_3$～$C_7$ 棘突后，在 $C_3$～$C_7$ 的两侧椎板根部开槽至内侧皮质，将纵切的棘突向两侧分开，使颈椎管开大。并取髂骨块植入分开的棘突之间，以达到保持开大位置和融合的目的。术中的关键有：

a.正确选择椎板开槽的位置：偏内常导致开门不充分；偏外可造成开槽过深。难以开门，且破坏下关节囊；

b.开槽前先从 $C_2$ 棘突切离颈半肌.开大后将之缝合回原位；

c.椎板开槽不宜过深，易导致门轴断裂。

近年，为防止开大后的 $C_3$ 棘突与颈半肌、$C_2$ 棘突间摩擦碰撞而产生的轴向痛，将 $C_3$ 椎板切除，并收到良好的效果。因取髂骨植骨手术时间较长，对于骨质疏松者，髂骨力学强度低，易导致骨块压缩而关门。目前，自体髂骨块的替代材料-HA 人工骨块广泛用于此术式。

双开门椎管扩大术(岩崎式)：将 $C_3$～$C_7$ 棘突切除并且椎板用磨砖打薄，纵切棘突根部，在 $C_3$～$C_7$ 的两侧椎板根部开槽至内侧皮质，将打薄的椎板掰向两侧，并缝合在椎旁。此术式简便，日后颈椎后凸改变率和程度以及活动度的丢失近似于黑川式。

单开门椎管扩大成形术(平林式)：切除棘突，切开症状重的一侧椎板根部，对侧椎板根部开槽至内侧皮质(门轴)。将椎板单侧开门，扩大椎管，并将开大的椎板缝至对侧肌肉固定。此术式易导致椎板的再关门和对侧症状的残留。

全椎板切除：此手术操作相对简单，由于术后易导致后凸改变，故现在很少单独使用，往往同后路内固定合用。

②前路减压植骨融合术：椎间盘切除植骨融合术：若三个节段以下的颈椎间盘突出可考虑此术式。即经前路切除突出的椎间盘，若间盘突破后纵韧带，应同时切除后纵韧带，以达到脊髓减压效果。取髂骨块植入椎体间融合。近年，此融合术式多合用钢板内固定。亦可在减压的椎间植入填充了松质骨的碳纤维 cage，以达到重建初期的稳定和植骨融合的目的。

椎体次全切除植骨融合术：此术式适用于多节段椎体增生显著或连续型后纵韧带骨化者。即切除椎体的中部，宽度同脊髓宽度。认真分离后纵韧带后方的椎管内静脉丛后，切除后纵韧带，以达到脊髓充分减压的目的。若后纵韧带骨化严重且与硬膜粘连时，不能强行分离硬膜，以防硬膜破裂。这时可切离骨化的后纵韧带的两侧，使骨化的后纵韧带随着硬膜的波动而飘浮。取髂骨或 Hamscage 植入椎体间，并用钢板固定。

③前后路联合手术：若发育性颈椎狭窄合并椎间盘突出超过 5mm 者，或广泛后纵韧带骨化，骨化厚度超过 5mm 者适合于联合手术。手术应先采用后路椎管扩大成形，使脊髓后移，减缓脊髓前方的压力；择期或同期行前路减压。

**【术前准备】**

1.入院后检查项目　神经功能情况，损伤的节段及其病理特点。

2.术前专科准备事项 根据症状体征和影像学等综合指标,选择融合的入路。

【术后观察及处理】

(一)术后一般处理

术后当天采用卧位,次日起半坐位,术后 3 日后下地行走。可根据引流量,3 日内拔除引流管。四肢的功能活动从次日起开始。

(二)术后专科处理

颈围固定 1 个月。术后 3 日给与激素和白蛋白对抗脊髓水肿和预防因全麻插管引起的喉头水肿。常规给与预防感染和神经营养药物。伤口引流管拔除后,行高压氧治疗。

(三)术后并发症的观察与处理

1.喉头水肿 应立即静推激素,无缓解者,立即行气管切开。

2.硬膜外血肿压迫脊髓 立即检查引流管是否通畅,若无改善者立即急诊手术,清除血肿、彻底止血,重新设置引流。

3.$C_5$ 神经麻痹 发生率较低,主要出现于后路椎管扩大成形术后。可给与营养神经和镇痛等对症治疗,可逐渐缓解。

【疗效评价】

根据 Frankel 分型,美国脊髓损伤协会(ASIA)的脊髓损伤评分或日本整形外科协会(JOA)的颈髓症评分进行定期评价。

【出院随访】

(一)注意事项

术后戴颈围 1 个月,并行四肢功能锻炼。

(二)复查项目及时间周期

复查项目:症状体征的改善程度和局部影像学变化。

短期随访:术后 1 年内应 2 个月 1 次。

中期随访:术后 1 年至 3 年,应半年 1 次。

远期随访:术后 3 年以上,应每年 1 次。

(三)随访规范化

神经功能评价和脊柱局部情况评价。

## 八、胸腰椎骨折

【概述】

胸腰椎移行部($T_{11}$～$L_2$)是胸椎和腰椎损伤中的最常见部位,约占胸、腰椎损伤的 90%。从生物力学角度,该部位是相对稳定的胸椎和活动度较大的腰椎的交接部;又是后凸的胸椎和前凸的腰椎的移行部,生理曲度变直;$T_{11}$ 和 $T_{12}$ 肋骨为浮肋,且肋骨头抵止于椎体(而不是椎体间),因此,成为脊柱应力的集中部位。胸腰椎损伤可引起椎骨骨折和韧带的损伤。由于外力大小以及损伤机制的不同,损伤程度可由单纯的椎体轻微压缩性骨折至 360°骨韧带损伤不等。

若伴有神经损伤，多为高处坠落以及交通肇事等高能外伤所致。

## 【诊断步骤】

### (一)病史采集要点

外伤机制成年人胸腰椎损伤多由高处坠落、交通肇事和重物砸伤所致。

### (二)体格检查要点

1.一般情况　若无颈部及其他部位骨折，除伤部疼痛外，一般状况良好。

2.局部检查　伤部活动受限，骨折椎的棘突常有压痛和叩痛；在椎体压缩骨折明显时，局部可出现角状后凸改变。若棘间韧带断裂或骨折脱位时，可出现棘突间距增大，局部肿胀。

3.特殊检查　需检查双下肢肌力、感觉、反射以及膀胱功能，判断是否存在神经损伤。

4.全身情况　应采取排除其他部位骨折的检查，并判定是否合并脏器损伤。

### (三)辅助检查要点

1.实验室检查　一般无需特别检查。若需手术治疗，应围绕是否能耐受手术进行检查。

2.影像学检查　根据全身、局部和神经检查结果，需拍胸腰椎 X 光正侧位片。根据 X 光平片判断损伤平面和损伤类型，进而做 CT 和 MR 来判断损伤节段的病理特征。

## 【诊断对策】

### (一)诊断要点及依据

根据病史、局部检查、神经定位检查和影像学检查可以得出正确诊断。

### (二)临床类型

1.按受伤机制分型

(1)屈曲压缩；

(2)屈曲分离；

(3)垂直压缩；

(4)旋转及侧屈；

(5)伸展损伤。

2.按骨折形态分型

(1)Denis 分型(三柱理论)

A.椎体楔形压缩骨折；

B.椎体爆裂骨折；

C.屈曲牵张性损伤(机会骨折、安全带型损伤)；

D.骨折脱位。

(2)AO 分型

A 型：压缩性损伤；

B 型：牵张性损伤；

C 型：旋转性损伤。

## 【治疗对策】

### (一)治疗原则

脊柱损伤治疗的目的是尽早恢复由于外伤而丧失的脊柱功能。包括恢复脊柱生理曲度，重新获得脊柱前方的支撑能力，治疗并预防脊髓损伤及其并发症。保守与手术治疗主要取决于神经症状和脊柱有无明显失稳。

**(二)治疗方案**

1.非手术治疗　无神经损害症状者；椎体压缩性骨折轻微，局部后凸角小于25。，压缩率小于50%，并且脊柱后方韧带结构无损伤者；无神经损伤的椎体爆裂型骨折，椎管占据率小于45%者，一般采取保守治疗。

2.手术治疗

(1)手术指征伤后出现双下肢痛觉减退、肌力下降、二便障碍等神经损害症状者。椎体压缩率超过50%，局部后凸角大于30°；爆裂性骨折椎管占据率超过55%；屈曲牵张性损伤，其中包括机会骨折、安全带损伤，后方韧带结构损伤等；骨折脱位等多方向外力损伤者。

(2)手术时机手术的目的在于解除神经压迫而改善症状；矫正脊柱异常排列、稳定重建脊柱以防止脊髓的继发性损伤、早期康复锻炼，防止并发症。对合并脊髓损伤者，为挽救脊髓的功能，防止失稳脊柱对脊髓的继发性伤害，应及早手术治疗。过去认为脊髓完全损伤者可考虑择期手术，但是事实证明脊髓是否完全损伤问题在受伤3日内难以确定。

(3)手术方式

①后路手术：主要有经后路神经减压骨折复位短节段椎弓根钉内固定植骨融合术。主要适用于单纯压缩型椎体骨折，屈曲牵张型骨折和部分爆裂型骨折。手术目的在于解除神经的压迫，恢复椎体高度和脊椎序列，并且防止畸形残留。手术方法：采用全麻或硬膜外麻醉，取俯卧位，于骨折椎的上下两个棘突范围行棘正中皮肤切开，显露骨折椎及其上下两个椎体，继而显露椎弓根钉的进钉点(胸椎的进钉点定于横突上缘于上位胸椎下关节突的外缘的交点)。若爆裂性椎体骨折或椎体压缩型骨折，可先行椎弓根钉的植入，这样既可准确定位，又可避免误操作引起的神经损伤；若骨折脱位者，应先实行脱位的复位，再行椎弓根钉的植入。若骨块突入椎管压迫神经，可行半椎板或全椎板切除以达到脊髓的直接或间接减压；若术前评价无神经压迫者，无需椎板切除。安装连接棒，在撑开椎间的情况下紧固螺钉。撑开复位的原理是利用未损伤的后纵韧带的牵张作用，从而使脱入椎管的骨块复位。但是对于骨折脱位型损伤，由于韧带广泛断裂，因而不会产生韧带的牵张效应。少许的撑开可缓解破损的椎间盘突入椎管，但不宜过牵。固定结束后取髂骨行横突间和关节突外侧植骨。但是此固定术后需卧床1个月，并且佩戴胸腰骶支具(TLSO)3个月。

国外学者亦采用骨折椎的上下各两个节段固定，其目的是防止短节段固定易发生矫正丢失和断钉的风险，术后可早期戴支具下地。近年，有学者采用经骨折椎的单节段的复位固定治疗胸腰椎骨折，其优点可节省固定融合节段，内固定器械的力臂小负荷低，降低了断钉的风险。但是，使用该术式前必须确认骨折椎的椎弓根完整，因为体外生物力学研究表明椎弓根钉的固定强度的60%是由椎弓根提供。但是，对于骨质疏松患者此术式应慎用。椎弓根钉的植入需要床边透视定位，至少要在术前、术中和术后各透视一次以明确椎弓根钉的植入深度和上下摆角。在胸椎，椎弓根钉不宜过粗，以防椎弓根钉突入椎管伤及脊髓或溢出椎弓根外壁造成螺钉外侧脱出。椎弓根钉的长度一般植入椎体前中1/3交界处即可满足固定效果。

②前路手术：经胸腹膜外联合入路骨折椎体切除神经减压取髂骨(或cage)植骨融合

Kaneda SR 内固定术。全麻下，取侧卧位，左侧在上。切口选择在骨折椎的上 2 个肋骨处(切口起于骶棘肌的外缘沿肋骨抵达同侧腹直肌的外缘)。切除该肋骨(注意勿损伤肋骨下缘的肋间血管和肋间神经)，向上下前后仔细分离壁层胸膜，向下达第 11 肋骨的下方。该处为膈肌的附着处，也是胸腹膜的交界。纵行切开 11 肋软骨，分别沿膈肌的上下顿性分离胸膜和腹膜至椎体的前方。确定肺波动的下缘后，离开肺下缘 1cm 处切离膈肌，并同时行断端膈肌结扎以便闭合伤口。到达椎前后，需结扎切离膈肌左脚，剥开胸腹膜显露骨折椎及其上下椎体。确认椎体中间横行的节段动静脉，并予以结扎。切除骨折椎体，用刮匙或骨刀清除椎体后方的骨块，显露后纵韧带，若见后纵韧带膨胀，即表示减压充分。多数情况下，骨块位于后纵韧带的前方，无需行后纵韧带的切除，因为切除后纵韧带会导致椎管静脉丛出血，给手术带来麻烦。椎体切除范围是椎体后缘、椎体大部分、上下椎间盘及相邻椎体软骨终板。应保留骨折椎的椎体前侧和对侧的骨质少许，以利植骨融合。若使用 KanedaSR 脊柱前路固定系统，在骨折椎的上下椎体侧面中部分别打入椎体垫片，在每个椎体上各打入 2 枚椎体螺钉。前方的螺钉垂直打入，后方螺钉应与前方螺钉成角 15°打入，以免螺钉突入椎管伤及神经；螺钉的长度应选择刚好穿透对侧椎体皮质骨，这样力学固定效果理想。在撑开椎体间的状态下，行髂骨或 cage 植入，并且将切除的肋骨植入髂骨的上下。选择适当长度的联接棒，在椎体间加压的状态下，紧固螺钉，上横联。清洗伤口，使肺通气膨胀，见是否有气泡逸出。若无气泡，说明壁层胸膜完整；若有气泡溢出，应仔细检查胸膜破损部位，在涨肺的情况下，用 0 号线闭合胸膜。胸膜外放置 1 枚流管，缝合膈肌和第 11 肋软骨，逐层缝合关闭伤口。

③前后路联合脊柱重建：对于脊柱前后方椎骨和韧带严重损伤的病例，单纯前路或后路往往难以达到即刻稳定的效果，需要联合重建。

(4)手术方式评价及选择

后路手术：是一种广泛使用的术式。具有操作简单，手术时间短等优点。但是后方减压和复位的间接减压易造成减压不充分；撑开椎间易导致日后的矫正丢失、螺钉断裂和局部后凸畸形的残留，为减少上述并发症往往术后需较长时间的卧床。

前路手术：若采用经胸腹膜外入路，创伤性大大降低。此术式可获得充分的神经减压和更稳定的力学重建。但是此术式需要较高的脊柱外科技术。

两种术式的适应证均较为广泛，选择何种入路和固定方式其关键在于评价脊柱前方结构的轴向承载能力。在胸腰椎，脊柱前方结构的承载是后方结构 4 倍左右，因此在此区域获得脊柱前方的承载能力的重建尤为重要。对于前方椎体爆裂损伤严重者，前方重建十分必要。若脊柱出现前方爆裂和后方韧带群断裂的三柱损伤应考虑前后联合重建。

## 【术前准备】

1.入院后检查项目　全身检查和专科的局部检查。

2.术前专科准备事项　根据病史和体征：评价受伤机制，损伤的脊柱高度和神经功能状况。在通过 X 光片、CT 或 MR 判断脊柱损伤的病理特征；决定手术入路和固定方式的同时，评价脊柱固定点的径线，以利选择内固定器械。

## 【术后观察及处理】

### (一)术后一般处理

后路手术：取卧位，并定时轴向翻身，根据固定的稳定程度决定卧床时间，一般为 2～4 周，佩戴胸腰骶支具(TLSO)下地。引流管可在术后3日内,24小时流量小于40ml后拔除;若有硬膜破裂脑脊液流出者可酌情延迟拔除引流管。

前路手术:取平卧或半坐位以利伤口引流。日引流量少于40ml后可拔引流管。拔除引流管后,即可佩戴TLSO下地活动。

**(二)术后专科处理**

无论前路与后路手术,均应给与营养神经、对抗脊髓水肿、预防感染、预防下肢血栓和促进骨融合等药物治疗。同时尽早开始下肢的功能训练。

**(三)术后并发症的观察与处理**

1.*术后血肿压迫脊髓* 若术后3日内出现神经损害症状突然持续加重,CT或MR检查证实硬膜外血肿。应急诊行局部血肿清除,止血和放置引流。

2.*脑脊液漏* 若伤口引流液稀薄透明且量较多时,可考虑脑脊液漏。应持续伤口引流3日左右,待伤口部分愈合后,拔除引流管并封堵引流口。

**【疗效评价】**

国际常用疗效评价标准

神经功能评价:

1.*Frankel神经功能分级*

A:完全麻痹。损伤平面以下感觉和运动消失;

B:只有感觉。损伤平面以下只存在感觉,而运动完全麻痹;

C:无用肌力。损伤平面以下虽然存在部分肌力,但无实际作用(一般三级以下);

D:有用肌力。损伤平面以下存在可使用的肌力,可自行或借助步行器行走;

E:恢复。

2.*美国脊髓损伤协会(ASIA)的脊髓损伤评分* 脊柱功能的评价:脊柱序列(侧凸或后凸角度)、骨折椎体高度变化,神经压迫程度,局部症状的变化。

**【出院随访】**

**(一)出院带药**

无需特殊用药,若有神经损伤可在出院后继续服用神经营养药。

**(二)注意事项**

功能锻炼和及时地随访。

**(三)复查项目及时间周期**

复查项目:症状的改善程度和局部影像学变化。

短期随访:术后1年内应2个月1次。

中期随访:术后1年至3年,应半年1次。

远期随访:术后3年以上,应每年1次。

**(四)随访规范化**

神经功能评价和脊柱局部情况评价。

(邢启鹏)

# 第二节 脊髓损伤

**【概述】**

外伤性脊髓损伤的每年发生率,美国报道为40/1百万人。据估计,我国现有脊髓损伤患者超过200万人,并且以惊人的速度在增长,受伤者以中青年损伤为最多。其中交通事故发生率最高,其次为高处坠落伤,两者约占所有损伤的3/4。高龄患者即便发生像摔倒这样的轻微外伤也可能发生脊髓损伤。

**【病因病理】**

1.原因 脊椎损伤中脊髓损伤发生率很高(占全部脊椎损伤的40%~60%)。有一种发生于颈椎部位的脊椎损伤,X线上无骨折脱位而患者表现为完全性瘫痪,称为无骨折脱位性脊髓损伤(SCIWORA)。高龄患者原来伴有后方骨质韧带增生造成脊髓压迫,常发生过伸展损伤。小儿脊髓损伤约占30%。小儿脊柱活动性大,过度屈曲或过度伸展会发生脊髓的牵拉损伤。另外枪伤、切割或刺伤会造成开放性脊髓损伤。

2.好发部位 脊椎损伤好发部位为中下颈椎和胸腰交界部。颈椎与胸椎以下损伤比率为3∶1。受伤原因中,颈椎损伤多为交通事故、高处坠落伤、摔倒或外伤,胸髓以下损伤多发于坠落伤。

3.分类 脊髓损伤是对脊髓实质的机械性破坏,包括脊髓内出血、脊髓实质的循环障碍、代谢障碍、生化学障碍。

脊髓休克出现于重度脊髓损伤之后。损伤脊髓水平以下运动、感觉功能和脊髓反射消失,自主神经功能停止。下位脊髓功能一般24小时之内恢复。

从临床的角度,根据患者瘫痪的程度可分为完全瘫痪和不全瘫痪,根据损伤部位可分为四肢瘫痪和截瘫。

(1)完全瘫痪:脊髓损伤后感觉、运动功能、深部反射完全持续消失称为完全瘫痪。

(2)不全瘫痪:脊髓损伤髓节以下髓节支配区域感觉、运动和深部反射功能部分丧失。如果四肢瘫痪,而骶髓支配区域的会阴部感觉或肛门括约肌随意收缩功能尚存也为不全瘫痪,称为骶髓回避,瘫痪改善的可能性较大。

由于脊髓横断面上损伤部位不同,致灰白质的部分损伤,致使残存功能不同。主要存在如下类型:

(1)中心性脊髓损伤:脊髓灰白质内侧部分受损伤,伤后四肢瘫痪,但上肢重于下肢,伴有分离性感觉障碍。

(2)脊髓半侧损伤:脊髓损伤后,一侧上下肢运动、深部感觉障碍,而对侧浅感觉障碍。

(3)前部脊髓损伤:脊髓灰白质前侧部损伤,脊髓损伤后,四肢运动、浅感觉障碍,而深感觉残存。

根据损伤部位可以将脊髓损伤可分为四肢瘫痪和截瘫:

(1)四肢瘫痪:脊髓损伤后四肢感觉、运动功能消失。

(2)截瘫:胸髓、腰髓和骶髓损伤后,双下肢感觉、运动功能障碍。

4.并发症、合并症　脊髓损伤后感觉、运动和反射障碍,自主神经障碍导致脏器组织并发症、合并症的发生。骶髓损伤主要导致排尿障碍、排便障碍,中位胸髓、腰髓损伤导致消化器官、泌尿器官障碍,上位胸髓、颈髓损伤导致呼吸障碍和循环障碍。

(1)循环器官障碍:交感神经受阻断,相对的迷走神经占优势,血管运动神经受阻断,使血管扩张,血管通透性增加,脉搏降低,血压低下,循环血液量减少,静脉回流障碍,全身水肿,肺水肿。

(2)消化器官障碍:交感神经阻断、迷走神经功能不全,致消化器官运动分泌功能障碍,主要是麻痹性,形成急性胃扩张、消化性溃疡、宿便。肛门括约肌麻痹,排便障碍。

(3)呼吸障碍:$C_4$ 以上部位的完全性脊髓损伤,膈神经支配的呼吸功能丧失,只能靠人工呼吸器来维持生命。而 $C_4$ 以下部位脊髓损伤,肋间神经支配的呼吸功能丧失。这时气道分泌物增加、痰液潴留,换气不全致呼吸障碍,胸廓反常运动、膈肌疲劳致呼吸不全,肺不张,合并重度肺炎。

(4)排尿障碍:脊髓损伤后,骶髓、盆内脏神经、阴部神经组成的排尿反射通路受阻断,膀胱弛缓性麻痹,尿闭(急性期)。尿闭时需要导尿,以避免尿路感染症,注意尿道憩室、尿路结石等合并症。

(5)压疮:骶骨、大转子、跟骨、坐骨结节部等骨隆起部位好发。通过定时变换体位来预防。

(6)其他特有的合并症:过高热,低体温,异位性骨化,迟发性脊柱变形,外伤性脊髓空洞症。

## 【临床表现】

1.颈髓损伤

(1)上位颈椎部(枕部～$C_2$ 椎体:$C_1$～$C_3$ 髓节):完全瘫痪病例伴有膈肌的麻痹,可能致命。不全瘫痪患者可能生存,对于怀疑上位颈椎损伤的病例,对瘫痪程度详细评价后,优先上呼吸机。神经学主要表现为四肢瘫痪,少见情况下表现为交叉瘫痪和洋葱皮样症候群。

(2)中下位颈椎部($C_2$/3 椎间～$C_7$/$T_1$ 椎间:$C_4$～$T_2$ 髓节):横断性损伤表现为完全性四肢瘫痪和胸廓运动障碍,如伴上位损伤则存在呼吸障碍。椎间盘部位损伤髓节,导致水肿和血肿,表现与颈椎病相似。如 C 5/6椎间盘损伤则一般损伤 $C_7$ 髓节,颈椎损伤部位不同,损伤的相应的髓节不同,残存的上肢功能也不同。

中下位颈椎损伤多为不全瘫痪。据统计约占 80%。不全瘫痪主要有如下表现,Brown-Sequard 症候群(脊髓半侧瘫痪),中心性颈髓损伤,前部颈髓损伤。中心性脊髓损伤常见于高龄患者不慎摔倒,前额部着地,致颈椎过伸展损伤。脊髓灰白质中心性损伤,下肢功能影响小,可能自主排尿,而上肢功能影响较大,可能残留手指运动功能障碍。

2.胸髓以下损伤

(1)上中胸椎部($T_1$ 椎体～$T_{10/11}$ 椎间:$T_3$～$L_2$ 髓节):由于胸廓的强力支撑作用,这个部位的脊椎损伤频率较低,脊髓损伤的发生率低。一旦损伤多为完全性瘫痪。上位胸髓损伤会造成肋间肌麻痹,引起呼吸障碍。

(2)胸腰移行部($T_{11}$～$L_2$ 椎体:$L_3$～$S_5$ 髓节):此部位为脊髓损伤的好发部位。完全瘫痪的发生率为70%～80%。损伤的部位主要为脊髓圆锥上部各圆锥部，也可能损伤到马尾，表现为腰髓神经根和骶髓神经根损伤症状。脊髓、神经根完全损伤表现为双下肢完全瘫痪，脊髓完全损伤而脊髓通过部马尾大部分免除损伤，双下肢感觉、运动功能保存。脊髓圆锥损伤，膀胱直肠功能障碍，伴会阴区感觉障碍。

(3)腰椎部($L_{2/3}$椎间～骶椎：马尾)：马尾损伤的发生率较低。多表现为双下肢不全瘫痪，特别是下肢髋关节外展肌运动障碍。

**【诊断标准】**

诊断应以救命处置为优先，保证脊髓损伤患者的生命体征平稳，在全身管理过程中确保损伤脊椎固定。

1.神经学诊断

(1)脊髓损伤的判定：完全瘫痪和不全瘫痪的诊断首先应确认不存在脊髓休克。

如球海绵体反射(BCR)和肛门反射阳性则可判断不存在休克。前者用手握龟头，留置尿管的用手牵拉尿管，后者用针轻刺肛门周围皮肤，引起肛门括约肌收缩。

一般的受伤后24小时内脊髓休克恢复。

(2)脊髓损伤的部位诊断：正常感觉、运动功能所对应的最下位髓节为脊髓损伤水平面。脊髓内部水肿、血肿形成会造成麻痹区向头侧上升，因此必须随时观察。可在患者皮肤上直接描记出感觉障碍的上限，以供日常观察对比。

(3)横断位诊断：感觉障碍的对称性和非对称性，运动障碍的对称性和非对称性，上下肢损伤程度的差异，完全性和部分性反射障碍，推测横断位主要损伤部位(中心性，前部，后部，半侧损伤)。

(4)重度的评价：完全瘫痪和不全瘫痪的区别。瘫痪程度可用Frankel评分法分为A～$E_5$个阶段。

A.感觉、运动完全消失。

B.运动完全消失，感觉部分存在。

C.有部分运动功能，但不能抵抗地心引力。

D.存在运动功能，能步行，但较正常差。

E.感觉运动功能正常。反射可能异常。

2.脊椎损伤部位诊断采用单纯X线像、断层X线像和CT来评价骨折脱位的平面。一般的移位最大或椎管最狭小的部位为脊髓损伤部位。

3.MRI诊断　通过$T_1$和$T_2$加权像上脊髓形态和髓内信号变化和范围，推断脊髓状态，同时推定预后。脊髓形态的变化包括肿胀、压迫和断裂。髓内信号变化，急性期时$T_2$加权像低信号(出血)，慢性期$T_1$加权像低信号，$T_2$加权像为高信号(脊髓软化，囊肿改变)为高度损伤的典型所见。

4.其他诊断方法　造影X线诊断，包括脊髓造影和CTM。电生理学的诊断：包括脊髓诱发电位、体感诱发电位(SEP)和运动诱发电位。

**【治疗方法】**

可分为治疗初期(受伤1个月以内)和慢性期(受伤1个月以上)，受伤初期的治疗决定损伤者的预后。

初期治疗的主要目标是全身管理保持生命体征平稳，脊椎复位固定，脊髓减压保护脊髓，预防早期合并症。慢性期治疗包括，治疗迟发性脊柱变形，治疗迟发性脊髓损害，慢性期合并症并发症的处置，早日下床，回归社会。

1.初期治疗

(1)全身管理以保证生命

1)呼吸管理：颈髓损伤，对于呼吸障碍者，应采用人工呼吸确保通气。所采用的人工呼吸不适合用经口气管插管，原则上采用气管切开术。定期吸引排痰，预防肺炎、肺不张。

2)循环管理：进行起立训练，避免体位变换引起体位性低血压。预防血栓性静脉炎和深部静脉血栓症。

3)消化器官管理：预防胃十二指肠溃疡。有必要行经鼻的胃管持续吸引，以预防麻痹性急性胃扩张。

4)尿路管理：受伤后出现尿闭，应该导尿，采用间歇导尿法或持续导尿法。间歇导尿法注意预防感染，保持膀胱容量300～400ml。持续导尿法长期留置尿管，膀胱容易失去伸展性，导致容量变小，应尽早拔除。对于核上型膀胱，利用注水法确认排尿肌反射恢复，开始利用刺激法进行排尿训练。实际可通过叩击下腹部或摩擦会阴部和肛门周围皮肤进行。骶髓马尾损伤所致的核下型膀胱，可采用手压腹部(Crede法)进行排尿训练。患者自己应学会自行导尿。

(2)脊髓损伤药物疗法：对于脊髓损伤的继发损伤的治疗，实验室证实有多种药物有效。

1)激素治疗：临床上主要是甲强龙的大剂量应用。肾上腺皮质激素作为细胞膜稳定剂能保持神经细胞膜的通透性及血管的完整性，减少细胞内钾的丢失，抑制儿茶酚胺的代谢与积聚，预防及减轻脊髓水肿。美国NASCIS建议，在脊髓损后8小时内，经静脉初次给予30mg/kg，此后给予5.4mg/(kg·h)持续23小时。

2)脱水治疗：应用静脉点滴甘露醇、甘油、尿素、β-七叶皂苷钠及低分子葡萄糖酐等脱水剂以预防及治疗脊髓水肿，可减轻其所造成的继发性脊髓损害。

3)鸦片类拮抗剂：在中枢神经损伤时，有大量的内源性类鸦片及其片段的释放，使脊髓血流自身调节能力丧失，而导致动脉压下降，血流减少，使用鸦片拮抗剂可以阻止这种病理生理作用，从而提高中心动脉压，增加脊髓血流量，改善神经功能恢复。这类药物常用的如纳洛酮。

4)抗儿茶酚胺类药物(如利血平)：脊髓损伤组织中去甲肾上腺素(NE)的集聚是使脊髓出血坏死的重要因素，抗儿茶酚胺类药物能减少去甲肾上腺素的合成，从而减轻脊髓出血坏死。

5)钙离子通道阻滞剂：能有效地阻止$Ca^{2+}$涌入细胞内，可以阻断蛋白酶、脂酶的激活、ATP产生机制的破坏、兴奋性氨基酸的释放。临床常用的如尼莫地平。

6)神经营养药：甲钴胺系血液、脊髓液中的辅酶$VB_{12}$及甲钴胺制剂，通过对甲基转换反应，促进核酸-蛋白-脂质代谢，增加DNA、RNA和髓鞘脂质卵磷脂的合成，有利于损伤神经组织的修复；改善神经组织的代谢，促进轴索及其蛋白质的合成，保持轴索的功能；抑制神经组织异常兴奋性的传导。

神经节苷脂(GM-1)：促进神经细胞的生成，轴突生长和突触生成；对损伤后的继发神经退化有保护作用——降低糖耗率；改善细胞膜酶的活性，减轻神经细胞水肿；选择性地对抗兴奋性氨基酸的活性；促进各种原因所致的中枢神经系统损伤的功能恢复。

其他促神经生长药物：如转化生长因子-β(TGF-β)、神经生长因子(NGF)、脑源性神经生长因子(BDNF)、神经营养因子-3(NT-3)和胶质源性神经生长因子(GDNF)等。

7)自由基清除剂：如超氧化物歧化酶(SOD)和α-生育酚(VitE)等。脊髓损伤后膜的乳过氧化物酶(LPO)反应的最终产物丙二醛和游离脂肪酸释放显著升高，而超氧化歧化酶活性显著降低。超氧化歧化酶是超氧自由基的特异性清除酶，能明显减少自由基介导的脂质过氧化损伤，稳定溶酶体膜，从而对神经细胞起保护作用。

8)酶类药物：如蛋白溶解性酶、透明质酸酶、胰蛋白酶和弹性硬蛋白酶等。减轻脊髓损伤后的炎性和神经胶质反应，减少胶质瘢痕形成，为轴突再生创造条件，并使血管易长入损伤部。

9)改善微循环药物：可改善损伤组织的微循环，减少缺血坏死，保存脊髓白质及部分灰质，促进神经功能恢复。如东莨菪碱、丹参注射液和红花注射液等。

10)兴奋性氨基酸受体阻滞剂：兴奋性氨基酸受体的过度兴奋可引起大量 $Ca_{2+}$ 内流，导致迟发性神经细胞损害和最终死亡。天门冬氨酸和谷氨酸可与这些受体结合，阻断兴奋性氨基酸的作用。非竞争性选择性 NMDA 受体拮抗剂 801 可使神经的死亡率从 74%降到 10%。更新型的 NMDA 受体拮抗剂——广谱兴奋性氨基酸拮抗剂——犬尿氨酸盐动物实验有效。Wahl-estedt 利用分子生物学技术制造抗过敏性寡脱氧核苷酸类，直接抑制 NMDA 受体的蛋白质成分，使脑梗死的体积减少。

(3)高压氧治疗：脊髓损伤最重要的发病机制是微血管阻塞缺血或出血造成脊髓缺氧或水肿，甚至引起脊髓轴索断裂、分层和广泛的溃散。高压氧可提高脊髓的血氧含量和血氧分压，0.1mol/LPa 空气下脊髓氧分压为 1.95～3.90kPa(15～30mmHg)；在 0.3mol/LPa 氧下，脊髓氧分压提高到 58.5～72.8kPa(450～560mmHg)，是常压下的 3～4 倍，同时氧在组织中的弥散半径也从常压下的 30μm 增加到 100μm，从而给脊髓组织提供了充足的氧气，增加了脊神经有氧代谢，使受损脊髓细胞的功能得以恢复。高压氧还可使血管收缩，减轻脊髓水肿，保护可逆性损伤的神经组织，有助于神经功能的恢复。

(4)脊椎减压固定和脊髓减压脊髓保护：

1)保守疗法：对于完全瘫痪而脊椎不稳定性较小的，可采用头颅牵引、反张位复位法复位，整复脱位后，使用支具固定到骨愈合为止。

2)手术疗法：脊髓损伤后手术目的，第一位的就是脊髓减压。减压主要有如下方面：①损伤的脊椎复位，复位脱位的脊椎；②从前方或后方去除椎管内骨片、椎间盘组织和血肿；③减压后，行脊椎重建固定术。

手术通常在受伤后 24 小时以上进行。对不全瘫痪病例，其骨折和脊髓损伤适合手术治疗。而对完全瘫痪例，术后瘫痪改善程度较小，手术的目的主要是改善脊椎的不稳定性，复位后固定。少数情况下，瘫痪水平迅速上升，短期内造成脊髓损害障碍扩大，应急诊行椎弓切除脊髓减压术，并同时应用固定。

(5)合并症的预防和早期康复：

1)压疮：预防办法是定时体位变换，每天 1 次以上的皮肤擦拭，保持干燥，改善低蛋白血症。

对于压疮的治疗可用理疗法(空气浴,日光浴),防止感染加剧。对于大而深的压疮采用手术疗法(在骨隆起部位切除压疮部软组织,可用皮瓣或肌皮瓣覆盖关闭切口)。

2)感染症:预防呼吸道感染,首先是加强体位引流,严格按照呼吸道管理方案对患者进行呼吸道管理;第二是呼吸训练,帮助并指导患者进行膈肌训练及呼吸肌训练,维持胸廓的活动度;第三是早期手术,早期抬高床头,早期下床(轮椅活动),同时进行呼吸训练,这些都是降低呼吸道感染,从而降低患者死亡率的重要因素。

预防尿路感染,脊髓损伤后发生尿闭应该导尿,间歇导尿可明显降低脊髓损伤患者的泌尿系感染率已经成为国际上的共识,采用方法包括无菌间歇导尿、清洁间歇导尿、定期更换尿管、耻骨上膀胱造瘘、反射排尿、压腹排尿、骶髓电刺激、人工括约肌、膀胱再造、肉毒素注射等。采用何种方式取决于病情、患者意愿、生活环境、经济情况。

一旦发生尿路或呼吸道感染,应及时采用敏感抗生素控制感染。

3)关节挛缩:好发部位有肩关节(内收内旋位挛缩)、股关节、足关节(尖足变形)、手指(拇指内收屈曲挛缩,鹫手变形)、足趾(屈曲位挛缩)。预防上,各个关节在活动范围内每天被动活动,安静状况下保持中立位。重度挛缩开始可用关节活动度训练,理疗,康复锻炼(被动活动、主动辅助活动、徒手矫正、伸张运动)。

4)深静脉血栓合并肺栓塞:DVT 的发生高峰为伤后 30 天左右,多数学者认为未使用低分子肝素前的发生率在 20%～30%之间。较老的女性、四肢麻痹的男性、肥胖、癌症的患者 DVT 的发生率较高。早期使用低分子肝素、下肢气压助动泵可有效减少 DVT 的发生,且两种方法疗效相当。

5)低钠血症:脊柱脊髓损伤患者低钠血症的发生率与患者脊髓损伤平面和程度有相关性。其原因与过量水负荷、脊髓损伤后肾脏排水保钠能力下降等因素有关。

治疗原则以积极预防为主,一旦发生低钠血症,应予补充钠盐并适度限水。必须注意急性重度低钠血症致脑水肿的可能。一旦出现神经精神症状,要尽快静点高渗盐水及脱水和严格限水治疗。

脊柱脊髓损伤患者低钠血症的一般预后良好,但如果忽视急性重度低钠血症致脑水肿的可能,治疗不及时可导致患者呼吸衰竭、昏迷甚至死亡。

6)早期康复:主要目标是预防合并症,维持强化残存肌力。

①预防合并症:参照压疮和关节挛缩合并症的预防。

②残存肌力的维持和强化。

③运动疗法:评价肌力。徒手肌力 MMT2 的可通过辅助自主活动,MMT3 以上的开始自主活动,以后可行对抗运动。

④理疗:电疗,特殊的低频波疗法也有效。

⑤肺理疗:强化残存的呼吸功能,辅助咳痰或体位性排痰。

2.慢性期治疗

(1)麻痹性脊柱侧凸:小儿期发生的脊髓损伤,成年以后会发生进行性的脊柱侧凸。需要支撑才能步行或坐位,骨盆高度倾斜,侧弯凸侧坐骨部压疮形成。轻度非进行性的麻痹性脊柱侧凸,不需要积极治疗,应长期随诊观察;如侧凸曲度超过 20°(Cobb 法),并有加重趋势,则应予以脊柱矫形支具治疗；如果脊柱侧凸曲度过大，并有进行性加重趋势，则应考虑手术治疗。支具和手术的目的是矫正脊柱畸形，控制畸形发展，从而使患者不用双上肢支撑就能保持躯干直立，躯干活动不感到疲劳。治疗应有明确目的，即能解决什么问题，能达到什么功能恢复，如术后患者恢复坐、站、扶拐行走、坐轮椅活动等。切忌脱离病人的具体情况进行无用的过分治疗或治疗不足。

(2)迟发性脊髓障碍：造成的主要原因是迟发性脊柱变形、外伤性脊髓空洞。迟发性脊柱变形采用脊髓减压、脊柱变形矫正术，外伤性脊髓空洞症行空洞硬膜下腔交通术，空洞腹腔交通术，脊髓大网膜移植术。

(3)慢性期合并症、并发症的处置、管理

1)尿路管理：核上型、核下型膀胱都要行排尿训练。除了排尿训练之外，可辅助自己排尿，药物疗法，经尿道括约肌切除术(TUR)。尿路合并症中的问题，细菌感染采用高压排尿法。

2)异位性骨化：好发于麻痹区域关节周边(膝，股，肘)。受伤3个月前后局部肿胀、发红伴活动受限，多是发生了异位骨化。发生病理不明，挛缩的关节外伤，过度活动度的获得性训练为诱因。治疗法，骨化初期中止关节活动度训练，药物疗法，增大停止后的骨化块行切除术。

3)痉挛：高位脊髓损伤，下位脊髓前角细胞活动亢进，是导致关节挛缩、压疮、尿路结石、便秘等合并症的诱发因素。预防和治疗法有：去除诱因、药物疗法、伸张运动、电刺激、手术疗法(肌腱切断术，肌腱延长术，神经根切断术等)。

4)其他：感觉缺失性疼痛(幻肢痛样)，自主神经过紧张反射，体温调节障碍等。

(4)慢性期康复：通过训练使全身状态改善，损伤脊椎稳定性增强。主要目标是保持坐位和立位，移动动作，ADL动作，步行动作。实际进行时采用推起训练、起立训练、返寝训练、移动训练等基本的训练方法来强化训练躯体和四肢。

1)体位及其体位变换：维持良肢位：在康复护理中，身体的正确姿势是极其重要的，正确的体位可防止或对抗痉挛姿势的出现，也叫良肢位。体位的变换有助于预防或减轻痉挛的出现或加重。可预防肌肉-骨骼的畸形。定时体位变换有助于并发症的预防，特别是压疮，及循环问题的出现(DVT)。

当病情允许时应鼓励患者及早坐起或进入轮椅之前进行抬高床头训练，这样可预防多种并发症，尤其是体位性低血压。卧位至坐位的步骤：

从抬高床头→半坐位→坐位→轮椅训练，抬高床头30°，耐受1.5小时后可逐步抬高床头，每日抬高5°逐步过渡到坐位，也可进行站床训练，能防止体位性低血压。

对颈椎损伤患者可采取腰围、腹带，下肢用弹力绷带或长筒袜，以预防体位性低血压，患者如出现不适可迅速降低床头，如患者坐在轮椅上，要立即将轮椅向后倾斜，待患者呼吸症状缓解后，缓慢将轮椅恢复原位。

患者进行体位变换后密切观察有无低血压症状：头晕、面色苍白、虚弱、视力模糊等。

2)被动运动：麻痹肢体的被动运动，可以促进血液循环，保持关节和软组织的最大范围。在患者受伤入院的第一天就要开始进行这种训练。要每天进行两次被动运动，一直持续到患者能够进行主动运动，并且能够靠自己的力量保证充分的关节活动范围为止。进行被动运动，患者每个肢体每次大约活动5分钟，被动运动的大部分时间用于肢体缓慢的整体活动，以促进血液循环。

另外,每个始于近端而在远端负重的关节,包括掌、跖的关节,都要进行数次全范围的活动,并要以适当的活动形式防止出现肌肉短缩。关节被动运动操作要缓慢、轻柔,并有节奏地进行,以避免损伤既无感觉又未受保护的关节和其他麻痹的组织结构。被动运动时,还一定要考虑到患者的既往病史和年龄因素的限制。

3)除了这些基本动作以外,还有车椅子训练,步行训练,ADL 训练(吃饭、洗脸、更衣、入浴)。

**【预防与康复】**

脊髓损伤的预防胜于治疗。包括预防脊髓损伤的发生、预防脊髓损伤的加重及预防脊髓损伤并发症的发生。

伤前预防脊髓损伤的发生,把握发生时机,开发改良防备工具,整治竞技场和练习场,检查练习法和练习时间(回避疲劳时段),训练肌力、持久力、机敏性,增强运动能力。

伤后预防脊髓损伤的加重,外伤后脊髓损伤程度加重的原因,多数是由于不恰当的初期搬动和运送所致,脊椎损伤合并脊髓损伤者,大多数脊柱稳定性受到破坏,如果现场急救搬运或运送不当,影响到脊柱的稳定性,则有可能加重脊髓损伤程度,使不完全性脊髓损伤加重甚至成为完全性脊髓损伤。伤后预防的主要措施包括:脊柱脊髓损伤患者能及时得到急救组织的救助;组织受过急救训练的人员进行急救,正确进行脊柱脊髓损伤患者的搬运或运送;及时送达具有脊柱脊髓损伤治疗经验的医院进行及时的治疗。

预防脊髓损伤的并发症,脊髓损伤的并发症是其死亡的主要原因,常见并发症包括呼吸道感染、肺栓塞、压疮及感染、低钠血症、体位性低血压、窦性心动过缓、自主神经过反射、泌尿系感染、膀胱结石、肾积水、肾衰竭、瘫肢痉挛、截瘫神经痛、异位骨化、抑郁症等。清楚地认识这些问题,及时有效采取相应的预防措施,能预防或减少这些并发症出现的几率和严重性,从而降低脊髓损伤患者的死亡率。

(武照龙)

## 第三节 颈椎病

颈椎病,是指颈椎间盘退行性改变,及其继发改变刺激或压迫邻近组织引起的各种症状和体征的一组症候群,又称颈椎综合征。临床常表现为颈、肩臂、肩胛上背及胸前区疼痛,手臂麻木,肌肉萎缩,甚至四肢瘫痪。其发病率据报道在 1.7%~17.6%,大多数发生在 40 岁以后,50 岁以上可达 25%,60 岁以上达 50%,而 70 岁以上几乎可达 100%。

**【临床表现及诊断】**

**(一)颈椎病的分型**

颈椎病的分类分型方法较多,我们认为以下分型较符合临床实际,即颈型颈椎病、神经根型颈椎病、脊髓型颈椎病、椎动脉型颈椎病、交感神经型颈椎病、其他型颈椎病。

### （二）临床表现及诊断

1.颈型颈椎病　本型颈椎病临床较为常见，多在夜间或晨起时发病，有自然缓解和反复发作的倾向，30～40 岁女性多见，多与长期低头的职业或颈部不良习惯姿势有关。本型颈椎病的病因是损伤。基本病理是椎间盘退变，椎体移位，小关节错缝。最常损伤的肌肉是胸锁乳突肌、斜方肌、前斜角肌、椎旁肌等。诊断要点为：

①颈项部酸、痛、胀等症状及颈部压痛点。

②X 线片有颈椎曲度改变、轻度位移、不稳定等。

③应除外其他疾病，如落枕、冻结肩、肌筋膜炎等。

2.神经根型颈椎病　神经根型颈椎病是传统的颈椎病。本病多因颈部软组织劳损、外伤、骨赘形成、韧带劳损、关节囊松弛、椎间关节变异等，造成椎间孔缩小，刺激或压迫神经根所致。椎间孔缩小分前后径与上下径缩小。前后径缩小，主要是纤维环破裂、髓核后突、椎体后缘骨赘和上下关节突移位突入椎间孔内或椎体滑移所致；上下径缩小主要是椎间盘变性引起椎间隙狭窄所致。诊断要点为：

①根性症状、体征与病变节段相一致。

②颈神经根牵拉试验、后仰位椎间孔挤压试验、头部叩击试验等检查阳性。

③影像学检查所见与临床表现一致。

④排除颈椎外其他病变。

3.脊髓型颈椎病　脊髓型颈椎病相对其他型较少见，但临床症状严重，致残率高，早诊断早治疗对本病的恢复具有重要意义。诊断要点为：

①颈脊髓受损的临床表现。

②影像学检查显示椎管狭窄，颈椎退行性变。

③除外肌萎缩侧索硬化病、椎管内肿瘤、末梢神经炎等。

4.椎动脉型颈椎病

本型颈椎病是临床常见而又复杂的疾病之一，随着年龄的增长其发病率有增高的趋势。诊断要点为：

①颈性眩晕，可有猝倒病史。

②旋颈征阳性。

③颈椎 X 线片有椎动脉损害的异常所见。

④多伴交感神经症状。

⑤除外眼源性眩晕、耳源性眩晕。

⑥除外椎动脉 1、3 段供血不全、神经官能症与颅内肿瘤等。

⑦确诊、手术前需行椎动脉造影或数字减影椎动脉造影。

5.交感神经型颈椎病

本型颈椎病表现复杂，症状差别较大，甚至症状互相矛盾。诊断要点为：

①有头面、颈、上胸、上肢、心脏等部位自主神经功能紊乱的症状。

②伴有颈神经根或脊髓受损的临床表现，或颈椎病的影像学改变。

③颈胸神经节阻滞或颈部硬膜外阻滞后，症状消失或明显减轻。

6.其他型颈椎病　根据损伤的部位和表现，除前几型颈椎病外，还可见以下几个特殊类型的颈椎病。

(1)食管压迫型：本型颈椎病发生的原因是椎体前缘骨赘刺激或压迫食管，导致吞咽困难为主的疾病。摄侧位X线片或吞钡透视可确诊。

(2)膈神经受累型：颈部骨赘或前斜角肌痉挛，压迫膈神经或膈神经干及分支所致。

膈神经痉挛为主者表现为：颈胸(甚至上腹部)锁骨上下疼痛，性质为传导性刺痛或烧灼痛。疼痛与颈部活动有关，多伴有胸闷、呼吸短促、呃逆等，适当运动可使症状减轻。检查患侧锁骨上、膈神经干及神经根有压痛，并向胸部放射。心电图检查无异常。

膈神经麻痹为主者表现为：意识性叹息样呼吸，多在入睡前或休息时发生，适当活动症状可减轻或消失。胸透视可见膈肌活动度减弱。

(3)喉返神经受累型：颈椎椎体前缘的骨赘或颈部肌肉痉挛，压迫或刺激喉返神经，出现声音改变。临床主要表现为沙哑或失音，多伴有颈部疼痛及功能障碍。X线可见椎体位移、骨质增生等。

7.混合型颈椎病　两型或两型以上颈椎病表现同时出现，称为混合型颈椎病。临床常见以一型颈椎病为主，兼见他型。颈椎部位的损伤通常不是只损伤某一组织，而是乡组织同时受损，在临床实践中也能体会到颈椎病错综复杂，诊断困难，但只要对颈椎病有全面深入的了解，抓住各型颈椎病的特点及鉴别要点，就能变复杂为简单，得心应手，运用自如。

**【治疗】**

**(一)中药内治**

1.辨证论治

(1)寒湿阻络(本型常见于颈椎病颈型和神经根型)：患者头痛或后枕部疼痛，颈僵，转侧不利，一侧或两侧肩臂及手指酸胀痛麻；或头疼牵涉至上背痛，肌肤冷湿，畏寒喜热，颈椎旁可触及软组织肿胀结节。舌淡红，苔薄白，脉细弦。

治则：散寒除湿，通络止痛。

方药：独活寄生汤(《备急千金要方》)化裁。

组方：羌活9g，川芎9g，葛根15g，秦艽12g，桑寄生15g，杜仲12g，桂枝9g，细辛3g，防风9g，当归9g，川芎9g，赤芍9g，熟地黄18g，党参9g，茯苓9g，炙甘草6g。若病久，寒湿痹阻经脉，气血失畅而生瘀者，可有舌质青紫或见瘀斑、瘀点，加桃仁、红花各6g，乳香、没药各3～6g，或酌加通络之品，如地龙6g，鸡血藤15g，伸筋草15g；对于病程较久，常有肢体拘挛，抽掣疼痛者，可配伍使用全蝎、蜈蚣(此二味药研末吞服，疗效较佳)穿山甲、露蜂房、土鳖虫等虫类药物，以加强通络止痛，祛风除湿的作用。

(2)气血不足(本型常见于椎动脉型颈椎病)：患者头昏，眩晕，视物模糊或视物目痛，身软乏力，纳差，颈部酸痛，或双肩疼痛。舌淡红或淡胖，边有齿痕，苔薄白而润，脉沉细无力。

治则：补气养血。

方药：归脾汤化裁。

组方：人参3～6g(或党参9～12g)，黄芪12～30g，炒白术9g，当归12g，熟地黄24g，山药12g，茯苓9g，陈皮6g，炒枣仁15g，远志9g，炙甘草6g，木香6g，焦三仙各6g，肉桂1.5g。若脾虚夹痰，可加半夏 9g，竹茹 6g。若有中气不足加黄芪 12～24g，炒白术 9g。

(3)肝肾阴虚(本型常见于椎动脉型和交感神经型颈椎病)：患者眩晕反复发作，甚者每日数十次，即使卧床亦视物旋转，伴恶心，呕吐，身软乏力，行走失稳，或心悸，气短，烦躁易怒，咽干口苦，眠差多梦等。舌红、苔薄白或微黄而干，或舌面光剥无苔，舌下静脉胀大。脉沉细而数，或弦数。

治则：滋水涵木，生精填髓。

方药：虎潜丸(《丹溪心法》)化裁。

组方：黄柏 9g，知母 9g，龟甲 12～18g，熟地黄 24g，白芍 9～12g，锁阳 12g，狗骨 12-18g(代虎骨)，陈皮 6g，牛膝 12g，当归 9g。热甚者，可去锁阳、干姜；若兼有气血不足者，可酌加黄芪 12～30g，党参 12g，鸡血藤 12～18g，以补益气血。

(4)脾肾阳虚(本型常见于脊髓型颈椎病手术后遗症或久治不愈者)：患者四肢不完全瘫(硬瘫或软瘫)，大小便失禁，畏寒喜暖，饮食正常或纳差。舌淡红，苔薄白或微腻，脉沉细弦，或沉细弱。

治则：补肾健脾。

方药：鹿角胶丸(《医学正传》)加减。

组方：鹿角胶 9g，鹿角霜 12g，熟地黄 24g，牛膝 12g，菟丝子 12g，人参 6g，白术 8g，茯苓 9g，炮干姜 8g，肉桂 6g，当归 8g，炒杜仲 12g，龟甲 12g，狗骨 12～18g(代虎骨)，炙甘草 6g。

2.中成药

(1)颈复康：开水冲服，每次 1～2 袋，每日 2 次，饭后为宜。孕妇忌服，消化道溃疡、肾性高血压者慎服。有活血通络、散风止痛之功。用于颈椎骨质增生引起的脑供血不足、头晕、颈项僵硬、肩背酸痛、手臂麻木等症。

(2)颈痛灵：口服。每次 10～15ml，饭后服用，1 个月为 1 个疗程。因本品含麝香，孕妇忌服，高血压患者慎用。用于椎一基底动脉和椎动脉在颈椎处供血不足引起的头痛、眩晕、颈肩臂背痛，肢体麻木无力等症。

(3)壮骨关节丸：口服。1 次 1～2 丸，每日 2 次。有补益肝肾，养血活血，祛风通络之功。用于颈椎骨质增生。

**(二)中药外治**

颈椎病除用中药内服治疗外，中药外用也很有疗效，常用的有敷法、熨法、贴法、洗法等。根据病情、病人具体情况灵活运用，或配合其他疗法则疗效更好。

(1)敷法

①蛇麝散：白花蛇 10g，麝香 1～5g，肉桂、乳香、没药、草乌、川椒、白芥子各 5g，冰片少许。先将白花蛇焙黄，乳香、没药去油后再同上药共研为细末，装瓶密封备用。使用时可取胶布一块，约 3cm×4cm 大小，在胶布上撒药粉少许，贴于颈部压痛最明显处，大椎、肩井等穴(根据症状，左者贴左，右者贴右，双侧者贴双侧)。1 周换药 2 次，4 周为 1 个疗程。本方有温经散寒，活血化瘀，通络止痛之功。用于局部疼痛较重，或风寒侵袭者。

②热敷方：紫荆皮 15g，生栀子、大黄、五加皮、羌活、独活各 12g，威灵仙 15g，防风 10g，生马钱子 4g。共研细末，加酒、水各半的混合液调成糊状，文火炒热后装入 10cm×15cm，厚2.5

cm 的纱布袋中，乘热敷于颈部，每天 2 次，12 日为 1 疗程，每疗程间隔 3～5 日。该方具有活血化瘀，通络止痛，祛风除湿的功能，借助热气和药力直接作用于病变部位，使气血流通，经络通畅。用于风湿侵袭，痹阻经脉者。

(2)熨法

①熨洗方：草乌、赤芍、当归、天南星、透骨草各 20g，羌活、川芎、乳香、没药各 10g，威灵仙 30g。加水 100ml，浸泡 24h，温火煎熬 30min，过滤后浓缩约 500ml 备用。然后将浓缩好的中药药液浸毛巾，将毛巾湿敷于患处，再用电压 220V，300W 电熨斗插 3min，于患处反复熨之，每次熨 0.5h。本方有活血祛瘀，疏风止痛之功。用于风寒侵袭，痹阻经脉，或痰瘀相结者。

②熨敷方剂：川乌、草乌、威灵仙、桂枝各 15g，木瓜、当归、川芎、乳香、没药、红花各 10g，杜仲、巴戟天、透骨草各 20g，米醋 50g。将上药装入一个 20cm×25cm 的自制纱布袋中，放入煎药盆中，添水没过药袋即可，煎熬 30min，然后将药袋取出稍凉一下，以不烫伤皮肤为度，敷于患处，每日 2 次，每次 30min。用后将药液及药袋放置阴凉处，留下次再用，每剂药连用 2 日。

(3)贴法

①骨质增生膏穴位贴敷法：麝香、皂角、狗骨(代虎骨)、淫羊藿、骨碎补、千年健、桑寄生、五加皮、川乌、草乌、威灵仙、海桐皮、川芎、鸡血藤经加工提取制成便于穴位贴敷的外用药膏，每贴 0.2g，在相应穴位贴敷。

本方有祛风除湿散寒，活血通络止痛之功。用于本病骨质增生明显，神经根症状明显，或兼风寒湿邪痹阻者。

②骨质增生膏外贴法：Ⅰ号骨质增生膏：三七、血竭、延胡索、乳香、没药。Ⅱ号骨质增生膏：肉桂、生草乌、生天南星、当归、三棱。两种膏药分别熬制，以Ⅰ号为例，三七等入麻油铁锅内，熬至焦黄捞出，继续熬油至滴水成珠，放入铅丹，比例是 1 斤油，半斤铅丹，搅匀成膏。Ⅱ号膏制法相同，使用前Ⅰ号膏、Ⅱ号膏均分别放入研成细粉的全蝎尾、冰片、麝香即成，每张净重 25g。摊于纱布中央成长方形，孕妇禁贴。

两方皆具有活血祛风，通络止痛功效，但各有侧重。Ⅰ号膏活血祛瘀，理气止痛功效强，适用于神经根型；Ⅱ号膏侧重于温经祛风，散寒化痰，止痛镇痛，适用于椎动脉型，交感型及混合型。

(4)洗法

①舒筋活络洗剂：当归、红花、透骨草、伸筋草、丹参、牛膝、木瓜、桑枝各 15g，川乌、草乌、刘寄奴各 12g，艾叶、花椒、桂枝各 9g。将上药用大脸盆熬半盆药，再用毛巾蘸药水热洗患处。1 日 2 次，每剂药洗 2 天。

本方有活血温经，舒筋止痛之功。用于寒凝血瘀，筋急挛缩者。

②颈腰痛擦剂：马钱子、生天南星、白芷、防己、生草乌、川乌、没药、僵蚕各 10g，防风、威灵仙、徐长卿各 15g，细辛、红花、樟脑各 5g。上药水煎浓缩，75%乙醇提取总量 1000ml，另加地塞米松 50mg 和匀，装入带有喷头的 50ml 安瓿中备用。孕妇、皮肤过敏、局部皮肤破溃者禁用。用时将药液喷于患处，再以热毛巾外敷。

**(三)针灸治疗**

针灸治疗颈椎病，可缓解或消除临床症状，是中医学综合治疗中一种重要的治疗疗法。但单纯应用针灸治疗本病，往往难以痊愈，尤其是对有明显神经根、血管、脊髓压迫症状者，需及时配合或采用其他治疗方法。

由于颈椎病变的部位，范围以及受压组织的不同，临床表现复杂。针灸施治，应根据症状表现，既要注重经络辨证，又要重视脏腑辨证。选穴时应根据受累部位的不同辨证分型，选取有关经脉的腧穴。

1.毫针

(1)取穴：神经根型颈椎病取穴。主穴：风池、天柱、风府、颈夹脊、曲池、天井、尺泽、外关、合谷、后溪。配穴：肩中俞、大椎、大杼、肩井、天宗、曲泽、少海、悬钟。

脊髓型颈椎病取穴。主穴：风池、颈夹脊、手三里、外关、合谷、后溪。配穴：天柱、少海、天井、曲池。

下肢瘫痪取穴。主穴：颈夹脊、环跳、髀关、承扶、阳陵泉、足三里、委中、解溪、昆仑、申脉。配穴：秩边、殷门、伏兔、风市、悬钟、丘墟。

椎动脉型颈椎病取穴。主穴：风池、颈夹脊、风府、百会、足三里、三阴交、太溪、太冲。配穴：天柱、大椎、印堂、太阳、合谷。

交感神经症状为主者取穴。主穴：风池、风府、颈夹脊、百会、内关、神门、足三里、三阴交。配穴：大椎、合谷、太冲、通里、血海、心俞。

颈型颈椎病取穴。主穴：风池、风府、天柱、颈夹脊、大椎。配穴：肩髎、肩井、大杼、合谷、后溪。

(2)操作：每次选3～5穴，急性期每日治疗1次。足三里、三阴交、太溪均用补法，其余穴位用中等刺激或强刺激。其中，风池穴向对侧眼睛方向斜刺0.5～1寸，使局部酸胀，并向头顶、颞部、前额、眼眶扩散。天柱穴直刺0.5～1寸，使局部酸胀，或向头顶部放散。风府穴针尖向下颌方向缓慢刺入0.5～0.8寸，使局部出现胀感，注意针尖不可朝上。颈夹脊穴，针尖向椎体方向斜刺0.3～0.5寸，注意针尖不宜向外或过深，以免伤及椎动脉。

2.梅花针　对颈型神经根型软组织症状较重者疗效较好。

(1)取穴：阿是穴周围、颈夹脊、疼痛及感觉障碍循经部位。

(2)操作：自上而下叩刺，以局部皮肤红晕而无出血为宜。

3.耳针

(1)取穴：颈、神门、内分泌、肾、肝、颈椎。

(2)操作：每次选2～3穴，以强刺激捻转数秒钟后，留针20～30min。留针期间，每隔5～10min捻转1次。亦可行埋针。每日或隔日治疗1次。

4.头皮针

(1)取穴：神经根型颈椎病取穴：对侧感觉区1/5的下段、对侧上肢感觉区。

脊髓型颈椎病取穴：对侧运动区、双侧足运感区。伴感觉障碍者加对侧感觉区。

(2)操作：患者取坐位或卧位，急性期每日针1次，缓解期可隔日针1次，10次为1疗程。快速进针，刺入一定深度后快速捻转，不提插。持续捻转2～3min，留针5～10min后重复捻转。反复捻针2～3次即可起针。

5.电针

(1)取穴:同毫针。

(2)方法:选取1~3对穴,一般用疏波,或用疏密波。调节电流应从小到大,颈部穴位电流输出量宜小。每日治疗1次,每次10~15min。注意,电流强度不可太强,以免波及脊髓,发生针刺意外。

**(四)推拿治疗**

1.推拿常规操作

(1)一指禅推颈项部:自头颈交界处后侧、后外侧开始沿足少阳胆经,足太阳膀胱经循行从上向下,往返移动,重点在风池穴和病变节段,先推健侧后推患侧,时间约5~10min。

(2)㨰颈项肩背部:在一手做㨰法同时,另一手配合做颈椎的被动屈伸、侧屈、旋转活动,操作5min。颈部被动运动幅度应由小逐渐增大,至患者颈项部有弹性限制时,再做一轻巧、短促而有控制的扳动。

(3)弹拨按揉颈项部:患者端坐,医生站立其背后,以一手拇指指腹着力于颈椎一侧,虎口张开,像拨琴弦样自外向内弹拨揉按病变节段上下棘突旁开0.5~1寸处约1min,手法要深沉缓和,力量透达深层,以患者有较强烈的酸胀感为佳。如患者颈项肌强硬,肌张力较高,可适当延长本法操作时间。

(4)弹拨按揉肩部:在肩胛内上角附近寻找敏感压痛点,指下可有条索或结节状反应物,在其上施加弹拨按揉手法约1min。

(5)拿颈项部:自上而下,从风池穴开始而下,动作连绵不断,力量由轻到重再由重到轻,一直到颈肩交界处共3遍。

(6)拿肩井:拿大椎穴与肩峰连线中点处的肩井穴1min,以患者有酸胀感为佳。若患者肩部肌肉紧张,酸痛明显,可延长本法操作时间。

(7)摇颈椎:患者端坐,医生站立其侧后方,一手托患者下颌部,另一手扶持其头顶部后侧,两手协同将头摇转,顺逆时针各5~7次,注意摇颈时应缓慢柔和,转动幅度由小到大,逐渐增加,切忌暴力,同时头颈部不宜过度后伸。

(8)扳法:患者端坐,将头颈向运动受限侧转动至最大限度,术者一手顶住高起的棘突,其他四指扶住颈部,另一手掌心对准下颌,手指拿住下颌骨,将头向上及受限侧牵提、旋转,另一手拇指用力将棘突高隆处向颈前方顶住,可听到一响声,表示移位已经纠正。注意操作时切不可使用暴力,扳动要"轻巧、短促、随发随收",关节弹响虽常标志手法复位成功,但不可追求弹响。本法虽常用,但定位性较差,有一定风险性,应注意。

2.分型加减

(1)神经根型:增加下列手法。

①按揉天宗穴:患者端坐,医生站立其后方,肩关节放松,肘关节微屈,腕关节放松,两手虎口张开,五指伸直,示指、中指、环指、小指四指扶持患者两肩背部,两拇指螺纹面着力于肩胛骨冈下窝中央凹陷处的天宗穴,前臂做主动摆动,带动腕关节做环转运动,从而带动皮下组织一起同拇指运动,以患者感到酸胀为佳,约2min。同时嘱患者缓慢活动颈椎(前屈、后伸、旋转、侧屈),可以缓解颈部功能障碍。

②抖上肢：患者端坐，医生站立其侧方，一手托患肢，另一手在患肢自上而下做掖法 3～5min，重点在受累神经分布区域。

③按揉上肢腧穴：患者端坐，医生站立患者侧方，一手托患肢，另一手拇指依次按揉曲池穴、手三里穴、合谷穴各 1min，以患者有酸胀感为佳。

④搓上肢：患者端坐，患肢自然下垂，医生站立其患侧，上身略前俯，以双手掌面夹紧患肢.快速搓动，并缓慢自肩部向下移至腕部，连续操作 3 遍。注意搓动时医生不可进气。

⑤抖上肢：患者端坐，医者用手握住患者肢体远端，在向远端引伸的基础上，将肢体用力上下、左右抖动 1min。抖动幅度由小到大，用力大小以带动患者肢体抖动为限。

⑥拔伸五指：患者端坐，医生站立其患侧，一手托患肢腕部，另一手五指自然弯曲，示指、中指中节夹紧患肢手指向外依此拔伸五指。

(2)椎动脉型常规操作中去颈部摇法，增加下列手法。

①开天门：患者端坐，颈椎略后伸，医生站立患者前方，以两手拇指指腹螺纹面交替从眉心印堂穴至神庭穴自下而上推 1min，手法宜轻快柔和。

②分推坎宫：患者端坐，颈椎略后伸，医生站立患者前方，以两手拇指指腹螺纹面从眉心印堂穴沿两眉弓自内向外分推 1min，手法宜轻快柔和。

③运眼眶：患者端坐，颈椎略后伸，医生站立患者前方，以两手拇指指腹螺纹面，沿两眼眶周缘做环转推动约 1min，手法宜轻快柔和，避免伤及眼球。

④按揉太阳穴：患者端坐，颈椎略后伸，医生站立患者前方，以两手拇指指腹螺纹面着力，按揉太阳穴约 1min。

⑤运耳轮：患者端坐，颈椎略后伸，医生站立患者前方，两拇指伸直，其余四指自然弯曲，夹住患者两耳轮，沿耳轮弧线自上而下捋动，约 0.5min，以患者觉耳部有烘热感为佳。

⑥扫散颞部：患者端坐，医生站立患者前方，两手用拇指桡侧面自患者额角头维穴起，沿发际向耳后方向做快速往返推擦，其余四指微屈以助力，随拇指移动同时做推擦动作约 0.5min。

⑦拿五经：患者端坐，医生站立患者后方，一手扶持额部，一手五指分开成爪状，中指对准督脉循行路线，指端着力，自前向后拿头部 5 遍。

(3)以交感神经症状为主者，在椎动脉推拿治疗基础上增加下列手法。

①推桥弓穴：患者端坐，医生站立一侧，用拇指螺纹面在胸锁乳突肌部桥弓穴自上而下推动 20 次，另一侧同此。注意桥弓穴不允许两侧同时操作，以免引起意外。

②横擦胸廓：患者端坐，医生站立一侧，一手扶持患者背部，另一手五指伸直并拢，腕关节伸直，自锁骨下缘起至 12 肋止，做往返直线横向摩擦 2～3min，以透热为度。对于女性患者只擦上胸部。

③直擦背部：患者端坐，医生站立一侧，一手五指伸直并拢立掌，用小鱼际沿背部足太阳膀胱经循行路线自上而下做直擦法 2～3min，以透热为度。

*3.颈椎病推拿治疗的注意事项* 颈椎病从根本上说是颈椎生物力学异常改变的结果，矫正椎体的病理性解剖位置，恢复脊柱的内平衡尤为重要，必须重视正骨推拿手法的运用，这是提高推拿疗效的关键。颈椎病的发生和经筋关系密切，经筋具有“起、结、聚、布”的特点，且循行和本经路线一致，和运动系统疾病密切相关，故临床施治时应重视在头颈部循行诸经之经

筋。因此软组织推拿手法就显得十分重要，是临床取得满意疗效的基础，并且推拿为一系统操作，切不可因强调正骨推拿手法而忽视软组织推拿手法。

**(五)中药离子导入疗法**

国内近年来广泛应用各种中药离子导入疗法治疗颈椎病，临床报道较多，一般认为，本法用于颈椎病急性症状明显时效果较好，可以消除神经根炎性水肿，改善局部的血液循环和代谢状态，从而解除颈椎间盘退变、椎体骨质增生及颈部软组织劳损等引起的一系列症状。临床观察，本法对各型颈椎病均有一定疗效，尤其对神经根型颈椎病效果更好。

(1)方药配制：当归、白芷、川芎、蒲公英、秦艽、杜仲、乳香、草乌、赤芍、桃仁各 20g，牛膝、没药各 10g，威灵仙、透骨草各 30g，羌活 50g，上药加水 1500ml，浸泡 4h 后水煎，沸后 40min 用 4 层纱布滤出药液 900ml。第二煎加水 1000ml，沸后 25min 滤出药液 500ml。两煎混合，装入瓶内放置冰箱备用，用时加温至 40℃。

(2)操作：把 10cm×15cm 大小的药垫浸泡在加温的药液中，将吸有药液的药垫放置于病变部位，其上再放 7cm×10cm 极板(阳极)，非作用极(阴极)用生理盐水浸湿放置于前臂麻木疼痛部位，然后盖以塑料布或人造皮革，用沙袋、绷带或借患者身体重力将电极加以固定。徐徐转动电位器逐渐增大电流量，参照患者的感觉将电流量控制在 54～15mA 之内。每次治疗 20～25min，每日 1 次，12 次为 1 疗程，每疗程间隔 4～7 日，一般治疗 2～5 个疗程。

**(六)小针刀疗法**

尽管小针刀用于颈椎病的治疗还处于探索阶段，但从临床资料上看，该疗法对本病的治疗作用是肯定的。

1.选穴颈椎病多于患者的枕外隆突、项韧带、肩胛骨内上角等处有明显压痛点，尤其是可触及硬结、筋结、条索之处，或者选取风池、肩并、天柱、扶突、新设、颈百劳等穴位之有明显压痛者，取 2～3 穴。

2.操作方法：患者反坐于靠背椅上，坐位低头，双手搭于椅背，使肩、颈部放松。根据进针的具体部位，其进针深度可达枕骨平面、棘突尖，或棘突两侧。沿骨面或肌肉走向做先纵后横剥离数次，即可出针。对于棘突、棘间压痛明显，肌肉痉挛较甚或形成条索者，可行棘间韧带和头尖肌松解。对于颈椎小关节处压痛剧烈、活动受限者，可行关节囊切开及周围松解，并可在肌肉松弛的情况下行推拿治疗或牵引颈部，使颈部椎间孔加大，促使椎体复位。如痛点在肩胛内上角则施术时刀口线和提肩胛肌走向平行刺入肩胛骨内上角，做纵向剥离数次，然后针体倾斜做横向铲剥数次后快速出针，并以无菌纱布覆盖、包扎。神经根型和脊髓型颈椎病早期，可在相应棘间松解黄韧带。施术时患者的正常针感为酸、胀或向上肢、脊柱两侧或经头部两侧循太阳经脉向前额及两颞侧放散感。

以上治疗 1 次未愈，可间隔 1 周至 2 周后再做 1 次，一般做 2～3 次。

**(七)硬膜外隙药物疗法**

颈部硬膜外隙注药治疗颈椎病近年来相关报道颇多。由于临床疗效显著，该方法已成为颈椎病非手术治疗的重要方法之一。

1.操作方法　首先是硬膜外穿刺。病人应在手术室内严格无菌下进行。患者取坐位，反骑坐于靠背椅上，双手抓握椅背双角，双肩自然下垂内收，头额部顶放于椅背上(垫布巾)，颈椎尽可能前曲。通常取颈7～胸1，或胸1～胸2棘突间隙进针。常规消毒，铺洞巾。于进针棘突间局麻后刺入穿刺针，针尾向骶侧适当倾斜，当针尖有黄韧带突破感后，负压抽吸无回血及脑脊液流出，注气无阻力，则确定已进入硬膜外腔，可以直接注射药物或向头端置入硬膜外导管2～3cm，将导管外端接输液器或注射器，持续点滴或推注已配好之药液。开始时速度宜慢，并注意观察有无反应，如在3～5min内无明显反应，可将剩余药液注完。最后快速出针，无菌纱布包扎。使患者抬头坐位或侧卧位休息15～30min，观察约1h后如无反应，可许其离开。

2.参考药物配伍

(1)生理盐水50ml，地塞米松10mg，2%利多卡因5ml，维生素$B_{12}$ 100mg，芬太尼0.05mg，滴速4ml/min。

(2)生理盐水50ml，地塞米松10mg，2%利多卡因5ml，复方丹参注射液6ml(或脉络宁注射液10ml)。滴速4ml/min。

以上各种治疗间隔期至少1周，治疗次数视病情而定。

**(八)封闭疗法**

用于切断疼痛的反射弧，解除局部痉挛，改善其缺血、缺氧状况。

1.红花、当归、川芎注射液5ml加2%普鲁卡因2ml。做压痛点或条索状硬结区局部注射。隔3～4日重复注射1次，可减轻疼痛，逐步软化硬结。

2.骨宁注射液封闭颈夹脊穴，每次选2个夹脊穴位，每穴注射2ml，每日1次，1个月为1疗程，同时配合针刺天井、肩髎、少海、内关、合谷等穴，以得气感有如电麻为好。局部可加刺血拔罐法。

3.复方丹参注射液2ml，加10%葡萄糖注射液5～10ml，在大椎穴从病变侧旁开0.5寸处常规消毒进针、以45°角斜向大椎穴注射。如局部有凸起者，可稍作按摩，慢慢缓解，以助吸收。每2天注射1次，7次为1疗程，每2个疗程之间休息几日。

4.1%普鲁卡因5～8ml，加泼尼松龙25mg。痛处局部注射封闭，5～7日1次，3次为1疗程。

5.注意事项注意严格消毒，盐酸普鲁卡因应先做皮试，阴性才可使用。注入穴位应及时回抽，避免注入血管内及关节腔，掌握适当针刺深度。某些中药制剂也可能有反应，不宜在神经根上注射，如针尖触及神经根，患者有触电感，要稍退针，然后再注入药物，以免损伤神经。

**(九)其他非手术疗法**

1.颈椎枕领带牵引　常用的有坐式、卧式牵引两种，从颈椎生物力学的角度看，卧式效果较好。患者卧床，后枕及上颌部用枕领带兜住，牵引绳通过床头滑轮，牵引重量为1.5～2.5kg。此牵引方法的优点是患者可以在休息或睡眠中牵引。坐式牵引亦用枕颌带通过头顶上的两个滑轮，牵引重量为6.5～7.5kg。通过牵引能限制颈椎活动，解除颈部肌肉痉挛，增大椎间隙及椎间孔。这有利于突出物的还纳，缓解对神经根的压迫和刺激，减轻神经根及突出物的充血和水肿。

2.颈椎制动法　颈椎制动方法有颈围和颈托支架等。制动的目的是使颈部得到充分的休息，缓解肌肉痉挛，减轻突出物及骨赘对神经根、脊髓及椎动脉的压迫刺激，避免新的外伤，促使颈椎恢复内外平衡。亦可作为术前准备和术后的康复。

3.西药　硫酸软骨素A、复方软骨素片，有一定的降血脂、抗凝、改善血循环、促进新陈代谢以及对骨软骨病变的修复和早期骨刺的吸收等起到一定作用。每次口服8～10片，每日3次，1个月为1疗程。维生素E，有抗氧化作用，可影响肌肉的代谢过程，适用于肌肉萎缩的根性和脊髓型颈椎病。每日300mg，分1～3次口服。

**【预后】**

多数颈椎病患者有从急性发作到缓解、再发作、再缓解的规律。其发病缓慢，病程长，临床症状复杂，治疗以非手术治疗为主。

多数颈椎病患者预后良好；神经根型颈椎病预后不一，其中麻木型预后良好，萎缩型较差，根痛型介于两者之间。椎动脉型颈椎病多发于中年以后，对脑力的影响较严重，对体力无明显影响，有的椎动脉型患者终因椎-基底动脉系统供血不足形成偏瘫、交叉瘫，甚至四肢瘫，脊髓型颈椎病对患者的体力损害较为严重，如不积极治疗多致终生残疾，但对脑力的影响小。

**【预防与调摄】**

1.合适的枕头对颈椎病的防治起重要作用，枕头不宜过高。过高常使头部处于强迫屈曲位，使颈后部软组织长期处于牵伸状态而造成软组织的劳损，影响颈椎的稳定。枕头过低或不用枕头仰卧位睡眠时，头顶枕部形成支点，可使颈曲减小，甚至反张，造成椎间关节的劳损，加速颈椎的退行性改变。合适枕头应以柔软的圆枕，高度以压缩后略高于自己的拳头10～15cm为宜，枕头的位置要放在脖子后方，不要放在后枕部，以免抬高头部，使颈部肌肉疲劳，颈曲变小或反张。

2.在工作和生活中，不宜长期低头伏案或长期仰头看书和工作。若必须长期低头工作时，在工作0.5～1h后适当活动头部。长时间低头或仰头都可破坏颈椎的生理平衡，造成颈椎周围的软组织劳损或肌肉、韧带、关节囊的松弛而影响颈椎的稳定。

3.应尽量避免或减少颈部外伤的发生。外伤可使颈部肌肉、韧带、关节囊、椎间盘等出血、水肿，发生机化、钙化或骨化，加快或导致颈椎病的发生。

4.加强颈部功能活动锻炼能增强局部肌力，防止关节囊痉挛，松解滑膜粘连，缓解症状。持久锻炼，可使病变有所好转。

**【结语】**

颈椎病属中医学"颈肩痛"、"颈背痛"、"痹证"、"眩晕"、"痿证"的范畴。近年来中医学对本病从理论探讨、实验研究及临床研究等方面做了大量的工作。在临床治疗上，除传统的药物内治、外治、推拿和针灸等方法治疗颈椎病的研究进展外，尚有与西医学及现代科学相结合而创造出来的中药药物离子导入、小针刀疗法、硬膜外中药治疗等新疗法的出现，这不仅使颈椎病的临床疗效显著提高，而且大大丰富了中医治疗学的内涵。推拿治疗颈椎病，由于疗效显著、可靠，早已受到西医医师的青睐，并广泛应用于临床。传统中医疗法的新成果和上述新疗法的研究进展已为医界所瞩目共识。但我们也观察到，目前实验研究方面的资料尚少，相信随着理论研究、实验研究的进一步开展，临床研究会有更深入的实质性进展。

（王秋生）

# 第四节　肩袖损伤

肩袖也称旋转袖、肌腱袖、肌腱帽等。肩袖是由冈上肌、冈下肌、肩胛下肌和小圆肌组成，起于肩胛骨。如冈上肌从肩胛骨的上面，冈下肌、小圆肌从其后面，肩胛下肌从前面围拥肩胛骨，附着于肱骨解剖颈的上半。冈上肌止于肱骨头大结节的上压迹，冈下肌止于中压迹，小圆肌止于下压迹，肩胛下肌止于肱骨头小结节，在肱骨头解剖颈处形成袖套状结构。肩袖的作用是支持和稳定肩关节，即当上臂运动时，冈上肌在上，冈下肌及小圆肌在后，肩胛下肌在前悬吊肱骨头，使其固定在关节盂内。所以肩袖如同有收缩力的韧带，经常把持肱骨头紧贴关节盂，在臂运动时使肱骨有个支点，肩袖断裂将减弱甚至丧失这一功能，而严重影响上肢外展功能。

肩袖损伤在肩部筋伤中并不少见，随年龄的增长肩袖肌腱退变或因累积性损伤所致的肌腱变性使其变脆，弹性和伸展性降低，以致在轻微外力的作用下即可造成肩袖挫伤乃至完全性肌腱断裂。新鲜外伤性肩袖破裂容易漏诊、误治，而引起慢性肩部痛，导致肩部功能障碍，故应提高对本病的认识。肩袖损伤发病率占肩关节疾患的17%～41%，1834年Smith首先发现此病并命名肩袖撕裂，但未引起重视。1931年Codman和Akerson指出本病是引起肩痛的一个重要原因。

**【临床表现与诊断】**

**(一)临床表现**

1.症状　当肩袖破裂时，肩关节疼痛和外展活动受限，患者自觉有撕裂响声，局部肿胀。伤后局部疼痛多限于肩顶，时有向三角肌止点部放射痛；夜间疼痛加重，不能卧向患侧，严重者影响睡眠。休息后症状减轻。由于疼痛和肌肉紧张而影响肩关节活动。如有慢性肩峰下滑囊炎存在，则疼痛呈持续性和顽固性。疼痛分布在肩前方及三角肌区。搬运重物、肩部剧烈活动或创伤是本病常见诱发因素。特别是运动员、从事体力劳动和中老年患者，以优势手侧发病率较高。

2.体征

(1)压痛：冈上肌损伤时，压痛在结节顶部。冈下肌损伤时，压痛在大结节顶部的外侧，将臂轻度伸直，损伤裂口前移，触痛在结节间沟处。肩胛下肌腱破裂时，压痛在大结节的前方。

(2)肩肱关节内摩擦音：肩肱关节在被动或主动运动中出现摩擦或砾轧音，常由肩袖断端瘢痕引起。少数病例在运动时可触及肩袖断端。

(3)关节继发性挛缩：病程超过3个月以上，肩关节活动范围有程度不同的受限。以外展、外旋、上举受限程度较明显。严重肩袖撕裂的患者，上举及外展功能明显受限。外展及前举活动范围小于45°。病程日久者小圆肌和斜方肌可明显萎缩，三角肌因萎缩而变扁平。

(4)裂隙：完全断裂者，可以摸到断裂的裂隙。

(5)关节活动异常：肩袖破裂较大时，患臂不能外展，而由耸肩来替代，由于肩袖破损，三角肌的收缩，肱骨沿其垂直轴向上，迫使肩胛骨在胸壁上滑动并旋转，出现肩关节活动异常，同时抗阻力外展力量减弱。

(6)疼痛弧试验阳性:疼痛弧试验阳性仅对肩袖挫伤及部分撕裂的患者有一定诊断意义。患臂上举外展60°～120°时由于肩袖受到的应力最大而出现明显的肩前方疼痛。如果掌心由向下变为朝上,再抬举上肢时疼痛消失,这是由于上肢外旋后肱骨大结节和破损的冈上肌腱避开了与肩峰的撞击。肩峰下滑囊注射局部麻醉药后再行撞击试验,疼痛症状可暂时消失或明显减轻。

(7)臂坠落试验阳性:患者因不能主动上举上肢或上肢上举后因疼痛或无力而不能持住患肢,使患肢坠落体侧。

(8)撞击试验阳性:患肩被动外展30°,前屈15°～20°,向肩峰方向叩击尺骨鹰嘴,使大结节与喙肩弓之间发生撞击,肩峰下间隙出现明显疼痛为阳性。

3.辅助检查X线平片检查常无明显异常　肩关节造影若见肩峰下滑囊与关节腔相通,可证实肩袖破裂。超声诊断能发现冈上肌以外的其他肩袖肌腱的撕裂;能同时对肱二头肌长头腱疾患作出诊断;对肩袖撕裂术后随访有独特的价值。MRI可以显示肩袖损伤的程度、大小和残余肩袖组织的情况,对选择治疗方案具有重要的意义。

**(二)诊断要点**

本病多见于40岁以上的患者,如年轻人一般有外伤史。对有肩部外伤史、肩前方疼痛伴肱骨大结节近侧或肩峰下区域压痛的患者;若伴有下述四项中任何一项阳性体征者,都应考虑有肩袖撕裂的可能性。①臂坠落试验阳性;②撞击试验阳性;③肩肱关节内摩擦音;④举臂困难或疼痛弧试验阳性。如同时伴有肩部肌肉萎缩或关节挛缩,则表示病变已进入后期阶段。

**【治疗】**

**(一)中药内服**

1.损伤初期　肩部刺痛,痛处固定不移,日轻夜重,局部肿胀,屈伸不利,筋脉拘挛;舌质暗红,边有瘀斑,苔白或薄黄,脉弦或细涩。

治法:活血化瘀,消肿止痛。

方药:活血止痛汤。

组方:当归12g,川芎6g,苏木5g,红花5g,土鳖虫3g,赤芍9g,橘皮5g,落得打6g.紫荆藤9g,自然铜(煅)120g,没药6g,三七3g(冲服)。

2.肿胀消退后

治法:舒筋活络。

方药:舒筋汤。

组方:当归、白芍、羌活、防风、续断各10g,姜黄、松节、甘草各6g,宽筋藤15g,海桐皮12g。

3.损伤后期

治法:活血理气止痛。

方药:橘术四物汤加钩藤、五加皮。

组方:橘皮、白术、当归、川芎、白芍、生地黄、红花、桃仁、钩藤、五加皮。

**(二)中药外治**

1.早期可外敷消瘀止痛膏。

2.后期舒筋活络洗剂外洗

伸筋草 30g，透骨草 30g，桑枝 15g，桂枝 15g，艾叶 15g，红花 15g，生川乌 15g，生草乌 15g，刘寄奴 15g，川牛膝 20g，木瓜 20g。四肢部位，水煎外洗，对于不便于外洗之肩背部，可以用药液浸湿大小合适的布料敷于患处。

**（三）推拿治疗**

肩袖裂口不大的新鲜损伤，采用上举位皮肤牵引治疗为宜。即仰卧位，患臂外展和上举各 15°牵引，这样有利于损伤的肌腱在低张力下修复和愈合。2 周后解除固定，顺肩袖肌腱走向以手法弹拨，或行揉摩手法。

**（四）功能锻炼**

开始时被动上举，随后练习侧方外展、上举，外展、上举无痛且达到最大上举范围后，开始做增强肌力训练。3 个月内应避免提举重物和攀援等动作。

**（五）局部封闭疗法**

肩袖损伤局部疼痛较剧烈的患者，在肩峰下间隙行局部封闭。

**【预后】**

肩袖损伤的预后与肩袖的损伤情况有关，撕裂越小，恢复越好。对于较大的肩袖撕裂者，即使手术治疗，也存在肩袖不愈合或愈合后遗留肩部疼痛的可能。

**【结语】**

新鲜外伤性肩袖破裂容易忽略诊断，延误治疗，而成为慢性肩部疼痛，引起功能障碍。因此，对早期诊断必须重视。

对于新鲜和比较小的肩袖破裂损伤通过保守治疗极为有效。完全断裂或陈旧性断裂的患者，非手术治疗一般无效。若不行恰当的手术修补，必然造成肩性关节病，出现不同程度的关节功能障碍。肩袖断裂通常发生于大结节近侧 1cm 处，这是冈上肌腱近侧端滋养血管与大结节部骨膜滋养血管交界处，是供血薄弱部位，因此破裂口的直接缝合因局部供血较差而不利于愈合。完全破裂且撕裂的范围和间距较大者，自愈的机会较少，应考虑手术修补。完全性断裂应行手术修补，且于伤后 3 周以上、肌力恢复不满意时进行为宜。此时断端已形成坚强瘢痕，有利于缝合固定。

（王秋生）

## 第五节　腰椎间盘突出症

腰椎间盘突出症是临床腰腿痛最常见病因之一。它是在腰椎间盘退变的基础上，因纤维环破裂，髓核突出，压迫神经根，引起腰腿痛和神经功能障碍。有马尾神经损害者.可引起马鞍区感觉障碍和大小便功能异常，严重者可致截瘫。目前本病已被国内外学者所公认，并认为本病与 95％的坐骨神经痛，和 50％的腰腿痛有着密切的关系，并可引起继发性腰椎管狭窄。腰椎间盘突出症中，$L_4$～$L_5$ 和 $L_5$～$S_1$ 间隙发病率最高，约占 90％～95％，多个椎间隙同时发病者为 5％～22％。发病率男性占 1.9％～7.6％女性占 2.5％～5.0％。

腰椎间盘突出症在中医学没有相应的病名，根据其临床表现，本病属中医学“腰腿痛、痹证”范畴。近年来，中医学界对本病从理论探讨、试验研究及临床研究方面作了大量的工作，在临床治疗上，除传统的药物内治、外治、推拿和针灸等方法治疗腰椎间盘突出症的研究进展外，尚有与西医学及现代科学相结合而创造出来的中药药物离子导入、小针刀疗法、硬膜外中药治疗等新疗法的出现。这些新疗法的产生，不仅使中医对腰椎间盘突出症的临床疗效显著提高，而且大大丰富了中医治疗学的内涵。在传统治疗方法上，中医手法治疗研究取得了令人瞩目的进展，由于其疗效显著，可靠，早已受到西医专业人员的青睐，并广泛应用于临床。

## 【临床表现与诊断】

### （一）临床表现

1.症状

(1)腰痛：腰痛是腰椎间盘突出症最常见的症状，也是最早期的症状之一。腰痛可出现在腿痛前(多数)，亦可在腿痛出现同时或之后。持续性腰背钝痛为多见，或长期取固定姿势时加重，经休息或卧床后可减轻，此类病例一般发病缓慢；另一类病例为腰痛的急性发作，呈痉挛性剧痛，难以忍受，各种活动均受影响。腰痛的出现，一部分病人的腰痛出现在明确的腰部外伤后的当时，亦可出现在外伤后一定的间隔时间，短者数日，长者可达数周、数月乃至年余。

(1)坐骨神经痛：由于50%的腰椎间盘突出症发生在腰4～5及腰5骶1椎间隙，故腰椎间盘突出症多有坐骨神经痛。坐骨神经痛多发生在腰痛之后或当时，只有20%左右发生在腰痛之前。坐骨神经痛多为逐渐发生，开始的疼痛多为钝痛，并逐渐加重，疼痛呈发射痛，多起自臀部，逐渐下行放射，至大腿后外侧、小腿外侧至足根部或足背。少数病例可出现由下向上的放射痛，至臀部。坐骨神经痛可因咳嗽、打喷嚏、大小便等引起腹压增高时而加剧，亦可因患者取腰部屈曲位而减轻。因此，患者多在行走时腰部前倾，卧床时取侧卧位屈髋屈膝的三屈位，骑自行车(在平地)比行走疼痛减轻，这是因为腰部的屈曲位可使神经根松弛所致。

(3)腹股沟及大腿前内侧痛：高位腰椎间盘突出症时，突出的腰椎间盘可压迫2、3、4神经根，导致其支配区域的腹股沟及大腿前内侧疼痛。此外，部分低位腰椎间盘突出，亦可引起腹股沟及大腿前内侧疼痛，此种疼痛多为牵涉痛。

(4)间歇性跛行：间歇性跛行的出现是因腰及下肢疼痛或麻木突然加重所致。此症状的出现多由腰椎间盘突出症继发腰椎管狭窄，或原发性腰椎管狭窄，行走时椎管内受阻的丛静脉逐渐扩张，加重了对神经根的压迫，引起缺氧而引起。

(5)马尾综合征：主要出现在中央型腰椎间盘突出症。有巨大突出时，可压迫附近平面以下的马尾神经。出现严重的双侧或左右交替的坐骨神经痛、会阴区麻木、排便排尿不利、双下肢的不全瘫痪，女性可有假性尿失禁，男性可出现功能性阳痿。

(6)其他：亦有报道腰椎间盘突出症患者可出现患肢发凉、尾骨痛、小腿水肿等。

2.体征

(1)腰部畸形：腰椎间盘突出先有脊柱腰段生理性前曲减少或消失，甚至变为反曲。由于髓核向后突出，腰部被动前屈可缓解神经根所受的压迫。腰椎侧屈发生较晚，多数出现在腰腿痛持续时间较久的病例。脊柱侧屈可以屈向患侧，亦可屈向健侧，均为保护性体位。当椎间盘突出压迫神经根内下方时(腋下型)，脊柱向患侧弯曲；当椎间盘突出压迫神经根外上方时(肩上型)，则脊柱弯向健侧，均可不同程度减少神经根的受压，临床上以后者多见，检查可见腰肌紧张明显，以患侧为甚。

（2）腰活动受限：急性期因保护性腰肌紧张，腰椎各方向活动均受限。慢性期主要以腰部前屈和向患侧侧屈受限较明显，强制弯曲时放射痛加重。

（3）椎旁压叩痛并向同侧下肢放射：腰椎间隙棘突旁有深压痛，压痛点对诊断定位有重要意义。急性期可出现广泛性压痛，但总有一个压痛点最为明显。按及压痛点或叩击腰椎可产生腰部剧痛，并向患侧下肢放射，直到足跟。沿坐骨神经体表投影通路有压痛，如环跳、承扶、委中、承山等穴。若俯卧位检查局部压痛不明显时，患者可取站立后伸位，并向一侧弯屈，使腰肌松弛，再压棘突旁。若为椎间盘突出，可产生明显压痛及放射痛。

（4）直腿抬高试验及加强试验阳性：直腿抬高 30°以下为强阳性，40°～50°为中等阳性，60°以上为弱阳性。

（5）健侧直腿抬高试验阳性：若健侧直腿抬高活动诱发患侧坐骨神经痛，表明有椎间盘较大的中央型突出或为腋下型突出，肩上型突出常呈阳性。

（6）股神经牵拉试验阳性：为上腰部椎间盘突出的阳性体征。患者俯卧，膝关节完全屈曲，足跟触及臀部，后伸髋关节，则腰 2 至腰 4 神经根张力增加，股神经受牵拉，患者感到腹股沟及大腿前方疼痛者为阳性。

（7）屈颈试验阳性：头颈部被动前屈，使硬膜囊向头侧移动，牵张作用使神经根受压加剧，而引起受累的神经痛者为阳性。

（8）颈静脉压迫试验阳性：压迫患者的颈内静脉，使其脑脊液回流暂时受阻，硬膜膨胀，神经根与突出的椎间盘产生挤压，而引起腰腿痛者为阳性。

（9）腱反射异常：患者跟腱反射减弱说明腰 5、骶 1 神经根受压。神经根受压严重或压迫过久，其相应的腱反射消失。

（10）皮肤感觉异常：突出的椎间盘压迫神经根会出现相应的神经所支配区域皮肤感觉减退或麻木。上腰部脊神经根受压引起的障碍主要出现于大腿前面、小腿内侧，腰部脊神经根受压引起的障碍则出现于大腿后面及小腿上外侧、踇趾根部，骶，神经根受压表现在足外侧及外踝部。中央型椎间盘突出压迫马尾神经，可出现鞍区麻木，膀胱、肛门括约肌功能障碍。

（11）肌力减弱：第 3、4 腰椎椎间盘突出，股神经受累时，股四头肌肌力减弱，肌肉萎缩；腰 4、5 椎间盘突出，坐骨神经受累时，腓肠肌张力减弱，蹲趾伸肌肌力减弱；腰 5 骶 1 椎间盘突出，骶神经受累时，足跖屈力减弱，病程久者常有足背伸肌群萎缩，胫骨前嵴突出征象。

3.辅助检查

（1）本病血、尿、便三大常规检查无异常表现。脑脊液检查在少数患者表现为细胞数高于正常，蛋白定性弱阳性，定量略高，可达 40％，此变化只发生于急性椎间盘突出症发生后局部炎症期或已发生蛛网膜粘连者。

（2）X 线检查正位片可显示腰椎侧弯，椎间隙变窄或左右不等，患侧间隙较宽；侧位片显示腰椎生理前曲减少或消失，发生椎间盘突出的椎间隙后方宽于前方。后期椎体相对边缘有硬化和隐窝不整表现，椎体边缘有骨赘形成，关节突关节也可随之退变，上、下关节突交错，下关节突变尖插入椎间孔，使之变小，有时可见假性脊椎滑脱。还可排除骨病引起的腰骶神经痛，如骨结核、骨肿瘤等。

(3)脊髓造影检查可提高本病的诊断率。髓核造影可显示椎间盘突出的具体情况.但难度较大;蛛网膜下隙充盈情况能较准确地反映硬膜脊受压程度和受压部位,以及椎间盘突出部位和程度;硬膜外造影,造影剂注入硬膜外隙,可显示硬脊膜外隙轮廓和神经根的走向,反映神经根受压的状况;上行静脉造影,经股静脉插管至腰静脉,注入造影剂,显示局部静脉形态,分析椎间孔附近的占位性病变。

(4)CT、MRI 检查:可清晰地显示椎间盘突出的影像,通过断层反映出硬脊膜囊及神经根受压的状态。是目前诊断本病最常用的检查方法。

(5)肌电图检查:根据异常肌电图的分布范围可判定受损的神经根及其对肌肉的影响程度。通常第 4、5 腰椎椎间盘突出,主要累及腓骨长肌和胫前肌;第 5 腰椎、第 1 骶椎椎间盘突出,主要累及腓肠肌内侧头和外侧头;第 3、4 腰椎椎间盘突出累及肌肉较多,股四头肌可出现异常肌电位。

**(二)诊断要点**

1.有腰部扭伤后突发的腰腿痛病史,咳嗽、打喷嚏加重。

2.有典型的直腿抬高疼痛加重的体征、足腿麻木区、膝与跟腱反射减弱及伸踝、伸踇趾无力等体征。

3.影像学检查支持诊断,实验室检查无特殊发现,排除腰椎结核、强直性脊柱炎、脊髓与马尾肿瘤引起的腰腿痛。

## 【治疗】

**(一)中药内治**

药物内治为中医治疗本病主要的辅助疗法。

*1.辨证治疗*

(1)风寒闭阻腰腿冷痛,渐渐加重,转侧不利,静卧痛不减,畏风恶寒,肢体发凉,阴雨天疼痛加重。舌质淡、苔白或腻,脉沉紧或濡缓。

治法:祛风活络。

方药:小活络丹(《合剂局方》)加减。

组方:制南星 9g,制川乌 9g,制草乌 12g,地龙 15g,乳香 12g,没药 9g,若病久.寒湿痹阻经脉,舌质青紫或见瘀斑、瘀点,加桃仁、红花各 6g,或酌加通络之品,如鸡血藤 15g,伸筋孳 15g;对于病程较久,常有肢体拘挛,抽掣疼痛者,可配伍使用全蝎、蜈蚣(研末吞服)、穿山甲、露蜂房、地鳖虫等虫类药物,以加强通络止痛,祛风除湿的作用。

(2)湿热侵淫腰部疼痛,腿软无力,痛处伴有热感,遇热或阴雨天痛增,活动后痛减,恶热口渴,小便短赤。苔黄腻,脉濡数或弦数。

治法:清热化湿。

方药:当归拈痛汤(《医学发明》)加减。

组方:当归 9g,生黄柏 9g,知母 9g,茵陈 9g,薏苡仁 12g,木瓜 12g,苍术 6g,防己 9g,赤芍 9g,牡丹皮 9g,银花藤 15g,姜黄 9g,杜仲 12g,怀牛膝 12g。若湿热伤津,烦热口渴,疼痛剧烈,入夜尤甚,舌红少津者,可酌加生地黄 15g,玄参 9g,麦冬 15g,黄连 6g,秦艽 9g。

(3)瘀血阻络腰腿痛如刺,痛有定处,日轻夜重,腰部板硬,俯仰旋转受限,痛处拒按。舌质暗紫，或有瘀斑，脉弦紧或涩。

治法：活血化瘀。

方药：身痛逐瘀汤(《医林改错》)加减。

组方：秦艽 15g，川芎 12g，红花 12g，当归 10g，桃仁 10g，香附 12g，甘草 6g，五灵脂 6g，羌活 8g，没药 8g，牛膝 10g，地龙 6g。

(4)肾虚证：腰疼痛，腿膝乏力，劳累更甚，卧则减轻，偏阳虚者面色淡白，手足不温，少气懒言，腰腿发凉，或有阳痿早泄，妇女带下清稀，舌质淡，脉沉细。偏阴虚者，咽干口渴，面色潮红，倦怠乏力，心烦失眠，多梦或有遗精，妇女带下色黄味臭，舌红少苔，脉弦细数。

肾阳虚

治法：温肾益精。

方药：右归丸(《景岳全书》)加减。

组方：鹿角胶 9g(烊)，熟地黄 12g，当归 12g，菟丝子 12g，山药 9g，当归 9g，杜仲 12g，附子 6g，肉桂 6g；若见小便失禁者，可加金樱子 12g，桑螵蛸 12g，补骨脂 12g。

肾阴虚

治法：滋补肾阴。

方药：左归饮(《景岳全书》)。

组方：熟地黄 15g，山药 6g，枸杞子 6g，炙甘草 3g，茯苓 5g，山茱萸 6g(畏酸者少用)。若兼有气血不足者，可酌加黄芪 12～30g，党参 12g，鸡血藤 12～18g，以补益气血。

2.中成药　可内服腰痛宁、腰息痛、大活络丹、强力天麻杜仲丸、野木瓜片或健步虎潜丸、木瓜追风酒等。

**(二)中药外治**

药物外治法治疗本病，虽为一种辅助疗法，但药物直接用于伤痛之处，有活血通络、驱除外邪、消肿止痛之功，不失为一种有效方法。针对本病，药物外治，主要有敷贴、热熨、熏洗诸法。

1.敷贴法

(1)腰痛散(《穴位贴药疗法》)：吴茱萸、附子、肉桂、干姜、川芎、苍术、独活、威灵仙、地鳖虫、全蝎、羌活各 10g，细辛 6g，红花 15g，冰片 10g，皂角刺 9g。上药共为细末。选腰眼、肾俞、肝俞、阿是穴，每穴用药粉 10g，用胶布固定。1 日 1 次，1 周 1 疗程。

本方祛风除湿，温经通络。主要用于风寒湿邪内侵所致者。

(2)活血止痛膏(陕西中医学院附属医院经验方)

本方通经活络，祛瘀止痛。治一切跌打损伤，瘀血留滞及无名疼痛。

(3)化坚膏(《中医伤科学讲义》)。

本方具有祛风化瘀，软坚化结之功。适用于腰椎间盘突出后期，腰部软组织硬化或粘连者。

2.热熨法

(1)青囊散(《实用颈背腰痛中医治疗学》)。

本方祛风除湿，活血通络。用于各类原因所致者，但新伤者 24h 内勿用。

(2)热敷散(陕西中医学院附属医院经验方)：用食醋将药拌湿，用纱布包囊，蒸后热敷患处。亦可煎汤外洗患处。

本方行气活血，温通经络，兼祛风湿。治慢性颈肩腰腿痛、软组织慢性炎症，肌腱及关节粘连。

(3)腰痛渍(《穴位贴药疗法》)：当归50g，红花30g，乳香20g，没药20g，川牛膝15g。上药入米醋300ml内浸4h后，放入锅中加热数十沸。选腰眼、阿是穴。用纱布放药醋内浸透，乘热渍浸穴位，冷后换。1日1次，每次2h以上。

本方活血祛瘀止痛。用于跌仆闪挫或局部有瘀血者。

3.熏洗法

(1)荆芥100g，防风100g，苏叶50g，麻黄40g，羌活100g，独活100g，秦艽60g，苍耳子50g，干姜100g，伸筋草40g，石菖蒲根500g，葱白300g，细辛30g，苍术100g，川芎50g，白芷40g。上药置锅中煮沸15min，使其温度保持在45～55℃之间，熏洗腰臀部，每次30～60min，以大汗淋漓为度。

本方祛风除湿散寒，温经活血止痛。主要用于寒湿内侵者。

(2)风伤洗剂(《林如高正骨经验》)

柚叶、桔叶、骨碎补、松针、风不动、桑寄生、桂枝、土牛膝、穿地龙、忍冬藤各9g，侧柏叶15g。水煎，加黄酒60g，熏洗患处。每日1剂，熏洗2次。

本方祛风除湿，通络和营。适用于损伤后期，风湿入络，挛缩痹痛者。

**(三)针灸疗法**

针灸治疗腰椎间盘突出症，可缓解和消除疼痛，亦可促进神经根水肿和炎症的吸收，是中医综合治疗中一种重要的辅助疗法。但单纯用针灸治疗本病，往往难以痊愈，尤其是对有明显神经根和脊髓压迫症状者，需及时配合推拿等方法治疗。

1.毫针

(1)取穴

①中央型腰椎间盘突出

主穴：肾俞、白环俞、膀胱俞、腰俞、环跳、殷门、委中。

配穴：上骨、关元俞、腰阳关、秩边、承山、昆仑、阿是穴。

②腰3～腰4椎间盘侧突

主穴：肾俞、白环俞、大肠俞、腰俞、环跳、承扶、委中、阳陵泉、足三里。

配穴：秩边、腰阳关、条口、悬钟、丘墟、足临泣、阿是穴。

③腰4～腰5椎间盘侧突

主穴：肾俞、白环俞、中膂俞、腰俞、委中、环跳、风市、阳陵泉。

配穴：腰阳关、中渎、膝阳关、外丘、悬钟、丘墟、足临泣、三阴交、商丘。

④腰5～骶1椎间盘侧突

主穴：肾俞、关元俞、气海俞、腰俞、环跳、委中、阳陵泉。

配穴：腰阳关、承扶、殷门、承山、昆仑、风市、悬钟、丘墟。

(2)方法：除急性损伤外，肾俞使用补法。其余穴位可用强刺激或中等刺激，使针感向远端放射。其中，肾俞为直刺并微斜向椎体，深1～1.5寸。环跳穴直刺，针尖向外生殖器方向，深

2～3.5 寸，使局部酸胀并向下肢放射。委中穴直刺 0.5 寸，使针感向足底放射。督脉穴针刺，以气至为度。风寒闭阻型加刺腰阳关，腰部俞穴用提插捻转补法并加灸，余穴均用提插捻转泻法，以得气为度，留针 20～30min。湿热侵淫型加刺膀胱俞、阴陵泉、三阴交，针用提插捻转泻法，得气为度，留针 10～20min。瘀血阻络型加刺病变节段夹脊穴、次髎、三阴交、委中穴，用三棱针点刺放血，余穴用提插捻转泻法，留针 30min。肾气不足型加刺命门、太溪、三阴交，针用提插捻转补法，阳虚者，肾俞、命门加灸。急性期每日针 1 次，症状好转，可隔日针治 1 次。

2.梅花针

(1)取穴：胸 1～腰 5 夹脊、阿是穴周围，疼痛循经部位。

(2)操作方法：右手持针柄，用环指和小指将针柄末端固定于手掌小鱼际处，针柄尾端露出手掌 1～1.5cm，再以中指和拇指夹持针柄，示指按于针柄中段，运用腕关节弹力，均匀而有节奏地弹刺，落针要稳准，针尖与皮肤呈垂直角度，提针要快。不能慢刺、压刺、斜刺和拖刺。频率每分钟 20～90 次，痛点阿是穴重叩，使局部皮肤发红或微出血。叩后可拔火罐，拔出少量瘀血疗效更佳。

3.耳针

(1)取穴：腰椎、骶椎、臀、坐骨、膝。

(2)操作方法：每次选 2～3 穴，用中强刺激捻转数秒钟后，留针 30min，留针期间隔 5～10min 捻转 1 次，每日或隔日治疗 2 次。也可用埋针法埋针 3～7 天，起针后，注意消毒。此外，亦可用王不留行籽类药物进行耳穴贴压。每日按压数次，每次 2～3min，7 日换穴。

(3)注意事项耳针治疗腰椎间盘突出症，即时止痛效果较好，但因刺激过强，应防止晕针现象出现，严格消毒规程，防止耳郭皮肤感染和软骨膜炎的出现，耳部有显著皮肤病者不宜针刺。

4.头皮针

(1)取穴：对侧下肢感觉区、足运感区。

(2)操作方法：进入一定深度后快速捻转，不提插，频率每分钟约 200 次。持续捻 2～3min，留针 5～10min 后再重复捻转。在捻转同时患者可活动肢体，有的患者会在患部出现热、胀、抽动等感应，或疼痛减轻、消失。

5.腕踝针

(1)取穴：下 6。

(2)操作方法：取患侧穴，针体与皮肤呈 30°角，快速进针，针体应在皮下浅表层.针尖朝上，针深一般为 1.4 寸。腕踝针一般无针感，不提插、不捻转，留针 30min，隔日 1 次，10 次为 1 疗程。

6.电针

(1)取穴：同毫针。

(2)操作方法：取患侧肢体 1～3 对穴。首先使针刺得气后，一般使用疏密波，如疼痛症状明显时，也可使用密波，调节电流量时应从小到大，注意观察患者耐受情况，不可突然加强，以免发生意外。腰部穴位电流输出量宜小，每日治疗 1 次，每次 10～15min。

7.灸法

(1)取穴:同毫针。

(2)操作方法:一般灸法皆可用。临床较常用艾条灸、艾炷灸、温针灸、温器灸。每次选3～5个穴位,灸10～20min或5～7壮,每日1次,10次1疗程,间隔2～3日行第2疗程。

(3)禁忌:孕妇不宜在腰骶部施灸。

**(四)推拿治疗**

推拿为治疗腰椎间盘突出症的首选方法,可配合针灸、理疗等以加强疗效。

1.操作方法

(1)解除腰臀部肌肉痉挛:患者俯卧,在患侧腰臀及下肢用轻柔的掖、按等手法进行治疗,促使患部气血循行加快,从而加速突出髓核中水分的吸收,减轻其对神经根的压迫,同时使紧张痉挛的肌肉放松,为下一步治疗创造条件。

(2)拉宽椎间隙,降低盘间压力:患者仰卧,用手法或器械进行骨盆牵引,使椎间隙增宽,从而降低椎间盘内压力,甚至出现负压,便于突出物回纳,同时可扩大椎间孔和神经根管,减轻突出物对神经的压迫。

(3)增加椎间盘外压力:患者俯卧,用双手有节奏地按压腰部,使腰部振动,然后在固定患部情况下,用双下肢后伸扳法,使腰部过伸。本法可促使突出物回纳或改变突出物与神经根的位置。

(4)调整后关节,松解粘连:用腰部斜扳或旋转复位手法,以调整后关节紊乱,相对扩大神经根管和椎间孔。由于斜扳和旋转复位时,腰椎及其椎间盘产生旋转扭力,从而改变突出物与神经根的位置。反复多次进行,可逐渐松解突出物与神经根的粘连。再在仰卧位用强制直腿抬高以牵拉坐骨神经和腘绳肌,对松解粘连可起一定作用。

(5)促使受损伤的神经根恢复功能:沿受损神经根及其分布区域以掖、按、点、揉、拿等法,促进气血循行,从而使萎缩的肌肉及麻痹的神经逐渐恢复正常功能。

2.注意事项

(1)推拿结束后,令患者仰卧位卧床休息15min左右。

(2)早期宜绝对卧硬板床休息,可用腰围固定。

(3)减少腰部活动,注意腰部保暖,愈后加强腰背肌功能锻炼。

(4)中央型腰椎间盘突出者,慎用推拿,若轻型可做推拿治疗,但禁止做腰椎扳法。

**(五)中药离子导入疗法**

1.药液制备　桃仁、于姜、防风、伸筋草、杜仲、乳香、赤芍、红花、桑寄生、威灵仙、没药、鸡血藤。上药各50g加水4000ml,浸泡4h后水煎至2000ml,将药液倒出,加入陈醋1000ml,瓶装备用,用时加温至40℃。

2.操作　将纱布垫放入加温的药液中浸湿,稍拧干,敷贴于下腰部,连接治疗仪正极,副极用生理盐水浸湿放于臀部或小腿疼痛明显之处,然后盖以塑料布,用砂袋、绷带或借患者身体重力将电极加以固定。徐徐转动电位器逐渐增大电流量,参照患者的感觉将电流量控制在5～15mA之内。每次治疗20min,每日1次,10次为1疗程,一般治疗3～5个疗程,每疗程间隔4～7天。

### （六）小针刀疗法

近年来，许多临床医师对小针刀治疗腰椎间盘突出症进行进一步研究和探索，取得了肯定的疗效。但有关此类报道不多，该疗法对腰椎间盘突出症的治疗有待进一步研究和探索。小针刀疗法在腰椎间盘突出症的综合治疗中是一种重要的辅助疗法。

1.操作方法　在明确诊断后，依病情实际情况选取施术的具体部位。一般在病变椎体的棘突间或横突间寻找压痛点，或在其他可触及硬结、条索之处寻找敏感点。然后进行具体操作。

根据病情及合并症的不同可选用如下方法中的一种或几种方法治疗。

（1）用提插或小幅度纵剥等针法刺激敏感点，使针感传导到腰部和整个下肢。

（2）在硬膜外隙或局部阻滞麻醉的基础上松解以下部位：病变间隙的棘上韧带、棘间韧带，直达黄韧带；经病变间隙的黄韧带椎板间，用提插切割法松解；病变间隙两侧的横突间韧带、横突间肌、椎间孔。

（3）在病变间隙的上棘突水平旁开 3～4cm 处进刀，触及横突后退针刀至皮下，向内、前各约 50°角调整进刀方向，贴横突下缘、椎弓根下缘达椎间孔（并不离骨面），进行提插、切割松解神经根的上方。

施术时的正常针感为酸、胀或向臀部及腰部放散感。疼痛、麻木及触电感都是异常感觉。小针刀治疗结束后，如配合相应的手法、牵引治疗，可使粘连组织进一步松解，防止再次粘连，从而提高疗效。

2.适应证　本疗法适宜于腰椎间盘突出症的非急性期的治疗，尤其是对病程长，其他疗法疗效不佳，表现为腰臀部肌肉疼痛、腰部可触及条索状硬结及固定压痛点者疗效较好。对于合并第 3 腰椎横突综合征或腰椎不稳者疗效更为突出。

3.禁忌证和注意事项　在应用小针刀疗法治疗腰椎间盘突出症时，除一般有关禁忌证和注意事项外，尚需注意以下几点。

（1）腰椎间盘突出症的急性期或有明显手术指征者，应先行牵引复位或手术治疗.待病情稳定后方可用本疗法。

（2）腰椎结核或肿瘤及风湿性疾病急性期影响腰椎者禁用。

### （七）练功疗法

功能锻炼对本症可起辅助作用，练功可以逐渐纠正因疾病而造成的不正确姿势，增强腰背肌肉力量，使腰腿等部位肌力相对平衡稳定，逐渐恢复正常的功能。常用的方法有飞燕式、拱桥式，或站立位做腰部前屈、后伸、侧弯及在双杠上悬吊前后摆腿练习等。

### （八）硬膜外隙药物疗法

1.硬膜外隙药物疗法的穿刺方法与操作

（1）正中穿刺术（直入法）：使患者取侧卧位，患肢在下。穿刺点选用压痛最明显的椎间隙（可以根据 X 线或 CT 等物理检查提供的椎间盘突出节段确定）或者选用疼痛节段以上 1～2 个间隙，标记后常规消毒，铺消毒洞巾。穿刺点局麻后，用硬膜外麻醉穿刺针穿刺.当针体通过黄韧带进入硬膜外隙时，有一突破感，负压抽吸无回血或脑脊液回流，推注空气无阻力，证实针头已到硬膜外隙，即可直接推注药品或留置硬膜外导管于硬膜外腔内 2～3cm，退出针体。按病情需要通过该导管注入或点滴药液。术后拔管并局部包扎。一般患者在治疗完毕后绝对卧床 0.5～3h，并注意观察患者的生命体征。

(2)侧方穿刺术(侧入法)：从选定间隙(在中胸中应从上-棘突)旁开 1.5cm 为进针点。局麻后以导针穿透皮肤。穿刺针沿导针孔，取向中线 30°～45°角推进。穿过棘间韧带后，可触及黄韧带，然后按上述方法进针进入硬膜外隙后予推注药物或留置导管。

(3)骶管穿刺方法：病人取俯卧位或侧卧位。先以手指触及尾骨顶端，在尾骨顶端上约 3～4cm 处有一凹陷点，即为骶管裂孔。该点的两旁为骶角，并与左、右髂骨后上嵴形成等边三角形。在骶管裂孔地局部浸润后，穿刺针与皮肤呈 75°角刺入。当穿破覆盖于骶骨孔的骶尾韧带时有明显的落空感，再改为 20°～30°角向前推进，即可进入骶管。以注射器回吸无血液或脑脊液、注入空气无阻力后，予推注药物。

骶管是硬膜外隙的一部分，硬膜外隙容积约 100ml，骶管容积约 20～30ml。因此，采用骶管用药治疗时，药液量不应少于 20ml，否则效果不佳。

*2.常用药物配制方案* 硬膜外隙药物治疗，据目前报道和学者临床使用，提出以下治疗方案供参考。

(1)生理盐水 200ml、地塞米松 20mg、2%利多卡因 2～5ml、维生素 $B_1$ 300mg、维生素 $B_{12}$ 250μg、复方丹参注射液 2～4ml，以上药液混合，滴速 4ml/min。

(2)5% $NaHCO_3$ 100ml(pH7.9)、生理盐水 100ml、地塞米松 20mg、维生素 $B_1$ 300mg、维生素 $B_{12}$ 250μg、当归注射液 4ml，以上药液混合(pH7.8)，滴速 4ml/min。

(3)2%利多卡因 5ml、泼尼松龙 25mg、维生素 $B_1$ 100mg、维生素 $B_{12}$ 500μg、山莨菪碱 100mg、ATP 40mg、辅酶 A 100U、胞磷胆碱 0.5g，用生理盐水加至 50～200ml 滴速 4ml/min。

(4)脉络宁注射液 10ml，直接注入或用生理盐水稀释后滴入。

(5)复方丹参注射液 2～6ml，地塞米松 10～30mg，利多卡因 60～80mg，生理盐水 250ml，每周 2 次，3 次为 1 疗程。

*3.硬膜外隙药物疗法的适应证* 仅适用于突出物较小、密度较低者。尤其适用于病程长、迁延不愈、主要表现为腰腿部麻木、疼痛的腰椎间盘突出症患者。对于急性期或者突出物较大、密度较高者能消除、缓解疼痛症状和炎症，尚需结合其他治疗，如手法复位、牵引及手术等疗法。

*4.硬膜外隙药物疗法的禁忌证和注意事项*

(1)禁忌证：除硬膜外隙药物疗法的一般禁忌证之外，对于腰椎间盘突出症有以下几种禁忌证。

①合并有原发型脊椎肿瘤或腰骶部转移。

②巨大椎间盘突出症或合并骨性椎管狭窄者，应首选手术或其他疗法，本法可作为辅助治疗。

(2)注意：骶管的解剖变异较多，约占 15%。某些患者的骶管裂孔定位困难，遇此情况应在两骶骨角之间进行试探性进针，如有进入骶管感觉，而无“落空感”者，在注药时要严密观察并注意手感和观察局部有无隆起。如进针困难，疑有骶管闭锁时应放弃骶管治疗而改用腰椎硬膜外穿刺。

（九）其他疗法

1.*牵引疗法*　可根据情况采用骨盆牵引（或加胸部对抗）或器械性牵引床牵引。骨盆牵引使用骨盆牵引带牵引，重量一般为5～10kg，每日早晚各1次，每次0.5～1h，3周为1疗程。根据需要可连续进行2～3个疗程；每疗程间隔1周左右。骨盆牵引加胸部对抗的牵引方法，是为了增加牵引力度，在施行牵引的前10min内逐渐将重量最多增加至40kg左右（要注意患者的耐受能力）。可连续牵引3周，但此法若在2周内无效，则不宜继续使用。器械牵引，由于牵引器械的种类较多，使用方法有异，可根据牵引器械的不同使用。

2.*局部封闭疗法*　可取曲安奈德或泼尼松龙行穴位注射或行椎间孔封闭，对慢性期疗效尚可。

3.*髓核溶解疗法*　对保守治疗无效的第4、5腰椎间或第5腰椎第1骶椎间椎间盘突出症患者可在严格无菌操作及X线透视下注入胶原酶以达到逐步溶解髓核、解除压迫、消除症状的目的。

4.*口服西药*　主要是止痛类药物，效果较好的有秋水仙碱，每日剂量0.5～1.2mg。

**【预后】**

腰椎间盘突出症经中医药治疗后，一般都能消除或缓解症状，但须防止复发。手术治疗近期疗效尚可，远期疗效有待观察。

**【预防与调摄】**

腰椎间盘突出症是在肾气虚损，椎间盘退变的基础上发生的，风寒湿邪的侵袭和劳损的作用加剧了这一退变的过程并诱发腰椎间盘突出而发病。因此腰椎间盘突出症的预防主要应从调养肾气和防止外邪及劳损两方面着手。早期诊断、早期治疗无论对于临床疗效，还是预后都是非常重要的，病程越短，疗效越好，反之越差。临床治愈后，其腰腿痛等临床症状得以改善或消失，但应认识到其病理学基础并未得以根本性改变，仍存在复发的潜在因素，在一定的诱因下存在着复发的可能性。临床医生常常比较重视疾病发生时的症状治疗，而易于忽视对临床治愈后的复发应采取的防治措施。这是腰椎间盘突出症在临床治愈后复发率较高的主要原因之一。腰椎间盘突出症临床治愈后的防变，应从生活起居、防御外邪、劳动保护、运动锻炼、药物防治等多方位调整预防。

**【结语】**

经非手术治疗无效、症状严重者及中央型突出压迫马尾神经者，应行椎板切除及髓核摘除术或经皮穿刺椎间盘抽吸术治疗。

（王秋生）

## 第六节　腰椎骨质增生症

腰椎骨质增生症，亦称腰椎肥大性脊椎炎、腰椎退行性脊椎炎、腰椎老年性脊椎炎和腰椎骨关节病等。是中老年人的常见病和多发病，它是机体退化的表现之一，也是保持中老年人脊柱稳定的机体自我调节之一，绝大多数人亦不因此而发病，从临床来看，症状的严重程度也与增生的严重程度无直接关系，只有在急慢性劳损、感受寒凉、用力不当等情况下，增生的骨质刺激周围软组织发生无菌性炎症，出现水肿，刺激或压迫神经而导致诸症发作。其特征是关节软骨的退行性变，并在椎体边缘有骨赘形成。退行性变发生在椎体、椎间盘和椎间关节。椎体边缘的唇形变或骨赘形成，中年以上腰痛患者，在X线片上病理现象，也是诊断本症的标志和依据。

本症多见于中老年人，是一种生理性保护性改变，可以增加脊椎的稳定性，代替软组织限制椎间盘的突出，所以一般无临床症状，但有的患者可出现慢性腰痛，多是由于脊椎的退行性变使各椎骨之间稳定性受到破坏，使韧带、关节囊和神经纤维组织受到过度牵拉或挤压的结果。临床上对患者的症状和体征必须仔细检查分析，不可轻易地把腰痛和腰椎的骨质增生联系在一起，以免延误病情，或给患者造成不应有的精神负担。

**【临床表现与诊断】**

**（一）临床表现**

1.症状　大多数腰椎骨质增生的患者可以长期没有症状。往往因轻微扭伤、过分劳累、搬提重物，或偶然的无意识腰部不协调动作而致急性腰痛。有的患者开始时出现腰背部酸痛、僵硬，休息后、夜间、晨起时往往痛重，稍活动后疼痛减轻，但活动过多或劳累后则疼痛加重。坐势不良、坐位过久、睡沙发床垫、天气寒冷或潮湿时症状常加重。症状严重时腰部活动、翻身均感困难，有时可有反射性疼痛，并沿神经根分布，向大腿外侧及前方放射，但无腰椎间盘突出的坐骨神经痛那样典型，很少产生按神经节段分布。

2.体征　腰椎可有不同程度畸形或活动受限，以及轻度痉挛，部分病人局部有压痛点。脊柱外观变形，表现为圆腰，腰椎的生理前凸减小或消失，脊柱活动受限，严重者腰部肌肉僵硬强直，呈板状。腰骶部两侧有广泛压痛，有时沿臀上神经和坐骨神经的径路有压痛，甚至表现出神经根受压症状，如直腿抬高试验阳性，患侧下肢有麻木感，小腿外侧或内侧痛、触觉减弱，膝或跟腱反射减弱或消失。

3.辅助检查　X线检查为诊断腰椎骨质增生的主要依据。X线平片可见腰椎间隙变窄，椎体边缘密度增高、锐利并有骨刺形成，重者相邻骨赘可形成骨桥。轻的增生多先在椎体前上缘出现，以后增生较重时出现椎体下缘增生，退变可导致椎体前或椎体后假性滑脱。后脱常在腰椎曲度变直，椎间盘变窄下陷时，由下关节突在下位椎骨上关节突斜面后滑时产生。腰前凸增大，后关节软骨面磨损后，上位椎骨可向前移而产生滑脱。正常侧位片下位椎骨体前缘的向上沿线通过上位椎骨体的前下角，如有后脱则此线通过其前方，反之前脱时则其前下角远远超过此线。小关节间隙亦常变狭窄，关节面的骨质增生，小关节和邻近椎体后缘的骨刺形成以及间隙变狭窄的影响，可使椎间孔的横径和上下径均缩小，斜位片上可见关节面边缘不整。观察脊柱因椎间盘退变造成的不稳定时，可拍腰椎过屈位和过伸位片，过屈位可见上位椎体前移，而过伸位可见后移。

**（二）诊断要点**

老年患者或有腰部外伤病史，自诉腰部疼痛，但无下肢放射性抽痛，影像学提示明显的腰椎增生改变。

## 【治疗】

### （一）中药内治

1.肾虚证　腰痛绵绵，反复发作，喜按喜揉，遇劳更甚，卧侧减轻，有时伴有耳鸣、重听、阳痿等症。舌红苔薄，脉沉细。偏于阳虚者，畏寒肢冷；偏于肾阴虚者，头晕目眩、心烦失眠。

（1）肾阳虚

治法：温补肾阳。

方药：右归丸（《景岳全书》）化裁。

组方：酒熟地黄24g，炒山药12g，山茱萸9g，枸杞子9g，菟丝子9g，杜仲12g，熟附子6g，全当归9g，肉桂3g，鹿角胶9g（烊化），炙甘草6g。

（2）肾阴虚

治法：滋阴益肾，填精充血。

方药：左归丸（《景岳全书》）化裁。

组方：酒熟地黄20g，炒山药12g，山茱萸9g，菟丝子12g，枸杞子12g，怀牛膝15g，鹿角胶12g（烊化），龟甲胶5g（酒炒烊化），炙甘草6g。

（3）肾气亏虚

治法：补益肾气，强壮筋骨。

方药：当归地黄饮加味（《景岳全书》）。

组方：全当归9g，酒熟地黄12g，炒山药12g，杜仲15g，怀牛膝15g，山茱萸9g，鹿茸粉1g（冲服），炙甘草6g。

2.气滞血瘀　常与跌仆、闪、挫有关。腰腿痛而转侧困难，痛有定处，强制体位。舌质暗红，舌边瘀斑，脉涩。

治法：活血化瘀，理气止痛。

方药：黄芪桂枝五物汤加减。

组方：黄芪12g，桂枝9g，生姜12g，大枣4枚，芍药9g，三七6g，红花15g，当归15g。

（3）寒湿内侵腰部冷痛重滞，步履困难，遇风寒湿邪则疼痛加重，得温则痛减，多有下肢麻木感。舌淡、苔白腻，脉沉而迟缓。

治法：补肝益肾，祛风散寒除湿。

方药：独活寄生汤化裁（《千金方》）。

组方：独活9g，桑寄生15g，秦艽9g，全当归9g，赤芍9g，防风9g，杜仲9g，怀牛膝15g，酒熟地黄18g，党参9g，茯苓9g，白术12g，细辛3g，肉桂3g，炙甘草6g。

若病久有瘀血而舌青紫或瘀斑者，加桃仁、红花、制乳香、制没药各9g，或酌加通络之品，如木瓜9g，伸筋草9g，鸡血藤15g。

若寒邪偏重，疼痛剧烈，治当温补肾阳，散寒止痛。方用乌头汤化裁（《金匮要略》）：制川乌6g（先煎），生麻黄9g，生黄芪15g，赤芍9g，杜仲15g，桑寄生15g，木瓜9g，全当归9g，防风9g，海桐皮12g。

若湿邪偏重者，治当补肝益肾，除湿通络。方用肾着汤化裁（《金匮要略》）：茯苓24g，生白术12g，薏苡仁24g，苍术12g，杜仲15g，怀牛膝15g，桑寄生15g，木瓜9g，全当归12g，海桐皮

12g,防己 12g。

### (二)中药外治

中药外治法治疗本病,可以通过药物改善腰部筋肉的血液循环、调整肌力平衡等间接作用,对保持脊柱稳定性有积极意义。治疗本病最为常用的是敷法和熏洗法。

1.敷法

腰痛散(《实用颈背腰痛中医治疗学》)

吴茱萸、附子、肉桂、干姜、川芎、苍术、独活、威灵仙、地鳖虫、全蝎、羌活各 10g,细辛 6g,红花 15g,冰片 10g,皂角刺 9g。上药共为末,过 80 目筛,外敷腰部,或选腰眼、肾俞、肝俞,每穴用药粉 10g,用胶布固定,根据情况更换,1 周 1 疗程。

本方温经散寒,祛风除湿,活血通络。用于风寒湿邪侵袭之痹痛,及久病劳损,又感受外邪者。

2.熏洗法

活血强筋洗方(《伤科验方》)

全当归、五加皮、淫羊藿、羌活、独活、楮实子各 12g,续断、鹿筋各 9g,威灵仙 6g。水煎熏洗,1 日 2～3 次。

本方益肾壮骨,养血舒筋,活血止痛,祛风胜湿。适用于腰椎骨质增生症肝肾不足,腰腿酸软,肌肉萎缩,腰部隐痛者。

### (三)针灸疗法

针灸治疗腰椎骨质增生症是中医学综合治疗较为常用的一种方法,可缓解肌肉痉挛,缓解或消除症状,促进功能恢复。本病的腰部症状多与督脉和足太阳经关系密切,其病变与肾有关。选穴时,应以督脉和足太阳经及足少阴经腧穴为主。针灸治疗本病,当以补肾强腰,祛瘀通络,止痛为法。

1.毫针

(1)取穴

主穴:肾俞、命门、腰阳关、委中。

配穴:阿是穴、大杼、太溪、昆仑、悬钟、环跳。

(2)方法:肾俞、命门、太溪用补法,其余穴位用中等刺激。每次选 3～5 穴,每日治疗 1 次。

2.梅花针

(1)取穴:阿是穴周围、腰部膀胱经第一侧线疼痛循经部位。

(2)方法:阿是穴重叩,使局部皮肤发红或微出血,叩后可拔火罐。

3.耳针

(1)取穴:腰椎、臀、骶椎、肾、神门。

(2)方法:每次选 2～3 穴,用中强刺激捻转数秒钟后,留针 50min。留针期间,每隔 5～10min 捻转 1 次,每日或隔日治疗 1 次。

4.头皮针

(1)取穴:躯干感觉区、足运感区。

(2)方法:患者取坐位或卧位,快速进针,刺入一定深度后快速捻转,不提插,持续捻转 2～

3min,留针 5～10min 后再重复捻转。反复捻针 2～3 次即可起针。每日针 1 次,10 次为 1 疗程。

5.腕踝穴

(1)取穴:下 6。

(2)方法:取双侧穴,针体与皮肤呈 30°角,快速进针,针体应在皮下浅表层,针尖朝上,针深一般为 1.4 寸。一般无针感,不提插,不捻转,留针 30min,隔日 1 次,10 次为 1 疗程。

6.水针

(1)取穴:肾俞、相应腰夹脊穴、阿是穴。

(2)药物:当归、丹参等中药制剂,5%～10%葡萄糖注射液,维生素 $B_1$、$B_{12}$ 等西药注射剂。

(3)方法每次选 2 个穴位,按各药不同用量准确注入。

7.电针

(1)取穴:同毫针。

(2)方法:选取 1～2 对穴,一般用疏密波,痛甚用密波,调节电流从小到大,腰部穴位输出电流宜小,每日治疗 1 次,每次 10～15min。

8.灸法

(1)取穴:肾俞、命门、腰阳关、阿是穴。

(2)方法:常用艾条灸、艾炷灸、温针灸、温灸器灸。每穴灸 10～20min 或 5～7 壮,每日 1 次,10 日 1 疗程,每间隔 2～3 天行第 2 疗程。注意孕妇腰骶部不宜施灸。

**(四)推拿治疗**

治疗本病以舒筋活络,温通经脉为原则。推拿可以调整脊椎退行性变病人的脊椎轻微排列紊乱,松解粘连,解除肌肉痉挛,改善局部循环,从而消除症状和促进功能恢复。推拿治疗效果较好,颇受患者欢迎。治疗时应与中药内治法、理疗等疗法配合使用,才能收到标本同治的效果。根据病情和患者具体情况,可选用以下治疗手法。

1.患者俯卧位,术者立于患者身侧,用双手掌或掌根在腰骶部脊柱两侧自上而下反复推压揉按 3～5 遍。

2.术者用两手拇指点按肾俞、命门、气海俞、关元俞。伴有腿痛时,点按环跳、委中、承山、阳陵泉。

3.用㨰法施于腰部病变处及腰椎两侧,有下肢牵涉痛者,㨰法自臀部沿股后面向下至小腿,同时配合下肢后抬腿动作。

4.患者两手紧握床头,术者双手拿患者小腿远端牵引 2～3min,然后用力上、下抖动 5～10 次。

5.患者侧卧,术者立于前方用斜扳法活动腰椎,左右各 1 次。

6.患者仰卧,术者将患肢小腿抱于腋下,用力抱住患肢向上、向下、向内做牵引运动,操作 3～5次,必要时依同法作另一侧。

7.用轻柔的㨰、按揉、拿捏等手法施于腰部,再按肌纤维走行方向理顺。最后用擦法,以透热为度，可涂适量的润滑油或配制药水，通过药物的渗透加强疗效。也可用热敷。

**（五）中药离子导入疗法**

药液制备：威灵仙600g，三棱300g，莪术300g，丹参200g，川芎200g.生草乌200g，生川乌200g，细辛100g。加水5000ml，浸泡30min后，煎后过滤，得药液约2000ml，装入玻璃容器内备用。使用前将药液加温至40℃。

操作方法：衬垫正、负极均为10cm×10cm，趁热浸泡，挤出部分药水，将正极垫浸湿药液放于腰部，负极垫放于臀部；治疗电流量由小至大，依患者的年龄、体质和耐受性而定。每日治疗1次，每次20～30min，12次为1个疗程，疗程间休息3～5天。一般治疗2个疗程。

**（六）其他疗法**

1.*理疗* 可用电兴奋或感应电、红外线、超短波、超声波，可解除肌肉痉挛。

2.*牵引* 可使腰椎间盘内压减少，小关节间摩擦减少及缓解肌肉痉挛，适应于不能推拿的急性疼痛病人。自身重力牵引，可使腰部及下身悬空，适于年纪较轻，健康条件较好的慢性腰痛患者。

3.*局部封闭* 可选用2%利多卡因5ml加泼尼松龙1ml，行局限性压痛点封闭，长针封闭小关节突周围组织。每周1次，连续3～4次。

4.*口服西药* 以消炎止痛药物为主，如布洛芬等。

5.*支具治疗* 以宽护腰带为主，在早期脊柱不稳定时，坐位或弯腰工作时有助于保持脊柱稳定，减少关节磨损，但需与体疗同时配合应用，否则会使肌肉萎缩，反而对脊柱不利。

**【预后】**

生物力学平衡失调是骨质增生的根本原因。一般来说由于年老肌力下降，脊椎骨性组织负荷加大引起的骨质增生，都没有临床症状。其特点是骨质增生在任何节段的分布都是均匀的，对称的。这种情况可以不属病态。若老年人的脊椎骨质增生出现不对称，不均匀的情况，即属病态，是由各种损伤引起的局部应力增加所致。绝大多数腰椎骨质增生症病人经保守治疗都能缓解或消除症状，恢复脊柱的运动功能。

**【预防与调摄】**

腰椎骨质增生症是与年龄有关的生理性退变。这一退变还包括腰椎间盘、椎体及韧带的退行性变。这里讲的预防实际上是指如何防止腰椎的病理性退变。

腰椎退行性骨关节病的发生，多因劳伤，致肾气虚损，肾精不能生髓，骨失濡养，故发生脊柱关节退变。因此，调养肾气，是防止脊柱关节退变的根本所在。劳伤，主要指劳力损伤筋骨。劳伤筋骨，肝肾失调，精血失养，加剧了脊柱的退变，致使脊柱的内外稳定系统的稳定机制遭到破坏，内外稳定系统相互间的病理性影响，导致脊柱退变的恶性循环。因此，注意劳动保护，不要疲劳过度，注意劳逸结合。在工作劳动中，要尽量避免非生理性体位活动，注意劳动保护及时改变各种不利的环境和条件，在每日工作前后做些如工间操、简易太极拳或其他简易的形体锻炼，及时调节因工作体位形成的肌肉疲劳现象。对于长期处于坐位工作的人，尤其要注意腰痛的发生，因为卧、站、坐三种姿势中以坐位姿势对腰部负荷为最大。长期处于坐位姿势的人，要定时改变坐位的姿势，如站立做一些腰部的活动。在弯腰移动重物时，不要勉强用力或尽量采取屈髋膝关节，避免两膝伸直位弯腰。其他如抬、拉、推、跳、爬、登、滑等各种动作中，都应加强保护意识，避免对腰、臀、腿部肌肉、骨骼、韧带的损伤。同时亦应注意节制性生活，防止房劳太过。

**【结语】**

腰椎退行性骨关节病的治疗原则应是保守治疗，其目的在于减轻疼痛及保持和恢复脊柱的运动功能，无症状者可不用治疗。对于腰椎不稳而导致严重腰痛者及诊断明确因骨赘刺激压迫神经者或因小关节退变、假性滑脱疼痛，经保守治疗不愈，影响生活工学者，可行手术治疗。对脊柱不稳者可行脊椎融合术，后外侧骨赘或小关节肥大压迫神经根时，可做神经根管探查及神经根管减压术。因退变所致主椎管或侧椎管狭窄者应做减压术。

（王秋生）

# 第七节　平乐正骨“筋滞骨错”

## 一、平乐正骨“筋滞骨错”理论的有形观与无形观

平乐筋病学是平乐正骨学的重要组成部分之一，经历了一代又一代正骨人的不断总结完善，已形成了具有鲜明特色的平乐正骨“筋滞骨错”理论体系，其理论的形成与中国传统哲学关系密切。平乐筋病学善于用有形观与无形观的思想辩证地看待人体生理与病理、健康与发病的关系，中医学认为一切疾病发生的根本原因在于体内各种有形与无形的矛盾关系（如阴阳、气血、经络、脏腑等）的失调，机体有形部分或无形部分的生理呈现不协调、不规律、不完整之态，从有形观与无形观可以认识。本文将从有形观（可视化中医）、无形观、有形观与无形观的关系三个部分来探讨“筋滞骨错”理论。

### （一）“筋滞骨错”理论的有形观即可视化中医

1.“筋滞骨错”理论与影像学

（1）“筋滞骨错”手法纠正力线与 X 线 CT、MRI 的临床应用

当病人在 X 线侧位片显示：颈椎生理曲度反弓。通过手法调整后，颈椎生理曲度反弓得到纠正，曲度接近正常时，病人的临床症状明显缓解。关节错缝、力线异常通过 X 线来表达，即是无形的中医理论通过有形的 X 线影像来表达，也是可视化中医的体现。

（2）“筋滞骨错”与图像融合

AS 的早期诊断以及了解其是否活动并及时治疗对遏制病情进展、降低致残率具有重要意义。因此，寻找一种能够早期、全面反映 AS 病变的诊断方法就显得迫在眉睫。随着影像诊断技术的快速发展，形态与功能图像的融合广泛应用于各种疾病的影像诊断。目前，一种将核医学的代谢和功能图像与数字透视摄影技术（DR）、CT 及 MRI 的解剖学形态图像进行融合的图像融合技术应运而生，它很好地解决了这一问题，弥补了功能图像和解剖图像各自的缺点而充分发挥其优势，从而有助于显示早期病变及其侵犯范围，为临床制定科学的治疗方案提供客观的依据。

(3)“筋滞骨错”与红外线的临床应用

红外线的热效应具有以下功效:①红外线产生的热效应可使血管扩张,血流加速进而新陈代谢加速,促进组织中异常产物的吸收和清除;②红外线可降低末梢神经兴奋性,解除肌肉痉挛,促进局部渗出物吸收减轻肿胀而镇痛,其热效应应对多种原因所致的疼痛均有一定的止痛作用;③红外线可增强免疫功能,提高吞噬细胞的吞噬能力,并通过改善血液循环加快炎症渗出物的吸收,有利于炎症的控制和消散。当病人关节错缝、肌肉呈条索状改变时,通过红外线的照射,促进气血运行,使肌肉松软,进而使关节错峰得到环节,病人症状减轻,即是无形中的中医理论通过有形的红外线照射来治疗在“筋滞骨错”中的临床应用。

(4)“筋滞骨错”B超引导的针刀松解

临床上采用B超引导行小针刀治疗,我们通过B超将有形的人体结构展现出来,可以避开危险的解剖位置,准确定位滞点,引导针刀到达滞点进行松解。例如,脊神经后支卡压综合征是造成患者腰腿部慢性非特异性疼痛的主要原因之一。脊神经于骨纤维孔中行走,筋膜和肌腱构成骨纤维管的主要组织,结构较为坚韧,缺乏弹性,当筋膜和肌腱受到病理性损害时容易导致炎性病变、水肿甚至瘢痕形成,进而骨纤维孔狭窄、变形,由此卡压脊神经而产生疼痛症状,故治疗脊神经后支卡压综合征最有效方法就是缓解脊神经的卡压状况。针刀直接到达受卡压的脊神经位置,采用纵切、横剥的方式对病灶痉挛的软组织进行松解,使粘连的结构得到剥离,阻断病理进程,改善患者病情。

2.精细解剖、功能解剖　“有形观和无形观”从思维层次的认识,分析,有形即是指看得到摸得着,可以用指标,数值反映出来的生理和病理体征。此理论用于解剖学理论同样有着自己独特的见解,人体基本动作和基本运动原理都有着各自的运动链,是在大脑皮层统一支配下,由各运动链共同完成。精细解剖即属于“无形”观念中的心领神会,手摸心会的理论范畴,随着近代技术的发展,一些比较深入人体的骨骼,器官,组织,神经肌肉也都被认识,使精细解剖和无形观念达到了统一。

3.“筋滞骨错”手法寰枢关节复位　寰枢关节半脱位从影像上是可视,解剖上失平衡(有形);临床出现的相关临床症状是功能上的失平衡,这种解剖与功能平衡是对立统一的。解剖与功能的不平衡可以同时出现,也可以前后矛盾。临床上从中医的角度,相对重视功能平衡基础上,追求解剖上平衡。

4.“筋滞骨错”椎间盘再吸收

### (二)“筋滞骨错”理论的无形观

1.中医的四诊　中医四诊的目的是为了探明身体内部无形的证,证是疾病发展过程中某一阶段或某一类型的病理本质的概括。比如一个病人,症见口唇色白,语声低微,头晕乏力,心悸,失眠,眩晕,脉细弱。通过四诊收集到的这些信息,我们可以确定其为心血虚这一无形的中医证型,进而指导下一步的处方用药。

2.阴阳　阴阳是对自然界相互关联的某些事物或现象对立双方属性的概括。与中医学相结合,主要应用在说明人体的组织结构、概括和阐明生理功能及病理变化,指导疾病的诊疗等方面,我们人体正常的生命活动的保证,正是体内无数无形的阴阳关系保持对立统一关系协调的结果。

3.气血　气是构成人体和维持人体生命活动的基本物质之一。人体的气具有推动、调控、温煦、防御、固摄等功能，人体的整个生命活动和人与自然环境之间的联系都离不开气的运动。

4.辨证论治　辨证论治是将四诊所收集到的资料进行综合分析，辨清病因、病性等相关情况，判断为某种性质的证候，并根据辨证的情况确立对应治疗方案的过程。在这个过程中，收集有形及无形的相关资料，进行无形的思维，综合分析判断为无形的证，再落诸到相应的治疗。

5.功能

6.经络　人体的经络系统由经脉、络脉及其连属部分组成，是运行全身气血，联络沟通脏腑形体，感应传导信息的通路系统。经络具有调节的功能，可以指导疾病的诊断和治疗。

## 二、平乐正骨“筋滞骨错”理论推拿治疗膝骨性关节炎

### （一）筋滞骨错理论起源

1. 平乐筋病学是平乐正骨学的重要组成部分，历经 数代平乐正骨人的不懈努力，不断发展完善，已经形 特色鲜明的完整的筋伤医学理论体系。

2. 赵明宇主任在平乐正骨筋病理论的基础上继承和发展起来的

### （二）筋滞骨错理论内涵

1.筋滞　因损伤或体位等原因引起筋在空间结构发生改变和生理功能出现异常，导致相关组织功能障碍

2.包括　筋伤、筋痹、筋痿、筋挛、筋 急、筋纵、经筋病等病变，小关节紊乱 ，寰枢椎半脱位等。

3.骨错　于外力损伤或体位改变、肌肉强烈收缩、持续劳损等原因而使骨缝发生错乱、脱位从而表现为正常生理功能异常。

### （三）核心理论

1. 平乐正骨“ 筋滞骨错” 理论的核心理论是平衡理 论。平乐正骨“ 筋滞骨错” 理论认为不平衡是绝对的，平衡是相对的；在治疗中注重静态下平衡，更重视动 态下平衡。

2. 人体整个脊柱的稳定性和平 衡力受到破坏是颈腰痛疾病发生的主要病理机制，因 此，防治颈肩腰腿痛疾病要从调节人体脊柱的整体平 衡尤其是脊柱的力学平衡入手。

### （四）膝关节骨性关节炎治疗

1. 处理筋滞手法　包括腰部、臀部肌和股四头肌放松，采用拿法顺着经络的方向三遍；动态拔伸膝关节，维持 1 分钟、拔伸重量约 6kg；膝周点按穴位（伏兔、梁丘、内外膝眼、血海、阳陵泉、阿是穴），每次选取 5 个穴位，以患者酸困为度，每穴点按 2 分钟。

2. 治疗骨错手法　腰椎错缝：使用腰椎斜板法纠正腰椎错峰。骨盆倾斜（假性下肢不等长）：采用顿拉法纠正双下肢假性不等长。膝关节局部错缝：术者将自己与患膝同侧的前臂垫于腘窝，牵拉下极度屈膝。提拉髌骨：术者五指扣紧髌骨提拉 3～5 次。

## 三、平乐正骨“筋滞骨错”理论

平乐正骨“筋滞骨错”理论体系是在平乐正骨理论的基础上继承和发展起来的筋病学理论，是平乐正骨学的重要组成部分，是数代平乐正骨人不懈努力、不断发展完善，不断归纳总结的成果。现在，从理论基础、诊疗体系、理论体系相关课题研究、理论体系相关专利及文章等四方面阐述平乐正骨“筋滞骨错”理论体系，以飨同道。

### （一）平乐正骨“筋滞骨错”理论体系

1. 理论基础　①理论内涵；②核心观点；③哲学观；④诊疗原则；⑤与“十二经筋”的关系；⑥与“骨错缝、筋出槽”的异同

2. 治疗体系

3. 理论体系相关课题

4. 理论体系相关专利

### （二）平乐正骨“筋滞骨错”理论的核心观点

平衡理论-气血平衡-脏腑平衡-筋骨平衡-内外平衡-动静平衡-阴阳平衡

### （三）平乐正骨“筋滞骨错”理论的哲学观

平乐正骨“筋滞骨错”理论以中医基础理论为支撑，遵循唯物主义辩证法，在不断地临床实践过程中，逐渐形成了以独特平衡观为核心理念的平乐正骨筋滞骨错理论哲学观。

① 不平衡是绝对的，平衡是相对的；②我们重视静态的平衡，更注重动态的平衡；③平衡的形式是多种多样的；④平衡具有阶段性；⑤平衡具有规律性；⑥平衡具有因果性；⑦平衡具有机遇性。

### （四）平乐正骨“筋滞骨错”理论指导下的治疗原则

1. 中医辨证与西医辨病相结合

2. 整体辨证与局部辨证相结合

3. 以筋为先、以衡为用

### （五）平乐正骨“筋滞骨错”理论与“十二经筋”理论的关系

平乐正骨“筋滞骨错”理论是在十二经筋理论的基础上进一步创新和发展而形成的独特理论，是对十二经筋理论的继承和具体运用。

1.平乐正骨“筋滞骨错”理论筋滞之处也是十二经筋循行过程中结、聚、散、络之处，说明这两种理论在经脉循行及病患部位上是一脉相承的。

2.平乐正骨“筋滞骨错”理论强调，筋骨的异常主要是结构和功能的异常，其病因是急慢性损伤或外受寒、热、风、湿等邪气的侵袭以及跌打损伤等，与十二经筋病所论述的病因相同，这说明两者在病因认识上是一致的。

3.十二经筋病候不外乎筋急与筋纵。平乐正骨“筋滞骨错”理论认为，广义的筋滞即为筋病，包括筋伤、筋痹、筋痿、筋挛、筋急、筋纵、筋经病等病变。平乐正骨“筋滞骨错”理论中讲述的筋病是在十二经筋的病候基础上进一步继承和发展起来的，其涵义更广泛，涉及到的病变种

类更多。

### （六）平乐正骨“筋滞骨错”理论与“骨错缝、筋出槽”理论的异同

均重视和强调“筋骨因素”在筋病发病中的重要作用。筋的异常发展到一定程度才逐渐导致骨错，骨错又反过来进一步加重了筋滞；两者在疾病的发生发展过程中，相互影响，互为因果。

1.平乐正骨“筋滞骨错”理论特别强调筋的异常在疾病的发生、发展、治疗和转归中具有重要作用，是疾病发生和存在的主要矛盾，在临床治疗中应充分重视筋异常的调理和疏通，以筋病理论为指导，通过治筋调筋养筋，同时兼顾骨错，从而达到缓解疼痛改善病情的目的。

2.平乐正骨“筋滞骨错”理论特别强调筋的异常在疾病的发生、发展、治疗和转归中具有重要作用，是疾病发生和存在的主要矛盾，在临床治疗中应充分重视筋异常的调理和疏通，以筋病理论为指导，通过治筋调筋养筋，同时兼顾骨错，从而达到缓解疼痛改善病情的目的。

## 四、平乐正骨“筋滞骨错”理论治疗体系

在临床诊疗实践中，我们充分重视筋的异常的调理和纠正，兼顾骨的异常，通过疏筋正骨，达到筋柔骨正的目的，使机体恢复动、静态平衡，协调其内、外平衡，从而使气血、阴阳平衡。这是平乐正骨“筋滞骨错”理论的核心所在。

基于这种理论，我们在治疗腰椎间盘突出症、颈椎病、老年性腰椎管狭窄症、膝关节骨性关节炎、肩周炎、骶髂关节炎等方面取得较好的临床疗效，形成了一套较为完整的临床治疗体系。

### （一）牵弹三步法治疗腰椎间盘突出症

小关节紊乱，寰枢椎半脱位牵弹三步法之牵引疗法主要目的以松解脊周动力肌，缓解脊柱周围软组织的紧张和神经根的缺血、水肿；然后采用等体重甚或超体重、脊柱背伸、病变节段悬空之牵引，待脊柱周围软组织松弛时行连续弹压手法治疗。通过强有力的牵抖按压、腰部旋转等手法治疗均可改善腰部生理结构，松解粘连，利于椎间盘的回纳或改变突出椎间盘与神经根的位置关系 。仰卧位直腿抬高拉筋治疗，屈髋屈膝拔伸下肢，解决神经根受压迫或受刺激问题 。最后，通过腰腹肌功能锻炼，增加腰腹肌肌力及肌耐力，加强腰椎的肌性稳定因素，最终达到满意恢复腰椎功能 。

### （二）腰腹联合手法治疗腰椎间盘突出症

在中医整体观念和辩证论治理论指导下，以经络、腹诊及筋病为先、筋骨并重理论为立论依据，重视人体脊柱和经络的前后平衡，腹部手法通过腰腹部的经脉（主要是冲、任、督、带的四脉联系），后病前治，从阴引阳，使气机调畅，升降有序，经脉通畅，起到气血平和、脏腑协调、阴平阳秘的作用。腰部手法及整脊技术，根据腰椎的生物力学，调节腰椎序列，恢复腰部正常经脉运行。腰腹联合作用从而提振亏虚的阳气，协调阴阳，改善腰椎及双下肢的血液循环，逐渐缓解痉挛紧张的软组织，逐渐恢复腰椎的平衡与稳定，最终达到骨正筋柔的目的。

### （三）角度牵引治疗腰椎间盘突出症

旋转可调式床头牵引架根据患者具体病情设定牵引处方进行牵引治疗，根据患者具体年龄、体质、病情等选用牵引角度、重量、时间，通过间断特定角度牵引，同时配合舒筋活血类中药协定方中药熏蒸，推拿揉按等舒筋手法治疗，最终达到舒筋松筋的目的，经临床验证，对腰椎间

盘突出症的治疗具有疗效好、疗程短等优点。

### （四）优值牵引法治疗颈椎病

优值牵引法可有效地缓解颈椎病患者的临床症状并恢复其颈曲，其机制为：①顺势牵引即前屈位牵引可加大椎间隙，特别是加大椎体后缘和小关节、椎间孔的间隙，松弛颈椎周围的动力肌及其他软组织，即解除筋滞，从而达到缓解临床症状的目的；②功能牵引即背伸位牵引可以有效地调节颈段脊柱的生理曲度，以恢复颈椎的形态学，符合颈椎的生物力学特性，在巩固疗效、稳定脊柱并发挥其正常功能方面有较好的作用。

### （五）牵复三步法治疗寰枢关节错缝

该技术通过前期的牵引和中药熏洗打破脊柱内外失衡、代谢失调的恶性循环，再通过牵复三步法一次性有效缓解局部肌肉痉挛，重建脊柱内外平衡，达到复位环枢关节的目的，并有效解除临床症状。本法尤其重视局部软组织平衡，重视脊柱整体观，复位环枢关节的同时纠正代偿引起的上颈段反弓是其重要特点；最后，通过循序渐进的颈椎肌肉功能锻炼达到有效恢复颈椎正常功能状态。

### （六）动态拔伸松解股四头肌治疗膝关节骨性关节炎

该疗法通过动态拔伸手法松解股四头肌，从而缓解肌肉痉挛，松解肌肉粘连，以通为用，使以筋为先，筋骨并重的理念在实践中得以完美体现。通过理筋舒筋，使骨与筋重新在动态手法中达到新的平衡，最大限度地恢复关节的稳定性，从而达到对膝关节退行性疾病有效治疗的目的。

### （七）平乐展筋丹揉药

平乐展筋丹由数十种名贵中药粉碎成散状，经过过滤、加工而成，其主要成分是血竭、珍珠、冰片等。临床使用具有舒筋活血、分离粘连、通利关节、理气止痛等功效。揉药的方式分为穴位揉药、关节处揉药和痛点揉药。具体方法是用拇指蘸药粉少许，施于反应点，进行揉药手法。

### （八）平乐正骨“筋滞骨错”理论手法治疗膝骨关节炎

该疗法在纠正“骨错”之前，通过松解腰臀部及股四头肌，从而缓解肌肉痉挛，松解肌肉粘连，以通为用，理筋是为了正骨。第二步根据整体观念，处理腰椎小关节错缝、骨盆倾斜及膝关节错缝。最大限度地恢复关节的稳定性，使骨与筋重新在动态手法中达到新的平衡。基于平乐“筋滞骨错”理论手法治疗膝骨关节炎可改善肌肉的功能状态，增强“束骨利关节”之功效，通过纠正“骨错”，达到标本兼治的目的。

### （九）平乐正骨“筋滞骨错”理论治疗骶髂关节紊乱症

应用平乐正骨“筋滞骨错”理论手法治疗骶髂关节紊乱症，先通过治筋手法改善软组织的功能状态，增强 其“束骨利关节”之功效，然后通过治骨手法纠正“骨错”，该法有效缓解骶髂关节紊乱症患者的不适症状，改善病变部位血液循环，减轻水肿，减轻疼痛，到达“筋柔”目的，改变解剖位置，使骶髂关节复位，到达“骨正”目的证有形无形、客观主观之分方药中老先生认为，证就是证据；任应秋提出证是整体病变的证候。高等医药院校教材中将证定义为“是对疾病发展到某一阶段的病因、病位、病性、病势等的高度概括”，反映出病变过程中某一阶段的病理变化的本质。在《伤寒论》中，证的概念则含有两种含义：“观其脉证，知犯何逆，随证治之”，“观其脉证”的证是诊断的依据，是证据；“随证治之”的证则是诊断的结果。陆广莘认为，证的概念不限于在疾病范畴内，证是人这个主体开放系统的整体边界效应，是关于健康和疾病相互转化过程的出入信息。中医的证，是一个健康模型，它的建立，基于对人体是一个具有自稳自组织调节能力的主体的认识，所关心的不是消除疾病，而是如何不断提高人体自稳自组织的调节能力。孟庆云认为证是中医学体系认识疾病的理论模型之一。综合大多数学者的观点，目前对证的认识主要存在以下两个观点：

1.证是证据；

2.证是反映疾病病理状态的阶段性诊断。

从中医理论有关证的概念分析，似乎应该分为“有形之证”和“无形之证”更有利于说明证的理论内涵。“有形之证”是客观的，是疾病发展到某一时段之所以发生发展的本质，是客观原因。属于原型的概念；“无形之证”是通过中医理论得出的诊断结果，是主体对客观的反映，也可以说是“有形之证”的模型。症是患者的临床表现，由于中西医理论概念限定的不同，症不等同于“有形之证”，不同的症只有纳入中医的理论体系，成为辨证的依据，才属于“有形之证”的范畴，辨证的结果是“无形之证”，反映的内容是“有形之证”，这个过程是通过建立起“无形之证”以完成对'“有形之证”的解说，在不同角度、不同层次上达到“无形之证”与有形之证”的最大吻合。

有形之证”是客观的，属于物质的范畴，是不以任何人的意志为转移的；“无形之证”则属于意识的范畴，临床上用于指导遣方用药的是“无形之证”。马克思主义认识论指出：正确的认识是客观的，是真理。我们可以说属于意识范畴的“无形之证”只要能够反映疾病的本质（虽然认识程度、角度可能不同），就是客观的，亦即能够反映疾病本质的证是客观的。在对“有形之证”进行“无形之证”构建过程中（辨证过程），医生运用恰当的“望、闻、问、切”手段，运用中医理论指导，通过个人抽象思辨得出的“无形之证”，能够正确地反映疾病的本质，是对疾病本质的意识概括。面对同一患者，由于不同医者对患者“有形之证”的认识程度或角度不同，可能会得出多重的“无形之证”辨证结果，但用于指导临床同样有效，这反映的是“无形之证”具有多重性和层次性，由于“无形之证”的层次性，也能体现临床疗效的层次性。同样，证具有时序性，随着病情的发展与转化，“有形之证”是随着时间的变化而不断变化的，作为对“有形之证”意识反映的“无形之证”也同样具有时序性，反映的是主体对疾病不同病理阶段的认识，体现的是“无形之证”与“有形之证”的同步吻合。

（王秋生）

# 第八节　椎管狭窄

## 一、颈椎管狭窄

**【概述】**

颈椎管狭窄是指构成颈椎管各解剖结构因发育性或退变性因素造成骨性或纤维性退变引

起的一个或多个平面管腔狭窄，导致脊髓血液循环障碍、脊髓及神经根压迫症状的病症。好发部位为下颈椎，以颈$_{4\sim6}$节段最多见，发病缓慢。

【诊断步骤】

（一）病史采集要点

1.年龄　颈椎管狭窄症多见于中老年人。

2.感觉障碍　患者始发症状为四肢麻木、过敏或疼痛。四肢可同时发病，也可以一侧肢体先出现症状，但大多数患者先从上肢开始，尤以手臂多发。躯干部症状有第 2 或第 4 肋以下感觉障碍，胸、腹或骨盆区发紧，谓之"束带感"，严重者可出现呼吸困难。

3.四肢活动　感觉障碍之后常出现四肢无力、僵硬活动不灵活。大多数从双手持力差、持物易坠落，下肢无力、沉重、脚落地似踩棉花感开始，重者站立行走不稳，逐渐发展严重者可出现四肢瘫痪。

4.大小便障碍　一般出现较晚。早期为大小便无力，以尿频、尿急及便秘多，晚期可出现尿潴留、大小便失禁。

（二）体格检查要点

1.颈部　颈椎活动受限不明显，颈棘突旁或其旁肌肉可有轻压痛。

2.感觉　躯干及四肢常有感觉障碍，但不规则，躯干可以两侧不在同一个平面，也可能有一段区域感觉减退，而腰以下正常。深感觉如位置觉和振动觉仍存在。

3.反射　浅反射如腹壁反射、提睾反射多减弱或消失。肛门反射常存在，腱反射多明显活跃或亢进，Hoffmann 征单侧或双侧阳性，下肢肌肉痉挛侧可出现 Babinski 征阳性，髌、踝阵挛阳性。

4.肌力及肌张力　四肢肌肉萎缩、肌力减退，肌张力增高。肌萎缩出现较早且范围广泛，尤以发育性椎管狭窄患者明显。

（三）辅助检查要点

1.X 线片　目前公认的诊断颈椎管狭窄方法主要有两种：①Murone 法，即利用颈椎标准测位片测量椎体后缘中点至椎板、棘突结合部之间的最小距离即椎管矢状径，小于 12mm 为发育狭窄，小于 10mm 为绝对狭窄。②比值法，即利用椎管矢状径和相应椎体矢状径（自椎体前缘中点至椎体后缘中点连线），三节以上的比值均小于 0.75 者为发育性颈椎管狭窄。还可见颈椎生理前屈减少或消失，椎间隙变窄，椎体后缘骨质增生，椎弓根短而厚及内聚等改变。

2.CT 扫描　可清晰显示颈椎管狭窄程度及改变，如椎体后缘增生，后纵韧带钙化，椎弓根变短，椎板增厚，黄韧带增厚等。CT 尚可通过测量椎管与脊髓的截面积来诊断颈椎管狭窄，正常人颈椎管横截面积在 200mm$^2$ 以上，而颈椎管狭窄者最大为 185mm$^2$，平均要小 72mm$^2$，椎管与脊髓面积之比值正常人为 2.24∶1，而颈椎管狭窄者为 1.15∶1。

3.MRI 检查　本病 MRI 表现主要为椎管均匀狭窄；黄韧带退变增厚，形成褶皱并突入椎管内，多节段受累时表现为搓衣板状影像；椎间盘突出伴骨赘形成，单节段受累者呈半月状、多节段受累时为花边状影像；黄韧带皱褶和椎间盘突出并压迫硬膜和脊髓，导致狭窄的椎管在某些节段形成前后嵌夹式狭窄，呈现蜂腰状或串珠样改变。

4.椎管造影　椎管造影对于确定颈椎管狭窄部位和范围及手术方案制定具有重要意义。

主要有两种表现:完全梗阻时正位片呈毛刷状,侧位片上可见呈鸟嘴状;不完全梗阻时可见碘柱呈节段性充盈缺损,外观呈串珠状,提示椎管前方及后方均有压迫。

## 【诊断对策】

### (一)诊断要点

1.*病史及症状*　患者多为中老年,发病慢,逐渐出现四肢麻木、无力行走不稳等脊髓受压症状,往往从下肢开始,双脚有踩棉花感觉、躯干部“束带感”。

2.*体征*　患者呈痉挛步态,行走缓慢,四肢及躯干感觉减退或消失,肌力减退,肌张力增高,四肢腱反射亢进,Hoffmann 征阳性,严重者存在踝阵挛及 Babinski 征阳性。

3.*影像学结果*　X 线片及 CT 显示椎管矢径小于 12mm,椎管与椎体矢径比值小于 0.75。椎引根变短,关节突增生、肥大突入椎管内。MRI 示椎管矢状径变窄,脊髓呈蜂腰状或串珠样改变。椎管造影示完全或不完全梗阻,不完全梗阻者呈节段性狭窄改变。

### (二)临床类型

1.*发育性颈椎管狭窄*　颈椎在胚胎发生和发育过程中由于某种因素造成椎弓发育过短,导致椎管矢状径小于正常长度。幼年时无症状,但随发育过程和其内容物逐渐不相适应时则出现狭窄症状。

2.*退变性颈椎管狭窄*　是最常见的类型。中年以后脊柱逐渐发生退变,其发生的迟早和程度与个体差异、职业、劳动强度、创伤等有关。其病因主要是颈椎间盘退变、椎体后缘骨质增生、黄韧带肥厚、椎板肥厚、小关节肥大。这些因素均可导致椎管容积减少,脊髓受压。此时如遭受创伤,即使轻微创伤引起某个节段骨或纤维结构破坏,使椎管内缓冲间隙减小,而发生相应节段颈髓受压。

3.*医源性椎管狭窄*　该症因手术引起,主要因手术创伤及出血瘢痕组织形成,与硬膜囊粘连并造成脊髓压迫;椎板切除过多或范围过大,未行骨性融合导致颈椎不稳引起继发性,创伤性和纤维结构增生性改变;颈椎前路减压植骨术后,骨块突入椎管;椎管成形失败。

4.*其他病变和创伤所致的继发性颈椎管狭窄*　如颈椎病、颈椎间盘突出症、颈椎后纵韧带骨化症、颈椎肿瘤、结核和创伤等。但这类疾病是独立性疾病,颈椎管狭窄只是其病理表现一部分,故不宜诊断为颈椎管狭窄。

### (三)鉴别诊断要点

1.*脊髓颈椎病*　是颈椎间盘退变或骨赘引起的脊髓压迫症状,好发于 40～60 岁,常为多节段病变,以侵犯锥体束为主,表现手足无力、下肢发紧、行走不稳、手握力差、持物易坠落,有时感四肢麻木,脚落地似踩棉感。重者行走困难,大小便失禁,甚至四肢瘫痪。与颈椎管狭窄症难以鉴别,行 MRI 检查多能诊断。

2.*颈椎后纵韧带骨化症*　仅以临床症状及体征难以鉴别,须借助影像检查。在侧位 X 线片上可见椎体后有钙化阴影,呈长条状。CT 上可见椎体后方有骨化块,脊髓压迫症状常较严重。

3.*椎管内肿瘤*　表现为脊髓进行性受压,患者症状有增无减,从单肢发展到四肢,感觉及运动障碍同时出现。X 线片可见椎间孔扩大,椎弓根变薄、距离增宽,椎体或椎弓根破坏。如瘤体位于髓外硬膜下，脊髓造影可见杯口样改变。脑脊液蛋白含量明显增高。CT或MRI检查对鉴别诊断有帮助。

4.脊髓空洞症　好发青年人，病程缓慢，痛温觉与触觉分离，尤以温度觉减退或消失更为突出，脊髓造影通畅。MRI可确诊，见颈髓呈囊性改变、中央管扩大。

5.肌萎缩型脊髓侧索硬化症　系运动神经元性疾病，病症先上肢后下肢，呈进行性、强直性瘫痪，无感觉障碍及膀胱症状。椎管矢径正常，脊髓造影通畅。

**【治疗对策】**

治疗原则：本病以手术疗法为主，除非症状较轻的早期，否则难以改变本病病理解剖基础。手术应做到有针对性地进行致压节段的减压。

**（一）非手术治疗**

主要用于早期阶段及手术疗法前后。以颈部保护为主，辅以药物及一般对症治疗。牵引疗法适于伴有颈椎间盘突出及颈椎节段性不稳的病例。推搬及推拿疗法对此种病例应视为禁忌证。平日注意颈部体位，不可过伸，更不宜长时间或突然屈颈，尤其是在有骨刺情况下，易引起脊髓损伤。

**（二）手术治疗**

1.手术方式

(1)前路减压术：前路减压术分两类：一类为摘除椎间盘突出物，把凸向椎管的髓核及纤维环彻底刮除；另一类是摘除硬性突出物减压，把凸向椎管或根管的椎间盘连同骨赘一起切除或将椎体开一骨槽，并同时植骨。

(2)后路减压术

1)全椎板切除脊髓减压术

①局限性椎板切除椎管探查减压术：一般切除椎板不超过3个，术中切断束缚脊髓的齿状韧带。脊髓受挤压明显时，可以不缝合硬脊膜。

②广泛性椎板切除减压术：适于发育性或继发性颈椎管狭窄症者，颈椎管矢径小于10mm或在10～12mm而椎体后缘骨赘大于3mm者或脊髓造影显示颈髓后方有明显受压且范围较大者。一般切除颈$_{3\sim7}$的5个椎板，必要时可扩大切除范围，如关节突增生明显压迫神经时，应部分切除关节突。本术式可直接解除椎管后壁压迫，减压后颈髓后移可间接缓解来自前方的压迫。术后瘢痕广泛形成和收缩，导致术后早期功能恢复满意，远期症状常可加重，还因颈椎后部结构切除广泛而致颈椎不稳，甚至前凸或后凸畸形。

2)一侧椎板切除脊髓减压术：该手术目的在于既能解除颈髓压迫、扩大椎管，又能保留颈椎后路大部分稳定结构。其椎板切除范围从棘突基地部至外侧关节突基底部保留关节突。纵向切除长度为颈$_{2\sim7}$。该手术术后可保证颈椎的静力和动力学稳定，有效持久的保持扩大椎管的容积，术后瘢痕仅为新椎管周径的1/4。

3)后路椎管扩大成形术：该手术分为单开门和双开门两种方法。单开门指椎板向一侧翻开并将其悬吊于下位棘突尖部。双开门指切除所要减压棘突，在正中部切断椎板向两侧掀开，扩大椎管将咬除的棘突或髂骨取骨用钢丝固定在两侧掀开的中间。开门术后椎管矢状径增大且呈椭圆形，瘢痕组织较少与硬膜粘连故不致压迫脊髓，同时保留椎板可进行植骨融合使椎管稳定性增加。

4)棘突悬吊术：该术式首先咬除部分棘突，在小关节内缘作双侧全层椎板切开，把最下端的棘上和棘间韧带去除，黄韧带也去除。在靠近最下端的邻近棘突上做一骨槽。在最下端棘突上用钢丝或丝线同邻近棘突上骨槽缝合在一起，使之成为骨性融合，两侧放上脂肪。此法实质是保留棘突完整和连续性的双侧椎板减压术，由于保留椎管后方骨性结构并使其呈漂浮状，可向后方移动，因而获得疗效。

*2.后路手术并发症*　手术暴露椎板前过程中可出现局部麻醉针头过深致误伤脊髓或误将麻药注入硬膜外腔；由于枕颈部血管丰富，止血不确切或手术时间长时出现血容量急剧下降；少数出现椎节定位错误。进入椎管后可出现硬膜损伤、脊神经根损伤、脊髓损伤，少数手术超过颈4以上者可出现睡眠性窒息，表现为低血压、心动过缓及呼吸机能不稳，可因呼吸机能完全障碍而死亡。术后可出现颈深部血肿、脑脊液漏、植骨块脱落、切口感染、皮肤压迫坏死及颈椎不稳和成角畸形。

**(二)胸椎管狭窄**

**【概述】**

胸椎管狭窄系指由于发育或退变因素引起的胸椎管矢状径或椎管横截面容积变小，导致脊髓或神经根受压，并出现相应的症状和体征。本病以下胸椎为主，以胸$_{6\sim12}$最为常见，其次为上胸椎。导致胸椎管狭窄常见原因有黄韧带骨化、椎体后缘骨赘、椎板增厚、关节突增生肥大、后纵韧带骨化、发育性椎管狭窄等原因。

**【诊断步骤】**

**(一)病史采集要点**

*1.年龄*　本病发生于50岁以上的中老年人。

*2.起病与发展*　起病缓慢，一旦发病多呈进行性加重，缓解期少而短，病情发展快慢不一，快者数月即发生截瘫。

*3.感觉障碍*　起初可出现下肢的麻木，双下肢可同时发病也可先一侧发病再累及另一侧。半数病人可出现假性腰椎根性综合征，表现为腰腿疼痛，可放射至臀部及下肢，疼痛多不严重。也可出现胸神经根受损症状，表现为胸背部烧灼样或刺激症状，向前及外侧沿肋间神经放射，咳嗽时加重，易误诊为心脏病，半数病例有胸腹部束带感或束紧感，胸闷、腹胀，如病变平面高而严重者有呼吸困难。

*4.四肢活动*　早期表现为下肢麻木、无力发凉、僵硬不灵活，双下肢可同时发病也可先一侧发病再累及另一侧。半数病人有间歇性跛行，行走一段距离后症状加重，需弯腰或蹲下休息片刻后才能行走。较严重者站立及行走不稳，需持双拐或扶墙行走，严重者截瘫。

*5.大小便障碍*　大小便功能障碍出现较晚，多为解大小便无力，尿失禁少见。

**(二)体格检查要点**

*1.步态*　多呈痉挛步态，行走缓慢。

*2.胸椎*　多无畸形，偶有轻度驼背、侧弯，70%患者胸椎压痛明显，压痛范围较大，棘突叩

击痛并有放射痛。

3.感觉　大多数胸椎管狭窄症表现为上运动神经元损害体征，查体可发现受损部位以下皮肤感觉减退或消失，常见胸部及下肢感觉减退或消失，胸部皮肤感觉节段性分布明显，准确检查有助于确定狭窄上界。

4.反射　表现为膝、跟腱反射亢进，腹壁反射及提睾反射减退或消失，Babinski 等病理征阳性，可有髌阵挛或踝阵挛等上运动神经元损害表现。如病变位于下胸椎，由于脊髓腰膨大或圆锥受到压迫，可表现广泛下运动神经元性损害，此时可出现膝、跟腱反射减弱，病理征阴性。少数患者同时存在上、下神经元损害症状。

5.肌力及肌张力　常见肌力减退，肌张力升高，病变位于下胸椎可有肌肉萎缩，肌张力减低。

**（三）辅助检查要点**

1.X 线片　一般可显示不同程度的退变性征象，椎体骨质增生可以很广泛，也可为 1～2 个节段；椎弓根短而厚；后关节增生肥大、内聚、上关节突前倾；椎板增厚，椎间隙变窄。在这些征象中侧位片上关节突肥大增生突入椎管，是诊断本症重要依据。平片另一突出征象为黄韧带骨化和后纵韧带骨化。个别患者可显示脊椎畸形如圆背畸形连续几个椎体呈前窄后宽，脊髓节段分节不全，脊椎隐裂，棘突分叉，侧弯畸形等。

2.MRI　MRI 可清楚显示压迫脊髓的病因、脊髓受压的程度及脊髓损害状况。由于可以较大范围显示脊柱和脊髓的情况，MRI 是目前确定诊断及鉴别诊断最有价值而快捷的方法，但是 MRI 对于骨性结构的显示尚有不足之处。因此，对确定有胸椎管狭窄拟行手术治疗，需要进一步了解椎管狭窄的更详细情况时，可在 MRI 检查基础上对压迫部位再加作 CT 平扫。

3.CT 检查　CT 扫描可清晰显示胸椎狭窄的程度和椎管各壁的改变。椎体后壁增生、后纵韧带骨化、椎弓根变短、椎板增厚、黄韧带增厚、骨化等可使椎管矢径变小；椎弓根增厚内聚使横径变短；后关节突增生、肥大、关节囊增厚骨化使椎管呈三角形或三叶草形。

4.脊髓造影　可确定狭窄部位及范围，为手术治疗提供比较可靠的资料。完全梗阻时只能显示椎管狭窄下界，正位片常呈毛刷状，侧位片呈鸟嘴状常能显示主要压迫来自后方或前方。不完全梗阻时可显示狭窄全程，受压部位呈节段状充盈缺损。

5.皮质诱发电位检查　不完全截瘫或完全截瘫病例其皮质诱发电位均有改变，波幅峰值下降以至消失，潜伏期延长。椎板减压后皮质诱发电位出现波峰恢复，截瘫好转。皮质诱发电位可用于术前检查脊髓损害情况，且术后皮质诱发电位波峰出现预示脊髓恢复较好。

6.奎氏试验及化验检查　腰穿时可先做奎氏试验，多数呈不完全梗阻或完全梗阻，部分患者无梗阻。脑脊液检查：蛋白多升高，细胞计数偶有升高，糖和氯化物正常，细胞学检查无异常。

## 【诊断对策】

**（一）诊断要点**

1.患者为中年人，无明显原因，逐渐出现下肢麻木、无力、僵硬不灵活等截瘫症状，呈慢性进行性或因轻外伤而加重。

2.清晰的 X 线片显示胸椎退变、增生，特别注意侧位片有关节突肥大、增生、突入椎管，侧位断层片有无黄韧带骨化和(或)胸椎后纵韧带骨化。并排除脊椎外伤及破坏性病变。

3.脊髓造影呈不完全或完全梗阻。

4.CT 可见关节突关节肥大向椎管内突出,椎弓根短,无黄韧带骨化或胸椎后纵韧带骨化致椎管狭窄。

5.磁共振可显示椎管狭窄,有无椎间盘突出及脊髓改变。

根据以上各点诊断无困难,仅根据 1、2、5 项即可明确诊断。

**(二)临床类型**

胸椎管狭窄症狭窄的平面、范围以及压迫主要来自何方有所不同,治疗方法也不同。为指导治疗,选择正确治疗方法进行如下分类:

1.*单椎关节型*　椎管狭窄病理改变位于一个椎间及关节突关节。截瘫平面,X 线片关节突肥大等表现,脊髓造影,CT 等改变均在同一平面。占病例的 10%。

2.*多椎关节型*　胸椎管狭窄病理改变累及连续的多个椎节,以 5~7 个椎节,约占病例的 80%。此组病例的临床截瘫平面多在狭窄段的上界,脊髓造影完全梗阻者多在狭窄段的下界,不完全梗阻则显示其多节段狭窄,狭窄段全长确定主要依据 X 线侧位片上关节突肥大增生突入椎管的椎节数或由造影完全梗阻为下界,截瘫平面为上界计算其椎节数。磁共振可显示狭窄段。

3.*跳跃性多椎关节型*　约占病例的 6%,例如上胸椎有 3 椎节狭窄,中间 2 节无狭窄,下胸又有 3 节狭窄,即胸$_{2\sim4}$胸$_{6\sim8}$狭窄都在胸椎。截瘫平面在上胸椎者为不完全瘫痪,下端狭窄较严重,截瘫也较严重,脊髓造影显示不全梗阻。MRI 可显示椎管狭窄和全长。

4.*后纵韧带骨化型椎管狭窄*　此型椎管狭窄既有后纵韧带压迫又有后面及侧后椎管壁增厚的压迫。

5.*伴椎间盘突出型*　见于单椎关节型及多椎关节型合并有椎间盘突出,患者多有轻微外伤史,脊髓造影、MRI 显示突出之压迹在脊髓前方,但同时伴后方压迫。

**(三)鉴别诊断要点**

1.*胸椎结核*　一般都有结核病史和原发病灶,脊柱 X 线片可见椎体破坏,椎间隙变窄和椎旁脓肿阴影。患者多有消瘦、低热、盗汗和血沉增快。

2.*肿瘤*　胸椎转移性肿瘤全身状况很差,可能找到原发肿瘤,X 线片显示椎体破坏。与椎管内良性肿瘤鉴别较困难,X 线片无明显退行性变,可有椎弓根变薄、距离增宽、椎间孔增大等椎管内占位征象,造影显示髓内肿瘤呈杯口状改变,胸脊液蛋白量增高显著。

3.*(单纯)胸椎间盘突出*　往往缺少典型临床症状,需脊髓造影、CT、MRI 等特殊检查才能区别,在椎间盘平面有向后占位的软组织影,多有明显外伤史。

4.*脊髓空洞*　多见于青年人,好发于颈段,发展缓慢,病史长,有明显而持久的感觉分离,痛温觉消失,触觉和深感觉保存,蛛网膜下腔无梗阻、脑脊液蛋白含量一般正常,MRI 显示脊髓内有破坏灶。

5.*肌萎缩性及原发性侧索硬化症*　尽管有广泛的上运动神经元和下运动神经元损害的表现,但无感觉和括约肌功能障碍。

外伤性硬膜外血肿、单侧后关节突骨折、蛛网膜囊肿有明显外伤史，起病急，X线片无异常，造影时注意区别。

**【治疗对策】**

治疗原则：对退变性胸椎管狭窄，目前尚无有效的非手术疗法，手术减压是解除压迫恢复脊髓功能唯一有效方法。因此一旦确诊，即应尽早手术治疗，特别是脊髓损害发展较快者，应尽快手术。

1.手术途径选择

(1)后路全椎板切除减压术是首选方法，可直接解除椎管后壁的压迫，减压脊髓轻度后移，间接缓解前壁的压迫；减压范围可按需要向上下延长，在直视手术操作较方便和安全；合并有旁侧型椎间盘突出者可同时摘除髓核。

(2)以后纵韧带骨化为主要因素的椎管狭窄，尤以巨大孤立型后纵韧带骨化，后路手术效果不佳，会引起症状加重，应从侧前方减压切除骨化块，可解除脊髓压迫。

(3)胸椎管狭窄合并中央型椎间盘突出时，从后路手术摘除髓核很困难，且易损伤脊髓及神经根，也以采用侧前方减压为宜。侧前方入路可切除后纵韧带骨化块、严重椎体后缘增生骨赘和摘除突出的髓核，还可以切除一侧椎弓根、后关节、椎板及黄韧带以充分减压。中下段胸椎侧前方减压术因脊髓大根动脉10%来自左侧肋间动脉，故以选择右侧入路为好。如从左侧入路，应注意保护肋间动脉及根动脉，切勿轻易结扎。

(4)有的胸椎管狭窄患者同时存在严重的颈椎或腰椎管狭窄，均需手术治疗。若狭窄段互相连续可一次完成手术。若狭窄段不连续，一次手术难以耐受者，要分次完成手术，先行颈椎后行胸椎或先行胸椎后行腰椎手术。

2.手术方法　常用手术方法包括全椎板切除脊髓减压术、整块半关节突椎板切除减压术、侧前方减压术、椎板关节突增厚伴椎板切除。手术方式选择应依据上述原则进行。

3.治疗效果　治疗效果以截瘫完全恢复为优；恢复自由行走，括约肌完全主动控制，但肌力不及正常或有麻木感，存在病理反射为良；减压术后感觉运动及括约肌功能有进步.但不能自由行走，需要拐杖辅助或尚不能起床者为进步；较术前无进步者为差；术后病情加重由不完全截瘫成为完全截瘫者为加重。

## 三、腰椎管狭窄

**【概述】**

先天发育性腰椎管狭窄症源于先天椎管发育不全，以至椎管本身或根管矢状径狭窄而致使脊神经根或马尾神经遭受刺激或压迫并出现一系列临床症状者。因后天伤病而引起的椎管狭窄属于继发性(或获得性)椎管狭窄。

临床上腰椎椎管狭窄症是导致腰痛或腰腿痛最为常见的疾病之一，是一种慢性、进行性硬膜囊及马尾神经受累疾病，是由椎管或根管狭窄引起内容物受压而出现相应的神经功能障碍。最常见发病节段腰4、5，其次是腰5骶1和腰3、4，常常呈对称性发病。

## 【诊断步骤】

### (一)病史采集要点

1.年龄　发育性椎管狭窄症虽多属胎生性,但真正发病年龄多在中年以后,主要因退变所致者发病年龄要大于前者 10～15 岁,因此多见于老年人。

2.间歇性跛行　此表现是腰椎管狭窄的一个典型临床表现,即走路一定距离后出现一侧下肢或双侧下肢的麻木、疼痛、酸胀、无力等感觉,大多在股外后至小腿外后或外前,停止走步或稍前弯腰后则下肢症状消失,然后在向前走至一定距离后又出现上述症状,经休息又缓解。随病情发展行走距离越来越短,坐或蹲踞频率越来越高,休息时间越来越长。腰椎管狭窄压迫马尾神经可发生马尾性间歇性跛行,其可分为姿势型跛行和缺血性跛行。姿势型跛行发生于长时间站立不动或伸腰时,发病后只要改变体位,将身体前屈或蹲下或弯腰行走痛即消失,患者常保持弯腰动作,症状出现与伸腰有关系,因腰伸时黄韧带突出增加,加重压迫程度。病人俯卧及仰卧均可增加疼痛,只有侧卧位屈膝才能缓解疼痛。缺血性跛行发生于行走或下肢活动时疼痛呈肌肉痉挛性,发生于两小腿前外侧的肌群较多。停止行走或停止下肢活动疼痛即消失。这种发病与腰椎伸直无关,改变体位将不受影响,但与血内的氧张力有明显关系。

3.腰腿痛　多数患者有长期下腰背、臀部及大腿后部疼痛史,随病情发展疼痛位置下移至小腿前外侧,常伴有感觉异常或局部麻木。有些患者有鞍区麻木、胀感和针刺样疼痛感觉。部分侧隐窝狭窄患者出现较典型的坐骨神经痛,压迫腰 5 神经根时从臀后、股外后至小腿前外足背麻木疼痛,压迫骶 1 神经根时,麻木疼痛位于足外缘、小腿外后及股后外至臀部,症状持续且相对固定,无明显走路加重、休息缓解表现。

4.大小便及性功能　少数患者可出现性功能与大小便功能障碍。

### (二)体格检查要点

1.症状、体征分离　主要表现为症状重、体征轻。病人自述症状明显,到医院检查时由于等待休息,而症状消失,医师体检时常无阳性体征,这是中央型腰椎管狭窄的一个特点。

2.腰部局部体征　腰椎前凸减少,矢状位上变得平直,患者常有脊柱侧弯,病变处有压痛,椎旁肌有痉挛,腰后伸受限。

3.感觉、反射、肌力　可出现受损神经支配区域皮肤感觉减退或消失,反射减弱消失,若脊髓锥体束受压可出现病理征阳性及踝阵挛阳性,同时可出现肌力减退改变。

4.腰椎过伸试验　病人背向医生站立,髋膝伸直,做腰背后伸,检查需扶住病人背部,协助其后伸,在站立时无症状,后伸 10～20 秒出现一侧或双下肢酸麻者为阳性,此乃因后伸时腰黄韧带向内挤压腰椎管变小影响血供而出现症状。腰椎过伸试验阳性是本症的重要体征。

5.弯腰试验　嘱患者加快步行速度则疼痛出现,如果继续行走患者需要弯腰来减轻疼痛。该实验阳性提示腰椎管狭窄。

6.直腿抬高试验　直腿抬高试验多为阴性,无明显放射疼痛。侧隐窝狭窄患者可出现直腿抬高试验阳性。

7.屈颈试验　多为阴性。

### (三)辅助检查要点

1.X 线片　可见椎管矢状径小,椎板、关节突及椎弓根异常肥厚,两侧小关节移向中线,椎板间隙狭窄。侧位片上可测量椎管矢状径 14mm 以下者示椎管狭窄，14～16mm 为相对狭窄，在附加因素下可出现症状，也可用椎管与椎体比值判定是否狭窄。椎弓根上切迹矢状径变短，大多小于 5mm，在 3mm 以下者即属侧隐窝狭窄症，上关节突冠状部内缘内聚亦提示可能有侧隐窝狭窄性改变。

2.CT 检查　观察关节突肥大，椎板增厚特别是侧隐窝情况，仅显示椎管及根管断面形态不易了解狭窄全貌。

3.MRI　可显示腰段椎管情况，硬膜后方受压节段黄韧带肥厚，腰椎间盘膨出或突出或脱出，马尾有无异常，脊神经根是否受压等可清楚显示腰椎管全貌。

4.脊髓造影　椎管狭窄可出现尖形中断、梳状中断及蜂腰状改变，基本可了解狭窄全貌；侧隐窝狭窄可出现神经根显影中断，提示侧隐窝狭窄或神经根受压，但不易与椎间盘突出症所致压迫区别，本检查属侵入式检查方法。

5.皮质诱发电位　做股、胫、腓 3 神经的皮质诱发电位，皮质诱发电位较临床体征更敏感，中央型腰椎管狭窄症可无临床阳性体征，但腓总或胫后神经皮质诱发电位可有改变，潜伏期或波幅降低。特别是股神经皮质诱发电位，对腰椎管狭窄症的节段长度有重要意义，其改变表示狭窄累及腰 3～4 神经。

## 【诊断对策】

### (一)诊断要点

1.腰椎管狭窄症诊断　诊断应注意区分是中央型腰椎管狭窄还是侧隐窝狭窄症，还是两者混合。

(1)中央型腰椎管狭窄症

①中年以上患者出现长期腰骶部疼痛、两侧性腿不适、马尾神经性间歇性跛行。

②静止时体检无阳性发现，腰椎过伸试验和弯腰试验阳性，直腿抬高试验阴性，腰椎间及椎旁无明显压痛。

③X 线片可见椎管矢状径小，椎板、关节突及椎弓根异常肥厚，两侧小关节移向中线，椎板间隙狭窄。侧位片上可测量椎管矢状径 14mm 以下者示椎管狭窄，14～16mm 为相对狭窄，在附加因素下可出现症状，也可用椎管与椎体比值判定是否狭窄。

④CT、MRI 及脊髓造影：显示腰椎管矢状径变窄及硬膜囊受压明显。

(2)侧隐窝狭窄症

①中年以上患者腰腿痛、间歇性跛行、根性症状。

②体征类似腰椎间盘突出症，小腿相应神经支配区麻木，踇趾背屈肌力减弱(腰 5)，跟腱反射减低或消失(骶 1)等，直腿抬高可阳性，可有椎旁压痛。

③X 线片可见椎弓根上切迹矢状径变短，大多小于 5mm，在 3mm 以下者即属侧隐窝狭窄症，上关节突冠状部内缘内聚亦提示可能有侧隐窝狭窄性改变。

④CT、MRI 及脊髓造影显示侧隐窝狭窄，神经根受压。

临床医生应注意侧隐窝狭窄症常常与中央型腰椎管狭窄症合并存在。另外 MRI、CT 及脊髓造影虽然在诊断腰椎管狭窄症中有重要意义，但这必须是在与临床表现相符的情况下才具有重要诊断意义。仅有影像学改变而无临床表现时不能诊断腰椎管狭窄症；若临床症状及体征很明显，而影像学检查显示病变不重时也应诊断为腰椎管狭窄症。因此当影像学表现腰椎管内改变的轻重与临床并不完全一致时，临床医生应根据临床表现结合影像学阳性所见做出诊断，不可仅凭影像学改变做出临床诊断。

2.腰椎管症狭窄长度　腰椎管狭窄不会仅一个节段，常是多个节段。腰4受累最多，其次腰3、腰5，再次腰2。长度取决于：

(1)临床症状有无大腿前或前外侧疼痛，膝腱反射是否降低。

(2)MRI腰椎管狭窄症段是否达腰3，甚至腰2。

(3)皮质诱发电位股神经者是否有病理状态。

具有以上三项者表示狭窄段达腰3及腰2。

3.并存疾病　腰椎管狭窄症常并存腰椎退变性滑脱，以腰4最多，腰3次之，对此应检查滑脱椎间隙稳定性；此外还常并有腰椎间盘突出症，这些并存症是腰椎退变的一部分，应一次处理。

**(二)临床类型**

临床上一般将腰椎管狭窄症分为以下两大类：

1.先天发育性椎管狭窄症　本型称为原发性腰椎管狭窄症，临床上又可分为以下两种类型：

(1)特发性腰椎管狭窄症

其特点有椎管矢径狭小，尤以中部；多节椎管发病，一般在两节以上；椎板头侧缘矢径与椎板尾侧缘矢径比值正常在1以下，如大于或等于1则为发育性椎管狭窄。占所有病例的1%～2%。

(2)软骨发育不全性腰椎管狭窄症

临床少见，其为本病诸多症状中的一种表现。

2.后天获得性腰椎管狭窄症

(1)退变性腰椎管狭窄症：是最常见的一种类型，占病例的60%。椎间关节退变起源于椎间盘膨出、椎间隙狭窄、椎体后缘增生、黄韧带肥厚、小关节增生肥大、椎间节段性失稳、水平位移等均可造成椎管内马尾神经受压。临床上本型又可分三种类型：

①中央型：病变主要位于椎管，临床上常见。

②周围型：其病理改变位于根管；可一侧性或双侧性，以后者为多见。

③退变性脊椎滑脱：因椎节松动以致引起腰段或腰骶段以纤维性管道狭窄为主、骨性管道狭窄为次的椎管狭窄，并引起马尾或根性症状。

(2)创伤性腰椎管狭窄症：指因腰椎骨与关节外伤本身及其后骨痂生成，骨折片移位及增生性反应等均可引起。此型临床上亦较多见。

(3)医源性腰椎管狭窄症：指因腰骶部各种手术，包括椎板切除术或脊椎融合术或内固定及髓核溶解等均可能因骨质增生或骨痂形成而引起椎管或根管狭窄。

(4)混合型腰椎管狭窄症：指多种因素共存者，大多是以轻度先天发育性为主伴有退变性及椎间盘突出等任何两种以上混合并存者。

(5)其他腰椎管狭窄症：指上述几种原因外的各种病因如氟骨症、畸形骨炎及特发性脊柱侧凸等均可引起椎管狭窄。

（三）鉴别诊断要点

1.腰椎间盘突出症　两者最易混淆，鉴别主要依据单纯腰椎间盘突出症一般不具有长期腰骶部疼痛、两侧性腿不适、马尾神经性间歇性跛行、静止时体检无阳性发现的临床表现；腰椎间盘突出症根性症状剧烈且出现相应的体征改变；屈颈试验及直腿抬高试验多阳性而椎管狭窄时则阴性；必要时可行 1VIRI 或脊髓造影检查予以鉴别。但应注意二者常常伴发。

2.坐骨神经盆腔出口狭窄症　本症特点是腰部多无症状，腰椎后伸范围正常；压痛点主要位于环跳穴处；有典型的坐骨神经干性受累症状；如与腰椎管狭窄症并发可出现腰椎管狭窄症临床表现。

3.马尾肿瘤　早期难以鉴别，中后期主要表现以持续性双下肢及膀胱直肠症状为特点；疼痛呈持续性加剧，尤以夜间为甚，非用强效止痛剂不可入眠；腰穿多显示蛛网膜下腔梗阻、蛋白定量升高及潘氏试验阳性等；鉴别困难者可借助其他特殊检测手段，MRI 检查有确诊价值。

4.腰段继发性粘连性蛛网膜炎　本病与腰椎管狭窄症有一定关系，椎管尤其是根管长期受压可并发此病，并多从根袖处开始，逐渐发展至全蛛网膜下腔。因此对一个长期患腰椎管狭窄症患者如拟手术，则无需一定要术前与本病鉴别，可术中根据硬膜囊状态决定是否行蛛网膜下腔探查术。

5.下肢血管功能不全　此类患者也可有间歇性跛行，患者常有吸烟史或者糖尿病史，足背动脉搏动减弱或消失。还可通过以下方法鉴别：让患者骑一个固定自行车，椎管狭窄症者不会因运动而出现症状发作或加重，而下肢血管功能不全患者则会随着下肢运动、对血液供应需求增加而出现相对供血不足的疼痛症状。

6.其他需鉴别的疾病　本病尚需与下腰椎不稳、增生性脊柱炎、腰椎其他先天畸形、腰椎感染性及慢性腰肌劳损等疾病鉴别。

## 【治疗对策】

治疗原则本病轻型及早期病例非手术治疗，无效者则需行手术扩大椎管。大多数患者可通过保守治疗获得较好疗效，仅有 10％～15％的患者需要手术治疗。

（一）非手术治疗

腰椎管狭窄症系慢性疾病，有急性加重者常因走路过多，负重或手提重物，劳累引起，腰椎管内软组织及马尾神经根可能有水肿，对此应卧床休息，腰部理疗，按摩等有助于水肿消除，而慢性腰椎管狭窄症者可练习腹肌，使腰椎管生理前突得到暂时减轻，从而缓解症状，此仅对早期病例有效，如伴有急性腰椎间盘突出症，除休息外可行牵引治疗，但单独腰椎管狭窄症牵引无效。此外还可使用活血化瘀及神经营养药物。

（二）手术治疗

1.适应证

（1）非手术疗法无效者，此组大多系继发性腰椎管狭窄症患者。

（2）经常发学者，凡发作频繁，已影响工作及日常生活的病例。

（3）根性症状较明显者，宜及早手术，以免继发蛛网膜粘连。

2.常用术式及其选择

(1)因黄韧带肥厚所致者,仅行黄韧带切除术即可。

(2)一般性骨性椎管狭窄者,对症状严重者应行椎管扩大减压术。

(3)侧隐窝狭窄者,在确认神经根受压后,取扩大开窗或半椎板入路,凿去小关节突内半,再沿神经根向下切除相邻椎板上缘,以扩大神经根管,直到神经根充分松解为准。术中不宜挤压神经根。

(4)单纯小关节变异、肥大者,应将向椎管内突出的骨质切除,术式与前者。

(5)合并椎间盘突(脱)出症者,应术中一并摘除。

(6)术中发现硬膜囊增厚、纤维变、搏动消失甚至变形者,可将硬膜切开,在蛛网膜中观察。如有粘连物或蛛网膜本身已肥厚时,则应将蛛网膜切开探查并行松解术。

(7)伴有椎节不稳者,可行椎弓根钉固定术或椎体融合术或者并用。一般病例于术后2～3周下地活动;对内固定确实者多在术后1～2天下床行走。

(徐宁路)

# 第九节　脊柱侧凸畸形

脊柱侧凸是在前后位时脊柱的一段或几个节段,弯向侧方形成一个弧度,胸廓肋骨也随之变形;好发于青春期,随着年龄增大畸形也随之增剧;严重者影响呼吸功能,肺活量减少,心脏功能也趋坏变;更严重的发生脊髓压迫及瘫痪现象。成年以后,骨骼不再发育,畸形的增剧渐趋缓慢,每年大约进展为1°左右。

**【患病率】**

北京协和医院普查了北京城区、郊区、远效区及山区8～14岁学龄儿童21759人,发现脊柱侧凸10°及10°以上者,共230人,占1.06%,女性和男性之比为1.67∶1,城区与山区无明显区别,其中以特发性者最多,为87.45%;其次为先天性侧凸,为5.19%;神经肌肉性者为2.16%。北京中日友好医院普查了城区20418名儿童,结果发病率为1.04%;湖南医科大学普查8165名,发病率为2.4%,经过11个月的随诊仅有半数为真正的脊柱侧弯症,所以三者的结果极为相近,介于1.04%～1.2%之间,这与美国Minnesota普查2000000儿童100以上者,为1.1%相近似。

**【分类】**

脊柱侧凸按病因分类,最为准确。过去有的按结构性与功能性分成两大类,前者常为真正的脊柱侧凸,后者则仅为一时的表现,一旦除去原因,就可以恢复正常。

1.按病因分类

(1)特发性脊柱侧凸:这是最常见的,占总数的75%～85%,发生的原因不清,所以称之为特发性。由于发病的年龄不同,可分成三类:0～3岁为婴儿型,3～10岁称幼儿型,10岁以上者是为青少年型。其中以青少年型最为多见。发病愈早者畸形往往更为严重。在青春期由于骨骼发育很快,所以畸形变重的速度也很快。特发性侧凸一般凸向右侧,以胸腰段者最为多见。由于椎体的移位,合并脊椎的旋转,因而凸侧肋骨隆凸明显。

(2)先天性脊柱侧凸:是由于胎儿时期骨骼发育不良所造成。可分三类:第一类是分节不良,第二类是形成不良,第三类是混合型,两者兼有。分节不良即分节不完全,相邻的椎体尚有一部分连着,形成骨桥,使相连部位的骨骺不能发育,而过位骨骺则发育正常,因此形成椎体的左右楔形改变,产生脊柱侧凸。椎体发育不良,虽有分节然而不完全,如造成半椎体(左、右或前、后)、楔形椎、蝴蝶椎等;可以单发也可多发。多发的椎体可以相连在一起,也可以被间开几个椎体的距离,因此产生比较复杂的畸形。先天性脊柱畸形也可以合并脊柱以外的畸形,如先天性心脏病、髌骨脱位、足部畸形、泌尿系畸形等等。由于从小就有侧凸,所以在青年期畸形就很严重,身高普遍下降,只有正常的2/3左右。

(3)肌肉神经性侧凸:这是由于肌肉神经方面的疾病(肌力不平衡)所造成,最常见的是小儿麻痹后遗症所致的侧凸、大脑痉挛性瘫痪、进行性肌萎缩症等。由于脊柱旁肌力消失或减弱,因此患者不能坐稳,常需用双手支撑于椅旁才能坐稳。如果能有上方牵引力,则脊柱容易变直,因此手术效果也比较良好。

(4)神经纤维瘤病合并侧凸:是一特殊类型。患者皮肤上常有咖啡斑。脊柱畸形多发于胸椎,一般为5～7节,呈锐角。受累节段虽少,但畸形严重,加上脊椎有的骨质呈发育不全状态,有的只是与特发性侧凸相似而没有特殊骨质改变,故治疗比较困难,形成各种严重畸形,手术常常需把整个脊柱固定起来才算治愈。

(5)椎板裂合并侧凸:这也是一种特殊类型。先天性椎板裂,程度轻重不等,有的合并有脑脊膜膨出,有的没有。在外面皮肤上常有一撮毛发,有时皮下有脂肪瘤或血管瘤。这种侧凸多数位于腰段或胸腰段。有时脊髓也有畸形,如脊髓纵裂。这类病人多个椎板缺如或者裂隙甚大,很难安放后路器械或钩子,因此常为前路椎体手术的适应证。

(6)其他侧凸多数与其他疾病合并存在。先天性成骨不全、Marfan综合征、胸廓成形术后、烧伤瘢痕挛缩、外伤后,以及其他发育性代谢性病变均可引起侧凸畸形。

2.*第二种分类方法*　是分为结构性和非结构性,或者称为器质性和功能性。非结构性或功能性者指由于某种原因所致的暂时性侧凸,一旦原因除去,即可恢复正常。但若原因不能除去而将长期存在者,则在发育过程中也可由功能性的改变成为器质性的侧凸。属于这一类的脊柱侧凸畸形有下列几种:

(1)姿势性侧凸:由于身体姿势不正,如坐姿不正,长期偏向一方,习惯于长期用一侧肩负重等原因所产生。

(2)肌痉挛性侧凸:由于一侧腰神经的刺激引起椎旁肌痉挛造成脊柱倒向一边,如腰椎间盘突出症,马尾肿瘤所引起的侧凸,这种侧凸的严格命名为倾斜,椎体并无旋转畸形。

(3)下肢不等长致代偿性侧凸:下肢不等长,如小儿麻痹后遗症,骨骺发育不完全,造成不等长的下肢,引起骨盆倾斜,继而发生腰椎的侧凸,实质上是一种代偿性侧凸。

(4)骨盆倾斜致代偿性侧凸:髋部肌肉痉挛,如外展肌和内收肌的挛缩造成骨盆的倾斜而引起代偿性侧凸。

(5)癔症性侧凸:侧凸是为一种症状,癔症如能治愈,侧凸也随之消失。

结构性侧凸,表示椎骨有结构上的改变,如特发性脊柱侧凸的椎体不但左右有楔形变,前后也有楔形改变，更主要的还有椎体的旋转畸形和肋骨变形。先天性侧凸、肌肉神经性侧凸等等均属结构性侧凸。

**【病理】**

由于原因不同，病理改变各不相同，但也有某些共同之点。如原发性侧凸及代偿性侧凸之区别，一般原发性者弯度大，位于中段者为主弯，位于主弯的上、下弯度较轻者常常为代偿性弯曲。距离身体中轴线（水平位）最远的脊椎，称之为尖椎。原发性曲线的尖椎位于 $C_{1\sim6}$ 者被称为颈段侧凸；位于 $C_6 \sim T_2$ 者为颈胸侧凸；位于 $T_{2\sim11}$ 者称为胸段侧凸；位于 $T_{11} \sim L_2$ 者为胸腰段侧凸；位于 $L_{2\sim4}$ 为腰椎侧凸；位于 $L_5 \sim S_1$ 者称为腰骶椎侧凸。有时原发性 S 形的脊柱，上、下弯曲度相同者称之为双侧凸，一般上部为胸段侧凸，下部为胸腰段侧凸。

椎体的病理改变，常有楔形变，左右位楔形改变，形成脊柱的侧凸，又常合并前后位楔形变，致成后凸畸形，所以侧凸常合并后凸畸形称之为侧后凸畸形，这是最常见的。因此凸侧椎弓根变高，凹侧椎弓根变矮，脊髓的位置偏于凹侧，整个脊椎有旋转畸形，旋向凸侧，椎体在凸侧增大。随之肋骨也有改变，称为肋骨隆凸畸形，在体检时常见高凸的肋骨，实际上，肋骨之下方，紧贴着就是旋转隆凸的脊椎骨。凸侧隆凸，肋间隙增宽，凹侧则萎陷，肋间隙变狭，肋骨发育不良，逐渐使整个凹侧的胸腔体积变小。在年轻的女孩，由于凹侧肋骨向前凸出，胸廓变成卵圆形，因而看上去乳房两侧不等大，凹侧乳房增大，实际上乳房发育是正常的。凹侧又常常在左侧，因此压迫心脏及肺脏，使心、肺功能减弱。有时，后凸畸形不明显，带来的是腰前弯或胸后凸的消失，形成平背，实际上是前凸畸形。这种畸形使胸腔进一步缩窄，使心脏及肺脏压迫在一扁平的胸腔内，限制心肺功能。因此心电图及肺功能方面常有改变，最显著的是肺通气量的减少，仅为正常人的 40%，甚至更低，因此患者上、下楼均感气促、心慌。

弯度如果增加更多，凹侧的椎弓根常可非常靠近脊髓，形成痉挛性瘫痪。如果不能解除，逐渐变为弛缓性瘫痪，由不完全性截瘫转变为完全性截瘫，治疗上就更加困难。这种截瘫是由畸形造成，有时由先天性畸形造成，不仅是脊椎畸形，常可以是合并的脊髓畸形，如脊髓纵裂，硬膜囊畸形等等。

椎间盘也有改变，在凹侧变窄，凸侧则变宽，这种变化在特发性脊柱侧凸最为明显。椎间盘中的髓核组织也有变性，水分丢失，失去弹性，在凹侧更有许多瘢痕组织，呈挛缩状。在各种不同原因的侧凸，其病理变化也不相同，在麻痹性侧凸中，背部肌力常不平衡，先天性者则骨骼发育有各种畸形存在。

**【诊断与检查】**

早期诊断最为重要，由于这种疾病一般没有自觉症状，等到洗澡时父母发现小孩有侧凸时，为时已晚。能否早期发现，在很大程度上取决于父母的知识程度。为了早期发现，在学校中进行普查，确实是早期发现的一个好方法。在学龄儿童 8～14 岁者，每年检查一次，方法就是采用 Adam 弯腰试验。具体来说，让儿童脱去上衣，双足立正位。双下肢伸直，站立在平整的地面上，双手掌正好落入双膝之间。检查者坐在小孩头前方，双目平视，观察患儿双侧背部是否等高，如果发现双侧背部不等高时，即表明高侧系椎体旋转所致的隆凸。如果用协和医院自制的弧形平尺观察，可见下垂线与角度尺的 90°线之间产生一夹角。此角大于 4°者即有临床意义。也可以用水平尺测定双侧高度相差多少，如果大于 0.5cm，即表示有一定意义。

弧形平尺的制作极为方便，用一平尺，与一半圆仪相粘连在一起，使半圆仪上的90°线与平尺之底缘相垂直。在半圆仪的顶点90°线之上方置一垂线，带有一小重垂。如果平尺放平，则垂线与平尺底缘呈90°角。如果双侧不等高，则垂线与半圆仪上的90°垂直线之间有一夹角出现，这时可以确定背部双侧不等高的角度。此尺制作方便，价格便宜，实用价值很高，在我国应用非常适合，要比其他方法经济。

若发现有侧凸，则须摄站立正、侧位X线片。如果用Cobb法测定，角度大于10°者，则宜作随诊检查，每6～12个月复查1次。其中可能有一半儿童的侧凸随着发育的进展，而能自行消退或角度减少，尖椎的位置也可能上下移动。这一部分的病儿不是真正的脊柱侧凸。如果复查后，角度持续或增大者，就需要严密观察或加以治疗。患者家长、学校校医以及专科医生需要密切配合，才能使用最有效的方法防止侧凸进展。

第二种常用的普查方法是云纹摄影。此法需要一定的器械，观察后背部的云纹摄影像是否双侧对称。每小时可以检查近100人，如果是大量检查不失为一良好的方法。

诊断脊柱侧凸时，需要弄清侧凸的种类，侧凸的部位、程度，分清主弯和代偿性弯度，脊椎旋转的程度，脊柱的柔韧性，以及骨龄，诊断要包括预计生长潜力和侧凸发展的趋向，所以比较复杂，否则会影响治疗效果。

脊柱侧凸的发展和骨骼的生长速度有关，骨生长快，侧凸生长也快；骨骼停止发育，侧凸一般也不进展，最多每年约10左右，这是因侧凸弯度上部脊椎受地心引力所造成。人体身高长度的生长有2个快速生长阶段：一为出生到3岁时；二为青春期。然而也不一定完全符合，青春期开始于11～12岁，14岁左右结束。男孩较女孩晚2年左右，到骨龄15～16岁结束。不过真正停止生长可能还有一段时间。

X线片检查最为重要，一般能借X线片的帮助，确定侧凸的各种因素，如弯度、部位、性质、旋转、骨龄、代偿度、柔韧性等，所以为必不可少的步骤：

1.常规X线片　应当包括脊柱的正、侧位相，应取站立位，长度包括整个主曲和代偿弯度。投射应标准化，一般球管到X线片的距离为2m。下端最好包括双侧髂骨翼，以便同时观察髂骨翼的骨骺发育程度(从髂前上棘到髂后上棘)。骨骺的骨化可分为4段，每25%为1度，四段占满为4度。如软骨完全骨化并与髂骨融合称为5度，也称为Risser 5度法。此为全身最后的一个骨骺到达5度时，全身骨骼也就不再发育了，时为24岁。一般，侧凸不再发展的年龄也为24岁。

2.牵引X线片　让病人平卧于X线台上，一端头颈部牵引之，另一端骨盆及双下肢牵引之，另一人固定骨盆，然后由凸侧加压，使凸出度减少。在这个位置上摄前后位与侧位片，将此片与站立位相比，观察其纠正度数。当然也可以用下颌悬吊牵引，摄脊柱正、侧位片，不过足跟应当离地，以便达到利用体重作为牵引力纠正侧凸而取得的度数。当然也可以平卧X线台上，不加外力，然需固定骨盆，使脊柱向凸、凹侧侧弯，摄前后位X线片，也可以看出脊柱的柔韧性，计算出可以校正的度数，也是术前估计效果的一种方法。

3.特殊体位摄片　由于脊柱侧凸变形，有些椎板部位是重叠的，普通平片上往往不容易显示出详细的结构，因此许多先天性畸形会被掩盖。用Stagnara摄片法，投射角度为20°，常常可以清晰区别特发性或先天性侧凸，椎间盘及椎体也均可分清。如果在摄X线片之前，先透视，在透视的过程中旋转病人躯干，看到椎体、椎间隙最为清楚时，固定躯干，然后摄片，所得的X线片就更为清晰。这是经常要用的方法。

4.20岁以下的病人，为确定骨龄，有时要摄左手及手腕的前后位片，帮助判断　。

5.特殊造影　脊髓造影。许多先天性侧凸，非但脊椎有畸形，而且脊髓也常有改变，例如椎管狭窄，骨嵴形成，脊髓纵裂等。有截瘫的病人，脊髓造影更为重要，常可清楚显示部分或全部梗阻。如用水溶性造影剂作对比，脊髓及神经根的位置常常可以更清晰地显示出来。

特殊造影中CT及磁共振均有很大的帮助。磁共振不但可以看见骨质病变，更有效的是可以看见脊髓中的空洞，如脊髓空洞症合并侧凸畸形，在临床上更为有用。

6.对X线片的阅读　如何确定弯度、旋转度，整个曲线的上、下端以及名称，兹分述如下：

(1)侧别：凸侧在哪一边就称为该侧凸。如凸侧向左，定名为左侧凸，换言之凹侧在右。一般特发性脊柱侧凸均为右侧凸。如凸侧向左者，常为脊髓空洞症合并侧凸。

(2)主弯和代偿弯度：弯度最大者常为主弯。有3个弯度者，居中者为主弯，其他则为代偿性弯度。如果有两个弯度，而两个弯度相同者，称之为原发性双弯。

(3)确定关键椎：顶椎(AV)的确定，在全脊柱前后位X线片上，凸侧离中线最远，楔形变最明显的椎节为顶椎。同时顶椎椎体的侧缘与水平线垂直。顶椎可为某一椎节，也可能为凸侧最宽的椎间隙。中立椎(NV)，在站立前后位X线片上，处于旋转中立位的椎节，其椎体的倾斜度最大，并位于主侧凸与代偿性侧凸两段最中间。终椎(EV)，顶椎相邻的上、下椎间隙，凹侧最窄，凸侧最宽，沿凹、凸侧分别向上与向下，凸侧椎间隙由宽变窄，而凹侧由窄变宽。当凹侧与凸椎间隙等宽时，侧凸上端的该椎节为上终椎，下端的为下终椎。

(4)Cobb角测定法：目前世界上测定脊椎侧凸的测量方法一般就用Cobb方法。还有一种Ferguson法，基本上已淘汰。Cobb法是在确定上顶椎和下尾椎之后，在上顶椎的椎体上缘画一横线，再在下尾椎的椎体下缘另画一横线，以此两横线作标准各作一垂直线，这两条垂直线的交叉角就是Cobb角。有的时候由于椎体重叠，椎体的边缘很不容易找出，所以也可以用上顶椎的侧椎弓根上缘的连线及下尾椎双侧椎弓根下缘的连线作为标准，再作垂直线，同样取其交角。也是测定Cobb角的方法。

Cobb角既适用于术前诊断，也适用于测定术后结果，在同一椎体上画线就能很清楚地测出手术效果。即使不作手术，在随诊中这个方法也是经常要用做对比的。

(5)椎体旋转的测定法：在脊椎侧凸中，病变中心的椎体常有不同程度的旋转畸形。测定旋转度的方法是在正位片上观察双侧椎弓根的位置。也可以分成5度：双侧椎弓根的位置正常者为阴性；最严重的是四度，即右侧椎弓根旋转到椎体中线之左侧；如椎弓根位于中线上则为三度，见图示就可以区分出其等级。

(6)骨龄：为了合适地治疗，男孩或女孩的骨龄要测定准确。女孩生长发育成熟常为16.5岁。男孩则比该年龄多15～18个月。测定骨龄极为重要，因为骨发育完全之后，侧凸的进展就变缓慢了。要摄左手及腕的X线片，也要看髂骨翼骨骺的Risser等级，到达Risser 5级时，则认为骨骼已发育成熟。当然也可以根据胸椎或腰椎的清晰的X线片来判断。如果椎体的骨骺软骨呈断续状，则表明骨生长尚不完全。如果已不能看出骨骺板，已经完全与椎体融合，则可以说发育生长已经完成。

当然从X线片中可以同时看出许多先天性畸形，如分节不良、有骨桥、发育不良（如半椎体）、有脊椎裂等等。换言之，从X线检查，基本上可以确定侧凸的性质、严重度、僵硬度以及预后。

神经系统检查：每一侧凸的病人都应当作神经系统的检查，特别是严重的侧凸、怀疑有早期截瘫可能的，更应当作全面神经系统检查。侧凸合并早期截瘫者常为不完全性的痉挛性瘫痪，所以肌紧张度高、腱反射亢进则为常见的体征。此外，如在脊髓空洞症合并侧凸，则经常发现有感觉分离的现象。由于神经系统的病变，下肢的长度，肌肉的粗细均可有不同程度的改变，特别是在小儿麻痹后遗症经常有下肢畸形合并侧凸，应作全面检查，以校正肌力的不平衡。

化验室检查：普通轻症病人，由于胸腔畸形不显著，影响心肺功能不大，一般不需要检查心、肺功能。然而畸形超过Cobb 80°的严重病例，胸廓畸形很严重，必然影响呼吸量及心脏功能。所以术前应当检查肺功能，主要是呼吸容积、残余呼吸量和通气量最为重要，一般会低于正常约40%，劳动或上楼时会感到呼吸困难和心慌。严重脊柱侧弯病人，年龄逐渐增大，肺泡呼吸量也减少，因之氧分压减低，酸碱度偏酸，最后导致肺心病和死亡。当然心脏功能也需要检查，心电图观察心功能极为重要，实际上也是手术前对病人全面估计的一个方面。

**【治疗】**

脊柱侧凸的原因不同治疗原则各异。

特发性脊柱侧凸，需根据年龄、自然病史、侧凸角大小与侧凸类型等因素分别采取观察、非手术与手术方法治疗。Cobb角20°或25°以下，可进行观察。每3～6个月拍全脊柱前、后位，与侧位X线片。观察Cobb角与顶椎旋转程度的变化。如果Cobb角进展5°以上，或初诊时在20°或25°以上，45°以下需行非手术治疗。如果角度无变化，或减少，甚至消失，仍需继续观察至骨骼停止生长时。有关自然病史观察的报告表明，青少年以前的特发性脊柱侧凸，在观察中发生进展的在5.2%～56%。女孩比男孩易于进展。青春期进展快，女孩在月经初潮前进展发生率高，而初潮之后发生率低。Risser征在0°或1°时容易出现进展，双主弯与胸右侧弯较其他类型容易进展。Cobb角越大，越容易发生进展。

1.*非手术治疗*　可分成三大类：①支具疗法；②电刺激法；③体育运动法。

(1)支具治疗：支具也是各种各样的，其适应证是年龄小，弯度为20°～40°者。经过多年来的实践，证明支具可有效地防止侧凸进展。一般穿着后，近期疗效显著，长期不会回复到最初的角度，如果坚持穿戴，不会比穿戴前更坏。支具分为两类：

1)Milwaukee支具：用经躯干的伸缩性钢条连结骨盆部皮套或塑料套。钢条上端连一颈圈，在最隆凸部位侧方加一压垫，连结在钢条上。目前所用的都是3条钢条，前方1条，后方2条。目的是为了避免前方2条钢条压迫女孩双乳，使之萎缩。原来的Milwaukee支具，有下颌托和后枕托。这种陈旧支具容易引起压迫下颌，使下颌骨变小，发育不良。所以近年来改用颈圈。这种支具的优点是对主弯在上胸椎的侧凸矫正更为有效。特别是侧方加压，可限制隆凸的发展。穿戴时间很久，要到达18岁骨骼发育基本完成后，才能取除，是这种方法的缺点。当然平日生活时可以取下洗澡、运动和游泳。因为外观超过颈部，又限制弯腰，所以许多女青年不愿穿着。

2)波士顿Boston型支具：原理和Milwaukee相似，但不能延伸，所以没有牵引力，对胸腰段和腰段的侧凸矫正更为有效。用聚丙烯材料制成，厚度4mm，不超过腋窝，下边到耻骨联合。由于材料轻，重约1kg余，颈部不露，穿在衣服内，质薄，多数女孩都可以坚持。不过穿戴支具，要每天24小时穿用，最好不要中断。穿好支具时照一前后位片，观察校正度为多少，常常可以获得50%以上的校正度。在取除时要逐渐减少时间，开始在晚上取下数小时，逐渐过渡到白天。在减时中也要随时摄X线片，以资比较。如能长期坚持穿着，其效果是比较肯定的。其方法和用具都比Milwaukee支具简单易做。目前世界上最广泛应用的方法就是Boston型支具。

3)其他尚有各种类型的支具，方法大同小异，各有利弊。

(2)电刺激治疗：利用平流电或双间脉冲电流刺激凸侧肌肉如凸侧的斜方肌、背棘肌，令其按时收缩，以增强凸侧的肌力，纠正侧凸。有的医生用感应电线圈，把一个线圈埋在腰部皮下组织，线圈的电极放在凸侧的肌肉组织中，晚上睡眠时让病人俯卧，把另一皮外线圈放在皮下线圈(中隔皮肤)相对部，然后产生感应电刺激肌肉。这种方法的缺点是要作一次放置感应电圈的手术。有些医生就把电极放在皮肤表面，晚上睡眠时病人俯卧，把电极贴在皮肤外，这种方法虽不做手术，然而每天要安放电极，也很麻烦，电极有时对皮肤也容易引起皮炎。这种方法只能晚上病儿睡眠后才作，第二天早晨起床之后所取得的效果也就消失。一般适用于极轻度的小孩，Cobb 10°～20°较好，特发性的好，先天性如有骨质畸形就不易有好的效果。因此适用的范围比较小。从整个效果来看，不如支具的疗效为好。

(3)体育运动：这种疗法也适应于轻症，当然是Cobb 40°以下的病例。体疗的目的在加强全身肌肉的力量使凸侧肌力更加有力，锻炼时当然可以有针对性地加强凸侧肌肉的收缩，纠正侧凸。如果让病人游泳，让水的浮力把病人托起，消除垂直重力，加上上肢及下肢的运动，多在凸侧进行，容易使脊柱的侧凸受到牵拉。另外一种方法就是单杠练习，一方面是向上牵引力，另一方面又是利用体重作垂直方向牵引向下，这样对校正侧凸也有好处。当然全身运动，使整体肌力发达也可达到纠正的目的，至少可防止侧凸加重。体育运动锻炼的方法，可以集体进行，组织成班组，这样收效更容易一些。当然这种方法也只对特发性脊柱侧凸有效，对有先天性骨畸形者收效甚微。

2.*手术治疗*　早期手术治疗，容易取得良好的效果，因为弯度小，年龄又轻，脊柱的柔韧性又好，容易收到良好的效果。其适应证为以下几方面：

(1)特发性脊柱侧凸，弯度在45°以上，且为进行性的。通过非手术治疗未见效果者。

(2)先天性畸形，脊柱侧凸，应当早期做融合术防止侧凸加重。即使年龄较小也应早期手术。

(3)严重的脊柱侧凸，合并有早期截瘫症状者，应及早减压，恢复脑脊液的通畅，部分纠正畸形及稳定脊柱。

(4)过去曾作过手术校正，但有并发症者，如所放置的器械不在稳定区内，折棍，脱钩或者有假关节形成者，均需要重新作手术校正及固定。

(5)有侧凸畸形，年龄逐渐长大，引起长时期的腰痛、背痛、有创伤性脊椎骨质增生或创伤性关节炎者，也应当作手术予以固定，防止疼痛。

因此手术的适应证是很广泛的，有很多病例需要作手术。然而在手术之前，医生必须详细地知道脊柱侧凸的手术，不是一般的小手术，侧弯波及的脊椎有很长一段，有时超过10个椎体以上，因之即使从背部作手术，没有大血管，但切口长，加上取骨的切口，差不多整个背部都已切开，因此出血多，创伤大，发生休克的可能性很大，所以术前的准备和手术的估计必须充分做好。对于有心、肺功能不全的病人，术中、术后会发生死亡，且弯度很大呈锐角的病例术中术后有发生截瘫的危险，应有足够的重视，特别是颈胸段或胸段的畸形校正就更容易发生截瘫，术前让家长必须充分的了解。

术前估计手术的效果，除了严重并发症之外，患者极希望得知能纠正多少度？我们估计的方法是用平片比较法，即术前站立位的Cobb度与牵引下悬空位的Cobb度的比较，由前者减去后者的度数，再加上10°～15°即为所取得的效果。原来站立位为Cobb 68°者，牵引下为35°，手术取得的效果常为(68°－35°)－10°＝23°左右，即取得校正43°。手术不能完全校正变直，仍有一定弯度，无论如何，手术的效果，一方面是校正畸形，另一方面也是防止畸形进一步发展。中等度以上的畸形，在80°～100°之间者，大约能校正原有的45%～50%。超过100°者，若能校正35%，效果就算是很好的了。这一点术前必须对病人讲清楚，免得寄予过度的希望。

3.术前准备　除和一般大手术一样的各种术前准备外，在脊柱侧凸症中有几个方面应做特别安排。今分述如下：

(1)术前牵引：纵向牵引把躯干拉直，减少弯度，这是术前必不可少的措施，不但能延伸身高，还能使各个椎骨间的韧带、小关节松动，为手术校正作好准备。一般术前牵引4～6周，根据各种情况不同而定。侧凸比较僵硬的需多牵引一些时间，比较松动的就可以缩短一些时间。牵引另一个大优点是：一般在牵引过程中如果没有神经症状发生，手术中牵拉到相同程度也就不容易发生神经过牵现象，这对保证术中、术后避免截瘫也是一个重要步骤。

牵引的方法有许多种，可以用Glisson带子放在下颌骨及枕部，牵引头颈，直立位，使足跟离开地面，用体重作为牵引力，向上拉力是用重垂或固定在一点。这种方法的优点是设备简单，身体周围是空间，没有摩擦力，使牵引发挥很大的作用。目前国际上常用的方法是以头颅环牵引，卧于斜位床架上；或用头颅环牵引向上方，双侧股骨下端作骨牵引术向远侧端称之为Cotrel牵引法。这种方法必须把病人限制于床上，所以近来多数医院都用头颅环牵引向上方，使病人坐在轮椅中，利用体重作为重力向下，颅环上方有两个滑车，使牵引绳子绕过两个直角，垂于车旁，作为向上牵引力。这种方法，优点在于白天病人能坐轮椅到处走动，同时又进行了牵引；夜间睡眠时，取除轮椅，把颅环牵引置于床架滑车上，这样昼夜24小时持续牵引，效果比较好。对于更加僵硬且有驼背畸形的病人，可用颅环骨盆牵引。颅环与上法相同，骨盆穿两根长针，左右各一，由髂前上棘穿向髂后上棘，通过髂骨翼两次，因髂骨翼有S形弯度。然后用一圆圈钢环连接着四个针尖部，形成一个圆圈，安置四根直棍在圆圈上，可以延伸，每天调节延伸螺丝，向上、下方牵拉。这种方法牵引力较大，常使颅底及颈部受力很大，可以引起颅神经及臂丛神经的损伤，要严密观察，特别一旦发现，即应退回螺丝，勿再延长，待神经恢复，否则会引起永久性神经损伤。髂骨上的穿针必须确实在髂骨之中，不在腹膜腔内。有人曾穿过腹腔，引起严重腹膜炎，使左、右结肠穿孔，死亡率约在2%左右。因此颅环骨盆牵引应用者逐渐减少，或者把髂骨穿针改为顶针，不穿过髂骨内层皮质，就比较安全。不过在严重的僵硬的脊柱侧弯、并发驼背畸形者，颅环骨盆牵引仍不失为一好办法，只要使用得当，效果还是很好的。

无论如何，牵引术对校正脊柱侧凸有极为重要的意义，特别对增加身高起到良好的作用。

(2)呼吸训练、增加肺活量：由于脊柱侧凸的病人肺通气量减少，手术后，特别是全身麻醉容易发生肺炎或肺萎陷，会引起病人严重的生命危险。为了避免发生，必须在术前作好准备，每天让病人做深呼吸运动，增加肺活量，也可以用器械辅助。如将两个瓶子中装有水，用力吹管子将水从一个瓶子压到另一个瓶子内，以此提高病人的肺活量。这种方法比较可靠、简便，很适宜于重症病人的需要。

(3)清醒试验的训练：脊柱侧凸的手术和麻醉要求较高，当牵拉时，需肌肉放松，麻醉要深一些。当要作清醒试验时，麻醉要浅，可以让病人回答问题。这需要麻醉医生的合作，并须在术前和病人讲清楚。如术前不讲清楚，术中病人糊里糊涂不清楚，就不会很好合作。所谓清醒试验就是在麻醉下，为了避免发生截瘫，这是最重要的试验方法。先让病人双手握拳，如果病人懂得这种要求，即使在半清醒状态下，就能握拳，表示对麻醉医师的话听懂了，脑子清醒了。再让病人动双足和足趾，病人领会意思，左右双足足趾均能活动，这表示脊髓没有损伤。一般在术中，缝合之前一定要重复做这一试验，病人的双足自主活动，表示手术、牵拉没有损伤脊髓，不会发生截瘫。手术就要成功，这是很关键的措施。所以在术前必须向病人讲清楚，让他在术中合作，决不能在术中临时通知病人，那样病人的合作就不会很完全。这一点一定要让助手们把这项工作放到术前准备中完成。清醒试验比皮层诱发电位来得可靠，皮层诱发电位和脊髓诱发电位都是脊柱外科手术中用来监护脊髓功能的，观察脊髓有无损伤的仪器。方法是用电极放在腓总或是胫后神经干的周围，另一电极系接收电极放在颅骨顶部，用脉冲电刺激远侧电极，通过脊髓到达大脑皮层显示有一常规的波形，左右各一，电波有一定状态及一定的周期。如果电波的高度减低、或者周期时间延长则表示脊髓有损伤。这种监护装置是很灵敏的，在术中可以帮助观察，一旦电波有改变，手术即可停止。有时电极不用针状，而是块状，放在手术野中，在侧凸的远侧硬膜上，另一电极放在颅顶部，也可取得相同的效果。不过，这些装置都是仪器，有的时候，电波没有变化，而实际上病人已经发生了瘫痪，所以这些办法也是有一定缺点的。补救的办法即是除了脊髓监护外，同时做清醒试验，这样就比较单独做脊髓监护要可靠得多。

(4)自家输血：由于手术大、出血多，常常需要输血。如果完全靠输血，1000ml 常常是需要的。近年来为了避免输他人的血，减少艾滋病和肝炎的传播，自家输血，确实是一个好办法，值得推广。一般在术前 3 周取 1 次血，300～400ml，储存在血库中，术前 3 天再取一次，也为 300～400ml。在手术时把自己的血尽量用上，一般如果出血不是很多，稍加一点血液及液体即够用了。自家血，没有反应，效果最好。近年来自家输血器已研制成功，就是作手术中，把所出的血，用吸引器吸出，进入无菌瓶，然后进入机器，用多量的生理盐水冲洗，然后高速离心沉淀，使红细胞沉淀，然后浓缩装入塑料袋中，这些步骤都是在无菌状态下自动进行的。最后取下塑料袋，把红细胞再输回病人体内，一般可以回收利用 50％的血液。这种方法是值得提倡的，可以减少很多不必要的输血并发症。

4.*手术方法* 脊柱侧凸的校正术，原则上是校正畸形，用内固定物校正畸形同时也可维持位置，在所校正的位置上进行固定。要使脊柱能够固定住，就需要进行植骨术。植骨是手术的最终目的，一般用自家海绵骨最好。

自1904年以来Hibbs首先用后固定手术治疗脊柱侧凸症，经过100多年，仍然遵循这一原则。目前除了植骨融合，多数用内固定器械，可分为后路和前路手术。常用的是后路手术，如Hamngton、Luque以及Cotrel-Dubousset等手术，前路则为椎体手术，有Dwyer和Zielke手术。这些手术各有各的用处，也各有利弊，不过确定其优劣主要靠获得校正度、融合率高低和并发症的多少来判定。现分述如下：

(1)Harrington器械及融合术：Hamngton 1962年首先报告用金属内固定器械来支撑校正畸形及植骨融合术。器械包括两部分，一为棍子，二为钩子，棍子又分为放在凹侧的撑开棍和放在凸侧的加压棍。各种棍子又有其特殊的钩子，目的在于固定于脊柱的各个不同部位。撑开棍的上端是棘齿状，可以向远端撑开，不允许向近侧回复。一般上钩均放在胸椎的小关节突软骨间。其远端的钩子放在腰椎椎板的上缘，末端有圆形或者方形，圆形的撑开棍放置时比较容易，方形的棍子末端也为方孔，安放时比较困难。但方形的可以防止棍的旋转，为其优点。棍子应当放在脊柱稳定区内。所谓稳定区就是以双侧腰骶关节为定点，向上方画两个平行的垂直线，垂直于骨盆水平线，在这两条垂直线的中间部位是稳定区。钩、棍都应当放在这个区域之内，如果突出线外，容易引起侧凸复发。由于弯度大，放一根撑开棍尚不足以支持时，也可以同时安放两根甚至3根撑开棍。加压棍一般在合并驼背后凸畸形时使用。放好钩棍之后，把棘突部分切除，掀起椎板的骨皮质，露出海绵骨质。很重要的一点是把小关节突的软骨面切除，从关节面内插入小骨片使小关节融合。这个步骤使脊柱融合率增高很多，假关节发生率减少很多。用自家骨，要量多则效果更好。骨一般来自自身的髂骨。这种轴向撑开力对侧凸程度比较大的更好。角度小于50°时，效果则不如角度大者明显。承受力一般为30kg，最大不超过60kg，所以用力撑开时，只能用一只手撑，不能双手用力，以防小关节突骨折。

Hamngton内固定系统比较适用于青少年型特发性脊柱侧凸。与节段性内固定系统相比，使用安全，操作容易，费用较低。然而，比较容易发生脱钩、断棒，假关节形成等并发症。

Harrington内固定系统有两个主要缺点，对矢状面畸形的矫正力差，节段稳定性不足，所以术后尚需外固定6个月。一些学者采用Hamngton装置联合椎板下钢丝(Luque技术)固定，或结合节段性棘突钢丝固定，增加了节段性的矫正力与稳定性。虽然近年来，越来越多地采用CD、TSRH等内固定系统，而Hamngton系统使用见少。然而，Hamngton内固定系统简便、费用较低，仍然不失为一种选择。

(2)Luque手术：1976年墨西哥Lu-que首先创造此法。用5～6mm粗的L形不锈钢棍两根，可做成各种长度，按需固定节段的多少而定长度。用双股焠火、柔软无弹性的、直径为1.0～1.2mm的钢丝，折成双股，顶端为钝端，穿过每节椎板下硬膜外，由一个切除黄韧带后的椎板间隙进入，由另一个间隙穿出，绕过放在椎板上的钢棍，左右各一。两端L形的短端可通过棘突间韧带，也可通过棘突造成一个平行四边形，然后拉紧各个钢丝，使每一节脊椎骨均固定于钢棍上。所以也称之为节段性脊椎固定术。此法利用横向校正力，拉力大，有时钢棍也有弯曲度。固定结实，不易脱开。开始时均不用外固定，随着时间的延长，总结了许多病例的经验，证明钢丝也会折断，也有断棍和脱位的。所以大多数医生也主张在术后用3～6个月的外固定石膏，比较可靠。由于椎板上有钢棍和许多钢丝，因之融合的骨面就较少。这种脊柱融合术应当在拧紧钢丝以前，先切除小关节突及把椎板骨皮质掀起，拧紧钢丝之后再辅多量自家海绵质骨。这类手术除适用于校正侧凸外，也可以用于脊椎骨折固定、后突校正术后、脊柱后融合术如结核、肿瘤等，所以适应证很广泛。在脊柱侧凸中，神经肌肉性侧凸，如小儿麻痹后遗症，进行性肌萎缩症，均为固定节段较多者，可以应用此法，下端可以插入双侧骶髂关节之中，称之为 Allen 技术。在钢丝穿过椎板下硬膜外时，应特别小心勿损伤脊髓神经。文献报告损伤不少，对有脊髓畸形的病例，应特别谨慎，取钢丝或取棍子时，尤应注意，钢丝虽无弹性，但仍能撕破硬膜及神经根。

(3)Cotrel-Dubousset(CD)内固定系统：1983 年，法国 Cotrel 与 Dubousset 两位医生发明的一种新型的内固定系统。它由两根长棒、不同类型的钩和横向联结的横栓(DTT)组成。每 1 根纵行的棒上联结若干固定点上的椎板钩或椎弓根钩，分别可以在每 1 根棒上的钩间施加撑开或压缩力，横栓在适当的部位联结两侧的纵行棒，形成矩形，具有强大的矫形和固定力，并获碍冠状面上的矫形。利用旋转预弯的凹侧棒达到去旋转矫形，并获得矢状面矫形。正确地运用 CD 系统可以使脊柱冠状面上的侧弯，矢状面上的异常曲度以及轴位断面上的旋转畸形获得不同程度的矫正，称为三维矫形。CD 系统的适应证比较广。正确地运用本系统需要理解其设计原理，术前细致地分析病人脊柱畸形的状况，精心地设计固定点、矫形力点与施力方向，注意矫形的每一处技术细节。三维矫形的概念强调恢复与维持脊柱的平衡，不能单纯追求畸形矫正的程度。三维矫形是目前广泛接受的一种新概念。在 CD 系统问世之后，其他一些脊柱内固定系统相继应用于临床，它们的基本原理虽然相近，但各有独自的优点。TSRH 脊柱内固定系统是由美国 TexasScottish Rite Hospital 的 Hemng 和 Johuston 等在 CD 矫形原理基础上改良设计的一种内固定系统。该系统既可进行后路，也可行前路的矫形与固定，适用于颈、胸、腰、骶和骨盆各段的畸形矫正，也用于创伤、肿瘤、退变性椎间盘病的治疗。ISOLA 脊柱内固定系统于 1989 年开始临床应用。它基于三维矫形原理，在 Hamngton 和 Sterffee 基础上对脊柱内固定系统的各部位进行了改进。生物力学与机械学研究结果表明，该系统具有良好的矫形和固定作用，临床应用也获得比较满意的效果。Moss Miami 脊柱内固定系统也是一种钉、钩、棒系统，依据三维矫形原理，对 CD、TSRH、ISOLA 系统进行了改进。主要在钉、钩、棒联结部的锁紧装置，并尽可能使内植物数量减少，并使之小型化。因此，本系统具有使用简单，操作方便而固定可靠的优点。初步的临床报告表明，治疗特发性脊侧凸效果满意。USS 脊柱内固定系统是在椎弓根螺钉技术普遍应用的基础上产生的。它与 CD、TSRH 等系统相比，虽然都是三维矫形，但设计概念上有所不同。USS 系统不用撑开、压缩与旋棒而矫形，强调节段固定与复位，从而达到三维矫形。该系统利用椎弓根螺钉、Schanz 钉、椎弓根钩不同类型的棒以及复位器使畸形节段复位，从而矫正脊柱畸形。它操作简便，矫形效果与固定强度都比较满意，也是目前广泛应用的一种脊柱内固定系统。此外。Paragon 脊柱内固定系统，CD Horizon 脊柱内固定系统都是目前临床常用的脊柱矫形与内固定系统。

(4)Dwyer 手术：这是 1969 年澳大利亚医生 Dwyer 创造。这是一种前路椎体钢钉及钢索固定术。一般从凸面进入，切除 5～7 个椎体间盘及软骨板，作椎间隙植骨融合。螺丝钉是特制的，此上有一小孔，容钢索通过，抽紧钢索使增宽的间隙变窄而校正畸形，也可以说是利用加在椎体上的压缩力校正畸形，力量可达 46kg。椎体钉承担压力。如果椎体过小，加上压力，会使椎体破裂。所以这种手术适用于胸腰段脊柱侧凸或腰段侧凸，椎体体积较大的部位。近年来发现，这种手术的椎体间融合率比较差，加上手术创伤比较大，要开胸并经腹膜外，所以手术次数逐渐减少。

(5)Zielke 手术：这是改进 Dwyer 手术。也是用椎体钉，不过不用钢索而是用加压螺纹棍。除此之外还有去旋转器，故此手术又称为腹侧去旋转脊柱融合术(VDS)。这种手术的去旋转性比任何手术都好，脊柱不是撑长而是短缩，脊髓不易损伤，加压后校正畸形。手术也要开胸，切除第十肋骨，还要波及整个腹膜后，所以也比较复杂。把肋骨切成碎片填入椎间隙之中造成脊椎融合。由于前方切除椎间盘而后方小关节没有减矮，所以术后会有轻度的驼背畸形，与 Dwyer 手术有相同的缺点。

(6)金田手术：用两根螺纹棍及椎体钉，每个椎体上钉两个螺钉，与两根螺纹棍相连，结构与 Zielke 方法相似。其特点是：①校正度大；②固定节段少；③又有去旋转畸形的作用；④丢失校正度少；⑤并发症少，没有断棍、脱钩等并发症，所以是一种比较完善的手术。但也只适用于弯度小的病人；超过 Cobb 90°的病人，手术也有限制。这是发表在 1995 年 4 月中国、日本、韩国三国骨科会议上的最新手术方法。

虽然以上各种手术，各有利弊，目的都是校正畸形，畸形校正之后，经过一段时间校正度还会丢失一些，如 5°～10°。所以虽然用了各种器械来帮助纠正畸形和固定，但其主要目标，还是要获得骨性融合。一旦获得骨性融合，校正度就不会再丢失，也可以避免许多并发症。

以上 6 种手术方法，可以单独使用，也可以混合使用。如果后路手术把 Hamngton 和 Luque 混合使用，效果可能更好些。有时下段腰椎可以用 Zielke 手术校正，而上段则可用后路手术治疗。要根据病人的情况，具体分析决定。近年来随着 Luque 手术的推广，钢丝固定也逐渐增多，有时钢丝可以通过椎板下，有时可以通过横突或肋骨。如果单纯用 Hamngton 棍，上、下各一个钩子，很不稳定，脱钩率可达 30%～50%，如果在棍的上、中、下各放上几个节段钢丝固定到肋骨横突上，要比 2 个固定点结实得多。不但固定结实，还可以提起肋骨，扩大胸腔的容积，增加肺活量，也可以看到纠正旋转畸形的效果。所以钢丝有很大作用。

(7)先天性脊柱侧凸非手术治疗无效，应尽早采用手术治疗。手术方法有多种，包括原位融合，半侧骨骺固定，半椎体切除等。需根据病人的年龄，侧凸类型、部位与程度，以及病人与家属的接受程度合理地选择治疗方法。在先天性脊柱侧凸治疗中，应重视预防或阻止畸形发展，建立稳定与脊柱平衡，解除症状。而不应过分强调矫正畸形。

(8)植骨：无论采用哪一种脊柱内固定系统进行矫形与固定，都必须同时植骨。植骨融合是获得满意疗效的关键之一。自体骨是最合理的移植材料，但往往骨量不足，此时可选用异体骨，加以补充。植骨床必须去皮质骨，使之显露部分松质骨面，以利融合。植骨融合的节段范围应恰当，需要根据脊柱侧凸的病理确定。

*5.手术并发症* 手术种类较多，畸形轻重不等，所以发生并发症的可能是很多的。如何预防并发症则是治疗脊柱侧凸的重要问题。本节前面谈到的手术前准备都是防止并发症的。常见并发症如下：

(1)脊髓损伤：手术直接损伤脊髓的机会不多，除非是很粗暴的手术操作。损伤脊髓的原因多数是间接的，可能是过度撑开，使脊髓血管变扁，血流中断或者是血管痉挛而引起供血不足。这些病例如能在手术结束前，通过清醒试验或脊髓监护发现截瘫的发生，立即解除撑开棍,使脊柱弯曲恢复到原来程度。在发现后 6 小时之内除去撑开过度的因素,有 75%病人发生的截瘫可以恢复。不过神经恢复常需要较长的时间,3～6 个月是很普通的。其余 25%的病人可能就是永久性的瘫痪了。所以在缝合前一定要作清醒试验就是这个道理。配合手术解除过度牵拉原因之外,适当的血管扩张剂,用尿素脱水,去除水肿,或低分子右旋糖酐,促进毛细血管循环,都是有用的方法,可以并用。

Luque 钢丝通过椎板下,需要非常谨慎,必须顺利通过,不能来回反复试通,否则容易造成脊髓神经损伤。钢丝的弯度极为重要,应当正好与椎板的弧度相适应,钢丝之中不能包含有软组织,否则会嵌压神经根。发生脊髓损伤的百分率各个医生均不相同,为 1%～1.4%,永久性瘫痪常为 4‰。

Zielke 手术为短缩脊柱校正畸形,所以血管的牵拉损伤很少发生,然也可以发生截瘫。其原因也不是压迫性的,最大可能也为血管性的,因为结扎每一个腰横动、静脉,可以损伤脊髓前纵动脉,造成供血不足的脊髓病变。直接因螺丝钉穿入椎管内的机会很少。

(2)压疮:隆凸部位的皮肤最易受压,如在第一期开胸作椎体松解术之后,病人卧床期间,如不经常和及时翻身,常可以引起隆凸部位皮肤的压疮。压疮下面就是隆凸的肋骨和椎体,如果不能及时愈合,常常会延迟第 2 次后路的手术。第 1 次与第 2 次手术间时间延长过多,会影响脊椎的松紧度,即使做了第 2 次手术,也不能使第 1 次松解手术发挥正常效果。所以术后要勤翻身,隆凸部位要做按摩,防止压疮,

(3)脱钩:原因很多。最常见的就是钩放置部位不合规格,插入椎板海绵骨质之间,容易引起椎板骨折。有的因为畸形过度严重,弯棍之后尚不足固定钩子于小关节突间,造成混乱局面。所谓脱钩也常为关节突椎板的骨折所代替。所以放钩时不能张力太大,否则会影响手术效果。下钩不容易脱位。原因是骑在椎板上缘上比较稳定。

(4)假关节和折棍:由于植骨不够,融合术不够结实,在活动后,形成假关节即植骨不连接。可以在 X 线片上看到有密度增厚的区域,表示有假关节形成。由于假关节的异常动作,钢棍受到的应力很大,发生疲劳性折断,即所谓断棍。所以断棍常常与假关节共同发生。假关节或折棍后,已校正的度数可以丢失,增高的身高可以变矮,当然有时亦有局部疼痛。治疗之方法,必须切除假关节中的瘢痕组织,重新植骨,更换钢棍。如不更换断棍,也可用套管把断端套接起来。套管的方法可以缩小手术范围,减少病人痛苦,同样取得骨性融合。如果植骨很多,又是自家骨,骨片之间紧密相连,很不容易出现假关节。

(5)感染:手术切口长,暴露时间长,又放入很多金属内固定物,所以比较容易引起感染。在手术即将结束前放入引流管,作负压引流为预防感染的重要措施。一旦感染发生,治疗很困难。不过可以手术彻底清创,然后缝合伤口,放双管冲洗,2～3 周后有时可以清除感染,保留金属内固定物于体内。有时也会失败,再次形成窦道。这样就需要把内置物全部取出,才会使创口愈合。不过手术后时间较短取出金属内固定物就容易发生假关节,以后还要矫正畸形,进一步植骨治疗假关节。

(杨佳宁)

# 第十节　脊柱后凸畸形

正常人有生理弯曲，特别在侧位时可以清楚地分清，就是颈前凸、胸后凸及腰前凸。如果从一侧乳突用一细线系一重垂沿身体向下垂下，则此线一般通过肩部。髋部沿大腿外侧垂下到外踝前方1cm处。这是正常垂线。在X线片上，胸后弯的程度用Cobb方法测量一般为20°～40°。如果大于40°则称为胸后凸；小于20°，或没有弯度则称为前凸。后凸多见，前凸少见。腰段及颈段因各种疾病均可以发生后凸畸形。

后凸畸形的病理，一般表现为椎体的前缘变矮，后部或后柱变长即造成后凸，年龄愈小，发病愈早，畸形一般严重，因此胸廓可以变矮，前方也突出，常为鸡胸。肋骨成蜘蛛状，不是由后上方斜向下前方，而是呈水平位或放射状。由于胸腔变形，躯干上半段变短，因此呼吸功能明显受限，严重的病例也可以有杵状指等缺氧现象。

后凸畸形如果严重也可以引起截瘫。有一部分病椎可严重压迫脊髓或者脊髓与椎体相摩擦，发生脊髓炎而产生瘫痪。

后凸畸形的原因很多，其病理也不相同，现分述如下：

## 一、先天性脊柱后凸畸形

比较少见。先天性脊柱畸形，一般分三类，就是：①形成不良。所形成的椎体不与正常相同，如半椎体畸形。若为前后半椎体，一般造成后凸畸形。如为左右半椎体就造成侧凸畸形；②分节不良：如并椎，椎体前方骨质相连，没有椎间盘组织；后方有椎间盘组织而且有正常的椎体，因此后部发育正常，前方停止发育，造成前柱矮，后柱高，是为发育不全。③混合型：两者兼而有之。

单个椎体的分节不良或形成不良造成的畸形往往很限局，后凸也不明显。如果不产生症状，不治疗也可以。然而多发的或者畸形严重的病例，既不美观，又影响功能者就需要治疗。一般非手术治疗，常无疗效，应及早进行手术治疗。今举两种情况说明：

先天性半椎体，弯度为97°，如不早期治疗，待发育完成后常呈截瘫，因为弯度太大，脊髓造影显示造影剂中断。一般好发在下胸椎及上腰椎，手术采取开胸及腹膜外切口显露脊柱。在半椎体的前方常可发现有致密的结缔组织，与该椎间盘的软骨相连，需要把致密结缔组织完全切除后，继续摘除半椎体上下方椎间盘，然后用撑开器松动半椎体上下椎体，逐渐使前方撑开，一直撑到椎间隙与半椎体后方的高度相同时才停止。半椎体则可大部切除，仅留贴着脊膜的一层皮质。防止损伤硬膜，取一块双层皮质的髂骨，高度与椎间隙相同，术者在后背尽可能把脊柱推向前方，则椎间隙增宽更多，把骨块稳定地嵌在上、下椎骨之间。畸形大部被纠正。如果畸形校正还不够理想，还可以进行第2次手术，即在椎板上行Hamngton加压棍手术，进一步矫正后凸，术后用石膏背心固定半年左右。

另举一例，为分节不良，前部椎体融合在一起，而后部椎体有间隙。这样就需要把前方椎体做截骨术切断之,在椎间隙中用支撑性植骨来纠正畸形。这当然要看畸形的程度,是否需要做手术矫正。如果临床上凸度不大,就不必要做椎体的矫形手术。前路手术一般要开胸,切口大,出血多,要衡量得失才可手术,不能一味强调矫正畸形而作不应作的手术。矫正这些畸形,绝不可单独作椎板切除术。20 世纪 50 和 60 年代以椎板减压来缓解角度畸形造成的后凸截瘫,手术后症状不但没有减少,反而增加,因为切除附件之后,脊柱就更不稳定,更容易加重畸形,使截瘫更难恢复。切除椎板之后,后融合也很难愈合。如果后凸角度超过 50°,后融合术也常常失败,造成假关节。所以后凸畸形的治疗,一般是要作前路手术,消灭后凸因素,然后再考虑后路的附加手术。

## 二、特发性侧后凸畸形

一般特发性脊柱侧凸都合并有部分后凸,轻重不等。如果侧凸畸形已经相当严重,椎体的病理改变已经使椎体有前后楔形改变,加上椎体的旋转,就更容易造成后凸。如合并有后凸畸形的病例,在治疗中一般不外乎应用以下措施:第一,手术前应用颅,盆环牵引,矫正后凸。第二,手术中在前缘松解挛缩的瘢痕组织并行支撑性前缘植骨术,以增高前缘的高度,便可以纠正后凸畸形。第三,在后路手术中应用 Harrington 加压棍矫正后凸。在后路手术用 Harrington 撑开棍时常因脊柱及肋骨的后凸畸形,不得不弯曲棍子使之适应畸形的弯度,但此撑开棍常常减少支撑作用,所以 Stagnara 主张不弯曲撑开棍,而是将棍子放在胸膜后肋骨前的间隙中,发挥棍子直立支撑作用。

## 二、麻痹性脊柱后凸畸形

由于神经肌肉的疾病,使椎旁肌力减弱,失去抗牵张应力所造成。脊柱旁的肌肉、腹壁肌、腰大肌都是脊柱的主要支撑肌肉,若因小儿麻痹、进行性肌萎缩及大脑痉挛性瘫痪等疾病,肌力消失及减弱,则脊柱常因身体躯干重力的关系,身体向前方倾斜造成体重的负荷不在胸椎前 5cm 处,而是更靠前。加上发育迅速,这种向前的力量更加加重,则形成脊柱的后凸畸形。

麻痹性后凸畸形的特点是脊柱的活动性甚强,让病人平卧,俯卧或用力向上方牵拉,脊柱就可以变直。但因躯干肌无力,常可坐不稳,需用双手支撑,帮助坐位。这些病人如果手术则以长的 Luque 棍固定比较合适。为了矫正骨盆的倾斜,Allen 方法比较合适,即把棍的远端打入骶髂关节之中,以固定骨盆。

## 三、脊柱结核所致的后凸畸形

胸椎结核由于椎体破坏,常形成后凸畸形,称为隆凸。由于这种骨破坏可以波及 2、3、4 个椎体,在小孩时没有及时治疗,更没有用过伸位的支架治疗,极容易造成后凸畸形。不同时期,程度不同,当然治疗方法也就不同。

颅盆环牵引术是首先应用于结核性驼背畸形的。如果病变尚在活动期,有脓肿及死骨则可以在牵引下纠正后凸畸形,若已造成椎体畸形的骨性愈合则牵引不易奏效。颅环牵引术一般可矫正 35%的畸形,其并发症也多,用时应谨慎。

除牵引之外,当然也可以直接作病灶清除,清除死骨及脓肿,要作得非常彻底,椎体海绵质骨必须鲜红,有血渗出,才能植入支撑性骨块,矫正畸形。许多医生不明白,病灶清除之后,会造成后凸畸形,常常没有作支撑性植骨,虽然结核已经治愈,可是畸形并未矫正。随着年龄增大,胸廓畸形、不长身高等接踵而来。如果畸形的角度较大,逐渐形成晚发性截瘫。晚发性截瘫的治疗比较困难,须切除部分骨突的骨质,减除压力,然后在其前方作多处支撑性植骨,使重心经过植骨而到下方椎体。这类手术比较难做,有的时候因畸形、食管及大血管的位置随畸形而改变,手术时容易误伤这些重要结构,造成生命危险。

当然有部分病人,后凸畸形在 60°～80°之间,单用双侧 Hamngton 加压棍治疗也可取得 30°～40°的矫正度。

## 四、强直性脊柱炎所致的后凸畸形

一般病变在小关节突、棘间韧带、黄韧带,多为后柱的病变,除此之外,有小关节突的脱位,所以后柱增长。通常最明显的畸形在胸腰段及腰段。在血沉正常、无疼痛的病变静止期是可以矫正后凸畸形的。后凸畸形的程度各不相同,有时病人弯腰、走路时只能看到地面,不能看到前方,同时呼吸困难,不能直立,也无法工作,非常痛苦。治疗的方法,当以手术治疗为主,楔形切除该部棘突、棘间韧带、小关节突,使前方椎间盘处断裂张口,应用两根 Hamngton 加压棍加压之,使截骨双边靠拢,以矫正畸形。这类手术的危险性比较大,要避免脊髓损伤,有时还会有大动脉断裂,应特别小心进行。近年来也有人作椎体后部截骨术及椎板切除术,使椎体之后部减低高度来纠正畸形,同样须避免脊髓的损伤。

## 五、青年性驼背(Scheuermann 病)

这是椎体骨骺的病变,临床上后凸畸形与结核不同。结核常为锐角后凸畸形,而青年性驼背则为圆背,也就是说畸形是渐渐变形,病理改变在多个椎体,其前缘变短,后缘增高所造成,从 X 线片上看除了椎体形状有多发性楔形改变之外,尚有骨骺断裂的现象。治疗的方法除了手术之外,还可以用支具矫正,也可以作背肌运动。在无效时,可以手术治疗。其方法不外乎增高前缘和减低后柱。前方椎间隙中多个支撑性植骨或者在后部椎板作截骨术及双侧 Harrington 加压棍治疗,同时进行后融合术,均可获得满意的效果。

## 六、椎板切除术后所致的后凸畸形

儿童时期因脊髓肿瘤作过椎板切除术的,有 49%的病人产生后凸畸形。很有可能与切除后侧双小关节突有关,产生不稳定而造成后凸。这种畸形是进行性的,青春期发展最快,严重者也可产生脊髓压迫症状。

避免的方法，已于前述，椎板切除术在目前已认清为不好的措施，很不宜进行。更不应切除关节突。如小儿经过这类手术，就应严密观察，用支具或牵引治疗，至畸形被纠正到一定程度时，再作前融合或后融合手术。但后融合常常很困难，当然也可借内固定器械的帮助，如Hamngton、Luque器械，也可把内固定器械放在脊柱横突上，作周围融合术（环形融合术），石膏固定的时间要看植骨固定是否很好，一般较长，为9～12个月。

### 七、其他

因放射治疗、骨骺破坏、椎旁软组织瘢痕形成所致的脊柱侧后凸或后凸。当然有些脊膜膨出的病例也有后凸畸形，不过为少数，治疗上由于神经方面的欠缺，即使手术治疗，切口愈合也很困难，死亡率相当高。

颈椎的后凸畸形比较少见，有发生在神经纤维瘤病者。治疗上很困难，术前必须牵引，矫正畸形到不能再矫正的体位，然后分前后两期进行植骨融合术，才能保证病变不再复发。加上有神经纤维瘤病的手术野常常是血管丛生，出血极多，手术时要特别注意安全。

（杨佳宁）

## 第十一节　腰椎滑脱症与腰椎不稳症

**【概述】**

脊椎滑脱是指椎体间骨性连接异常而发生的上位椎体与下位椎体表面部分或全部的滑移。常发生在腰椎，称腰椎滑脱症，由腰椎峡部裂引起称腰椎真性滑脱症；由椎间盘、关节突关节以及周围韧带的退变、松弛引起称腰椎退变性滑脱症。

腰椎不稳是指在正常生理负荷下，腰椎运动超过正常限制范围并出现异常反应。多数学者认为应包含两方面的内容：①在生物力学上，是指运动节段的刚度下降、活动度增加，与正常结构相比，不稳的脊柱在负荷作用下发生更大的位移。②在临床上，不稳的脊柱其过度活动可导致疼痛、潜在的脊柱进行性畸形以及神经受压损伤。由腰椎不稳引起的症状即腰椎不稳症，其并不是一个单一的疾病，而是指许多疾病的某些共同临床表现。创伤、肿瘤、感染、退行性变等是其常见病因，本节重点介绍退行性腰椎不稳症。

**（一）腰椎真性滑脱症**

**【诊断步骤】**

1.病史采集要点

（1）性别：男性多于女性。

（2）年龄：多见于11～15岁青少年和从事剧烈和强对抗性运动的运动员，极少发生在5岁以下的儿童。

（3）临床表现：腰椎真性滑脱者一般表现为慢性下腰痛，起初在直立、用力时腰痛，弯腰活动则缓解，以后痛为持续性，劳动、弯腰、伸腰等均出现用力痛，甚者休息时亦痛；疼痛向臀部或大腿后面放射者常见，但真正沿坐骨神经放射至小腿者少见。若出现下肢放射痛沿坐骨神经根的分布走行应考虑合并腰椎间盘突出的可能。

2.体格检查要点

(1)一般情况：全身状况一般良好。

(2)局部体征：体格检查的发现和滑移的程度有关。轻度滑脱者外观、步态基本正常，严重滑脱者可因腰骶段脊柱"后凸"畸形明显，而出现心形臀部，行走时可见奇特的摇摆式鸭步步态(Thalen-Dixon 征)；查体可发现患椎棘突压痛、棘旁推挤痛，脱位大于 25%者，腰骶交界处可扪及阶梯样改变；多数滑脱患者神经反射正常，体检发现感觉肌力及反射异常者应考虑伴有神经根受压。

3.辅助检查要点　主要是影像学检查(包括 X 线、CT、MRI)。

X 线摄片：对腰椎滑脱的诊治方案的制定有十分重要的指导意义。常规要求对患者拍摄腰骶段正侧位及双斜位片，从正侧位与斜位片上可以清楚显示腰椎峡部有无裂隙及其宽度，小关节情况，椎间盘退变及滑移程度。真性滑脱峡部裂在斜位片上可清晰显示"断狗颈"征(项圈征)。

滑移程度：Meyerding 按照 X 线侧位片上下椎体相对滑移程度将滑脱分为五度：Ⅰ度上下腰椎滑移小于 25%；Ⅱ度腰椎滑脱介于 25%～50%；Ⅲ度腰椎滑脱在 50%～75%；Ⅳ度腰椎滑脱为 75%～100%；Ⅴ度上下位椎体完全错开者为完全滑脱。Taillard 则用腰 5 在骶骨上移位的百分率表示。顺骶 1 椎体背面划基线，于骶骨前后最宽处作基线的垂线得前后径(B)，从腰 5 椎体后下角向 B 作垂线，交点至基线的垂直距离(A)为滑移程度，A/B 即移位百分率。

滑脱角：用来表示腰骶区后凸畸形。在站立 X 线侧位片上，顺骶 1 椎体背面划基线，并作垂线(B)；再顺腰 5 椎体终板上缘或下缘作平行线(A)，A 与 B 夹角即滑脱角。滑脱角在正常人为 0°或负值(脊柱后凸记为"＋"，前凸记为"－")。

对于可能有腰椎不稳的病人还应摄腰椎前屈后伸位片，观察滑脱椎体的稳定性。测量椎体的移位程度一次成像阴性，不能排除该病变，常需再次摄片证实。

CT 检查：对腰椎滑脱的诊断率较高，并可明确有无椎管狭窄，椎间盘突出等并发症。有助于了解腰椎有无峡部崩裂及崩裂程度，椎管情况，椎间盘，椎间黄韧带等。

MRI 检查：有助于了解椎间盘退变情况，以及有无椎管狭窄、神经受压等。

**【诊断对策】**

1.诊断要点　结合病史、临床表现及 X 线、CT 等辅助检查，不难做出诊断。

(1)病史与症状：多见于青少年和运动员，多诉下腰痛，可向臀部或大腿后面放射。初期腰痛仅在直立、用力时出现，弯腰可缓解，以后痛为持续性，劳动、弯腰、伸腰等均出现用力痛，甚者休息时亦痛；合并椎间盘突出者可出现根性痛。

(2)局部体征：严重滑脱者站立时腰明显前凸骶骨后突而出现后凸畸形，行走时可表现奇特摇摆式鸭步步态；查体可有棘突及其上下韧带压痛；棘突间出现台阶感；Lasegue 征多为阴性，双腿同时抬高会有腰痛；合并腰椎间盘突出者可见 Lasegue 征(＋)。

(3)X 线及 CT 表现：X 线检查：正位片可见滑脱腰椎椎弓板下方斜行负影，椎弓裂，椎间隙变窄；侧位片见椎体前后缘连续变形，不连续，同时可测滑脱程度；峡部裂者斜位片可见"猎狗”颈部纵行负影，称为“项圈”征。

CT 扫描：可见峡部裂呈“锯齿”状，裂隙边缘出现骨质硬化；椎管狭窄时，可见骨赘生成，椎管横径狭窄，硬膜囊变形及受压；合并椎间盘突出时，可见椎间孔变小，神经根受压，滑脱后下缘可见对称性椎间盘突出。

2.*临床类型*　根据腰椎滑脱的 Wiltse 分型，真性滑脱可分为以下三个亚型。

(1)峡部应力骨折：最常见于 50 岁以下者(<5 岁的患者很少见)。其中 7～15 岁最常见，这与他们开始进行剧烈活动和长时间取背伸的坐位有关。背伸时，腰椎峡部要承受更大的压力和剪切应力。由于峡部疲劳骨折而分离或吸收，使上位椎体向前滑出。

(2)峡部延长而薄弱：这种病变也是由于峡部疲劳骨折而引起，由于峡部重复多次的疲劳性微小骨折，其愈合时使峡部延长但未断裂，同时允许椎体前移。现多数学者认为狭长的峡部是先天发育不良所致，并将其归入第一类。薄弱的峡部最终会断裂，但在 X 线片或手术中发现残根的长度要大于正常人，这一点与单纯的峡部疲劳性骨折不同。

(3)峡部急性骨折：常常继发于严重的创伤，可同时伴有椎体滑脱，但更常见的是仅有腰椎峡部崩裂而无滑脱。

3.*鉴别诊断要点*　本病应与退行性腰椎滑脱，腰椎间盘突出症。腰椎管狭窄症等疾病鉴别。

(1)退行性腰椎滑脱：为临床上最常见的腰椎滑脱，患者多大于 50 岁，随年龄增长，发病率增高，女性多于男性。滑脱程度一般在 30%以内。多数患者没有明显症状，当出现椎管狭窄或明显不稳等并发症时可出现腰腿痛。鉴别诊断主要依靠 X 线检查：①假性腰椎滑脱不见峡部裂；②患椎椎体与棘突同时前移，故脊椎的前后径不变；③斜位片上，假性腰椎滑脱无上关节突及横突随椎体前移。

(2)腰椎间盘突出症：多见于 20～50 岁的青壮年，表现为腰痛，并有臀部及下肢放射性疼痛和麻木。鉴别要点：①椎间盘突出所在间隙有明显压痛，腰痛逐渐向臀部及下肢放射，Lasegue 征多为阳性；②X 线无椎体滑移改变；③CT 下可直接显示突出物及硬膜囊和神经根的受压变形和移位。

(3)腰椎管狭窄症：典型腰椎管狭窄的临床表现是间歇性跛行。鉴别要点：①椎管狭窄症特点为“主诉重于体征”，查体常无明确发现；②X 线显示无滑脱移位；③CT、MRI、椎管造影对椎管狭窄的部位及程度有重要价值，亦有利于鉴别诊断。

**【治疗对策】**

治疗方案：有相当一部分峡部裂及Ⅰ度腰椎滑脱的患者并无症状，无须治疗。但大多数真性滑脱的患者常有不同程度的症状，需要根据具体病情选择不同的治疗方案。非手术治疗适用于病史短、症状轻、滑脱Ⅰ度以内及年龄大、体质差不能耐受手术者。

1.*非药物治疗*　包括卧床休息，腰围制动，腰背肌及腹肌训练，减轻体重，避免腰部过度旋转活动等。对青少年峡部骨折患者，可行石膏背心或支具背心固定 3 个月，腰背痛及小腿痛大多可以缓解。拆除石膏后应嘱患者减少增加腰骶部应力的活动，在指导下行腰背肌、腹肌锻炼，并定期随访。

2.药物治疗

(1)非甾体类抗炎药(NSAIDs):如扶他林、奇诺力。近来还有COX-Ⅱ高选择性抑制剂如莫比可和COX-Ⅱ特异性抑制剂如西乐葆等均有较好的消炎止痛效果。

(2)镇痛剂如曲马多。

3.局部封闭　椎管内封闭和腰椎间孔神经根的封闭也是治疗腰椎滑脱症急性疼痛期的一种常用方法。主要以镇痛的麻醉药、消炎止痛的激素类药和营养神经的维生素为主。

4.手术治疗

(1)手术指征

1)持续腰痛或反复腰痛,影响正常活动和生活;

2)有神经根或马尾受压的症状和体征;

3)滑移程度>30%~50%;

4)滑脱角>45°,腰骶区有明显后凸畸形,或腰骶段脊柱不稳定者。

(2)手术原则:减压、复位和融合稳定脊柱。

(3)手术方法:为有效解除病人症状,术前要准确判断好症状来源的原因,部位和范围,术中在减压、固定、融合等几个步骤中有所侧重。

1)椎板切除减压术:适于有神经根或马尾神经受压者。以小关节为中心,将滑移平面的椎管,尤其是神经根管进行彻底减压,将所有致压物都予以切除,必须将受损的神经根彻底减压,一方面可减少复位时对神经根的牵拉伤,另一方面也有利于滑脱椎体的理想复位。现在除对青年患者,已很少单独使用,一般同时行植骨融合术。

2)手术复位:通过对滑脱椎体的复位,可以恢复椎管的形态和容积,纠正神经孔的狭窄,避免腰骶韧带紧张,保护神经根不被牵拉,有利于神经减压。复位手术的指征:①滑脱角大且腰骶段显著后凸,站立姿势显著异常,妨碍躯干与下肢功能。②滑移度大又做过减压术,预料原位融合术不能防止滑脱加重。

3)峡部植骨内固定:在峡部缺损处直接植骨修复,适用于青壮年有症状的椎弓裂或内峡部裂滑脱。其优点在于重新恢复了腰椎正常解剖,对其结构和功能破坏小,但不适于腰椎已明显退变的老年患者。

4)脊柱融合术脊柱融合术按植骨部位分为椎体间融合、侧后方植骨融合、椎板植骨融合术。

A.椎体间融合术:可经前路(ALIF)、后路(PLIF)、经椎间孔入路(TLIF)和腹腔镜进行。椎体间融合术有植骨量大、植骨融合快、融合率高、支撑椎体前柱等优点。经椎间孔入路椎体间融合术(TLIF)是近年兴起的新技术,手术入路在椎管外,椎管内干扰小,避免术后椎管内瘢痕形成;可避免硬膜神经根损伤或过度牵拉马尾、神经根引起的下肢麻木无力;不破坏脊柱后柱结构,保持脊柱稳定性;避开了椎管内静脉丛,手术出血也显著减少。故TLIF可用于不需要椎管减压的患者以及曾做过手术、椎管内严重粘连的患者。

B.侧后方植骨融合术:要点为横突间植骨,同时融合小关节。横突处血运丰富,植骨融合率高。侧后方融合适用于腰椎不稳,但没有滑脱的节段,也可以与椎体间植骨、椎板植骨同时使用,作360°融合。

C.后路椎板植骨融合术：包括有火柴棒植骨和大块H型植骨。目前因其假关节发生率高一般不单独采用。

(4)微创技术治疗腰椎滑脱：微创技术可减少椎旁软组织的损伤、减少出血、减轻切口疼痛、缩短住院天数、易被患者接受。目前应用于治疗腰椎滑脱的微创技术主要有：前路小切口腹膜后椎体间融合；前路小切口经腹腔椎体间融合；腹腔镜下前路椎体间融合；通道管下后路椎体间融合；通道管下经椎间孔入路椎体间融合；经皮椎弓根钉内固定；经通道管椎弓根钉内固定。

### (二)腰椎退变性滑脱症

**【诊断步骤】**

1.病史采集要点

(1)年龄和性别：一般在40岁以后发病，女性多见，男女比例为1：5～6，高龄者发生率随年龄增长。

(2)临床表现：退变性腰椎滑脱合并节段性腰椎不稳者多见，常表现为与活动明确相关的腰痛，休息后可缓解。但严重者体位改变即可引起疼痛。伴椎管狭窄时可有超过膝的下肢疼痛、运动感觉障碍等，并可出现间歇性跛行。若伴椎间盘突出时，可出现下肢放射性疼痛。临床上需注意的是多数患者腰痛症状的严重程度与腰椎滑脱程度并不一定成正比。

2.体格检查要点

(1)一般情况：全身情况一般良好。

(2)局部检查：退变性腰椎滑脱移位程度一般在30%以内，故腰骶部多无明显畸形。滑脱节段伴有不稳者可有棘突或棘突旁压痛点，滑脱程度严重者可触及棘突间"台阶感"。患者"主诉重于体征"是滑脱伴有椎管狭窄患者的重要特点，查体往往无明确发现。诉有根性痛的患者神经系统检查可见Laseque征(＋)、直腿抬高试验(＋)。

3.辅助检查要点　主要是影像学检查(包括X线摄片、CT、MRI等)。

X线平片：退变性滑脱通常是通过X线平片确诊，一般要求拍摄站立位的腰椎正侧位，前屈-后伸位片。通过正位片可以观察腰椎有否侧凸和脊柱两侧的退变情况；侧位片可发现椎体有无向前或向后滑脱以及滑脱程度，椎体的前后径大小，椎板及椎板间隙改变；前屈-后伸位片有助于明确滑脱节段的稳定性。一般还应加拍双斜位片，了解峡部是否异常，与真性滑脱相鉴别。

CT扫描：可准确地获取椎体、椎管、神经根、神经管等的直径及有关数据，可观察峡部病损，侧隐窝狭窄，小关节退行性改变，椎体后缘骨赘增生，韧带骨化等情况，可判定有无椎间盘突出及钙化。如配合刺激小的非离子碘造影剂CT扫描(CTM)，效果更佳。

MRI检查：有助于了解椎间盘退变情况，以及有无椎管狭窄、神经受压等。

**【诊断对策】**

1.诊断要点　结合患者的年龄、病史、临床表现、体征及影像学所见，不难诊断。

(1)病史与临床表现：大于40岁女性多见。多诉下腰痛，并可向大腿后方或整个大腿放射，但一般痛不过膝。腰痛多与活动明确相关，休息后可缓解。但严重者体位改变即可引起疼痛。伴椎管狭窄时可有超过膝的下肢疼痛、运动感觉障碍等，并可出现间歇性跛行。如伴椎间盘突出时，可出现下肢放射性疼痛。

(2)局部体征：腰骶部多无明显畸形，棘突或棘突旁可有局限性压痛点，滑脱程度严重可触及棘突间“台阶感”；伴有神经根受压（如腰椎间盘突出）者椎间盘突出部位的棘突旁有局限压痛点，并伴有向小腿或足部的放射痛，神经系统检查可出现 Laseque 征（+）。

(3)影像学表现：X 线检查可见：①腰 4～5 多见，也可多节段。椎体向前或向后滑脱，但椎体的前后径（椎体前缘至棘突后缘长度）不变；②小关节呈退行性骨关节炎改变，关节突肥大；③椎板增厚，不规则，骨密度增高，象牙化，椎板间隙变小，可呈叠瓦状；④滑脱椎体间隙狭窄，相邻椎体边缘有骨质增生，椎间盘及韧带结构可骨化或钙化。

CT 检查可见：①双侧侧隐窝变狭窄，且硬膜囊在椎体后弓之间受压，中央椎管狭窄变形。②每个层面的椎小关节都有不同程度的退变，左右两侧不对称，还有小关节半脱位。

2.临床类型

(1)腰椎滑脱症伴下腰不稳定症：常表现为与活动明确相关的腰痛，休息后可缓解。但严重者体位改变即可引起疼痛。

(2)腰椎滑脱症伴腰椎管狭窄症：合并明显的椎管狭窄和神经根管狭窄时，会有整个下肢或双下肢疼痛，并伴有运动感觉障碍，如肌肉僵硬、皮肤刺痛、麻木，有些患者会出现间歇性跛行，物理检查阳性发现较少，患者可向前弯腰，腰背伸受限。因腰背伸时，由于黄韧带折叠等因素可使腰椎管狭窄加重，故稍年轻的患者可骑自行车但却不能步行走远路。

(3)腰椎滑脱症伴随椎间盘突出症：伴椎间盘突出时，多出现下肢神经根性疼痛及其相应体征。

3.鉴别诊断要点　峡部裂性腰椎滑脱症：①多见于青少年和运动员；②X 线斜位片可见“猎狗”颈部纵行负影，即“项圈”征；③CT 扫描可见峡部锯齿状裂隙；④$L_5$～$S_1$ 多见，滑脱可达Ⅲ度以上。

**【治疗对策】**

治疗原则：退行性滑脱症一般通过保守治疗即可解决其症状；但对于腰痛严重并持续不能缓解和并发马尾综合征及神经根压迫征者，应考虑手术治疗。

1.非药物治疗　包括休息、理疗、腰围或支具制动、腰背肌及腹肌锻炼、有氧运动和减轻体重等。

2.药物治疗

(1)非甾体类抗炎药（NSAIDs）：如扶他林、奇诺力。近来还有 COX-Ⅱ高选择性抑制剂如莫比可和 COX-Ⅱ特异性抑制剂如西乐葆等均有较好的消炎止痛效果。

(2)镇痛剂如曲马多。

3.封闭治疗　包括痛点封闭、小关节封闭和硬膜外腔封闭。

4.手术治疗

(1)手术原则以减压为主，必要时进行融合。

(2)手术方法选择

1)单纯椎管、神经根管减压术：适于节段性椎管狭窄，伴有或无椎间盘突出，无腰椎不稳的症状和体征，年龄大于60岁者。

2)减压融合术：伴有明显的节段不稳，减压后需行融合术。另外，对即使术前无不稳症，行多节段减压或减压后对椎体后方结构破坏较大者亦应同时加以融合术。

3)间接减压术：适用于轻中度椎管狭窄，在下蹲等体位改变时症状明显缓解，选用一些方法如潜行黄韧带切除，内固定撑开受累节段等扩大椎管容积。间接减压失败，可再行直接减压术。退行性腰椎滑脱一般小于30%，不需复位，但减压术后可使滑脱进展。

4)复位内固定：对成人严重腰椎滑脱，应进行复位，有利恢复形态和椎管容积，纠正神经孔狭窄。做坚强的内固定术则有助于术后脊柱的即刻稳定和畸形纠正的早期维持，并能提高植骨融合率，从而提高临床疗效。

5)脊柱融合术：脊柱融合术指征：①术前伴有明显的节段不稳者；②行多节段减压或减压后对椎体后方结构破坏较大者；③需行复位内固定术者。

### （三）腰椎不稳症

**【诊断步骤】**

1.病史采集要点

(1)年龄：退变性腰椎不稳症多见于中老年人群。

(2)临床表现：患者可表现为没有明显其他疾病史而常感腰背痛，晨起即出现，活动后可减轻，劳累时又出现疼痛加重，严重者体位变化(坐位到站位及翻身时)即可引起或加重疼痛。若压、触、扭某一椎体便产生剧烈下腰痛时，应怀疑是否有腰椎不稳的可能。

2.体格检查要点

(1)一般情况：全身情况一般良好。

(2)局部检查：患者可出现腰椎生理弯曲异常，轻中度的腰椎侧凸，脊旁肌肉痉挛，腰椎屈伸活动受限。轻压患椎即可引发剧烈下腰痛时，多提示腰椎不稳可能。腰椎不稳伴神经根受压时，查体可发现中度的神经刺激症状和体征，PLE试验(+)与单腿上举试验(+)。

3.辅助检查要点　主要是X线检查(尤其是动态X线检查)，必要时辅以CT或MRI检查。

静态X线平片对腰椎不稳具有一定诊断意义，可了解椎体边缘、椎间隙状况，与相邻椎体的关系，脊柱是否倾斜。但动态X线摄片才是临床诊断腰椎不稳的更为重要的手段。过屈过伸位摄侧位片可观察椎体有无向前或向后移位以及与相邻椎体间相互滑移程度；左右侧曲时摄前后位片，可观察弯曲幅度及有无侧方滑移情况。

CT检查：扫描显示一侧小关节后缘张开，是腰椎不稳的重要证据。

**【诊断对策】**

1.诊断要点　根据患者的病史、临床症状、体征及X线所见可作出正确诊断。

(1)病史与症状：中老年人多见，常主诉腰背部疼痛，晨起即出现，活动后减轻，劳累时疼痛又加重，此为腰椎不稳的一大特征表现。体位变化疼痛可加重。部分退行性腰椎不稳症患者疼痛和气候变化密切相关。

(2)局部表现:体检时可发现脊旁肌痉挛,腰椎生理曲度失常,腰部屈伸活动受限,不稳腰椎之棘突有位移,侧弯运动两侧不均等,脊旁有局限的压痛点。

(3)X线表现:动态X线摄片是临床诊断腰椎不稳的重要手段。

Nachemson提出,在屈-伸侧位片上腰椎椎间相对水平位移>3mm,角位移>10°时提示不稳,在腰骶关节则分别>4mm和>20°时提示不稳。

中国协和医科大学和北京协和医院的标准为:①一个运动单位的上位椎体后缘前后相对移位角度大于10°;②上位椎体往前移位大于4mm;③关节对称性消失;④小关节突接触面丢失大于50%;⑤棘间韧带增宽;⑥上位棘突与下位棘突之间旋转大于8°;⑦CT检查显示一侧小关节后缘张开。

2.临床类型

(1)骨折和骨折-脱位。

(2)前柱感染

1)即使抗感染治疗,仍出现进行性椎体高度丢失和脊柱畸形。

2)在A的基础上出现进行性神经症状。

(3)原发性或转移性肿瘤

1)进行性椎体高度丢失和脊柱畸形。

2)在A的基础上出现进行性神经症状。

3)手术后(肿物切除后)。

(4)腰椎滑脱:峡部裂性滑脱

1)儿童$L_5$~$S_1$进行性滑脱(成年时多稳定)。

2)$L_4$~$L_5$滑脱(成年时多不稳定)。

(5)退行性不稳:Frymoyer将退行性腰椎不稳分为

1)轴向旋转不稳:退行性腰椎滑脱的患者常伴有扭转和侧凸畸形。

2)前移不稳:是退行性腰椎滑脱的重要特征,多见于$L_4$~$L_5$节段。

3)后移不稳:最常见于$L_5$~$S_1$节段,男性下腰痛患者30%可表现为后移不稳。后伸时症状最重,前屈时减轻。常有侧隐窝狭窄症状。

4)手术后不稳:造成原因主要有:①稳定结构破坏过多;②内固定和融合术引起应力集中。

3.鉴别诊断要点　多数病例诊断不难,但必须明确引起腰椎不稳的病因并需和以下疾病相鉴别。

(1)腰椎管狭窄症:典型腰椎管狭窄的临床表现是:双侧神经性间歇性跛行,长时间站立、活动或腰过伸时症状加重,坐、卧或腰屈曲时减轻。鉴别要点:①椎管狭窄症特点为"主诉重于体征"查体常无明确发现;②X线显示无滑脱移位;③CT或MR对椎管狭窄的诊断有很大价值,可显示详细的骨结构图,了解狭窄部位及程度,亦有利于鉴别诊断。

(2)腰椎间盘突出症:多见于20~50岁的青壮年,腰痛是本症最常见的症状,也是最早期的症状。鉴别要点:①腰痛,并有臀部及下肢放射性疼痛和麻木;②椎间盘突出所在间隙有明显压痛,Lasegue征多为阳性;③X线下可见腰椎生理前凸减小、变直、脊柱侧凸。病变椎间隙变窄，变得后宽前窄，左右不等宽，有的病变间隙的软骨板硬化等；④CT 或 MR 扫描可直接显示突出物及硬膜囊和神经根的受压变形和移位。

**【治疗对策】**

治疗原则：退变性腰椎不稳症首先采用非手术疗法，严格的保守治疗常有明确的疗效。只有长期实施非手术疗法无效，而又有明确的节段性不稳的病例，才考虑手术治疗。

1.*非药物治疗*　包括：休息、理疗、腰围或支具制动、腰背肌及腹肌锻炼、有氧运动和减轻体重等。

2.*药物治疗*

(1)非甾体类抗炎药(NSAIDs)：如扶他林、奇诺力。近来还有 COX-Ⅱ高选择性抑制剂如莫比可和 COX-Ⅱ特异性抑制剂如西乐葆等均有较好的消炎止痛效果。

(2)镇痛剂如曲马多。

3.*封闭治疗*　包括痛点封闭、小关节封闭和硬膜外腔封闭。

4.*手术治疗*

(1)手术原则：稳定脊柱。

(2)手术指征

1)症状严重，保守治疗无效，影响正常生活、工学者；

2)卧床休息或腰部制动，可使根性刺激症状消失或明显改善者；

3)全身情况允许，无手术禁忌证者。

(3)手术方法：脊柱融合术。

（杨佳宁）

# 第十二节　DDD 退变性椎间盘源性病变

**【概述】**

广义的退变性椎间盘源性病变(DDD)可包括腰间盘突出症、退变性腰椎管狭窄症、退变性腰椎滑脱症等多种疾病。本节所指的 DDD 特指狭义上的椎间盘源性下腰痛。

椎间盘源性下腰痛是指因椎间盘内各种病变(如退变)刺激椎间盘内疼痛感受器所引起的下腰部疼痛，且不伴有神经根性症状和体征，无神经根受压或脊柱运动节段过度活动的放射学证据。在椎间盘退变过程中发生纤维环或/和髓核撕裂、脱水，由此引起间盘内部的炎性反应和局部稳定性降低，这些机械和化学因素共同刺激分布在后纵韧带和纤维环上的痛觉神经感受器，从而使退变的椎间盘产生疼痛。

**【诊断步骤】**

**(一)病史采集要点**

典型症状是下腰部中线区域的疼痛反复发作，有时疼痛区域可以扩展至两侧臀部；多数在长距离行走或久坐后症状加重，卧位休息后常不能立刻缓解。虽然患者也可伴有腿痛，但腿痛通常没有明确的概念，常难以言表，多主诉为臀部或下肢沉重感或抽筋，且疼痛区域缺乏沿神经分布的特点，较根性痛迟钝且难以定位。不伴间歇性跛行。

**（二）体格检查要点**

查体时腰椎棘突部位可有深压痛，棘突旁压痛不明显。部分患者症状严重时可导致腰椎活动受限。其疼痛的性质不同于椎间盘突出症的放射痛，神经系统检查一般正常，无感觉过敏或缺失等神经根损害的阳性体征。

**（三）辅助检查要点**

影像学检查在椎间盘源性下腰痛诊断中占有重要地位。在X线平片上腰椎椎间隙无明显狭窄，动力位片无峡部裂或腰椎失稳现象（即腰椎过伸过屈时相邻椎间位移不超过3mm，角度位差不超过11°）；CT扫描显示无明显椎间盘突出、腰椎管狭窄和其他异常；MRI上常显示椎间盘信号降低，伴$T_2$加权像上椎间盘后纤维环高信号区（HIZ）表现，这是椎间盘源性疼痛的重要征象。

椎间盘造影术是椎间盘源性疼痛最重要的诊断依据，它是在透视引导下将一定剂量的造影剂注入椎间盘髓核的一种微创诊断方法。一般认为，椎间盘造影阳性的标准应该包括：①有确切的椎间盘形态学异常的证据；②注射造影剂时出现明显的疼痛症状；③疼痛的性质必须与患者平时的疼痛一致或相似；④必须有疼痛阴性的椎间盘作对照。虽然存在一定争议，但多数学者认为椎间盘造影阳性迄今为止仍为诊断腰椎间盘源性下腰痛的金标准，在识别异常疼痛的椎间盘方面比MRI更具有特异性和敏感性。临床医生应亲自完成椎间盘造影术，并对其做出判断，以便消除假阳性和对疼痛反应的错误解释。

**【诊断对策】**

综合患者的腰痛症状、无明显根性痛、查体及影像学检查做出诊断。椎间盘造影疼痛诱发试验不仅是明确诊断的重要标准，而且应作为长时间保守治疗无效行手术治疗的指标。

**【治疗对策】**

治疗原则是首先采用保守治疗，包括短期卧床休息、牵引、按摩以及口服止痛药物、硬膜外阻滞等。若经正规的保守治疗3～6个月无效，应考虑手术干预。手术又可分为开放手术和微创治疗方法。

**（一）开放手术**

1.*脊柱融合术*　目的是稳定腰椎，缓解疼痛症状。有多种融合方式可供选择，包括后外侧融合、椎体间融合以及360°融合等，其中椎体间融合又可分为前路椎间融合（ALIF）、后路椎间融合（PLIF）及经椎间孔融合（TLIF），各种融合方法又可因加或不加内固定器械而不同。椎间融合由于直接清除了致痛椎间盘，且局部稳定性获得了良好重建，融合率较高，被广泛应用于临床。与单纯融合术相比，内固定的广泛应用增加了融合率，但远期临床效果并未得到相应提高。

另外，脊柱融合的普遍应用也带来了如邻近节段的退变加速、假关节形成、内固定断裂等一些新的问题，因此，融合术的实施必须在明确致痛原因，严格掌握适应证的前提下进行。

2.*人工椎间盘置换术*　是近年来开展的替代融合手术的方法，目的是切除病变椎间盘后恢复椎间隙高度和保留椎间活动范围。适应证主要是超过6个月保守治疗无效的单节段椎间盘退变患者，且不存在腰椎不稳或滑脱、严重骨质疏松、严重椎间隙塌陷等情况。目前临床应用的人工椎间盘主要有PDN(人工髓核)，SBCharite，ProDisc等。

**(二)微创治疗**

1.椎间盘内电热疗法(IDET)　利用射频导管经皮穿刺入椎间盘内，加热至一定温度以达到灭活痛觉神经末梢从而缓解症状的目的。

适应证：①慢性下腰痛至少持续6个月以上；②系统非手术治疗无效；③神经系统检查正常，直腿抬高试验阴性；④MRI检查未发现神经受压现象；⑤椎间盘造影阳性。

禁忌证：①炎症性关节炎；②椎间隙感染；③非脊柱原因所致的下腰痛；④有既往手术史的节段；⑤伴其他全身性疾病不适合手术者。

2.其他　如等离子消融髓核成形术、椎间盘内注射激素、经皮穿刺椎间盘切吸术等。

(杨佳宁)

# 第十三节　脊柱脊髓肿瘤

## 一、脊柱肿瘤

脊柱肿瘤是对脊柱来源肿瘤的总称，大致可分为原发性脊柱肿瘤和转移性脊柱肿瘤两类。目前随着高龄社会的出现，转移性脊柱肿瘤所占的比例逐渐增加，在医疗上对晚期治疗手段提出了许多新课题。

### (一)转移性脊柱肿瘤

**【概述】**

很多晚期癌症患者，脊柱转移的发生率很高。然而，原发灶不明确，从脊柱转移癌首先发现癌症的例子并不少见。原发性肺癌、乳腺癌、前列腺癌、甲状腺癌、肝癌、肾癌、直肠癌、子宫癌等主要原发癌中，乳腺癌的脊柱转移率最高。转移部位以腰椎多见(约占70%)，胸椎、颈椎、骶椎顺序降低：

**【临床表现】**

恶性肿瘤一般存在食欲减退、消瘦、全身乏力等，有些也会早期出现局部症状。早期局部症状以疼痛多见。与脊椎退行性疾患所出现的运动时疼痛不同，转移癌多表现为静止时疼痛。随着病灶的扩大，逐渐产生神经刺激症状，因脊髓和马尾的压迫而产生的感觉运动障碍发生率逐渐增大。临床检查中可以发现血沉增快，贫血，血清碱性磷酸酶的升高等非特异性表现，以及肿瘤特定标记物的检出。例如，前列腺癌时前列腺酸性磷酸酶(PAP)及前列腺特异性抗原(PSA)值的升高。

**【诊断和影像学】**

转移多发生在椎体。多数肿瘤在X线上表现为溶骨性骨破坏，边界不清晰。椎体的压缩也很常见。但是,前列腺癌或者乳腺癌中引起骨硬化的类型也是存在的。一般情况下,正位X线片上首先表现为一侧椎弓根的消失,称为“猫头鹰眨眼征”。这是由于肿瘤扩大,压迫破坏一侧椎弓根造成的,进一步发展有可能出现脊髓的麻痹。

一般情况下在脓肿部位出现椎体间隙的狭窄,应当和化脓性脊柱炎或者脊柱结核相鉴别。锝($^{99m}Tc$)骨扫描,对于判断全身骨转移的有无,数目以及部位十分有用。而MRI有助于判断详细的病变,与神经组织间的关系。

**【治疗方法】**

治疗的目的,主要是缓解疼痛以及神经麻痹带来的痛苦,提高生存期间的生活质量。因此,必须从原发脏器的功能状态,转移灶的大小,生存预后,全身状态,以及家庭、社会、心理等诸多条件综合考虑,制定适当的治疗计划。姑息治疗,放射线治疗,激素治疗,化学治疗等,根据肿瘤的种类以及敏感性而定。放疗对麻痹的改善很多时候虽然是无效的,但可以减轻疼痛。激素治疗对于前列腺癌、乳腺癌大多是有效的。

对于合并有脊髓麻痹的脊柱支撑障碍,但预计术后可以存活6个月以上的病人,应当进行手术治疗。手术主要是进行神经的减压以及脊柱固定,使用内固定器械以达到固定,强化支撑,早期下床,早期出院的目的。近年来,对于术后预计生存时间较长的病例,逐渐采取以根治性为目的的转移灶摘除术。

### (二)原发性良性脊柱肿瘤

来源于脊柱的原发性肿瘤当中,良性肿瘤较恶性肿瘤多见。原发性肿瘤中的60%为良性肿瘤,代表性疾患有以下几种:

1.血管瘤　好发于椎体,大多无临床表现。有时会出现椎体的压缩和脊髓麻痹。典型的表现为X片上椎体的垂直骨小梁粗糙,呈现椎体膨胀或侵蚀。MRI呈现$T_1$,$T_2$加权像高信号的斑点样影像。

2.动脉瘤样骨囊肿　好发于椎弓、横突根部及椎体后方,骨皮质变薄、膨胀,部分骨皮质缺失。因动脉瘤样骨囊肿破裂可导致自发性出血。

3.骨巨细胞瘤　主要发生在成年人的椎体,骶骨部位好发。男女比例约2∶1。X线片上呈膨胀性溶骨性间隔性病变,称“肥皂泡样”。本肿瘤虽属良性肿瘤,但有恶变的可能存在。手术切除后易于复发。

4.嗜酸性肉芽肿　嗜酸性肉芽肿是组织细胞X综合征中最局限的一种形式,形成骨组织的良性病变。多数表现为15岁以下儿童椎体单发病灶。很少伴有麻痹。颈椎和胸椎部位同样好发。X线片上典型表现为扁平椎,是由于椎体不同程度的压缩造成的。患者有自发痛,僵直等症状。本病为自愈性疾患,椎体的高度可自行恢复,但通常留有残余畸形。对于进展性的病例应当加以注意。

5.骨样骨瘤和骨母细胞瘤　两者均为比较少见的肿瘤,好发于小儿的椎弓、横突根部、棘突根部。有时会出现抗痛性侧凸。诊断上,MRI、CT以及骨扫描都是十分有用的,病灶部位会出现显著的浓聚。治疗以手术切除为主。

## （三）原发性恶性脊柱肿瘤

原发性恶性脊柱肿瘤临床常见的发病率较高的是以下两种肿瘤。其他的少见肿瘤还包括 Ewing 肉瘤、软骨肉瘤、骨肉瘤等。

1.孤立性浆细胞瘤及多发性骨髓瘤

**【概述】**

孤立性浆细胞瘤和多发性骨髓瘤是以骨破坏为主的浆细胞肿瘤，是一种原发性全身骨髓恶性肿瘤，源于 B 淋巴细胞，并具有 B 淋巴细胞分化特征。本病是原发性恶性脊柱肿瘤中发病频率最高的。轮廓完整的单一浆细胞瘤出现在某一椎节或相邻椎节时，称为孤立性浆细胞瘤，多数病变发生在胸椎。男女比例为 2～3∶1，发病年龄在 40～50 岁，近年有年轻化的趋势。多发性骨髓瘤是骨髓中浆细胞进行性增殖的恶性疾病，可由前者发展而来。多见于成人，发病率为 2.0～3.1/100000，发病年龄多为 50～70 岁，随年龄增大发病率呈倍数增长，男女发病比例相同。

**【病理和病理生理】**

肿瘤大体形态呈多发性瘤结节，也可呈浸润性瘤块。肿瘤切面呈灰白色或灰红色，有时可见胶冻状骨溶解区、出血区和坏死灶。大的瘤结节可浸润骨膜和骨外软组织。肿瘤由正常和异常的浆细胞组成，可以见到不同分化阶段的浆细胞。肿瘤间质少，由纤维血管组织构成，有时可有丰富的网状纤维。多发性骨髓瘤患者常出现贫血，并可有高钙血症和骨折。患者可出现凝血机制障碍，并可有肾功能损害。

**【临床表现】**

孤立性浆细胞瘤最常见的症状是局部疼痛。约半数患者会出现脊髓或神经根受压，偶尔会出现瘫痪。X 线表现为椎体的溶骨性破坏，呈不同程度椎体塌陷或即将塌陷。病变常累及椎弓根并延伸至椎体前方，X 线正位平片可表现为受累椎弓根消失。受累椎体在 CT 显示筛孔样改变，在 MRI 上 $T_1$ 加权像为等信号，$T_2$ 加权像为高信号，并可显示椎管内神经组织受侵犯的范围。

多发性骨髓瘤患者常有周身骨骼疼痛、贫血、肾功能损害和感染。X 线表现为骨骼破坏。放射性核素骨扫描可发现多处骨骼受累，以肋骨、椎体、骨盆最易受累。

由于副蛋白的产生，患者还可出现副蛋白综合征，包括皮肤色素沉着、多发性神经病、水肿、多毛症等。

**【诊断】**

孤立性浆细胞瘤可通过病灶抽吸病理检查以确定诊断。并需要明确肿瘤细胞分化程度和有无神经组织压迫。一旦诊断成立，则必须明确系统性疾病情况，进行骨髓穿刺活检。血清蛋白电泳中的 M 蛋白，尿中的 Bence-Jones 蛋白在半数的病例中会出现升高。通过副蛋白水平的测定可以帮助判断预后情况。

骨髓涂片与活检是诊断多发性骨髓瘤的主要手段之一。发现有成堆的幼稚浆细胞即可确诊。多发性骨髓瘤的诊断标准包括细胞学标准和其他实验室标准。细胞学标准包括：①骨髓涂片浆细胞或异常浆细胞超过 10%；②活检证实浆细胞瘤存在。其他实验室标准包括：①血清中大量 M 蛋白，IgG＞25g/L，IgA＞10g/L，IgD＞2.0/L，IgE＞2.0g/L，IgM＞10g/L；②尿中

Bence-Jones 蛋白>0.2g/24h；③放射学溶骨性损害的证据或无任何其他原因的广泛性骨质疏松；④至少 2 张外周血涂片见到骨髓瘤细胞。如果细胞学标准 2 项同时存在，或者细胞学标准中任何 1 项加上其他标准 4 项中任何 1 项，即可确立诊断。

**【治疗方法】**

对于出现疼痛和椎体轻度塌陷的脊椎单发浆细胞瘤的病人，单纯放疗为早期最佳方案。对于有明显椎体塌陷、神经受压、局限性后凸畸形和脊柱不稳的患者，可行椎管减压和脊柱稳定性重建手术，术后 6～8 周开始放疗。

多发性骨髓瘤的治疗应全面考虑患者全身系统情况、并发症和局部骨破坏情况。化疗和放疗是标准的治疗方法。对于病变导致严重脊髓神经压迫或脊柱不稳定者，可行手术治疗，主要针对神经压迫节段进行病灶切除、椎管减压和重建脊柱稳定性。

**【预后】**

脊柱孤立性浆细胞瘤患者的 5 年生存率可达 70%，60%的孤立性浆细胞瘤可发展为多发性骨髓瘤。预后不良的因素包括年龄、软组织受累情况、副蛋白水平等。

2.脊索瘤

**【概述】**

脊索瘤是一种起源于胚胎残留脊索组织的原发性恶性肿瘤。男女比例约为 2∶1。发病年龄主要为 50～70 岁，也可见于婴儿和青壮年。其发病率占恶性骨肿瘤的 1%～4%。主要发生于中轴骨，是 30 岁以下患者骶骨部位的好发肿瘤。

**【病理】**

肿瘤大体形态具有不完整的假包膜，边缘清晰，呈小叶状，质地坚度不一。镜下可见肿瘤组织呈分叶状结构，细胞特征为含空泡细胞，空泡大小不一，糖原和粘液染色均为阳性。有的细胞核偏于细胞的一侧，称为印戒细胞。在较大的肿瘤小叶内，细胞外粘液丰富而细胞较少。在较小的肿瘤小叶内，细胞呈多边形并相互靠拢，类似产生粘液的腺癌。细胞内外有粘液存在是本肿瘤最重要的组织学诊断依据。

**【临床表现】**

疼痛是最常见症状。早期症状不典型，易被误诊，临床工作中需要注意。骶骨脊索瘤生长缓慢，早期常没有症状，确诊时往往瘤体较大，肿瘤侵犯骶神经可导致直肠和膀胱功能障碍。椎体病理性骨折和肿瘤的椎管内侵犯可导致脊髓神经压迫。

脊椎脊索瘤的主要 X 线表现为不对称的椎体破坏和邻近软组织肿块。由于肠气的影响，单纯 X 线诊断通常较为困难。

CT 和 MRI 可以更加清晰地显示肿瘤自身的组织结构、椎体破坏范围，以及与周围组织器官的关系。脊索瘤在 CT 上表现为与肌肉相似的密度，在 MRI 显示呈异质性改变，$T_2$ 加权像呈低至中等信号，$T_2$ 加权像呈高信号。

骶骨脊索瘤骶骨区常出现多个区域节段的溶骨性病变，骨皮质薄纸样膨隆、扩大。

**【诊断】**

脊索瘤进展缓慢，早期症状不典型，容易误诊。诊断应遵循临床、病理、影像学三结合的原则。由于影像学和病理学上的相似，鉴别诊断应注意骨巨细胞瘤和软骨肉瘤。

【治疗】

不同部位的治疗各异。主要治疗手段包括放疗、化疗和手术治疗。但本病对化疗和放疗不敏感。治疗应以完全的外科切除为主，切除不完全是局部复发率高的主要原因。当肿瘤侵犯到第1骶骨时，应进行骶骨全切，使用内固定器材进行骶骨再造术。目前临床多采用手术切除与术后放疗甚至化疗相结合的方法以提高疗效。

【预后】

脊索瘤主要表现为局部侵袭性生长，但也可发生缓慢转移。转移率为5%～40%。

## 二、脊髓肿瘤

【概述】

本类肿瘤是指椎管内发生的肿瘤的总称。脊髓肿瘤在临床上根据肿瘤与脊髓，以及肿瘤与硬膜的关系，大致分为硬膜外肿瘤、硬膜内髓外肿瘤以及脊髓内肿瘤。但是也存在一种特殊形态的肿瘤，同时位于椎管的内外，通过椎间孔，形似沙漏样，总称为沙漏样肿瘤。

脊髓肿瘤因发生部位和形态，以及因肿瘤种类而采取的手术方法不同，其预后各异。因而治疗前的判定是不可缺少的。从脊柱的生物力学上讲，手术时随意扩大椎板的切除范围，术后导致脊柱变形的发生率很高。因而应尽量保存脊柱后方的稳定结构，采取椎板成形术、半侧椎板切除术等。过去神经外科沿袭的椎管探查术正逐渐被显微外科手术所代替。磁共振（包括加强磁共振）、导航技术在术前定位和手术方案的制订方面非常重要。近年来，随着影像诊断技术的不断进步.手术疗法在脊髓肿瘤治疗中的地位逐渐提高。由于日益广泛应用的神经电位监测和术中超声技术，以及术中导航的使用，因手术带来的神经功能障碍正在被不断减少。随着显微外科技术的不断进步，以及激光技术和放射性治疗技术的发展，外科手术切除已经成为硬膜内肿瘤最有效的治疗手段。

【分类】

1.*硬膜外肿瘤*　约占脊髓肿瘤总数的11%。肿瘤位于硬膜外腔，从硬膜外压迫脊髓。转移性肿瘤占大多数，乳腺癌、肺癌以及恶性淋巴瘤转移较为多见。原发肿瘤中，以神经鞘瘤和脂肪瘤为主。

2.*硬膜内髓外肿瘤*　肿瘤位于硬膜内脊髓外，即硬膜下腔及蛛网膜下腔。脊髓受到外来压迫而引起脊髓障碍。约占脊髓肿瘤总数的65%，肿瘤种类以神经鞘瘤、神经纤维瘤以及脊膜瘤为主，约占髓外肿瘤的80%，终丝室管膜瘤约占15%，其他的还包括不属于真性肿瘤的蛛网膜囊肿，脊髓动静脉畸形等。肿瘤大多偏于脊髓的背侧方，硬膜切开后即可切除。神经鞘瘤大多来源于后根的Schwann细胞，摘除较为容易。脊膜瘤来源于神经根袖附近的硬膜内层，因而摘除时发生部位的部分硬膜予以部分切除是防止复发的重要步骤。

(1)脊膜瘤：从病理发生上分析，脊膜瘤主要来源于神经根袖附近硬膜内层的蛛网膜细胞，少数来源于硬脊膜和软脊膜的成纤维细胞。多位于脊髓外侧方，偶发生在脊髓背侧。脊膜瘤的发病年龄多在50～70岁，且女性多见，约占75%～80%。肿瘤的发生部位以胸段最为常见。大多数脊膜瘤发生于髓外，且多为单发。但在神经纤维瘤病患者可表现为多发病灶，约占

1%～2%。由于存在硬膜外腔，脊膜瘤很少发生脊柱骨质的破坏。

(2)神经鞘瘤：神经鞘瘤来源于神经膜细胞，发病年龄多在40～60岁，但性别上男女发生率无显著差异。神经鞘瘤可发生在各段椎管，多为单发。神经鞘瘤中有80%左右位于硬膜内，10%位于硬膜外，另有10%～15%通过硬脊膜根袖形成沙漏样肿瘤。极少数神经鞘瘤来源于脊髓穿通血管的管周神经鞘，形成髓内肿瘤，约占1%左右。在神经鞘瘤中，约有2.5%表现为恶性，其中半数以上为神经纤维瘤病患者。此类恶性神经鞘瘤预后较差，存活率多不超过1年。

(3)神经纤维瘤：神经纤维瘤虽然和神经鞘瘤一样，都来源于神经膜细胞，但病理检查前者还有神经周细胞以及成纤维细胞的参与。神经纤维瘤组织学表现为大量纤维组织和肿瘤基质中明显的神经纤维。肿瘤发生部位使受累神经梭形增粗，难以分清肿瘤和神经。多发的神经纤维瘤提示有神经纤维瘤病的存在。

(4)终丝室管膜瘤：有近半数的终丝室管膜瘤来源于终丝内。发病年龄以30～50岁多见，男性略多于女性。虽然几乎所有的终丝室管膜瘤都为良性，但在婴幼儿中危害较大。

3.*髓内肿瘤*　髓内肿瘤是发生于脊髓实质内的肿瘤，约占脊髓肿瘤的20%～25%。脊髓受到由内向外的膨胀压迫、肿大。髓内肿瘤包括室管膜瘤、星形细胞瘤、血管母细胞瘤、海绵状血管瘤、血管畸形、囊肿、转移性肿瘤等。切除肿瘤时必须切开脊髓，完全摘除肿瘤是很难的，特别是星形细胞瘤的完全摘除率是非常低的。

(1)星形细胞瘤：星形细胞瘤多发生在30岁以前，是儿童髓内肿瘤中最常见的类型。约占10岁以下病例的90%，青少年病例的60%。肿瘤多发生在颈段和颈胸段。根据组织学分为不同的类型，包括低分化纤维型、毛细胞型星形细胞瘤、神经节胶质细胞瘤、恶性星形细胞瘤、胶质母细胞瘤等。大约90%的儿童星形细胞瘤是良性的，恶性星形细胞瘤和胶质母细胞瘤约占髓内星形细胞瘤的10%，临床进展较快，转移发生率高，存活率低。

(2)室管膜瘤：室管膜瘤多发生于中年，男女发病无显著差异。髓内室管膜瘤常见于颈段，近一半中枢神经系统室管膜瘤来源于中央管。室管膜瘤组织学上分为细胞型室管膜瘤、上皮型室管膜瘤、纤维型室管膜瘤、室管膜下瘤、粘液乳头型室管膜瘤和混合型室管膜瘤。多数室管膜瘤表现为良性，尽管常伴有坏死或肿瘤内出血。虽然不存在包膜，但这些胶质肿瘤常有完好的边界而不浸润邻近的脊髓组织。

(3)血管母细胞瘤：血管母细胞瘤是一种边界清楚，无包膜的血管来源的良性肿瘤。肿瘤多位于脊髓的背侧或外侧，且常与软脊膜相连。在血管母细胞瘤的患者中，约有25%以上的病例合并有VHL综合征。

4.*马尾肿瘤*　这类脊髓肿瘤，是指腰椎马尾部存在的肿瘤的总称。神经鞘瘤多见，从脊髓延续的终丝发生的室管膜瘤较多见。早期主诉主要为神经根刺激症状，进展期主要发展为马尾压迫症状引起的下肢感觉运动障碍，最后出现排尿困难($S_2$～$S_4$神经根障碍)。肿瘤的完全摘除是必要的。

**【临床表现】**

1.*脊髓肿瘤*　产生的脊髓压迫的形式与临床症状及进展的关系熟悉掌握脊髓的功能解剖知识，在理解这些问题时是十分重要的。感觉上行通路：脊髓丘脑束(痛觉、温度觉、轻触觉的上行通路)、后索(本体感觉、位置觉、精细的或辨别性触觉、运动觉的上行通路)以及皮质脊髓束(上位运动指令的下行通路),它们的分节支配在脊髓中分层排列。考虑肿瘤最可能引起的脊髓实质功能和解剖学上的障碍,从而理解临床症状的进展。

2.神经根刺激症状和脊髓压迫症状　脊髓肿瘤的临床症状是以早期的神经根刺激症状(根性痛)和进展期的脊髓压迫症状为代表的。因进行性神经损害而引发的疼痛在临床中最为多见。疼痛的类型以及神经损害的特点主要取决于肿瘤的发生部位和肿瘤的生长速度。

(1)神经根刺激症状(根性痛)和叩击痛:早期的根性疼痛,并不是所有脊髓肿瘤病例都必须出现的,这一点非常重要。疼痛程度各种各样,很多时候是没有明确记忆的一过性疼痛。

颈髓肿瘤,主要表现为颈肩上肢部的放射痛。胸髓肿瘤,首先自觉胸部侧方以及上腹部疼痛,随后逐渐发现有脊髓症状。腰骶髓的肿瘤以及马尾肿瘤,大多出现明显的下肢痛,对此有时误诊为腰椎间盘突出症。

对于这种根性疼痛部位和范围的仔细询问,有助于推断肿瘤的位置是左侧还是右侧。有时肿瘤病人会出现背部的叩击痛以及远方的放射痛。

(2)脊髓压迫症状:出现在高位脊髓(颈髓、胸髓)的脊髓肿瘤,首先因为椎体束障碍引起下肢痉挛性麻痹,感觉上行通路的障碍引起浅感觉障碍以及深感觉异常,病情进展可能会隐藏出现完全的脊髓横断性弛缓性瘫痪。从起始症状的出现,到临床症状的发展,可以判定出是来自于脊髓外的压迫(髓外肿瘤)还是来自于脊髓内的压迫(髓内肿瘤)。髓内肿瘤,以及位于排尿中枢的脊髓圆锥部位的肿瘤,很早期就容易产生膀胱直肠功能障碍。

**【影像学诊断】**

从神经学分析来看,病变髓节的判定是最基本最重要的。X线平片因为无法显示软组织的病变情况,在现代脊髓肿瘤诊断中的作用很小。单纯X线正位片仅可见肿瘤水平椎弓根间距的扩大和椎弓根的侵蚀,侧位像可见椎体后方的压痕,以及沙漏样肿瘤时斜位像可见椎间孔的扩大。脊髓造影以及CTM在脊髓肿瘤的诊断中受到一定限制。硬膜内髓外肿瘤在脊髓造影中可表现出圆形的充盈缺损(杯口征),髓内肿瘤可表现出脊髓影的局部增宽。对于脊髓旁或沙漏样肿瘤在硬膜内外的分布,脊髓造影CT可以清晰的显示。近年来,MRI成为脊髓肿瘤诊断中最可靠的主要检查。MRI椎管造影的应用,使得从发病部位到病变组织的诊断成为可能。MRI中$T_1$加权像以及$T_2$加权像可以显现出肿瘤的大致情况,进一步的增强造影($^{99m}Tc$),大多可以清晰地显示出肿瘤的轮廓。

多数髓内肿瘤在$T_1$加权像上表现为等密度或稍低密度,脊髓表现为轻度增粗。$T_2$加权像较为敏感,表现为高密度。几乎所有髓内肿瘤在增强造影时,$T_1$加权像都可被增强。

由于MRI可以容易地显示脑脊液或马尾占位的异常信号,进而发现髓外肿瘤。根据影像学特点,判定脂肪瘤、神经肠源性囊肿、皮样瘤、蛛网膜囊肿、血管畸形等。大多数髓外肿瘤的$T_1$表现为等信号或略低信号,$T_2$像神经鞘瘤和脊膜瘤的信号都比脊髓高。硬膜内髓外肿瘤中发病率较高的神经鞘瘤和脊膜瘤的鉴别诊断要点是,神经鞘瘤较脊膜瘤与硬膜成角锐利,大多造影加强像肿瘤部位呈明显加强。

脊柱肿瘤存在的部位,蛛网膜下腔存在不同程度的阻塞,造成脑脊液循环障碍。因此,脑脊液穿刺可以发现脑脊液循环阻塞的症候群(Queckenstedt实验阳性,脑脊液发黄,蛋白质增加，以及 Pandy 实验和 Nonne-Apelt 实验阳性）。而且进行椎管造影时，脊髓肿瘤横断面的局部特征也可以表现出来。

**【治疗方法】**

脊髓肿瘤大多对放疗的敏感性很低，而且因为存在放射线对脊髓的损伤，除一部分髓内肿瘤（恶性星形细胞瘤，部分切除术后的室管膜瘤）外很少施行。因而脊髓肿瘤的治疗，基本以外科摘除为原则。手术的目的在于最大范围地切除全部肿瘤。显微手术技术的提高和术中脊髓监护技术的应用，使肿瘤摘除时安全性不断提高。髓内肿瘤在内的脊髓肿瘤，术后可能引起的神经功能障碍和完全摘除的可能性等问题术前需向患者进行详细的交代说明，得到患者和家属的理解，这一点是十分重要的。

根据目前的治疗方法，手术治疗仍是多数髓内肿瘤最有效的治疗手段。手术的方案取决于肿瘤和脊髓的相互关系以及浸润程度。因为手术切除对恶性髓内肿瘤的疗效有限，所以一旦术中组织学活检明确证实恶性肿瘤，手术应当立即终止。显微外科技术的发展，术中显微镜的应用，以及术中常规的稳定状态听力诱发反应检查（SSEP）和面神经运动诱发电位（MEP）的检查，有助于进一步降低脊髓的损伤。术中超声和近年发展起来的导航技术不仅可以用来定位肿瘤的位置和浸润范围，而且可以最大程度减少椎板切除范围，降低手术对脊柱生物力学的影响。

手术切除是硬膜内髓外肿瘤的最佳治疗方法，通过椎板切除暴露椎管，可以切除几乎所有的髓外病变。完整切除肿瘤后的复发率很低，预后良好。

（蔡　旻）

# 第十四节　脊柱微创外科

## 一、发展简史

脊柱微创外科已有半个多世纪的历史，早在 1942 年 Pool 报道应用改良耳镜行脊髓后根检查、椎间盘突出症、黄韧带肥厚等检查。1955 年，Malis 在脊柱手术中应用了双眼显微镜和双极电凝。1963 年，Smith 等报道经皮向椎间盘内注入融核物质的动物实验，用于人椎间盘突出症，以后便发展到热融或激光融核。1977 年，Yasargil，Casper 行显微椎间盘切除术；1975 年，Hijikata 描述经皮椎间盘切除术；1984 年，Ascher 与 Heppner 用新激光融核术等。随着器械设备的改进，大体上经过经皮插管、内镜的应用、肌肉扩张管建立手术通道及内置物的置入几个发展阶段。如胸腔镜应用于胸椎手术，腹腔镜应用腰椎前路手术，显微内镜用腰椎间盘突出手术等。器械的设计促进了微创外科的发展。最早在 1991 年，在前述各种内镜导管等基础上由 Faubert 与 Caspar 报道了肌肉扩张管，经椎旁皮肤小切口插入细管至椎板逐步扩大至一些粗的管，在此小的通道中进行腰椎手术。Mayer 与 Brock（1993）增加了内镜，1997 年 Foely 与 Smith 用显微内镜剥离系统，以利于置入扩张管时对肌肉的保护，即管牵开系统再加显微器械的改进,促进了显微外科技术的发展。此扩张管系统被 Guito 等用于腰椎管狭窄微创手术(2002)。Tredway 等用于脊髓拴系和椎管内肿瘤,使一些病人在门诊即完成了此类手术。此种通过扩张管进行微创手术称管学。

新世纪脊柱微创外科的发展是经皮内固定的置入在微创外科完成脊椎管减压间盘突出摘除的基础上,通过扩张管进行器械置入,如腰椎椎弓根钉置入,胸椎椎弓根钉置入等。Foely 等 2001 年首先报道经管置入椎弓根钉行单侧椎体间融合术(PLIF),此后此类内固定手术大量开展,胸椎置入椎弓根钉后,其穿入连接杆,并在上方另一小切口将连接杆插入到椎弓根钉上。

Samartzis 等在其微创脊柱外科历史的回顾一文中总结道,随着时间进展,微创外科已为外科医师们和病人们所接受,微创外科缩小外科对软组织创伤,减少手术时间和并发症,皮肤切口小,缩短住院时间,减少术后止痛药使用等,可改善术后效果和节省医疗费用。将来随着其他微创技术学的发展,更精确的器械置入将会增加。近来临床循证研究对比,表明微创脊柱外科技术优于传统开放外科,基础研究也证明微创外科比传统开放外科减少组织应力损伤,没有问题,微创外科还会发展,病例选择一直是重要的。

## 二、颈椎微创外科

### (一)经皮齿突骨折螺钉内固定术

**【应用解剖】**

首先应知道国人齿突的解剖。

**【适应证】**

经齿突颈部横形骨折(Ⅱ型)、经齿突基底横形骨折(Ⅲ型)和齿突骨折不愈合。

**【禁忌证】**

齿突粉碎骨折、齿突斜形骨折、伴有 $C_2$ 椎体骨折、严重骨质疏松者、短颈畸形者和颈反屈畸形者。

**【手术方法】**

需有专用器械包括穿刺套管导向器、中空起子、中空扩大管、中空钻头、克氏针及中空保护套管,根据上述测量数据,国人仅能拧入 1 个螺钉。

全麻下仰卧位。头颅骨牵引下稍后伸,在 C 形臂 X 线机监视下,使齿突骨折复位后胶布固定头部,在 $C_{4\sim5}$ 水平右胸锁乳突肌内缘,尖刀刺开皮肤 5mm,以直止血钳沿胸锁乳突肌内缘钝性分离,插入直达椎体前筋膜,在 C 形臂 X 线机监视下,将内径 1.2mm,外径 5.8mm 扩大管沿分离间隙插入,达 $C_{4\sim5}$ 椎前筋膜,将此管上下滑动,向上直达 $C_2$ 下缘,将直径 1.2mm 克氏针从管内插入,用电钻将克氏针插入齿突中,C 形臂 X 线机监视下居中心位,再沿扩大套管送入操作保护套管,退出扩大套管,测量齿突长度。用 3.0mm 中空钻头沿克氏定位部扩大螺钉孔道,深度不超过骨折线,然后退出中空钻头拧入 3.5mm 中空齿突加压螺钉入齿突中,拍摄正侧位 X 线片证实螺钉位置良好后,退出克氏针及保护套管,伤口缝合一针,术后戴颈支具或颈围 8~12 周,至骨折愈合。

【并发症防治】

主要包括：①穿刺误伤颈动脉，立刻退针，手压颈动脉数分钟；②穿刺针偏内可损伤食管；③$C_2$ 椎体前部劈裂，在拧入螺钉时发生，应退出螺钉，改换手术；④脊髓神经损伤可发生在牵引整复过程中，最好用诱发电位监护；⑤中空螺钉折断发生在术后颈部保护不够的情况下。

经皮上颈椎螺钉内固定手术的并发症，有学者自 2001 年开始经皮前路 $C_{1\sim2}$ 关节螺钉内固定术至 2006 年 5 月有完整资料者 87 例，其中经皮齿突骨折内固定术 43 例，经皮前路 $C_{1\sim2}$ 关节螺钉内固定 36 例，经皮后路 $C_{1\sim2}$ 关节螺钉内固定 8 例，其出现并发症 20 例次，其中螺钉相关并发症 17 例(19.5%)，包括钉尾过长 8 例，骨折端再移位 2 例，其中 1 例改行后路寰枢椎融合；螺钉误置 6 例，其中 2 例进入椎管，1 例经调整手术，此例原有四肢瘫，术后瘫加重，手术拔除螺钉，瘫有所恢复，另 3 例进入横突孔无症状，未损伤椎动脉，1 例穿透齿突尖，1 例术后 3 个月螺钉松动，退出无症状，手术后 1 年行寰枢融合后拔出螺钉。

【临床效果】

有文献报道 2003 年 3 月～2007 年 6 月治疗齿突骨折Ⅱ型和Ⅲ型共 22 例，其中经皮 10 例，开放前路 12 例，并比较齿突骨折用经皮和开放前路内固定的效果。

## (二)显微内镜椎间孔切开术(MEF)

【适应证】

单纯神经根型颈椎病由于后侧方椎间盘突出或骨唇增生，行椎板椎间孔切开可缓解者可行 MEF，记录其疼痛、麻木、肌力腱反射等改变。

【禁忌证】

凡有颈椎不稳定，驼背畸形、Opll、中央椎管狭窄、感染，肿瘤致脊髓压迫者，均不适于 MEF 手术。

【手术方法】

病人俯卧，现在推荐坐位，全麻，坐位固定头部，下颌颈均无压迫与扭转，用 C 形臂 X 线机监视，SEP 监护，医师站在病人后面皮肤刺孔用 1 细 Steinman 针，插至病变椎间的后关节或侧块处，确认未刺入椎管内，透视定位，如有怀疑，可向上或向下延长皮切口至 2cm，切开项背筋膜，以便插入牵开器，先沿 Steinman 针插入扩张器，由细到粗最后插入 18mm 圆筒牵开器，并将其固定在椎板与侧块之间，作为工作通道置入内镜牵开器和内镜，现用 METR 以进行 MEF，用小剥离器和 Kerrison 咬骨钳操作，先以电灼清除椎板和侧块上残留软组织，然后刮出上位椎板下缘和关节突内缘，弯刮匙向内缘刮，并看到黄韧带，以咬骨钳咬除椎板及神经孔显出神经根，将神经根向上牵开，则显出椎间盘突出，以刮匙髓核钳去除之，这些器械都是内镜下小器械，双极电凝止血，骨蜡止血，冲洗，将 1 片 gelform 浸以 Solu-Medrol 盖在椎板椎间孔切开处，取出牵开圆筒缝合切口。

【临床效果】

RichardGF 等报道 1998 年 3 月～2001 年 1 月用 MEF 技术治疗 25 例选择性颈神经根病，同时与 26 例经常规开放手术治疗做对照，MEF 组男 20 例，女 5 例。17 例右侧，16 例左侧，8 例做 2 个间隙，共 33 间隙，开放手术共 42 间隙在 26 例中，MEF 组术中出血少，术后恢复快，住院时间短，术后止痛药少，随诊平均 16 个月，最少 1 年，有 2 例硬膜破，术后改善率

87%～92%。根痛症状痊愈 54%，症状改善 38%，无变化 8%。开放手术者痊愈 48%，改善 40%，无改变 12%。

### （三）颈椎前路椎间孔切开术

**【适应证】**

1.单侧颈神经根痛，经 6 周非手术治疗，无效者或 4 周治疗，但肌力减弱明显者。

2.MRI 所见符合临床症状。

3.先前未曾行颈部外科治疗者。

4.无明显椎管狭窄压迫脊髓者。

**【手术方法】**

通过椎体前钩椎关节开孔达神经根和椎间盘的。但因颈椎节段平面不同，而有不同进入部位，$C_{3\sim4}$是通过下椎体近颈椎关节处进入的，1/3 是通过钩椎关节进入，另一些则通过上椎体近颈椎关节处进入。

**【临床效果】**

Hae-DongJho 等报道 1993 年 3 月～1995 年 5 月做此手术 400 例，104 例收入此研究，45 例男 59 例女，年龄 26～74 岁。平均 46 岁，病理改变骨唇增生 44 例(42.3%)，软椎间盘突出 54 例(51.9%)和二者兼有 6 例，79 例做 1 个节段手术，25 例两个节段手术，术后行 MRI 及颈椎动力学检查，结果优 83 例(79.8%)，良 20 例(19.2%)，可 1 例，无差者，并发症有 2 例有暂时 Homner 征，1 例暂时半身麻，1 例椎间盘炎自行融合。

此外，颈前路显微椎间孔切开术还用于治疗脊髓型颈椎病，在内镜协助下经咽喉行上颈椎手术。

## 三、胸椎手术

### （一）微创显微胸椎间盘突出摘除术(MITD)

对于胸椎间盘突出症，从后方经椎弓根或椎间孔入路摘除术，对脊柱骨结构破坏较大，可能扰动脊髓或致胸椎不稳。从前路切除肋骨胸腔或胸膜外入路，从椎侧去除突出间盘，对胸腔扰动较大。微创显微胸椎间盘突出摘除术有其优点。

**【适应证】**

中央型软的或侧后方型软的胸椎间盘突出或侧方钙化的间盘突出，亦推荐用于钙化的中央突出，不能太大但压迫肋间神经根的侧方间盘突出。太大的中央突出钙化压迫脊髓者适于开放前路手术，术前应有 MRI 及 CT 检查确定胸椎间盘突出的确切部位。

**【手术方法】**

全麻、俯卧位，用 C 形臂 X 线机监视，手术医师戴铅衣及围颈保护。C 形臂 X 线机 X 线透视自骶骨向上，确定胸间盘突出位置后于棘突旁 3～5cm 处做 2cm 皮切口以插入克氏针，在椎间孔外侧横突根部椎体头侧，沿此针插入扩张管到横突根部，抽出克氏针，逐步扩大管，最后牵张器固定管于手术台，管牵开器应在横突的头侧，内镜及电凝入管中，球头探针有助于确定骨性标志，用钻磨去突出间盘上的关节突及椎弓根至硬膜侧面，显出突出物，电凝其表面静脉，刀刺破表面后掏除突出髓核，对中央突出可以小剥离子伸入脊硬膜前向下压突出物，而从椎间盘内掏除髓核，对钙化侧方突出物可吸除之，不需融合该椎间，拔出扩张管关闭切口。

此术式的优点是经后路不扰动胸腔，对脊柱结构破坏少，对脊髓或神经根减压而不扰动脊髓。

### （二）胸腔镜下胸椎间盘突出切除术

**【手术方法】**

选1cm直径高清晰度胸腔镜，在C形臂X线机透视下插到病变间隙，SEP监护下，分离椎旁软组织和胸膜，结扎椎体血管，磨去肋骨头和椎弓根，显露椎管，在椎间盘突出部的上位和下位椎体后缘钻孔刮除骨质，显出椎间盘突出部，用配套工具去除之。

**【并发症】**

胸部并发症有表浅感染3例，肋一椎关节痛8例；肺部并发症：气胸3例，血胸1例，胸腔积液3例，肺不张9例，肺炎2例；脊髓神经并发症：肋神经痛12例，Homner征4例（交感神经切除），硬膜伤1例。

**【临床效果】**

Patrick等报道对57例行60个胸腔镜下胸椎间盘突出切除术，其中13例神经根病，25例脊髓病，19例兼有神经根病和脊髓病，所有病例均有中央型宽基底胸椎间盘突出在脊髓腹侧，41例的椎间盘骨化3例椎间盘突出进入硬膜内，7例椎间盘突出占据椎管50%以上，节段平面自$T_{2\sim3}$～$T_{11\sim12}$均有，但以中胸椎$T_{5\sim9}$间隙为最多，单间隙突出50例，双间隙突出7例。手术时间80～350min，平均3h 11min，失血量100～1500ml，平均310ml，住院时间平均2.5d，手术中达到完全减压者56例，53例插1次胸腔镜，3例需插2次胸腔镜才能将突出间盘完全去除，有2个椎间盘突出者需2次胸腔镜去除，且有1例行开胸去除。术后影像学检查有3例残存椎间盘脱出物质在椎管中，系位置错误，2例再次胸腔镜下取出1例开胸取出，术后瘫加重。

## 四、腰椎微创手术

### （一）化学融合术

Young-SooKii等报道，1984-1999年对3000例腰椎间盘突出病人行Chymopapain融核术。临床成功率85%，主诉为下肢痛者缓解率88%，优于仅腰痛者（59%），影像学上为较突出者效果好，病人年轻，病期短者效果好，伴有骨唇增生及椎间盘突出钙化者不如前者好。

### （二）显微内镜腰椎间盘突出切除术（MED）

**【手术方法】**

局部麻醉，硬膜外，腰麻或全麻均可，病人俯卧，腰椎后弓使椎间隙张开，腹部悬空以利静脉回流，最好是弓桥，C形臂X线机透视定位，先用1腰穿针，距椎旁1.5cm处刺入直达椎间盘突出间隙，透视确定后拔出此针，再刺入皮肤直切口，长度因管性牵开器的直径而定，例如16mm牵开管，则切口为16mm，由此插入克氏针抵该间隙上椎板关节突交界处，透视准确无误后（勿刺入椎管内），用细扩张管套在克氏针上，旋转拧入，过腰背筋膜后，抵达骨性椎板，切勿深入椎间隙，此过程以透视下为好，抵骨膜外分离出血少。然后，逐次更换扩张管，最好是管状牵开器，即工作管插入至椎板关节突交界处，固定牵开器管于手术台，与术者成180°，将内镜系统安置于管中。内镜头切勿与软组织接触，以免视物不清，如发生时，需退出内镜，擦净镜头再置入，工作管内以盐水冲洗，以保持内镜物像清晰，此后接上监视器扫描系统与内镜一致。

清理软组织，用垂体钳或电灼除去椎板外软组织显出椎板，用克氏咬骨钳或磨钻去除椎板下缘和关节突内侧方透视，以确定去除椎板的范围，并使工作管正对准椎间盘突出处，则工作方便，取专用小刮匙，旋转刺入黄韧带向尾向背挑起黄韧带，以克氏咬骨钳咬除之，则显出硬膜和神经根，使用这一套设备器械需要1个熟悉过程。将神经根牵向内侧，后硬外间隙显出椎间盘突出，以剥离子或吸引器牵开神经根，有静脉丛时，双极电凝灼后剪断，亦可用棉片止血，用一垂体钳（椎间盘钳）如同开放手术一样去除椎间盘突出和髓核，冲洗放回神经根，缝合腰背筋膜和皮肤。

术后病人能排尿和起床即可回家。

**【并发症】**

通过总结1999年10月～2006年12月用MED治疗腰椎间盘突出症1852例，其中单间隙间盘突出1737例，双间隙间盘突出115例，术中并发症有椎管内静脉丛出血48例，6例改为开放椎间盘切除术，47例定位错误，术中改正，完成MED手术，硬膜破裂21例，2例改开放手术，髓核遗漏13例，二次再行髓核切除术，神经根损伤6例，术后3个月内完全恢复。1295例获得3～69个月随访，平均13个月，发生椎间感染6例，2例非手术治疗，4例手术清除均愈合。术后复发32例，11例再次MED治疗，21例开放手术，124例留有腰痛，保守处理后好转，认为术前正确选择病例充分准备，精细操作可减少并发症发生。

**【临床效果】**

Mick等以MED技术治疗150例腰椎间盘突出，年龄18～76岁，平均44岁，男93例，女57例，突出间隙$L_5$～$S_1$ 82例，$L_{4\sim5}$ 53例，$L_{3\sim4}$ 12例，$L_{2\sim3}$ 3例，极外侧凸出11例，手术时间平均97min（开始30例，是110min，而最后30例是75min，住院时间2～24h，恢复工作时间17d）。并发症硬膜撕破缝合8例（5%），晚期做脊膜膨出1例，表浅感染1例，椎间盘突出再发4例，随诊3～24个月平均12个月，优77%，良17%，可3%，差3%，新改进的MED系统效果更好。

通过比较了2001年1月～2004年3月97例单纯性腰椎间盘突出症的手术效果。分为2组，MED50例，开放手术47例，术后6、12、24个月随诊效果，结果MED组2例脑脊液漏，开放组3例脑脊液漏，1例马尾神经损伤。MED手术时间缩短1/3，术中出血量减少100ml，术后住院缩短5.8d，下地活动缩短9d，恢复日常活动时间缩短24.2d，住院费减少737元。术后效果：MED组术后6、12、24个月临床疗效果优良分别为88.0%、86.0%和84.0%，开放组分别为91.5%、91.5%和89.4%，术后2年时两组效果相近，故MED有其优点。

### （三）显微内镜椎板减压术（MEDL）

**【适应证】**

腰椎管狭窄行MEDL的适应证与开放椎管减压手术相同。症状有下腰痛和神经性间歇性跛行，MEDL 可以行同侧中央管狭窄减压，侧隐窝减压和对侧椎间孔近侧减压。由于神经孔狭窄或椎间盘突出所致的根痛，可用 MEDL 解除，病人有双侧神经根受压，可行双侧 MEDL 或开放手术减压。同样，极外侧型间盘突出并有中央管狭窄，需行两个 MED 手术或开放手术。有椎管狭窄同时有脊椎滑脱畸形严重退变疾患，可从 MEDL 获得好处，即经椎间孔椎体间融合及经皮后外侧器械固定，然而严重脊椎滑脱、严重脊柱畸形感染、肿瘤、蛛网膜炎、脊膜膨出、脑脊液漏等均不适于 MEDL。先前在同一狭窄节段曾行过手术者，亦不适于 MEDL，因瘢痕组织粘连使 MEDL 手术困难。

**【手术方法】**

应全麻插管，全面监测，因手术时间较长。于拟手术节段棘突旁插入斯氏针至椎板与关节突交界处，于此切口 2.5cm，插入扩张管系统，慢慢扩大至 18m 血管，管向内倾斜约 45°，以行对侧侧隐窝减压，透视下位置正确后将管用牵开器固定，将内镜连接于扩张管。用电凝清除管内边的软组织，用高速磨钻磨对侧椎板，留黄韧带保护硬膜，直至对侧侧隐窝及椎间孔，用 Kerrison 咬骨钳吸除对侧剩下椎板边及关节突内侧半，减压后除去黄韧带。

将扩张管转向同侧侧隐窝及椎间孔，同法去除椎板边及关节突内侧部，保留黄韧带以保护硬膜，刮除或咬除侧隐窝减压，有出血用双极电凝止血，再用 Kerrison 咬骨钳去除同侧椎板及内侧关节突，先用弯角小刮匙清理见神经根并保护后再用咬骨钳。如并有同侧椎间盘突出，则牵开神经根后，如同开放手术，刺破突出物，髓核钳去除。如邻近节段亦狭窄，例如 $L_{4\sim5}$ 及 $L_{3\sim4}$ 狭窄，则先将管对准 $L_4$，然后向下至 $L_4$、$L_5$，向上至 $L_3$、$L_4$。对需行椎体间融合者，用钻除去上关节突内半，显出椎弓根内上缘至椎间盘上缘，电凝止椎间孔下静脉出血，再向近扩大 10～12mm，显露上位神经根，于此行椎间盘切除，及上下椎体骨板，以接纳植骨。最后行椎弓根置钉及连接杆，固定融合节段。视神经根及硬膜完好后，置入抗生素及止痛药后拔管，皮肤切口缝合，不需引流。

有文献报道显微内镜下用改良器械减压治疗腰椎管狭窄症，其改良器械包括：①工作通道。保留摄像系统 360°旋转及上下调节固定，其底留 1/3 被设计成 45°弧形斜面，以扩大手术视野；②将微型弧形凿改成半径 2.5mm 弧形用以处理肥厚的椎板及增生小关节；③L 形反向刮匙，柄长 30cm，刮匙凸面向上并光滑凹面向下，周缘锐利，用此处理钙化椎间盘，手术方法基本同上。

**【术后处理】**

对单纯 MEDL 病人应尽快使其苏醒，去掉输液，尽早活动、走动，不用腰部支具，而用腰围（后方带钢条 Corset），少用止痛药与肌松药，早康复。大多数病人于 24～48h 出院。

**【临床效果】**

2002 年 9 月～2006 年 5 月，做 116 例，男 62 例，女 54 例，平均 61 岁，均为腰椎管狭窄症。72 例伴腰椎间盘突出，骨化椎间盘突出 27 例，单节段狭窄 75 例，两节段狭窄 41 例，116 例施行 157 个椎间隙开窗，共开 192 个骨窗，每骨窗平均手术时间 48min，术中出血 25～180ml，平均 45ml。结果 92 例获 3～45 个月随访，按 Nakai 标准评定，优 43 例，良 39 例，可 9 例，差 1 例。

## （四）经椎间孔内镜下腰间盘突出摘除术（TED）

对于大多数脊柱外科医师来说，经椎间孔入路并不熟悉，后路开放手术达到椎间孔区，需要广泛地剥离，骨性结构切除不少，软组织牵拉，仍存在侧隐窝显示不清的可能，后路微创手术，尽管切口小，软组织剥离少，但仍存在切除同样多的骨结构，牵拉硬膜来显示椎间盘突出部位，也不能避免硬膜外瘢痕形成。Yeung 和 Tsou 首先报道 X 线透视下穿刺摘除椎间盘的方法，该方法经椎间孔入路到达椎间盘，用特殊设计内镜及专用器械，通过 Yess 技术处理病变部位，经椎间孔入路是建立在 Kambin 安全三角的基础上，其位于行走神经根和出口神经根之间。

**【适应证】**

包括中央型和旁中央型椎间盘突出、椎间孔和极外侧型椎间盘突出、复发性椎间盘突出、小的非游离型椎间盘突出、纤维环撕裂、小关节囊肿、活检或椎间盘炎清创、椎间孔狭窄的减压、直视下髓核全切（髓核置换前）和椎间融合或人工椎间盘置换前椎间盘切除及终板的准备。

**【禁忌证】**

包括：①游离型椎间盘突出，超过椎体上下＞20％；②椎间盘突出伴硬膜外瘢痕；③中、重度中央型椎管狭窄及钙化型椎间盘突出。

**【主要器械】**

有学者选择 Richard Wolfe 医疗器械，套管的外径为 7mm，适合于椎间孔的尺寸，硬的内镜有 3.1mm 的工具通道，可通过专用器具，1 个冲洗道、光源和摄像系统，专用工具有直髓核钳、冲洗刮刀、双极电凝和骨性切除的钬一钕激光系统，关节镜组合架及监视器或录像系统。

**【手术方法】**

1.麻醉与体位　最好选用局麻，病人清醒，可以及时反馈，防止刺激神经，增加安全保障。皮肤至纤维环用利多卡因局麻。病人俯卧，腰桥呈后凸位，内镜位于一侧，透视机在另一侧。

2.熟悉病变部位与置针方式的选择　因为针置于最佳位置是手术成败的关键，置放位置取决于病变部位。

3.术前画线定位　顺棘突画 1 条纵线为正中线 A，于正位透视画平分椎间盘的横线 B。$L_{4\sim5}$椎间盘 1 条，$L_5\sim S_1$ 椎间盘 1 条，横线与纵线交叉点为椎间盘中心。侧位透视从椎间盘中心向后方皮肤画线 C，与上下终板平行，测量从椎间盘中心至皮肤的距离，画此线时，一手握克氏针，将针端置于椎间盘中心，即可测出由此中心至皮肤之距离。在腰外侧做一条与正中线相平行的纵线，此线与 C 线相交处即为人针点。入针点与正中线的距离决定穿刺的角度，用 45°斜向穿刺点时，针尖必须正对椎间盘中心，如果欲进入椎间盘的后 1/3，最佳穿刺点应偏外侧 1～2cm，穿刺角在 25°～30°。如果 $L_5\sim S_1$ 椎间盘的倾斜角度偏大（前凸），入针点要向头侧稍移，以避开髂嵴，有时需切除外侧 1/4 关节突，才能将穿刺针置于椎间盘内，而在 $L_{1\sim2}$、$L_{2\sim3}$，其椎间盘内后倾斜，穿刺点要在此椎间盘横线（b）偏尾侧。

4.置针　C 形臂 X 线机在侧方一定对准椎间盘并与之平行，避免视角误差，于确定入针点处用 15.3cm 长的 18 号针注入 0.5％利多卡因，皮肤、针道至椎间盘。通常先碰到小关节外侧调整穿刺角，瞄准小关节突腹侧，达椎间孔纤维环区域旋转，使针尖斜面向背侧使易滑过小关节底部，准确的位置是侧位透视，针尖刚接触后纤维环的表面，正位透视针尖在椎间孔纤维环的中心，如此可保证针尖部位于安全三角区。在连续正位透视下，使针尖到达中线，正侧位针尖都在椎间盘中心，就利于中央突出的摘除，如欲摘除侧后凸出髓核组织，针尖应在椎间盘的后 1/3。

5.置入器械　顺 18 号穿刺针插入 1 根长导丝，使导丝尖部进入纤维环 1～2cm，除去穿刺针，沿导丝置入扩张套管，使其尖部达纤维环部，通过扩张管内偏心的平行管道对纤维环进行 4 次 1/4 圆周的局部麻醉，紧紧握住扩张套管顶在纤维环表面，拔除导线，通过扩张套管的中央管对椎间盘纤维环全层局麻。将扩张套管逐步进入纤维环内，这是病人感痛的一步，麻醉师可给以适量镇静药，用 C 形臂 X 线机透视确认扩张套管已进入纤维环内，然后将带斜面的工作套管沿扩张套管置入，直至斜面完全进入纤维环中，除去扩张套管，置入内镜，即可看到纤维环和髓核，斜面套管以保护神经根。

6.摘除椎间盘　向内扩大纤维环的开口，直达髓核突出的底部，可见黄色的髓核组织，用带侧方发射的钬-铁激光松解突出部分纤维环，以防止因口小卡住脱出的髓核难以摘除。用髓核钳摘除黄色的髓核，通过钳夹突出髓核的基底部，通常可以将突出的髓核摘除，这一步常在撤出内镜用较大的直髓核钳，在工作套管内插入，靠手感及透视下摘除此突出髓核，摘除后即可看到被解压的神经根。下一步用直的、柔软带吸引冲洗功能的电动刮刀做椎间盘内减压，在 C 形臂 X 线机监视下，在椎间盘内将黄色髓核清除，或再用髓核钳清除髓核，以防复发突出。

**【术后处理】**

术后短时间监护病人，局麻手术，可以在当天回家，但要限制活动，以使椎间盘纤维环的破口愈合。

**【并发症】**

神经根损伤(5%～15%为一过性)(1.9%)，永久性感觉障碍(1%)，深部感染(0.65%)，椎间盘炎(0.05%)，硬脊膜撕裂(0.3%)，血栓性静脉炎(0.165%)，肠道损伤(0.004%)，血管损伤(0)，严格遵守 Yess 技术的原理，避免以上并发症。

**【临床效果】**

用经皮内镜方法切除极外侧型腰椎间盘突出 17 例，其中男 10 例，女 7 例，平均年龄 41.3 岁，$L_{4\sim5}$12 例，$L_{2\sim3}$4 例，$L_{2\sim3}$1 例，髓核突出在椎间孔内 11 例，在椎间孔外 6 例，工作通道刺入椎间盘用髓核钳抓取髓核后，再用射频消融成形髓核和纤维环，术后第 2 天下床，1 个月内体力劳动，随访 6.7 个月。结果：优 6 例，良 9 例，可 2 例，无并发症，术后 MRI 证实突出的髓核变小或消失。

### （五）等离子消融髓核成形或射频消融髓核成形术

1999 年 12 月，被美国 FDA 批准用于临床。

**【适应证】**

椎间源性腰痛及某些椎间盘突出症。

**【手术方法】**

用一种椎间盘内 RF 装置——椎间盘 Trode，经皮插针管至椎间盘后，插入 Trode 沿髓核后部与纤维环界面放置热凝纤维环的病变部位，用射频能量通过高温下分子分解，降低椎间盘内压力，缓解疼痛，缓解椎间盘组织对神经根的刺激。用此治疗椎间盘源性腰痛，或椎间盘突出症，该手术对邻近组织的损伤较小，无热损伤顾虑。如 Arthro Care 公司主机为 Sgstrem 2000，等离子刀头为 D-perc Spine Wand，病人俯卧，用 17 号套管针在棘突旁约 8cm 处穿刺，在电视 X 线监视下针进入椎间盘髓核内，拔出针芯，将等离子刀头插入，消融起点为进入侧纤维环内层，终点为对侧纤维环内层，将治疗强度设为 3 挡，脚踏“消融键”缓慢插入刀头至终点，此过程为 15～20s，再踏“热凝键”，将治疗刀头按进入速度缓缓撤出至起点，按穿刺针圆口的 6 点、8 点、10 点、12 点、2 点、4 点为标记，将此过程重复 6 次，治疗完成后向椎间盘内注入 1～2ml 广谱抗生素。

**【术后处理】**

手术当日卧床休息，次日直腿抬高练习，并戴腰围下地，渐增加活动。

**【临床效果】**

2002 年 9 月～2007 年 12 月治疗椎间盘源性腰痛 192 例，随访 38～65 个月，平均 47 个月，满意率术后 1 周 87%，术后 6 个月为 84%，术后 12 个月为 86%，末术次随访 68%，其中单间隙为 81%，多间隙为 42%。有文献报道了用等离子消融髓核成形术治疗腰椎间盘突出症 60 例，随访 4～20 个月，按 Macnab 评定标准，优 14 例，良 32 例，可 9 例，差 5 例，优良率为 76.7%，无相关并发症。

### （六）经皮激光椎间盘减压术（PLDD）

经皮激光椎间盘减压是运用激光能量，将椎间盘气化，减小椎间内压力，使髓核回缩，以减轻其对神经根的压迫。

**【手术方法】**

病人侧卧于手术床上，患侧在上，C 形臂 X 线机观察腰椎正侧位，穿刺点在赫突旁 8～12cm 处（视体形胖瘦）消毒后，以腰穿针刺入至小关节前缘注入麻药，以 183 穿刺针刺入，针尾与病人背部呈 45°，在 C 形臂 X 线机监视下针过小关节突外缘入椎间盘中，侧位观察针在椎间隙中央且平行于终板，针尖位于椎体前后径的后 1/3 处，正位观察针尖位于棘突正中，位置正确后拔出针芯，安好三通管，置入光导纤维，以 13.5J/s 的预定能量向椎间盘发射激光，每 200J 左右向后退针 1 次，分 3 次退针，第 3 次退针时针尖应在椎体后缘，每个椎间盘激光能量为 500～800J。

**【临床效果】**

任龙喜等用 PLDD 治疗腰椎间盘突出 48 例，91 个椎间盘，应用 Nd:YAG 激光治疗男 28 例。以 JOA 评分评定效果，优良率为术后 6 个月 81.28%，12 个月 79.1%，24 个月 87.5%。有文献报道了经皮颈椎间盘髓核成形术（PCDN）与激光减压术（PLDD）治疗颈椎病 144 例，应用 PCDN 和 PLDD 治疗各 72 例。两组术后随访中未发现颈椎失稳，PCDN 无产生热损伤者．PLDD 有 1 例烧伤终板，致椎间隙内出血，两组病例的效果相当，说明两种方法都有效。

## 四、经皮椎体或椎体后凸成形术

经皮椎体成形术或后凸成形术用球囊撑开者称（BKP）。

【适应证】

新鲜胸腰椎骨质疏松性压缩骨折或陈旧性骨质疏松压缩骨折椎体后凸驼背椎体后缘无损坏者，亦有用于骨髓瘤椎体压缩骨折者，椎体成形与后凸成形，仅是椎体压缩程度和伤后时间的差别。

【手术方法】

病人取俯卧位，前胸部两侧和髂嵴下置软枕，使腹部悬空，C形臂X线机透视下定位，使其正位显示患椎上下终板呈一线影。同时双侧椎弓根影与棘突等距，然后在体表标记穿刺点，正位位于椎弓根影外上缘处，常规消毒、铺巾，以1%利多卡因局部浸润麻醉至肌膜，做一长约5mm皮肤切口，采用球囊扩张经皮椎体成形成套手术器械，透视下做经皮椎弓根穿刺，将外径4.0mm的套管刺入椎弓根至椎体，穿刺过程中调整C形臂X线机观察正侧位像。当侧位进针达椎体后缘时，正位针尖应位于椎弓根影内缘，侧位观察针尖超过椎体后缘2～3mm，即停止进针，取出内芯，建立工作通道。用精细骨钻沿工作通道刺入椎体内向前至距椎体前缘2～3mm处为止，拔出骨钻，以导针探查椎体内情况，如无破出情况，连接压力注射装置，置入球囊，侧位透视下球囊的理想位置是位于椎体的前3/4处。在连续透视下注入显影剂，慢慢扩张球囊，记录球囊注射器的压力数值，加压至50psi(1psi=6.8948kPa)，取出内芯，以利球囊在椎体内扩张，扩张压力的最大值一般应<250psi，最大不超过300psi。当椎体高度恢复满意或球囊达到椎体上下终板时，停止加压，抽出造影剂并撤出球囊。调配聚甲丙烯甲酯(PMMA)骨水泥，在X线连续透视下注入椎体内，正侧位透视，骨水泥满意，则停止注射。若骨水泥仅在椎体一侧(同侧)，则视情况，可于对侧椎弓根向椎体内再注入骨水泥，于骨水泥凝固前旋转注射椎杆数圈，使之与骨水泥分离，然后拔出套管装置，缝合皮切口1针，观察10min，双下肢活动正常，生命体征平稳，即可结束手术。

【术后处理】

术后1～2d允许病人下地活动。经皮椎体成形术和后凸成形术，临床病例报道已不少，效果明确，在此不再重述。

【并发症】

骨水泥渗漏是主要并发症，骨水泥向外渗漏的后果与渗漏方向有关，骨水泥向椎体后方渗漏，可以入椎管内，由于骨水泥在凝固期的发热及压迫可以损伤脊髓，造成截瘫，向椎体前渗漏可以到达胸腹部的主动脉或下腔静脉，损伤血管出血或血管内血栓，亦是严重并发症。向椎体两侧或椎间隙渗漏，可损伤椎旁静脉丛、血管栓塞，有发生肺栓塞者，椎体成形术，不用球囊撑开者，骨水泥可渗入椎体管骨松质中，其渗漏率较后凸成形为少。骨水泥漏出的发生率不等，各家报道不同从10.4%～84%，再者骨水泥渗漏与骨水泥注入量有关，注入量大，则渗漏机会增多，椎体内骨水泥注入量一般说与术后临床效果并不成正比，因此在行PVP或PBKP时注入骨水泥不可太多，见好就收为好。

【临床效果】

康南、海涌等报道用单侧椎弓根穿刺行椎体后凸成形术治疗骨质疏松性椎体骨折30例，均未出现症状，术后腰背痛症状缓解。每椎体手术时间平均30min(24～40min)，由于单侧注入，节省手术时间及费用。

## 五、脊椎内置物固定术

21世纪以来，由于科学技术的迅速发展，内镜下X-Tube微创后路腰椎椎间内固定融合术(PLIF)、经神经孔椎间融合术(TCIF)、胸腰椎骨折内固定术、颈椎后路内固定术等不断创新，这些手术都在软组织扩张管内借助内镜完成椎体间植骨融合或后侧方融合，并置入椎弓根钉内固定术，其中软组织切口小，分离少，但脊椎内减压、切除植骨、椎弓根内固定等，与开放骨折基本相同，应当用循证医学随机对比的方法，来评估开放手术与微创手术的总体效果。

## 六、主要并发症

由于微创外科手术显露较开放手术为小，初学微创外科者应首先了解其并发症，以尽量避免。

1.颈椎

(1)颈椎后路内镜下椎板椎间孔开大术：Adamson回顾100例颈椎后路显微内镜下椎板椎间孔开大术的并发症有3例，2例硬膜刺伤，1例感染，Khoo等报道25例中发生3例并发症与外科技术有关，2例脑脊液漏和1例硬膜部分受损，均无不良后果，还有潜在并发症，即颈项背筋膜很厚，需在直视下切开以防止插入扩张器时颈过伸，且克氏针较细，插至椎板时，有可能刺伤神经根或脊髓，扩张筒亦可向外滑移，以防损伤静脉或椎动脉。

(2)颈椎前路椎间孔切开术：此术用于单侧颈神经受压症状和椎动脉供血不足。手术并发症是于磨削颈椎关节时损伤椎动脉，有学者指出易发生并发症的3个部位：$C_{6\sim7}$间，颈椎关节外侧和横突孔处。避免之方法是在$C_6$横突处切断颈长肌。将其远断端向$C_7$横突翻转，以显出椎动脉，在颈椎关节处防止损伤椎动脉之措施是，于磨挫颈椎关节时留下一薄层骨皮质，钻磨完成后用刮匙除去此骨皮质，以减压椎动脉，横突孔处操作勿钻磨透骨孔，在此之前有静脉出血，是即将损伤椎动、静脉丛之前兆。颈交感链在颈长肌之前，于显露横突根时有可能损伤，将颈长肌牵向外侧和避免切颈长肌最内侧，可以避免。另一效果不佳的因素是去除椎间盘突出或骨唇增生不彻底，系技术不熟练之故。

2.胸椎

(1)胸腔镜手术：并发症与开胸手术者基本相同，主要者已于二项述及，胸腔镜下椎间盘突出摘除的并发症，已引起注意，在一组14例此种手术中，均发生了并发症，肺不张3例，肋间神经痛2例，螺钉松动取出1例，残留椎间盘突出需再手术1例，CSF漏1例。

(2)椎体成形术：为骨质疏松症的胸椎骨折和椎体转移瘤行椎体成形术的并发症发生率少于10%，包括疼痛加重，神经根疼痛，脊髓受压、感染、肋骨折，邻近椎体骨折和静脉栓塞，骨质疏松椎体骨折的骨水泥漏出发生率为4%，预防之方法是减少骨水泥的注入，现在趋于15%～30%注入量即可。

3.腰椎　显微内镜椎间盘摘除术(MED)自1997年1月以来，大约在500个单位做了多于

6000 例 MED 手术，此术式由于镜筒范围小等而受限制，现改为 METPX，改进的内容包括良好的透视扫描，内镜直径缩小，筒状牵开器有不同尺寸大小和费用减少，不但可治疗椎间盘突出，还可处理髓核块脱出和侧隐窝狭窄，其并发症不多。

（王秋生）

# 第十五节　椎间盘突出介入治疗

椎间盘突出的介入治疗是在微创手术理念下发现起来的一种新的方法，以经皮椎间盘内减压手术为主要内容，包括经皮穿刺髓核溶解术、经皮穿刺髓核切除术、经皮激光髓核摘除术和经皮椎间盘臭氧消融技术等，它们在操作上相似，只是减压的方式不同。该方法创伤小、安全经济、成功率高，已受到越来越多的患者和医师的青睐。主要用于腰椎间盘突出的治疗，也有在颈椎应用的报道。

## 一、椎间盘髓核溶解术

椎间盘髓核溶解术是利用化学酶对靶椎间盘进行溶解，以缓解其对神经的压迫，从而避免常规的开窗减压手术的各种弊端。

**【髓核溶解酶概述】**

目前溶解酶主要有木瓜凝乳蛋白酶、胶原蛋白水解酶、抑肽酶、软骨素裂解酶 ABC 等，以前两者最为常用。

1.*木瓜凝乳蛋白酶*　是一种带正电荷的蛋白水解酶，与带负电荷的黏多糖酸产生亲和力，可催化髓核周围的非胶原组织迅速水解，加速软骨黏蛋白降解的自然老化过程。注入椎间盘后 4 小时，可迅速溶解髓核中的水溶性化合物，使软骨黏蛋白的细微结构破裂，髓核的亲水能力减低破碎，软骨环塌陷，从而减少对神经组织的压迫。

2.*胶原蛋白水解酶*　是来自梭菌的酶，此酶能迅速、选择性地溶解髓核和纤维环，损伤邻近的血管和组织。被分解的胶原纤维被降解为相应的氨基酸，被血浆中和吸收，不会对椎管内造成粘连改变。

3.*抑肽酶*　从牛的脏器中提取，可抑制糜蛋白酶、胰蛋白酶、血管舒缓素、纤维蛋白溶酶及纤溶酶激活素等。注入椎间盘内可使其渗透压降低，改变椎间盘内外的压力平衡，从而使髓核对神经的压力减轻。其最大的好处是直接或间接地接触神经组织均无影响，无免疫反应，允许多次注射。

4.*软骨素裂解酶 ABC*　可选择性降解蛋白多糖中的透明质酸、硫酸软骨素。木瓜凝乳蛋白酶和胶原酶都可以导致微血管破裂和出血、微栓塞、溶血，鞘内注射可导致严重神经并发症，而软骨素裂解酶则对神经、血管、周围组织无害，因而具有广阔的应用前景。

**【适应证和禁忌证】**

1.颈椎间盘突出髓核溶解术

(1)适应证:①明确的颈椎间盘突出的临床与影像学证据;②经正规保守治疗3个月无效。

(2)禁忌证:①骨性椎管狭窄,后纵韧带钙化和黄韧带肥厚者;②MR提示脊髓变性,受损严重者;③椎间盘钙化;④靶椎间盘前缘骨化形成或颈前组织异物肿块者,影响操作;⑤酶类过敏者。

2.腰椎间盘突出髓核溶解术

(1)适应证:①临床诊断明确、保守治疗无效的慢性椎间盘突出症;②急性和亚急性椎间盘突出症;③外环良好的椎间盘突出或膨出;④椎间盘造影诱发腰腿疼痛。

(2)禁忌证:①马尾综合征患者;②椎管狭窄;③腰椎滑脱;④椎间隙严重狭窄、侧隐窝狭窄;⑤椎间盘钙化或椎间盘炎;⑥纤维环破裂或游离型突出;⑦膀胱或大肠功能障碍;⑧妊娠妇女。

**【技术操作】**

主要的注射方法有三种:

1.盘内注射

(1)颈椎部位穿刺。病人侧卧或俯卧,用18或20号穿刺针。CT片上确定穿刺点,用中指和食指在气管与颈动脉间按压到椎体前缘,并将颈动脉推向外侧,在透视下穿刺针与椎体矢状面成15°～20°角,经钩椎关节内侧刺入椎间隙中央。

(2)腰椎部位穿刺。一般选用俯卧位,消毒铺巾后在透视下入针。穿刺点选在棘突旁8～12cm处,进针方向与躯干矢状面成35°～45°角,正对椎间隙。若为$L_5$～$S_1$间隙,则进针角度为15°～20°。当针尖到达椎体后缘时,术者有刺到环形韧带的坚韧感。突破纤维环后,即到达椎间盘中心。前后位摄片证实,针尖应在椎弓根的最内侧缘,与棘突平行。到达病变椎间盘后,向其内缓慢分次注射溶解酶,完毕后停留10分钟,防止反流损伤正常组织。酶一般用量:木瓜凝乳蛋白酶1200～2000U/椎间盘溶于5ml生理盐水;胶原蛋白酶400～600U/椎间盘溶于1～2ml生理盐水。

2.盘外注射　即硬膜外腔内穿刺,距离棘突9～13cm处入针,在透视下对准椎间盘的下1/2处,将针缓慢刺入椎间孔处的神经根通道内,注射液体量一般为2.5ml。

3.盘内外联合注射。

**【并发症及其处理】**

1.过敏反应　对酶类过敏产生,轻度产生皮疹或紫癜,一般无需处理,严重者产生全身过敏反应,此时应立即激素静脉注射并吸氧,必要时需抢救。

2.神经损伤　多为穿刺针以及套管损伤神经根所致,大部分是由于操作不当造成的,因此以预防为主。

3.椎间盘炎　以椎间盘内残留坏死组织引发,发生率较低,发现后积极治疗。

4.排尿困难　多为一过性的,不需特殊处理。

## 二、经皮椎间盘髓核切除术

经皮穿刺椎间盘髓核切除术是将部分髓核切割、吸出，降低椎间盘内的压力，从而减轻对神经根及椎间盘痛觉感受器的刺激。手术并未切除椎间盘的突出部，但由于后纵韧带或纤维环的反压作用，能减少突出物的数量或使突出物还纳，从而减轻或消除对神经根的压迫，使症状减轻以至消失。本疗法创伤少，康复快，并发症少，大多数病人可在门诊施行，其价值应予充分肯定。该技术主要应用丁腰椎间盘突出症的治疗。

**【适应证及禁忌证】**

适应证：

1.明显的腰椎间盘突出症状和(或)影像学诊断确切者。

2.非手术治疗无效的隆起型椎间盘突出。

3.椎间盘造影引发与平常症状一致的腰腿疼痛者。

禁忌证包括：

1.椎管狭窄，重度椎间小关节退变、腰椎不稳。

2.破裂或游离型椎间盘突出。

3.伴有神经麻痹患者。

4.椎体或椎间隙感染。

**【切吸技术】**

人针及穿刺步骤同上述，到达椎间盘内后，髓核钳经套管取出髓核组织，然后持续负压吸引出碎裂的髓核组织，并同时使用抗生素进行冲洗，成人一般可吸取的髓核组织为3～5g。

**【并发症及其处理】**

除上述神经跟损伤、椎间盘炎外，此外还有：

1.腰部疼痛，多为穿刺损伤腰部肌肉或肌肉痉挛引起，4～6周内可恢复。

2.椎体终板炎：为操作中损伤软骨终板所致，男性 $L_5$～$S_1$ 因为椎间盘平面低且有髂骨翼阻挡，所以常易受损伤。终板损伤时可见穿刺针内有暗红色骨髓抽出，此时应停止灼烧，术后抗感染、止血治疗。

3.椎体及椎间隙感染：严重可引发椎体骨髓炎。

这些多与操作有关，因此，操作必须慎重、细心。下述的措施必须注意：

1.正、侧位透视定位确定进针的部位及方向(影像增强器是必要的)，并确保定位针进入椎间盘的后半部，不要偏前

2.避开椎管、肠管、腹主动脉及下腔静脉。

3.严格无菌操作，术前、术后用抗生素是适宜的。

## 三、经皮激光椎间盘减压治疗

经皮激光椎间盘减压治疗(PLDD)主要依靠激光灼烧髓核组织，直至椎间盘组织不再回

缩,从而起到减压的作用。该技术具有创伤小、恢复快、不破坏脊柱稳定性等优点,但最明显的优势是椎间盘感染率极小。颈腰椎部位均适用。除没有酶类过敏者外,适应证及禁忌证同椎间盘髓核溶解术。一般选择能被髓核吸收并有很好的汽化性、衰减距离小、穿透性深、能被光纤导入的激光和直径为400～600μm的接触式石英光纤为宜。当穿刺到达靶椎间盘中央髓核组织后,抽出针芯置入光纤开始汽化,并负压抽吸。主要并发症包括腰痛、神经根损害、终板炎、感染、前纵韧带损伤、神经热损伤等,加强规范操作可预防。

### 四、经皮椎间盘臭氧消融技术

同上述椎间盘内穿刺技术一样,用于髓核摘除减压。臭氧具有强氧化作用,能够迅能氧化分解髓核内蛋白质,使其缩小,达到使椎间盘减压的目的,且不损伤髓核周围组织及神经。此外,臭氧还具有的调节免疫、激活氧控、消炎杀菌的作用。臭氧消融具有安全、损伤小、过敏反应和极低的感染率等众多优点,在颈腰椎部位都可开展。并发症同上述。

（李洪钊）

## 第十六节　椎体成形术

经皮穿刺向椎体内注入人工填充物以增强椎体强度和稳定性的手术方法称为椎体成形术,该技术属于脊柱微创手术范畴。常见的椎体成形术有经皮椎体成形术、经皮椎体后凸成形术等。

### 一、经皮椎体成形术

经皮椎体成形术(PVP)是在影像学技术引导下经皮穿刺向椎体内注射骨水泥,治疗骨破坏及骨质疏松的一种技术。

**【适应证及禁忌证】**

适应证:

1.*侵袭性椎体血管瘤*　侵袭性椎血管瘤是PVP良好的适应证,尤其是既具有影像学证据又有临床症状的血管瘤,对于有症状和影像学表现伴神经脊髓压迫损害或附件受损的血管瘤,PVP意义不大。

2.*骨质疏松症*　PVP适用于骨质疏松性椎体压缩性骨折伴有疼痛持续存在、活动受限的患者。

3.*恶性肿瘤*　主要是转移性和骨髓瘤等溶骨性骨肿瘤,PVP对这类患者的应用是为了增强椎体稳定性、止痛和阻止病理性骨折。

4.*创伤性椎体骨折*　主要用于单纯性压缩骨折。

禁忌证

1.椎体压缩在大于75%。

2.椎体后缘皮质骨破坏严重。

3.爆裂性骨折。

4.心肺功能不全、凝血功能障碍或椎体骨髓炎患者。

**【术前准备】**

1.患者术前完成常规检查,影像学确定病变的位置和性质。麻醉准备。

2.设备准备:包括:①带芯穿刺针,颈椎为14～15G、长10cm,针尖呈尖锥形或斜坡形;胸腰椎为10G、长10～15cm,针尖呈斜坡形。②注射器,选用旋转加压式注射器以利于注射黏度较大的骨水泥。③导向设备,在手术室一般选用C臂透视机,操作方便且可控制方向。

**【穿刺方式和技术】**

1.*前外侧入路* 用于颈椎体穿刺。患者仰卧,术者手指在气管与颈动脉鞘之间触按到椎体前缘,推开气管及颈动脉,穿刺针与椎体矢状面成20°入针,进入椎体内。

2.*侧后方入路* 即椎弓根入路,用于胸腰椎体穿刺。透视选择好穿刺点,一般在棘突旁开2～3cm点,当穿刺针到达皮质骨时,针尖应位于椎弓根投影的牛眼征内。随后穿刺针穿透骨皮质进入椎体。针尖一般应抵达椎体的前1/3内,当椎体严重压缩时,针尖可靠椎体两侧,而对于椎体骨折时,针尖应位于椎体中央。穿刺针到达预定位置后,调配带有显影剂的骨水泥并在监视下打入。当骨水泥到达椎体后缘、有外漏趋势或椎体旁静脉丛显影时,应停止。有研究表明,PVP术中,椎体强度的增加与注入的骨水泥量无关,小量的骨水泥即可恢复椎体强度,一般认为骨质疏松患者的注入量要大于恶性肿瘤患者,上限值为颈椎2ml、胸椎5.5ml、腰椎7ml。如骨水泥弥散不均匀,可在对侧载加注。

**【并发症及其防治】**

1.*骨水泥外漏* 发生率可达50%以上,溢入区域包括椎旁静脉或硬膜外静脉、椎管内硬膜外和椎间盘等,产生神经或脊髓的急性压迫症状,严重时需要手术处理。以预防为主,操作时要在监视下进行。

2.*疼痛* 常见并发症,多与骨水泥的产热效应有关,可自行缓解。

3.*血胸* 由穿刺不当造成,一般能自然康复。

4.*肺栓塞* 骨水泥进入血管内诱发,极为罕见,一旦发生应该紧急抢救。

## 二、经皮椎体后凸成形术

**【适应证及禁忌证】**

经皮椎体后凸矫形术(PKP)是一种在PVP基础上用气囊充气撑开靶椎体后再注入填充剂的技术,主要用于治疗骨质疏松性椎体压缩性骨折和肿瘤引发的椎体病理性骨折,适合于多节段的压缩性骨折。PKP禁忌证同PVP。

**【设备与技术】**

PKP 穿刺途径与 PVP 椎弓根入路相同，操作也大体一致，只是 PKP 的设备中有可膨胀式气囊(IBT)，IBT 在病椎内通过膨胀形成空腔，用以注射灌注填充剂。填充剂一般比 IBT 的空腔体积多 1～2ml。PKP 技术需要双侧穿刺与操作。

**【并发症及其防治】**

由于 PKP 在椎体内形成空腔，注射骨水泥压力较小，外溢发生较 PVP 明显降低，但也会发生气囊破裂的情况。其他并发症同 PVP。

（李洪钊）

# 第十七节　腰背轴性疼痛的手术治疗

## 一、简介

1.80％的人一生中都会有过腰痛

(1)门诊新病人中有 14％是就诊腰痛。

(2)腰痛是导致病休的第二大病因，仅次于肺部感染。

2.美国每年腰椎手术为 165/10 万人　最常见的腰椎手术是因椎间盘源性疼痛进行的腰椎融合术、或因神经根性症状进行的腰椎减压术。

3.腰痛的危险因素

(1)有腰痛病史。

(2)年龄增大。

(3)吸烟。

(4)患有其他疾患。

(5)社会经济地位低下。

(6)心理压力过大。

(7)重体力劳动职业。

## 二、病因

1.特发性或病因不明：高达 85％难发现明确病因。

2.椎间盘退行性疾病引起：椎间盘源性疼痛、椎间盘突出、退行性脊柱侧凸。

3.发育性：峡部裂性脊柱滑脱、特发性脊柱侧凸。

4.先天性。

5.创伤性。

6.感染：骨髓炎、椎间盘炎。

7.风湿性炎症:强直性脊柱炎。

8.肿瘤。

9.代谢性疾病:骨质疏松。

10.其他病因引起的牵涉性疼痛:腹主动脉夹层动脉瘤、肾静脉血栓、急性心肌梗死、胰腺炎、十二指肠溃疡。

11.临床如有下述警示,其腰痛症状要引起重视,需进一步深入诊治。

(1)明确创伤史。

(2)既往恶性肿瘤史。

(3)年龄>50 岁。

(4)有全身症状(发热、畏寒、厌食、近期体重下降)。

(5)严重、进行性神经功能受损:特别是鞍区麻木或大小便功能障碍。

(6)未控制的感染。

(7)有免疫缺陷病史。

## 三、辅助检查

1.明确腰痛确切的病理解剖诊断是手术成功的关键(表 5-1)。

表 5-1 脊柱源性腰痛的解剖基础

| | |
|---|---|
| 椎间盘 | 椎间盘退变会引起原发性腰痛<br>纤维环外层 1/3 存在疼痛感受纤维<br>可以刺激疼痛小体的化学介质:前列腺素;乳酸;P 物质<br>在椎间盘退变过程中,已观察到纤维环内层甚至髓核有神经纤维长入 |
| 关节突关节 | 痛觉感受纤维广泛存在<br>关节囊的滑膜层都发现有痛觉纤维的存在,同时也有本体感觉神经末梢,能调节保护性肌肉反射 |
| 肌肉韧带结构 | 前纵韧带和后纵韧带都有感觉神经支配<br>后纵韧带发现有含 P 物质的纤维<br>椎旁肌中发现有无髓鞘的神经纤维,它对肌肉长时间收缩或痉挛堆积的代谢物有感受作用 |
| 神经结构 | 神经根机械性受压引起疼痛症状必须要有炎性反应存在才会出现<br>背侧神经根对直接的压迫或振动觉较为敏感<br>神经根机械性受压会引起神经肽(P 物质)基因表达增高 |

2.高达 85%的腰痛并不能得到明确的结论性诊断,只能归为“特发性腰痛”。

3.X 线片。

(1)过伸过屈位片:有助于发现脊柱动态不稳。

(2)脊柱斜位片:对存在脊柱滑脱病人可以观察其峡部情况,是否存在峡部裂。

(3)刚出现腰痛症状的患者,如果不存在上述特别情况,症状出现 4 周内并不需要常规摄腰椎 X 线片。

4.CT 显示脊柱的骨性结构极佳，但观察软组织的效果不如 MRI；脊髓造影 CT 检查能很好地观察腰椎管狭窄情况，但由于 MRI 检查无创，因此脊髓造影 CT 检查的使用逐步减少。

5.MRI。

(1)能在轴位、冠状位和矢状位非常清楚地显示脊柱内、脊柱周围软组织及神经结构情况。

(2)很好地显示椎管内、椎间孔神经结构的受压情况。

(3)$T_2$ 相上退变椎间盘因为脱水会表现为“黑间盘”，但对无症状的患者该表现并不能预测今后是否将发生腰痛。

6.关节突关节注射。

(1)关节突关节退变可能是腰痛的原因之一，这是该方法的理论根据。

(2)但缺乏设计严密的临床研究支持其有效性，因此，目前并不支持使用关节突关节注射封闭的疗效来预测手术的疗效。

7.椎间盘造影术。

(1)争议很大。

(2)进行髓核穿刺后注射显影剂，可以观察椎间盘内部结构的撕裂情况。

(3)也可以注射生理盐水，观察有无疼痛复制。

(4)如果椎间盘注射引起疼痛、同时椎间盘造影 CT 检查发现该椎间盘存在退变，则该椎间盘可能是腰痛的病因之一。

(5)阳性判断要点。

①椎间盘内注射引起疼痛复制。

②低压力注射即出现疼痛症状。

③椎间盘内注入的显影剂容量超过 2ml。

④显影剂自椎间盘内向外逸出。

## 四、手术适应证

1.机械性脊柱不稳。

2.神经功能障碍。

3.存在腰痛、但无神经根性症状患者的手术指征：

(1)持续疼痛、并引起功能不便超过 1 年。

(2)理疗及非手术治疗无效：非手术治疗手术包括使用非甾体类抗炎药、热敷、冷敷、减轻体重、运动锻炼。

(3)患者无精神心理问题、不存在工伤赔偿或法律纠纷。

(4)MRI 上单节段孤立椎间盘退变，该节段椎间盘造影出现疼痛复制，或者该单节段脊柱静态或动态不稳定。

## 五、手术

### （一）概述

1.腰痛的手术治疗大多数为脊柱融合术。

2.如还存在下肢痛及神经根受压情况，则还需进行减压术。

3.髓核或椎间盘成形术：为前沿技术，但尚处在研究阶段。

### （二）脊柱融合术的原则

1.用于避免脊柱节段异常活动 更适用于同时存在脊柱不稳的病人。

2.获得坚固融合的要点

(1)精心准备植骨床(表面去皮质)。

(2)选择合适的植骨种类并保证植骨量充分。

(3)充分注意腰椎的生物力学：维持或恢复腰椎矢状面的正常前凸。

(4)调整好患者的全身情况，促进植骨融合。

①避免吸烟及使用皮质激素、非甾体类抗炎药，营养充分，避免感染。

②要注意融合后邻近节段退变的问题、融合节段要降到最少，特别是年轻患者。

### （三）腰椎融合术的技术要点

1.各种腰椎融合技术简介(表 5-2)

2.后外侧横突间融合术

(1)可使用后入路，也可使用后外侧经椎旁肌间入路。

(2)将横突去皮质，然后横突间植入自体骨。

(3)不辅以内固定的情况下假关节发生率估计为 5%～25%。

(4)使用内固定可将假关节发生率降低至 5%～10%，但临床效果并不因此相应提高。

(5)因为前方椎间盘完整，因此融合后前方仍可能残留一些活动，如果患者术前疼痛是因椎间隙异常活动引起，使用该术式术后疼痛可能仍将存在。

3.后路腰椎椎体间融合(PLIF)

(1)通过后方入路，椎板广泛切除后可以摘除大部分椎间盘。

(2)在椎间隙内植骨融合前柱。

(3)咬除下关节突下 1/3 以及上关节突内 213 可以扩大手术野，但增加了医源性不稳的可能，此时可辅以后路内固定以增加稳定性。

4.经椎间孔椎体间融合(TLIF)

(1)与 PLIF 相比，降低了对神经结构的牵拉操作风险。

(2)PLIF 需广泛切除椎板，而 TLIF 只需移除单侧峡部及半侧关节突。

(3)双侧 TLIF 去除的椎间盘组织更多，并能进行双侧穿出、穿行神经根的充分减压。

5.前路腰椎椎体间融合

(1)用于因椎间盘退变引起的疼痛，不适用于后方神经结构受压引起神经根性疼痛。

表 5-2　治疗椎间盘源性疼痛的各种脊柱融合术式

| 手术 | 优点 | 缺点 | 注意点 |
| --- | --- | --- | --- |
| 后外侧横突间融合±椎弓根螺钉内固定 | 手术技术相对简单、融合率比较满意，辅以内固定的情况下融合率轻度增高 | 椎间盘完整保留，可能仍会是一种疼痛来源，后路手术会破坏椎旁软组织 | 很常用的腰椎融合术式 |
| PLIF±器械固定 | 切除大部分椎间盘可对植骨块进行加压增加椎间隙高度 | 需要对神经根进行一定的牵拉才能显露椎间盘，术后神经根周围纤维瘢痕形成可能会引起根性痛<br>需要后方广泛显露<br>技术要求较高<br>椎间盘不能完全切除 | 通常需要使用椎弓根螺钉内固定以增强节段稳定性 |
| TLIF±器械固定 | 与 PLIF 类似，但显露更偏外，对神经牵拉较小<br>基本上能完全切除椎间盘 | 对技术要求较高可能出现下肢感觉异常 | |
| ALIF | 比后路手术创伤小<br>能使用微创技术进行手术<br>融合面较大，融合率较高 | 有大血管或腹腔内脏器损伤的风险<br>有损伤骶前自主神经丛可能，引起逆行射精<br>因为其稳定性主要依靠椎间融合器或植骨块的“压配”，因此稳定程度有时不高<br>不能直接对后方神经结构进行减压 | |
| 环周 360°(前路和后路联合) | 综合了前路手术椎间融合接触面较大、后路手术能直接对神经结构进行减压及对椎间融合进行加压内固定的优点 | 手术较大，理论上会增加手术并发症发生率 | |

ALIF：腰椎前路椎体间融合；PLIF：腰椎后路椎体间融合；TLIF：腰椎经椎间孔椎体间融合术

(2)由于能恢复椎间隙及椎间孔的高度，对穿出神经根可能有间接减压作用，但对后方神经结构的减压效果不及 PLIF 及 TLIF。

(3)前路手术入路。

①左侧腹膜后路。

②经腹腔入路。

③腹腔镜入路。

(4)该入路对椎间植骨块能很好加压,因此融合较迅速。

(5)对既往有腰椎后路手术史的患者,为避开手术瘢痕可以使用该术式。

6.环周(前路加后路)融合术

(1)ALIF 联合后路椎弓根钉内固定及后外侧植骨融合,即为 360°融合。

(2)ALIF 联合后路椎弓根螺钉内固定,不行后外侧植骨融合,即为 270°融合。

(3)通常作为既往腰椎手术失败后的最终术式。

7.脊柱运动功能保留手术(全椎间盘置换术)

(1)与 ALIF 适应证相同。

(2)允许运动功能保留,可能会降低邻近节段退化的发生率。

(3)目前只有一种器械通过 FDA 审核,为 Charite 人工腰椎间盘(MA)。

①用于 $L_4$～$L_5$ 或 $L_5$～$S_1$ 单节段病变。

②无明显小关节突退变骨关节炎。

③后方神经结构受压很轻。

## 六、小结

1.腰痛是多因素问题。

2.因为对腰痛发生的病理生理学机制尚缺乏深刻理解,因此手术治疗仍有争议。

3.目前大多数手术方式其手术目标是获得腰椎的融合。

4.合适的病人选择是治疗成功的关键。

(武照龙)

# 骨科常见病外科诊疗

（下）

李红专等◎编著

吉林科学技术出版社

# 第六章 骨关节疾病

## 第一节 肩关节疾病

### 一、肩部撞击症

**【病因】**

肩部撞击症，又称肩峰下疼痛综合征，是肩关节外展活动时，肩峰下间隙内结构与喙肩穹之间反复摩擦、撞击而引起的一种慢性肩部疼痛综合征，是中年以上者常见病。本病包括肩峰下滑囊炎、冈上肌腱炎、冈上肌腱钙化、肩袖断裂、肱二头肌长头腱鞘炎、肱二头肌长头断裂。其共同临床特征是肩关节主动外展活动时有一疼痛弧，而被动活动疼痛明显减轻甚至完全不痛。

**【发病机制】**

肩关节是全身活动范围最大的关节，肩部活动不仅发生在肩肱关节，也发生在肩峰与肱骨头之间。Kessel 称其为第 2 肩关节或肩峰下关节。肩峰下有一宽 1～1.5cm 前窄后宽的间隙，有肩袖和肱二头肌长头腱通过。间隙底部为肱骨头，顶部为喙突、肩峰及连接两者的喙肩韧带构成的喙肩穹，从后、上、前三面保护肩袖和肱骨头免遭直接损伤。但是，正是由于这种解剖结构关系，在肩关节外展活动时，使夹在喙肩穹与肱骨头之间的组织容易遭受磨损和撞击。在正常情况下，肩袖、肱二头肌长头腱与喙肩穹之间有一个肩峰下滑囊相隔，起到润滑和缓冲撞击的作用。但在病理情况下，如过多的肩关节外展活动或长期累积性损伤，使间隙内组织遭受磨损。而反复磨损必然加剧组织炎症性反应，使间隙内压力增高，加重撞击，最终导致肩部撞击症。由于肩峰下间隙前窄后宽，而人在正常生活及工作中，大多数上肢功能的完成为手位于肩关节前面，而不是外侧。当上臂外展时冈上肌通过肩峰前部，而不是外侧。Neer 通过解剖学研究及手术观察发现撞击主要发生在肩峰前 1/3、喙肩韧带及肩锁关节前下部，而不在肩峰外侧。Lauman 将肩峰下间隙分成前、中、后三部。前部位于喙突和喙肩韧带前 2/3 下面，含肱二头肌长头腱关节内部分、喙肱韧带、肩胛下肌和喙突下滑囊。中部位于肩峰前半，肩锁关节及喙肩韧带后 1/3 下面，含冈上肌止点及肩峰下滑囊。后部位于肩峰后半下面，含冈下肌上部和部分肩峰下滑囊。

【病理改变】

由于肩峰下间隙前窄后宽，病变主要发生在前及中部。肩部撞击症是一种慢性损害过程，其病理改变可分为3期。

1.水肿出血期　是肩部撞击症的最早损害期，多见于25岁以下病人。由于肩关节过多外展活动，使肩峰下组织遭受连续撞击和磨损。肩峰下滑囊和肩袖组织水肿、出血。通常不发生肩袖的明显撕裂。保守治疗效果好，可望完全恢复肩关节功能。

2.纤维变性及肌腱滑膜炎期　早期病变后，由于撞击症损害的累积，肩峰上、下滑囊及肩袖组织呈纤维变性并增厚。此时病人症状越来越明显，病人年龄多在25～40岁。如保守治疗无效，应考虑手术治疗。手术切除增生变性的肩峰下滑囊，部分切除或切断喙肩韧带，切除肩峰前下部增生的骨突。由于病人年龄多在40岁以下，一般不做前肩峰成形术。

3.肱二头肌长头腱断裂和骨性改变期　随着进一步的撞击磨损，肩袖和肱二头肌长头腱退行性变加剧，导致肩袖部分或大部撕裂，严重者可发生冈上肌腱或肱二头肌长头腱病理性断裂。通常冈上肌腱断裂发生在肱二头肌长头腱断裂之前，其比例为7∶1。由于肩袖组织遭受损害，肩袖对肱骨头的稳定作用减弱，当肩关节外展活动时，肱骨头可上移使肩峰下间隙变小，肱骨头与肩峰间撞击更加剧，久之使骨结构发生改变。肩峰前下部、肱骨大结节发生硬化、增生或囊性变，肱骨颈上可出现切迹。该期病人年龄多在40岁以上，保守治疗效果欠佳，常需手术治疗，做前肩峰成形术，扩大肩峰下间隙，清除撞击因素。

【临床表现】

1.症状　肩部疼痛，以肩峰周围为主，有时涉及整个三角肌部。疼痛以夜间为甚，病人畏患侧卧位，严重者需长期服用止痛药。其次是患肢无力，活动受限，当上臂外展到60°～80°时，出现明显疼痛，有时可感觉到肩关节被“物”卡住而不能继续上举，此时需将上肢内收并外旋，使大结节从肩峰后部通过才能继续上举。

2.体征

(1)压痛部位主要在肩峰前下至肱骨大结节这一区域内。

(2)肩关节被动活动时，可闻及明显的碎裂声或称捻发音。

(3)肩关节主动外展活动时有60°～120°的疼痛弧，即开始外展时无疼痛，达60°时开始疼痛，超越120°时疼痛又消失；而被动活动时疼痛明显减轻，甚至完全不痛。

(4)病程长者肩关节活动受限，主要表现为外展、外旋和后伸受限。

(5)肩部撞击试验阳性。检查时，病人取坐位，检查者位于背后，一手扶住肩部，稳定肩胛骨，另一手托住患肢肘部，将病人上肢向前上方快速推动，使肱骨大结节与肩峰撞击，可产生疼痛。然后用1%普鲁卡因10ml做肩峰下间隙内封闭，重复上述检查，疼痛消失者为撞击试验阳性。此症为本病所特有，有助于与肩部其他疾

【辅助检查】

1.X线检查　大多数病人X线检查正常，少数严重病人X线检查表现为肱骨大结节硬化、囊性变或骨赘形成，肩峰前缘硬化，肩峰下表面骨刺形成，冈上肌钙化阴影，肩锁关节创伤

性关节炎，肱骨头上移使肩峰下间隙变窄(<0.7cm)。

2.肩关节造影　肩关节造影不作为本病常规检查方法，主要用于鉴别肩袖是部分还是完全断裂。若肩袖完全断裂，在行肩关节造影时，在肩峰下间隙内可见到造影剂聚集。

**【诊断】**

根据临床表现，结合辅助检查结果，综合分析判断。

**【治疗】**

1.非手术治疗　病变早期肩部理疗或热敷，口服消炎止痛类药物。急性发病时可用三角巾悬吊患肢，但注意无痛情况下活动肩关节，防止炎性组织粘连。应避免可引起肩部撞击的动作，如提举重物等。可的松局部注射效果满意，选用7或8号注射针头，从肩峰前面或外侧进针，紧贴肩峰下向后或向内进入肩峰下间隙。注入1%普鲁卡因10ml加醋酸氢化可的松25mg，每周1次，一般2或3次。对肩关节活动范围受限者，应注意肩关节功能练习，防止继发喙肱韧带挛缩，而导致冻结肩。

2.手术治疗　肩部撞击症手术治疗原则是通过上或下两个方向，对肩峰下间隙进行减压，以消除撞击因素。常用的有以下几种手术方法。

(1)喙肩韧带切断或切除术：自肩锁关节向下做6～8cm长的纵切口，纵行劈开三角肌纤维，显露喙肩韧带，将其切断，或在靠近肩峰附着处将其切除。手术操作简单，适用于保守治疗无效的Ⅱ期病变。由于减压不够充分，一般与其他手术同时进行。

(2)肩峰切除术：手术切除全部肩峰可同时减压三个间隙，减压充分。但手术破坏了肩锁关节，失去了三角肌和斜方肌肩峰附着处，使肱二头肌肌力减退。由于失去喙肩穹，若肩袖弱者，可发生肱骨头向上半脱位，且术后因肩峰缺失而引起肩部外观缺陷。现已少用。

(3)外侧肩峰成形术：切除肩峰外侧2/3，并切除喙肩韧带可使肩峰下间隙前部得到充分减压。若对留下的肩峰和肩锁关节前下部分亦予切除，可使中部亦得到充分减压。本法保留肩锁关节是其优点，但术后仍将丧失三角肌部分止点，并造成肩部外观缺陷。

(4)前肩峰成形术：鉴于肩部撞击症病变部位主要在肩峰前1/3及肩锁关节前下部病理解剖特点，Neer提出部分切除肩峰前下缘的前肩峰成形术，既消除了撞击因素，又保留了三角肌肩峰附着部，避免了肩峰外端切除或全肩峰切除所造成的肩部外观缺陷及对三角肌肌力的损害。手术创伤小，功能恢复快，是目前较为理想的治疗方法。

①适应证：一是40岁以上肩部撞击症病人，经半年以上保守治疗症状不减，且日益加重者；二是肩关节造影显示肩袖完全撕裂，做肩袖修复术同时行前肩峰成形术；三是因肩部撞击症造成肱二头肌长头腱病理性断裂者，在将断裂肌腱固定在结节间沟同时行前肩峰成形术；四是年龄在40岁以下肩部撞击症Ⅱ期病人，切除肩峰下滑囊时，发现肩峰前缘及其下表面前部有明显增生病变者；五是伴有喙肱韧带挛缩的冻结肩病人，经半年以上锻炼，功能无改善者，应切断喙肱韧带以改善上肢外旋功能，同时做前肩峰成形术。

②手术方法：选用高位臂丛麻醉或全麻。病人取平卧位，术肩垫高。患侧上肢消毒后无菌巾包裹，以备术中活动上肢。皮肤切口自肩峰后侧绕过肩峰至喙突呈S形，约长10cm。切开皮下组织和深筋膜即见三角肌。在三角肌前部，肩峰与喙突之间将三角肌纵行分开即显露喙突和喙肩韧带。活动上肢观察肱骨大结节与喙肩穹撞击情况。向下牵引上肢，检查肩峰下滑

囊及冈上肌腱有无病变。用手指探查肩峰下缘有无骨赘或突起,并估计肩峰厚度,决定切除范围。先在靠喙突处切断喙肩韧带,然后用薄形骨刀从前上向后下方将肩峰前下突出部分连同附着之喙肩韧带一起楔形切除。切骨时,术者一手扶持骨刀,一手扶持肩峰,由助手敲击骨刀,以防肩峰上部损伤。通常切除肩峰前下 1/3 以保留三角肌肩峰附着部。切骨面要光滑平整,切下之碎骨片要清除干净,以免残留重新形成骨刺,影响手术效果。进一步检查肩峰下间隙内组织。伴有慢性肩峰下滑囊炎者,切除肿大、增厚的滑囊。肩袖撕裂者,做相应修复。肱二头肌长头腱鞘炎或病理性断裂者。将长头腱固定在肱骨结节间沟或移至喙突。肱骨大结节有骨赘突起或其他不规则者,应凿除或修整。冈上肌有钙盐沉积者,应予清除。探查肩锁关节时,如有下列情况应考虑做肩锁关节切除:一是术前 X 线片证实肩锁关节明显退行性变性并有临床症状者;二是术中探查见肩锁关节下表面有骨刺,磨损冈上肌腱者;三是需要更大范围显露冈上肌腱,以修补广泛撕裂的肩袖者。一般是将锁骨外端切除,切除范围从其外端到喙肩韧带附着处,长 2.5cm 左右。当出现第 2 种情况时,仅将骨刺切除或斜行切除肩锁关节下半部,以扩大肩峰下间隙,便于冈上肌滑动。术毕再次活动上肢,检查肩部撞击情况是否完全解除。对于术前肩关节活动受限者,应采用轻柔手法逐渐活动肩关节,松解粘连,增加肩关节活动范围。最后缝合三角肌,切口内放置负压引流。术后用三角巾悬吊上肢,每天被动活动肩关节 1～2 次,3 周后开始肩关节主动功能练习,并辅以理疗。

(5)肩峰下滑囊切除术:肩峰下滑囊位于肩袖与喙肩穹之间,邻近肩峰下间隙三个区。当滑液囊发生炎症而肿大、增厚时,将明显增加肩峰下间隙内压力而产生肩部撞击症。手术切除病变的滑液囊,可减少肩峰下间隙的内容物,相对增加了肩峰下间隙,避免了肩峰下撞击。本法主要用于因肩峰下滑囊炎而造成的肩部撞击症。

(6)肩胛盂缘切骨下移术:Slamm 主张做肩胛盂缘切骨下移术,使盂肱关节下移,达到增大肩峰下间隙的目的。手术方法:沿肩胛冈做后切口,向下牵开冈下肌暴露肩关节后面,确定盂缘一上、下界限,辨清肩胛盂关节面,在离盂缘 1cm 处,将肩胛颈斜行切断,牵拉上肢,使其向前、内、下滑移,在其上方插入一枚骨钉,以阻止其向上移位。该手术可使肩关节向下移动 1.5cm,术后不用外固定,可早期活动锻炼,功能恢复满意。

## 二、肩袖断裂

肩袖亦称旋转袖,是覆盖于肩关节前、上、后方之肩胛下肌、冈上肌、冈下肌、小圆肌等肌腱组织的总称。与关节囊紧密相连,附着在肱骨上端形成袖筒状组织。肩袖上方为喙肩穹,其间有肩峰下滑囊相隔。肩袖功能是在上臂外展过程中,使肱骨头向关节盂方向拉紧,维持肱骨头与关节盂的正常支点关节。肩袖断裂将减弱甚至丧失这一功能,而严重影响上肢外展功能。

**【病因与病理】**

1.创伤　是青少年肩袖断裂的主要原因,当跌倒时手外展着地,或手持重物,肩关节突然外展上举或扭伤而引起。外力越大,肩袖断裂越严重。

2.血供不足　引起肩袖组织退行性变。血管造影表明,在离冈上肌腱止点 1cm 处有一个明显的血管稀疏区,Codman 把这个区域称为肩袖撕裂危险区。当肱骨内旋或外旋中立位时,肩袖的这个危险区最易受到肱骨头的压迫、挤压血管而使该区相对缺血，使肌腱发生退行性变，临床上肩袖完全断裂大多发生在这一区域。

3.肩部慢性撞击性损伤　中年以上病人，其肩袖组织因长期遭受肩峰下撞击，磨损而发生退变。Neer(1983)认为95%肩袖断裂是长期肩部撞击、磨损的结果，而不是循环障碍或创伤所致，创伤可扩大裂口，但不是主要因素，临床上约50%肩袖断裂病人无明显外伤史。

**【分类】**

肩袖断裂分为完全断裂与部分断裂两大类：部分断裂仅发生在肩袖某一部分；完全断裂是整层肌腱袖破裂，关节腔与肩峰下滑囊直接相通。有4种病理类型：肩袖关节面的断裂、肩袖滑膜面的断裂、肩袖组织内部平裂成几层，肩袖组织内部的纵行破裂。肩袖滑囊面断裂者可穿破肩峰下滑囊而产生肩峰下疼痛弧综合征。Post(1983)根据断裂程度将其分成四类：断裂口＜1cm者为小撕裂，1～3cm为中度撕裂，3～5cm为大撕裂，5cm以上者为特大撕裂。

**【临床表现】**

多见于40岁以上病人，特别是重体力劳动者。伤前肩部无症状，伤后肩部有一过性疼痛，隔日疼痛加剧，持续4～7d，病人不能自动使用患肩，大结节与肩峰间压痛明显。肩袖完全断裂时，因丧失其对肱骨头的稳定作用，将严重影响肩关节外展功能，而部分撕裂时。病人仍能外展上臂，但有60°～120°疼痛弧。

**【辅助检查】**

早期肩袖损伤者，因肩部疼痛使病人不敢活动上肢，此时可行下述检查以资区别。

1.普鲁卡因封闭试验　用1%普鲁卡因10ml封闭压痛点，麻醉后若病人可以主动外展肩关节，表明肩袖未撕裂或仅为部分断裂；若封闭后，肩关节仍不能主动外展，则表明肩袖严重撕裂或完全断裂。

2.上臂下垂试验　将患侧上臂被动外展至90°，如不加以支持，患肢仍能保持这一位置，表示肩袖无严重损伤；如不能维持被动外展位置，则表明肩袖严重撕裂或完全断裂。

3.X线检查　X线平片检查常无明显异常，肩关节造影若见肩峰下滑囊与关节腔相通，则证实肩袖已完全断裂。

**【诊断】**

根据临床表现，结合辅助检查结果综合分析判断。

**【治疗原则】**

根据肩袖损伤程度和病人情况采取相应治疗方法。

**【手术方法】**

1.肩袖部分断裂者　大多不需要手术，可用石膏外展架将肩关节固定在外度、前屈、外旋位3～4周，以使肩袖断裂部分接近而获得愈合，然后进行肩关节功能练习。但有人认为制动对老年病人易导致冻结肩，主张在疼痛许可情况下即开始主动功能练习。如经4～6周严格非手术疗法仍不能恢复肩关节有力、无痛、主动的外展活动，则需考虑手术修补术。

2.肩袖完全断裂者　除因年迈体弱、对功能要求不高或伴有严重内科疾患不宜手术外，均应争取早期手术。伤后3周内手术效果最好，早期手术可恢复肩袖原有张力，防止肌肉萎缩和软组织病变的发展。手术原则是切除撕裂口边缘坏死腱性组织，恢复肩袖解剖连续性，恢复肩峰下滑动。因95%的肩袖破裂发生在肩峰前部及肩锁关节下面，通常不需切除全部肩峰来修复肩袖。在肩胛下肌和冈上肌之间的喙肱韧带处做一直而稍弯的切口，按Neer方法做前肩峰成形术，切除喙肩韧带及肩峰前下部，扩大肩峰下间隙。若肩锁关节有严重退变，磨损肩袖时，应切除锁骨外端，以消除撞击因素。切除肥厚、肿大的肩峰下滑囊，即可较充分地显露肩袖撕裂部。若为不完全横行破裂，可沿撕裂口两端掀起U形肌腱瓣，切除破裂口边缘坏死腱性组织，在肌腱破裂处的肱骨外科颈上凿一骨槽，钻2个骨孔，通至大结节创面，通过骨孔，用褥式缝合法将掀起的肌腱瓣缝于骨槽内，两侧边缘分别缝于肩胛下肌腱和冈下肌腱上。若为肩袖纵行撕裂，则用边边缝合方法进行修复。少数肩袖广泛撕裂，需要更大范围暴露冈上肌时，可切除锁骨外端。用手指分离肩袖裂口周围粘连，切除破裂口边缘严重退变、无血供肩袖组织。使其变成远端向内的V形裂口。从V形缺损远端开始，用鞋带式连续缝合法向外侧缝合，尽可能缩小裂口。在残余裂口下方，大结节邻近切去肱骨头一部分软骨做成粗糙面。通过粗糙面向大结节外下方钻4～6个骨孔。在上臂外展90°位，将断腱固定在骨槽内，使其获得新的肌腱附着点。若为涉及冈上、冈下肌与肩胛下肌的大块完全破裂，可将撕裂口边缘修齐，凿去外侧关节面，钻一排骨孔，用褥式缝合法将肩袖破裂口缝于骨孔中。术后外展架固定于肩关节外展90°、前屈30°、内外旋中立位4～6周。除去外展架即开始肩关节功能练习。先做肩关节无重力钟摆活动，每小时1次，每次5min，运动范围以能忍受疼痛为度。待肩部肌力增强后，做爬墙及主动上举运动并辅以理疗。一般约需6个月时间才能恢复较为满意的肩关节功能。

3.陈旧性肩袖断裂　陈旧性肩袖断裂无法直接修复者，可用如下几种肩袖重建方法。

(1)游离肌腱移植：按上述方法充分暴露肩袖。切除破裂口边缘无血供的腱性组织，先横行缝合裂口近端以缩小破裂口，然后用掌长肌、趾伸肌或阔筋膜游离移植修复缺损，移植条远端固定于大结节，近端与肌肉编织缝合。术后处理同急性肩袖断裂。

(2)冈上肌、冈下肌推移术：冈上肌与冈下肌由同一肩胛上血管神经支配，在冈上肌中外1/3处进入冈上窝，绕过肩胛冈外侧进入冈下窝，并紧贴二肌深面，在肩胛骨腋缘与肩胛下动脉后支来的血管相吻合，结扎该吻合支，将二肌内2/3止点从冈上窝、冈下窝剥离，并从肌间隙中将其与小圆肌分开，形成仅带血管神经蒂的冈上肌与冈下肌肌瓣，向外推移3～4cm，将其固定于肱骨大结节。术后肩关节外展、外旋位固定30～35d。Debeyre认为在陈旧性肩袖破裂不能直接修复时，此法是恢复肩袖功能的理想方法，其优良率超过70%。

(3)肩胛下肌、小圆肌联合转移：Neviaser主张用肩胛下肌、小圆肌联合转移来恢复肩袖功能。手术方法是将肩胛下肌和小圆肌分别与关节囊分开，并在靠近肱骨止点处将其切断。然后将二肌向上转移，重新固定于肱骨头与结节间骨槽内。将二肌上方缝在一起形成一联合单位，下方分别与后关节囊缝合，术后肩关节外展90°制动6周。

(4)肩袖断裂的关节镜下修复术：关节镜技术的广泛开展与应用，为肩袖断裂的修复提供了新的方法。断裂口＜1cm的小撕裂尤为适用。具体操作方法与术后处理见关节镜相关章节。

## 三、冈上肌腱钙化

冈上肌腱钙化是引起肩部疼痛和僵直的常见原因，好发于40～50岁从事轻微劳动的病人。本病可发生在肩袖组织任何部位，约90%发生在冈上肌腱。

**【病因与病理】**

冈上肌腱钙化至今病因不清，一般认为是在冈上肌腱退变的基础上，由于局部异常钙盐代谢，发生钙盐沉积，形成钙盐性肌腱炎。临床观察发现肱骨大结节上方1cm冈上肌腱最易发生退行性变，也是最易发生冈上肌钙化部位。肉眼观察钙化物为白色或淡黄色，泥沙样或牙膏样沉积物。显微镜下可见碎裂的纤维之间有坏死组织和钙盐沉着。位于冈上肌纤维内小而分散的钙化物，可不引起任何临床症状，通常在拍X线片时偶然发现。当钙化物缓慢增大而造成对肩峰下滑液囊的刺激时，即出现症状。此时，当上臂外展活动时可因钙化物撞击喙肩穹而引起肩部撞击症。如钙化物直接位于滑囊底面，滑囊被钙化物顶起而发生急性炎症反应，临床上呈急性发病，症状严重。一旦穿破滑囊，由于压力骤减，炎症反应减轻。症状亦随之缓解。

**【临床表现】**

可分为慢性、亚急性、急性两种类型。慢性期症状轻微，仅主诉在上臂抬起和内旋时有轻度针刺样感，无肌痉挛和肩关节活动受限。由于肩关节过多活动或受到创伤可使症状加剧，呈现亚急性或急性临床表现。病人肩部针刺样疼痛逐渐加剧，有肌痉挛，冈上肌、冈下肌和三角肌呈不同程度萎缩。肩关节活动范围逐渐减少，肩外侧严重疼痛，可放射到三角肌止点、前臂，甚至手指。轻微活动可使疼痛加剧。急性期发病突然，病人肩部持续剧痛，局部红肿，皮温增高。压痛明显。压痛点主要位于大结节处，肌肉痉挛明显，肩关节外展活动受到严重限制。由于肩部剧痛影响睡眠和饮食，服止痛片或镇静药均不能达到止痛作用。急性期病程持续1～2周，然后逐渐减轻、消退。但肩部肌肉痉挛、运动受限仍较明显，需继续练习肩部活动，直至肩关节功能恢复，但症状可以复发。

**【辅助检查】**

在肱骨大结节附近，X线片可见不同类型的钙化阴影，常见的有如下几种。

1.绒毛型　边缘粗糙不齐，好似卷曲的绒毛，密度深浅不匀，沿冈上肌腱长轴分布。

2.长条型　边缘整齐，密度高，沿肌腱长轴分布。

3.球块型　边缘整齐，呈圆形或椭圆形，密度高，多分布在冈上肌腱附着部。

**【诊断】**

根据临床表现，结合辅助检查结果综合分析判断。

**【治疗原则】**

1.非手术治疗　急性发学者，应先止痛，卧床休息，患肢置于外展约30°位并以枕头垫起，以减轻肩部肌肉痉挛，局部冷敷及口服止痛类药物。若症状不缓解，可用下述方法治疗。

(1)冲洗法：在严格无菌操作下，将一粗针头刺入压痛区下部，另一针头刺入压痛区上部，从上位针头注入0.25%普鲁卡因液，可见乳白色液体自下位针孔流出。反复冲洗直至流出液清晰为止。拔去针头前,局部注入1%普鲁卡因5ml和醋酸氢化可的松25mg,必要时1周后可重复1次。

(2)可的松局部封闭法:用8号针头经皮穿入钙化物,穿入时有针刺沙粒样感,然后拔出针头,改变方向反复穿刺3或4次,最后注入上述可的松普鲁卡因溶液,每周1次,一般3或4次可获良好效果。

(3)捣碎法:对较硬化的钙化物,用上述方法不能清除时,可在局麻下先用针将钙化物捣碎,造成局部急性充血,然后注入上述药物,促进钙化物吸收,使疼痛缓解。

2.手术治疗

(1)急性期钙质沉着范围较大或钙质较硬,采用局封、冲洗和捣碎法治疗效果不满意者。

(2)疾病反复发作,做手术治疗无效者。

(3)钙质块机械地影响肩关节运动并有疼痛者。

**【手术方法】**

自肩锁关节向下做6~8cm纵切口,沿切口方向纵行分开三角肌,显露并切除喙肩韧带以扩大肩峰下间隙。除非肩峰前下方有骨刺形成影响肩袖通过者,一般不做前肩峰成形术。旋转上臂,在大结节上方冈上肌腱内容易找到钙化块,将其切除或刮除。用生理盐水反复冲洗,正确闭合冈上肌。

## 四、肱二头肌长头腱鞘炎

肱二头肌长头腱经肱骨结节间沟后进入肩峰下间隙前部,止于肩胛骨的盂上粗隆。该肌腱在肱骨结节间沟内滑动是被动的,即当肩关节内收、内旋及后伸时肌腱滑向上方,而外展、外旋、屈曲时肌腱滑向下方。肱二头肌长头腱鞘炎是这一部分肌腱在肩关节活动时长期遭受磨损而发生退变、粘连,使肌腱滑动功能发生障碍的病变。本病好发于40岁以上的病人。主要临床特征是肱骨结节间沟部疼痛,肩关节活动受限。若不及时治疗,可发展成冻结肩。

**【病因与病理】**

本病可因外伤或劳损后急性发病,但大多是由于肌腱长期遭受磨损而发生退行性变的结果。

1.肌腱在肱骨结节间沟内遭受磨损　肱二头肌长头腱经肱骨结节间沟后进入肩关节,沟脊上有横韧带将肌腱限制在沟内。在日常生活和工作中,上臂常位于身体前侧并处于内旋位,使肱二头肌长头腱挤向结节间沟内侧壁,容易遭受磨损而发生退变。尤其是结节间沟有先天性变异或因肱骨外科颈骨折,使沟底变浅,表面粗糙不平,甚至有骨刺形成者。

2.肌腱长期遭受肩峰下撞击　肱二头肌长头腱的关节内部分位于肩峰下间隙前部,当肩关节外展活动时,该部与喙肩穹之间可发生磨损、撞击,久之使肌腱发生退行性改变。

3.继发于肩关节炎症　肱二头肌长头腱腱鞘与肩关节腔相通,任何肩关节的慢性炎症,都可引起肌腱腱鞘充血、水肿、细胞浸润,甚至纤维化、腱鞘增厚、粘连形成,使肌腱滑动功能发生障碍。

【临床表现】

主要症状是肩部疼痛和肩关节活动受限。疼痛主要位于肩关节前面，可指向三角肌附着处或肱二头肌肌腹，夜间加剧，影响睡眠。结节间沟及其上方肱二头肌长头腱压痛是本病的主要特征。使肱二头肌长头腱紧张的主动或被动动作，均可使疼痛加剧。Yergason 征阳性是诊断本病主要依据，即抗阻力屈肘及前臂旋后时，在肱二头肌长头腱处出现剧烈疼痛。急性发病者，常有外伤史，症状重，有时可有不同程度肌痉挛。病人常用手托住患侧上肢于屈曲位，避免上臂旋转活动而加剧疼痛。慢性发病者，病程较长，疼痛较轻，疼痛常常能忍受，但过多活动患肢或在遭受轻微外伤后症状可加剧。严重者可有肩关节活动受限。

【辅助检查】

肩部后前位 X 线片常无明显异常。疑为本病时应常规摄肱骨结节间沟切线位 X 线片。部分病人可见结节间沟变窄、变浅、沟底或沟边有骨刺形成。

【诊断】

主要根据临床表现，结合辅助检查结果综合分析判断。

【治疗原则】

1.非手术治疗　病人宜避免过度使用肩关节，疼痛较重的病人可用三角巾悬吊前臂加以保护，在不加剧疼痛情况下，注意练习肩部活动。服用消炎止痛类药物可减轻疼痛，局部理疗或热敷有助于炎症消退。可的松普鲁卡因局部封闭，效果良好，应直接注射到肱二头肌腱鞘内，每周 1 次，共 2 或 3 次，疼痛一旦缓解，即应开始主动肩关节活动练习，以防发生冻结肩。

2.手术治疗　肱二头肌长头腱鞘炎经半年以上保守治疗无效者可行手术治疗。将肩关节囊内肿大之肌腱切除或切断，在原处将肱二头肌长头腱固定在肱骨上端，这对于非肩部撞击症病人，效果是满意的。对于因肩峰下撞击所致肱二头肌长头腱鞘炎，若将长头腱固定于结节间沟，则因丧失其对肱骨头上移的阻挡作用，使肩峰下撞击更趋严重。正确的治疗方法是将长头腱固定在结节间沟或移至喙突上同时行前肩峰成形术，以消除肩部撞击病因。

## 五、肱二头肌长头腱断裂

肱二头肌是强有力的屈肘肌，同时也是前臂的旋后肌。在遭受强力外伤或在肌腱退变的基础上，可发生断裂。主要临床特征是突发肩痛和屈肘功能减弱。

【病因与病理】

本病多见于 40 岁以上病人，很少发生于年轻人。后者可见于年轻运动员在未做好准备活动情况下，突然抗阻力屈肘，由于肱二头肌强烈收缩而引起此肌腱断裂，断裂部位往往发生在肌腱与肌腹连接部。而中年以上病人，由于肱二头肌长头腱在长期肩部活动中，反复遭受肩峰下撞击或在肱骨结节间沟由于长期遭受摩擦，使肌腱发生退行性变。断裂发生前，肌腱在关节囊处往往已有粘连，当受到轻微外伤或肱二头肌用力收缩时，肌腱即可发生病理性断裂。断裂部位多在结节间沟上面，肱二头肌长头腱与肩关节囊交界处。

**【临床表现】**

年轻病人在抗阻力下突然强力收缩肱二头肌时，可发生肌腱断裂，此时可听到肌腱断裂声，并感到肩部剧烈疼痛。而中年以上病人，常无明显外伤史，或仅有轻微外伤。有时在治疗肩部疾患中，突然感到肩部无力与不适。当肱二头肌长头腱在上部完全断裂时，由于肌肉收缩下移，在上臂中下 1/3 处出现一软组织包块，当用力抗阻力屈肘时，包块显得更为明显。近期断裂者，结节间沟处有压痛，屈肘无力，肌张力较健侧低，检查时应二侧比较。慢性断裂者，可无明显功能障碍，或仅感肩部轻度酸痛。若断裂发生在下部肌腹与肌腱交界处，则肌腹上移，下 1/3 是平坦的。

**【治疗原则】**

1.*非手术治疗*　年轻病人肱二头肌腱断裂将影响前臂的屈曲与旋后功能，应及时修复。而年老病人，由于断裂肌腱已严重退变，无法直接缝合修复。如对功能影响不大，则不必手术；少数症状严重、功能障碍明显者，应手术治疗，将断腱移至喙突或固定在结节间沟，同时行前肩峰成形术，以消除撞击因素。

2.*手术治疗*　采用臂丛神经阻滞麻醉或全身麻醉，病人取仰卧位，肩下垫-薄枕，采用肩关节前内侧切口，自肩峰至喙突，然后沿三角肌-胸大肌沟弧形向下。将三角肌部分肩峰及锁骨外端附着处切下并翻向外侧，显露喙突、肩峰及肩关节前侧。探查肩峰下间隙，如伴有肩部撞击症需切除喙肩韧带及肩峰前下部，并相应处理肩峰下间隙内病变。如切口下方显露不够，可部分切断胸大肌上缘，以显露肱骨结节间沟及断裂的肱二头肌长头腱。沿结节间沟外缘切断肱横韧带和喙肱韧带，从关节盂上缘切断腱的近侧。如断腱远侧有足够长度，可将其固定在喙突上。在喙突上凿 1 条骨槽，将肌腱缝在骨槽内，并和肱二头肌短头与喙肱肌的联合肌腱做边边缝合。如断腱远侧段长度不够，可在结节间沟内做一骨槽，将断腱固定在骨槽内。

## 六、冻结肩

冻结肩又称五十肩。是由于肩关节周围软组织病变而引起肩关节疼痛和活动功能障碍。好发于 40 岁以上病人，女多于男(约 3∶1)，左肩多于右肩。其特征是肩部疼痛和肩关节活动障碍逐渐加剧，经数月甚至更长时间，疼痛逐渐消退，功能慢慢恢复，最后自愈。

**【病因】**

冻结肩病因至今不清，一般认为与下列因素有关。

1.由于肩关节以外的疾病，如冠心病、肺炎、胆囊炎等反射性地引起肩部疼痛，使肩关节活动受限；

2.因上肢骨折、颈椎病等使上肢固定于身旁过久；

3.肩关节周围软组织的退变，如肩峰下滑囊炎、冈上肌腱炎、肱二头肌长头腱鞘炎等。

**【病理改变】**

Depalma(1983)将冻结肩病理过程分为三期。

1.*凝结期(早期)*　病变主要位于肩关节囊。肩关节造影显示关节囊紧缩，关节囊下皱褶互相粘连而消失，肱二头肌长头腱与腱鞘间有薄的粘连。

2.冻结期　凝结期以后随着病变程度加剧，进入冻结期。此期，除关节囊严重挛缩外，关节周围软组织均受累，退行性变加剧，滑膜充血、组织缺乏弹性。喙肱韧带挛缩限制了肱骨头外旋，冈上肌、冈下肌、肩胛下肌挛缩，肱二头肌长头腱鞘炎，使肩关节活动明显受限。

3.解冻期　冻结期经7～12个月后炎症逐渐消退，疼痛消失，肩关节活动功能逐渐恢复，称解冻期。Depalma在1例15年前患双侧冻结肩而自愈病人，尸体解剖中发现两侧肱二头肌长头腱在肱骨结节间沟均获得新的骨附着点，而肌腱关节囊内部分均已消失。

学者认为，肱二头肌长头腱鞘炎是引起冻结肩的主要原因，一旦长头腱黏附于结节间沟获得新的骨附着点，而肌腱关节囊内部分发生病理性撕裂，则肩关节功能改善，冻结肩趋向好转。也有人发现长时间侧卧抱肩，喙突和肱骨头挤压关节囊出现肿胀或坏死是冻结肩的病因。

**【临床表现】**

多数无外伤史，少数仅有轻微外伤。主要症状是逐渐加重的肩部疼痛及肩关节活动障碍。疼痛一般位于肩前外侧，有时可放射至肘、手及肩胛区，但无感觉障碍。夜间疼痛加重，影响睡眠，不敢患侧卧位。持续疼痛可引起肌肉痉挛与肌肉萎缩。肩前、后方，肩峰下、三角肌止点处有压痛，而以肱二头肌长头腱部压痛最为明显。当上臂外展、外旋、后伸时疼痛加剧。早期肩关节活动仅对内外旋有轻度影响，检查时应固定肩胛骨，并进行二侧比较。晚期上臂处于内旋位，各个方向活动均受限，但以外展、内外旋受限明显，前后方向的活动一般是存在的。此时肩部肌肉萎缩明显，有时因并发血管痉挛发生上肢血循环障碍，出现前臂及手部肿胀、发凉及手指活动疼痛等症状。患肢手放健侧肩，使喙肱挤压可出现疼痛。

**【辅助检查】**

X线片可无明显异常，肩关节造影则有肩关节囊收缩、关节囊下部皱褶消失等改变。

**【诊断】**

根据临床表现，结合辅助检查结果综合分析判断。

**【治疗原则】**

1.非手术治疗　冻结肩是慢性病，大多数病人能逐渐好转而痊愈，应使病人了解本病的过程和转归，树立战胜疾病的信心。病变早期，上肢应悬吊制动，每天轻度活动肩关节数次，口服水杨酸制剂或其他消炎止痛类药物。压痛局限者可用1%普鲁卡因5～10ml加醋酸氢化可的松25mg局部封闭，每周1次，共2或3次。理疗或热敷有助于解痉、消炎、止痛。适当的推拿按摩，不仅能减轻疼痛，而且也有利于增加活动范围。在疼痛能忍受的范围内，积极有计划地进行肩关节主动功能练习。随着活动范围的增加，疼痛亦逐渐减轻。侧卧时避免抱肩。

若经上述治疗肩关节功能仍无改善者，可在全麻下进行手法松解。方法是一手按住肩部，另一手握住上臂，先使肱骨头内外旋转，然后慢慢外展肩关节，整个过程中可感到肩关节粘连撕开声。手法由轻至重，反复多次，直至肩关节达到正常活动范围。操作中手法要轻柔，防止暴力活动而造成肩部骨折或脱位。手法完毕后，行关节腔内穿刺，抽出关节内积血，并注入1%普鲁卡因10ml加醋酸氢化可的松25mg。术后三角巾悬吊上肢，第2天即开始肩部活动练习，持续2～3个月，预后良好。Depalma(1983)认为全麻下手法松解目的是撕裂肱二头肌长头腱和关节囊下面肱骨附着处，而尽可能减少关节内其他结构的损伤。方法是一手放在肩部向下压肱骨头，另一手握住上臂外旋，使肱骨内髁朝前，并慢慢后伸，逐渐达到最大伸展度。如此反复多次，由轻到重，此时可听到或感觉到撕裂声和肩关节突然松解的感觉。施手法后按上述方法进行功能练习。

2.手术治疗　冻结肩经长期非手术治疗无效者，应考虑手术治疗，手术方法主要有两种。

(1)肱二头肌长头腱固定或移位术：冻结肩病人经长期、有计划保守治疗症状未改善，而临床检查病变主要位于肱二头肌长头腱者，可做肱二头肌长头腱固定术或移位术。若肱二头肌长头腱无明显退变，可将其从盂上结节附着处切断，从关节内抽出，固定至喙突。若肌腱已发生严重退变，则将其固定于肱骨结节间沟内，同时做前肩峰成形术。

(2)喙肱韧带切断术：正常上臂外展活动必然同时伴有肱骨头的外旋，以使肱骨大结节与喙肩穹步调一致。严重冻结肩病人，由于上臂长期处于内旋位，使喙肱韧带挛缩而限制了肱骨头的外旋，影响其外展功能。若经长期保守治疗无效者，可行喙肱韧带切断术，可望改善上臂外旋外展功能。手术方法：沿三角肌胸大肌沟做肩关节前内侧弧形切口长 6～8cm(若同时做前肩峰成形术，可将原切口自喙突向下延长 3～4cm)。纵行分开三角肌，显露喙突。在喙突基部外侧可找到喙肱韧带，用力外旋上臂，可见该韧带挛缩紧张限制肱骨头外旋。确认后在紧靠喙突处将其切断，上臂外旋外展功能立即改善。然后按上述方法逐渐活动肩关节，直至正常为止。

## 七、肩周炎

早在 1872 年 Duplay 首次提出了肩关节周围炎的诊断，认为肩峰下滑囊炎症、变性、粘连等变化是肩痛和关节运动受限的原因。1934 年 Codman 研究无明确外伤原因的肩痛伴有肩关节功能障碍的病理表现，统称为冻结肩。1943 年 Lipp-mann 强调所谓冻结肩是肱二头肌长头腱粘连性腱鞘炎所致。1951 年 Mclaughlin 研究指出肩峰下滑囊炎和冈上肌腱病变是肩周炎的主要病因。总之，肩周炎是引起肩关节疼痛及运动功能障碍的一组疾病的统称，并非单一疾病。为便于诊断与治疗，“肩周炎”的名词也已逐渐被“肱二头肌长头腱鞘炎”、“喙突炎”、“冈上肌腱炎”、“肩峰下滑囊炎”、“冻结肩”、“肩撞击综合征”等具体定位定性名词所分别替代。

**【病因】**

1.肩部原因　包括关节内与关节外两组病变。关节内因素主要为肩关节骨折、脱位引起；关节外因素包括肩峰下滑囊炎、肱二头肌长头腱粘连性腱鞘炎、冈上肌腱病变等。

2.肩外原因　包括颈椎病，心、肺、胆道疾病发生的肩部牵涉痛，因原发病长期不愈使肩部肌肉痉挛，久之，可转变为真正的肩周炎。

**【分类】**

根据南京鼓楼医院骨科统计的 210 例肩周炎中，肱二头肌腱鞘炎(包括喙突炎)占 45.9%，冈上下肌腱炎占 21.5%，肩峰下和三角肌下滑囊炎占 23.7%，冻结肩占 8.9%。根据临床上常见的类型，他们提出如下分类。①肩部撞击症；②冈上肌腱钙化；③肱二头肌长头腱鞘炎；④冻结肩；⑤喙突炎；⑥肩峰下滑囊炎或三角肌下滑囊炎。

1.喙突炎　喙突是肩部肌腱和韧带的主要附着点。喙锁韧带、喙肩韧带、喙肱韧带以及肱二头肌短头腱、喙肱肌、胸小肌均附着于喙突，喙突和肌腱之间存在滑膜囊组织。当肌腱、韧带、滑膜囊的损伤、退变和炎症时，均可累及其附丽点——喙突，引起喙突部疼痛和压痛。本病好发于青壮年，是青壮年肩前痛的一种常见原因，除疼痛症状外，被动外旋功能受限，但上举和外展功能一般正常。本病常易误诊为肱二头肌长头腱鞘炎，喙突部痛点封闭有明显止痛效果。局部封闭治疗有明显效果，一般在一个疗程后，疼痛均能缓解。在治疗期间应减少患臂的活动，理疗和按摩也有一定效果。本病预后良好，治疗后不遗留功能障碍。

2.肩峰下滑囊炎或三角肌下滑囊炎

(1)肩峰下滑囊又称三角肌下滑囊，儿童时两者分开，成人时常互相交通，可视为一整体。此滑囊位于肩峰和喙肩韧带的下方，肩袖和肱骨大结节的上方：滑囊顶部附着于肩峰和喙肩韧带的下面，以及三角肌发自肩峰的深面纤维上，其底部附着于肱骨大结节的上面内外方各 2 厘米处和肩袖上。肩关节外展、内旋时，此滑囊随肱骨大结节滑入肩峰的下方而不能被触到。此滑囊炎的特点多不是原发性的，而是继发于邻近组织的病变，尤以冈上肌的损伤、退行性变、钙盐沉积和肌腱袖破裂的影响最大，如钙化性冈上肌腱炎，在急性期能破溃至滑囊内引起急性滑囊炎，称钙化性滑囊炎。当然，也可由直接或间接的外伤所引起。

(2)疼痛、运动受限和局限性压痛是肩峰下滑囊炎的主要症状，疼痛逐渐增剧，夜间痛较著，常痛醒，尤以肩外展外旋时痛加重，一般位于肩部深处并涉及三角肌的止点，亦可向肩胛部、颈、手等处放射；压痛点多在肩关节、肩峰下、大结节等处，常可随肱骨的旋转而移位，当滑囊肿胀或积液时，在肩关节区域或三角肌范围内都有压痛。为减轻疼痛病人常使肩处于内收、内旋位，随着滑囊壁的增厚和粘连，肩关节活动范围逐渐缩小至完全消失。晚期可见肩胛带肌的萎缩。X 线检查偶可见冈上肌的钙盐沉着。急性外伤所致的三角肌下滑囊炎，往往在伤后数日才出现急性滑囊炎症状。肩峰下滑囊穿刺，依据积液量及性状有助于诊断病变性质和程度。

(3)急性期患臂制动，休息，用三角巾悬吊，早期物理治疗使肌腱炎症反应消退，疼痛减轻，口服消炎镇痛药物，肩峰下皮质激素抗炎药物局部封闭，能得到即时的优良效果。肩峰下滑囊如有积液，可以抽出，并注入皮质激素的混悬液。对钙化性滑囊炎用穿刺冲洗处理能及时解除病人的痛苦，针刺捣碎钙块也能得到相应的效果。急性期后或慢性发病时除上述疗法外，要强调不增加疼痛的逐步运动，使肩关节在三个轴的运动逐步得到恢复。

(4)非手术疗法长期治疗无效者，可行手术治疗，手术包括滑囊切除术和清除冈上肌腱中的钙化部分，亦有人主张肩关节外展功能受限时，可行肩峰切除术。

(徐宁路)

# 第二节 肘关节疾病

## 一、肱骨髁上棘突综合征

Spinner首先于1980年报道了肘部正中神经卡压综合征。在欧洲人中，约有1%的人口患此病。在肱骨内上髁上方3～5cm处，有一个异生的肱骨髁上棘突，在2/3尸体解剖中，发现有一根韧带，称Struthers韧带，与此棘突形成一个骨纤维管。当正中神经穿越此管时，可被卡压。主要病因是职业劳动或局部肿瘤、炎症、外伤等。

**【临床表现】**

与旋前圆肌综合征基本相同，但压痛点是在肱骨下段内侧。该处可摸到一个骨突，X线片可见骨棘突。此处的正中神经与尺动脉伴行，故可用尺动脉造影来证实。

**【治疗原则】**

先用夹板制动，局部注射醋酸氢化可的松。若无效，可做手术探查，切断Struthers韧带，切除骨棘突，达到解除卡压目的。

## 二、肱骨内、外上髁炎

肱骨内、外上髁炎俗称高尔夫肘和网球肘，骨科门诊病人中比较常见。

### （一）肱骨外上髁炎

**【病因】**

肱骨外上髁炎是一种前臂伸肌起点特别是桡侧伸腕短肌的慢性撕拉伤。这些肌肉反复收缩牵拉肌肉起点，造成累积性损伤，如网球、羽毛球运动中。对这些运动不习惯的人，由于频繁抽杀动作可引起该病，搅拌操作工及家庭主妇也容易发生，不少病人找不到损伤原因。病理检查时，显微镜下常发现局部瘢痕组织形成及包裹在瘢痕组织中微小撕脱性骨折块。

**【临床表现】**

病人主诉肘关节外侧痛，有时波及两侧，常向前臂放射。检查时可发现桡侧腕短伸肌起点即肘关节的外上方压痛明显。关节活动度正常，局部肿胀不常见。如果让病人的前臂内旋腕关节掌屈，再让他伸直肘关节重复损伤机制时，即会出现外上髁疼痛。X线片通常正常，诊断主要依靠临床表现，注意与肘部掌侧骨间神经卡压症鉴别。

**【治疗原则】**

症状轻微者，给予适当休息，避免有害活动。配合理疗和药物治疗可以缓解。常用的治疗方法是局部封闭，若注射正确，疗效较好。用12.5mg醋酸氢化可的松加0.5%普鲁卡因若干毫升注射到压痛最明显的部位，直达骨膜。要求病人2～3周之内避免过量劳动。注射后1～

2d 有些病人疼痛严重,可以服用止痛药。有时需要重复 2 或 3 次,每周 1 次。复发的病人可以重复封闭治疗。但是少数病人症状顽固,对封闭治疗无效,可以理疗及石膏托制动以缓解无菌性炎症。有些学者进行手法治疗:全麻后病人肌肉松弛,术者手握其上臂,另一手抓住腕部,使腕关节掌屈、前臂完全旋前,肘关节屈曲,然后牵拉肘关节伸直数次,此时可感到肘外侧粘连断裂声。肱骨外上髁炎是一种自限性疾病,非手术治疗常能奏效,手术方法很少应用,只用于症状严重、非手术治疗无效的极少数病人。手术在臂丛麻醉下进行,从肱骨外上髁向后外侧做 7cm 长切口,切开深筋膜后将外上髁的伸肌腱向下剥离,宽度约 1.5cm,再将环状韧带的近侧半切断,外上髁凿去 0.5cm 并锉平,然后将剥离的肌腱重新缝合到外上髁的软组织上。术后肘关节屈曲 90°,前臂中立位石膏托固定两周,以后逐渐主动锻炼。也有人主张在前臂远侧将桡侧腕短伸肌腱做 Z 形延长,以松解该肌起点的张力。

### (二)肱骨内上髁炎

肱骨内上髁炎又称高尔夫肘,与网球肘的发病机制类似,但远不及网球肘那样常见,属前臂屈肌起点反复牵拉累积性损伤。主要表现肱骨内上髁处疼痛和压痛。如果前臂外旋腕关节背伸时,使肘关节伸直可引起局部疼痛加剧。临床处理也与肱骨外上髁炎相仿。

## 三、剥脱性骨软骨炎

剥脱性骨软骨炎是一种关节软骨下骨无菌性坏死,多见于膝关节,但肘关节也可以发生。其病因尚不清楚,可能与创伤有关,肘关节剥脱性骨软骨炎几乎都发生在肱骨小头。坏死骨块大小可不同,一般约 1cm 宽,厚度不超过 0.5cm。坏死逐渐与其周围正常骨分离,可脱落而成关节内游离体。关节面上留下浅洞,逐渐被纤维组织填充。有时游离体分成 2 或 3 块,晚期可发展成骨关节炎。

**【临床表现及诊断】**

肘关节剥脱性骨软骨炎,多发生在青春期,男性较多。一般起病较隐匿,症状逐渐加重。早期只是在肘关节活动后,感到肘部钝痛,间歇性发生关节肿胀和活动障碍,经休息后好转。如果坏死的骨块脱落成游离体,可出现关节交锁。体格检查发现关节活动受限,局部压痛和关节肿胀。关节穿刺可抽出清亮渗出关节液。肘关节剥脱性骨软骨炎主要根据 X 线表现,早期可看到肱骨外髁关节面不规则,软骨下骨质疏松、然后出现腔穴,外周有一透明带,内含致密坏死骨,脱落后成游离体。

**【治疗原则】**

一般可用颈腕吊带或石膏托固定,使局部休息,症状缓解后去除外固定,限制做重劳动或投掷动作,一般预后较好,若发生关节交锁或运动明显受限,可摘除游离体。

## 四、肱二头肌远侧端肌腱断裂

肱二头肌远侧端附在桡骨结节,由于退行性改变和磨损可发生断裂。当抗阻力屈肘时可突然发生肱二头肌远头止点处断裂。此时病人感到疼痛,听到劈啪响声,然后出现肿胀和压痛。屈肘和前臂外旋乏力。在屈肘时肱二头肌肌腹形成球形肿块，这和肱二头肌长头断裂相似。如果肱二头肌力有明显丧失，应手术进行肌腱修补。对肌力尚满意的老年患者，可行保守治疗。

## 五、肘外翻和内翻畸形

正常肘关节完全伸直时有一轻度外翻，男性约 10°，女性约 15°。这个外翻角称为携带角。如果这个角度增大，即前臂过于外展，叫做肘外翻畸形。

**【病因】**

肘外翻常是以往肘部病变和创伤的后果，原因有：①肱骨下端骨折畸形愈合；②由于外伤或感染造成外侧骨骺生长障碍。

**【临床表现】**

除了肘部外观畸形，常无明显症状。但是，当肘外翻畸形明显时，尺神经在肘关节通过时成一锐角，反复摩擦，可造成神经损害，产生手尺神经支配区刺痛和感觉障碍，手部内在肌无力、萎缩。此外，从事重体力劳动的肘外翻患者，久之可引起肘关节骨性关节炎。

肘内翻畸形与肘外翻畸形相反，正常携带角减少，甚至成负角。病因是：①肱骨骨折畸形愈合，特别是肱骨髁上骨折尺偏型；②内侧骨骺生长障碍。临床上除了内翻畸形也无特异性症状。长时间畸形也可发生骨性关节炎。

**【治疗原则】**

轻度肘内、外翻畸形不必矫正。明显畸形的可以通过肱骨下端截骨术给予纠正。如果发生迟发性尺神经损害，可以做尺神经前移术。

## 六、肘部神经卡压症

上肢三条主要神经即正中神经、桡神经和尺神经通过肘部时，由于局部解剖特点，常因外伤、先天畸形和肿物等造成卡压。肘部桡神经卡压见于骨间背侧神经综合征。临床上由于对该症缺乏认识，有可能将其混淆为“网球肘”。

**【应用解剖】**

桡神经从上臂外侧肌间隔穿出以后行走在肱桡肌和肱肌之间，往远行，神经前外是桡侧腕长伸肌。到肘部分成深浅两支。桡神经深支即背侧骨间神经，它走行在桡侧腕短伸肌边缘的深面，继而穿过旋后肌深浅头之间。30％的成人其入口处形成腱弓，背侧骨间神经绕过桡骨颈部到前臂背外侧。它在进入旋后肌前，发出肌支支配桡侧腕短伸肌和旋后肌。在旋后肌下缘它分成两支支配尺侧腕伸肌、各指伸肌腱和拇长短展肌。桡神经浅支行于桡侧腕短伸肌前下降，被肱桡肌覆盖，支配手虎口感觉。Roles 和 Maudsley 把桡神经在肘部的毗邻称之为“桡管”。该管起自肱骨小头平面，桡管后面是肘关节前关节囊、滑膜和深面的肱骨小头环状韧带和桡骨头。桡管的前外侧壁是肱桡肌、桡侧腕长伸肌，向下还有桡侧腕短伸肌。当前臂内旋时，桡侧腕短伸肌部分纤维可压迫背侧骨间神经。桡管的内侧是肱二头肌腱。桡管的下端是背侧骨间神经进入旋后肌处，它在旋后肌深浅两头之间通过。

【病因】

背侧骨间神经综合征的压迫原因常不易判断，有时手术探查后才明确。从上述解剖特点，桡神经在桡管内经过几处狭窄区，特别是在桡侧腕短伸肌和旋后肌腱弓处容易卡压，以下诱因可引起症状，主要有：①桡管的占位性病变，如脂肪瘤、血管瘤、血肿（多来自桡侧返动、静脉）、腱鞘囊肿等；②肘关节病变或损伤：类风湿关节炎、炎性肿胀、孟氏骨折、桡骨头骨折或脱位等；③陈旧性肘部软组织损伤，使得旋后肌腱弓口或桡侧腕短伸肌处肿胀粘连。

【临床表现】

肘部外侧疼痛和放射痛，局部压痛明显。背侧骨间神经所支配的肌肉，如桡侧腕短伸肌、旋后肌、尺侧腕伸肌、指伸总肌、伸小指肌、固有伸示指肌，拇长、短展肌乏力，一般没有感觉障碍。有时可发现局部肿胀或触及包块。X线检查，局部密度减低（脂肪瘤）或肱桡关节骨性改变，有参考意义。某些所谓顽固性网球肘，对固醇类药物封闭治疗效果不好，要考虑是否为背侧骨间神经综合征。它们之间的鉴别：网球肘，压痛点在肱骨外上髁，比较局限。背侧骨间神经受累，疼痛沿着桡神经向上臂和前臂放射，压痛在桡骨头区明显，前臂旋后时肘部痛，而网球肘旋前疼痛明显。此外，中指伸直试验有助诊断。若背侧骨间神经综合征病人，令伸直肘关节，并中指伸直抗阻力时，病人肘部疼痛加重。诚然，前臂肌萎缩肌电图检查呈现神经元损害及神经传导速度减慢，也支持背侧骨间神经综合征的诊断。

【治疗原则】

如果没有触到明显包块，可先用非手术治疗：三角巾悬吊、石膏托固定、理疗等，并严密观察。2个月后症状不缓解，应行手术探查。手术方法：切口自外上髁上约5cm起，经过外上髁，绕向后外侧到桡侧腕短伸肌上，指伸总肌之间。在上臂远端外侧显示肱桡肌和肱肌，两者之间显露桡神经总干。结扎桡侧返血管，将肱桡肌和桡侧腕长伸肌牵向外侧，背侧骨间神经被桡侧腕短伸肌内缘覆盖，将该肌从外上髁起处切开，向外侧牵开。游离神经，见其进入旋后肌腱弓内。将桡侧腕短伸肌与指伸总肌分开，可看到旋后肌后缘。将腱弓和旋后肌浅头纵行切开。根据情况，切除肿物，松解狭窄，解除粘连。

## 七、骨化性肌炎

【发病机制】

肘关节周围是骨化性肌炎的好发部位之一，这种异位性骨化，其确切发病机制还不清楚，常与肘部创伤有关。肘关节损伤发生骨化性肌炎约3%，其中85%骨化性肌炎的病人来自肘关节脱位。肘关节骨折合并脱位者发病率更高，尤以桡骨小头骨折合并肘关节脱位发生率为最高。由于肘部肌肉常常也受到损伤，骨折脱位可使骨膜掀起、撕裂。肌肉内血肿有可能包含碎裂骨膜或骨片，其释出骨母细胞，也可能在血肿机化过程中成纤维细胞演变成骨母细胞，形成异位骨化。但有人认为，由于骨质创伤，促使其周围骨形成蛋白转移到肌肉等损伤软组织中，软组织内血管周围的同时细胞在骨成形蛋白的刺激下演变成骨母细胞、骨细胞，造成异位骨化。在肘关节损伤后康复期或烧伤后瘢痕挛缩，进行强制被动活动和按摩，或利用悬吊重力牵拉以增加肘关节伸屈度；脊髓损伤合并四肢瘫及脑外伤昏迷病人昏迷期，给病人做被动活动或因不自主抽搐痉挛，也可以引起肘关节创伤而发病，然而有些骨化性肌炎局部外伤并不明确，或者十分轻微，因而局部肿块可带来鉴别诊断问题。

**【病理】**

病理检查发现，包块与周围软组织或肌肉分界很清楚。切面呈白色、光泽，中央为软组织，外围骨组织。成熟的骨化性肌炎包块可分为3层：外层有大量矿物质沉积形成外壳，最后成为致密板样骨，镜下可以看到成骨细胞和破骨细胞进行骨的改建；中层有大量的骨样组织和丰富的成骨细胞，其中有许多纤细的骨松质；内层核心是能被X线穿透的软组织。这些软组织早期增生活跃，有未分化的间叶细胞。这些梭形细胞染色质丰富，有多形性细胞核，有时可见到有丝分裂，但是细胞形态正常。单凭这些表现，有可能误诊为骨肉瘤。成熟后，内层增生活跃软组织被脂肪组织代替。

**【临床表现】**

病人先发现肘部软组织肿块。较硬，逐渐增大，伴有疼痛，但夜间不痛。约8周后包块停止生长，疼痛消失，但影响肘关节活动，甚至强直。肿块未成熟时，血清碱性磷酸酶可升高。新生骨的形成在伤后数周至数月不等，一般伤后3～6周，X线摄片可见到骨化影。开始呈云雾状环形钙化，以后逐渐轮廓清楚，中央透亮。成熟后外周骨化明显致密，其内为骨小梁。与邻近骨之间常有一透亮分界线，核素锝扫描在伤后1周可发现浓集，该项检查具有早期诊断价值。

**【治疗原则】**

在未成熟时期，要适当制动，避免进一步损伤，以后在无痛下进行主动锻炼。年轻患者经非手术治疗可望软组织钙化消失。待到X线检查肿物骨化成熟，一般要9～12个月。病人疼痛消失对关节活动明显受限者，可以手术切除，以改善关节功能。但是手术后复发率很高。诚然，尺神经受压麻痹时应手术切除。

**【预防】**

预防肘关节损伤后骨化性肌炎要注意：①肘部骨折脱位尽早治疗，应不迟于伤后24h；②复位必须在良好麻醉下进行，反复多次手法复位，加重损伤，增加发病机会；③康复期严禁被动活动粗暴按摩；④对肘关节骨折脱位并延迟处理，或反复手法操作有可能发生骨化性肌炎者，可应用放射治疗。尤其切除骨化块后为预防术后复发更可应用。术后3～4d后进行，总量20Gy(2000rad)，分10次。放射治疗抑制间叶细胞演变能力，但放射治疗可促使骨骺早闭，因此骨骺未闭者禁用。某些药物，如四磷酸盐、吲哚美辛等也有预防作用。对于无明显外伤史的骨化性肌炎称为假恶性骨化性纤维瘤。因为从这种良性病损的病理学观察，可见到其中央区增生活跃现象，易与骨肉瘤或皮质旁骨肉瘤混淆，有误做截肢处理的报道。因此须全面认识其特征，不要做针吸活检，应取整个包块检查，应防误诊。

## 八、类风湿肘关节炎

类风湿肘关节炎是累及全身多关节的结缔组织疾病，其中20％～40％患者可以出现肘关节病变，主要表现为不断恶化的滑膜炎症导致的疼痛、关节结构破坏和关节功能障碍。

**【病理解剖与临床分期】**

类风湿肘关节炎（ERA）在发病之初，通常表现为增生性滑膜炎，之后可出现关节软骨的破坏，并伴有关节间隙的狭窄、侧副韧带的进行性肿大，随后软骨下骨的大量破坏和丢失导致正常关节形态发生改变，后期肘关节间隙消失，滑膜炎症通常也随之减退。前后位及侧位X线片足以反映病变程度。

Larsen分级是较早被用来评估ERA病变程度的分类方法，此种分类是根据骨质侵蚀为标准分型的，但对ERA早期骨质改变的敏感性差。Morrey等在Larsen分型的基础上描述了Mayo临床分型，Ⅰ期：仅有骨质疏松的表现，病理过程可能仅包括滑膜炎症；Ⅱ期：关节间隙狭窄，但是关节结构正常，滑膜炎症依然存在；Ⅲ期：关节结构中度（Ⅲa）或重度（Ⅲb）改变，其中包括鹰嘴部变细、肱骨小头或滑车的侵蚀；Ⅳ期：关节完全被破坏，有时可能伴肱骨髁上骨折，关节面完全被侵蚀，并伴有肘关节不稳，但此时滑膜炎症减轻或消退。Ⅴ期：最严重，肘关节完全强直。

**【临床表现与诊断】**

肘关节是类风湿关节炎最常累及的关节之一，它主要表现为肘关节的疼痛、肿胀和逐渐加重的运动功能障碍。肘关节的疼痛、肿胀是类风湿肘关节炎早期的主要症状；随着病程的进展，肘关节面完全被侵蚀，可伴有肘关节不稳，最终可出现肘关节强直。X线表现为，关节间隙的狭窄甚至消失，最终关节面完全被破坏，而导致肘关节完全强直。

该病的诊断除了符合类风湿关节炎的一般诊断标准（美国类风湿协会修订的诊断标准，1987），符合上述的临床表现与X线表现即可确诊。

**【治疗】**

除保守治疗外，目前对ERA的外科治疗主要包括滑膜切除术（常和桡骨头切除术结合应用）和全肘关节置换术（TER）。其中滑膜切除术可以短期内缓解症状，但最好在病变早期（Ⅰ、Ⅱ、Ⅲ期）进行。对于Ⅲa、Ⅲb、Ⅳ、Ⅴ期患者，TER可以明显缓解症状，改善肘关节活动。

1.滑膜切除术　肘关节滑膜切除术仍然是有效治疗ERA的方法，TER成功治疗ERA使得滑膜切除术的作用日趋重要。滑膜切除术的手术指征是持续性滑膜炎症保守治疗6个月无效。

（1）开放式滑膜切除术：肘关节切开进行滑膜切除应用得最为广泛，其优点在于手术视野大而且可以同时进行桡骨小头切除术。肘关节滑膜切除联合桡骨小头切除过去曾被认为是治疗早期有疼痛症状ERA最好的方法。有的学者认为仅在肱桡关节和上尺桡关节出现疼痛症状时才需要切除桡骨小头。此外，对于幼年型ERA患者，滑膜切除术效果较差，因为幼年型RA患者普遍生长障碍，而且肘关节活动受限的原因也多种多样，有些患者可能由关节积液或滑膜增厚所致，但也可能由肘关节纤维性或骨性强直所引起。除此之外，有些患者体质过差或多关节受累不适合手术。

（2）关节镜下滑膜切除术：关节镜下滑膜切除的优势在于切口小，术后疼痛轻，可以进行早期功能锻炼，术后感染率较低，并且可以选择性地切除桡骨小头。然而关节镜下滑膜切除对手术者的技术要求很高，因为骨间后神经和尺神经离肘关节囊很近，术中可能受到损伤。

2.TER　TER已是外科治疗ERA的主要方法。TER的目的是重塑一个持久、无痛、稳定的肘关节，使之可以独立完成日常工作。

(1)手术指征：TER主要是治疗进展期ERA(Ⅲ期和Ⅳ期)，其特征是关节间隙明显狭窄，关节活动明显受限，TER也可用于严重的软骨下骨丢失及关节面完整性的破坏所致的肘关节不稳。肘关节强直(Ⅴ期)好发于幼年型RA患者，常可导致明显的肘关节活动受限，虽然此时患者疼痛已不明显，但是仍可行TER恢复关节活动。

(2)禁忌证：主要包括活动性感染、神经不良性肘关节、屈伸肘关节的肌肉瘫痪以及无法积极配合治疗者。

(3)肘关节假体的分类：根据人工肘关节的结构，可分为完全限制型、半限制型和非限制型假体。目前临床上常用的是半限制型和非限制型假体。半限制型假体通常具有一个铰链结构，可允许5°～10°内外翻及旋转。半限制型假体对骨和韧带完整性要求较低。非限制型假体部件包括高分子聚乙烯垫、金属-金属假体。和半限制型假体不同的是，非限制型假体缺乏内部稳定性，所以非限制型假体完全依赖肘关节和肘关节软组织的完整性，但是非限制型假体最显著的优点在于其可以减少骨-水泥界面应力，所以术后无菌性松动发生率较低。

(4)手术方法：采用肘关节后内侧切口，游离尺神经，显露肱骨远端、尺骨近端和桡骨头。用摆锯去除肱骨滑车中部，用骨锉准备肱骨髓腔。去除尺骨鹰嘴尖端，用骨锉准备尺骨近端髓腔。插入试模，完全屈伸肘关节以判断假体是否合适。要尽可能选用长柄假体，可同时植入或分别植入固定假体。

(5)术后处理：术后患肢抬高4～5d，术后3～5d去除加压包扎，逐渐开始肘关节屈伸运动。应避免力量练习，术后3个月内应避免用患肢提超过5磅的重物。

（张银龙）

# 第三节　腕关节疾病

## 一、月骨缺血性坏死

**【概述】**

月骨缺血性坏死又称为月骨无菌性坏死，由于各种原因引起月骨的压力增高和血液供应障碍，导致月骨出现不同程度坏死。主要表现为腕部疼痛、僵硬和握力降低等，少数病例可出现腕管综合征的症状。

**【诊断步骤】**

**(一)病史采集要点**

1.年龄　月骨缺血性坏死多见于青壮年。

2.腕关节疼痛的特点　疼痛的部位，疼痛最初发生的时间和病程，疼痛是间歇性还是持续性，疼痛的严重程度，疼痛是否向前臂放射，疼痛与腕关节活动的关系以及是否休息后能够好转。

3.腕关节是否出现肿胀　肿胀发生时间,持续时间,与疼痛的关系,能否自行消退。

4.腕关节僵硬　发生时间,是否早晨严重,有无活动后减轻。

5.握力降低　开始的时间,自我感觉握力降低的程度。

6.有无过去或现在手腕部的外伤史。

7.是否有系统性红斑狼疮、硬皮病、镰状细胞性贫血或长期服用激素史。

**(二)体格检查要点**

1.一般情况　全身情况是否良好。

2.局部检查

(1)外观:①关节是否有红肿。②大小鱼际肌或骨间肌是否有萎缩。③腕关节是否有畸形。

(2)压痛的部位和程度:特别是腕背部月骨部位是否压痛。

(3)腕关节的活动情况:有无活动受限,尤其是背伸活动以及背伸时是否加重疼痛。

(4)握力的检查:让患者握检查者的手,双侧对比。最好是用握力器检查。

**(三)辅助检查要点**

主要是腕关节正侧位X线平片检查,如果高度怀疑,必须行CT或MRI检查。在疾病早期骨扫描可能显示月骨异常高浓度聚集。

**【诊断对策】**

**(一)诊断要点**

根据患者的病史、临床症状、体征及X线或CT、MRI所见,可以诊断。

1.病史与症状　多发生于15～40岁从事重手工劳作的男性优势手,可有或无明显的外伤史,以腕痛为主要症状,疼痛呈持续性或间歇性,初期腕关节疼痛轻微,在活动时明显,休息时减轻。随着病程发展,疼痛加重并持续,并出现腕关节僵硬和手的握力降低。

2.局部表现　初期检查可以显示正常。逐渐出现腕关节背部肿胀、月骨背部的压痛和腕关节的活动范围受限,特别是腕关节的背伸功能明显受限。

3.X线表现　腕关节的正侧位照片:典型的X线表现可能比症状晚18个月。典型表现为月骨的密度增加或有斑点现象,病变发展月骨失去高度,塌陷成压扁状。近排腕骨分离,出现舟状骨和三角骨向不同方向旋转:舟状骨向掌侧旋转,三角骨向背侧旋转。最后腕关节出现继发性骨性关节炎改变。

4.CT或MRI表现　在出现典型的X线表现之前,CT或MRI能发现细微的月骨骨折。特别是MRI能发现月骨软骨下的炎症性改变和水肿。

**(二)临床类型**

根据X线表现,分为4个阶段。

1.第Ⅰ阶段　月骨有细小的线性或压缩性骨折,但月骨结构和密度正常。

2.第Ⅱ阶段　月骨密度增加,没有月骨或腕骨塌陷。

3.第Ⅲ阶段　月骨和/或腕骨塌陷。

4.第Ⅳ阶段　桡腕关节出现继发性关节炎改变。

（三）鉴别诊断要点

1.腕关节周围骨肿瘤　如桡骨远端骨巨细胞瘤、腕骨骨样骨瘤、桡尺骨远端骨肉瘤和腕部内生软骨瘤等，X线检查可明确诊断。

2.腕管综合征和腕尺管综合征　主要是出现正中神经或尺神经压迫损害表现，在相应神经支配区出现麻木、疼痛和肌肉萎缩等，而月骨缺血性坏死一般不会出现神经损害的表现。虽然少数病例在晚期可能出现腕管综合征的症状，但通过X线片，一般能发现月骨的病变，诊断不难。

3.桡骨茎突狭窄性腱鞘炎和尺骨茎突狭窄性腱鞘炎　是腱鞘因机械性摩擦而引起的慢性无菌性炎症，临床表现为局部疼痛、压痛和关节活动受限等。根据局部疼痛和压痛的部位不同，没有X线表现，可以确定诊断。

4.类风湿性关节炎　类风湿性关节炎为全身进行性关节损害，是一种慢性全身性结缔组织疾病，特点是多数关节呈对称性关节滑膜炎症，手腕部为最好发部位，因此要与之鉴别。根据其多发性、对称性以及病变发展出现的畸形可以鉴别，早期可以通过查有无贫血、血沉、类风湿因子和X线片与之鉴别。

【治疗对策】

目前对于月骨缺血性坏死有多种治疗方法，从单纯的观察到复杂的外科重建手术，但还没有哪一种治疗计划被普遍接受成为标准。

（一）保守治疗

早期以保守治疗为主，治疗方法很多，包括各种制动方法、局部封闭和物理治疗等。有学者认为石膏管型固定治疗月骨缺血性坏死可达到与手术治疗相同的远期效果。但更多的学者认为固定治疗满意率低，不能阻止月骨改变和腕骨的塌陷。但需要注意的是，月骨缺血性坏死病例X线表现的严重程度与临床症状并不平行，因此不能光凭X线来判断治疗效果。另外，保守治疗可能能够阻止疼痛症状的加重，但不大可能使疼痛症状消失。

（二）手术治疗

1.月骨摘除和关节成形　适合于第Ⅲ阶段月骨缺血性坏死，月骨摘除后可用钛合金、丙烯酸（类）树脂、硅胶或生物组织等月骨替代物填塞。此方法可能减轻疼痛等症状，但不能阻止腕骨塌陷等病程进展。用硅胶等假体可能引起关节滑膜炎，而用自体肌腱或筋膜组织可防止此并发症发生。

2.头状骨-钩骨融合术　目的在于使头状骨融合于钩骨，使头状骨和第三掌骨轴不向由于月骨塌陷而形成的缺损移动，减少对于月骨的压力和使月骨可能再血管化。报道能有效减轻疼痛和提高握力，适合于第Ⅲ阶段月骨缺血性坏死。

3.舟状骨大多角骨-小多角骨融合术　理论上能预防腕骨高度的缩短，报道其临床效果与月骨摘除手术近似。但有导致应力集中于桡舟关节的弊端，可能加速桡舟关节骨性关节炎的发生。

4.头状骨缩短术　单独头状骨缩短或者同时结合头状骨-钩骨融合术，报导可以减少头状骨对于月骨的压力达66%，但同时舟状骨大多角骨负荷增加150%。适合于第Ⅱ、第Ⅲ阶段月骨缺血性坏死，特别是伴尺骨阳性变异（尺骨长于桡骨）的病例。

5.关节面矫平手术　包括桡骨短缩和尺骨延长手术，目前比较常用的是桡骨短缩手术，适用于伴有尺骨阴性变异（尺骨关节面低于桡骨关节面）的第Ⅰ阶段～第Ⅲ阶段的月骨缺血性坏死病例，其生物力学机制是通过改变尺骨和月骨之间的关系来减少月骨的负荷。此手术的优越性是不干扰腕骨的结构，保留了月骨的结构和头骨-月骨关节。

6.桡骨远断成角截骨矫形　基于发现月骨缺血性坏死病例的桡骨远端关节面相对于正常关节具有更大的尺偏角，通过减少桡骨远断关节面的尺偏角减少月骨的负荷，从而治疗月骨缺血性坏死。适用于伴有尺骨中立位或阳性变异的第Ⅱ、第Ⅲ阶段的月骨缺血性坏死病例，但长期效果尚需要证实。

7.桡尺骨干骺端减压术　据报道此手术能明显减轻疼痛、增加握力和改善运动功能。并且具有手术简单、不干扰桡尺远侧关节的特点。

8.带血管骨瓣移植治疗月骨缺血性坏死　包括带血管蒂桡骨远端背侧骨瓣植骨、吻合血管的游离髂骨移植植骨和带血管蒂的豌豆骨替代月骨，此类手术术后需要用外固定架或克氏针固定舟状骨和头状骨2～3个月，用以减少月骨压力，利于月骨的再血管化过程。

9.腕关节融合、近排腕骨切除和腕关节去神经术　对于月骨缺血性坏死第Ⅲ阶段末期、第Ⅳ阶段和用其他方法不能有效减轻症状的病例可考虑这些手术方法，特别是对于疼痛症状的治疗。

治疗方法的选择，主要根据疾病发展的阶段、尺骨变异的类型、病人的年龄与功能状态以及有无骨性关节炎来确定。对于尺骨中立位或尺骨阴性变异的第Ⅰ阶段到第Ⅲ阶段的月骨缺血性坏死，可以选择关节面的矫平手术，特别是桡骨缩短手术。对于尺骨阳性变异的月骨缺血性坏死，采用通过腕中关节手术的方法，如头状骨-钩骨融合术、舟状骨大多角骨一小多角骨融合术或头状骨缩短术等。以上各方法都可以结合应用带血管骨瓣移植使月骨再血管化。对于第Ⅳ阶段月骨缺血性坏死，则考虑腕关节融合和近排腕骨切除等方法。

**【疗效评价】**

根据腕部疼痛减轻的程度、握力和腕部活动范围的改善以及病人是否能够返回原来所从事的工作来评价治疗的效果。

**【出院随访】**

不论是采用保守治疗还是手术治疗，都要3个月到半年复诊，观察疼痛、握力和腕关节活动范围并作好详细记录，并且复查X线片，最好是同一个医生跟踪随访。

## 二、腕管综合征

**【概述】**

腕管综合征用来描述由于腕管内压力增高而使正中神经受到卡压而产生神经功能障碍的一组症候群。任何能引起腕管内各种结构体积增大或腕管容积减少造成腕管狭窄的因素都可使通过腕管的正中神经受到压迫而发生腕管综合征。腕管是上肢最常诊断为神经卡压的部位。

## 【诊断步骤】

### (一)病史采集要点

1.年龄和性别　好发年龄为30～60岁。女性的发病率是男性的5倍。

2.职业　有无长期从事操纵振荡机器、腕关节屈曲工作(如打字员)、反复强力屈伸腕部或手指的职业等。

3.主要症状　有无腕部以下正中神经支配区感觉异常和麻木、大鱼际部位疼痛、夜间或清晨疼痛加重,活动手腕后缓解、有无自觉拇指无力或动作不灵活等。

4.有无现在或过去腕关节外伤的病史,特别是Colles骨折。

### (二)体格检查要点

1.一般情况　有无妊娠、肥胖、糖尿病、甲状腺功能低下、淀粉样变性病等。

2.局部检查

(1)外观:①腕关节是否有红肿。②大鱼际肌是否有萎缩,特别是拇短展肌和拇对掌肌。③手指皮肤是否发亮和有无出汗。④腕关节掌侧是否有肿物,特别是屈伸手指时查看有无肿物出入腕管。

(2)感觉功能检查:①检查桡侧三个半手指有无浅感觉功能减退。②检查手指的两点辨别觉:两点辨别觉小于6mm属正常,7～10mm尚可,11mm以上为差。③振动觉检查:256频率音叉振动后置于指腹处,双手对比看有无差异。

(3)运动功能检查:检查腕关节和手指活动情况,重点检查拇指的对掌功能和仔细检查拇短展肌和拇对掌肌有无肌力减退。

(4)激发试验:①Phalan试验:腕关节极度掌屈或极度背伸1分钟,出现正中神经分布区感觉异常为阳性,敏感性高于特异性。②Tinel征:轻轻叩击腕管区正中神经走行处,手指有刺痛感为阳性,特异性高于敏感性。③腕管压迫试验:屈腕同时压迫腕管处正中神经30秒,出现疼痛、麻木或感觉异常为阳性,特异性和敏感性都高。④止血带试验:上臂止血带充气至收缩压以上并持续1分钟,出现拇指、食指或中指麻木者为阳性,特异性和敏感性都低。

### (三)辅助检查要点

1.腕关节正侧位片　了解腕管内有无骨性隆起。

2.肌电图和正中神经传导速度测定

3.MRI检查　能清楚的显示腕管内的软组织结构。

## 【诊断对策】

### (一)诊断要点

根据病史、临床症状和体征、辅助检查,本病诊断不困难。

1.病史与症状　多见于30～60岁女性,初期发病为腕以下正中神经支配区的感觉异常、麻木和疼痛,呈间歇性。夜间发病和症状逐渐加重,有时疼痛可以放射至前臂甚至肩部,但感觉异常和麻木只限于腕部以下,随着病情加重,症状变为持续性,逐渐出现拇指无力和动作不灵活。

2.局部表现　初期检查也许正常,但通过激发试验可以引出症状。随着病情发展逐渐出现感觉功能减退、振动觉变化和两点辨别觉减退、手指无汗、拇短展肌和踇对掌肌力减退等,严重者出现大鱼际部萎缩和对掌功能障碍，个别晚期病例出现手指发冷、皮肤变薄发亮、指甲增厚脱落，甚至局部出现水疱或溃疡等自主神经系统营养不良表现。

3.辅助检查　X线检查可以了解腕管综合征是否由于骨折脱位后的腕管形状改变引起，腕管内有无骨性突起等。电生理学检查如肌电图和神经传导功能的测定对诊断和鉴别诊断有帮助，但有一定的假阳性率和假阴性率。MRI有助于发现肌腱滑膜增厚、肌腱增粗、腕管内肿物（腱鞘囊肿和脂肪瘤等）等占位性病变以及指浅屈肌肌腹过低或蚓状肌肌腹过高而进入腕管等变异。

**（二）临床类型**

根据正中神经受压后临床表现，腕管综合征可分为轻、中、重三度。

1.轻度

（1）症状呈间歇性发作。

（2）激发试验阳性。

（3）振动觉检查呈超敏反应。

2.中度

（1）振动觉减退。

（2）激发试验阳性。

（3）大鱼际肌肌力下降。

3.重度

（1）持续感觉障碍。

（2）两点辨别觉差。

（3）大鱼际肌萎缩。

**（三）鉴别诊断要点**

多数病例诊断不难，但有时需和以下疾病相鉴别。

1.颈椎病　颈椎病多见于40岁以上男性，疼痛多以颈肩部为主，虽然神经根型颈椎病可出现前臂和手的放射性疼痛，但不会出现明显的腕以下正中神经支配区的感觉异常、麻木，且很少出现大鱼际肌萎缩。颈椎正侧位片可以确诊。

2.胸廓出口综合征　可出现手及上肢酸痛、麻木、乏力及肌肉萎缩，疼痛沿$C_8 \sim T_1$支配区分布，麻木则分布于尺神经支配区，多伴有血管受压表现，即使单纯神经型，由于下干受压，其主要影响是尺神经和前臂内侧皮神经，不会单独出现正中神经支配区损伤表现。

3.脊髓硬化症。

4.多发性神经炎。

5.进行性肌萎缩症　进行性肌萎缩症为下运动神经元病变，多发生于中年以上（50～70岁），只是肌肉呈进行性萎缩，从手-前臂-上臂，不会单独出现大鱼际肌萎缩，更不会出现感觉障碍的症状和体征，与腕管综合征容易鉴别。

## 【治疗对策】

**（一）治疗原则**

采取综合治疗，对于轻度或中度未治疗过的病人采用非手术治疗。对于保守治疗无效、症状严重的中重度病人和有明确占位性病变的腕管综合征患者采取手术治疗。

（二）治疗方案

1.非手术治疗

（1）夜间用石膏夹板或支具固定腕关节于中立位，白天日常活动时不固定。并口服非甾体类消炎镇痛药物。

（2）腕管内注射类固醇类药物：自腕部近侧腕横纹处掌长肌肌腱和桡侧腕屈肌肌腱之间斜向将针插入腕管内，注意勿将药物注入正中神经。否则有损伤神经可能，在所有类固醇类药物中，地塞米松相对安全，即使注入神经，不会造成神经损伤。每次类固醇类药物 0.25～0.5ml 加入 2%利多卡因 2ml，每星期一次，1 个疗程 3～4 次。

2.手术治疗　适应证：对于保守治疗症状不缓解的中重度病例和具有明确的占位性因素所导致的腕管综合征，应选择手术治疗。

禁忌证：全身情况较差不能耐受手术，出血性疾病，局部感染。

（1）腕管切开松解术：其作用是切开腕横韧带，减少腕管内压力，从而解除对正中神经的压迫。手术时应用止血带，保证切口内干净清晰。手术切口沿大鱼肌纹尺侧 6mm 作与大鱼肌纹平行切口，近端达腕掌横纹，如需要向近侧延长，需向尺侧做“Z”型切口，避免与腕掌横纹垂直。分离皮下组织时注意保护正中神经掌浅支和在切口远端可能出现的尺神经皮下交通支。由于正中神经返支存在变异，切开腕横韧带时一定要在直视保护正中神经情况下且沿腕横韧带尺侧缘切开，避免损伤正中神经和其返支。切开必须彻底，否则影响手术效果。切开后探查腕管内结构，如有占位性病变，做相应处理。手术完毕，放松止血带，双极电凝止血，根据情况放置引流条。大量棉垫加压包扎。

（2）内镜下腕管切开术：有 Chow 的双切口法和 Agee 的单切口法。具有切口小，手术瘢痕少的特点。都需要特殊的手术器械，需要手术者首先在尸体上获得熟练的手术技巧。适用于腕管内没有占位性病变的腕管综合征患者。内镜下腕管切开术有医源性正中神经损伤发生率高、观察不清、不能分辨神经变异、切开可能不完全和价格昂贵等缺点。

无论是腕管切开松解还是内镜下腕管切开术，手术中都必须保证手术野清晰，直视下保护正中神经，以免造成医源性正中神经损伤。

**【术前准备】**

术前常规检查，无需特殊准备。

**【术后观察及处理】**

1.腕管切开松解术　术后注意观察患肢末梢血运，抬高患肢利于静脉回流和减轻肿胀。术后 2 天移除大量棉垫，如有引流条一并拔除，换用少量纱布保护伤口，开始白天活动腕和手指，夜晚用石膏或支具固定腕关节于中立位。手术后 12～14 天拆除伤口缝线。术后第 2 个月开始部分阻力下活动腕关节，术后第 3 个月开始完全正常活动。

2.内镜下腕管切开术　术后 10～12 天拆线，手术后就开始活动腕和手指，术后 2～3 周开始部分阻力下活动腕关节，术后 4～6 周开始完全正常活动。

**【疗效评价】**

优：症状消失，返回日常生活和工作。良：残留部分症状，日常生活和工作不受影响。差：症状消除不明显，影响日常生活和工作。

**【出院随访】**

症状缓解的程度，以及感觉和运动功能的恢复情况及时间。

**【预后评估】**

50%优，30%良好。腱鞘滑膜炎、瘢痕挛缩、腕横韧带切除不彻底以及可能切断神经束与术后效果欠佳或症状复发有关。

（梁永革）

# 第四节　股骨头坏死

## 一、病因

### （一）病因分类

股骨头缺血性坏死分为原发性和继发性两种，原发性股骨头缺血性坏死发病机制不清。引起股骨头缺血性坏死的病因很多，比较复杂，有的同一因素可以引起多方面的作用，难以全面系统的分类，这与其发病机制不清有关。

1.按病因的性质分类

(1)疾病

1)髋部疾病。①髋部创伤：包括股骨颈骨折、髋关节脱位、髋臼骨折、轻微损伤；②髋部发育不良：先天性髋脱位、先天性髋内翻；③脊髓灰质炎后遗症；④炎性反应：化脓性髋关节炎、髋关节结核（治愈后再引发血管供应障碍）；⑤非化脓性炎性反应：髋关节骨关节炎；⑥色素沉着绒毛结节性滑膜炎。

2)血液系统疾病：镰状细胞贫血、珠蛋白生成障碍性贫血（地中海贫血）、戈谢病、血友病、急性白血病、DIC、铁中毒（血色病）、血小板减少性紫癜。

3)循环系统疾病。①动脉源性病患：动脉粥样硬化、闭塞性动脉硬化、血栓闭塞性脉管炎（或称 Buergerdisease）；②静脉源性疾病：血栓性静脉炎（包括血栓性浅静脉炎和深部静脉血栓形成）、下肢溃疡。

4)呼吸系统疾病：支气管哮喘病。

5)消化系统疾病：脂肪肝、溃疡性结肠炎和克罗恩病，Whipple 病，志贺菌、沙门菌、幽门螺杆菌及耶尔森菌感染后的肠炎。

6)泌尿系统：肾病综合征，慢性肾功能不全。

7)内分泌系统：皮质醇增多症（库欣病）、甲状腺功能减退症和黏液性水肿、骨软化症。

8)营养与代谢性疾病:糖尿病、痛风、高脂血症和高脂蛋白血症、黏多糖代谢病、肥胖症、骨质疏松、脂肪绝对过量、脂肪相对过量。

9)结缔组织病:类风湿关节炎,系统性红斑狼疮,血管炎(包括结节性动脉炎、过敏性血管炎、贝赫切特病)肠病性关节炎。

10)理化因素所致疾病:辐射病、潜水病、热损伤、四氯化碳中毒、氟中毒。

(2)医源性因素

1)治疗:①先天性髋脱位术后;②小儿麻痹后遗症术后;③肢体石膏固定过久;④术后下肢水肿。

2)药物:①激素;②酒精中毒;③抗肿瘤药物(如天冬酰胺酶等);④非甾体类药物;⑤过载铁(高血铁)。

(3)其他

1)妊娠:可能与妊娠时雌二醇和孕酮增多所致的血液高凝、静脉栓塞有关。任何晚期妊娠DIC的其他原因,尤其是脂肪肝、子痫和羊膜栓塞,可能是骨坏死的潜在原因。

2)避孕药。

3)脑膜炎球菌血症:引起DIC、内毒素Shwartgman现象导致骨坏死。

4)静脉滴注麻醉药成瘾伴获得性免疫缺陷综合征(艾滋病)病毒感染:可能因其继发抗磷脂类抗体综合征后并发骨坏死。

5)变态反应:导致DIC而引发骨坏死。

6)烧伤:导致血液高凝状态。

7)糖原贮积症。

8)异常球蛋白血症。

9)抗磷脂类抗体综合征。

2.按诱发股骨头缺血性坏死的病理生理过程分类

(1)创伤性股骨头缺血性坏死:其发病机制已明确,由于供养股骨头的动脉血管断裂导致股骨头缺血性坏死,包括:股骨颈骨折、髋关节脱位、髋臼骨折、转子间骨折。

(2)特发性股骨头缺血性坏死:也称非创伤性股骨头缺血性坏死。与许多疾病和药物等有关,但其发病机制不如创伤性股骨头缺血性坏死明确。由于这些疾病或药物等引起的股骨头缺血性坏死,并不能完全排除诸如日积月累的生理性机械因素对股骨头缺血性坏死病理进程中的作用,所以称非创伤性并不十分妥当,目前各种文献多称其为特发性股骨头缺血性坏死。病因包括除严重创伤外的所有因素。

3.Ficat与Arlet的病因分类

(1)明确的病因:病因关系清楚并被大家广泛接受的,包括严重创伤(股骨颈骨折、髋脱位、髋臼骨折)、潜水病、镰状细胞贫血、放射病、动脉源性骨坏死、Gaucher病等。

(2)可能的有关病因:这些病因可能与以后骨坏死有短暂联系或在具有个别特征的一组患者中增加发病率,这些常见联系已被多数人所接受,但尚未得到证实。在这些情况中,有许多病因与以后坏死之间在病理生理的关系尚不太清楚或仍存争议。包括:轻微损伤、激素应用、痛风和高尿酸血症、静脉疾病、妊娠、发育不良、脂代谢失调、结缔组织疾病、骨质疏松和骨软化等。

## (二)股骨头缺血性坏死的发病因素

1.骨内因素

(1)骨细胞因素:Kenzora 和 Glimcher(1985 年)提出积累性细胞功能紊乱学说。该学说认为病因有三方面:①解剖部位;②全身代谢紊乱;③糖皮质激素应用。股骨头坏死的发生是由于局部解剖因素决定的,但不能解释股骨头的特殊部位发生坏死而另外一些部位不发生坏死的原因。全身代谢紊乱、慢性肾衰竭、饮酒等与代谢有关,激素、系统性红斑狼疮、血红蛋白病均可使骨细胞功能紊乱并逐渐加重。表现为生物化学方面钙磷代谢的变化和骨组织学变化如骨软化和骨质疏松。糖皮质激素的应用则会对骨细胞产生细胞毒性作用,使已受损害的骨细胞发生不可逆性变化,这是对骨细胞最后摧毁的打击。另有报道也证实骨坏死患者曾患有严重的骨细胞和骨组织疾病。Kenzora 和 Glimcher(1985 年)报道肾衰竭患者发生骨坏死与肾疾病有关。

(2)骨内动脉因素:Jones(1965 年)首次提出骨内血管脂肪栓塞引起骨坏死,并于 1985 年对脂肪栓塞理论进行了较全面的阐述,由于脂肪栓子的一些理化特性,很容易栓塞骨内血管。主要有以下特性:

1)脂肪栓子内含有大量中性脂肪。

2)脂肪的黏滞性较血浆高。

3)脂肪球的表面张力使之易附着于骨内小动脉壁。

Jones 认为脂肪栓子的来源有三个方面:①脂肪肝;②血浆脂蛋白不稳定和降解;③骨髓内脂肪和其他脂肪组织崩解。临床上,由乙醇和激素所致的股骨头缺血性坏死都影响着全身脂代谢,可引起脂肪肝和高脂血症。脂肪栓塞骨内小血管后在脂酶的作用下释放出非酯化脂肪酸,可引起前列腺素增多;纤维素沉着、血栓形成,开始于易损伤的软骨下微循环的毛细血管。

(3)骨内静脉因素:绝大多数股骨头缺血性坏死患者存在股骨上端静脉回流障碍,提示骨内静脉闭塞在股骨头缺血性坏死中起着重要作用。激素引起的血流高凝状态产生静脉血栓;镰状细胞贫血时镰状细胞可在血窦和小静脉内形成血栓;在减压。陛骨坏死时氮气在骨髓的血管内析出,形成氮气栓,阻塞血窦,造成骨组织营养障碍。

(4)骨内血管外因素:骨内小动脉、毛细血管、小静脉易受血管外因素的影响。可以想象,在股骨头近端有许多不能扩张的管道,内有血管通过,当管道内的内容物增多时,就可压迫血管,同样股骨近端内容物增多时可引起骨内压增高,造成血管压迫。有学者认为,骨内血管外因素是各种原因致股骨头缺血性坏死机制中最后阶段所共有的,在髋关节病、股骨感染、肿瘤、Gaucher 病、血管病、血友病、创伤性骨内血肿、细胞外氮气泡形成、骨内脂肪细胞增大等疾病,都可能因此机制导致股骨头缺血性坏死。

2.骨外因素

(1)骨外动脉因素:动脉因素是最重要的发展为股骨头坏死(AVN)的原因。供应股骨头的血管是终末血管,侧支循环不丰富,对髋关节的创伤可能导致对股骨头和颈主要血供和支持带内的侧副血管血供的机械性阻断。大多数患者动脉造影显示动脉狭窄和支持带的侧副血管动脉粥样硬化，尤其对于老年患者，可能是致病的重要因素。

（2）骨外静脉因素：有学者发现，股骨头缺血性坏死患者行患侧髋静脉造影时常发现骨外静脉血流淤积。骨内血流阻滞并不等于骨外静脉性疾病。骨外静脉疾病可以引起骨内血流阻滞、骨内压升高，使血窦和小动脉受压，骨干反流；股骨头动脉血流减少致股骨头缺血、坏死，如反射性交感神经营养不良、畸形性骨炎及一过性髋关节滑膜炎等疾病。

Ficat 和 Arlet 等报道 21 例特发性股骨头缺血性坏死与下肢静脉回流障碍有关，如晚期妊娠及静脉炎等。

目前关于骨外静脉因素与骨外动脉因素引起股骨头缺血性坏死哪个为主要致病因素，观点不一。多数学者认为骨外动脉因素较为重要。Jones 认为，创伤性骨坏死来自于突然的缺血，常因阻断了骨内和骨外动脉所致；而特发性骨坏死最终表现为血管内凝血如血栓或继发性出血。作为一个中间机制，致病因素有骨内脂肪栓塞、Shwartzman 反应、变态反应、蛋白分解酶和凝血酶释放。

可以引起股骨头微循环障碍的原因很多，常分为创伤性和非创伤性两大类。据目前的研究，创伤性病因可能有股骨颈骨折、股骨头骨折、外伤性髋关节脱位及先天性髋关节脱位。非创伤性病因可能有长期大剂量使用激素、酗酒、Perthes 病、减压病、血红蛋白病、特发性股骨头缺血坏死等。创伤性股骨头缺血性坏死发病机制比较明确，创伤可造成股骨头主要营养血管损伤，导致股骨头血液供应障碍而发生缺血性坏死。非创伤性股骨头缺血性坏死发病机制尚未明确，可能有多种因素参与。血液流变学是影响股骨头微循环的重要因素之一。Glas 等对 39 例非创伤性股骨头缺血性坏死患者进行观察，发现红细胞聚集性明显增强，可能由于滋养血管阻塞和血液高黏滞状态引起骨缺血。非创伤组的全血低切黏度、血浆纤维蛋白原与健康对照组比较明显增高，即非创伤组血液处于高黏滞状态，提示血液高黏滞状态可能是非创伤性 NFH 发病机制中的一个因素，由于股骨头骺动脉发出的终末动脉与关节软骨面垂直走行，扩展为血窦后再 180°折反为终末静脉，所以高黏滞血液在该处易于滞缓，导致股骨头负重区微循环障碍。当存在其他促凝因素时，高黏滞血液也更容易形成血栓，导致局部骨组织缺血坏死。同时也观察到，非创伤组股骨头缺血性坏死患者存在脂质代谢紊乱，尤其三酰甘油水平显著增高。因为高脂血症时患者血液黏滞性增高，并且与三酰甘油水平呈正相关。所以，非创伤性股骨头缺血性坏死的血液高黏滞状态可能在较大程度上与高脂血症有关。但是在本研究中，仍然有 7 例（25％）非创伤性股骨头缺血性坏死患者血脂正常，提示非创伤性股骨头缺血性坏死的血液高黏滞状态可能还有其他未知病理因素参与形成，具体机制有待进一步研究。血液流变学各项指标属于非特异性指标，不能仅凭血液流变学指标的异常就作出股骨头缺血坏死的诊断，在临床上对有股骨头缺血性坏死危险因素的患者进行血液流变学监测，可能起到预警作用。改善血液流变学状态有助于改善股骨头的微循环，防止股骨头缺血坏死的发生，该疗法对早期股骨头缺血性坏死的治疗效果尚需进一步研究。引起股骨头缺血坏死的病因大多为徐缓渐进性的，所以股骨头缺血坏死的进展相对缓慢。坏死前的血管变化有：窦状小管充血、外渗，组织间隙内出血，有坏死的红细胞及含铁血黄素，在水肿组织间隙中出现网状纤维，间质细胞合成纤维细胞，类似于幼嫩而松软的纤维组织。脂肪坏死表现为：脂肪细胞核消失、破碎；造血髓组织坏死表现为：缺血首先引起髓细胞的抑制，红髓呈现颗粒状坏死，造血组织消失。窦小管扩张，动脉壁增厚并有栓塞。多数骨小梁显示有陷窝空虚，骨细胞核消失。由于骨细胞死亡是个缓慢过程，故有学者认为当75%骨陷窝内骨细胞消失时，才认为骨小梁坏死；骨小梁坏死后的结构和密度不变，骨细胞周围骨质溶解而显得陷窝扩大。

## 二、临床表现

### （一）病史

股骨头缺血性坏死有创伤性和非创伤性之分，前者是指因股骨颈骨折或髋关节脱位，使股骨头的血供遭到破坏的结果；而后者除少数有明显原因外，多数患者的确切病因与发病机制至今仍未完全明了。其中创伤性缺血坏死较多，患者往往能追忆起有髋部外伤史，时间长短不定，大致是1年至十几年。小的外伤如扭伤、摔伤，引起坏死的时间较晚，往往被大多数人所忽视；而大的外伤如关节内骨折、关节脱位则可较早地引起骨坏死。在非创伤性因素中，主要致病高危因素为应用激素，其次为饮酒，还有潜水、高空飞行及血液病等。非创伤性因素的发病速度以应用激素进展最快，患者往往有短期大剂量或小剂量长期应用激素史，一般大剂量激素使用几个月至1年左右即可引起症状。对于酒精性股骨头坏死患者往往有长期大剂量饮酒史，时间长短和每次饮用量不同。此外，询问患者是否有潜水史及高空飞行史，以及是否有内科相关疾病也十分重要。一般来说，疾病的发展是逐渐加重的，有些患者病程中有一段缓解期。可能是由于关节软骨面的破裂，导致骨内压减低从而缓解了疼痛。但最终导致的骨关节炎会使疼痛越来越重，关节的功能也会越来越差。

### （二）症状

1.*疼痛*　大多数股骨头缺血性坏死患者的首发症状是疼痛。

(1)疼痛的部位和性质：初起时以髋、膝关节、大腿内侧为主，其次为大腿前、臀后、小腿外侧。疼痛以钝痛、酸痛多见，大多数患者往往不能确切叙述疼痛的性质。早期症状不典型，但常有以下比较有特异性的表现：髋部隐隐作痛，或酸软乏力、不适，大腿内侧及腹股沟酸痛或有牵拉感，有的表现为膝关节无规律疼痛，患侧卧位时疼痛，很难摆出一个舒适的姿势。在病变中期，患肢剧痛，患者有时亦不能确切指出严重疼痛部位。晚期疼痛则固定在腰骶、髋、腹股沟、大腿内侧及膝关节处。中晚期持续性疼痛极难缓解，卧床休息虽能减轻疼痛，但不能终止疼痛。一部分患者的首发症状即是膝部疼痛不适。这是因为髋关节由闭孔神经前支支配，膝关节由闭孔神经后支支配，所以髋关节的疼痛可以向膝关节放射。

(2)疼痛规律

1)夜间痉挛痛：夜间小腿和足部的剧痛感常使患者痛醒，疼痛可持续发作，也可不规律发作，持续数分钟至20分钟，睡眠时足跟不自主牵伸可诱发痉挛痛。原因可能为神经肌肉接头处代谢产物堆积或代谢规律变化所致。

2)间歇性疼痛：早期会出现无诱因自动缓解期，卧床休息后出现，此时疼痛可完全或大部分缓解，但随病情的进展，这种疼痛缓解期逐渐缩短，终转变成持续性疼痛。

3)休息痛：在病变急性进展期，有些患者的疼痛不但在休息时不减轻，而且在夜间疼痛更剧，甚至彻夜难眠，有时虽可勉强入睡，但体位稍一变动就会痛醒，这与精神因素和环境条件有一定关系，另外与就寝时血压偏低，原本缺血的组织缺血状态更加显著密切相关。

2.跛行　早期患者由于股骨头内压力增高，并且由于髋关节的活动导致股骨头内压力进一步增高，疼痛逐渐加重而出现跛行。休息后由于骨髓腔内压力逐渐下降静脉回流重新通畅而好转，因而易出现间歇性跛行(常常突然发生，又突然消失，其与间歇疼痛一致)。早期还易出现痛性跛行：其早期是一种功能性改变，与疼痛呈平行性存在的症状，因而在疼痛严重时需要拖拽来挪动患肢，形成特殊的痛性拖拽样跛行，因而往往需借助支具行走。晚期患者由于股骨头塌陷、骨关节炎及髋关节半脱位可出现短缩性跛行，或出现混合合性跛行(在痛性跛行基础上又出现股骨头塌陷而引起患肢短缩，呈混合性跛行)。混合性跛行患者行走更加困难，需拄双拐才能行动。

3.髋关节功能障碍　早期疼痛轻微，关节活动受限不明显，髋关节活动可正常或轻微丧失，表现为向某一方向活动障碍，以患肢内旋受限最常见。随着病情的发展髋关节逐渐出现功能障碍，髋关节功能由受限逐渐进展到严重的功能障碍，髋关节屈伸、抬高、内收外展、旋转等都受到影响。初期与肌肉痉挛及疼痛而诱发的被动性关节制动有关，后期则是关节囊、股骨头及髋臼畸形所致，出现行走困难，关节支撑力下降，逐渐出现不能负重，发展到严重时出现瞬间支撑能力丧失，导致患肢残疾。

4.患肢肌肉松软无力　早期即伴有患肢无力、肌肉萎缩，随之出现皮肤无汗及发冷等症状，然而由于股骨头缺血性坏死的剧痛，上述症状多不会引起重视。但在中晚期患者就诊时已经能明确讲述出患肢出现肌肉松软萎缩、活动无力、肢体变细以及皮肤干燥、苍白等进行性肌营养不良症状，这些症状说明整个患肢供血障碍，而引起这些改变的根本原因为髋关节制动及肢体运动减少所致。

5.关节肿胀、绞锁、弹响　股骨头缺血性坏死患者，由于反应性关节滑膜炎，常有患髋关节肿胀、积液，外观难以发现。在病变晚期，患者运动时，髋关节活动到一定方位时发出一种“咔”的响声，常见于屈曲稍外展位置，一般不疼痛亦无明显不适感，但会给患者带来心理上的压力，这种髋弹响可能与股骨头和髋臼变形、关节软骨面塌陷、碎裂，以及关节内游离体形成和滑膜变异有关，是形成骨关节炎的一种临床表现，可持续数月乃至年余，通过股骨头病变的修复重建会逐渐消失。

### (三)体征

1.步态　由于股骨头形态变化、肌肉萎缩状态及髋关节畸形程度等因素的共同影响，临床出现以下各种各样的步态：由于患髋的剧痛导致患者出现快慢交替步或痛性拖拽跛行；由于患肢剧痛及支持力不足，不敢负重，行走时必然出现患肢侧负重相缩短，缓慢向前挪步，摆动相延长，导致正常步态的负重相、摆动相时间发生变移，有些严重患者还需同侧上肢拖拽才能向前挪步；当病情稳定后由于股骨头大多变扁平，如果下肢短缩 1～2cm 时，跛行多不明显，当下肢短缩＞3cm 时就会出现患肢足尖着地的所谓点脚步态；由于疼痛，股骨头半脱位以及肌肉萎缩无力等，步行时躯干左右摇摆，利用骨盆倾斜来甩动下肢，两足间距比正常人宽，但在内收肌有明显肌痉挛时双足内收状态，呈剪刀式交叉向前蹉动，即所谓鸭步步态；当髋关节屈曲活动度＜60°或处于僵直状态时，上身呈前倾位，步行时上身呈规律性的前后摆动，呈所谓的强直步，此多见于髋关节强直或髋膨大者。

2.关节畸形　股骨头缺血性坏死患者关节畸形常于晚期出现，早期由于反应性滑膜炎所致的肿胀亦可出现患髋关节轻微畸形，但甚难发现。患髋关节既可以出现屈曲位弹性固定畸形，亦可出现伸直位僵直畸形，也可能僵直于内收、外展位或某一角度上，给患者的生活和工作带来了莫大的压力。

3.压痛、叩痛　股骨头缺血性坏死早期可以无任何体征，尽管有患部酸胀、不适。随着病情的发展，可以出现患髋关节周围深压痛、叩痛。临床上最常见的压痛部位一般位于腹股沟，内收肌止点及臀部，大转子及足跟轴向叩击痛多阳性。

4.活动功能检查　髋关节可沿额状轴、矢状轴、垂直轴三个轴进行活动，正常时髋关节3个平面活动度的总数为260°～320°；髋关节活动稍受限，190°～260°；髋关节活动部分受限，160°～190°；髋关节活动明显受限，130°～160°；髋关节活动严重受限，<130°。股骨头缺血性坏死中晚期髋活动功能必然受到不同程度的影响，但对患者今后日常生活和工作中关系最大的是髋关节伸屈功能。特别是屈曲状态，所以常把髋关节屈曲度作为临床重点监测项目。

5.单足站立试验　此试验主要检查髋关节支撑功能。患者独自单腿站立，另一下肢屈曲离开地面，即髋关节支撑功能，此时髋关节承受力约为自身体重的3倍。如果是股骨头缺血性坏死病变区受到压力的作用，则会产生疼痛，严重时瞬间直立亦不能完成，所以患肢直立状态不仅反映出股骨头病变程度，而且是判定疗效的有力依据，还可根据直立时患肢的耐受力来选用支具。

6.足跟叩击试验　又称髋关节撞击试验，主要是检测股骨头病变稳定程度，可与腹股沟震动痛同时存在，且反应更为敏感，在髋关节病变比较轻微时即可呈现阳性反应。检查时患者呈仰卧位，术者一手握住患肢踝部，将足微托起，另一手握拳叩击足跟，如发生髋部疼痛则阳性。

7.下蹲试验　屈曲能力为髋关节活动度的主体，临床检查常用以下三种下蹲式。

(1)人马步式髋关节屈曲<90°，患者只能勉强摆出下蹲姿势，而不能完成下蹲动作，且维持时间短暂，多见于晚期病变。

(2)足跟离地下蹲式髋关节屈曲>90°，<110°，患者只能借助足跟离地来完成下蹲动作，且不持久，有时会出现下肢麻木或肌肉抽搐，多见于中期或晚期病变稳定者。

(3)勉强下蹲式髋关节屈曲度基本正常，患者能完成下蹲动作，但动作吃力，常需借助上肢或膝关节来完成下蹲动作，此多见于早期病变，股骨头尚未发生明显畸形，主要为功能改变，疼痛缓解后可好转。

8.4字试验　检查时患者仰卧位，一侧下肢伸直，患侧屈髋曲膝，并外展外旋，将外踝放在伸直侧膝上部，屈侧膝关节贴近床面，摆成4字形，膝关节不能贴于床面为阳性。如能除外髋关节周围软组织损伤，则存在髋关节实质性病变的可能。然后，将足跟沿胫骨前缘下画至足背处伸直，检查内收内旋功能，全部动作完成后，基本上能说明髋关节在不同平面上的活动功能。股骨头缺血性坏死患者很难完成本试验，特别是晚期患者根本不可能完成，甚至连基本姿势也摆不出来。在做本试验时，禁忌强行拉、拽及下压，特别是老年人及女性，防止引起股骨头或颈骨折。

9.内旋试验　患者仰卧，检查者立于患髋侧，令患者屈髋、屈膝，远侧手握住患者踝部相对固定，另一手掌扶于膝关节部并向内推压，使髋关节逐渐内旋，当髋关节在正常内旋范围内出现疼痛时为阳性。其原理是因为髋关节后外侧组织紧张，将病变的股骨头挤压于髋臼上所致，正常仅有不适或轻微疼痛。检查时要逐渐内旋髋关节，切忌用力过猛过快，以免塌陷变形的股骨头脱位。

10.髋关节脱位或半脱位　Auis 征及 Trendelenburg 征可呈阳性；伴阔筋膜张肌或髂胫束挛缩者 Ober 征可呈阳性。

## 三、临床检查

疾病的诊断要靠病史、体格检查、辅助检查来进行综合判断。只有做出准确的判断才能进行合理的治疗。

骨科临床检查时，首先应树立全身情况与局部情况并重的观念，切忌只见局部，忽略整体；其次，应充分暴露被检查部位，这是做好检查的首要条件；第三，应注意对比，包括左右对比或患侧与健侧对比，以及上下邻近组织之间的对比。骨科各部位检查的顺序，必须遵循一个原则，即不遗漏重要的阳性体征和有意义的阴性体征。

### （一）骨科一般检查

1.检查用具

（1）一般用具：同一般体格检查用具，如听诊器、血压计等。

（2）骨科用具。①度量用具：包括金属卷尺（也可用皮尺或无伸缩性布卷带代替）、关节量角器、旋前旋后量角器、骨盆倾斜度测量计、足度量器、枕外隆凸垂线等。②神经检查用具：包括叩诊锤、棉签、大头针、音叉、冷热水玻璃管、皮肤用铅笔、握力器等。

2.检查注意事项

（1）环境要求：检查时要在温度适宜、光线充足、安静舒适的地方进行。

（2）检查顺序：需系统而全面，一般先进行全身检查，再重点进行局部检查，按顺序进行，避免误诊、漏诊。检查时一般按视诊、触诊、叩诊、听诊、特殊检查、功能活动检查、肢体长度与周径测量、肌力检查、神经系统检查、软组织检查的顺序进行。

（3）显露范围：根据检查需要脱去上衣或裤，充分显露被查部位。检查时要显露健侧做对比（如果双侧均有病变，应设法与健康人做对比），不可忽视邻近关节或其他有关部位的检查，应结合全身检查，要有整体观念。检查女性患者时要有家属或护士陪同。

（4）检查体位：通常情况下，上肢和颈部的检查可采用坐位或站位；下肢及腰背部的检查一般采取卧位，有时还可采用下蹲位，特殊检查可采取特殊体位。

（5）检查手法：要求动作规范、轻巧，检查应轻柔，对创伤患者要注意保护，尽量减少由于操作而引起的患者不适。

（6）其他事项：若患者配用矫形支具，如使用拐杖等，应检查是否合适，可能时应去除做全身和局部检查。若患者采用石膏或夹板固定或牵引，应检查肢体位置，血液循环情况，固定部位活动情况，牵引重量，局部皮肤有否破损，石膏、夹板是否完好无损，其松紧度是否合适。

3.一般检查项目

（1）发育与体型：发育状况通常以年龄、智力和体格成长状态（身高、体重及第二性征）之间的关系来判断。一般判断成年人正常的指标为：胸围等于身高的 1/2；两上肢展开的长度等于身高；坐高等于下肢的长度。体型是身体各部发育的外观表现，包括骨骼、肌肉的成长和脂肪的分布状态。临床上把成年人的体型分为无力型（瘦长型）、超力型（矮胖型）和正力型（匀称型）三种。

(2)营养状态：根据皮肤、毛发、皮下脂肪、肌肉的发育状况综合判断，也可通过测量一定时间内体重的变化进行判断。临床上分为营养良好、中等、不良三个等级。

(3)体位和姿势：体位是指患者身体在卧位时所处的状态。临床上常见的有：自动体位、被动体位和强迫体位。

(4)步态：即行走时表现的姿态。步态的观察对疾病诊断有重要帮助。骨科常见的典型异常步态有剪刀步态、摇摆步态、跨阈步态、跛行步态、间歇性跛行等。

### （二）髋关节基本检查

1.问诊　髋关节病变引起的疼痛，通常位于腹股沟部中点或臀部，有时也位于大腿前面和膝部内侧，其解剖基础是沿闭孔神经前支放射。医师如不了解髋关节疼痛的特点，只检查膝关节，就会漏诊早期髋关节病变。髋关节的活动痛也应该详细询问，仔细分析。

脊椎病变也可引起牵涉性“髋痛”，但主要表现在臀部及大腿外、后侧，常被误诊为髋关节疾病。真正的髋痛常因走路增多而加剧，而脊椎病变引起的髋痛，咳嗽、打喷嚏时加重，甚至放射到足或小腿。

2.望诊

(1)步态：注意异常步态。

①代偿性跛行：主要由单侧下肢短缩引起，如果一侧患肢短缩在 1～2cm 时一般无跛行，此时一侧下肢的短缩可由骨盆来代偿。但如果短缩在 2cm 以上则无法完全代偿，此时骨盆及躯干倾斜，患者常以患侧足尖着地或屈曲对侧膝关节而呈跛行。

②疼痛性跛行步态：当单侧髋关节发生病变时，患者行走时为了减轻患侧下肢的负荷，患侧足谨慎落地，在行走中迅速抬起，尽量设法缩短患肢的负重时间，即当用患肢着地时极快地收回正跨步的健肢，健肢跨步动作十分仓促，患者常在对侧借助手杖或拐杖减轻疼痛。双侧髋关节病变时患者多用双拐辅助行走。儿童突然发生者，见于髋关节结核、股骨头骨骺炎等；成年人逐渐发生者，以髋关节骨关节炎为多见。

③摇摆步态(鸭行步态)：臀中肌为股骨外展肌。如一侧臀中肌无力，行走时该侧肢体支撑时，对侧骨盆下降，躯干为了取得重心平衡，需向支撑肢体倾斜，至健肢支撑时，躯干恢复常态。常见于先天性髋关节脱位、髋内翻或陈旧性股骨颈骨折愈合后等。双侧髋关节脱位时，可见躯干交替向双侧摆动和倾斜。

④髋关节强直步态：髋关节强直固定在不同的位置上，各有其特殊的步态。总体说来，当一侧髋关节强直时，身体侧转移动行走，患侧髋部呈整块地向前移动之趋势，即转动腰部及全骨盆，使患侧下肢向前迈步。常见于髋关节结核、化脓性髋关节炎。

⑤偏瘫步态：偏瘫患者步态的特点是站立相及双足负重期延长，步态的异常与马蹄足膝关节屈曲受限、髋关节屈曲增加有关。

(2)两侧髂前上棘：观察两侧髂前上棘是否在同一水平面上。如骨盆向左倾斜，同时有代偿性腰椎右侧弯则提示左髋关节有外展畸形，但要鉴别这两者中哪个是原发的。任何原因引起的下肢长度不等，均可继发骨盆倾斜，同时出现下腰椎代偿性侧弯。可以通过测量下肢短缩的准确数值来判断，也可以通过目测的方法来进行粗略的检查。方法是让患者两腿并拢，两足跟着地放平，取立正姿势，医师用双手拇指分别压在患者两侧髂前上棘部，然后目测两下肢的长度相差数值。在髋关节疾病中，引起肢体短缩常见于髋关节结核、股骨头坏死、小儿股骨头骨骺炎、骨骺滑脱等。

(3)股骨大转子的位置：大转子向上移位，表现为髋部增宽，大转子明显向外突出，与髂前上棘距离变短，常见于股骨颈骨折和髋关节脱位，如为双侧性，则出现会阴部增宽，或有明显的双侧髋内翻表现。多见于双侧股骨头无菌性坏死和小儿双侧先天性髋关节脱位。

(4)髋关节有无畸形：髋关节不能伸直可呈屈曲、内收、外展及旋转畸形。

①屈曲畸形：患者髋关节不能伸直呈屈曲状态。站立时多有“点脚”，或腰椎前凸。

②内收畸形：患肢超过躯干中线，呈内收位不能外展，同侧骨盆高于对侧。

③外展畸形：患肢处于外展位而不能内收，同侧骨盆低于对侧。

④旋旋畸形：观察足趾或髌骨，向外偏时为外旋畸形，向内偏时为内旋畸形。髋关节前脱位时，患肢呈变长、外展、外旋而微屈髋畸形。当髋关节后脱位时，出现患肢屈髋屈膝、内收、内旋、短缩畸形。股骨颈骨折时，呈现屈髋、屈膝、外展、外旋、短缩畸形，若是关节囊外骨折其旋转角度加大。在股骨大转子骨折时，患肢呈内收、外旋、短缩畸形。在髂耻滑囊炎时，患侧下肢往往处于屈曲位。髋关节骨关节炎时，呈现屈曲、外旋、内收畸形。

(5)两侧腹股沟：检查时应注意观察皮纹深度和位置是否对称，因腹股沟中点稍下方正是髋关节的前部，关节内有肿胀必然引起腹股沟的改变。必要时需要做双侧对比检查，否则不易发现一些较轻微的异常。如果腹股沟局部凹陷变深，则有股骨头脱位的可能。

(6)两侧臀大肌：髋部如有慢性疾病或长期疼痛，使患肢不能负重，可出现臀大肌废用性肌萎缩，表现为患侧臀部变得平坦。如臀部出现条索状沟凹，并伴有臀肌萎缩，则是由于臀筋膜挛缩或臀大肌纤维条索形成所造成的特有外观形态。如有一侧臀部高突，则常见于髋关节后上脱位。

(7)两侧臀横纹：观察两侧横纹是否对称。

(8)皮肤改变：观察髋关节周围有无瘢痕及窦道，局部有无红肿。臀部如果出现红肿并伴有疼痛、高热等症状，则提示可能有臀部软组织感染性疾病，如急性蜂窝织炎等。

(9)仰卧位检查：髋关节轻微畸形时，站立位时可因骨盆或腰椎代偿不易被发现，仰卧位时，由于不负重，无代偿，骨盆摆正后，可以显示。正常髋关节的两侧髂后上棘或髂嵴顶点连线应与双下肢轴线垂直，若在骨盆已摆正的情况下，任何一侧下肢轴线不垂直于上述连线，说明该侧髋关节有内翻或外翻畸形。

(10)卧位检查：髋关节屈曲挛缩者不能俯卧。

3.触诊

(1)仰卧位检查：触诊时首先寻找体表标志如髂前上棘、大转子等进行定位，触摸髋部有无压痛、肿胀，有无肿物、异常隆起、肌紧张、痉挛等。

腹股沟中点压痛多见于髋关节炎症、股骨颈骨折、风湿性关节炎、股骨头无菌性坏死、髋关节结核等，如触之隆起、饱满，说明髋关节肿胀；如触到凹陷，则是股骨头脱出。若在大转子触及囊性肿物，其后方生理凹陷消失，伴有压痛，可见于大转子滑囊炎。在屈伸髋关节时，可触及一粗而紧的纤维带在大转子上来回滑动，多见于弹响髋。股骨大转子上移可见于股骨转子间骨折、髋关节后上方脱位、股骨头无菌性坏死时。

(2)俯卧位检查：髋关节后方主要的骨性标志是髂后上棘，于皮下很易摸到。坐骨结节位于臀部，约在臀皱襞的水平，因为该结节有臀大肌和脂肪覆盖，所以关节伸直时不易摸清。骶髂关节因有突出的髂骨和支持关节的韧带，所以骶髂关节触不到。

臀部软组织触诊：主要检查臀大肌、臀中肌、股方肌、梨状肌、骶结节韧带等软组织有无异常改变。大转子后上部正是髋关节的后壁，触其有无压痛，有无肿胀。在臀大肌下方，若触及球形股骨头，则说明髋关节后脱位。

4.叩诊　仰卧位检查。

(1)大转子叩击痛：半握拳，从大转子外侧向内叩击，使关节发生冲击疼痛。

(2)足跟叩击痛：将髋关节外展30°，下肢伸直位，并抬高30°，用拳叩足跟部，使之发生传导痛。髋部有骨折或炎症时，均可出现叩击痛。

5.听诊　仰卧位检查。

(1)髋关节内弹响：①当股部自主伸直到最后25°时，于髋关节内可听到清晰的-尖锐的响声，常见于运动员，起因不明，可能是髂腰肌肌腱于髋关节前方向外侧滑动所致，也有可能是关节盂缘韧带松弛，股骨头撞击髋臼盂的结果。②由于股骨头在髋臼的后上方边缘轻度自发性移位，造成大腿突然屈曲和内收而发生弹响，日久可变为习惯性。多见于儿童。③由于髂股韧带呈条索状增厚，在髋关节过伸，尤其是外旋时与股骨头摩擦而发生程度不定的弹响。常见于成年人。

(2)髋关节外弹响：当髋关节屈伸及行走时，在大转子上方出现一滑动的条索状物；并同时出现较大的声响，发生的部位有两处：①大转子与髂胫束之间：髋关节屈伸的时候，髂胫束由大转子后方向前方滑动，引起弹响。大转子处有明显的压痛，滑液囊肥厚，见于大转子滑液囊炎。②腹股沟韧带与髂骨之间：见于腰大肌下滑液囊炎。

6.肢体画线及测量

(1)下肢的长度及周径

①下肢的长度：真正的下肢长度应该从股骨头中心量起。由于股骨头中心没有固定的表面标志，常选择髂前上棘到内踝尖的距离为下肢长度。如发现双下肢不等长，应进一步确定短缩的部位，如股骨大转子以上缩短，则表明病变发生在髋关节附近。

②周径的测量：在髌上10cm处测其周径，并与对侧对比。

(2)股骨大转子位置的测量：髋关节病变如结核、后脱位、髋内翻及股骨颈骨折等引起的下肢短缩，股骨大转子都向上移位，可用下列方法测量。

①内拉通线：仰卧位或侧卧位，从髂前上棘与坐骨结节的中心(此点在髋关节屈曲45°时最突出)连一直线。正常时Nelaton线恰好通过股骨大转子。如股骨颈骨折或髋臼骨折大转子尖上移，超出此线之上。但是，大转子顶点上移超过1cm才有诊断价值，因为坐骨结节较大，定点很难准确。

②布赖恩特三角:仰卧位,两腿平伸,患肢有畸形时即取健肢与患肢对称体位。从髂前上棘向床面作一垂线 AD,由髂前上棘向股骨大转子作 AB 线,自大转子顶点向 AD 线作一垂直线 CB,即构成三角形 CAB,CB 线为三角形之底边。两侧对比,如患侧 CB 线有短缩即表示大转子上移,见于髋关节脱位或股骨颈骨折。

③舒梅克尔线与卡普兰交点:患者仰卧位,由两侧股骨大转子顶点与髂前上棘之间各画一连线,此线称为舒梅克尔线。将左、右之连线向前腹壁延长,正常时,两线在脐或脐上中线相交,两线交叉点称为卡普兰交点。如一侧大转子上移,则交点在对侧腹壁脐的下方,两侧髋骨亦不在同一水平面上。

④大转子间连线:又称奇恩试验。两侧大转子顶点以及两侧髂前上棘之间,连成两条直线。正常时,此两线平行,如一侧大转子上移,两线即不平行。

⑤耻骨联合横线:通过耻骨最高点作水平线,正常时,此线经过大转子顶点,如大转子上移,则其顶点高出此线。

⑥阿兰-多德试验:检查者将两侧拇指各置于髂前上棘,而中指放在大转子的顶点,将环指、小指置于大转子后方,两侧对比,即可测出大转子移位情况。

7.髋关节运动功能检查 髋关节的活动有前屈、后伸、内收、外展、内旋、外旋六个方向,又有外力作用的被动运动和自身肌力作用的主动运动。检查时,就要检查关节这两方面功能。神经损伤或脊髓灰质炎患者应先做主动运动检查,一般髋关节病变可以直接做被动运动检查。

(1)髋关节中立位:髋关节伸直,髌骨、足趾朝上。

(2)主动运动检查

①屈曲:屈髋肌为髂腰肌、缝匠肌、阔筋膜张肌和耻骨肌。其中最强有力的为髂腰肌,此外,还有一些辅助屈肌,如臀中肌和臀小肌前部纤维、长收肌、股薄肌等。患者仰卧位,双下肢伸直,被检查侧髋关节主动屈曲或被检查侧屈髋、屈膝,大腿向胸腹部靠近,臀部和背部不要离开床面,正常人膝关节接近胸部。膝伸直时,由于腘绳肌(股二头肌、半腱肌及半膜肌)的紧张,主动屈曲可达 80°,被动屈曲约 120°。膝屈曲时,腘绳肌松弛,主动屈曲 130°～140°,被动屈曲可超过 140°。

②后伸:后伸肌为臀大肌、臀中肌后部纤维、腘绳肌和大收肌。

患者俯卧位,双下肢伸直,检查侧下肢抬离床面,主动后伸一般为 20°,被动后伸可达 30°。检查时要注意防止腰椎代偿运动,骨盆不能离开床面。

③外展:外展肌为臀中肌、臀小肌和阔筋膜张肌,臀大肌上部纤维和梨状肌亦起辅助作用。

患者仰卧位,双下肢伸直。医师双手扶住两侧髂骨,防止骨盆运动。被检查侧下肢自动外展,估计两腿之间的角度。正常可达 30°～40°。

④内收:内收肌为耻骨肌、长收肌、短收肌、大收肌和股薄肌。此外,臀大肌、股方肌、闭孔内肌、闭孔外肌和腘绳肌也有内收大腿的作用。

患者仰卧位,被检查的下肢自动向对侧肢体靠拢并越过,估计其超过的角度。检查时下肢与身体要正直。正常可达 20°～30°。

⑤外旋:外旋肌为梨状肌,闭孔内肌,上孑子肌、下孑子肌,屈髋时髂腰肌亦起作用。

患者仰卧,髋关节和膝关节各屈曲 90°,大腿不动,足向内侧运动,小腿向内运动的角度即是髋关节外旋的角度。正常可达 30°～40°。检查时要防止骨盆移动。

⑥内旋：内旋肌为臀中肌、臀小肌前部纤维及阔筋膜张肌。

患者仰卧，髋关节和膝关节各屈曲 90°，大腿不动，足向外侧运动，小腿向外运动的角度，即为髋关节内旋角度。正常可达 40°～50°。

(3)被动运动检查：在进行髋部运动功能检查时，如果患者有运动功能障碍，往往以骨盆或腰椎的活动来代偿运动受限的髋关节。为了准确地评价髋关节的活动范围，应该防止这种代偿活动。在进行下面各项检查时，应该固定住骨盆。

①屈曲：正常时髋关节屈曲角度为 130°～140°。

患者仰卧位，使骨盆放平，通过两髂前上棘之间的假想线与身体中线垂直。检查者一手放在腰椎下面固定骨盆，另一手放在膝部。当屈曲髋关节时，同时屈曲膝关节，要注意屈曲到什么角度时，患者背部能触及医师固定骨盆的手，这时腰段脊柱前凸变平，骨盆也被固定，再进一步屈曲，只能是髋关节运动。要尽可能使髋关节屈曲，正常时，屈曲可使大腿靠近胸部。

检查时要注意对侧肢体必须保持伸直位，如骨盆发生旋转则出现托马斯征，另外还要注意对侧髋关节是否有屈曲挛缩畸形。

②后伸：正常时髋关节后伸的角度约为 30°。

患者俯卧位，检查者将一侧手压在患者骶骨部，固定住骨盆。让患者弯曲膝关节，松弛腘绳肌，使其不参与伸髋活动。检查者另一手放在被检查侧大腿的下面，向上抬腿。假如腿不能后伸，就可能有髋关节屈曲挛缩或关节强直，这时需要检查对侧，对比两侧的活动范围。

③外展：正常时外展角度为 45°～50°。

患者仰卧，两腿取中立位。检查者一侧前臂横放在患者骨盆前部，用手握住对侧髂前上棘固定骨盆，然后用另一手握住踝部，尽量使检查侧下肢外展。下肢外展到最大限度时，检查者可以感到骨盆开始移动。如果让被检查侧下肢保持这个位置，再以同样方法检查另一侧，这就很容易比较两髋关节外展的程度。

④内收：正常时内收角度为 20°～30°。

患者仰卧位，检查者用手固定患者的骨盆，另一手握住踝关节，使被检查侧下肢横过身体中线和对侧下肢的前方。当内收到最大限度时，检查者可感觉到骨盆开始移动。

内收、外展双侧同时检查法：患者仰卧，两腿平伸。医师站在床尾，以双手分别握住患者的两足跟，使双腿充分交叉，观察双髋的内收度。再使两腿充分分开，观察两髋外展度。髋内翻、髋关节后脱位以及炎症性疾病均外展受限，髂胫束挛缩则髋内收受限。

⑤内旋：正常时内旋角约为 35°。

患者仰卧位，双下肢伸直。检查者站在诊察床头足侧，用双手分别握住双足踝上部，以髌骨近端作为标志，向内旋转下肢并测定旋转角度。

另一种检查方法是患者取仰卧位，双侧小腿悬垂于诊察床头外。检查者一手固定其大腿，以防止在检查过程中把股骨拉向侧方，另一手握住胫骨下端，以胫腓骨作为杠杆，将小腿向外展，使大腿和髋关节发生内旋。

胫骨可以作为一个指针，可清楚地表明旋转活动角度。然后，以同样方法检查对侧，并做两侧对比。

⑥外旋：正常时外旋角度约为45°。

检查方法与内旋检查方法基本相同，只是将检查动作改为相反方向即可。

内外旋双髋同时检查法：患者仰卧，使其双髋及双膝同度屈曲。两膝并拢不动，两足充分分离，观察两髋的内旋度。然后将两足跟并拢不动，两膝充分分离，观察两髋的内旋度。然后将两足跟并列不动，两膝充分分离，观察两髋的外旋度。髋关节结核、骨关节炎、化脓性关节炎、类风湿关节炎及强直性脊柱炎等疾病均能使内外旋受限；而先天性髋脱位以及陈旧的外伤性后脱位则可发现内旋范围增大而外旋受限。

在检查过程中应该注意区分伸髋与屈髋这两种体位来检查髋关节旋转活动范围。因为在一种体位可能有旋转活动，而在另一种体位旋转就可能受限。在检查髋关节旋转痛时要一面检查，一面分析，以判断其疼痛的位置。

活动髋关节时出现疼痛，可能有关节内病变和软组织病变两种情况。一般在轻度旋转时即出现疼痛，多由于关节面的不平滑所引起。强度旋转因软组织被牵拉，所以肌肉、筋膜有病也能引起疼痛，这时需要结合压痛部位和旋转方向来推测哪一侧软组织受牵扯而产生疼痛。

髋关节的屈曲位旋转，可使髂腰肌松弛。如果轻微旋转仍有疼痛，则证明是关节面的摩擦痛，可以排除髂腰肌的牵拉痛。常见的止于股骨小转子的髂腰肌急、慢性炎症，则必须做屈曲位旋转。因为髋关节伸直能使髂腰肌紧张，如稍有旋转就更使髂腰肌紧张，此时的旋转痛并不代表关节面的摩擦痛。所以不能伸直的髋关节不能马上估计为髋关节本身的病变，这时如果检查屈曲位无旋转痛，就可以排除关节内的病变，而是软组织挛缩所引起的关节外病变。髋关节伸直对步行非常重要，因此在髋关节伸直状态下，检查其旋转功能就更为重要。另外，还要检查髋关节环转运动。嘱患者用腿做顺时针和逆时针画圆运动，检查者用手察辨髋部的响声。低浊的响声可能是大转子与滑囊之间发生摩擦的缘故，响脆的声音常是关节面不平所致。

### （三）髋关节特殊检查

1.站位检查　单腿站立试验，又称髋关节承重功能试验、臀中肌试验、Trendelenburg征。嘱患者先用健侧下肢单腿站立，患侧下肢抬起，患侧骨盆向上提起，该侧臀皱襞上升为阴性。再使患侧下肢独立，健侧下肢抬起，则健侧骨盆及臀皱襞下降为阳性。此试验反映髋关节的稳定情况，任何髋关节结构的改变（如先天性或外伤性髋关节脱位、股骨颈骨折等）或肌肉的瘫痪、无力，而影响臀肌特别是臀中肌的作用，甚至发生麻痹性髋脱位时，本试验呈阳性。

2.仰卧位检查

（1）托马斯征：又称髋关节屈曲挛缩试验。检查时嘱患者取仰卧位，大腿伸直，此时腰段脊柱前凸；屈曲健侧髋关节，迫使脊柱代偿性前凸消失，则患侧大腿被迫抬起，不能接触床面。提示该髋关节有屈曲挛缩畸形或髂腰肌痉挛，而患肢与床面所形成的角度即屈曲畸形的角度，临床上常见于类风湿关节炎、股骨头缺血性坏死、髋关节结核、髋关节骨关节炎等。

（2）艾利斯征：又称Galeazzi征。检查时患者取仰卧位，屈膝屈髋，两足平行放于床面，双足跟放齐后比较两膝高度。不等高为阳性，提示较低一侧的股骨或胫骨缩短，或髋关节后脱位。临床上多见于股骨干或胫腓骨骨折的重叠移位、股骨颈骨折、粗隆间骨折向上移位、髋关节后脱位等疾病。

（3）高芬征：又称大腿滚动试验，检查时患者取仰卧位，双下肢自然伸直，检查者用手掌轻搓大腿，使大腿来回滚动。若系该髋关节疾病并起髋周围肌肉痉挛，运动受限，疼痛，可见到该侧腹肌收缩，则为阳性。临床上常见于髋关节脱位、股骨颈骨折、股骨粗隆间骨折、髋关节炎症、结核等。

(4)望远镜征：又称都普顿征、巴洛夫试验、推拉试验。检查时患者取仰卧位，检查者一手固定骨盆，另一手握住患肢膝部，使髋关节、膝关节稍屈曲，沿股骨干长轴，用手上下推动股骨，反复数次，若觉察有抽动和音响为阳性，临床上多见于小儿先天性髋关节脱位、股骨颈骨折未愈合等。

(5)杨特征：本体征是区别髋关节屈曲畸形是由于髂腰肌挛缩还是由于髂胫束挛缩的方法。检查步骤与托马斯征基本相同，当托马斯征出现阳性体征时，保持健侧膝髋极度屈曲体位，将患肢外展，当患肢外展到一定角度髋关节屈曲畸形消失，患髋可以伸直即为阳性，提示患侧髋关节屈曲畸形是由于髂胫束挛缩引起。

(6)奥托兰尼试验：用于新生儿先天性髋脱位的早期诊断，通过触诊的脱位感、复位感及脆响等，判断髋关节有无松弛或半脱位引起的异常活动。检查时，患儿仰卧，双髋外展，两腿外展，两腿分开，患侧膝关节不能接触床面；如能，则先有一滑动声响，此为暂时复位的标识。

(7)巴尔娄试验：这是 Ortolani 试验的改良方法，但两侧同时检查。保持前述试验体位，中指放在大转子处，拇指在小转子部位施加压力，如感到股骨头向后滑出髋臼，放松后立即复位者，说明髋关节不稳定，极易发生脱位。

(8)蛙式试验：又称屈膝屈髋外展试验。正常新生儿或 2～9 个月的婴儿双髋、膝各屈曲 90°后，外展双髋可达 70°～90°，若不能达到，应疑有先天性髋脱位。

3.侧卧位检查

(1)髋外展试验：患者侧卧位，嘱自动伸直大腿并外展，如不能外展，即为阳性。见于臀中肌麻痹或松弛。

(2)欧伯试验：又称髂胫束挛缩试验。检查时患者取健侧卧位，健侧屈髋屈膝，减少腰段脊柱前凸。检查者立于患者背后，一手固定骨盆，另一手握住患肢踝部，屈患髋膝达 90°后，外展大腿并伸直患膝，再放松握踝的手，正常时应落在健腿之后方，若落在健腿之前方（即髋关节表现为屈曲）或保持上举外展的姿势即为阳性，提示髂胫束挛缩或阔筋膜张肌挛缩。

4.俯卧位检查　髋关节超伸试验患者俯卧位，检查者一手固定骨盆，另一手握住踝部，使之屈膝向后，提起下肢，正常髋关节可向后超伸 15°左右。当髋关节有挛缩及炎症等病变时，其伸展受限。

## 四、诊断

股骨头缺血性坏死的诊断一般根据患者的症状、体征、髓芯活检、骨组织内压测定和髋关节 X 线、CT、DSA、MRI 等检查。主要通过三个步骤进行。①怀疑阶段：患者有患髋疼痛和髋关节活动受限，X 线检查可为正常或接近正常；②可能阶段：根据血流动力学或核素检查进一步证明股骨头缺血性坏死的可能，包括髓内压增高、压力试验阳性、髓腔静脉造影淤滞、骨扫描吸附增加，MRI 检查是临床较为常用、无损伤且准确率很高的检查方法；③确诊阶段：主要根据病变在各种影像学检查(X线、CT、DSA、MRI等)和组织学检查中的明显变化。

## (一)诊断依据

1.临床表现 具有非特异性的特点。血管损伤后的早期,无关节症状,而且如果病变较小,还可保持这种状态。疼痛通常逐渐加重,可能与骨内压升高有关。疼痛突然加重提示关节面的塌陷,患者最终可发生跛行和活动受限。

2.实验室检查 大部分常规实验室检查是阴性的。血分析、红细胞沉降率正常,类风湿因子阴性、抗链球菌溶血素O无升高,HLA-$B_{27}$阴性。但镰状细胞贫血和SLE可通过适当的检查确诊。应测定患者循环血脂量的异常,进行有关凝血疾病的特殊检查。这包括C蛋白及S蛋白和抗凝血酶Ⅲ降低的幅度,以及纤溶酶原抑制素-1升高的幅度。

3.组织学检查 以往组织学上把骨细胞陷窝空虚看作是骨坏死的一种后期结果,其仍不失为诊断骨坏死的标准。病理生理上均确认存在骨缺血和骨坏死的最初期,可见属可逆性的骨髓改变:如骨坏死的早期仅呈现为无骨小梁坏死的非特异性骨髓改变。为获取病理组织而进行的侵袭性骨活检以及病理检查过程中可能发生的采样错误均限制了上述形态学诊断手段,而对骨功能进行评估的技术如髓内静脉造影、骨髓内压力测量、应力试验以及骨活检对发现骨坏死均具有高度的敏感性和特异性。然而,由于这些技术是侵袭性的,故较少应用于诊断骨坏死。

(1)髓芯活检病理组织学检查

1)髓芯活检的意义:髓芯活检对股骨头缺血性坏死早期诊断具有重要意义。在活检取材的同时又进行了髓内减压,从而打破了静脉淤滞造成缺血的恶性循环。从治疗上讲,髓芯活检由于减低了髓内压,可以缓解疼痛,防止病情的进一步发展,促进股骨头血管的再生,有利于股骨头的修复。

2)髓芯活检的方法

①器械:长35cm的空心钻头,前端为锯齿形,后端有便于操作的横向把柄,空心圆钻表面有刻度标记,以便测知插入的深度。可制成6mm、8mm及10mm三种直径的钻头,每一钻头配置2个钻芯,短的一个可使空心钻击入时不使出口发生畸形,一个长36cm的稍长针芯,以作骨活检标本推出之用。

②麻醉:硬膜外麻醉。

③体位:仰卧位,患侧垫高40°。

④切口:以股骨大转子外侧为中点做纵形切口。

⑤操作步骤:暴露大转子基底部,沿阔筋膜张肌及股外侧肌纤维方向分离,用前、后拉钩暴露股骨外侧,于股骨颈长轴与股骨外侧交点处用峨眉凿将外层皮质凿去一小片,沿此缺口用空心钻持续旋转逐渐插入,方向指向股骨头上端部分,同时对前倾角必须做出估计。如股骨头明显硬化,钻头不易进入,可将短针芯,用铁锤轻轻锤击,以免损伤空心钻开口。钻头插入深度可从刻度测知,以达软骨下4~5mm处为宜。如能在X线监视下操作,定位易掌握。到达所要求的部位后,将空心钻钻头旋转数次,继续旋转缓慢退出。然后将长芯插入空心钻内推出标本,置于10%甲醛缓冲液中。髓芯残腔用生理盐水冲洗后任其敞开,将股外侧肌、阔筋膜张肌及皮肤分层缝合,并置引流管做负压引流。

⑥术后处理：术后患者卧床休息，数天后可起床活动，3 周后负重。

⑦标本观察：肉眼观察：标本为圆柱形骨质，观察标本外形、结构、密度、颜色和坚固性。正常时股骨颈区骨质呈红色，头部呈黄色伴散在红色，近端股骨头部分较远端的股骨颈部分致密，标本对手的捏挤有抵抗性，仍可挤碎。标本坚硬如木或近乎液体均为病理征象。由于标本取自股骨颈轴心线上，因此可看到平行但远端呈分散的骨小梁，在近端很容易看到平行骨小梁。

光镜检查：电镜检查可早在缺血后 4h 发现细胞学变化，而用光镜检查至少需缺氧 24～72h，在细胞自溶前才可发现其改变。最早可发现的骨坏死特征是出血，造血成分损失，脂肪细胞核缺失、微小脂肪囊泡和骨髓坏死，有时伴有纤维蛋白沉积。

骨松质小梁：骨松质小梁由骨板组成，骨板内骨单位呈环形，结构不十分明显，骨小梁聚在一个区域内，区域里哈佛管相当少，内板形成弓状，沿骨小梁方向排列。骨小梁厚度为 0.1～0.5mm，并为 0.5mm 至数毫米厚的骨髓间隙所分隔，表面细胞很少呈活力现象，在特殊情况下才能偶尔见破骨细胞，骨小梁内无吸收性陷窝，且破骨细胞活动亦很少见，骨细胞平均分布于骨小梁的陷窝内，周围为坚强的细胞间质，有些陷窝为空虚状，因为组织切片时可能很薄，切片制备过程中骨细胞散在，或因细胞死亡。但如果陷窝空虚量超过 30%时即为病理变化。在许多实验研究中，骨细胞核缺失被作为骨坏死的依据。但其敏感性与特异性均较低。光镜下，骨细胞常显示皱缩，在常规处理的脱钙组织中，胞核固缩并不是细胞死亡的可靠征象，而且，缺血后骨细胞核仍可在骨内持续存在。实验研究已经表明，甚至完全缺氧，骨细胞核完全消失之前，它可保持 48h 至 4 周，因此，细胞核的存在或缺失不是判断骨活性的唯一标准。

骨髓：包括四种成分，即造血细胞、脂肪细胞、间隙毛细血管及少许结缔组织结构(包括血管周围的胶原纤维、网状纤维、少量网状细胞和组织细胞)。红骨髓很少占据整个骨髓间隙，常与脂肪组织混合，红骨髓分布各处呈斑点状，有时有很大的多核细胞——巨核细胞。脂肪细胞是体积较大的细胞，有一扁平细胞核，核居边缘，细胞圆形，当形成大片纯粹脂肪组织时为多边形。其直径为 20～100$\mu$m。脂肪细胞被周围的毛细血管所分隔，细胞间毛细血管有时为扁平，无功能，有时则为扩张和活动的。通过水合作用和脱水作用，血管窦、细胞间毛细血管和脂肪细胞相依存，形成一体。脂肪细胞可大可小。当出血时，间隙毛细血管扩张，脂肪细胞则萎缩，有些学者认为脂肪细胞来自血管外膜的网状组织，在某种情况下有些骨髓细胞由网状组织支持和保护。脂肪细胞、网状细胞及内皮细胞之间的形态学和生理学之间的联系，在骨髓的生理学和病理学方面起着重要作用。

(2)骨组织内压力测定

1)骨组织压力测定的原理及意义：股骨头缺血性坏死的机制尚未完全阐明，但有相当多的证据提示骨组织具有腔室的性质，骨内高压在股骨头坏死的发展中具有重要作用。Michelsen 首先证明骨髓腔内有压力存在。另有研究进一步证实，骨内循环具有腔室的性质，骨皮质为这个腔室的外壁，在这个腔室内有血管通过，在血管以外、骨皮质以内在相当多的软组织，如正常的造血组织、骨髓内的脂肪细胞、组织液等。当这些软组织在体内、外各种因素的作用下而体积增大时，髓腔内压力随之增高，髓腔内的血管血流量因外界压力增高而逐渐减少，骨组织也将因血液供应减少而发生骨细胞及骨髓细胞的死亡。髓腔内压越高，骨内血液循环的阻力越大。压力试验可以使我们发现潜在的病理变化，当病变尚不足以使骨内压力发生病理变化时，进行本试验，可使骨髓血液循环超负荷而诱发局部压力升高，从而能早期发现病理变化，证明股骨头内静脉回流紊乱，并预示股骨头内有血液淤滞。

2)检查方法

①器械：测压套管针，骨内压测量仪和骨内压记录仪。测压套管针为不锈钢制成，直径3～5mm，针长8～15cm。针芯尖露出针套外3mm，呈三棱形。目前国内普遍采用河南医科大学骨科研究所研制的HM004-Ⅰ型或Hmu[cl]-Ⅰ型骨内压测量仪。

②测压方法：患者仰卧，大转子区常规消毒。采用全身麻醉会使骨内压增高，所以采用局部麻醉，依次浸润皮肤、皮下组织及骨膜，套管针在影像增强透视下定位，将皮肤戳一小口，于股外侧肌起点近侧1.5cm将套管针水平插入，与身体纵轴成直角，用锤将针击入大转子2cm左右。压力传送器置于直立位与套管针高度相同。导管连接在压力传送器三路开关上，接上抽满肝素化盐水20ml的针筒，导管和各部内必须排空气泡。正常情况下，套管针取出后应有一滴混有脂肪的骨髓血液充满套管针管腔，如无此脂肪混合血液，则套管需用细长脊髓穿刺针将肝素化盐水灌注，确保整个器械充满液体。导管中三路开关须保证不漏，在测压过程中，嘱患者切勿变更体位、躁动、咳嗽、喷嚏，并尽量维持血压平稳。骨内压的正常波动范围较大，最好双侧同时测量进行对比。正常人股骨头骨内压平均为3.33kPa，高于4kPa即为不正常，股骨近侧干骺端骨内压平均为2.3kPa，范围为1.6～3.47kPa(A-lert)；股骨颈平均为2.5kPa，儿童股骨近端的骨内压值略高于成年人。

3)压力试验：本试验为骨髓血管床容量的血流动力试验。向转子内注入5ml生理盐水，将三路开关中通向套管的开关开放，将通向压力传送器的开关关闭，使导压管与压力传送器相通，此时管内压测量仪显示的压力值和记录仪打印的压力曲线和相应数值称为注射压；注射5min后的压力称为加压试验压。一般正常骨和病变骨在注射后骨内压均升高，但病变骨的上升幅度明显大于正常骨，并且正常骨的注射压很快即下降至正常或接近基础压，而病变骨者在5min后仍然下降幅度很小而且明显高于基础压。

压力试验可以获得各种数据。首先应注意注入液体时的阻力，正常时液体注入如同静脉推注，骨内有病变存在时，注射阻力明显增大。其次注意疼痛，骨内注射时可以发生亦可以不发生疼痛。最后注意注射对骨髓内压力的反应，如果注射压力明显升高，压力5min后维持在1.33kPa以上，则为病理性的，试验即为阳。

(4)影像学检查：X线片可发现Ficat分期Ⅰ期以上的骨坏死。摄双侧髋关节常规优质的前后位(AP)及侧位X线片，但阳性率依医师的经验而定，常常遗漏早期病例。最早期的变化有轻微的骨质稀少，但更常见的是股骨头的前上有花斑状表现，由斑片状硬化及透明区组成。以后会在坏死区的周围形成硬化缘。某些患者的软骨下骨板下方的骨小梁塌陷产生透放射线的半月征。之后出现关节面塌陷。随之出现继发性退行性改变，即关节间隙狭窄，最终出现髋臼硬化和“囊肿”形成，并伴有边缘骨赘形成。如果在X线平片上可见双侧髋关节受累，则很少需要进一步的检查。如果怀疑有骨坏死(ON)，但在X线片上见不到，或如果ON只见于一侧髋关节病变，应行双侧髋关节的MRI检查。核磁共振成像对股骨头坏死早期具有较高的敏感性，可早期发现骨坏死的存在，有效率可达100%。$^{99m}$Tc扫描是一种安全、简便、灵敏度高的检查方法，对于股骨头缺血性坏死的早期诊断具有很高价值。特别是当X线检查尚无异常所见，而临床又高度怀疑有骨坏死作用更大。$^{99m}$Tc扫描及闪烁照相与X线摄片检查相比，常可提前3～6个月预报股骨头缺血性坏死，其准确率可达91%～95%。

## （二）股骨头缺血性坏死分期诊断

成年人股骨头坏死有多种分期方法，最早的Ficat和Arlet依据X线表现和骨功能评价提出的分期法得到了广泛应用。随着MRI的应用和发展，MRI已经成为股骨头坏死早期检查的非常灵敏的方法，2002年宾夕法尼亚大学的学者依据股骨头坏死的其他检查方法结合MRI表现，形成了宾夕法尼亚大学分期，该分期方法更为精确和实用。另外还有Marcus分期(Florida体系)、骨循环研究协会(ARCO)分期、日本骨坏死学会分期、Steiberg分期等。

1.Ficat分类法

0期：单侧有明确的缺血坏死病变的对侧关节定为病变0期。该期病例无临床症状，X线和MRI检查正常。但是骨功能检测阳性，即骨髓压＞4kPa、15min后髓腔内有造影剂潴留及髓芯活检组织有缺血改变者，有64.7%的病例将发展成缺血性坏死。

Ⅰ期：放射学前期，其特征为无放射学异常迹象，至多显示为小的骨质疏松。患者有关节僵硬、疼痛，尤以晚间加重，伴有关节活动轻微障碍，以内旋、外展障碍为主。

Ⅱ期：临床症状持续存在或加重，X线可见股骨头有弥散性骨质疏松、硬化、囊性变，股骨头上方有骨硬化斑，MRI可见新月状改变。关节间隙和股骨头球面正常。

Ⅲ期：出现跛行或扶拐行走，髋关节各向活动均受限。骨小梁的连续性断裂，有透亮区的新月征和股骨头部分塌陷或扁平，关节间隙正常或增宽。

早Ⅳ期：临床症状同Ⅲ期，X线可见2mm的全月形的相连，表明关节间隙仍然存在。

Ⅳ期：软骨面进行性丧失、髋臼骨赘形成。股骨头失去球面外形并表现骨关节炎表现。

2.Marcus六期分类法

Ⅰ期：在常规X线片上，仅在股骨头前方承重部位有斑点状轻微密度变化，也可以阴性。

Ⅱ期：有分界明显的骨梗死区，其基底部可见密度增高的边缘。

Ⅲ期：在正侧位X线片上可见股骨头稍扁平或软骨下骨小梁与软骨分离的“新月征”。

Ⅳ期：缺血部位明显塌陷，股骨头球面中断，在骨坏死区的边缘可见到关节面骨折。

Ⅴ期：有髋关节退行性关节炎表现，关节间隙变窄，在股骨头软骨下骨质和髋臼承重部位可见小骨赘和囊性变。

Ⅵ期：有显著的退行性改变，关节间隙变窄，股骨头塌陷。

3.Steiberg分期法

0期：X线片、骨扫描和MRI表现正常或非诊断性。

Ⅰ期：X线片正常，骨扫描和MRI表现异常。

A：轻度：MRI股骨头病损范围＜15%。

B：中度：MRI股骨头病损范围15%～30%。

C：重度：MRI股骨头病损范围＞30%。

Ⅱ期：X线片显示股骨头有囊性变和硬化改变。

A：轻度：X线片股骨头病损范围＜15%。

B：中度：X线片股骨头病损范围15%～30%。

C：重度：X线片股骨头病损范围＞30%。

Ⅲ期：软骨下塌陷形成新月征。

A：轻度：软骨下塌陷(新月征)占关节面＜15%。

B：中度：软骨下塌陷(新月征)占关节面15%～30%。

C：重度：软骨下塌陷(新月征)占关节面＞30%。

Ⅳ期：股骨头变扁。

A：轻度：关节面塌陷占关节面＜15%或压缩＜2mm。

B：中度：关节面塌陷占关节面15%～30%或压缩2～4mm。

C：重度：关节面塌陷占关节面＞30%或压缩＞4mm。

Ⅴ期：关节间隙狭窄和(或)髋臼受累，股骨头病损范围按Ⅳ期方法，同时评估髋臼受累范围，计算平均程度。

Ⅵ期：进一步退行性改变。

4.ARCO分期　该分类系统融合了基于病变大小的宾夕法尼亚系统与基于病变部位的日本系统于一体。

5.Ohzono分型　Ohzono分期如下。

Ⅰ期：与髋臼负重面相对应的股骨头区域出现坏死团。

ⅠA：股骨头负重区＜1/3受累。

ⅠB：1/3≤股骨头负重区≤2/3受累。

ⅠC：股骨头负重区＞2/3受累。

Ⅱ期：出现模糊的骨硬化线，可见坏死骨，股骨头负重面不平，但没有骨关节炎改变。

Ⅲ期：坏死区有囊样变出现。

ⅢA：未出现负重区软骨下皮质骨剥脱。

ⅢB：整个囊性变区域正好位于股骨头负重区外侧2/3的下面。

6.Enneking分期

Ⅰ期：轻度密度增加。

Ⅱ期：出现退化缘或退化圈。

Ⅲ期：出现新月征。

Ⅳ期：股骨头逐渐变扁。

Ⅴ期：股骨头塌陷。

Ⅵ期：出现髋关节畸形。

7.Froberg(1996年)六期分期标准

0期：正常

Ⅰ期：骨小梁模糊或轻度骨质疏松。

Ⅱ期：斑片状硬化及不规则透亮区。

Ⅲ期：骨硬化及透亮区附近出现“新月征”。

Ⅳ期：大块骨碎裂、塌陷及股骨头不完整。

Ⅴ期：合并退行性髋关节病及关节间隙狭窄。

8.髋臼软骨坏死的分期　在股骨头缺血性坏死中，髋臼软骨随股骨头病变进展发生坏死，分期如下：

Ⅰ期：关节面无破裂或有限破裂，伴有局限性软化的改变。

Ⅱ期：表面不规则，有裂缝区存在。

Ⅲ期：裂缝伴有明显的纤丝状变化深入软骨下层，根据有无骨赘形成又分为ⅢA期：元骨赘形成，ⅢB期：伴有非钙化性骨赘，多在髋臼窝。

Ⅳ期：软骨下骨暴露并腐蚀。

9.股骨头缺血性坏死的关节镜分期　股骨头缺血性坏死的关节镜分期标准。

表6-1　关节镜分期标准

| 分期 | 镜下所见 |
|---|---|
| Ⅰ期 | 正常关节面 |
| Ⅱ期 | 关节表面裂隙，但没有可压缩碎块 |
| Ⅲ期 | 可压缩碎块，头形态正常 |
| Ⅳ期 | 可压缩碎块，头塌陷 |
| Ⅴ期 | 关节表面分层，松质骨外露 |
| Ⅵ期 | 髋臼表面退变 |

10.儿童股骨头坏死的分型　Ratliff把由于儿童髋关节骨折引起，的骨坏死，根据坏死范围将儿童股骨头坏死分为三型：Ⅰ型，全头受累；Ⅱ型，部分头受累；Ⅲ型，坏死范围从骨折线到骨骺线。

11.先天性髋关节脱位的股骨头坏死的Buchoz-Ogden分型

Ⅰ型：有暂时的血管梗死部位，继发骨化中心的不规则骨化，骨骺形态正常，头骺骨化中心高度轻度减少。

Ⅱ型：有较明显的原发缺血部位，干骺和骨骺不规则，外侧干骺和骨骺过早闭合。

Ⅲ型：有暂时的血管梗死部位，股骨头骺纵向生长受损，股骨头形状不规则。

Ⅳ型：有暂时的血管梗死部位，股骨头骺纵向、横向生长受损，骨骺过早闭合。

## 五、鉴别诊断

### （一）髋关节骨关节炎

本病又称肥大性关节炎、增生性关节炎、老年性关节炎、退行性关节炎、骨关节病等。分为原发性及继发性。原发性多见于50岁以上肥胖者。常为多关节受损，发展缓慢。早期症状轻，多在活动时发生疼痛，休息后好转，严重时休息亦痛，髋部疼痛可因寒冷、潮湿影响而加重。疼痛部位可在髋关节的前面、侧方或大腿内侧，亦可向身体其他部位放射，如坐骨神经走行区或膝关节附近。常伴有晨僵、跛行，严重者有髋关节屈曲、外旋和内收畸形，髋关节前方及内收肌处有压痛，Thomas征阳性。X线表现为关节间隙狭窄，股骨头变扁、肥大，股骨颈变粗变短，头颈交界处有骨赘形成，而使股骨头成蕈状。髋臼顶部可见骨密度增高，上缘亦有骨赘形成。股骨头及髋臼可见大小不等的囊性变，囊性变周围有骨质硬化现象，严重者可有股骨头向外上方脱位，有时可发现关节内游离体。组织病理学显示股骨头并无缺血，无广泛的骨髓坏死，显微镜下可见血流淤滞，髓内纤维化，骨小梁增厚现象，这是与股骨头缺血性坏死的重要区别点。继发性髋关节骨关节炎常继发于髋部骨折、脱位、髋臼先天发育不良、扁平髋、Legg-Calve-Perthes 病、髋关节感染、类风湿关节炎等，常局限于单个关节，病变进展较快，发病年龄较轻，鉴别主要依据原发病的表现。

### （二）类风湿关节炎

类风湿关节炎一般累及双侧髋关节，患者多为 15 岁以上的男性青年。患者可有食欲缺乏、体重减轻、关节疼痛、低热等前驱症状，常伴有晨僵，随后关节肿胀、疼痛，开始可为酸痛，随着关节肿胀进一步明显，疼痛也趋于严重，关节局部积液，温度升高，开始活动时关节疼痛加重。活动一段时间后疼痛及活动障碍明显好转。关节疼痛与气候、气压、气温有关，局部有明显的压痛和肌肉痉挛，逐渐发生肌肉萎缩和肌力减弱。除关节有病理改变外，逐渐涉及心、肺、脾及血管淋巴浆膜等脏器或组织。患者可有类风湿皮下结节，常见于尺骨鹰嘴处及手指伸侧。X 线关节间隙狭窄和消失，髋臼突出，股骨头骨质疏松、萎缩、闭孔缩小、关节强直。化验检查有轻度贫血，白细胞增高，血沉加快，类风湿因子阳性，部分患者抗链球菌溶血素“O”升高。$\alpha_1$ 球蛋白在类风湿慢性期明显增高，$\alpha_2$ 球蛋白在类风湿早期即升高，病情缓解后立即下降，β 球蛋白升高时类风湿病情严重，γ 球蛋白升高则反应临床症状的发展，类风湿患者血清免疫球蛋白（Ig）升高率为 50%～60%，多为 IgG 和 IgM 升高。滑液凝块试验见凝块呈点状或雪花状。关节渗液的纤维蛋白凝固力差，滑膜和关节组织活检呈典型的类风湿病变。类风湿髋关节炎常合并股骨头缺血性坏死，原因可能为类风湿本身造成关节软骨面破坏，滑膜炎性反应，影响股骨头血供，治疗类风湿而长期大剂量应用激素所致。

### （三）髋关节结核

早期两者较难鉴别。髋关节结核早期侵及关节软骨和髋臼，引起髋臼缘侵蚀和关节间隙变窄，当有股骨头骨骺或骨破坏时，多有股骨颈骨质破坏。髋关节结核患者多为儿童和青壮年，单纯滑膜结核和单纯骨结核较少，就诊时大多数表现为全关节结核。发病部位以髋臼最好发，股骨颈次之，股骨头最少。患者有消瘦、低热、盗汗、血沉加快。起病缓慢，最初症状是髋部疼痛，休息后可减轻。由于膝关节由闭孔神经后支支配，儿童神经系统发育不成熟，由闭孔神经前支支配的髋部疼痛时，患儿常诉说膝部疼痛。成年时发病的髋关节结核，髋关节疼痛十分剧烈，夜不能卧一直保持坐位，随之出现跛行。患侧髋关节有时可见轻度隆起，局部有压痛，大转子、大腿根部、大腿外上方和膝关节均可肿胀，晚期窦道形成。合并病理性脱位者大转子升高，患肢短缩，且呈屈曲内收位。

X 线检查对本病的早期诊断很重要，单纯滑膜结核的变化有：①患侧髋臼与股骨头骨质疏松，骨小梁变细，骨皮质变薄；②由于骨盆前倾，患侧闭孔变小；③患侧的滑膜与关节囊肿胀；④患侧关节间隙稍宽或稍窄，晚期全关节结核关节软骨面破坏，软骨下骨板完全模糊。结核菌素试验适用于 4 岁以下的儿童，髋关节穿刺液做涂片检查和化脓菌及结核菌素培养，对本病诊断有一定价值，手术取组织活检是最准确的方法。股骨头缺血性坏死多没有股骨颈骨质破坏，髋臼亦无破坏，只引起骨质疏松、囊性变及外形改变、关节间隙在晚期变窄外，一般表现相对变宽或正常。

### （四）化脓性髋关节炎

一般多发于婴幼儿和少年儿童，多为血源性播散，少数为感染直接蔓延。起病急，全身不适、疲倦、食欲缺乏、寒战、高热、髋关节剧痛，活动时加剧，患肢常处于屈曲、外展、外旋的被动体位，久之可发生关节挛缩，甚至有半脱位或脱位。由于闭孔神经后支分布于膝关节处，亦可有膝关节疼痛，髋关节肿胀，触之饱满并有明显压痛，髋关节屈曲、内外旋、内收、外展均受限，足跟叩击试验阳性。Thomas 征阳性，白细胞及中性分类增高，血沉加快，血培养可有致病菌生长，髋关节穿刺发现髋关节液呈血性浆液性或脓性混浊体，检查可发现大量白细胞、脓细胞，细菌培养可发现致病菌。X 线可见关节软组织肿胀，主要表现为闭孔外肌及闭孔内肌征。关节软骨破坏后，关节间隙变窄，软骨下骨质疏松破坏晚期，化脓性病变从关节囊韧带附着处侵入，形成骨内脓肿，很快出现骨质破坏，关节塌陷，关节间隙消失，最后发生骨性融合。

### （五）强直性脊柱炎

本病常见于男性，20～40 岁多见。最多见于骶髂关节和腰椎，其次为髋、膝、胸椎、颈椎。髋关节受累者大都伴有骶髂关节、腰椎的病变。本病起病缓慢，多表现为不明原因的腰部僵硬感，晨起重，活动后减轻，由于骶髂关节炎的反射，部分患者出现坐骨神经痛症状，以后腰腿痛逐渐向上发展，胸椎及胸肋关节出现僵硬，出现呼吸不畅，颈椎活动受累时，头部活动受限，整个脊椎严重僵硬。早期骶髂关节可有局部压痛，骨盆分离试验、挤压试验阳性，一般于起病后 3～6 个月才出现 X 线表现。骶髂关节最早出现改变，显示髂骨侧软骨下有磨砂样增生带。病变进一步向上蔓延，侵犯整个关节，关节边缘呈锯齿样改变，软骨下硬化带增宽，骨线模糊，关节间隙消失，骨性强直，脊椎的改变发生在骶髂关节病变之后，髋关节受累常为双侧，早期可见骨质疏松，关节囊膨隆和闭孔缩小。中期关节间隙狭窄，关节边缘囊性改变或髋臼外缘和股骨头边缘骨质增生（韧带赘）。晚期可见髋臼内陷或关节呈骨性强直。化验检查可有轻度贫血，血沉加快，血清碱性磷酸酶增高，90％以上的患者组织相容抗原 HLA-$B_{27}$ 为阳性。

### （六）反射性交感神经营养不良综合征（RSDS）

RSDS 是一种肢体损伤后，以血管神经功能紊乱起源的疼痛综合征，又称肢体创伤后骨质疏松、急性骨萎缩、Sudeck 骨萎缩、灼性神经痛、反射性神经血管营养不良等。交感神经营养不良的表现范围可能很大，常突然发生加重的关节水肿，患肢剧烈的灼样痛，皮肤光亮、萎缩，易脱皮，皮肤苍白、发绀、水肿或感觉过敏，皮温升高或降低。X 线表现为骨质疏松，甚至出现进行性骨质减少，于近关节区更为明显，这种骨质疏松很像Ⅱ期的股骨头缺血性坏死，而后者的骨质疏松更广泛，且有小囊变。当 X 线未出现征象前，毛细血管增生水肿，滑膜下纤维化。骨内血管壁增厚，骨小梁非常薄，骨髓呈局灶性破坏，骨内静脉造影也常表现为骨干反流，骨内静脉淤。总之，RSDS 是一种与骨坏死不同的疾病，血管变化的原发因素和细胞发生病理变化不同。但两者在组织学上所造成的后果，却有些相似。有学者认为，RSDS 十分严重，且持续时间很长，足以由于静脉淤滞而造成骨和骨髓组织的继发坏死。

### （七）髋关节色素沉着绒毛结节性滑膜炎

本病多见于青壮年，男女患病率无差别。患髋关节肿胀，逐渐加重，早期髋关节无疼痛、仅感局部不适，继而有轻微疼痛、关节活动受限。症状加重与缓解可交替出现，但总的趋势是疼痛逐渐加重。由于髋关节位置深，周围软组织肥厚，难以触摸到关节内包块。体检可发现患侧髋关节较对侧饱满，关节活动明显受限，股四头肌的废用性萎缩。关节穿刺液可抽出血性或咖啡色液体，病理检查可见绒毛结节。术中切开关节囊，可见滑膜棕色或有棕黄绒毛和结节生长，伴有水肿，肥厚充血。X 线片基本特征是早期骨侵犯，可见髋臼、股骨头、颈呈多囊性改变，可分为三种类型：多发囊肿型，颈部出现较大椭圆形囊肿；硬化型，股骨头及髋臼可见多数小囊肿；骨关节炎型，关节间隙早期消失。

### （八）克汀病

因婴儿期甲状腺功能减退症，使骨骺体积缩小、骺为多个不规则型，与儿童股骨头骨骺坏死的碎裂相类似。但克汀病为对称性发病，影响骨骺较多，没有骨骺密度增高现象。

### （九）髋关节的恶性肿瘤

侵袭力强的骨肿瘤可以侵蚀股骨头颈部，由于骨小梁的代偿性变化可出现类似良性病变的表现，股骨头、颈血供差，肿瘤组织易发生坏死、液化，表现为囊性变，以软骨母细胞瘤最易侵犯股骨头部。本病常见于 10～20 岁的青少年，男性多，以疼痛为主要症状。活动疼痛加剧。髋部病变位于股骨头骨骺中，可引起髋关节功能障碍。本病进展缓慢，可多年无明显进展，疼痛轻微，X 线片可见股骨头骨骺部或近骨骺端有一圆形或椭圆形的透亮区，为中心或偏心性生长，边缘清晰，可有硬化壁，很少有骨膜反应。肿瘤内可有斑点状或斑片状钙化阴影。

### （十）梨状肌综合征

臀部大部分神经及血管都经过坐骨大孔，梨状肌通过坐骨大孔分成上下两部分。上孔有臀上动脉、臀上静脉、臀上神经；下孔有坐骨神经、阴部神经、股后神经及臀下动静脉。当梨状肌因下肢扭伤、久站、久坐、负重物等因素使梨状肌肌膜或纤维损伤时，由于局部肿胀常波及坐骨神经，患者自觉患肢稍短，而呈轻度跛行，臀部胀痛，剧烈时伴有震动痛，有时疼痛扩散到阴部、大腿后及小腿外侧。下肢在内收内旋时局部及坐骨神经疼痛为梨状肌损伤特有体征。直腿抬高试验：患肢抬高 50°时呈阳性反应，超过 70°时反而减轻，有助于区别腰椎间盘突出和股骨头缺血性坏死。

### （十一）神经营养性骨关节病

本病又称夏科关节病，是因为脑部、脊髓及周围神经疾病引起关节深部和痛觉障碍，失去保护性反应反复受到创伤而形成。

髋关节 X 线片显示骨质疏松、骨结构破坏、股骨头坏死吸收。甚至股骨头及部分股骨颈吸收消失，关节内仅有少许模糊的游离体，股骨颈残端向外上移位，髋臼及残端股骨颈模糊，皮质骨变薄。也有的显示股骨头扁平，股骨颈短缩，密度增高，股骨颈及粗隆间有散在的囊性透光区，周边硬化增生。股骨头外移。关节间隙明显变窄，大转子下广泛葱皮样状骨膜增生，股骨上段外侧软组织内一长条状钙化。

（李红专）

# 第五节 髋关节疾病

## 一、弹响髋

**【概述】**

弹响髋是指髋关节在主动屈伸活动或行走时，髋后、外方的纤维条索状物在大转子上往复滑动而出现听得见或感觉得到的弹响或弹动。主要发病机制为阔筋膜张肌移行至髂胫束段变性增厚，屈伸髋关节时在大转子处滑过弹响。其他致病机制包括股骨大转子骨质增生或骨软骨瘤形成。

**【诊断步骤】**

**（一）病史采集要点**

1.多为青壮年罹患，女性多见。

2.一般无其他不适或仅有轻度局部酸胀感，主要症状为活动时髋部有弹响。

3.如出现疼痛，可能并发大转子滑囊炎。

**（二）体格检查要点**

1.一般情况　全身情况良好。

2.局部检查

(1)髋关节主动屈曲、内收或内旋时，触诊股骨大转子部位有增厚腱性组织的弹跳感，有时大转子部触及隆起的骨软骨瘤。

(2)并发大转子滑囊炎时可有局部触痛。

(3)长期罹患可有肌萎缩，但肌力无减退。

**（三）辅助检查要点**

1.实验室检查　一般无异常。

2.影像学检查　主要是骨盆X线检查，很少需要行CT或MRI检查，而X线检查的价值在于排除髋关节本身病变。

**【诊断对策】**

**（一）诊断要点及依据**

主要根据患者的病史、临床症状及体征确立诊断：

1.既往反复出现主动活动时髋部弹响。

2.体格检查结果是主要诊断依据，髋关节主动屈曲、内收或内旋时，触诊股骨大转子部位有增厚腱性组织的弹响，摸到或看到索状物在大转子上滑移即可确诊。

**（二）临床类型**

暂未见报道相关分型或评分系统。

(三)鉴别诊断要点

(1)臀肌筋膜挛缩症。

(2)髋关节骨关节疾病:骨盆X线检查可排除其他髋关节内病变及其他原因所致关节面粗糙摩擦而产生的弹响。

## 【治疗对策】

(一)治疗原则

以保守治疗为主,部分严重病例可手术治疗。

(二)治疗方案

1.无明显症状的轻微弹响患者或仅有活动时低调弹响,并无疼痛不适者,一般无需治疗。

2.非手术治疗:伴有疼痛或患者对弹响有精神负担时,应予适当休息、热敷、理疗、弹力绷带包扎或局部短期制动,限制屈髋运动,均为有效。用1%普鲁卡因5ml加醋酸强的松龙25mg作局部封闭,常获良效。

3.手术治疗

(1)手术指征疼痛严重、条索状物增厚明显、保守治疗无效,或大转子上有其他病变时可考虑手术治疗。

(2)手术方式

①将增厚的索状物切断或切除,直至弹响、摩擦完全消失为止;

②伴有滑囊炎时应切除大转子滑囊;

③髂胫束延长术;

④若局部骨突较大,可切除大转子突出部;

⑤其他需手术切除的病变如骨软骨瘤的手术。

## 【出院随访】

1.出院带药无特殊要求。

2.复查项目及时间周期:应对轻症病人定期复查了解保守治疗效果,根据病情进展情况决定复查期限。

## 【预后评估】

绝大多数患者预后良好。

# 二、臀肌筋膜挛缩症

## 【概述】

臀肌筋膜挛缩症是以小儿为主的臀肌纤维变性,多数病因被认为是与臀部药物注射有关,可引起髋关节外展外旋挛缩畸形。表现为异常姿势和特殊步态,严重者可导致骨盆倾斜和双下肢假性不等长,影响患儿的健康发育。

## 【诊断步骤】

(一)病史采集要点

1.多发生于儿童时期。

2.来诊患儿主诉常为:家长发现其异常坐位或下蹲姿势、步态异常、跑步慢(体育课成绩差)、发现髋部弹响。

3.有无反复接受臀部肌注药物史。有无类似疾病家族史。本人是否存在瘢痕体质。

**(二)体格检查要点**

1.一般情况 全身情况是否良好,有无影响手术耐受的合并疾病。

2.局部检查

(1)异常姿势及特殊步态。双侧病变患者站立或行走时呈"外八字"步态,跑步或上楼时明显。双下肢假性不等长者可表现为高低步态跛行。坐位时双膝分开不能靠拢。

(2)中立位屈髋一般<40°,要外展外旋才能完成屈髋动作。

(3)部分患者下蹲位在臀部外上方可见皮肤凹陷成沟状,皮下可扪及坚韧的条索样物,向下延伸至股骨大转子.屈伸髋关节时,该条索物在大转子表面前后滑动并产生弹响。

(4)由于臀大肌上部肌纤维挛缩,肌肉体积减小,相对显出臀部尖削的外形,即所谓的"尖臀"征。

(5)测量双下肢长度。

3.特殊检查

(1)并腿屈髋试验屈髋过程中双膝必须分开作向外"划圈"动作,屈髋后呈"蛙式"位。

(2)坐位交腿试验(患儿坐位,嘱其在膝上交叉双腿,能完成者为阴性;反之为阳性)和并腿屈髋试验(患儿平卧,检查者将其双下肢伸直并拢,直腿屈髋,若屈髋>80°者为阴性;屈髋<60°,再强行屈髋时见患儿臀部离床,即为阳性)均为阳性。

(3)Ober 氏征阳性。

(4)双下肢假性不等长者可有 Allis 征阳性。

## (三)辅助检查要点

1.实验室检查 术前常规检查,除外全身性疾病或其他不能耐受手术的情况。

2.影像学检查 主要是骨盆 X 线检查,很少需要行 CT 或 MRI 检查。

(1)X 线:可表现为颈干角增大,CE 角增大,股骨上端外展外旋,髂骨高宽比和髋臼指数变小,大转子骨骺肥大,脊柱侧突,髂骨致密线形成等,骨盆倾斜常可见到;了解有无合并股骨头缺血坏死并可与先天性髋关节脱位、先天性骨骼发育异常等疾病鉴别。

(2)CT:早期可有肌间隙模糊,肌肉密度减低;后期可出现肌肉体积缩小、密度增高,肌间隙增宽。

(3)MRI:臀大肌、臀中肌、臀小肌不同程度地萎缩变薄,重的甚至臀中、小肌消失,肌间隔明显增宽,形态不规则,能直接观察到纤维条索的部位、范围和深度等。

## 【诊断对策】

**(一)诊断要点及依据**

主要根据患者的病史、临床症状及体征确立诊断。

1.既往反复接受臀部药物注射病史。

2.发现异常坐位或下蹲姿势、步态异常,或发现髋部弹响,病史一般不长。

3.体格检查结果是主要诊断依据,包括"外八字"步态、高低步态、坐位时双膝分开不能靠拢、中立位屈髋受限、臀部皮下可扪及坚韧的条索样物、屈伸髋关节时产生弹响、“划圈”征、屈髋后呈“蛙式”位、坐位交腿试验阳性、并腿屈髋试验阳性、Ober 氏征阳性等。

4.影像学检查可有辅助诊断价值。

**(二)临床类型**

可根据患者症状、体征的轻重分为三级。

1.Ⅰ度:同时屈髋、屈膝 90°时,强力内收,双膝可以并拢,但坐位交腿试验仍为阳性。尖臀畸形不明显。Ober 征弱阳性。Ⅰ度又可分为两个亚型,即ⅠA 和ⅠB。ⅠA(较轻),屈髋、屈膝 90°坐位时,强力髋内收,勉强能跷“二郎腿”;ⅠB(较重),强力收髋也无法完成坐位交腿试验。

2.Ⅱ度生活能自理,行走时可不表现出“八字步”,但上下楼或跑步时“八字步”明显。同时屈膝、屈髋 90°,双膝无法并拢,坐位交腿试验阳性。臀部外上方塌陷,有明显“尖臀”畸形,Ober 氏征阳性。

3.Ⅲ度行走时呈明显的“八字步”,跑步困难,难以自己穿上裤袜,下蹲时髋关节被迫强力外展外旋,呈“蛙式”位。Ober 氏征强阳性,髋关节必须在强力极度外展位,才能同时屈膝、屈髋达 90°。臀部萎缩明显,有严重的“尖臀”征。骨盆变窄、变长,股骨颈干角增大。

**(三)鉴别诊断要点**

本症的诊断应与脊髓灰质炎后遗症、先天性骨骼发育异常、骨骺损伤及单侧先天性髋关节脱位等疾病相鉴别。

1.*弹响髋*　以弹响为主要表现,但无屈髋时内收受限,坐位交腿试验及并腿屈髋试验均为阴性。

2.*先天性髋关节脱位*　无反复臀部肌注用药史,中立位一般无屈髋受限,局部无髋部索带及弹响,双下肢真性不等长,X 线检查可确诊。

3.*骨骺损伤*　有创伤史而无反复臀部肌注用药史,局部疼痛及触痛表现明显,却无髋部索带及弹响体征,X 线检查可明确诊断。

4.*髂胫束挛缩症*　体表扪及索带位置较低较前,髋关节表现为屈曲、外展、外旋,膝关节屈曲外翻,可伴有其他畸形存在。

5.*先天性骨骼发育异常*　可有其他部位畸形存在,体查时一般表现为双下肢真性不等长,影像学检查可确诊。

6.*脊髓灰质炎后遗症*　有相应传染病史,肌肉萎缩的同时存在肌力改变,肌电图检查可有阳性发现。

## 【治疗对策】

**(一)治疗原则**

以手术治疗为主,彻底松解挛缩组织,配合术后有效功能锻炼,恢复髋关节正常活动范围。

**(二)治疗方案**

1.*非手术治疗*　包括手法按摩或理疗、并膝下蹲练习,或作以下练习:屈膝侧卧,被动压迫膝关节外侧使大腿内收,但其效果极其有限。即使应用,特别是儿童患者,若短期内无明显改善即应诉诸手术。

2.手术治疗

(1)手术指征确诊后，排除其他不能耐受手术的全身疾病即可手术。

(2)手术时机本症一旦确诊，宜尽快手术，以免继发骨节的病变。实践已证明非手术治疗疗效极其有限。

(3)手术方式

①手术名称：臀肌筋膜挛缩松解术。具体包括对臀大肌、臀筋膜挛缩纤维索带的切除，对臀中、小肌挛缩带的"Z"型延长术，必要时还要切断挛缩的外旋肌群乃至关节囊。

②目的：将纤维索带完全切除和对所有挛缩组织的彻底松解，去除限制髋关节于中立位屈曲的因素、纠正髋外旋、外展畸形。

③原理：本症特殊体征多数认为是因臀大肌纤维化挛缩之故。臀大肌主要功能是后伸、外旋髋关节。此外当髋关节于伸直位时，该肌位于髋关节矢状运动轴的下方，可辅助内收；而当髋关节于屈曲位时，该肌又位于髋关节矢状轴的上方，可辅助外展。故臀大肌挛缩时，髋关节于中立位的屈曲便受到限制，而只有在外旋外展位放松挛缩的肌纤维后才能完成屈髋动作。此外，臀中(小)肌起于臀后线及臀前线以前的髂骨臀面、髂嵴外唇及其表面的臀筋膜，止于股骨大转子的上面及外侧。该肌纤维越过髋关节时位于关节运动轴的后外侧，故除能使髋关节外展，其后部纤维还能使髋后伸和外旋。髋关节越屈曲，臀中(小)肌后部纤维就越紧张，使髋外展外旋的作用就越强。因此，臀中(小)肌的挛缩，同样会导致髋外旋、外展畸形和中立位的屈曲障碍。反之，对上述挛缩组织的松解能解除限制髋关节于中立位屈曲的因素、矫正髋外旋、外展畸形。

④手术方法：手术选择侧卧位；双侧患者一侧手术结束后变换体位，再进行另一侧手术。

手术切口位于髂后上棘与大转子连线中下 1/2～1/3 处。

切除一段臀筋膜、臀大肌及阔筋膜张肌的挛缩带，对挛缩的臀中(小)肌组织行"Z"型切断延长，松解其他深层挛缩组织。尤其对假性肢体延长的一侧松解更完全，直至术中检查髋关节于伸直位及所有屈曲位置下均能内收，不存在弹跳或弹响，Ober 氏征阴性，且在屈髋各个位置时手术切口内均触不到紧张的索状组织。

术野留置引流，关闭切口时只缝合浅筋膜及皮肤。

亦可选择在关节镜下以射频气化电极松解切断挛缩条索样组织。

⑤术中关键环节：手术中除要将浅层臀大肌及筋膜的纤维索带切断(纤维板状瘢痕组织应完全切除)外，还要将深层的一切挛缩组织予以彻底地松解，包括切断臀中(小)肌的挛缩纤维，近止点处切断髋外旋肌和切开挛缩纤维，切开挛缩的后关节囊(注意保护好坐骨神经)，必要时还要在大转子上缘切断髂胫束。

务必于手术台上即要达到满意的松解效果，不要残留部分挛缩的肌筋膜组织，而寄希望于术后的物理治疗和功能锻炼。

臀中、小肌肌腹较小，且是骨盆稳定的重要因素，当挛缩范围超过该肌的 1/3 时，则应行"Z"型切断延长，避免术后出现摇摆步态。臀中肌位置深在，作臀肌松解时容易疏漏，导致术后疗效欠佳。

(4)主要术中并发症的预防与处理

坐骨神经损伤：为本症最严重的手术并发症，一旦发生，预后不佳。主要避免方法是注意术中尽量细心操作，特别是一些重症患者，在处理臀后挛缩纤维束时，应在直视下松解，谨慎分离组织，禁忌用剪刀伸进切口盲目切割。必要时可先找到并游离出一段坐骨神经，同时减少电刀的使用。万一意外损伤，须立即进行修复。

臀上动脉损伤：注意仔细操作避免损伤。如损伤则应注意彻底结扎止血。

(5)手术方式评价及选择：不同术式的优缺点、适应范围、临床分型与治疗选择。

总体而言，传统手术能做到较彻底的松解，术后疗效确切，且对于深层组织如臀中、小肌挛缩，必须进行“Z”型切断延长，这在微创手术中较难完成；而关节镜下手术的价值在于减少手术创伤及术后组织反应，促进术后早期功能锻炼和康复，手术医师必须具备一定的关节镜手术基础，相对较适用于一些轻至中度挛缩的病例。

**【术前准备】**

1.入院后检查项目：常规入院实验室检查、骨盆 X 线片等。

2.术前专科准备事项无特殊。

**【带后观察及处理】**

**(一)术后一般处理**

1.体位采用双下肢并拢，屈髋 45°～60°、屈膝 30°～45°位短期固定(可用宽绷带在膝、踝处将双下肢绑在一起，膝下垫软枕)，既利于伤口渗液的引流，更有助于矫正术前畸形。

2.引流常规术野引流。

3.功能活动上述体位卧床 3 天，然后下地作功能锻炼，包括踩直线行走，并膝下蹲练习，跷二郎腿坐立，对于下肢假性不等长的病例应特别注意作站立位的摆动髋部锻炼，幅度在短的肢体侧宜加大。

**(二)术后专科处理**

下肢假性不等长的病例中下肢长度差别在 3cm 以上者术后宜作下肢皮肤牵引。

**(三)术后并发症的观察与处理**

1.伤口局部血肿形成及继发伤口愈合不良挛缩组织切除后残留死腔较大，容易引起血肿形成乃至继发感染，故松解完毕后应反复以生理盐水冲洗术野，彻底止血，充分引流。经积极换药及引流均可恢复。

(2)术后髋关节不稳及髋关节外展无力：与重症患者术中广泛松解挛缩组织有关，须注意在臀中肌、髂胫束等重要肌束的松解过程中不要单纯作切断，而应代之以延长术式。若出现此并发症除上述锻炼方式外，也应加强髋外旋、外展等动作的练习。

(3)术后复发多因术中挛缩组织松解不彻底引起，故需强调术中即达到屈髋时内收功能的恢复及 Ober 氏征(－)。此外，复发也跟部分患儿因术后疼痛而未积极配合锻炼有关，故术后可应用包括硬外镇痛在内的有效止痛治疗，提高患者对术后康复锻炼的依从性。

## 【疗效评价】

### （一）国际常用疗效评价标准介绍

可参照俞辉国等提出的标准。

| 项目 | 优 | 良 | 差 |
|---|---|---|---|
| 步态 | 正常 | 明显改善 | 无改善 |
| 弹跳感 | 消失 | 消失 | 存在 |
| 并膝下蹲试验 | － | － | ＋ |
| 搭腿试验 | － | － | ＋ |
| 屈髋时髋内收度 | 大于20° | 0～20° | 小于0° |

### （二）各种治疗方法的疗效

非手术疗法有效性可疑，手术治疗只要术中松解彻底，配合术后有效的功能锻炼，绝大多数患者均能恢复正常步态及髋关节活动。

## 【出院随访】

1.出院带药无特殊要求。

2.注意事项　坚持于出院后按上述“功能活动”部分介绍方法继续锻炼3～4个月。

3.复查项目及时间周期　术后每月返院复查一次，检查功能锻炼情况及有无出现复发，至术后一年。复查项目包括：

（1）原有异常姿势及步态有无再次出现。

（2）有无纤维索带在髋部再次出现。

（3）髋部有无再发弹响。

（4）髋关节于中立位屈曲的情况。

（5）屈髋时内收情况。

（6）Ober氏征。

（7）原有双下肢不等长或已出现继发骨骼畸形者应复查骨盆X线片。

4.随访规范化　该病只要手术得当，一般预后良好，一般半年至一年完全恢复正常步态，且其后罕见再发病例，故暂未提出长期跟踪随访计划。

## 【预后评估】

绝大多数患者预后良好。

部分重症患者因术中松解广泛，术后会遗留一定程度肌力不全，经锻炼后可获恢复。部分延误治疗的大龄患儿手术后下肢的假性不等长不能完全纠正。

（郭瑞峰）

# 第六节 膝部疾病

## 一、半月板损伤与疾病

### （一）半月板损伤

半月板损伤是膝部最常见的损伤之一，多见于青壮年，男性多于女性。国外报道内、外侧半月板损伤之比为4～5∶1，而国内报道相反，其比例为1∶2.5。

**【损伤机制】**

半月板承受膝关节的部分应力，具有一定的移动性，随着膝关节的运动而改变其位置与形态。最易受损伤的姿势是膝关节由屈曲位向伸直位运动，同时伴旋转。膝关节在半屈曲位时，关节周围的肌肉和韧带都较松弛，关节不稳定，可发生内收外展和旋转活动，容易造成半月板损伤。膝半屈曲外展位，内侧半月板向膝关节中央和后侧移位，如同时股骨下端骤然内旋，半月板即被拉入股骨内髁和胫骨平台之间，由于旋转力和挤压，都会使半月板破裂。当膝半屈曲位和内收时，股骨猛力外旋，外侧半月板也会破裂，跑步改变方向，受到损伤的机会常是运动中。另外，当膝关节交叉韧带断裂，特别是前交叉韧带断裂，病人在运动时经常会出现膝关节的错动，其剪切应力作用于半月板，容易造成半月板损伤，特别是内侧半月板后角损伤。除外力之外，半月板自身的改变也是破裂的重要原因，如半月板囊肿形成，或原先就有半月板疾病存在，轻微损伤即可使半月板损伤，半月板的先天畸形，尤其是外侧盘状半月板退变和损伤的倾向。半月板损伤可发生在外侧、内侧或内外两侧。我国外侧半月板损伤多见，与欧美不同，这可能与国人外侧盘状软骨多发有关。

**【分型】**

依据半月板损伤的形状、部位、大小和稳定性，分为退变型、水平型、放射型、纵型（垂直型）、横型、前后角撕裂型、边缘型和混合型

1.退变型　多发生在40岁以上，常伴有X线片示关节间隙变窄，难以辨别其症状来源于退变或半月板病变。

2.水平型　多自半月板游离缘向滑膜缘呈现水平撕裂，形成上、下两层。其症状常由其中一层在关节间隙中滑动而引起。

3.放射型　又分斜型和鸟嘴型，常使沿周缘走向排列的环形纤维断裂，当此放射裂或斜裂延伸至滑膜时，则半月板的延展作用完全丧失，大大影响到载荷的正常传导。

4.纵型　又分垂直型和桶柄型，可以是全层的，也可以仅涉及股骨面或胫骨面，多靠近后角，如其纵长＞1.5cm为不稳定者，即“桶柄”，易向中间滑动，常与前交叉韧带断裂合并发生。

5.横型　自游离缘横向断裂，多位于体部，如伸至滑膜缘，则环形纤维完全断裂。

6.前后角撕裂型　易进而变为部分边缘。

7.边缘撕裂型　前后角完整,游离的半月板可滑至髁间窝形成交锁,常合并前交叉韧带断裂。

8.混合型　上述两种类型以上兼而有之。

**【临床表现】**

多见于青壮年、运动员和矿工。详细了解病史与认真的临床检查对半月板损伤的诊断有同等重要意义。

1.症状　半数以上的病例有膝关节“扭伤”史,伴有膝关节肿胀、疼痛和功能障碍。疼痛是常见的表现,通常局限于半月板损伤侧,个别外侧半月板撕裂可伴内侧疼痛,有的病人自觉关节内有响声和撕裂感,膝关节不能完全伸直。膝部广泛的疼痛者,多与积液或关节积血使滑膜膨胀有关,这种疼痛可逐渐减轻,但不能消失。肿胀见于绝大多数病人,损伤初期肿胀严重,随时间的推移,肿胀逐渐消退,以后发作肿胀减轻。即使没有积液和没有肿胀史,也应慎重考虑诊断半月板损伤。有的病人,由于半月板被嵌夹住和突然疼痛,引起股四头肌反射性抑制,发生膝关节松动或膝软。病人在走平路或下楼梯时,膝关节屈曲位负荷增加时,半月板后角易被夹住,常出现弹拨发作。“交锁”现象见于部分病人乃因半月板部分撕裂所致,常常是撕裂的桶柄部分夹在股骨髁前面,膝关节突然不能伸直,但常可屈曲,自行或他人协助将患肢在膝旋转摇摆后,突然弹响或弹跳,然后恢复,即“解锁”。久病者患肢肌肉,特别是股四头肌逐渐萎缩。半月板瓣可被卷入股骨髁的侧沟内,具有游离体的一些性质。多数病人走路时有关节不稳定或滑落感,尤其在上下楼梯或行走于高低不平的路面上,但这并非为半月板损伤独有的症状。

2.体征　肿胀、压痛和股四头肌萎缩是常见的现象。肿胀多半由于积液,并局限在滑膜腔内呈特有的表现。广泛的肿胀是由于关节周围组织受累,产生水肿和出血的结果。积液久者,则滑膜增厚。少量积液时通过抚平内侧沟的液体,呈现空虚状,压迫髌上窝或由下向上挤压关节的外侧,可产生小的可见的液波。大量积液时,浮髌试验表现为阳性,容易看到在髌骨下有横跨性波动。压痛可局限在外侧或内侧关节缝隙或膝眼部与半月板损伤部位有关。关节积液时有广泛的压痛。股四头肌萎缩系由于疼痛限制膝部活动,特别是伸直受限时萎缩明显,这种萎缩在股内侧肌最易看到。患膝常有轻度活动受限,膝关节不能完全伸直,被动伸展时可引起疼痛。

(1)被动过伸和过屈痛,做过伸试验时,一手托足跟,一手置胫骨上端前方向后压。做过屈试验时一手持踝部,用力后推,使足跟尽量靠近臀部;此试验还可将足控制在外或内旋位检查,如出现疼痛,提示可能分别为半月板前角或后角损伤。

(2)麦氏试验:又称旋转挤压试验,是检查半月板有无损伤最常用的方法,尽管对其检查方法和意义的看法不尽相同,一般认为如检查过程中将膝关节充分屈曲,外展外旋小腿或内收内旋小腿,出现疼痛、弹动感或咔嗒声,分别提示外侧和内侧半月板有损伤的可能,若发生在膝近全屈位为后角损伤,发生在接近伸直位为前角损伤。此试验记录应为:内收(外展)内(外)旋位自屈而伸至××位,外(内)侧出现××及××。以供分析判断。McMurray 试验阳性,弹响位于间隙是半月板撕裂的辅助证据,但该试验阴性也不能排除半月板撕裂。

(3)研磨试验:病人俯卧屈膝 90°,通过胫骨长轴保持压力下,左右旋转胫骨,如病人有研磨感,有时引起疼痛,表明为半月板损伤。

(4)侧方挤压试验：嘱病人患膝伸直，检查者站在病人患侧，将两手分别置病人患肢膝、小腿下端相对侧，向相反方向加压，如被挤压关节间隙有疼痛，可能有半月板损伤。

**【辅助检查】**

1.X线片　对半月板损伤很少有肯定性的意义，主要价值是：①除外骨软骨损伤、剥脱性骨软骨炎、游离体、骨肿瘤和应力性骨折；②检查骨性关节炎的严重程度，有助于选择治疗方案。如骨性关节炎较严重的膝关节一般不宜手术。

2.关节造影　是一种有创性检查，其阳性率较现在的核磁共振(MRI)检查低，这种方法在临床上应用越来越少。

3.MRI检查　MRI的诊断价值已被公认，半月板损伤的确诊率可达90%～95%，特别是急性期。在MRI图像上，正常半月板都是低信号的结构，如果半月板内有与关节相通的高信号征象，可能是半月板损伤的表现。建议外伤后膝关节肿胀病人早期行MRI检查，及早发现半月板损伤，为修复半月板创造条件。

4.膝关节镜　问世以来，成为一种检查及治疗膝关节某些疾病的有效方法，尤其是对半月板损伤有着较高的准确率，可直观地了解半月板损伤的类型，同时在关节镜下进行半月板缝合、成形等治疗，从而使关节镜检查的适应证大大拓宽。

**【诊断】**

根据临床表现，体征及结合辅助检查结果等诊断并不困难。

**【鉴别诊断】**

1.侧副韧带损伤　当应力作用于损伤的韧带时出现疼痛，有压痛但疼痛的范围不局限于关节线上，韧带两端的骨附着点压痛更明显。

2.膝部滑囊炎　在膝关节内侧韧带的浅层和深层之间有多个滑囊，发炎时可出现疼痛。与半月板损伤的鉴别方法是向滑囊内注氢化可的松，滑膜炎的症状常得以缓解或消除。

3.髌骨疾病　髌骨软化、髌骨对线不良和退化性关节炎，常有髌前部疼痛，髌下区有较局限性压痛，研髌试验阳性，髌骨外缘压痛等。

4.关节游离体　关节内游离体可发生与半月板损伤相同的交锁症状，但应用X线片不难鉴别。

5.滑膜皱襞综合征　髌内侧滑膜皱襞有时会引起膝关节交锁的症状，与半月板损伤出现的交锁类似，其鉴别点为屈膝20°～30°时髌骨内下方压痛明显。

**【治疗原则】**

早期手术，尽量保全半月板，半月板成形优于切除。

**【非手术治疗】**

不伴有其他病变的不完全半月板撕裂或小的(5mm)稳定的边缘撕裂，发生于半月板边缘有血管供应部分的稳定的垂直纵裂常可自然愈合。应用长腿石膏或膝关节固定器固定伸膝位4～6周，当病人恢复对石膏(或固定器)内肢体的主动控制时，允许病人扶拐杖负重，多能治愈。在固定期间嘱病人行股四头肌锻炼，有助于病人康复，促进关节积液的吸收。

**【手术治疗】**

1.适应证　①非手术治疗无效，包括改变运动方式和习惯，药物和康复治疗；②半月板损伤的症状影响日常生活、工作或运动；③阳性的临床体征，包括 McMurraytest 阳性，关节线压痛等；④呈交锁状态或经常发生交锁；⑤合并有交叉韧带损伤病人。

2.禁忌证　损伤严重的半月板经过较长岁月，其本身已变性，对关节软骨造成较严重的磨损破坏，或关节有明显的退行性改变，除非严重症状确系半月板损伤所致，应慎用半月板切除术，否则将可能使症状加重；如膝部皮肤有擦伤或体内有感染灶者，应延期手术。

3.术前准备　对股四头肌萎缩明显的病人，术前嘱其积极锻炼股四头肌。

4.术式选择

(1)半月板全切除术：鉴于半月板的功能非常重要，尽量不将半月板完全切除，因其完全切除后的效果往往早期满意，若干年后由于关节退行性病变，膝关节不稳定及慢性滑膜炎满意率逐渐下降，半月板完全切除仅适用于半月板实质部严重损伤而不能愈合者，其碎裂严重造成膝关节严重的功能紊乱者。半月板全切除，可采用的切口有多种，常用的前外或前内斜行切口，对内侧间隙较窄，切除完整的内侧半月板有困难时应加用内侧副韧带后缘纵向切口，如此较易分离半月板后角。外侧半月板切除应注意保护勿伤腘肌腱。半月板切除后，应依次检查关节内的软骨关节面、交叉韧带是否正常，有无游离的组织碎屑，如有反复冲洗，彻底清除。

(2)部分半月板切除术：适用于桶柄状破裂、纵行破裂或横行破裂。只切除撕裂的中央部分，留下较稳定的周围半月板袖或边缘，对胫股关节起明显的稳定作用。如果半月板的中央部撕裂进入髁间窝，先横行切断中央部与周围部分在前面的连接，然后钳住中央部前端，拉向髁间窝中，在直视下切断中央部与半月板后角的连接。

(3)半月板修复术：半月板修复的标准有：①超过 1cm 的全层纵裂；②撕裂位置在靠近半月板滑膜缘的 3～4mm；③撕裂的半月板不稳定；④准备缝合的半月板质地良好；⑤膝关节的稳定性好，或者已经进行了韧带重建手术。如果符合上述标准，就可以采用以下的方法修复：①开放式；②关节镜下全内缝合；③关节镜下自外而内式；④关节镜下自内而外式。缝合的方式有垂直褥式、垂直分层式、水平褥式、结式等。

(4)异体半月板移植：适用于半月板切除后的年轻病人，无明显骨性关节炎发生者。由于半月板大小配型及其愈合问题，目前在国内也只有少数几家医院在临床开展，例数不多。临床效果有待长期观察。

目前许多基层医院都已有膝关节镜，膝关节半月板损伤早期最好在关节镜下检查，并进行相应的微创治疗，病人恢复及治疗效果较好。

**【术后处理】**

1.术后用大棉垫加压包扎膝部和大腿，患腿抬高，2d 后解除包扎。

2.麻醉过后即开始股四头肌收缩锻炼，负重直腿抬高，术后 2～3d 就可扶拐负重行走，尽快恢复病人独立行走。

3.半月板修复术者，用长腿石膏或膝关节固定器固定膝关节于伸直位 4～6 周，在固定期内行股四头肌等长锻炼，去除外固定后加强关节功能锻炼，逐步增加负重，8～10 周后完全负重。

**【主要并发症】**

1.关节积液　可因操作粗暴、止血不彻底或术后下地负重活动太早引起。一般加强股四头肌抗阻力等张收缩，避免伸屈膝活动，晚负重即可消退。如积液较多，可在严格无菌操作下抽出液体后用弹力绷带加压包扎。

2.关节积血　多见于外侧半月板切除术中损伤膝外下动脉所致，或因膝部包扎过紧、静脉回流受阻引起。未凝固的血可抽出，凝固的血块要切开清除，结扎止血。

3.关节感染　一旦感染后果严重，其原因可为操作不当或体内有感染灶。处理的方法是早期在全身应用抗生素的同时，关节镜下关节冲洗。晚期病人需切开排脓或关节镜下冲洗，冲洗干净后并置管用含抗生素的溶液冲洗。下肢制动，待感染消退后再开始活动。

4.关节不稳和疼痛　多因股四头肌萎缩引起。一般通过股四头肌锻炼和物理疗法可好转。

5.神经疼痛　常见内侧半月板手术后，损伤隐神经髌下支产生神经瘤引起，明确后切除瘤体症状即可消失。

## 二、半月板疾病

1.半月板囊肿　半月板囊肿由 Ebner(1940)首先报道，其实质为半月板内的囊性改变，多见于半月板边缘，也可见于半月板内。好发于男性青壮年。

**【病因】**

关于形成原因有以下几种说法。

1.创伤造成半月板组织内的挫伤和积血，从而导致黏液样退变。

2.随年龄发生的退变造成局部坏死和黏液退变成为囊肿。

3.半月板组织内形成的滑膜细胞包涵体或组织化生细胞分泌黏液导致囊肿形成。

4.滑膜细胞经纤维软骨的微小撕裂移位到半月板内，导致酸性黏多糖蛋白分泌，形成半月板囊肿的内容物。首先在无血管区内出现较小的囊肿，以后由于关节活动滑膜液抽吸的泵作用，结果使小囊肿向膝关节周围移行，较多的液体进入囊肿使体积不断增大。

**【临床表现】**

半月板囊肿的主要症状是慢性关节疼痛，有的像牙咬样疼痛，活动时加重，有的夜间疼痛。多数病人在关节间隙能见到明显的肿块，一般伸膝时增大，屈膝则变小，甚至消失。囊肿存在和增大，损害了半月板的活动性，增加了半月板的撕裂机会，当囊肿伴有半月板撕裂的特征，可出现交锁、咔嗒声、打软腿和弹响等典型的半月板撕裂症状。

**【辅助检查】**

部分病人在 X 线片上显示有骨性压迹。膝关节 MRI 可清楚显示半月板囊肿部位及大小，表现为半月板边缘有 $T_2$ 高信号囊性包块，多合并有半月板损伤信号改变。

**【鉴别诊断】**

半月板囊肿应注意与边缘性外生骨疣和横跨关节线上的半月板瓣相鉴别，因三者呈现类似的体征。有时易与关节周围其他囊肿(如滑囊和腱鞘囊肿)相混淆。

**【治疗】**

许多早期囊肿可反复出现，其疼痛呈间断性者，可予观察，无特殊处理，如症状转为持续性则应手术切除囊肿，早期病人，最好术前施行关节镜检查，如半月板无撕裂和退变，表面及关节囊附着处正常者，可将关节囊做一小切口，将囊肿小心地解剖出来并切除之。如果囊肿已进入半月板，并有撕裂者，探明半月板撕裂的情况，行半月板部分切除和半月板囊肿减压术，对半月板有放射状撕裂，将其修剪至稳定的边缘。如果撕裂为稳定的水平撕裂，在轻轻修整上叶后仅切除下叶，从外面挤压囊肿可能把囊肿内容物挤入关节内，使囊肿减压。单纯切除囊肿，可使膝关节功能康复顺利，康复期短。保留半月板，可避免或延缓骨关节炎的形成。对半月板实质确有多发裂隙状撕裂者，整个半月板连同囊肿一并切除。

2.盘状软骨　盘状软骨是指半月板的形态发生异常，不同地区或种族之间盘状软骨发病率差异很大，在国外报道中发病率很低，不到1%。但在我国、韩国和日本则发生率很高，约占半月板手术数的26%～50%。男性多于女性，为2～7∶1。发病多为青壮年，左右两膝发病率相近，不少双侧同时发病，多见于外侧，内侧罕见。

**【病因】**

盘状软骨的病因尚不清楚。有的学者认为盘状软骨系膝关节胎生软骨盘发育障碍的遗迹，半月板系股骨和胫骨中胚叶细胞分化而成。胎生时期，膝关节内外软骨板相连成盘状。在胎儿发育过程中，软骨板的中央部分逐渐吸收，形成典型的半月板，如某种原因，这种生理吸收过程中断，就造成盘状软骨。但近些年来国内外有的学者对胎儿半月板的观察得出与以上相反结论，即在胚胎发育早期，内外侧半月板即呈现典型半月板形状，并未见盘状软骨，但在尸体解剖和临床病案资料中却有盘状软骨存在，因此，提出盘状软骨可能是出生后在幼儿时期逐渐发育形成的。其真正的病因，尚待进一步研究。

**【分型】**

盘状软骨可有圆形、方形、盘形、肾形等不同的形状，大致分为3型。

Ⅰ型：完全为圆盘状或方形，厚而大，内侧部分存在，有时厚达8mm，盘的外缘和内侧厚度相差很少。整个股骨和胫骨平台相隔开。

Ⅱ型：亦呈盘状，半月板的边缘肥厚，内侧较薄。内侧游离缘有双凹陷的切迹，两凹陷之间有一凸出朝向关节中心。

Ⅲ型：在结构方面前后宽窄与正常半月板相接近，只是中央部分较薄。

**【临床表现】**

盘状软骨较正常半月板宽大而厚，表面不光滑，边缘附着坚固，因而在关节内活动受限，在活动过程中各种应力的作用下，极易受伤，发生磨损，变性或撕裂，故临床上约1/3的病人并无外伤史。盘状软骨不一定都有症状，症状的出现多见于青壮年，但儿童不罕见。最常见的膝关节症状和体征如下：

1.关节弹拨　系膝关节盘状软骨特异性体征，出现率高达95%，对诊断有决定性的意义，卧床屈伸膝关节可以出现清晰的响声，伸膝比屈膝更为明显，并可看到关节跳动，小腿旋转，如外侧盘状软骨伸膝至20°左右位时呈外展外旋，屈膝在120°左右位时相反。关节弹拨并不一定伴明显的疼痛，其发生的机制可能是因盘状软骨表面不平，上有嵴形隆起，或盘状软骨本身撕裂所致裂隙或重叠，膝关节屈曲活动股骨髁在其上滑行所致，或因盘状软骨松动，被股骨髁压其边缘发生滑跳。在做关节弹拨时，由于宽厚的盘状软骨被股骨髁挤压的原因，屈膝时可用手触知或见到盘状软骨向前方突出，伸膝时软骨缩回，或向腘窝内突出。这一征象系只有盘状软骨独有，可借此与半月板损伤相鉴别。

2.重力试验阳性　膝关节的侧方重力试验，对盘状软骨也有显著的诊断价值。如病人侧卧，患腿在下，使小腿悬于床边外，做伸屈膝活动，出现明显的弹响，改另一侧侧卧，使膝内侧向床面，再做伸屈膝关节，不出现弹响或弹响变小，为重力试验阳性。

3.持续性的关节交锁　仅有40%病人有交锁病史，交锁多发生在恒定的方位，且能自行解锁，如果盘状软骨磨损或纵行破裂，损伤的盘状软骨阻止股骨髁的活动，造成交锁，由于盘状软骨厚而宽，不易解除，致膝关节长期的伸展活动受限。

4.其他表现　盘状软骨的病人，膝关节内疼痛的发生率为100%，关节间隙可有压痛，尤其软骨边缘及前角最为明显，1/3的病人有踩空或关节不稳感，有外伤史者早期有关节肿胀。病程较长的病人常有股四头肌萎缩。约20%的病人伸直受限，20%过伸痛和全屈痛，75%的有关节间隙压痛，90%的研磨试验和侧方挤压试验阳性。

**【辅助检查】**

1.膝关节X线片可见患侧间隙增宽，胫骨平台和股骨髁边缘骨质增生，腓骨小头位置比正常的稍高。

2.MRI检查发现外侧半月板在所有层面都不出现三角形半月板，并有损伤信号。

3.膝关节镜检查可以看到盘状软骨，有时也能发现其表面的撕裂。

**【诊断】**

盘状软骨的临床表现典型者，较易确诊，主要应与半月板损伤相鉴别。

**【治疗】**

对盘状软骨诊断确定后，唯一可靠的治疗方法是早期手术，施行全切除或部分切除盘状软骨，以解除关节活动障碍，预防和减少创伤性关节炎的发生，手术可通过切开关节或在关节镜监视下进行，手术步骤及术前术后的处理与半月板切除基本相同。

20世纪80年代以来，盘状软骨改形术已渐推广普及，即将盘状软骨修改为近似正常半月板形态，这不仅能消除盘状软骨所产生的症状和体征，更重要的是保存了半月板传导载荷的功能，使膝关节的生物力学状态接近了正常状态，能防止晚期退行性变。

对盘状软骨部分切除者长期疗效，各家报道不一，这可能与盘状软骨的病理改变特点、手术适应证的选择及技术水平有关。对盘状软骨全切除者，术后应加强股四头肌锻炼，以防由于外侧副韧带松弛而影响膝关节的稳定性。

## 二、髌股关节疾病

### （一）髌骨不稳定

**【分型】**

髌骨是人体最大的籽骨，是伸膝装置的重要组成部分，其生理功能主要是传递并加强股四头肌的力量，维持膝关节的稳定，保护股骨关节面。髌骨的稳定性依靠髌骨股骨髁的几何形状，周围关节囊、韧带及髌韧带的静力性平衡和股四头肌内外侧力量的动力性平衡，当外伤、先天性或后天性疾病使平衡受到破坏时，髌骨可偏离正常位置，发生脱位或半脱位，或倾斜。髌骨脱位是指髌骨完全脱出股骨髁间沟，髌骨体一般滑移到股骨外髁的外侧。半脱位的髌骨没有完全脱离股骨髁间沟，髌骨嵴脱离股骨髁间沟底部向外移，髌骨外缘一般滑出股骨外髁边缘之外。髌骨移动可分为上、下、内、外方向，由于膝关节生物力学的特点，临床上以外侧移位最常见，而且常易复发，称为复发性脱位(半脱位)或滑动髌骨。文献上报道导致髌骨脱位或半脱位的因素多种，大致分型如下。

1.按髌骨形态分型

(1)髌骨对线不良：不论是软组织还是骨结构异常，均会导致髌骨对线不良。软组织异常，包括韧带松弛、髂胫束异常多半附着在髌骨外侧、股内侧肌萎缩、股外侧肌肥大、髌外侧支持结构挛缩、髌骨外侧膨大，向外牵拉髌骨、髌韧带止点偏外、外伤致内侧支持带，特别是近年来提出的内侧髌骨股骨韧带(MPFL)损伤修复不佳等；骨结构异常，包括胫骨结节偏外，Q 角＞15°、股骨颈前倾或股骨内旋、股骨髁间窝的形态异常、外髁发育不全、较正常稍低、膝外翻、胫骨外旋、膝反屈等。

(2)髌骨形态变异：如果髌骨内侧面较小而呈凸形或髌骨半月形两个面相互形成的角度为锐角，出现髌骨脱位的倾向较大。

(3)高位髌骨：高位髌骨为复发性髌骨脱位或半脱位的重要因素已得到证实，约有 50％的病人存在高位髌骨。

2.按脱位状况分型

(1)复发性髌骨脱位：创伤性髌骨脱位后，部分病人可因外力发生再脱位，最终仅因轻度扭转或牵拉即可脱位。女孩多见，可能是由于韧带过度松弛所致。多半有明显家族史，双侧发病者约占 1/3。单侧脱位者左右发生率相等，好发年龄 15～17 岁。

(2)习惯性髌骨脱位：在膝关节屈曲或伸直时，所有膝关节屈伸活动中，髌骨均可脱位。发生习惯性髌骨脱位的因素有：①胫骨外旋；②膝反张；③高位髌骨；④股骨髁和髌骨发育不良。

(3)持久性髌骨脱位：在膝关节伸直和屈曲的整个活动范围髌骨始终处于脱位状态。又分为先天性和后天性两种，前者多生后即有持久性的膝关节屈曲挛缩，后者多因股四头肌挛缩引起。

(4)持久性髌骨外侧半脱位：在膝关节伸直和屈曲整个活动范围髌骨始终处于半脱位的状态。

(5)髌骨髁间移位：当髌骨滑向其侧方时，发生髁间脱位，此类病非常罕见。

**【临床表现】**

复发性髌骨脱位和半脱位两者症状相似，主要表现为髌骨周围钝痛，凡做增加髌股关节压力的活动，如上、下楼梯和下蹲时都会使疼痛加剧。Reilly 研究表明上、下楼梯时髌股关节的压力可达到体重的 2～3 倍，下蹲时可达到体重的 7～8 倍，经常复发的脱位和半脱位疼痛不明显，发病间歇时间较长者，脱位可引起疼痛。病人多有膝关节不稳定的各种感觉，如乏力、支撑不住“打软腿”、突然活动不灵，有时甚至摔倒。由于许多膝关节疾病都可以引起膝关节不稳定，所以此症状无特异诊断意义，病人准确地叙述髌骨脱位的病史具有诊断意义，有些病例膝关节出现肿胀，但多数不明确，只有关节胀感，还可表现为交锁，活动时出现摩擦。

复发性髌骨脱位如一闪而过，诊断有一定困难，应仔细检查，同其他膝关节疾病临床检查一样，视诊应注意观察下肢有无畸形，如膝内外翻、股骨胫骨旋转及后足旋后畸形等，还应观察髌骨的活动轨迹是否正常。正常情况下，膝关节伸直位，髌骨位于股骨髁的外上方，膝关节屈曲10°时髌骨从外上方位置平滑地进入股骨髁间窝，随着膝关节屈曲的增大，髌骨位于股骨髁中央，若轨道试验阳性，则是髌骨不稳定的特异性体征，检查方法是病人坐于床边，双小腿下垂，膝屈曲90°，使膝关节慢慢伸直，观察髌骨运动轨道是否呈一直线。若有向外滑动，则为阳性。髌骨不稳定的病人在站立、仰卧或伸直膝关节时一般不表现为髌骨侧方移位，但在屈膝位常可观察到受累髌骨的位置偏外，严重者可完全滑到股骨外髁外侧，触诊有髌股关节压痛及髌骨内外侧支持带止点处压痛。

检查时可发现髌骨被动倾斜试验及髌骨内外侧滑动试验阳性，髌骨被动倾斜试验是检查外侧支撑带松紧度。正常膝关节伸直位，髌骨可被动向外倾斜15°，如不能倾斜或只能向内倾斜，说明膝外侧支持韧带紧张，此试验可在膝关节不同屈曲度情况下进行，要注意和对侧膝关节比较。髌骨内外侧滑动试验是在膝关节伸直位或各种不同屈曲位进行，正常情况下滑动向内不超过一横指，向外不超过3/4髌骨，如超过此范围说明内或外支持韧带松弛。在肌肉松弛条件下，检查者将髌骨向外侧推，并徐徐屈膝，至30°左右髌骨被推向半脱位或接近于脱位时，病人感膝部不适，因恐惧髌骨脱位复发而加以阻止，并试图伸膝使髌骨回到较正常的位置。这种髌骨被动半脱位试验和出现的“恐惧症”有一定诊断意义。

髌骨复发性脱位和半脱位的病人可并发膝关节其他病变，有关节内紊乱症的表现。股四头肌萎缩，尤其股内侧肌更加明显。

临床检查中，Q角测量具有诊断和治疗意义。股四头肌收缩是髌骨脱位的动力性因素，其拉力方向对髌骨的稳定极为重要。Brautstrom把股四头肌牵拉轴与髌韧带长轴在髌骨中点的交角称为Q角，临床上以髂前上棘至髌骨中点连线和胫骨结节至髌骨中点连线相交的角度来表示，在正常人男性为8°～10°，女性为10°～20°。当股四头肌功能失常，或存在膝外翻、胫骨外旋、胫骨结节偏外和股骨颈前倾等畸形时，Q角增大，股四头肌收缩将使髌骨向外侧移位。

**【辅助检查】**

1.X线片　对诊断有很大价值，可以显示髌骨形态和位置是否正常，常规应拍膝关节正侧位及髌骨轴位X线片。正常人正位片髌骨位于股骨髁中央，其下极位于膝关节线，在侧位片可测量髌骨的高度，其方法有多种，常用3种方法，即Blumenssat法（1938），Insall和Salvati法（1971），Blackburne与Peel法（1977），Blumenssat技术要求在准确的膝关节屈曲30°位侧位X线片上测量，正常膝关节髌骨应在骺痕画线和髁间窝画线之间；Insall应用屈膝30°的侧位X线片，测量髌骨长度Lp和髌腱长度Lt之比，髌骨的长度取最长对角线的长度，而髌腱的长度是在它的后面测量，从其起点即髌骨下极至它的胫骨结节处，两者之比Lt/Lp的正常值为0.8～1.2。＞1.2为高位髌骨，＜0.8为低位髌骨。如胫骨结节病变时，此法不够准确。Blackburne和Peel提出一种测量法，在屈膝30°侧位X线片上测量，沿胫骨平台向前引一直线，并做两个测量，即a代表髌骨关节面远端至胫骨平台延长线最短的距离，b代表髌骨关节面的长度。a/b之值，正常为0.8，如＞1.0为高位髌骨，此法最可信赖。

髌骨轴位X线片对髌骨向外侧偏斜及半脱位有肯定的意义，可显示髌骨及滑车发育不良，髌股关节面不相适应及髌骨移位情况，可通过测量外侧髌股角、股骨髁间角、髌股适合角及髌股指数，以明确诊断。Lauzin 等报道仰卧屈膝 20°～30°位拍髌骨轴位可显示股骨髁间线与髌骨外侧关节面两缘的连线之间形成外侧髌股角。正常者此角应向外张开，髌骨半脱位者此角则消失或向内侧张开。股骨髁间窝角是指内外侧髁关节面连线之夹角，正常为 138°±6°。髌股适合度是指股骨髁间窝角平分线与髁间窝和髌骨关节面中央嵴连线之夹角正常为－6°±6°。髌股指数是指内侧髌股关节间隙最短距离与外侧髌股关节最短距离之比，正常为≤1∶1.6，当>1∶1.6 时，可表明髌骨倾斜或半脱位。

2.关节镜下直接观察　可观察髌骨与股骨的位置关系、运动轨道、髌骨与股骨关节软骨的改变。关节造影不仅能观察髌骨软骨的改变，还可以对比检查髌骨两侧支持带以及诊断滑膜皱襞综合征。

3.CT 扫描　可以更准确地反映髌股关节情况，以股骨髁后侧缘作为基线测量外侧髌股角，由于排除股骨的旋转因素，更加准确，且 CT 扫描可连续地测量适合角，是髌骨不稳定有力的检查手段。

**【非手术治疗】**

复发性半脱位或脱位非手术治疗效果难以令人满意，对病情较轻、拒绝手术或有禁忌证者，可试行股四头肌练习、限制增加髌股关节负荷的活动、绷带包扎或护膝保护等。骨关节炎症状严重者，适当应用非甾体类消炎止痛药物。

**【手术治疗】**

经非手术治疗无效，症状和体征较严重者，应采取手术治疗。文献上有关治疗髌骨复发性脱位和半脱位的手术方法甚多，可概括为两类。一类是着眼于调整髌骨力线，改善股四头肌的功能或稳定髌骨，适用于髌股关节尚无显著变性者。另一类是切除髌骨，重建股四头肌结构，适用于髌股有严重变性的病例。由于复发性髌骨脱位与半脱位的相关因素甚复杂，没有一种手术能适用于所有病人，必须查明致病原因，根据髌骨对线情况、伸膝装置的稳定性及骨性结构有无异常，选择适当的手术方法。当一种手术不足以解决问题时，应几种手术联合应用。常用术式如下。

1.调整髌骨近端力线

(1)膝外侧松解术：此手术一方面可以调整髌骨力线，改善髌骨位置，减轻髌股外侧关节压力，另外还可以减轻外侧支持带内神经末梢的张力，主要适用于髌股关节高压症病人。在硬膜外麻醉和止血带控制下操作，先作髌骨外缘纵切口，止于胫骨结节部。切开外侧翼状韧带和关节囊，探查关节内部。向上分离股外侧肌下部纤维，直至髌骨回到正常位置。缝合滑膜囊及皮肤切口。膝外侧松解术也可结合关节镜检查施行。Chen 等采用的“闭合性”膝外侧松解术作膝前外侧小切口，先作膝关节镜检查，然后经此切口将钩刀插入关节囊，将其与外侧支持带一起切开，范围自髌上部至髌韧带止点。膝外侧松解术简单，对单纯性髌骨脱位或半脱位适宜，效果好，对病情较复杂者应结合其他手术进行，我科行关节镜下外侧支持带松解术 80 余例，术后弹力绷带固定，使髌骨有内移外力，同时加强股四头肌功能锻炼，经 2～3 个月锻炼，才会逐步显示较好临床效果。

(2)膝内侧关节囊缩紧筋膜成形术：当膝关节前内侧关节囊结构松弛，股四头肌力线正常，髌股关节面无明显变性时，缩紧内侧关节囊同时作膝外侧松解术有一定效果。内侧关节囊缩紧术是沿髌骨和髌韧带内缘切开皮肤，在前内侧关节囊上切取一12.5cm×1.5cm左右的带状瓣，其底在髌骨上方。探查关节内部后，缝合滑膜。等外侧松解后，缝合内侧关节囊。在髌骨上方用手术刀横穿股四头肌腱，将关节囊瓣由内向外通过股四头肌腱拉向外侧，抽紧后反折回内侧，与关节囊缝合，其本身起到吊带作用附着在内侧，限制髌骨外移。

术后石膏固定于伸膝位，开始股四头肌练习。3～4周后可扶拐下地并解除外固定，练习膝关节活动。

(3)内侧髌股韧带重建术：内侧髌股韧带(MPFL)附着于髌骨内缘中上部，股骨附着点在股骨内收肌结节，它可防止髌骨向外脱位，如果因外伤造成内侧髌股韧带损伤断裂，会造成髌骨半脱位或脱位，近年来有文献报道用半腱肌腱重建内侧髌股韧带，取得了较好的临床效果，且手术创伤小，膝关节功能恢复好。

(4)股内侧肌止点移位术：有学者提出将股内侧肌止点向下外侧转移，以加强髌骨内侧的肌肉拉力。此法适用于股内侧肌力正常的病例，并与外侧松解及内侧关节囊缩紧术同时施行。手术从膝外侧松解术开始，于大腿外下方沿髂胫束做皮肤切口，到胫结节处弯向内侧。翻起皮瓣，松解外侧挛缩的软组织。如遇髂胫束挛缩或有纤维与髌外缘相连，可将其分开，并延长或切断髂胫束。股二头肌挛缩者予以延长。不少病例股外侧肌止点偏低，有的可直接附着于髌骨外上缘，应将其止点切开上移。继沿髌内缘切开内侧关节囊，探查髌骨关节面，若有软骨软化，给予相应处理。对力线不正的病例作髌韧带或胫骨结节移位术。切除多余的内侧关节囊并作缩紧缝合。游离股内侧肌止点并向下外方牵引，使其远端接近髌骨外下缘。用褥式缝合数针将髌骨内上缘软组织与止点上方2～3cm的股内侧肌缝合固定。股内侧肌远端缝固于髌骨外下缘。股外侧肌止点一般上移3～4cm缝合。分层缝合切口。术后以长腿石膏伸膝位固定6周。除去石膏后开始膝关节屈伸功能练习。

2.调整髌骨远端力线

(1)肌腱转位手术：股薄肌、半腱肌和缝匠肌均可单独或联合转移肌腱至髌骨，增强髌骨的稳定。对儿童常用的方法是在膝外侧松解术后，在腱、肌接合部切断半腱肌，将肌腱从内下向外上方斜行通过髌骨隧道，拉紧后反折缝合固定。

(2)髌腱手术：做外侧松解术后，将髌腱外侧半在胫骨结节的止点切断剥下，使该部绕过髌腱内侧半后面转移至胫骨内侧，或内侧关节囊上，在适当张力下缝合固定。本法又称Roux或Goldthwait手术，以此控制髌骨外移，但有时可引起髌骨歪斜，对运动量大和股四头肌力强者也有发生韧带内侧半断裂的可能。

(3)胫骨结节移位术：当Q角＞20°时，上述软组织手术常不足以纠正髌骨移位，而需转移髌韧带止点。常用的Hauser法，做膝前内侧皮肤切口，自髌骨上方至胫骨结节下方1.5cm。游离止点以上的髌韧带。将1.2cm×1.2cm胫骨结节骨块连同髌韧带分离下来。做膝外侧松解术，并探查关节，特别注意髌股关节面情况，如无显著变性，缝合滑膜囊。将髌韧带向内牵拉，确定新的胫骨止点。髌韧带止点位置的选择主要根据两点：①髌骨应位于股骨髁间沟正常位置；②胫骨结节应仅为内移，不能下移，以免股四头肌过于紧张导致屈膝功能障碍和严重的髌骨软骨软化或膝反屈。膝关节伸直，股四头肌放松时，髌骨下极应处于胫骨棘尖的平面。手术方法是将髌韧带止点的胫骨结节用骨凿凿下1～1.5cm的骨块，膝关节伸直使Q角呈0°，此时即是髌韧带应抵止的位置，一般约内移1cm，于胫骨干凿下的胫骨结节凿下骨槽的内侧与其垂直凿一横行骨槽，呈凸形，将横行骨槽皮质下刮出部分骨松质，连同髌韧带的胫骨结节平行移到此骨槽的皮质下内，达到所属的位置上，若髌韧带在骨槽内稳定，不需做内固定，原横行骨块可填充于外侧的骨槽内，缝合软组织。术后用长腿石膏固定，4周后开始轻柔活动并可在伸膝位行走。术后6周可自由活动膝关节。在固定期间应注意练习股四头肌肌力，以利于膝关节功能的恢复。

若有膝外翻畸形或股骨外髁过低者，应先行截骨术或股骨外髁垫高术，再行髌骨脱位矫正术。上述两种畸形应分两期手术进行。

3.髌骨切除股四头肌成形术　复发性髌脱位伴有严重的髌股关节变性时，不适用上述两种手术，可考虑切除髌骨，修复股四头肌结构。West和Soto-Hall采用髌下方U形切口，显露髌骨，在该骨下1/3平面U形切开股四头肌扩张部，摘除髌骨。探查膝关节，对关节内病变行相应处理后，将上部关节囊和股四头肌腱向内下方牵拉，使与下部关节囊重叠缝合；内移幅度1.5～2cm，下方重叠约1.5cm。游离股内侧肌下部并形成一V形肌瓣向外下方转移，覆盖缝合于髌骨切除后形成的缺损区之前内侧部。外侧可缝合滑膜囊，但不缝合关节囊及股四头肌扩张部的裂口，屈膝至90。，观察缝线张力是否过大，必要时重新调整。缝合皮肤切口。

术后用长腿石膏固定3周，开始练习膝关节活动。5～6周可完全不用保护，坚持锻炼直到功能恢复。

### （二）髌软骨软化症

**【病因】**

髌软骨软化症，又称髌骨软骨病，是指髌骨软骨的软化和进行性破裂，系髌股痛的常见病因。

**【发病机制】**

对其发病机制和治疗争议颇多，一般认为髌骨外伤、髌骨不稳定等为致病因素（称为继发性髌软骨软化症），但很多病例找不到明确病因为原发性髌软骨软化，本症的病理变化有两种，即基底型和表面型。基底型病变开始于软骨与骨交界面，逐渐向软骨表面发展。多由于外伤致交界面承受过多的负荷和剪力，好发于内侧面和髌骨下极。表面型为病变从表面开始，逐渐向深层发展，直到最终软骨下骨质暴露，好发于髌骨副面，由于髌骨副面在膝关节屈曲130°时才与股骨内髁接触，所以有人认为是失用性造成髌骨副面关节的软骨软化症。还有人认为本症病变多发生在髌骨关节中间区与内侧区交界部分，据认为与该处软骨厚达0.8cm，来自滑液的营养可能不足，致软骨脆性增加，易于损坏有关。组织蛋白酶的释放可破坏基质的糖蛋白链，进一步削弱软骨。髌软骨软化还可能与髌股骨接触压有关。髌股骨接触压的分布不均匀，Q角改变时更为明显；Huberti等发现髌股骨接触压于屈膝60°～90°位置时最高，而髌骨软骨软化的好发部位正好相当于屈膝40°～80°时髌骨和股骨的接触区。

**【病理改变】**

髌软骨软化的变性，镜下表现为关节软骨粗糙或明显龟裂。Outerbridge按病变发展分为4级：①一级为软骨肿胀软化；②二级为范围小于1.3cm的软骨碎裂；③三级为软骨碎裂超过

1.3cm；④四级软骨糜烂深及骨质。这种人为的划分仅说明病变的广度或深度，各家采用的分级标准不完全相同。例如，Ogilvie-Harris 将髌软骨软化症在关节镜下的表现分为 3 级：Ⅰ级为软骨面软化，可有小的表面裂隙和泡状病损；Ⅱ级表面为蟹肉状碎裂；Ⅲ级为骸软骨下骨质外露，股骨沟面也有相应病变。

**【临床表现】**

本病女性多见，起病渐缓。病人多有膝关节半蹲发力过劳史，或一次撞击史。主要症状早期仅为膝软，上下楼无力，以后是髌骨深面间歇性疼痛，屈膝久坐或做下跪、下蹲等动作时加重，膝关节发软及不稳，尤其上下楼梯及关节开始活动时明显，最后走跳也痛。常见体征有病程长者股四头肌萎缩，有的出现积液。特异性体征有：①髌骨压痛，90.4％的病人为阳性；②髌骨周围指压痛阳性者为 90.3％（内侧缘为多）；③抗阻力伸膝痛，78％阳性；④单足半蹲位试验，100％阳性；⑤髌骨关节面不平感，摩擦音阳性多见；⑥伴有滑膜脂肪垫炎的病人，有膝过伸痛。

**【辅助检查】**

X 线片检查，早期多无变化，晚期可见关节面骨质硬化，脱钙囊性变，关节面边缘骨增生。膝关节镜是很有价值的诊断手段，不仅能发现病变；还可明确病灶的广度和深度。

**【诊断】**

主要根据临床表现和辅助检查确诊。

**【治疗】**

1.*非手术治疗*　早期症状轻的病人，一般先采用非手术疗法，主要是避免能引起疼痛的各种活动，如剧烈运动、过度屈膝、下跪和下蹲等，股四头肌等长收缩练习可增强四头肌张力，按摩可消除髌周及滑膜炎症，减轻疼痛；超短波可增加血液循环，中药外敷及直流电药物透入都有一定疗效；泼尼松龙关节内注射 25mg，每周 1 次，适用于关节肿胀积液明显，滑膜肥厚者，最多注射 3 次。可使用非激素类抗炎止痛药物，如阿司匹林、吲哚美辛、双氯芬酸等减轻滑膜炎及缓解疼痛，运动员必须在症状消失或减轻后再恢复锻炼。经 3～6 个月非手术治疗无效，病残较重者宜作膝关节镜检查，确诊为髌软骨软化者，可考虑手术治疗。

2.*手术治疗*　包括关节外及关节内手术，关节外手术主要是调整髌骨的位置，使半脱位的髌骨回到正常位置。手术方法有外侧松解术、髌韧带转位术和胫骨结节前移术等。胫骨结节前移术可以增加股四头肌的力臂，减小髌股关节之间关节压力及增加髌股关节接触面积，胫骨结节前移术通过增加股四头肌和髌韧带之间的夹角，减少髌股关节压力，Maquent 计算胫骨结节前移 2cm 可以减小髌股压力 50％。截骨术适用于膝内外翻者；髌骨骨髓减压术（钻孔术），于髌骨侧向钻 3～4 个孔（在骨内），部分病人症状可明显减轻。这些术式可选择应用。

Maquent 胫骨结节前移术采用膝前内侧皮肤切口，游离髌韧带并松解髌下脂肪垫。切开关节，完成髌软骨面清创及切除股骨内髁嵴部。松解膝外侧和缩紧膝内侧支持结构。将一条包括胫骨结节和髌韧带止点，大小约为长 11cm，宽 2cm，厚 1.5cm 的舌形骨块细心向前掀起，自髂骨嵴取一全厚骨块，修成约 2.5cm 正方形嵌垫于舌形骨瓣上端与胫骨主干之间，以加压螺纹钉固定。缝合皮肤前需广泛游离皮瓣，避免缝合张力。术后石膏固定 6 周，进行股四头肌与小腿肌肉练习，术后 3 周可扶拐下地。

如病人同时伴有髌骨脱位或倾斜，可行胫骨结节内移位术，胫骨结节内移可调整髌骨力线，减小 Q 角，Fulkerson 通过斜行截骨行胫骨结节前内移位术，调整截骨角度，可获得不同程度的前移或内移。手术时用加压螺钉固定胫骨结节，术后石膏固定 6 周。

关节内手术包括髌软骨病灶环切，髌骨床钻孔，关节小面切除和病变软骨刨削等，疗效难以肯定。

随着关节镜外科技术的发展，近年来开展了关节镜下对髌软骨软化症进行手术治疗。治疗方法包括灌洗、刨削和膝外侧松解，射频气化刀处理不平毛糙软骨面。结果也是病变轻者好，重者差。据认为关节腔灌洗可以清除引起滑膜炎的软骨碎屑，缓解症状。刨削旨在清除和平整软骨病灶，据 Ogilvie-Harris 的经验，对由外伤引起的髌软骨软化症有效。外侧松解对髌骨位置不正者可改变髌股关节的病理力学状态。关节镜下手术造成的病残较轻，有条件者可以采用。

髌软骨软化症的疼痛症状与髌骨内高压可能有关。Bjorkstrom(1980)测出髌软骨软化症病人的髌骨内压比对照组明显增高，二者分别为 5.83kPa 和 2.47kPa。有迹象表明，髌骨钻孔减压可以缓解髌股痛。

对严重的病变广泛的髌软骨软化症可行髌骨部分切除或全切除术、股四头肌成形术。第四节膝内翻与膝外翻

膝内翻和膝外翻系指双下肢自然伸直或站立，两内踝(膝)相碰，而两膝(内踝)不能靠拢者，为较常见的下肢畸形。好发于儿童和青少年。膝内翻又称弓形腿，俗称“罗圈腿”，双腿内翻者又称“O”形腿，单下肢腿内翻者，称为“D”形腿。膝外翻又称碰膝症，俗称“外八字腿”，双下肢外翻者，又称“X”形腿，单下肢外翻者，称为“K”形腿。发病率地区差异性较大，一般而言，寒冷地区高于温热地区。

膝内外翻致病原因很多，现已知有 40 多种疾病可继发此种畸形，除最常见的婴幼儿时期的佝偻病、青春期佝偻病外，尚有脊髓灰质炎、骨骺损伤、骨折、平足症及其他导致股骨或胫骨发育异常的疾病，如结核、肿瘤、囊肿等膝内外翻畸形，较轻的早期病人可不产生明显症状，只影响外观，但重度可产生轻重不同的症状，且由于下肢负重力线的改变，日久可继发韧带和关节囊张力改变、胫骨代偿性畸形、退化性骨关节炎、髌骨脱位及髌软骨软化等。并引起相应症状。

根据症状和体征，进行必要 X 线检查，对膝内外翻的诊断并不难，但对每个病人，要仔细询问病史，认真查体寻找病因，明显畸形的部位、方向和严重程度，除及时对畸形进行适当的治疗，包括非手术疗法和手术矫形外，特别要注意特殊疾病所致的膝内外翻的原发病的治疗。

## 三、膝关节强硬

膝关节强硬是多种原因所致的膝关节功能障碍，由于膝关节可能强硬于屈曲或屈曲外旋和外翻位，或处于完全伸直位，故又分为屈曲性强硬和伸直性强硬。

### (一)膝关节屈曲性强硬

**【病因】**

膝部外伤、炎症、脊髓灰质炎后遗症、截瘫、类风湿关节炎、膝关节结核、伸屈膝肌力不平衡

或长期卧床的病人是造成膝屈曲性强硬的常见原因。

**【病理】**

膝关节长期处于屈曲位，腘窝内的软组织收缩，腘绳肌向后牵拉胫骨，股二头肌和髂胫束又使胫骨外旋，常并发胫骨在股骨上的半脱位和胫骨外旋畸形。组织学表现为关节内肉芽增生，结缔组织退变坏死，增生性闭塞性脉管炎及巨细胞反应，滑膜结缔组织增生；软骨退行性变、软化、骨化；关节周围钙化新生骨形成，周围腱及韧带支持带退行性变。

**【临床表现】**

膝关节屈曲性强硬表现为膝关节屈曲畸形及伸直功能障碍。周围组织硬韧，无弹性，髌骨活动度变小，皮肤挛缩。

**【治疗】**

1.*非手术治疗*　对膝关节屈曲性畸形较轻和持续时期较短者，通过牵引、矫形夹板或设计的支架逐渐矫正，经过体育功能锻炼及推拿按摩，多效果满意。这些措施也可用于术前准备，使手术范围减少，或术后应用使手术矫正的程度增加。

2.*手术治疗*　非手术治疗效果不好，或病期长且膝关节屈曲严重的病人，应考虑手术治疗，根据病情选用前交叉韧带切断术、松解膝后的挛缩结构或截骨术。

(1)前交叉韧带切断术：病人仰卧位，作膝前内侧小切口，进入内侧关节腔，用小尖刀或小钩钩住前交叉韧带将其切断，于膝屈曲位90°位，将胫骨向前拉，使之复位。

(2)后关节囊切开术：后关节囊切开术主要方式有两种。其一是病人俯卧位，在腘窝内作一长约15cm弧形切口，显露关节囊后面部分的内侧和外侧面，分离进入深层结构，解剖皮下组织和深筋膜之间到腘间隙的外侧面，并纵行切断深筋膜，显露股二头肌腱和腓总神经和腓肠肌外侧头，在正中间向内牵腘血管和神经。在直视下切开腓肠肌外侧头、后关节囊的外侧半和后交叉韧带的附着。在皮下组织和深筋膜之间解剖腘间隙的内侧面，切开深筋膜显露内侧面的半腱肌和半膜肌，并向内牵开，将腘血管和神经向外牵开，切开腓肠肌内侧头和后关节囊的内侧半，此时轻柔手法试行将膝关节伸直，如有股二头肌、半膜肌、半腱肌和髂胫束严重挛缩时，可行Z形延长，切开髂胫束和外侧肌间隔。

另一术式是在腘窝内、外侧缘各做一纵向切口。在外侧切口中，关节线上方约5cm处切断髂胫束。游离和保护腓总神经。“Z”形切断股二头肌腱，待手术后期延长。显露后关节囊，将其分开。用骨膜剥离器将后关节囊自股骨后面向下剥离。向上延长关节囊切口至股骨外髁，分离腓肠肌外侧头。沿股骨向上作骨膜上剥离，直至关节线上7～8cm，内达股骨后中线。继而作内侧切口，切开关节囊后内缘，按处理外侧的同样方法进行剥离。用纱布条将关节后方的所有结构牵开，膝关节屈至锐角，骨膜下解剖游离髁间切迹区域紧缩的关节囊结构和腓肠肌内侧头。有些挛缩组织必要时可以切断或延长。施加手法使膝关节伸直。此时若腓总神经出现异常张力，可向上及向下游离，特别在腓骨颈部，设法减轻张力，保护神经。

术后处理视具体情况而异。屈曲挛缩程度较轻，足趾检查表明远端血液循环良好者，可用衬垫石膏管型或夹板固定于伸膝位。两周后开始作理疗，要重视股四头肌锻炼。术后5～6周配用带锁膝关节支具，以便走路时膝关节保持伸直，坐时可以屈膝。睡眠时宜用夹板，坚持6个月，以免复发。对挛缩严重的病例，即使术中获得充分矫正，术后仍不宜立即固定于完全伸直位。一般可先固定于30°～45°屈膝位，然后酌情逐步伸展，以避免神经或血管损伤，完全伸直后可按前法以石膏管型固定。

3.截骨矫形术　股骨髁上截骨可以矫正膝关节屈曲畸形，但不能纠正软组织挛缩，不能增大膝关节的活动幅度，截骨术适用于软组织手术不能充分矫正畸形，膝关节内部无明显病变，并有相当活动功能的病例。按改良的Osgood法作膝关节外侧纵切口，长约10cm。显露股骨外髁，切除一四边形骨块。对好截面，实施内固定，术后用石膏绷带固定于膝伸直位4周。

### （二）伸直性膝关节强硬

**【病因】**

伸直性膝关节强硬，多数病人由于股骨骨折后或者股骨前面广泛的软组织损伤，股四头肌的装置部分或全部瘢痕形成或纤维变性所致。Nicoll强调此种畸形是由以下因素单一或综合作用所致：①股中间肌的纤维变性；②髌骨和股骨髁之间的粘连；③股外侧肌扩张部纤维变性和短缩，并与胫骨髁发生粘连，股直肌短缩。

**【治疗原则】**

对伸直性膝关节强硬的病人应针对不同病因及功能障碍时间和程度采用不同的措施：①粘连不超过3个月，不重者，采用理疗及推拿按摩，多能治愈；②粘连3～6个月者在麻醉下轻手法推拿；③病程在半年以上较严重者可施行手术松解，采取关节镜下松解，切开粘连松解术，股四头肌成形术等。松解后术中膝关节屈曲应达120°以上，术后做屈伸功能练习，以保持较好的活动范围，防止再粘连。

（梁永革）

# 第七节　足踝关节疾病

## 一、踝管综合征

**【概述】**

踝管综合征是指胫后神经在踝管内受卡压引起的感觉及运动功能障碍。神经症状早期可出现趾侧灼性疼痛，症状加重则感觉神经分布区麻木，所支配肌肉萎缩；血管症状可出现踝、足部水肿、静脉曲张，局部皮肤苍白或发绀，皮温发凉或发热，出汗或干燥等。

**【诊断步骤】**

1.病史采集要点

(1)早期病人表现为长期站立或走路较久后内踝后下部有轻度麻木及烧灼样疼痛。

(2)中期病人症状加重疼痛呈持续性，休息及睡眠时仍有疼痛，疼痛的范围扩大，可沿小腿内侧向上放射至膝关节下方。

(3)后期病人上述症状加重，并可出现趾内侧神经支配区皮肤干燥、不出汗、皮色青紫等自主神经紊乱的症状。

2.体格检查要点

(1)局部压痛;

(2)踝关节外翻时可使疼痛加剧;

(3)足底感觉减退,两点分辨能力降低;

(4)有时可见踇趾展肌和第一、第二骨间肌的肌肉萎缩。

3.辅助检查要点

(1)X线检查少数病人可见距骨内侧有骨刺或骨桥形成;

(2)肌电图检查有助于诊断。

**【治疗对策】**

治疗原则先采用非手术治疗,减少足踝活动,穿宽松鞋子,局部注射类固醇药物等。如效果不明显或反复发作需手术治疗,根据卡压原因彻底减压以松解神经及血管。

## 二、踇外翻

**【概述】**

踇趾向足的外侧过度倾斜称为踇外翻。在临床上应以踇外翻超过25°,挤压第二趾、第一跖骨头处有踇囊炎疼痛者,才可诊断为踇外翻。

**【诊断步骤】**

1.病史采集要点 常由患者自己发现,病史较长,发现踇趾外翻逐渐加重并出现疼痛。

2.体格检查要点

(1)踇外翻大于25°,跖趾关节半脱位;

(2)第一跖骨内翻,有踇囊炎;

(3)可并发第二、第三跖骨头处胼胝;

(4)可并发第二趾呈锤状趾;

(5)可并发第一跖趾关节骨关节炎。

3.辅助检查 要点X线检查即可,躅外翻大于25°,踇跖趾关节半脱位等。

**【诊断对策】**

1.通过症状、体征及X线即可诊断。

2.分型

(1)早期(半脱位前期):踇趾轻度外翻,踇囊炎轻微,疼痛不重,X线片踇跖趾关节无向外半脱位,不合并锤状趾。

(2)中期(半脱位期):踇趾明显外翻畸形,踇囊炎疼痛较重,X线片可见踇趾近节基底,自跖骨头向外侧半脱位,因踇趾向外挤压第二趾,该趾可发生锤状趾畸形,以致跖骨头下陷,并发跖骨头部胼胝。

(3)晚期(跖趾关节期):除蹈囊炎疼痛外,跖趾关节有跖趾关节炎表现。

【治疗对策】

治疗原则　早期患者采用保守治疗,中、晚期采用手术治疗。

1.非手术治疗　穿合适的鞋对蹈外翻的预防非常重要,选用前部宽大跟不宜太高。按摩、体操矫形、理疗等都有一定疗效。

2.手术治疗　手术治疗的目的主要是减轻疼痛,纠正畸形。方法有很多种,但主要操作介绍如下:

(1)矫正蹈趾近节趾骨外翻;

(2)切除第一跖骨头的骨赘,必要时切除滑囊;

(3)矫正第一跖骨内翻畸形;

(4)矫正紧张的拇长伸肌腱;

(5)矫正前足的其他畸形,如锤状趾等。

## 三、扁平足

【概述】

扁平足是指足部正常内侧纵弓的丧失,但同时也伴发其他的结构畸形,包括足跟外翻、距下关节轻度半脱位、跟骨在距下关节处外翻、跗中关节向外侧成角、相对于后足前足旋后畸形。根据发病原因及临床表现分为姿势性平足症、痉挛性平足症和强直性平足症。

【诊断对策】

1.病史采集要点　姿势性平足症为初发期,仅在行走和劳累后足部肿胀和疼痛,一般休息后可缓解;痉挛性平足症表现为疼痛严重,行走、站立困难,腓骨长肌呈强直性痉挛,肌腱轮廓清晰可见,高度紧张;强直性平足症表现为足纵弓无论负重与否均消失,足活动很少,多保持在外翻位,不能内翻,行走、站立困难,疼痛却减轻。

2.体格检查要点　不论是哪种类型的平足症,站立时均具有以下体征。

(1)足弓下陷消失,足内缘不直,前足外展,跟骨、舟骨结节突出,内踝突出加大;

(2)足跟变宽,跟底外翻;

(3)跟腱止点外移;

(4)足部明确的压痛点。

3.辅助检查要点　X线可帮助判断累及部位及程度。

【治疗对策】

1.姿势性平足症

(1)避免长时间处于一种姿势,防止疲劳;

(2)加强足部肌肉锻炼;

(3)舟骨矫形及切断跟跖骨桥;

(4)矫形鞋。

2.痉挛性平足症

(1)手法按摩,作足内翻活动,解除腓骨肌痉挛;

(2)若病情较重,可在跗骨窦内注射1%～2%普鲁卡因;

(3)内翻位石膏固定6周;

(4)热疗,以后穿平足垫保护;

(5)保守治疗无效者切除骨桥或做三关节融合术。

3.强直性平足症

(1)无痛者型非手术疗法,调换工作及穿着合适的鞋;

(2)疼痛或不便者宜行三关节融合术。

## 四、跟痛症

**【概述】**

跟痛症是指多种慢性疾患所致跟骨跖面疼痛,多发生于中年以后的男性肥胖者,一侧或两侧同时发病。与劳损和退化有密切关系,常见原因是足跟脂肪垫炎或萎缩、跖筋膜炎、跟骨骨刺三种。

**【诊断对策】**

1.若是足跟脂肪垫炎或萎缩则在足跟负重区偏内侧有压痛点,有时可触及皮下的脂肪纤维块。

2.若是跖筋膜炎患者,站立或行走时跟下及足心疼痛,足底有胀裂感。压痛点局限于跟骨大结节的跖筋膜,肌肉附着部,特别是它的内侧。

**【治疗对策】**

1.足跟脂肪垫炎或萎缩

(1)局部热疗或理疗,外敷活血通络药物;

(2)局部注射醋酸氢化可的松1ml加2ml普鲁卡因1～3次;

(3)穿跟部中间偏内侧挖空的厚软橡皮海绵足跟垫亦有帮助。

2.跖筋膜炎

(1)压痛点按摩封闭;

(2)垫高足跟。

3.跟骨骨刺

(1)用热疗、封闭或穿带孔的鞋垫多可治愈;

(2)无效者可考虑胫后神经跟下支切断或骨刺切除术。

(武照龙)

# 第八节　骨与关节化脓性感染

## 一、急性化脓性骨髓炎

**【概述】**

急性化脓性骨髓炎常见于骨生长活跃时期的儿童和少年，男性多于女性，好发于胫骨和股骨。致病菌最常见为金黄色葡萄球菌，约占80%，其次为溶血性链球菌。其感染途径有三：①血源性感染；②创伤性感染；③蔓延性感染。其病理特点是骨质破坏、坏死和由此诱发的修复反应同时并存，早期以骨质破坏为主，晚期以骨质增生为主。

**【诊断步骤】**

**（一）病史采集要点**

1.年龄；性别。

2.起病的经过，发病前是否有其他部位的感染或局部软组织的外伤和感染。

3.全身中毒症状：是否有发热，发热的性质，发热的程度及其变化情况，有无寒战。有无其他败血症表现。

4.疼痛的部位、性质、时间，疼痛的程度及其变化情况。了解疼痛与发热的关系。

5.曾经做过何种治疗，治疗效果如何。

**（二）体格检查要点**

1.一般情况　体温、血压、脉搏、呼吸、面容、精神、神智、步态、体位等情况的检查。

2.局部检查

（1）疼痛的部位及邻近的关节是否有红、肿，是否有肿胀特别明显的部位，局部是否有病理性骨折造成的畸形。

（2）局部皮肤温度是否有升高，皮肤温度升高的范围及程度变化。

（3）局部是否有压痛，压痛的范围及程度变化，同时注意是否有骨折造成的骨擦感。

（4）如有肿胀特别明显的部位，应检查是否有波动感。

（5）是否有骨的纵向叩击痛。

（6）局部活动度的情况，是否有因疼痛而出现的肌肉保护性痉挛。

（7）如病变发生在四肢，则应测量对比双侧肢体的长度。

**（三）辅助检查要点**

1.实验室检查

（1）血常规检查：了解白细胞总数及分类的变化；是否有贫血。

（2）血沉：是否有升高。

(3)早期血培养加药敏试验,约有50%的阳性率。

(4)局部骨穿刺抽脓液涂片找细菌,并送细菌培养加药敏试验。

2.影像学检查

(1)X线检查:是否有骨质的破坏,骨膜的变化,新骨的形成,周围软组织的肿胀与否,有无病理性骨折的出现。

(2)核磁共振成像(MRI):可早期显示骨与骨外的病变。

(3)放射性核素扫描:骨扫描可早期鉴别是骨或软组织的病变及病变的范围。

**【诊断对策】**

早期诊断与及时治疗对急性化脓性骨髓炎的预后有决定性意义。可根据临床表现和辅助检查结果综合分析判断。

**(一)诊断要点**

1.急性化脓性骨髓炎的发病情况与生活环境、身体素质有一定关系。75%的患者为15岁以下的小儿,男孩多于女孩,男女之比为2～4:1。好发部位为长管状骨的干骺端,以下肢多见。

2.近期可能有过外伤、感染病灶或呼吸道感染等病史。

3.发病突然,出现高热、寒战、全身乏力、脉搏急速等全身中毒症状。如一般情况差,出现精神症状,应考虑有败血症的可能。

4.患病局部持续性剧痛,拒动,早期局部压痛不明显,数日后局部肿胀,皮温明显升高,有明显压痛,此常为炎症起源之处。

5.炎症可经各种途径侵入邻近的关节,如发现有关节炎的症状,应及时予以明确诊断及处理。

6.有局部畸形、活动障碍、触及骨擦感、患肢短缩等情况提示有病理性骨折的可能。

7.白细胞总数和中性粒细胞增多,血沉增快。

8.早期血培养加药敏试验的阳性结果,有助于明确诊断和及时选用敏感抗生素。

9.骨穿刺抽液涂片找到细菌,即可诊断。用16号或18号针头进行穿刺,骨穿刺应行分层穿刺,如在软组织抽出脓液,则不应再穿入骨质,以免误将单纯性软组织感染的细菌带入骨内,造成骨髓感染。

10.X线照片在起病2周内骨组织多无明显异常,但局部软组织的改变在起病2～3天始出现:深部软组织局限性肿胀,并压迫邻近肌束,造成移位;肌肉与骨膜间的距离增大;肌束间界隙模糊或消失;皮下组织与肌肉间的正常光滑分界线变为粗糙、模糊。2周后骨髓腔内脓肿形成,可见松质骨内出现斑片状骨质破坏区,呈虫蚀样改变,进而可累及骨皮质和整个骨干,病情延续时可出现大片或大快死骨,有时可出现病理性骨折。因骨膜被掀起,可出现骨膜反应及层状新骨形成。

11.核磁共振成像(MRI):各种软组织在MRI有清楚的对比度,骨髓炎时,MRI图像可见病变骨髓亮度改变,可清楚的显示骨内和骨外的变化,此种改变早于X线和CT检查。

12.放射性核素扫描:在临床症状出现48小时内,由于血管增多和扩张,放射性核素即可浓聚于干骺端的炎性充血区,使病变得以显示可极早地发现骨感染病灶,其敏感性约80%左右,可出现假阳性和假阴性。

（二）鉴别诊断要点

1.软组织炎症　早期急性化脓性骨髓炎与早期蜂窝织炎、丹毒等软组织炎症不易鉴别。鉴别的主要依据是:软组织炎症时全身中毒症状较轻,局部红肿较明显,压痛较浅。早期急性化脓性骨髓炎压痛常发生于长骨干骺端,患部肢体的 4 个平面均有深部压痛。而软组织炎症时,压痛仅限于一个或两个平面。放射性核素扫描对早期鉴别诊断有帮助,但偶然亦有假阳性的发生。

2.急性化脓性关节炎　红、肿、热、痛、压痛在关节面和关节间隙,不在骨的干骺端。迅速出现关节肿胀和积液,关节穿刺可抽出炎性渗出液。早期关节活动障碍,关节各方向的活动均引起疼痛加剧。

3.恶性骨肿瘤　恶性骨肿瘤,特别是尤文肉瘤常伴有发热、白细胞增多、X 线呈"葱皮"样骨膜下新骨形成等现象。鉴别要点:

(1)常发生于长管状骨的骨干,范围较广。

(2)有明显夜间痛。

(3)早期不影响关节功能。

(4)皮肤不红,表面可有怒张血管。

(5)全身中毒症状不如急性化脓性骨髓炎重。

(6)局部穿刺吸取活体组织检查可协助鉴别诊断。

**【治疗对策】**

急性化脓性骨髓炎治疗成功的关键是早期诊断、早期应用大剂量有效抗生素和适当的局部处理。

（一）全身支持疗法

1.对症治疗　降温、补液、纠正酸中毒。

2.改善营养　高蛋白、高维生素饮食,纠正贫血。

（二）抗生素的应用

应根据药敏试验结果早期足量使用抗生素,必要时可联合使用抗生素,临床常用的抗生素:

1.万古霉素。

2.利福平。

3.头孢菌素类。

4.喹诺酮类。

局部治疗:

1.局部制动、抬高患肢、保持功能位,有利于炎症消退,防止畸形和病理骨折。

2.骨皮质钻孔开窗引流术:经使用大剂量抗生素和全身支持疗法 2～3 天内无显效者,在明确诊断后,即应在压痛最明显处进行骨皮质钻孔开窗引流术,延误手术将有可能形成炎症在骨髓腔广泛扩散,造成大快骨坏死,全身病情加重。临床上往往无需等待发现脓肿后再行骨皮质钻孔开窗引流术。手术中注意尽可能少的剥离骨膜,以免加重骨缺血。

【术后观察及处理】

引流管无脓性液流出后即可拔管，术后用石膏将患肢固定在功能位，待伤口愈合后去除石膏，进行适当的功能锻炼。

【出院随访】

出院后随访1年，定期复查X线照片。

【预后评估】

急性化脓性骨髓炎的死亡率极低，新生儿患者的死亡率稍高。并发症发生率约5%左右。部分病例可转变成慢性化脓性骨髓炎。亦可遗留肢体畸形、功能障碍等后遗症。早期诊断、治疗可降低死亡率和减少后遗症。

## 二、慢性化脓性骨髓炎

【概述】

大多数慢性化脓性骨髓炎是由于因急性化脓性骨髓炎治疗不当或延误诊断、治疗而发展来的。其致病菌常为多种细菌的混合感染，但金黄色葡萄球菌仍是主要的致病菌，革兰阴性杆菌也占很大比例，真菌引起者也屡有报道。

慢性化脓性骨髓炎的病理特点是：骨感染灶，包括死骨、死腔、感染性肉芽肿；反复发作形成软组织瘘道和软组织瘢痕，病情迁延，瘘道口组织可发生癌变；骨增生形成骨壳，同时也可导致哈佛氏管阻塞和髓腔闭塞；死骨经骨壳和软组织瘘道排出后，瘘道可愈合，但组织内仍残留致病菌；骨破坏缺损可造成病理性骨折。以上病理改变导致感染部位血循环差，组织修复自愈能力下降，治疗难度增加，治疗后复发机会高。

【诊断步骤】

（一）病史采集要点

1.性别、年龄。

2.患病部位既往是否有急性化脓性骨髓炎的病史，是否有外伤史、手术史或局部软组织感染史。

3.是否有疼痛，疼痛是否有规律，是否伴有发热等症状。

4.是否有反复急性发作病史，急性发作时全身和局部的症状表现，瘘道开放与闭合是否有规律，流出液的性状、量、颜色、气味，是否有死骨排出。

5.曾经做过的检查及结果。

6.曾经做过何种治疗，治疗结果如何。

（二）体格检查要点

1.一般情况　体温、脉搏、步态、体位等情况的检查。

2.局部检查

(1)疼痛的部位是否有红、肿的区域，皮肤是否有瘘道及软组织瘢痕，瘘道口有无溃疡或菜花状新生物，皮肤是否有色素沉着，肢体是否有畸形，邻近的关节是否有红、肿、畸形。

(2)局部皮肤温度是否有升高，皮肤温度升高的范围及程度变化。

(3)局部是否有压痛，压痛的范围及程度变化，畸形的肢体是否有骨擦感，肢体有无假关节出现。

(4)如有红肿、压痛特别明显的部位，应检查是否有波动感。

(5)是否有骨的纵向叩击痛。

(6)邻近的关节活动的情况。

(7)测量对比双侧肢体的长度。

**(三)辅助检查要点**

1.实验室检查

(1)血常规检查了解白细胞总数及分类的变化。

(2)血沉是否有升高。

(3)局部穿刺抽脓液或抽取瘘道口分泌液送细菌培养加药敏试验。

(4)怀疑瘘道口组织发生癌变时，应切取小块组织送病理检查。

2.影像学检查

(1)X线检查是慢性化脓性骨髓炎最重要的检查项目，可清楚了解骨、骨膜、邻近关节的各种病理变化和畸形。

(2)窦道造影可清楚了解瘘口与深部组织的关系，常用的造影剂为40％碘化油、6.25％～12.5％碘化钠、5％钡胶浆。炎症急性发作和碘过敏者是窦道造影的禁忌。

**【诊断对策】**

典型的慢性化脓性骨髓炎诊断比较容易。病史、临床表现及X线检查是诊断的主要依据。

**(一)诊断要点**

1.该病男性明显多于女性，发病年龄以20～40岁最多，常见发病部位为胫骨、股骨、肱骨的干骺端及骨干。

2.患病部位既往大多有急性化脓性骨髓炎的病史，或有外伤史、手术史或局部软组织感染史。无明显病史者往往是亚急性化脓性骨髓炎的病例。

3.慢性化脓性骨髓炎患者在病情静止期：仅有患处皮肤色素沉着、局部软组织瘢痕及肢体陈旧性畸形，或偶有患处隐痛，可无其他明显的临床症状，此类患者极少就诊；在慢性期：患处隐痛的频率稍增加，可有患处皮肤迁延不愈的窦道，瘘口流脓；急性发作期：可伴有恶寒、发热等全身症状，此时可有白细胞总数和中性粒细胞增多，血沉增快，局部明显红、肿、热、痛，数日到数周后，脓液穿破皮肤流出形成窦道，全身和局部症状明显减轻，逐步进入慢性期或静止期，可如此反复发作。

4.反复发学者患处软组织严重瘢痕化，可有贴骨瘢痕。

5.抽取瘘口或脓肿脓液送细菌培养加药敏试验，常有阳性结果，可明确诊断。

6.邻近的关节如出现红、肿、热、痛、活动障碍，应考虑有合并化脓性关节炎的可能。

7.患处如有骨叩痛、骨擦感、不稳或严重畸形时，应考虑有病理性骨折的可能。

8.如发现迁延不愈的瘘道口有溃疡或菜花状新生物，应考虑瘘道组织恶性变，可切取小块组织送病理检查。

9.X线照片：早期可见虫蚀样骨质破坏区、骨质疏松、骨膜反应、新生骨形成骨壳，骨壳下可有大片死骨；晚期见骨质增生、增厚、硬化、骨腔不规则，有大小不等的死骨、死腔，有时可在软组织内发现死骨。

10.窦道造影：经久不愈的窦道，为便于彻底清除死腔和窦道，应行窦道造影检查。

**（二）临床类型**

1.综合全身和局部的因素，按对治疗（抗感染和手术）的反应分为

A型：正常反应。

B型：治疗过程中存在不利因素。

C型：治疗后情况比治疗前情况更差。

2.按解剖

Ⅰ型：内骨膜或髓腔骨髓炎。

Ⅱ型：浅表性骨髓炎。

Ⅲ型：局限性感染（稳定）。

Ⅳ型：弥漫性骨髓炎（不稳定）。

**（三）鉴别诊断要点**

不典型慢性化脓性骨髓炎应与以下疾患鉴别：

1.骨结核

（1）骨干结核临床很少见，常合并其他部位结核。

（2）骨结核形成死骨和瘘道的情况比较少见，如有瘘道形成，其分泌物与慢性化脓性骨髓炎不同，为稀薄的结核性脓液。

（3）骨结核往往存在溶骨性破坏区，其病灶周围骨质多有骨质疏松的表现。

（4）必要时，病理检查可明确诊断。

2.硬化性骨肉瘤

（1）无感染史，病情发展快。

（2）疼痛较剧烈，夜间疼痛较白天重。

（3）常有迅速增大的包块。

（4）X线示病变的骨与骨膜不是趋向修复，而是趋向继续破坏。破坏与成骨互相分离，即骨破坏周围无成骨，成骨区内无破坏。

## 【治疗对策】

为达到根治慢性化脓性骨髓炎和尽可能保存功能的目的，必须采取手术和药物的综合疗法，其中，彻底的病灶清除术、改善局部血循环是治疗成功与否的关键。

**（一）病灶清除术**

1.病灶清除术的手术指征

（1）死骨形成。

（2）有死腔。

(3)有慢性窦道。

2.病灶清除术的手术禁忌

(1)急性发作期(抗生素治疗;脓肿切开引流)。

(2)大块死骨包壳未充分形成。

3.病灶清除术的手术要点

(1)瘘道清除瘢痕化软组织切除。

(2)骨内外感染性肉芽肿清除。

(3)死骨清除。

(4)脓腔清除。

(5)边缘硬质骨清除,髓腔再通。

(6)不影响功能者,可行部分或全部骨切除。

(7)极少数情况下可行截肢,其指征病程长,肢体严重畸形已丧失功能;骨质破坏广泛,不能彻底清除病灶;周围皮肤有恶变。

4.病灶清除术后骨腔的处理

(1)邻近带蒂肌瓣填充,此为最常用、最安全有效的方法,但受病变部位的限制,在骨腔较大时亦无法使用。

(2)对受病变部位的限制而不能用邻近带蒂肌瓣填充或骨腔较大时,可应用游离带血管的皮瓣或肌瓣填充死腔和覆盖创面。

(3)滴注引流法此方法是我国目前较常用的方法之一,其优点是方法简便,缺点是容易合并耐药性嗜水菌的感染和管腔堵塞.骨腔由血肿机化后填充,血供较差,抗感染的能力不强。使用时为防止管腔堵塞,可在低位放置两条引流出管。选用1～2种敏感抗生素持续滴注灌洗创面,1～3周后炎症消退即可拔管。

(4)局部抗生素植入疗法病灶清除术后骨腔内植入庆大霉素聚甲基丙烯甲酯(PMMA),药效学研究表明,局部庆大霉素浓度为全身用药时的200倍,能杀灭药敏感试验中的耐药菌株。

**(二)全身抗生素的应用**

为杀灭或抑制深层组织细菌;防止感染扩散,应按细菌培养;药敏结果选择使用抗生素,通常采取全身联合使用抗生素。使用时间:静脉4～6周;为缩短住院时间可采用:静脉2周,口服4周。

**(三)高压氧的应用**

氧可认为是一种特殊的抗生素,高压氧治疗可提高局部组织氧张力,直接抑制厌氧菌,提高白细胞的吞噬功能,增强抗生素的活性,有加快骨愈合、软组织修复等作用。因此,高压氧治疗是慢性化脓性骨髓炎综合疗法中的辅助方法之一。

**(四)改善全身状况,提高机体抵抗力**

**(五)病灶清除术后放射治疗**

机制:高能X线的电离效应使组织内产生大量自由基,而自由基非常活跃与增殖细胞的DNA结合并使之破坏,进而杀灭细菌,抑制肉芽组织和瘢痕组织增生达到控制炎症的目的。

（六）介入疗法

用介入的方法使高浓度抗生素直达病灶，治愈率高，无须配合病灶清除术，是慢性化脓性骨髓炎的微创治疗方法。其缺点是动脉留置导管易栓塞，偶发感染，技术、设备要求高，药物使用剂量、治疗时间尚在探索之中。

【疗效评价】

从全身和局部的临床表现、白细胞计数、血沉的变化来判定慢性化脓性骨髓炎是否治愈是困难的，即使长时间病情稳定，也不能排除再欢发作的可能性。目前尚缺少一个统一的标准，现临床统计治愈率多以术后 5 年内的情况计算。

【出院随访】

出院后应长期随访，定期复诊。

【预后评估】

一般认为，慢性化脓性骨髓炎经综合治疗后，经长时间观察，临床症状消失，且 X 线检查示病变骨结构逐渐规则，无骨破坏，骨硬化、骨皮质肥厚及骨髓腔狭窄等表现趋向稳定，则可认为是临床治愈。目前各种治疗方法治愈率的报道在 70％～90％，也就上说，慢性化脓性骨髓经各种治疗方法治疗后的复发率在 10％～30％左右。

## 三、外伤性骨关节感染

【概述】

外伤性骨关节感染是战争时期常见的疾病，但由工伤、交通事故造成的骨关节感染近年来也逐渐增多，医疗活动造成骨关节感染的后果亦不容忽视。因外伤性骨关节感染常合并局部骨折、软组织的损伤及缺损，其治疗比血源性感染更复杂和困难，应该充分认识该病在临床上的重要性。

【诊断步骤】

（一）病史采集要点

1.患病部位是否有外伤史、手术史、穿刺和注射史。

2.是否有疼痛，疼痛是否有规律，是否伴有发热等症状。

3.全身中毒症状：是否有发热，发热的性质，发热的程度及其变化情况，有无寒战。有无其他败血症表现。

4.是否有反复急性发作病史，急性发作时全身和局部的症状表现，瘘道开放与闭合是否有规律，流出液的性状、量、颜色、气味，是否有死骨排出。

5.曾经做过的检查和治疗及其结果。

（二）体格检查要点

1.一般情况　体温、血压、脉搏、呼吸、面容、精神、神智、步态、体位等情况的检查。

2.局部检查

(1)疼痛的部位及邻近的关节是否有红、肿，是否有肿胀特别明显的部位；局部软组织的损伤及缺损情况；是否有骨外露；手术患者应检查内固定物是否有外露，瘘道与内固定物是否相通；病变部位远端肢体的感觉、活动及血运情况；肢体是否有骨折造成的畸形和不稳定。

(2)局部皮肤温度是否有升高，皮肤温度升高的范围及程度变化。

(3)局部是否有压痛，压痛的范围及程度变化，同时注意是否有骨折造成的骨擦感。

(4)如有肿胀特别明显的部位，应检查是否有波动感。

(5)是否有骨的纵向叩击痛。

(6)局部关节活动度的情况，是否有因疼痛而出现的肌肉保护性痉挛。

(7)测量对比双侧肢体的长度。

**(三)辅助检查要点**

1.实验室检查

(1)血常规检查了解白细胞总数及分类的变化，是否有贫血。

(2)局部穿刺抽脓液或抽取瘘道口分泌液送细菌培养加药敏试验。

2.影像学检查

(1)X线检查：骨质的破坏，骨膜的变化，新骨的形成，周围软组织的肿胀与否，了解骨折、缺损骨的情况，骨、关节是否有畸形变化，内固定是否稳定。

(2)窦道造影：可清楚了解瘘口与深部组织的关系。

(3)核磁共振成像(MRI)：可早期显示骨与骨外的病变。

(4)放射性核素扫描：骨扫描可早期鉴别是骨或软组织的病变及病变的范围。

## 【诊断对策】

诊断不难，可根据病史、临床表现和辅助检查结果综合分析判断。

诊断要点：

1.患者多为男性青壮年，好发部位为下肢的骨与关节。

2.有外伤或侵入性治疗病史。

3.典型病例发病急骤，出现高热、寒战、全身乏力、脉搏急速等全身中毒症状，局部骨或关节处出现红、肿、热、痛，压痛明显，关节活动受限，可出现流脓的窦道，外伤口、手术切口流出炎性渗液或脓液。白细胞总数和中性粒细胞增多，血沉增快。非典型(低毒性)病例的临床表现不明显，应结合辅助检查结果加以判断。

4.窦道造影：可清楚了解瘘口与深部组织的关系。

5.骨或关节穿刺抽液涂片找到细菌，即可诊断。

6.X线照片在起病2周内骨组织多无明显异常，2～3周后可见到骨质疏松与骨膜反应，以后可出现骨破坏和溶解吸收现象。进入慢性期后，骨破坏的同时增生硬化更为明显，骨断端密度增高可见一些硬化的新生骨，骨髓腔封闭。化脓性关节炎则表现为关节囊肿胀，关节间隙增宽，骨端逐渐有骨质疏松的现象。如关节软骨有破坏，则关节间隙变窄。

7.放射性核素扫描呈强阳性时，应疑为感染，其对低毒性的感染可无阳性反映。

## 【治疗对策】

**(一)全身支持疗法**

1.卧床休息，增加营养，补充维生素。

2.重症者降温,补液、纠正水、电解质代谢和酸碱平衡失调。

3.体质差,中毒症状严重者可少量多次输新鲜血。

4.积极治疗原发病灶。

**(二)抗生素的应用**

一旦诊断确定,应立即使用抗生素,根据细菌培养药敏试验结果选择有效抗生素,足量、联合使用,一般来说,抗生素要持续用到症状消退后 4 周左右。

**(三)局部治疗**

1.制动、抬高患肢,以消肿、止痛,防止感染扩散。

2.穿刺与冲洗:炎症较轻或脓液较少时,可先采用穿刺法,穿刺抽液抽脓后向骨或关节注入抗生素,每日 1 次。

3.切开排脓引流灌洗术:全身中毒症状明显、脓液较多或经上述治疗 3～4 天无效时,应行切开排脓引流灌洗术,灌洗液可用生理盐水或抗生素盐水,可持续或间断灌洗。

4.如炎症转为慢性,可按慢性化脓性骨髓炎治疗方法予以治疗。

**(四)内固定物、骨外露的处理**

对于有大面积的内固定物、骨外露的情况,应在积极控制炎症的同时,使用局部转移皮瓣或其他显微技术关闭创面,以免发生炎症难以控制及骨坏死的情况出现。

**(五)内固定术后,骨未愈合者手术时机选择**

1.内固定不稳定或应力遮挡明显,细菌毒力强,有骨溶解吸收现象或倾向时,应行病灶清除术,同时更换固定方式,缺损骨者,在病灶清除彻底时,可考虑一期植入自体骨。

2.内固定稳定,细菌毒力低,有骨生长趋势时,可等待骨愈合后再行病灶清除术,取出内固定物。

**(六)人工关节置换术后感染的处理**

一般而言抗生素对此类感染有一定疗效,但难以治愈,常需摘除假体、病灶清除、关节扩置,待炎症完全消退后,二期再行人工关节置换术。

**(七)骨与关节真菌感染**

按真菌深部感染予以治疗,但一般难以治愈。

**(八)截肢术**

对于感染严重无法控制,危及生命,有大块骨缺损而无法补救时,可以考虑截肢。

**【预后评估】**

如能早期诊断、正确的治疗,预后一般良好,但常可遗留部分功能障碍;人工关节置换术后感染的治疗较棘手,治愈率不高;而骨与关节真菌感染的预后不良。

## 四、慢性局限性骨脓肿

**【概述】**

此病由 Brodie 于 1836 年首先描述,故又称 Brodie 骨脓肿,一般认为系低毒力细菌感染所致。

## 【诊断步骤】

**(一)病史采集要点**

1.性别、年龄。

2.患病部位既往是否有急性化脓性骨髓炎的病史,是否有外伤史、手术史或局部软组织感染史。

3.是否有疼痛,疼痛发作与身体抵抗力变化的关系,疼痛发作有何规律,是否伴有发热等症状。

4.是否有反复急性发作病史,急性发作时全身和局部的症状表现。

**(二)体格检查要点**

1.一般情况　体温、脉搏、步态、体位等情况的检查。

2.局部检查

(1)疼痛的部位是否有红、肿的区域,肢体是否有畸形。

(2)局部皮肤温度是否有升高。

(3)局部是否有压痛,压痛的范围及程度变化。

**(三)辅助检查要点**

1.实验室检查

(1)血常规检查了解白细胞总数及分类的变化。

(2)血沉是否有升高。

2.影像学检查　X线检查:是诊断慢性局限性骨脓肿最重要的依据,可清楚了解骨、骨膜的各种病理变化。

## 【诊断对策】

**(一)诊断要点**

1.多见于儿童和青年。

2.好发部位胫骨上端和下端最常见,其次是股骨、肱骨和桡骨下端。

3.起病时多无临床症状,发作局部才出现红、肿、疼痛,多无全身症状,血沉、白细胞总数无变化,休息或应用抗生素后好转。症状可反复发作。

4.脓液细菌培养多为阴性。

5.X线可见长骨干骺端或骨干皮质显示圆形或椭圆形低密度骨质破坏区,边缘较齐整,周围骨质硬化,密度增高。

**(二)鉴别诊断要点**

1.骨结核　骨脓肿与骨结核较难鉴别,一般来说,如发现有皮质骨溶骨性破坏者,应考虑骨结核。

2.骨囊肿

(1)平时多无局部红、肿、疼痛症状。

(2)发病以 10～15 岁多见,易发生病理性骨折。

(3)多数呈不规则的椭圆形。

(4)囊肿壁有骨嵴时可显示假性多房阴影。

**【治疗对策】**

手术治疗:术前术后使用抗生素,手术应彻底刮除脓肿,完全切除硬化骨,切除物送细菌培养和病理检查,病灶清除术后一期自体松质骨植骨或置管灌洗引流。

**【预后评估】**

慢性局限性骨脓肿的治疗效果满意,预后良好,

## 五、慢性硬化型骨髓炎

**【概述】**

慢性硬化型骨髓炎由 Carre 在 1893 年首先报道,又称 Carre 骨髓炎。其致病菌不明确,一般细菌培养为阴性,目前认为致病菌为厌氧的丙酸杆菌属。其病理特点是强烈的骨增生反应。

**【诊断步骤】**

**(一)病史采集要点**

1.性别、年龄。

2.患病部位既往是否有急性化脓性骨髓炎的病史,是否有外伤史、手术史或局部软组织感染史。

3.是否有疼痛,疼痛发作与身体抵抗力变化的关系,疼痛与久站或活动是否有关,是否伴有寒战、发热等症状。

4.是否有反复急性发作病史,急性发作时全身和局部的症状表现。

**(二)体格检查要点**

1.一般情况　体温、脉搏、步态、体位等情况的检查。

2.局部检查

(1)疼痛的部位是否有红、肿的区域,皮肤是否有色素沉着,肢体是否有畸形,邻近的关节是否有红、肿、畸形。

(2)局部皮肤温度是否有升高。

(3)局部是否有压痛,压痛的范围及程度变化。

(4)邻近的关节活动的情况。

**(三)辅助检查要点**

1.实验室检查

(1)血常规检查:了解白细胞总数及分类的变化。

(2)血沉:是否有升高。

(3)血清碱性磷酸酶测定。

2.影像学检查

(1)X线检查:了解骨增生情况及骨内小脓肿的数量、分布范围。

(2)CT检查:可清楚显示X线照片不能显示的细小脓肿。

**【诊断对策】**

**(一)诊断要点**

1.多见于儿童和青少年,平均发病年龄为16岁。

2.好发部位多发生于长骨干。

3.病程发展缓慢,病史长,全身症状较轻,疼痛间隙发作,发作时患部有持续性钝痛,局部有压痛,劳累时有夜间痛。

4.X线可见长骨干呈梭型改变,骨干皮质增厚、硬化,骨髓腔狭窄,甚至消失。无骨破坏和死骨,硬化区内有时可见一个或多个透亮区,此即为死腔。

5.脓液细菌培养多为阴性。

**(二)鉴别诊断要点**

1.骨样骨瘤

(1)疼痛在夜间和休息时加重。

(2)X线可见骨干皮质在单侧增厚、硬化,皮质骨内可见透亮瘤巢。

2.畸形性骨炎(Paget病)

(1)常多发。

(2)以局部疼痛和骨干变形为主。

(3)血清碱性磷酸酶明显升高。

(4)X线示骨干弯曲变形,致密阴影与疏松阴影相掺杂呈不规则的蜂窝状。

**【治疗对策】**

使用抗生素可缓解疼痛,但本疾病易反复发作,故一旦确诊,应行手术治疗。手术应根据X线和CT检查结果,凿开皮质骨,清除所有脓腔,打通髓腔,置管灌洗引流,如病变范围局限,且病灶清除彻底,可一期关闭切口。术前术后配合使用抗生素。

**【预后评估】**

本病治疗效果满意,预后良好。骨髓腔减压后疼痛即可消失,脓腔清除后,骨增生亦可停止。

## 六、急性化脓性关节炎

**【概述】**

急性化脓性关节炎可发生于任何年龄,多见于儿童和老人。最常发生于髋、膝关节,其次为肩、肘、踝关节,一般为单发病变,在儿童可累及多个关节。关节感染的途径与急性化脓性骨髓炎相似:血缘性、创伤性、局部炎症直接蔓延。致病菌最常见的是金黄色葡萄球菌,约占85%,其次为链球菌、脑膜炎双球菌、大肠杆菌、肺炎双球菌等。

关节感染后,机体抵抗力的强弱、致病菌毒力的大小、治疗是否及时正确等对病情的发展和预后有直接的影响,病变发展大致可分为三个阶段。

（一）浆液性渗出期

关节内渗出液为清晰的浆液状液体，内含大量的白细胞。关节软骨没有被破坏，在此期治疗后康复，不遗留后遗症。

（二）浆液纤维蛋白性渗出期

关节内渗出液黏稠混浊，细胞成分增多，含脓细胞，有大量的纤维蛋白。纤维蛋白可沉积在关节软骨表面，阻碍软骨的营养吸收并导致软骨坏死，同时，纤维蛋白可形成关节内纤维粘连。此外，中性多核白细胞释放大量溶酶体类物质可破坏软骨的基质。在此期治疗康复后，可遗留关节软骨的永久损害及关节内纤维粘连。

（三）脓性渗出期

关节内液为黄色的脓液，关节软骨破坏严重，炎症侵犯软骨下骨质，关节囊周围形成脓肿，可穿破皮肤形成窦道，此期治疗后，关节活动功能常遗留严重的功能障碍，甚至完全丧失功能。

【诊断步骤】

（一）病史采集要点

1.年龄；性别。

2.起病的经过，发病前是否有其他部位的感染或局部软组织的外伤和感染。

3.全身中毒症状是否有发热，发热的性质，发热的程度及其变化情况，有无寒战。有无其他败血症表现。

4.关节肿胀的时间、速度。关节周围皮肤是否有破溃和脓性液体流出。

5.疼痛的部位、性质、时间，疼痛的程度及其变化情况。了解疼痛与发热的关系。

6.曾经做过何种治疗，治疗效果如何。

（二）体格检查要点

1.一般情况　体温、血压、脉搏、呼吸、面容、精神、神智、步态、体位等情况的检查。

2.局部检查

(1)疼痛的部位与关节的关系，局部是否有红、肿，是否有肿胀特别明显的部位，关节是否保护性固定在半屈曲位置。局部皮肤是否有窦道流脓，注意流出液的性状、量、颜色、气味。

(2)局部皮肤温度是否有升高，皮肤温度升高的范围及程度变化。

(3)局部是否有压痛，压痛的范围及程度变化。

(4)对肿胀明显的部位，应检查是否有波动感，膝关节应检查浮髌试验。

(5)局部活动度的情况，活动与疼痛的关系，是否有因疼痛而出现的肌肉保护性痉挛。

（三）辅助检查要点

1.实验室检查

(1)血常规检查了解白细胞总数及分类的变化；是否有贫血。

(2)血沉是否有升高。

(3)早期血培养加药敏试验，约有50%的阳性率。

(4)关节穿刺抽脓液涂片找细菌，并送细菌培养加药敏试验，并同时行常规及生化检查，了解关节液白细胞总数、多核白细胞含量。注意抽出关节液性状：浆液性、血性、混浊或脓性，是否有异味。

2.影像学检查

(1)X线检查了解关节间隙、周围骨质及软组织情况,是否有关节半脱位。

(2)CT、MRI及超声检查能比X线更早显示关节腔渗液。

**【诊断对策】**

早期诊断与及时治疗对急性化脓性关节炎的关节功能保护有重要意义。根据全身及局部症状和体征,易于诊断。

**(一)诊断要点**

1.好发于儿童和老人。好发部位为髋、膝关节。

2.起病前多有其他部位的感染或局部软组织的外伤和感染。

3.发病突然,出现高热、寒战、全身乏力、脉搏急速等全身中毒症状,体温可达40℃。如一般情况差,应考虑有败血症的可能。

4.关节部位持续性剧痛,拒动,患肢不能承重,肢体常放置在使关节囊放松的半屈曲位,以减轻疼痛。表浅的关节早期出现关节积液,局部红肿,皮温明显升高,有明显压痛。在新生儿患者中,由于他们对炎症的反应迟钝,红、肿、热、痛等症状可极轻微或不出现,仅有的检查阳性发现可能是:其他部位的感染、烦躁不安、精神不振、肢体位置不对称或不喜搂抱。对此应特别引起注意,以免误诊而造成严重后果。

5.血白细胞总数和中性粒细胞增多,血沉增快。

6.关节穿刺抽液检查:是诊断急性化脓性关节炎的重要方法。

(1)关节液涂片找到细菌,即可明确诊断。

(2)关节液送细菌培养加药敏试验,可了解致病菌和指导临床选择使用敏感抗生素。

(3)关节液白细胞计数及分类计数,关节液白细胞计数超过50000/$mm^3$提示有化脓性关节炎,但低于此数却不能排除有关节感染。通常急性化脓性关节炎的关节液白细胞分类计数中,多核白细胞可高达90%左右。

(4)关节液含糖量明显降低。

(5)了解关节液的性状。

7.X线照片

(1)早期:关节囊和关节周围软组织肿胀,关节间隙增宽,渗液增多时,可出现关节半脱位。

(2)晚期:关节间隙变窄,软骨下骨质疏松,再后可出现骨质增生和硬化,关节间隙消失,发生纤维性或骨性强直。有时甚至出现骨骺滑脱和病理性关节脱位。

8.CT、MRI及超声检查:可早期发现关节腔积液,结合病史、临床表现和体征,有助于早期诊断。

**(二)鉴别诊断要点**

1.关节结核

(1)起病缓慢,常有低热、盗汗和面颊潮红等全身症状。

(2)关节液为黄绿混浊液,白细胞计数及分类计数均相对较低,抗酸菌检查阳性。

2.创伤性关节炎

(1)年龄较大,可有创伤史,发展缓慢,关节活动有响声。

(2)休息时疼痛缓解,无剧烈疼痛。

## 【治疗对策】

### (一)全身支持疗法

### (二)全身使用抗生素

1.应根据细菌培养加药敏试验结果选用敏感抗生素联合静脉用药,病情缓解后可改口服。

2.用药时间为2～4周。

### (三)患肢制动、固定在功能位,并采取适当的牵引

1.制动有利炎症消退。一旦炎症消退,应开始关节功能活动,防止关节僵硬。

2.功能位固定可防止关节僵硬在非功能位。

3.牵引可增大关节间隙,防止、减少粘连。

### (四)关节穿刺及冲洗

1.洗出关节渗出液、纤维蛋白、炎性有害物质和致病菌。

2.冲洗可每1～2天一次,每次需将关节液冲洗至清亮后,注入敏感抗生素。

3.亦可设计持续冲洗的模式,每天用2000ml～3000ml敏感抗生素盐水持续冲洗。

### (五)关节切开引流术

经上述治疗后,病情无好转,或关节液已成为稠厚的脓液,应及时行关节切开引流术。

1.手术应清除脓液、纤维块和坏死脱落组织。

2.深部关节如髋关节可置管持续用敏感抗生素盐水冲洗。

3.关节表浅直接开放伤口引流。

### (六)功能锻炼

一旦炎症消退,应开始关节功能活动,防止关节粘连僵硬。如已发生畸形,可用牵引逐步矫正。

### (七)后遗症治疗

急性化脓性关节炎治疗后常遗留关节畸形,可根据不同的畸形采取适当的手术治疗,但必须在炎症消退完全治愈1年后进行,即使如此,也不能完全防止炎症复发。

## 【预后评估】

急性化脓性关节炎治疗后往往遗留关节畸形的后遗症,即使能早期诊断、正确治疗,如患者抵抗力低下、感染细菌毒力强或病程长,后遗症也难以避免。

（武照龙）

# 第九节　膝关节镜

## 一、与膝关节镜相关的基础解剖

### （一）构成膝关节的骨骼

构成膝关节的骨骼有股骨下端、胫骨上端及髌骨。

1.股骨下端　股骨下端向两侧及后方扩大形成内侧及外侧髁，两髁末端为左右、前后皆呈弧形的关节面，外髁适用于屈伸，内髁适用于旋转。两髁中间以髁间窝相隔，为腘窝之底，此处的骨皮质厚而粗糙，有2个压迹，膝交叉韧带附着其上，前交叉韧带辅助于外髁内面的后部，后交叉韧带附着于股骨内髁外面的前部。

2.胫骨上端　胫骨上端向后倾斜20°，且向两侧膨大形成胫骨内、外侧髁，与股骨下端内、外侧髁相适应，以增加膝关节的稳定。内侧髁关节面稍凹陷，略呈长方形；外侧髁关节面较平坦，呈圆形。外侧髁后下方由小关节面与腓骨小头形成胫腓关节。

两髁关节面的前方及后方，各以髁间窝相隔。前髁间窝稍平斜，向前下方胫骨粗隆相连续；后髁间窝较深，由后交叉韧带附着。前后髁间窝的中间有两个隆起，称为内、外髁间隆突，以限制膝关节向外移动，还可使股骨在胫骨上旋转时升高，使韧带紧张，从而限制其过度旋转。在隆起的前后形成粗面，供半月板及前交叉韧带附着。

3.髌骨　髌骨呈三角形，供股四头肌及髌韧带附着，后面光滑形成关节面与股骨髌面相关节。

髌骨尖包藏于髌韧带及髌下脂肪垫中，在髌骨底有股直肌腱及股外侧肌腱附着，股内侧肌的肌纤维与腱膜及髌内、外侧支持带附着于髌骨的侧缘，参与构成膝关节囊。在内部结构上，髌骨前部的骨小梁，即浅板层与髌韧带纤维方向及股四头肌作用方向有关。髌骨的后面完全为软骨所覆盖，仅与股骨髌面相关节，其中部有一嵴将它分为两个小面，外侧小面较内侧小面宽而深，正好与股骨两髁的关节面相适应。

### （二）膝关节囊

膝关节囊薄而坚韧，由纤维层和滑膜层构成。在前方附着于股骨髌面上方浅窝的边缘，向上突出形成髌上囊。在后方，关节囊附着于股骨髁关节面后上缘，恰在腓肠肌内、外头起始处下方，将肌肉膝面与股骨髁分开，关节囊向下附于胫骨关节面远侧0.3～0.6cm处。纤维层坚韧有弹性，有维持关节稳定的作用；滑膜层起着膝关节的营养代谢作用。

### （三）膝关节的韧带

1.髌韧带　与髌骨及髌支持带一起构成膝关节的伸膝装置。由股内、外侧肌下部发出的纤维在覆盖髌骨的股直肌纤维前面交叉，并位于两侧，使股四头肌及髌骨与周围的筋膜牢固结合,从而加强膝关节囊及维持髌骨固定。髌韧带其上附着于髌骨的下缘及后面的下部,其内侧的起点低于外侧约1.25cm,髌韧带主要联系髌骨及胫骨。

2.胫侧副韧带 上端起自股骨内髁内收肌结节前下方及股骨内上髁,向下分为两束。前束纤维较长,垂直向下止于胫骨内面胫骨粗隆水平,与关节囊及半月板间有松弛的结缔组织相隔,半膜肌键纤维伸展于韧带的深面。后束纤维短,在关节水平呈扇形向后置于关节囊、半月板,并与腘韧带起点相连。

3.腓侧副韧带 呈圆条状,上起自股骨外髁,向下止于腓骨小头,与关节囊及半月板间有腘肌肌腱相间隔,外侧副韧带因居关节外后方,因而在伸膝时紧张,屈膝时松弛。但在屈膝外旋或内旋时则皆紧张。

4.腘斜韧带及弓状韧带 腘斜韧带为半膜肌腱的延续部分,纤维自胫骨内髁后方斜向外上,止于股骨外髁后上方,有防止膝关节过伸作用。弓状韧带起自腓骨小头,其外侧部纤维垂直向上止于股骨外髁,其余纤维向内上融合于关节的厚纤维囊。

5.十字韧带 位于股骨内、外髁及胫骨内、外髁的髁间窝中,膝关节滑膜囊后层的后方,居关节腔之外,分为前交叉韧带和后交叉韧带。

前交叉韧带起于胫骨可见前窝与内侧髁间隆突之前,纤维与外侧半月板前角纤维相交织,向上并向后外.止于股骨外髁的内面,长约4cm,其纤维可分为前内侧和后外侧两部分。屈膝时前内侧部分紧张,伸直时后外侧部分紧张,在屈膝40°～50°时较松弛。在屈膝作前拉实验时,前交叉韧带的前内侧部分限制其活动,后外侧部在膝伸直时,限制膝过伸活动。

后交叉韧带起于胫骨髁间窝的后缘中部,斜行向上并向前内,越过前交叉韧带内侧,呈扇形止于股骨内髁髁间窝面的前部,其附着线相当于膝关节每个旋转点之间的中心点,使后交叉韧带在屈伸膝的全过程中都是紧张的,称为膝关节稳定的重要因素。后交叉韧带交前交叉韧带粗大,屈膝位可防止胫骨后移,伸位时可防止膝过伸,并可限制内、外旋活动。断裂后可产生胫骨后向不稳。

6.半月板 半月板为纤维软组织,外周缘厚,内缘锐薄,呈半环形,上凹下平,介于股骨和胫骨两软骨面间,主要附着于胫骨,但可随股骨作一定范围的移动,成为可移动的关节臼,以补偿胫骨髁面与股骨髁面的不适并起着限制和制动作用,防止关节的移位和脱臼,这些作用需与有关韧带和肌肉共同协作完成。半月板具有一定的弹性,能缓冲两骨面的撞击,吸收震荡,保护关节。

内侧半月板周径较大,呈C形,前端窄而后端宽。前端以细腱附着于胫骨髁部的前内侧,居前十字韧带起点之前,后端附着于髁间后窝,在胫骨髁间隆突后方及后十字韧带起点的前内方。内侧半月板与内侧副韧带后部紧密相连,因而限制了内侧半月板的活动度。

外侧半月板较内侧半月板周径小而面积广,略呈"O"形,中部宽而后端略窄。前端附着于髁间前窝,前十字韧带附着点的外侧,后端附着于髁间隆突之间。半月板的外缘有沟,以容纳自此经过的腘肌腱并与之相贴,但与外侧副韧带不相连。

## 二、膝关节镜手术适应证

### （一）膝关节镜检查指征

一般而言，膝关节镜检查指征是：通过病史采集、体格检查及影像学检查不能或者不足以进行明确诊断者。具体包括以下方面：

1.膝关节损伤　可能涉及多种关节内损伤，如交叉韧带断裂、髌骨脱位、半月板损伤、滑膜撕裂、骨软骨骨折、腘肌腱断裂等。但并非任何膝关节急性损伤都需要做关节镜检查。分述如下：

急性前交叉韧带实质部断裂，由于其没有修复和急诊重建的指征，因此不具备急诊关节镜检查的指征，但带有髁间棘骨块撕脱者可急诊行关节镜检查和修复。后交叉韧带断裂在急性期由于存在关节血肿，通过关节镜检难以判断后交叉韧带损伤与否，亦难以判断其损伤部位，因此怀疑急性后交叉韧带断裂也不是急诊膝关节镜检查的指征。后期的前后交叉韧带损伤有必要进行关节镜检查，并可在关节镜下进行交叉韧带重建。

如果怀疑有半月板损伤，无论是急性损伤还是陈旧性破裂，都应当行关节镜检查。关节镜检查能够断定半月板损伤的部位、程度，能够确定应当采用修补或是切除的方法进行进一步治疗。

急性腘肌腱断裂常意味着较为严重的后外侧角损伤，而陈旧性后外侧角损伤是必须治疗而又最难治疗的损伤之一，所以在急性期对腘肌腱断裂进行明确的诊断及治疗非常重要。因此对腘肌腱断裂的急诊关节镜检查是必要的。

2.反复发作的关节积液　关节积液往往是膝关节最常出现的症状，常由关节软骨和半月板的退行性变引起，也可因滑膜的各类炎症所引起。关节镜检查对明确关节积液的病因很有帮助。

3.不明原因的关节痛　对于严重的、持续的、不明原因的关节痛，具有关节镜检查的指征。但对于年龄在20岁以下患者应慎重使用关节镜，此类患者一般在20岁以后疼痛可能自行消退。

4.关节软骨损伤　关节镜检查不但能够确定是否有关节软骨损伤，还能详细确定关节软骨损伤的程度、范围和性质等，从而确定应当采取何种治疗手段。

5.膝关节骨性关节炎　骨性关节炎最先累及关节软骨，以后关节滑膜、软骨下骨等都会发生相应病理改变。膝关节镜检查可以明确骨性关节炎的病理改变程度和部位，并能够通过冲洗和清理进行相应治疗。

6.关节内手术前评估病变和确定手术方案　在一些手术前行关节镜检查，如前交叉韧带重建、胫骨高位截骨、骨窝囊肿切除等，可以明确病变的程度，进一步确定详细的治疗方案，树立手术人员的信心。

### （二）膝关节镜手术指征

1.关节内损伤

(1)半月板破裂：根据半月板破裂的类型和程度，可以选择半月板缝合术、半月板部分切除术、半月板次全切除术和半月板切除术。过去强调半月板的修补应针对急性损伤,现在对于任何陈旧性损伤都有修复指征,尤其对于有活动能力需要的患者意味着需要半月板正常的对膝关节的保护功能。

(2)交叉韧带损伤:前交叉韧带断裂必然导致膝关节不稳,对于有任何活动能力需要的患者,都具有手术指征。前交叉韧带实质部断裂经修补后愈合不强或不愈合的患者,必须进行重建,目前关节镜下前交叉韧带重建是最佳的手术方式,重建材料选择有半腱肌和髌韧带。后交叉韧带断裂所导致的膝关节不稳可以由股四头肌通过髌骨这一支点对胫骨产生向前提拉力而部分代偿,对于二度以内患者一般行保守治疗,三度以上患者应当行后交叉韧带重建术,此手术是关节镜手术中难度最高的手术,其疗效比关节切开手术有明显的提高。

(3)关节内骨折:对于有胫骨平台骨折,如 Shataker Ⅰ 型(胫骨外侧平台劈裂型)和 ShatakerⅢ型骨折,在关节镜监控下进行复位和有限的内固定是简便而有效的。对于交叉韧带起止点部位的撕脱骨折,对于前交叉韧带起止点部位的撕脱骨折和后交叉韧带起点部位的撕脱骨折,可以在关节镜下进行复位固定;对有后交叉韧带胫骨止点部位的撕脱骨折,则需要行切开复位内固定术。对于关节软骨骨折,可以在关节镜下行清理游离组织和关节腔清洗,必要时在软骨缺损区给予钻孔以刺激软骨的生长。

2.*滑膜病变* 关节镜下滑膜切除适用于局限性滑膜炎和轻中度弥漫性滑膜炎,切除是一项较为复杂的手术,需要多个入路进行清理,对于手术切开所不能达到的后外侧和后内侧憩室,同样能够进行滑膜清理,再加以创伤小,较切开手术有明显疗效。对于重度弥漫性滑膜炎应行手术切除。

3.*骨性关节炎* 关节镜手术尽管不能减缓膝关节的退变,但缓解症状方面有明显作用。通过关节冲洗、滑膜切除、半月板修整、游离体的摘除、增生骨赘的修除等手法可以减除这些致痛因素。

4.*剥脱性骨软骨炎* 根据剥脱性骨软骨炎的不同发展阶段,可以采用钻孔减压、螺钉固定、游离体消除等手段进行治疗,一般可以通过关节镜完成。

此外,治疗和诊断膝关节盘状软骨、内外侧副韧带损伤及髌股关节脱位方面也有一定的疗效。

## 三、膝关节镜手术入路

膝关节镜手术成功的前提条件就是要有精确的入路定位,入路不当可引起关节面损伤、手术器械断裂、视野观察受限和手术操作困难。膝关节入路方法很多,但是入路的选择必须遵守以下原则:不能损伤重要的解剖结构;创伤要小;定位要简单。

根据这条原则,膝关节镜的前外侧、前内侧入路是非常理想的入路方法,也便于掌握,是目前最为常用的入路。但有时常规入路难以观察到所用的关节内结构,或不利于镜下操作,此时可能需要应用一些非常规入路,如后侧入路。对于膝关节来讲,重要的神经血管都位于膝关节后方,因此作后内侧和后外侧入路时要特别小心,一定要避免这些结构。

## （一）关节镜入路

1.前内外侧入路　该入路是关节镜的经典入路，也是最常规使用的入路，可以看到膝关节内几乎所有的结构。以前外侧入路为例说明。

（1）定位：前外侧入路位于髌腱外缘外侧 0.5cm，胫骨平台上缘上方 1.0cm 处，即位于髌腱外缘、股骨外侧髁缘和胫骨外侧平台缘 3 条边所构成的三角形之中心点附近。该入路被认为是膝关节镜手术中关节镜的常规入路，因此也称为标准前外侧入路。

（2）操作方法：将患肢下垂，屈膝 90°左右（或患者平卧，屈髋 45°，屈膝 90°），使髌腱轮廓清楚。准确定位后作 6mm 横行切口，然后按照上述定位方法进行操作。

2.高位前内外侧入路

（1）定位：屈膝，平髌骨尖作横线，与髌韧带内、外缘交点。

（2）操作方法：屈膝 70°，平髌骨尖，紧贴髌韧带内、外侧缘，用 11 号刀片作约 8mm 长横行皮肤切口，切开皮肤后将刀片转成纵行，向股骨髁间窝方向，切开关节囊。切口过小会造成镜头转移困难，切口过大会造成关节液的大量外溢，从而造成关节囊不能充分扩张。

3.经髌韧带入路　该入路有利于对髁间凹区域和关节后室的观察，但对于外侧间沟和腘肌间裂隙部位的观察较为困难。

（1）定位：屈膝 70°，髌骨尖下约 1cm 处。

（2）操作方法：定位后，在髌骨尖下，用尖刀片垂直于髌韧带作 8cm 纵行皮肤切口，切穿髌韧带后，可换穿刺针带套筒向着髁间凹插入。

4.平髌骨　中部内、外侧入路该入路适应证有限，对关节前室，包括内外侧半月板前角和交叉韧带止点区域的观察非常有利。

## （二）器械入路

1.髌上外侧入路

（1）定位：在髌骨上缘上方 1cm，水平向外至股四头肌联合腱外缘线交叉点。

（2）操作方法：膝关节伸直位，按照上述方法定位后，在定位点用尖刀片作纵行切口约 5mm，切开皮肤及皮下组织即可。然后用穿刺针朝着内下方向穿刺，注意不要损伤髌股关节面。关节囊穿破后会有关节内液体流出，此时即可进入探针或镜下手术器械进行操作。通过该入路可以更好地达到髌骨后部位，也可以用于髌上囊部位的游离体取出或滑膜刨削、滑膜皱襞切除、髌骨软骨软化症的处理、髌骨外侧支持带松解的定位标志等。

2.髌上内侧入路

（1）定位：在髌骨上缘上方 1cm，水平向内至股四头肌联合腱内缘线交叉点。

（2）操作方法：膝关节伸直位，按照上述方法定位后，在定位点用尖刀片作纵行切口约 5mm，切开皮肤及皮下组织即可。然后用穿刺针朝着外下方向穿刺。髌上内侧入路对股内侧肌本体感受功能的影响较大，因此应尽可能采用髌上外侧入路，必须使用该入路时，应当在骨内侧肌腱行部分选择入口。髌上内侧入路通常用于髌骨外侧支持带的松解。

3.内侧半月板上入路　是最常见的器械入路。该入路紧贴半月板基部上缘，但应当避免损伤半月板。该入路专门为内侧半月板后半部和后角手术设置，如果内侧关节间隙很难张开，可紧贴内侧副韧带前缘选择该入路，绕过股骨髁达到手术区域。如果内侧关节间隙张开很好，可以在内侧副韧带前缘与髌韧带内侧缘之间的任何区域选择。一般来讲，通过内侧半月板上入路较难触及外侧半月板。

4.高位内侧入路　如果内侧关节间隙很小，通过非常靠后的内侧半月板上入路也难以达到内侧半月板后角，建议使用高位内侧入路。该入路切口平髌骨尖水平，紧贴髌韧带内侧缘，一般采用针头定位。通过该入路，经内侧副韧带前缘和股骨内髁之间的间隙可以直达内侧半月板后角。如果股骨内可有明显的骨质增生，会对该入路的使用造成影响，可以通过多次针头插入选择最佳位置。通过该入路，很容易到达外侧半月板。

5.后外侧入路　切口在（内）外侧副韧带相当于膝关节间隙处，当关节游离体位于后关节囊难以通过常规入路取出时，可考虑采用此入路。因该入路容易损伤血管神经而较少应用。

## 四、膝关节镜手术的并发症

### （一）关节软骨损伤

由于器械使用不当，关节软骨损伤是最常见的并发症。常由于入路不当、插入套管及穿刺针粗暴、关节镜镜头摆动粗暴、视野不清时器械操作造成损伤、对关节镜下解剖结构不熟悉、特殊器械缺乏、器械操作粗心引起。

### （二）神经损伤

神经损伤可能涉及腓总神经、股神经、坐骨神经和隐神经，常好发于隐神经的髌下支。因为隐神经髌下支一般与静脉伴行，选择切口时避开静脉就可将其避开。

### （三）血管损伤

血管损伤在关节镜手术中较常见，一旦损伤后果则比较严重。多为锐性切割伤。此外，还有止血带或驱血造成的损伤，尤其是多见于下肢动脉病变的患者。锐性血管损伤常见于腘血管损伤，常发生于切除内侧半月板后角时。操作时应仔细认真，熟悉局部的解剖结构。

### （四）韧带损伤

一般较少见，常发生于韧带薄弱松弛的老年患者和已存在关节囊韧带损伤的患者。在关节镜手术过程中，有时需要内外翻关节以打开关节间隙，如用力过大会导致关节囊韧带破裂。切除髌前滑膜时应避免损伤前交叉韧带。在外侧半月板全切时，应注意保护腘肌腱。

### （五）器械断裂

如果手术过程中出现了器械断裂，首先立即关闭进出水管并维持膝关节位置不变以防止断裂的器械在关节内到处游走。缓慢小心移动镜头，将断裂的器械置于视野中心，以多枚针头经皮穿刺固定，然后取出。如果脱落物转移至膝关节后室，将非常难以寻找和取出，但尽量不要切开膝关节寻找异物，可联合使用 X 线透视进行。

### （六）感染

同其他手术操作一样，严格的无菌操作是预防感染的最重要措施。主要的致病菌为金黄色葡萄球菌。一旦发现感染，应当及时行关节引流和冲洗，可在关节镜下进行。

### （七）膝关节血肿

膝关节镜术后引起的关节肿胀或血肿是比较常见的，镜下仔细点凝止血可以降低其发生率，近年来出现的冷激光和冷融切等器械能够在切割时无出血或很少出血。如果术后反复出现关节内血肿，常意味着血管损伤或者凝血功能障碍，应行血管造影或凝血功能检查进一步明确诊断。

### （八）滑膜瘘和滑膜疝

一般由于引流管放置时间过长、切口过大、器械经过手术入路次数过多等引起。滑膜瘘容易造成关节内感染，一旦发生，须立即患肢制动并减少负重，并进行抗菌治疗；如果瘘管长期不闭合，说明瘘管已经上皮化，需行瘘管切除。滑膜疝是滑膜从切开的关节囊向皮下膨出，形成一个局限性囊肿。治疗需手术切除。

### （九）深静脉血栓

术后尽早让患者进行功能锻炼就可以预防深静脉血栓等形成，对于有高凝状态的人群预防应用抗栓剂可能有所帮助，但时间不宜过久。

## 五、关节镜下半月板手术

半月板损伤常规行完全切除术，现在已不再提倡，随着关节技术的发展和成熟，全面替代了过去传统的切开关节作半月板全切术，并且又发展到缝合修补术。

### （一）半月板损伤的解剖学基础

人类的膝关节具有以下特点：①股骨髁与胫骨髁发育较大，但维持直立功能的肌肉与一般跖行动物无异，并无新的肌肉参加，股四头肌萎缩容易造成半月板损伤；②人类前、后交叉韧带的发育较一般膝关节保持在屈曲姿势的动物相对较差，在膝关节伸直或屈曲时，对胫骨的内、外旋转复杂运动起着节制作用；③伴随膝关节完全伸直时的扣锁动作甚为复杂，如果在内旋或外旋时同时伸直，半月板的活动性将减少，且固定于胫骨上，在此情况下最容易损伤；④半月板本身的形状，特别是其宽度和厚度对引起损伤的可能性及损伤类型常有密切关系。盘状半月板较容易受伤，外侧半月板如较宽，可引起不完全横行断裂；⑤某些运动或体位特别容易引起半月板损伤，如踢足球时，小腿及足固定于地面，在强度伸直时，股骨不能外旋，或在强度屈曲时，股骨不能内旋导致损伤。

### （二）半月板镜下手术的方法

1.内侧半月板撕裂　手术的方法是通过前下入口来处理上述撕裂，但通过近侧入口、中央和瑞典式入口，也能达到相同目的。

（1）半月板内纵行完全撕裂：关节镜经前外侧入口，观察内侧间室和内侧半月板的内缘，探针经前内侧入口插入，将膝关节外翻外旋，探查内侧半月板的后角。当内侧半月板内缘失去正常的形态或有折叠时，说明有半月板内撕裂的可能。仔细用探针探查后角的上下面。有时探针的针尖进入撕裂处，应轻轻牵拉探针，有可能见到纵行垂直的撕裂，并探查纵行撕裂的前后边界。然后用薄的半月板切割刀，小的手术剪或篮式钳切开半月板喉部的游离内缘、横向纵行撕裂的后缘，此切开在进入纵行撕裂须停止。此时旋转中，测定撕裂前缘的范围，进一步向前斜向半月板游历的内侧缘形撕裂的前边界。前部的切割可通过前内侧入口插入带相应鞘的能回缩的切割刀或手术剪。小心钩住纵行撕裂的前部，切割前部和斜向游离的半月板内缘。一旦切割完成，则拔去切割刀，将关节镜移到前内侧入口。持物钳通过前外侧入口，钳注撕裂瓣基底后缘的前端，拉向髁间窝做一个附加的内侧切口，首先用穿刺针通过皮肤、关节囊，到达后附着，保证准确的定位，用手术剪、手术刀或篮式钳分离后附着。切除碎片的前界和后界，用篮式钳修整使其光滑，过渡到正常半月板形态。用电动半月板切割刀修整小的磨损区，再次用探针探查后，进行关节冲洗和吸收。

(2)半月板内纵行不完全撕裂：应采用三点入路术，通过前外侧入口插入30°关节镜，进入前内侧室，经前内侧入口插入探针，如上所述仔细进行探查。切除时保留半月板平衡边缘的形态，当确定了撕裂边界后，可从撕裂的任何一端半月板内缘，进行锐性切割操作，其方法和完全撕裂所描述的一样。去除碎片，当撕裂的边界，尤其是在半月板胫骨面的不完全撕裂不能被鉴别时，最好使用篮式钳切碎碎片。通过前内侧入口插入篮式钳，在纵行撕裂的中央，切开半月板的内侧缘，进入半月板内，一点一点地切除，直至遇到纵行撕裂。继续沿着纵行方向一点一点地咬，直至所决定的撕裂边界前方和后方遇到正常半月板组织为止。用篮式钳或电动刨削器修整残余半月板的边缘，使其具有光滑平整的形态。再次用探针探查后，进行关节冲洗和吸引。

(3)纵行边缘撕裂：分为可修复的或不可修复两种类型。可修复的撕裂是指在半月板边缘有血供的1/3区域，2～3mm宽，不伴有剩余体部的损伤，可自行愈合。不可修复的边缘撕裂，一般伴有半月板的体部损伤，是否需要作半月板次全切除或完全切除，取决于撕裂的范围或撕裂延伸到半月板前部有多远。

(4)水平撕裂：通过前外侧入口，插入30°关节镜，并前移进入内侧间室，通过前内入口插入探针，探查水平劈裂的前后边界。沿着撕裂的边界一点一点地修整内缘。修整残余边缘的形态，易产生一个稳定平衡的边缘。用探针仔细探查边缘，以免去除过多的半月板组织。被保留的半月板边缘呈钝角或矩形角，随着逐渐负重，可重新变为接近正常半月板的三角形内缘。

(5)斜行撕裂：对斜行撕裂的处理方法取决于撕裂的大小、类型和撕裂的部位。小的后斜撕裂通常用篮式钳或电动切割修整器，将撕裂的瓣块切碎后去除。大的后斜撕裂可完整地切除。前斜撕裂的切除也可采用三点入路术，当前斜撕裂位于内侧半月板后或中1/3时，可作为单一的大的碎片切除。

2.外侧半月板撕裂　切除原则与内侧半月板相类似，但必须遵守以下几点：①部分半月板切除比次全半月板切除更受欢迎，而全半月板切除是最不宜使用的方法；②在某些特殊情况下可选用手术关节镜，但二点或三点入路是最常用的手术方法；③需保留一个平衡稳定的半月板边缘外形；④关节面的磨损应减少到最小程度。

(1)半月板内不完全撕裂：外侧半月板的不完全撕裂总是包括后1/3，小的撕裂仅几毫米，不需要治疗；长的撕裂可延伸到半月板后角的深处，有相当距离，可预见将来会变成完全的纵行撕裂，故应切除之。将小腿放置"4"字位，把30°斜角关节镜移至前内侧入口。施加内翻应力，关节镜从前内入口斜行进入前外侧间室。通过前外侧入口插入探针，全面估价后角不完全撕裂的范围和程度。拔出探针，经前外侧入口插入篮式钳，开始于半月板后角的内缘，对着不完全撕裂的中部，一点一点地修正半月板的内缘。延伸到半月板边缘，直至遇到不完全的垂直撕裂，然后修整残留边缘，保留平整、光滑、稳定的边缘形态。

(2)半月板内完全撕裂：常包括外侧半月板后角，小的撕裂可用篮式钳切除，大的撕裂通常可整块切除。将小腿放置“4”字位，通过前内侧入口插入30°关节镜，进入前外侧间室。通过前外侧入口插入探针，仔细探查后角的半月板内完全撕裂的范围和边界，大的撕裂可通过二点或三点入路术予以整个切除。

(3)边缘撕裂：与内侧半月板一样，撕裂发生在半月板边缘1/3血供区，而在半月板内不存在另外的撕裂，则可以修复。如同时伴有多发性其他撕裂，则以切除为宜。通常采用全切除术。切除半月板时，可将关节镜移到前内侧入口，切割器械经前外侧入口插入，攫物钳在附加的外侧入口，轻轻牵开碎片，然后再将关节镜从前内侧入口移至前外侧入口，而前内侧入口插入切割钳。用篮式钳或电动刨削器修整残余边缘，通过关节冲洗和吸引，取出残留碎屑。

(4)斜行撕裂：与内侧半月板相似，但较内侧半月板少见。手术方法与内侧半月板撕裂相同，只是关节镜和手术器械的位置需要颠倒。

### (三)术后处理

半月板切除术完成后在关节腔注射1～2支透明质酸钠以改善手术后早期关节活动度。术后必须作膝关节加压包扎以避免术后关节腔积液，也可用弹力绷带或冰敷。术后应鼓励患者早期膝关节活动，也可用CPM机作关节操练，并开始股四头肌等长收缩，直腿抬高训练和踝关节屈伸活动。功能操练到术后6周。如半月板患者作次全或全切术，则应严密观察和指导训练到术后4个月至半年。

### (四)手术并发症

半月板切除并发症可有多种形式表现，包括术中和术后。术中并发症有麻醉问题、关节软骨损伤、器械折断、韧带损伤和血管神经损伤。手术后的其他并发症除麻醉带来的恶心、呕吐外，还有血管栓塞、血肿、感染、持续性关节积液和滑膜炎。

## 六、交叉韧带损伤

### (一)前交叉韧带损伤

1.前交叉韧带的损伤机制　前交叉韧带的损伤伴有膝关节其他韧带的明显断裂是运动员最常见的主要膝关节损伤类型之一，其损伤机制通常是一种非接触性、减速的外翻和外旋损伤。单纯前交叉韧带破裂的常见机制是减速性内旋作用力和极度的过伸。通常有3种机制会造成前交叉韧带损伤。膝关节的外翻外旋暴力会损伤前交叉韧带的内侧部分和半月板。这种损伤可见于滑雪的雪橇被阻挡，膝关节外翻合并胫骨外旋时。第二种损伤机制是常见于手球或篮球比赛中膝关节内翻内旋暴力。第三种损伤机制是在膝关节伸直时胫骨内旋暴力，这可能造成前交叉韧带冲击股骨内侧髁的前方而损伤到前者。

2.治疗

(1)前交叉韧带急性撕裂的修复:由于前交叉韧带血供差,愈合不稳定,简单的一期修复成功率很低,目前倾向于急性损伤后数周内进行重建。对断裂在交叉韧带附着处骨性撕脱时,可考虑进行急诊修复,将撕脱的骨折块复位,并用缝线或钢丝通过股指上的钻孔固定。前交叉韧带撕脱发生在胫骨止点处,可通过关节镜技术利用钢丝或不吸收缝线进行胫骨髁间棘骨块的复位和固定。

(2)前交叉韧带重建

1)重建材料:常用的移植材料目前主要有3种,即自体材料如带骨块的髌韧带、半腱肌;异体材料如髌韧带和跟腱;假体材料如人工韧带和韧带增强装置等。

2)移植物的固定:附着有骨块的移植物可用下列方法固定:界面螺丝钉固定;克氏针或螺丝钉横穿隧道和骨栓;粗的不可吸收缝线系住螺钉、钉栓或纽扣。

3)手术方法:关节镜用前外侧入路,前内侧入路进入5.5mm全方位切除器,松解韧带性黏膜,部分切除脂肪垫,以便在操作中充分显露关节。仔细切除软组织和胫骨的韧带残端,刀刃应始终向上,防止损伤后交叉韧带。屈膝30°显露髁间窝,用5.5mm磨钻扩大髁间窝,注意髁间窝扩大成形时不要过分向内或向上,它将影响髌股关节。设计隧道的长度和方向,以便使移植物处于生理功能状态无卡压的位置。隧道合适的长度和方向至少需从关节线以远4cm和胫骨结节内侧1.5cm处开始。

### (二)后交叉韧带损伤

1.后交叉韧带的损伤机制　后交叉韧带有两个主要的组成部分,即形成韧带大部分的前部和斜向胫骨后方的、较小的后部。后交叉韧带向近端附着于内侧髁外侧面的后部,它比前交叉韧带粗大,更为坚固。其损伤机制通常有下面几种:屈膝位胫骨上端受到由前向后的暴力作用;膝过伸暴力;后旋暴力。

2.治疗　大多数学者建议对单纯后交叉韧带撕裂采用非手术治疗。带有明显胫骨附着处骨块撕脱的后交叉韧带松弛患者,建议手术固定。对于伴有明显的其他韧带撕裂的后交叉韧带损伤(包括膝关节脱位),需行后交叉韧带重建。采用标准的前外侧和前内侧入口,清除软组织和髁间窝上残留的交叉韧带。必要时可作内部的髁间窝骨性成性。后交叉韧带强度是前交叉韧带的2倍,常用自体组织髌腱中的1/3。可用异体组织有髌腱、骨-肌腱-骨移植物、一端带跟骨的跟腱。

(蔡　旻)

## 第十节　关节镜手术

### 一、半月板切除

半月板全切除后由于失去半月板分布滑液作用及缓冲重力作用,会引起关节软骨面的退行性变及关节不稳定，为了最大限度地保存损伤半月板的功能，应施行最小限度地半月板切除或半月板缝合。保留半月板边缘部分比全切能更多的保持关节的稳定性，并可缓冲应力。关节镜半月板切除的原则是能采用部分切除即不采用全切除术。

半月板最常见的损伤是撕裂伤，根据病因可分为慢性退变性撕裂或急性外伤性撕裂。前者与老龄化和反复慢性损伤有关，组织学表现为黏液样变性，包括糖胺聚糖基质增加、软骨细胞坏死、原纤维分离和微小囊肿形成等。随着病程进展，纤维软骨分离断裂，沿胶原纤维的方向形成水平状的离断层，当其延伸到关节面时即形成半月板撕裂。退变的发生顺序是：内侧半月板的后角和体部、外侧半月板的前角、体部和后角、内侧半月板的前角。内侧半月板后角的下关节面比其他部位更容易发生退变和退变性撕裂。后者为运动损伤所致，多见于青年人。其损伤机制与关节突然旋转和剧烈运动密切相关。股骨骤然旋转使半月板移向中心造成边缘撕裂，猛烈屈伸使半月板后角及体部挤压于胫股关节之间而导致撕裂。

为了取得半月板切除的最佳效果，必须了解半月板损伤后产生疼痛的原因。半月板自身并无痛觉神经，当撕裂的半月板活动缘嵌压于股胫关节之间而牵拉周围的关节囊则引起疼痛。将半月板损伤的游离缘切除后，即消除了牵拉关节囊致痛的因素，也可避免半月板进一步撕裂。尽量保留半月板周边 2～3mm 宽度，基本保持了半月板的外形，起到减震作用。

**【手术方式】**

1.半月板部分切除术　适用于柄桶样撕裂，纵行及斜行撕裂。切除活动的撕裂片而保持稳定的完整的周边半月板(最少 2～3mm)。

2.次全切除术　适用于半月板边缘部发生撕裂，而需部分切除半月板边缘部者。

3.半月板全切除术　适用于半月板由于关节囊上撕脱或半月板横断或水平撕裂的病例，半月板已不能部分保留。

**【操作原则】**

1.必须清楚了解半月板撕裂类型，用探针检查半月板的股骨面和胫骨面，检查半月板撕裂瓣的基底宽度，明确撕裂部位及类型，以免过多或过少切除。

2.为了便于操作，应牵拉撕裂瓣，使半月板的切除部位处于张力状态，以利操作。

3.半月板撕裂瓣较大时，最好将撕裂部分整块切除，对较复杂的撕裂可采用小块咬除法。

4.半月板咬除缘应是弧形，而不要遗留三角形活动瓣。

5.咬除半月板时，咬钳应沿半月板内侧缘方向，而不能伸向边缘部。尽量不要咬断半月板边缘部，使半月板失去半月形状，导致半月板失去减震作用及稳定性。

**【操作步骤】**

由预计切除半月板侧的膝眼作为观察侧髌下入路插入关节镜。由对侧插入手术器械，以便应用三角术式进行手术。首先观察半月板有无撕裂损伤变性或不稳定现象。借助探针触诊半月板，了解撕裂情况，并可将探针探入半月板胫骨侧深面，探查有无撕裂，用探针探压半月板股骨面有无变软(退行性变)或皱起现象(水平撕裂)。行内侧半月板切除时，将小腿下垂手术台床下屈曲 10°～30°，强力外翻膝关节，扩大膝关节内侧间隙，进行操作。进行外侧半月板切除时，屈膝关节 60°～80°强力内翻牵拉，以加大外侧关节间隙。根据半月板撕裂情况及类型进行半月板部分、次全或全切。半月板纵裂、桶柄样断裂、大瓣状断裂可整块切断取出，对变性或撕裂组织可零星咬除。半月板手术液体流出较多，为减少污水污染，患膝可套上接液袋。

半月板部分损伤，先用半月板篮钳咬除破损之后，用射频气化沿半月板损伤的游离缘，进行气化，部分切除和修整。咬除边缘应修整，并用套筒冲洗，半月板碎屑及血液冲出关节腔，将皮肤切口缝合，用弹力绷带包扎。如果边缘有损伤，可以进行关节镜下缝合术。

## 二、关节游离体摘除

关节游离体可分为纤维素游离体，纤维游离体、软骨游离体，骨软骨游离体及其他游离体如异物、肿瘤等。关节游离体可位于膝关节任何部位，其较易停留的部位为髌上囊，髁间切迹、内外侧髁沟、关节线及后关节腔。在检查时应特别注意这些部位。在进行关节镜检查关节游离体时应结合病史及 X 线表现数量，不要遗漏。发现较大游离体位于髌上囊或内外髁沟内时，在关节镜观察下，手指轻压游离体两侧的表层皮肤，经皮肤用针刺入游离体固定之，然后用齿钳夹持，切开皮肤取出，小的游离体可钳夹或用套筒负压吸引出来。

## 三、关节滑膜切除

应用关节镜下滑膜切除，比切开关节腔滑膜切除具有切口小，创伤少，基本上不影响关节的功能活动、功能恢复快等优点。适用于类风湿关节炎，慢性滑膜炎，反复关节积液及疼痛等病例。对于色素沉着绒毛结节性滑膜炎及软骨瘤病的病例，因关节镜切除后易复发，故以切开关节囊滑膜切除为宜。

在气囊止血带下先进行关节镜诊断性检查，了解滑膜病变情况及部位，在髌骨外上方做一小切口，将切削器插入髌上囊，将切削器的刃口向滑膜方向，用手指压迫切削器刃口所在部位的皮肤，使刃口贴向滑膜，开动动力使切削器旋转削切滑膜。切削路线应有一定顺序，以免有些部位遗漏。可在关节镜观察下进行，不可盲目进行切削，间断地用关节镜观察切削效果。

对位于股骨髁及髌骨周边的滑膜必须削除。清除关节线周围及半月板上下面附近的滑膜及脂肪垫，对显示半月板利于观察有重要作用。

切除后关节囊的滑膜组织时，关节镜可经股骨髁间切迹进入后关节囊，然后由膝后内或后外侧入路插入切削器切除滑膜。经关节镜仔细观察确定滑膜已切除彻底后，用大量生理盐水灌注冲洗膝关节腔。缝合关节镜入路切口后，用大棉垫加压包扎膝关节，术后患肢抬高，进行股四头肌收缩锻炼。术后 2～3d 后开始练习膝关节伸屈活动。滑膜切除后主要并发症为关节内血肿。O'connor 等人在股骨髁内外侧沟处放置负压引流管，术后 24h 拔除，可减少关节内血肿的发生。

## 四、骨性关节炎

### 【病因】

骨性关节炎（OA）的确切病因仍未最终明确，目前认为与年龄因素、机械磨损与撞击、免疫反应、自由基、骨内压增高和细胞因子等因素有关，前两者是公认的相关因素之一，后者仍在进一步研究之中。增龄是OA发生的重要因素，OA的发病率随着年龄的增长呈明显增加趋势，有资料报道20岁年龄组OA的发病率仅为20%，而70岁年龄组则为85%。随着人口老龄化的日益增加，OA的发病率在全球范围内呈现逐年上升的趋势。有统计资料显示，美国约4000万成人患关节炎，其中OA占43%，65岁以上的人群中90%的女性和80%男性患有此病。随着年龄的增长，关节软骨退变，含水量减少，黏弹性降低，抗撞击和抗磨损能力下降，因此，关节软骨的退变将不可避免。尽管关节软骨的耐磨性能较强，但其抗撞击的能力较差。我们在大宗关节镜手术治疗中发现，骨关节炎以关节软骨退行性磨损和剥脱为主要病理特征，伴随滑膜组织增生和半月板磨损。关节软骨损伤与年龄和运动量成正比，年龄越大、积累性损伤越多，关节软骨退变程度越重。软骨损伤后，对机械性、积累性、反复的微小撞击的抵抗能力下降，可加重关节软骨的退变，导致软骨表面或深层损伤，由此形成恶性循环，使损伤进一步加重。

**【临床表现】**

以髌股关节和胫、股关节负重状态疼痛为主，特别是行走、上下楼、下蹲起立时疼痛加重。软骨剥脱、软骨下骨裸露，受到压力的刺激致股四头肌反射性、痉挛性紧张，行走时可突然疼痛打软腿或跌跤。半月板磨损和软骨损伤，可发生绞锁症状。由于髌骨软骨磨损，软骨下骨裸露，反射性引起股四头肌痉挛，故髌骨推移活动受限，髌骨研磨试验阳性。滑膜增生肥厚、充血水肿，滑膜组织嵌入关节间隙，可发生关节腔肿胀、疼痛和功能受限。体形肥胖者多伴有膝关节内、外翻畸形和髌骨半脱位，站立位X线片应力侧关节间隙狭窄，软骨下骨硬化或增生。

**【查体】**

膝内翻畸形或外翻畸形，站立屈曲畸形，髌骨半脱位。膝关节屈伸活动可触及摩擦感或听到捻发样或撕裂样摩擦音，关节间隙及髌骨缘压痛，髌骨推移活动受限，髌骨研磨试验阳性，膝关节浮髌试验阳性。

**【辅助检查】**

X线表现膝关节内翻或外翻畸形，关节间隙变窄，不等宽，软骨下骨硬化。胫骨髁间棘变尖伴骨赘形成，股骨髁间窝狭窄。胫股关节缘唇样增生，髌股关节半脱位，髌骨上、下极骨赘形成，关节内游离体。

**【麻醉】**

采用2%利多卡因10ml＋0.5%普鲁卡因40ml＋0.1%肾上腺素注射液0.1ml的混合液，分别注射于手术入口和关节腔内进行局部浸润麻醉，5～10min后可以进行手术。为维持术中视野清晰，灌注液生理盐水3000ml＋0.1%肾上腺素注射液1ml，可免除止血带控制下手术。

**【手术步骤】**

按顺序进行关节镜检查，全面了解关节内病变情况后，再进行镜下手术治疗。

**【病理变化】**

关节腔内有大量浑浊悬浮的颗粒物和软骨碎屑，髌上囊、髁间窝和髌股关节滑膜组织增生肥厚，有的呈白色细长的纤维状绒毛，有的滑膜血管纡曲充血，水肿的滑膜组织呈纺锤状、葡萄状。

1.股骨髁间窝狭窄　胫骨骨赘增生发生撞击,影响伸膝活动。ACL受髁间窝骨赘嵌压磨损退变呈马尾状。关节软骨退变以髌骨、股骨髁和胫骨平台负重区为甚,表现为皱纹状膨胀隆起、软骨龟裂、斑片状剥脱,软骨下骨裸露。

2.半月板损伤　损伤部位与软骨损伤处相对应,表现为半月板毛糙变薄、绒毛增生,游离缘呈犬齿样残缺,有的前角呈纤维束条状损伤,体部撕裂缺损卷曲或绞锁。

**【操作步骤】**

为便于镜下观察,可刨削遮挡视野增生肥厚的滑膜组织,不作广泛清除与射频气化增生的滑膜组织。

髌骨半脱位者髌支持韧带松解术不作为常规手术。切除股骨髁间窝胫骨骨赘增生,解除髁间窝狭窄;修整磨损的半月板和软骨缺损区,清除关节内剥脱分离和不稳定的软骨碎片,软骨全层缺损范围不大的创面可行钻孔术。

取出游离体,磨削高低不平影响关节活动的骨性阻挡,清除关节内致痛物质,大量生理盐水冲洗。

**【术后处理】**

冰袋冷敷患膝24～48h可达到止血、止痛目的。术后肿胀明显者应抽出关节腔内积血、积液,1周后关节腔内注射透明质酸钠。术后膝关节CPM功能练习有利于功能恢复和减轻肿胀。

## 五、肩袖损伤

肩袖损伤是中老年常见的肩关节疾患,其发病率占肩关节疾患的17%～41%。肩袖是由冈上肌、冈下肌、肩胛下肌和小圆肌组成,起于肩胛骨、附着于肱骨头周围,在肱骨头解剖颈处形成袖套状结构。肩袖的作用是:支持和稳定肩肱关节,维持肩关节腔的密闭功能、保持滑液营养关节软骨,预防继发性骨关节炎。

**【病因】**

概括起来有退变学说和撞击学说。

**【临床表现】**

1.肩关节疼痛　是肩袖破裂的早期主要症状,初期呈间歇性,在劳作后及夜间卧向患侧症状加重,休息后减轻。

2.肩关节功能障碍　活动受限,上举外展无力或不能,冈上肌、冈下肌和三角肌萎缩。肩峰前下方与大结节之间的间隙压痛。

3.活动性杂音　活动时可听到或触及砾轧音,明显的砾轧音多见于撞击征三期,尤其是完全性肩袖撕裂伤者。

4.疼痛弧征阳性　患臂外展上举60°～120°范围疼痛加重。

5.撞击试验　肱骨大结节与肩峰撞击出现疼痛,但可使肩部痛症状得到暂时性完全消失。

【辅助检查】

1.X线检查　慢性肩袖疾患的X线特征是肩关节间隙变窄，肱骨头及大结节、肩峰甚至肩锁关节发生退行性改变，表现为骨赘形成、囊性变、肩峰下硬化呈眉毛征。

2.肩关节造影　是诊断肩袖撕裂的重要方法，有助于对完全性肩袖撕裂做出诊断，包括单对比剂造影和双重对比造影。双重对比造影对于全层肩袖破损准确率为90%。能提供肩袖的厚度、撕裂的大小、位置和残端退变情况，可了解关节软骨退变情况。

3.MRI　具有非侵入性；良好的对比度和组织分辨率；可进行多维扫描，诊断准确率甚高等优点，有逐渐取代侵入性检查的趋势。其敏感性为100%，特异性95%，而对不完全性损伤则较困难。MRI能显示肩袖损伤的程度、大小和残余肩袖组织的情况。

【手术原则】

根据肩袖破损大小分为四种类型：直径＜10mm为小撕裂，10～30mm为中度撕裂，30～50mm为大撕裂，＞50mm为巨大撕裂。原则上肩袖撕裂伤的手术治疗分为开放手术和关节镜下手术。关节镜手术治疗肩袖撕裂有三种方法，即肩峰下减压成形和肩袖修复术；肩关节病灶清创和小切口辅助下肩袖修复术；单纯肩关节镜下清创术。关节镜能够直观显示肩袖断裂的范围、大小、形态，对肩关节退变、滑膜的炎性改变、冈上肌腱、肱二头肌长头部分断裂及肱二头肌腱半脱位、肩关节盂唇分离、盂肱关节软骨面的损伤和滑膜炎等疾患作出诊断并镜下手术治疗。通过关节镜从肩峰下滑囊可观察滑囊病变及冈上肌腱滑囊面的断裂，其效果是影像学检查及传统的开放手术下观察无法比拟的。

【操作方法】

1.关节镜检查　在肩关节后方软点穿刺，关节腔内注射含有肾上腺素的生理盐水，使关节腔膨胀。插入关节镜穿刺锥及鞘，可清楚地观察到肱二头肌腱，以肱二头肌腱为标志按照顺时针方向进行检查：肱二头肌腱与盂唇结合处为肌腱联合体。沿肌腱向远端追随可看到肱二头肌腱沟，注意有无增生和粘连。肩盂和关节囊紧密连接，表面为盂唇组织。前方可发现前盂肱中韧带，肱骨头后下方软骨缺损区为裸区，前、后关节囊呈旋涡状凹陷，游离体多存留在此处。在肩关节腔的穹顶为冈上肌腱，附着于肱骨大结节，肩袖充血水肿和破损要考虑肩袖损伤。

2.关节镜肩峰下成形术　关节镜肩峰下减压成形术目的是解除撞击因素、修复肩袖缺损，改善肩关节功能，使已修复的肌腱避免再受撞击。于肩峰后方置入关节镜进行肩峰下间隙观察，于肩峰外方插入射频气化电极，清除增生的滑膜组织，用刨削磨削肩峰骨质，从肩峰前外侧缘向后下方进行磨削，肩峰呈斜坡状。

3.肩袖缝合方法　目前常用的方法有常规的冈上肌缝合法和锚钉固定缝合法。

一般只劈开三角肌3～4cm，减少开放手术所引起的三角肌无力，有利于术后的恢复。虽然手术难度较大，但创伤小、视野广、不切开关节保留了三角肌在肩峰上附着点，可早期行功能练习，有利于早期恢复功能。对一些长期非手术治疗无效，其他检查方法不易确诊的病例，关节镜具有独特的诊治价值。

4.肩关节Bankart损伤　关节镜检查发现Bankart撕裂伤后，从肩前方入口插入2个塑料套管作为操作通道。经操作通道插入带有缝线的锚钉，将锚钉置入肩盂骨质内，将缝线牵出关节腔外，从操作套管置入缝合器，将损伤的关节囊进行缝合，将缝线从另一套管拉出，关节外打结，推进器将线结经套管推进并将线结推紧，然后镜下将线剪断。探查缝合固定情况，必要时进行加强缝合。检查肩关节的稳定性是否正常。

## 六、手术并发症

1.止血带伤 关节镜手术最好在止血带情况下进行，可避免关节内出血，以利手术进行。止血带应用不当可引起暂时性神经麻痹及止血带压迫处损伤。应注意调整止血带压力及每次上止血带时间。

2.生理盐水外渗 向关节腔注入生理盐水扩张关节囊时，生理盐水外渗到关节腔外，液体外渗可压迫关节囊，一般对关节镜观察无大妨碍。由髌外侧注入液体时应将注入针插到髌股关节面之间，则可避免将液体注射到关节外。手术入路切口应尽量小些。注入关节腔的液压不可过大。

3.关节软骨面损伤 这是最常见的并发症。由于软骨损伤后修复困难，在进行关节镜检查和手术时，所用的器械不可强力插入关节间隙或在软骨表面划动，应在直观下进行手术操作。

4.术后关节血肿 为术后常见并发症，表现为膝关节肿痛，患肢不能直腿抬高，关节穿刺为血性液体。如出现膝关节血肿，应术后冷敷，必要时穿刺引流。患肢抬高休息 3～5d，减少活动，暂停功能锻炼。

（张银龙）

# 第十一节 人工髋关节置换术

## 一、手术入路

1.前侧入路 经缝匠肌与阔筋膜张肌间隙显露髋关节，以 Smith-Peterson 入路为代表。优点为切口通过肌间隙、不切断肌肉或其支配神经、出血少且显露范围广，可根据需要充分显露髂骨翼、髋关节和股骨上段，并能通过起止点剥离松解髋关节屈曲挛缩。缺点为可能损伤股外侧皮神经、术后较易形成异位骨化、完成暴露时间较长。本入路特别适用于伴有髋关节屈曲挛缩的病人。病人仰卧位，术侧臀部以沙垫垫高 20°，铺巾后应能允许术侧下肢做各个方向活动。切口起自髂棘中点，经髂前上棘向下沿股骨干延伸切口 10cm，外旋下肢以牵张缝匠肌，暴露缝匠肌与阔筋膜张肌间隙，找出股外侧皮神经并向内牵开，自肌间隙劈开阔筋膜，结扎间隙内血管，用骨膜剥离子自髂嵴掀开阔筋膜张肌的髂骨止点，暴露股直肌及其间隙，结扎并切断股外侧动脉的升支，有时需切断缝匠肌的髂前上棘止点以改善暴露，自髂前下棘、髋臼上部及髋关节囊游离股直肌，分离股直肌和臀中肌，注意保护股动脉。暴露关节囊，用 Hohmann 拉钩牵开股直肌及髂腰肌，内收内旋髋关节，以髋臼缘为基底，T形切开关节囊，继续外旋髋关节，切断圆韧带，下肢内收、外旋、伸直使髋关节向前脱位。如须扩大暴露，可自髂骨游离臀中小肌的起点，同时向远端劈开阔筋膜，分离股外侧肌和股直肌间隙，也可行大转子截骨或切断臀中小肌前部。

2.前外侧入路　经阔筋膜张肌与臀中肌间隙，通常需将臀中肌前部止点剥离或行大转子截骨。体位采用仰卧位或健侧卧位。优点为显露较快、操作简捷。缺点为髋臼显露不充分。较适合于人工股骨头置换术。

Watson-Jones入路：取仰卧位，臀下垫枕，做一弧形切口，自髂前上棘外下2.5cm处开始，向下后切开，经过股骨大转子之外侧面，直至股骨大转子基底部下5cm处止。分离臀中肌与阔筋膜张肌间的间隙，将臀中肌向后牵开，阔筋膜张肌向前牵开，外旋髋关节，在切口的下段将股外侧肌起端向下翻转，或将股外侧肌纵行分开，以显露股骨大转子基底及股骨干的上端，切断臀中肌大转子止点的前部或行大转子截骨，于髋臼上缘及前缘各放置Hohmann拉钩，顺股骨颈的前上面将关节囊作纵行分开，外展外旋髋关节使之前脱位。

3.外侧入路　通过对外展肌不同移位处理暴露关节，优点为手术显露较广泛，可用于各种较复杂的人工髋关节置换术，缺点为大转子截骨或臀中肌剥离后需修复，增加了手术时间和相应的并发症，术后可能并发外展无力或跛行。一般用于髋关节显露困难病例或翻修手术。双杯置换术由于不切除股骨头，髋臼显露与操作较困难，也常采用大转子截骨暴露。

Hardinge入路：仰卧位，患侧大转子靠手术台边缘。切口通过大转子中点，近端向后上方延长，远段沿股骨干前缘延长。沿皮肤切口切开髂胫束后，纵向切开臀中肌肌腱，使其在大转子近端向前翻转，向下延伸切开股外侧肌，将股外侧肌和臀中肌前部一并向前牵开。剥离臀小肌止点，暴露并切开关节囊，外旋内收患肢使髋关节前脱位。术毕须重建臀中小肌。

其他包括McLauchlan入路，Harris入路，Hey、Osborne等改良入路，目的均为尽可能保持臀中肌的连续性。

4.后侧入路　在不同水平顺臀大肌肌纤维方向分离进入关节，主要优点为不涉及臀中肌，不影响外展功能，且对髋关节后方暴露良好，髋臼显露满意，并可探查、保护坐骨神经。缺点是髋臼前缘暴露困难，对前方软组织做松解较为困难，有报道认为术后假体后脱位发生率较高。

改良Gibson入路：取侧卧位，在骶骨与耻骨处安放透X线的固定托以严格保持骨盆垂直于手术台，以利于术中定位，手术台与侧胸壁之间垫以软枕，使腋窝不受压迫。于髂后上棘前方6～7cm髂嵴处切开，向远侧经大转子前缘，沿股骨轴线向下15～18cm。自深筋膜浅面向两侧钝性游离皮瓣，沿髂胫束纤维走向自远向近切开髂胫束到大转子，外展大腿，将手指伸入髂胫束下，触及臀大肌前缘，顺前缘向近侧延伸切开。内收内旋髋关节，牵开前后肌群，显露大转子及附着的肌肉，切断大转子下方的股方肌，结扎旋股内侧动脉，紧贴大转子切断梨状肌、闭孔内肌及上下孖肌，连同后侧的坐骨神经一起向后内牵开，暴露关节囊，沿股骨颈方向，自髋臼向转子间线切开关节囊，沿关节线向前，转子间线向外，尽可能充分切开关节囊，屈髋屈膝、外展外旋下肢即可使髋关节后脱位。

Moore入路：也称为后方入路，取侧卧位。从髂后上棘远侧10cm处，沿臀大肌纤维方向，经大转子后方，再沿股骨干纵轴向远端10cm切开，切开深筋膜，下段切开髂胫束，上段切开臀大肌筋膜，钝性分离臀大肌，牵开后暴露大转子及附着的肌肉，切断短外旋肌群，暴露关节囊，剥离切开关节囊，屈髋屈膝90°、内旋下肢，向后脱出股骨头。Moore入路的近端切口较偏内下，显露坐骨神经更为方便。

5.大转子截骨术　最初的Charnley人工全髋关节置换术均采用大转子截骨术，其优点在于：术中比较容易脱出股骨头；髋臼显露较好；股骨髓腔扩髓时较少出现外侧骨皮质穿通；股骨髓腔骨水泥充填方便；股骨假体植入容易，且位置较易控制；术毕时如将大转子向远端及外侧移位固定在股骨干上，可增加外展肌力臂。但其缺点也多：术中出血较多；手术时间延长；大转子固定困难；易形成血肿；可遗留大转子移位或骨不连；大转子滑囊炎；外展肌无力等。因此近年来，在一般的初次髋置换病例中已基本不用。但由于以上优点，在一些特殊情况下仍可考虑应用：髋关节强直；髋臼内陷；股骨近端畸形；严重髋关节发育不良或做表面置换时大转子截骨有利于股骨头脱位及显露髋臼；假体植入后外展肌松弛时也可采用。截骨方法可分为：标准截骨、滑动截骨、斜行截骨、水平截骨、垂直截骨以及扩展截骨等。

(1)标准截骨术：用于需扩大暴露的置换术，如髋臼严重发育不良时的髋臼重建，外展肌或关节松弛无法通过其他方法纠正，或需加做股骨短缩术时。髋关节暴露后，从前向后于臀小肌和关节囊之间插入一把骨膜剥离器，位于股骨颈与大转子基部，骨刀横过臀中小肌止点与骨外侧肌起点交界的沟，必须剥离股外侧肌腱在大转子上的附着点，然后在股外侧肌结节以远1cm处截断大转子，向近端牵引或翻转，清除短外旋肌的附着。复位时以巾钳钳夹，四道16～18号钢丝做横向与纵向相互垂直环扎固定，也可用DallMiles大转子抓持器固定。

(2)滑动截骨术：由Glassman等首先报道，目前已替代标准截骨。其优点在于可保持臀中肌-大转子-股外侧肌联合体的完整性，从而保证大转子原位复位，而且即使发生大转子骨不连时，仍能保证外展肌具有一定功能，大转子的血运也得到较好保护，术后大转子上移、外展肌无力、跛行等并发症减少。截骨操作前，将股外侧肌从股骨干前外侧骨膜下剥离，近端保持在大转子的腱性附着，在此附着点远侧凿断大转子，将臀中肌-大转子-股外侧肌一起向前移，切断短外旋肌及臀小肌的附着，这种方法大转子骨块较小，固定通常采用2道钢丝，先在股骨内侧小转子近侧钻两骨孔，再在股骨近端及大转子骨块上钻四个孔，钢丝穿好后，将臀小肌缝合于臀中肌深面，钢丝抽紧打结于大转子外侧。

(3)扩展截骨术：适用于翻修术，取出固着的骨水泥型或非骨水泥型假体以及水泥鞘。在骨水泥翻修时需先复位固定才能将假体植入，股外侧肌和股中间肌必须向前剥离到肌间隔，术前必须根据X线及模板测量设计好截骨平面，截下的块以前外侧骨膜及软组织为合页，形成包括臀中肌、大转子、前外侧股骨干和股外侧肌的完整骨一肌肉袖，远侧截骨时，必须预先绑一道钢丝以防骨折，远侧截骨方向与骨干纵轴垂直，从近端截向远端，截下的骨块不超过骨干周径的1/4～1/3，纵向截骨位于股外侧棘的前方，另一条与之平行，截骨角度必须斜行以保证复位时接触紧密。可采用多股钢丝或扎带环扎固定。证实骨块复位与固定满意后，再植入新假体。如发现截骨块有塌陷趋势，可在骨髓腔内先插入合适的假体柄试件，再做捆扎固定，然后取出试件，置入正式假体。

## 二、初次全髋置换术

1.股骨头脱位及股骨颈截骨 经后方入路显露髋关节后，切开或切除后关节囊，将患肢置于屈髋、内收内旋使股骨头后脱位。使用骨钩有利于减少股骨干扭转应力，防止股骨骨折和膝关节损伤。将患肢进一步内旋至胫骨垂直于手术台面，分别于大转子、小转子及股骨头下安放Hoffman拉钩，充分暴露股骨头颈。以试模确定股骨颈截骨平面，截骨线一般应位于转子间线的近侧，从内向外截骨，股骨颈内侧保留1～1.5cm，股骨颈的外侧部分不应有任何残留。大转子的内面亦应截除一层，以免妨碍髓腔钻与锉的插入。

2.髋臼显露与准备 股骨颈截骨后，进一步切除髋关节前方、后方关节囊，用一钝头Hohmann拉钩从残留股骨颈下方插入，拉钩顶端越过髋臼前缘，将拉钩柄撬向前方，股骨近端即被推向前方而显露髋臼前缘。拉钩应紧贴髋臼缘骨皮质，以免损伤股神经、血管。在髋臼横韧带深面放置一拉钩，暴露髋臼下缘。另一拉钩牵开髋臼后方软组织，牵开并保护坐骨神经，轻度旋转股骨以获得髋臼最佳暴露。如向前牵开股骨困难，首先应彻底松解关节囊，如仍不满意可切断臀大肌的股骨止点。清理髋臼盂唇、臼窝内的软组织及骨赘等，充分暴露髋臼的骨性边缘和窝底骨板，后者是估计髋臼内壁厚度的重要标志。髋臼锉扩大髋臼内侧时应深达臼窝底，但不超过窝底骨板。磨锉时应从最小号髋臼锉开始，先磨出臼底的中心及深度，再逐步扩大髋臼直径。如横韧带肥厚影响髋臼锉的进入，需予以切除，切除时应避免损伤闭孔血管分支，此处止血困难。磨锉时，股骨颈断端应向前充分牵开，保证髋臼锉的方向可自如地调整，避免锉柄被股骨颈断端推阻而过多磨锉髋臼后上方的软骨下骨。磨锉过程应反复检查，保持固定的磨锉方向，保证所有软骨均被去除，显露有细小点状出血的软骨下骨板。磨锉后的臼窝最高点应高于髋臼外缘水平。

3.非骨水泥髋臼假体植入法 按照最终髋臼锉大小选择假体型号。一般假体的直径较所用的对应髋臼锉大1～2mm，以保证假体的初始稳定。髋臼假体的正确定位为外展40°±10°、前倾15°±10°。植入过程中，假体接触髋臼底骨面时可出现明显的音调变化，可经假体底部小孔确定假体与臼底骨面是否贴合。如有必要可加用螺钉固定。应尽量避免在前上象限和前下象限安放螺钉，以免伤及髂外动静脉和闭孔血管神经。后上象限最安全，后下象限在钻孔及拧入螺钉时，术者以示指插入坐骨大切迹附近，以防伤及坐骨神经。一般采用直径6.5mm的自攻螺钉，长度20mm左右，应使用测深器确定，一般安放2～3枚螺钉。螺钉头部应完全埋入假体上的螺钉孔，否则将导致聚乙烯内衬安放困难。冲洗后安装聚乙烯内衬。

4.骨水泥型髋臼植入法 骨水泥固定的髋臼假体分两大类，带金属臼和全聚乙烯假体，目前多数学者认为带金属臼假体没有必要，也无任何优越性。植入骨水泥前，在髋臼的髂骨、坐骨、耻骨上钻数个直径6mm的骨孔，以利于骨水泥的填充。擦干骨面，将湿砂期骨水泥注入骨孔，再将面团期骨水泥充填髋臼骨面，用定位器将髋臼假体植入，臼假体的外表面应具有2～3mm的珠状隆起，使臼假体击入髋臼后，能保持界面间有一层2～3mm厚的均匀骨水泥。清除周围溢出的骨水泥，维持压力至水泥完全干固。

5.非骨水泥型股骨假体植入法 髋关节置于屈髋90°、极度内收位，助手维持小腿与床面垂直,在近段股骨下面放置宽头 Hoffman 拉钩,小转子处另安放 Hoffman 拉钩,牵开臀中小肌,用矩形骨刀凿除残端松质骨,矩形骨刀放置时应偏向大转子侧,使假体进口与髓腔保持直线。如股骨近端皮质很薄,可在小转子近侧预先绑扎一道钢丝,以防扩髓和假体植入时造成骨折。非骨水泥股骨柄假体有直柄与解剖柄等不同种类,前者用直的髓腔钻扩大髓腔,后者用软钻或软锉以适应股骨干的生理弧度。按术前 X 线模板测量结果,再用髓腔锉进行髓腔扩大,必须按从小到大逐级进行到接近术前测量结果。从小号到大号逐级替换,髓腔锉击入时应遵循"锉进再击,锉停停击"的原则,不可使用暴力。锉的方向应使拟安装的假体颈与股骨后髁切面呈前倾 15°～20°,避免颈后倾、柄内翻或外翻。最后打入的髓腔锉的上缘标记线应与股骨颈截骨线平齐。

检查稳定性后透视验证髓腔锉的位置及大小、深度等。安放股骨头试模,调整颈长以恢复正常下肢长度和股骨头中心位置。如股骨近段无明显解剖变异,假体头的球心应在大转子顶端的水平上。轻度屈髋牵引下复位,牵引时应保持膝关节于屈曲位以减少坐骨神经张力。检查关节稳定性、活动度、下肢长度及极限活动时是否出现撞击。屈曲内旋脱出关节,置入小号髓腔锉,以股骨颈锉磨锉股骨颈截骨面,植入股骨假体及股骨头。检查假体稳定性,反复冲洗伤口,牵引复位,再次检查关节稳定性及活动度,在关节深处及皮下放置负压引流管,逐层缝合短外旋肌、深筋膜、皮下组织及皮肤。

6.骨水泥型股骨假体的植入法　扩髓步骤同前,但其配套髓腔锉应较假体略大以利于在假体柄周围留出 2mm 的骨水泥充填空间。髓腔准备好后,首先冲刷髓腔,清除骨屑、血凝块及脂肪组织,用聚乙烯、骨水泥栓或骨块填塞髓腔远端,以利于骨水泥的加压充填,髓腔栓的位置应在假体末端远侧 1～2cm 处,直径应略大于此处髓腔宽度。用纱条填塞止血并吸干髓腔。用骨水泥枪注入骨水泥,应从髓腔远端向近侧边注边退,让推出的骨水泥将枪头自然顶出,插入假体柄至预定位置,并保持 15°前倾角,一般可以小转子为参照,假体颈位于小转子前方1～2横指。清理溢出的骨水泥,在股骨头上持续加压至骨水泥干固。使用带领假体时领部应完全坐于股骨颈内侧残端上。

## 三、人工股骨头置换术

人工股骨头置换术的适应证目前已较窄,主要用于髋臼状况尚好的高龄老年股骨颈 GardenⅢ、Ⅳ型骨折。可使用单极人工股骨头,如 Moore 型人工股骨头和 Thompson 型人工股骨头,但有人认为这类假体对髋臼软骨面的压迫磨损作用较大,较早即可出现髋臼内陷、穿透,因此,主张采用 Bateman 型双极股骨头。双极股骨头包括金属臼杯和一个带有挤压配合臼窝的聚乙烯内衬。该内衬与直径为 22mm 的金属股骨头假体相组合。其原理是关节的活动可发生在人工股骨头与塑料内衬之间(内活动)和金属臼杯与髋臼之间两个界面,因此,可以减少其对髋臼的磨损和穿透。但对于术后人工股骨头与塑料内衬之间的活动量一直存在争议。而且,由于空间的限制,聚乙烯内衬的厚度明显受到影响,较易磨损。但对于预期生存期较短的高龄老人,与全髋关节相比,采用双极人工股骨头置换术具有创伤较小、恢复快等优势。

常规显露髋关节后,切开关节囊,将关节脱位,行股骨颈截骨,由于显露较小,有时关节脱位困难,可先行股骨颈截骨,用取头器取出股骨头。股骨颈残端常规截骨。取出股骨头后,测量股骨头直径大小,再次确认假体尺寸,切除髋臼窝内的圆韧带和盂唇。股骨髓腔准备、假体的定位和安装,与全髋关节置换术相同。人工股骨头安装完毕后,牵引复位,于关节深部放置负压引流管,关节囊未切除者修复关节囊,重建短外旋肌群,关闭切口。

术后48～72小时拔除负压引流。

## 四、髋关节表面置换术

髋关节表面置换术是用植入物替代关节表面,保留髋臼与股骨头的大部分软骨下骨,不侵及股骨颈和股骨髓腔,在完成疾患治疗的同时尽可能保留正常的生理解剖结构与关系。表面置换的优点首先在于保留了大部分股骨头及股骨颈,为手术失败后的补救提供了多种选择包括关节融合术、假关节成形术、再次表面置换术、与原髋臼假体匹配的传统股骨假体置换术以及传统全髋置换术等。今后如需应用带柄的传统股骨假体行翻修术时,股骨髓腔的处理和假体安装难度接近初次手术。其次.表面置换手术基本保持了关节原有的解剖形态与关系,使应力分布和传导更符合正常生物力学模式,有效降低了传统全髋置换术后出现的股骨近段应力遮挡等不良后果。第三,由于不打开骨髓腔,理论上降低了感染的可能性,也不存在带柄股骨假体所引发的其他髓腔内并发症。基于上述优势,表面置换逐渐在众多治疗手段中占据了一席之地。

### (一)历史回顾

髋关节表面置换出现于1923年,Smith-Petersen将玻璃制成杯状物置于髋臼与股骨头之间治疗髋关节炎,玻璃的易碎性使他于1938年将玻璃改成钴铬合金,并在10年内运用该术式治疗了近500例各种髋关节疾患。

1951年,Charnley实施了第一例非骨水泥双杯假体置换术,Furuya于1970年做了第一例骨水泥固定的髋关节表面置换术。在随后几年里又相继出现了Paltrinieri-Terntani(1970)、Furuya(1971)、Iclh(1972)、Indiana(1973)及Tharies(1980)等各种假体。但在随访中发现,假体松动、股骨颈骨折等并发症的发生率都相当高,其远期效果远没有预期的那样好。因此,Charnley、Muller及Freeman等人相继放弃使用髋关节表面置换,使该技术跌入低谷。

20世纪80年代末,随着人们对人工关节认识水平的提高以及制作工艺的改良,新一代金属-金属表面置换假体诞生,使表面置换术开始复苏。虽然金属-金属全髋表面置换最早开始于20世纪60年代,但由于当时假体设计、制作工艺、材料特性和植入技术等方面的不足,假体磨损、松动、脱位率很高。经过不断改进,新一代金属承载面逐渐满足了高强度、低磨损的要求。实验研究表明,新-代金属-金属磨损率是金属-聚乙烯磨损率的1/100～1/40。对使用了10年的Mckee-Farrar金属金属表面假体的随访研究显示,年平均磨损厚度不到2μm。低磨损率允许使用更薄的髓臼假体,容纳更大的股骨头,从而增加了关节稳定性和活动范围,减少了颈部碰撞的危险和划痕的出现,这些问题的解决使髋关节表面成形术再次受到重视和应用。

### (二)分型和设计

髋关节表面置换术主要分为三种类型:部分股骨头表面置换术、股骨头表面置换术及全髋表面置换术。

1.部分股骨头表面置换术　部分股骨头表面置换术就是在影像学检查的辅助下，仅切除受累严重的股骨头表面及部分软骨下骨质，缺损部分安装表面为球弧状的金属假体，以此恢复股骨头原有的解剖形态和生理功能。假体使用骨水泥固定，以便调整假体位置及有效填补空隙。临床试验显示，置换初期效果很好，但随着时间的推移，假体松动、脱位及残余股骨头坏死等并发症发生率均明显上升。Siguier 等对 37 例处于 FicatⅢ期及Ⅳ期的股骨头坏死患者行部分表面置换术，平均随访 4 年，9 例失败，目前该方法仅在部分医院使用。

2.股骨头表面置换术　股骨头表面置换术又称半髋表面置换术。有单、双极之分。最早的单极假体是将假体用骨水泥固定在修整为半球形的股骨头上，但这种假体口大底小，易于出现松动及内翻脱位。因此，Luck 将股骨头杯加深，同时将杯的内面设计成圆柱形，以减少杯内翻的发生。Townley 在杯的凹侧增加了一个短柄，用以插入股骨颈，辅助对线和(或)增加固定效果。我国由戴尅戎等研制出以镍钛形状记忆合金为材料的杯假体，该假体大于半球，有 6 个可收拢的锚固脚可将股骨头“抱”住，避免了一般金属假体口大底小造成的假体松动、脱位，并且股骨头可在不修整或稍做修整的情况下套上假体，避免了修整过多造成的头颈连接处骨皮质损伤，从而有效预防股骨颈迟发骨折的发生。与单极不同，双极表面假体存在臼软骨面与臼杯、臼杯与头杯两个活动面，理论上增加了关节的活动范围及稳定性。各家报道的股骨头表面置换术的临床效果略有差异。Hungerford 等报道对 33 例Ⅲ期及Ⅳ期的股骨头坏死患者行股骨头表面置换术，假体 5 年留存率为 91%，10.5 年为 62%。Amstutz 等报道了 37 例该类患者，平均年龄 37 岁，5 年留存率 79%，10 年 59%，14 年 45%。而早期 Vanraay 等对 154 例 183 髋进行 11 年随访，留存率为 48%。总的来说，股骨头表面置换术在缓解疼痛、恢复髋关节生理功能方面确有显著疗效。早中期假体留存率多能达到 80%左右，但长期留存率还有待提高。虽然术后会发生髋臼侧软骨磨损等并发症，但处理相对容易。

3.全髋表面置换术　全髋表面置换术同时置换髋臼及股骨头的表面。早期采用金属-聚乙烯假体，但效果不佳，Head 报道了 67 例全髋表面成形术，平均随访 2.5 年，失败率达34.3%。Ritter 等对 50 例患者做了传统全髋置换和表面置换的对比研究，即一期双侧分别行传统全髋置换术和全髋表面置换术。平均随访 52 个月，传统全髋置换侧有 2 例需要翻修，而表面置换侧有 13 例需要翻修。Howie 等随访了 100 例 Wagner 全髋表面成形术患者，5 年假体留存率为 70%，8 年为 40%。

新一代金属金属全髋表面置换出现于 1988 年。Weber 研发了 Metasul 承载面，一种由精确加工的高含碳锻造 Co-Cr 合金组成的承载面，这使得制作大直径、低磨损关节假体成为可能。Wagner 于 1991 年应用此技术开发了非骨水泥金属表面置换假体。髋臼由钛合金外罩加 Metasul 内衬构成，股骨假体也由两层构成，内层由螺钉固定在磨削的股骨头上，然后再安放外层承载面，这种假体结构较繁琐，安装复杂，目前仅有少数病例报告，尚无长期随访结果。

同年，英国的 McMinn 设计了基于 Co-Cr 铸造合金的髋表面系统。最初设计为双侧压配型，髋臼假体是经修饰的 Freeman 带翼假体。但该假体因无菌性松动导致的早期失败率较高，后又在假体表面喷涂羟基磷灰石(HA)，但使用率仍不高。于是 McMinn 开发了骨水泥固定的金属-金属表面假体，去除了髋臼假体上的固定翼和中心栓，但对股骨假体未做改良，结果发现髋臼侧假体松动率仍很高。但这些设计促成了杂交型假体的诞生,即髋臼侧采用生物学固定,股骨侧采用骨水泥固定,这是目前髋表面假体普遍采用的固定模式。

截至2004年,大多数全髋表面假体都开始应用金属-金属组合。其共同特点包括:承载面均由高碳钴-铬合金制成;髋臼假体采用生物学固定;股骨假体采用骨水泥固定。但相互之间也存在差异,主要表现在:

(1)承载面:各种设计中最具争议的可能在于承载面材料的冶炼方法上。尽管均采用高碳钴-铬合金,但却有锻造和铸造之别。如为铸造,假体可能要在铸造后再做热处理,如热均压或固溶热处理。反对铸造后热处理的学者认为热处理的退火过程将耗竭假体表面的碳化物,但模拟研究显示,热处理并未改变金属的抗磨特性。最终评价尚需长期临床随访结果。

(2)髋臼假体:髋臼假体的差异在于对骨长入面的处理上,现在主要有钛合金真空等离子喷涂和钴-铬珠面处理两种。两种表面处理方式在传统带柄全髋假体中都令人满意,但在表面置换中,有学者认为钴-铬珠面烧结过程中的高温可能会对承载面产生不利影响,但尚无明确证据支持这一说法。

(3)股骨假体:股骨假体的差异在于有无短柄及短柄的作用。股骨假体短柄的作用主要是维持对线,但有人认为还有利于应力传导。对于短柄传导应力的作用还存在争议,应力传导作用可以保护残留的股骨头,但同时可能引起应力遮挡,反而导致近端骨的丢失。

### (三)手术适应证和禁忌证

理想的受术者一般是年轻或活动量较大的老年人,可能需要翻修或二次手术,股骨近端骨量基本正常者,适应证包括:

1.原发和继发性骨关节炎。

2.股骨头缺血性坏死,范围不超过股骨头体积的50%。

3.股骨近端畸形无法插入带柄假体。

4.股骨髓腔硬化性疾病,如石骨症等。

Amustutz对所做的355位患者进行分析,骨性关节炎患者占65.5%,其次是髋关节发育不良(10.8%)和股骨头缺血坏死(9%)。

除全髋关节的禁忌证外,表面置换的绝对禁忌证包括股骨侧严重骨质疏松的老年患者以及骨骺未闭、金属离子超敏、肾功能损害者。相对禁忌证包括严重的髋臼发育不良、股骨头缺血坏死超过50%、大面积骨吸收等。

### (四)手术操作

1.*模板测量*　摄标准髋关节正侧位片,将模板置于正位片上,确定股骨假体大小。置于侧位片上,检查股骨假体前倾、假体大小及股骨前侧骨赘情况。在侧位片上测量时主要参照相对平坦的股骨颈前方皮质,在保证股骨假体大小合适的情况下使假体柄位于股骨颈中轴线略前方。后方皮质一般难以作为参照面,因后方皮质为一弧形,不利于确定假体安装方向。

2.*体位及入路*　目前,髋关节表面置换多采用后外侧入路。患者取侧卧位,用固定架固定耻骨及骶骨,保持骨盆中立位,这有助于髋臼打磨及假体安装角度的精确确定。在牢固固定的同时还应使髋关节能够屈曲90°及充分内收,以保证股骨头脱位及显露。后侧入路,切口以大转子顶点为中心向下延伸6～8cm,向上转向后方延伸4～5cm。常规切开皮肤、皮下及筋膜,钝性分离臀大肌纤维，切断外旋肌，Hohman 拉钩牵开外展肌，显露后方关节囊。切开关节囊，为获得满意显露，可尽可能切除关节囊。屈曲、内收、内旋髋关节，使之脱位。如果髋关节屈曲不能超过 90°，推荐采用较直的切口，并使用 Charnley 自动拉钩。

3.安放定位导针　用卡尺测量股骨颈宽度，安装中心定位针导向器，在量角器辅助下确定中心定位针植入方向，保证柄干角在 140°。固定中心定位针导向器，通过导向器钻入 3.2mm 克氏针，钻入深度 40～50mm。正确植入中心定位针的关键是必须要有良好的术野显露，由于股骨颈后方皮质为一弧形，因此，中心定位针的方向应相对于股骨颈中央轴线前移，以避免打磨股骨头时在股骨颈前面形成切迹。

表面置换术中，股骨假体安放在冠状面和矢状面上所允许的误差范围更小，假体位置受疾病性质、畸形状态的影响更大，对手术技术的要求也更高。冠状位上应尽量避免内翻位安放，而应保持 5°～10°的外翻位安放，以尽量减小股骨颈上方假体颈交界处的张应力。研究显示，130°外翻放置时，假体—颈交界处的张应力较 140°外翻放置增加 31%。因此，严格按照手术规范实施手术是保证良好疗效的手段之一。

使用筒锉测量器检测中心定位针的位置及方向。围绕股骨颈旋转筒锉测量器，如果测量器的尖端碰到一侧皮质，而在对侧存在较大间隙，说明中心定位针不在中心，应重新植入。

4.磨削股骨头　沿中心定位针安装筒锉，从大号筒锉开始逐号打磨股骨头，直至较术前确定的尺寸大一号时停止打磨。改而处理髋臼侧，以便在安装完髋臼假体后，为再次调整股骨侧留下余地。打磨过程中，如筒锉十分接近股骨颈，应停止打磨，剩余骨质用骨刀去除。打磨完成后，用股骨颈拉钩将处理后的股骨拉向前上方。插入髋臼拉钩，显露整个髋臼。

5.安装髋臼假体　髋臼侧假体的安装类似于传统全髋置换术。

6.进一步修饰股骨头　重新植入定位针，打磨股骨头至最终尺寸。安装股骨头截骨导向器，使其完全覆盖打磨过的股骨头。用固定钉将其固定在股骨头上，用摆锯截除股骨头顶端。在股骨头截骨导向器表面安装假体柄导向器，沿股骨颈钻孔。植入锥形锉导向器，用锥形锉完成斜面骨床的准备。

7.安装股骨假体　安装股骨假体试模，旋转试模，假体试模与骨床之间应有均匀一致的骨水泥间隙。用 3.5mm 钻头在骨床上打孔，以利于骨水泥进入骨孔固定。脉冲冲洗骨床，调合、放置骨水泥，安放股骨假体。如果股骨头骨质较差或股骨头较小时，假体柄也应使用骨水泥固定。短柄进行骨水泥固定时，钻孔的深度至少要比柄长 2mm，为骨水泥提供空间。

复位，缝合切口。

### （五）手术并发症

并发症分两大类，一类是普通并发症，任何关节置换术均可发生。例如松动、脱位、深静脉栓塞、异位骨化、神经麻痹、血管损伤等。另一类为表面置换术特有的并发症，包括：股骨颈骨折、残余股骨头缺血坏死、金属离子水平上升等。目前尚无新一代髋关节表面置换假体的长期随访结果，对 ConservePlus、McMinn 和 Birmingham 假体随访 3 年的成功率均＞97%，这一结果优于前一代表面置换假体，如 Wanger、ICLH、THARIES、Furaya 等。效果改善的同时，并发症的发生明显减少，各种并发症发生的比率也发生变化，股骨颈骨折虽然仍是主要并发症之一，但比率已有所降低，金属离子水平上升则由于金属对金属假体的应用而逐渐为人们所重视。

1.股骨颈骨折　表面置换术保留了股骨颈,也因此保留了近期和远期股骨颈骨折的可能性。对3429名接受Birmingham髋表面置换患者的4年随访显示,股骨颈骨折率为1.46%(50例),发生时间平均为术后15.4周(0～56周)。出现股骨颈骨折的原因包括:

(1)患者因素:包括性别和股骨近端骨量。统计显示表面置换术后女性(1.91%)发生股骨颈骨折是男性(0.98%)的两倍,差异有显著性。绝经后妇女股骨近端骨量减少可能是造成上述差异的一个原因。

(2)手术技术:术中股骨罩杯内翻位放置以及在罩杯-股骨颈交界处形成切迹是发生股骨颈骨折的重要原因。特别是术者为防止假体内翻放置而外翻磨削股骨头,容易在股骨颈上外方形成刻痕。经X线证实,上述50例股骨颈骨折患者中,42例为罩杯内翻位放置,26例出现切迹。因此,在行表面置换术时最好配备传统全髋假体,以便发生明显的内翻位放置或切迹时可及时更换术式。

罩杯-股骨颈交界处骨皮质环形损伤也容易引起股骨颈骨折。在做股骨头修整时由于切除较多的骨质,造成罩杯-股骨颈交界处皮质骨损伤,形成受力薄弱点,负重状态下可引起股骨颈骨折。早期经关节囊附着缘的大转子截骨也被认为与股骨颈骨折有关。Freeman等报道了33例ICLH表面置换患者,8例在颈基底区出现骨折,放弃截骨后75例仅1例发生骨折。Capello也报道了放弃大转子截骨后,骨折的发生由原来34例中的6例降到了32例中的2例。

2.金属离子水平上升　许多研究显示,金属-金属承载面较金属-聚乙烯承载面产生更多的金属离子,因为各研究的测试标本(血清、血液、红细胞、尿液)和所用技术均不相同,尚无法对这些结果进行有效的比较分析,也无法确定各成分中离子水平升高的意义。

表面置换要求髋臼金属假体的厚度在3～5mm,因此限制了金属材料的选择。目前采用的金属主要为钴铬合金。对Birmingham表面假体的前瞻性研究显示,血清中钴离子水平在术后6个月达高峰,随后下降,至术后3年仍呈下降趋势。铬离子水平在术后9个月达高峰,随后下降,但并未发现与血清离子水平升高有关的临床异常。极少数发生超敏反应,但尚不能确定是真正的超敏反应还是局部金属离子引起的关节囊毒性反应。目前对金属过敏研究的现状为:①关节置换患者皮肤过敏的发生率高于普通人群;②尚无证据证明金属过敏与植入物失败率有关;③尚未发现金属离子有任何不良的长期影响(如致瘤性等);④术前尚无可靠方法预测金属超敏反应。

3.残余股骨头缺血坏死　血供破坏仍被认为是表面置换手术造成残余股骨头坏死的重要原因,尽管Freeman等认为随着髋关节炎病程的改变,股骨头血供由髓外血供为主转变为髓内血供为主,但也有研究显示关节炎的股骨头血供与正常股骨头血供方式并无明显差异,均以髓外血供为主。在尚未明确引起股骨头坏死具体原因之前,还是应尽量保护血供。目前有学者对普遍使用的后侧入路提出质疑,认为该入路破坏了旋股内动脉的升支,因此,提倡采用前或外侧入路。

4.假体松动　早期表面置换由于采用金属-聚乙烯配伍,因此,假体松动的原因主要是磨损颗粒引起的骨溶解。较之传统全髋置换,表面置换所用的股骨头假体大,因此容积性磨损也大，而且较大的股骨头在骨骨水泥界面产生的摩擦扭矩也较大，因此，更容易出现微动，导致纤维膜发生。另外，由于需要容纳较大的股骨头，特别是对于用骨水泥固定的臼假体，聚乙烯臼的厚度往往较薄，承重及活动时内应力增加，也加剧了磨损。头臼的不匹配也是导致早期失败的原因之一，Hungerford 报道，有些假体的大小型号梯度为 3mm，显然难以满意匹配。落后的骨水泥技术也是一个不容忽视的原因，Head 等在骨水泥固定假体的翻修术中发现骨水泥分布明显不均。

新一代金属-金属表面假体的出现避免了上述诸多问题，短期随访结果令人鼓舞。对 446 例 McMinn 和 Birmingham 假体平均 3.3 年（1.1～8.2 年）的随访中未发现髋臼假体松动。但新一代假体也存在不利因素：①所有表面假体均采用 3～5mm 厚钴铬合金，其弹性模量与骨组织差异较大，组织相容性也不及钛合金，理论上将影响骨的长入；②无法辅助安放螺钉以增加初始稳定性。Amstutz 报道的对 400 例 ConservePlus 假体 3.5 年（2.2～6.2 年）的随访中虽然仅 1 例因为髋臼假体失败施行翻修，但影像学显示 32％的假体出现透亮线（26％为单区，6％为两区），因此，还需等待长期的随访结果。

5.其他并发症　由于更大的头臼配伍，因此，脱位发生率明显低于传统全髋置换术，3 年内平均脱位率为 0.75％。静脉栓塞、异位骨化、神经麻痹、血管损伤等发生率与传统全髋置换术相仿。另外，对于半髋表面成形术而言，头臼不匹配会导致静力压增加，引起髋关节疼痛等不良后果，这在 Kwok 和 Cruess 所做的大宗病例分析中得到证实。

## 五、微创全髋置换术

微创概念在创伤和脊柱领域已普遍为人们所接受，近来有人提倡微创化人工关节置换术。所谓微创化人工关节置换，简言之是指通过较小的手术径路，在尽可能减少手术创伤的基础上完成人工关节置换的技术。手术入路可以是原入路的缩小及合理化或另行设计的小切口入路。这些切口的特点不仅在于切口短小，而且均不横断任何重要肌肉、肌腱或韧带，并借助专门设计的器械和灵巧、娴熟的技术完成手术。提出人工关节置换微创化的目的是通过手术入路的改进减少软组织创伤，由此减少术中出血，缓解术后疼痛，加速术后康复以缩短住院时间，并改善手术部位外观。

微创全髋置换术需要外科医生有较多的常规关节置换手术经验和专门的手术器械，而且并非所有病人均适用。肥胖或肌肉健壮的患者不宜采用，此外，复杂的初次或翻修置换术也不宜采用。有两种手术方法：单切口技术和双切口技术。后者需借助手术中反复透视完成。

1.双切口技术　患者取仰卧位，手术床必须是透 X 线的，术侧臀部于坐骨结节处垫高以利于髋关节后方的消毒和术中髋臼处理。首先透视定位股骨颈，体表标记股骨颈中轴线与股骨头交界点，于交点以远顺股骨颈轴线行 4～5cm 皮肤切口，沿缝匠肌和阔筋膜张肌间隙进入，注意保护股外侧皮神经。向内牵开股直肌，切开股骨颈前方脂肪垫，置入带灯光的弧形 Hohmann 拉钩，暴露关节囊，沿股骨颈偏外侧切开并牵开关节囊，充分暴露股骨头颈，沿股骨头最大径处与股骨颈垂直切骨，再于远端 1cm 处行 2 次切骨，利用钻入的斯氏针取出两次切骨间的骨片，取头器取出股骨头，如果有困难可将头分块取出。再次切骨至目标切骨水平，透视确认切骨平面和角度。

利用抬高的臀部让股骨后移，分别于髋臼上缘、前缘和后缘置入 Hohmann 拉钩暴露髋臼，由于切口限制，术中在一个方向只能见到髋臼的一半，因此需不断调整拉钩以获得充足暴露。清理盂唇及滑膜组织，使用特制的薄髋臼锉进行髋臼磨锉，磨锉时可进行透视以确保方向，透视确认髋臼处理结果，选用比髋臼锉大 2mm 的假体，去除臀部的活动垫，使患者完全平卧，透视确认髋臼假体的位置。采用特制的髋臼把持器置入髋臼假体。

将术侧下肢置于 4 字位，标记股骨距的内侧顶点以作为股骨假体前倾参照。再将下肢置于完全内收、旋转中立位，以股骨梨状窝为参照在臀后作第二切口，作为股骨髓腔入口的通道。按股骨髓内钉开口方式，于梨状窝置入开口锥到股骨髓腔，透视下观察位置，自动拉钩牵开软组织，以特制髓腔锉扩大股骨入口，扩髓器应尽量靠向大转子，逐步扩髓至合适大小。术中需反复透视确认扩髓器位于髓腔中央，再以近端锉修整近端髓腔，置入试件，注意前倾角，牵引下将股骨试件完全回纳关节内，通过前方切口安装、调整颈长，可在外旋下用骨钩牵引股骨颈以安装头假体，如果需要进一步修整股骨颈，可通过前方切口在下肢外旋下操作。牵引内旋试行复位。活动关节以评估稳定性和活动度，应能达到髋完全伸直时外旋 90°、屈曲 90°、20°内收和至少 50°内旋时仍稳定。透视确认假体选择和下肢长度均满意后，脱出试件，自后方第一切口击入股骨柄至剩余 1cm 左右时，改为旋转中立位，外展下轻轻牵引下肢，使股骨柄进入第一切口中，清理假体周围缠绕的软组织，打击股骨柄到位。自前方第一切口植入股骨头，牵引内旋复位。复位前，先将前方关节囊悬吊两针以免随复位卷入关节后方。再次活动关节并透视确认位置良好。

Berger 最早采用此手术，认为要掌握技巧需具有一定的学习曲线，起初手术时间比常规手术长，主要是反复透视耗费时间。但结果良好，其最初 100 例中仅有 1%发生并发症，为 1 例术中骨折。而术后的康复时间大大缩短，麻醉恢复后即可下地，当天即可出院。平均 1 年以上的影像学随访，假体位置良好，未发生相关并发症。

2.*单切口技术* 与双切口技术相比，单切口技术利用的仍是传统的 Moore 切口，术中分离组织较少，而且不需术中透视。但也需要一些特殊器械，主要是特殊的拉钩以利于暴露。患者取侧卧位，切口一般长 6～10cm，上 1/3 在大转子上方，下 2/3 在大转子尖远端，皮下与阔筋膜间需要稍做分离增加暴露和利于术中操作。其他操作与常规相似。目前已有超过 1000 例的临床应用，Sculco 对比常规和微创全髋置换术，经过 5 年随访，二者在手术时间、出血和并发症上无明显差异，假体的位置也一致，二者康复时间也相似，表明单切口微创手术并未影响手术结果。

但由于缺乏大宗病例的长期随访以及有效的对照研究，微创手术的优越性仍被质疑，尤其是单切口技术。有研究表明，缩小切口并未减少术后输血量，在缓解疼痛及改善功能方面与传统术式也无明显差异。另外，有学者认为缩小的手术切口影响了手术视野的显露，增加了保护神经血管以及正确判断假体固定位置的难度，延长了手术时间。正如 Wright 所说："目前的研究表明，缩小的手术切口除了外观的改善，尚未体现较传统术式更明显的优势。"

微创手术是优是劣尚无定论，但对于微创术式的研究将有助于传统术式的改良。切口位置的选择可以帮助缩小其长度；牵开器，截骨及假体安装器械的改进有助于减少术中软组织损伤;对于微创手术后改进的康复治疗也能同样加速传统术式的术后康复。我们无需将微创技术与传统术式完全分开甚至对立起来,而应使二者的发展相辅相成,相互促进。

## 八、人工髋关节翻修术

人工关节置换术在解决关节晚期病变中获得巨大成功,但也带来新的问题,即人工关节置换术失败率虽有所下降,但由于手术例数逐年上升,失败的总病例数也日见增加。导致人工关节失败的原因众多,但其终极治疗往往都是人工关节翻修术。翻修术通过骨结构的重建和假体更换,达到恢复关节负重与运动功能、缓解疼痛、矫正畸形的目的。翻修手术难度较大、术中术后并发症较多。翻修术在假体选择、手术技术上均有特殊之处,且需因人制宜。本部分重点介绍翻修术的术前计划和特殊手术技巧。

### (一)适应证

1.人工关节无菌性松动　无菌性松动是最常见的翻修原因,约占所有翻修术的80%。只有当松动伴有明显疼痛时,才具有翻修手术指征。初次置换术后10～15年,约3%的股骨假体和10%的髋臼假体因松动需行翻修术。

2.聚乙烯部件磨损　超高分子质量聚乙烯生物相容性好、所制作的部件能与金属或陶瓷部件构成低摩擦付,至今仍是最常用的假体材料。但长期使用后可因蠕变、老化和降解等原因导致抵抗磨损能力下降,聚乙烯磨损已成为目前限制人工关节使用寿命的关键因素。研究表明,Charnley髋臼杯的磨损率大约为0.07～0.15mm/y。聚乙烯臼杯或内衬的磨损速度与假体表面处理、股骨头直径、聚乙烯部件的厚度等密切相关,还与手术因素如假体的稳定性、软组织平衡、患者活动度和聚乙烯材料本身的性能有关。

3.假体周围骨溶解　骨溶解是指原先存在的骨的丢失。从放射学角度,假体周围骨溶解可分为三种:线性骨溶解、扩张性骨溶解和应力遮挡性骨溶解。这三种骨溶解反映了三种骨溶解的病理机制。线性骨溶解的特点是缓慢、一致的骨吸收,通常小于5mm。

常见例子如骨水泥髋臼周围的线性透亮区,从外周向臼顶延伸。扩张性或侵袭性骨溶解的特征是局灶性囊样或气球样骨吸收,骨吸收发展迅速,常伴有不规则边界或较大的骨破坏区。上述二者的发生,均与单核细胞吞噬或包绕磨损颗粒后大量分泌各种细胞因子,从而导致骨吸收相关。而应力遮挡性骨溶解则是骨结构因假体的应力遮挡效应而产生骨转换失衡,骨吸收大于骨形成所致的骨丧失。应力遮挡最常见于大范围涂层的非骨水泥型股骨假体。

骨溶解的发生率报道极不一致。总的来说,非骨水泥假体更早出现骨溶解表现,骨水泥型假体常见线性骨溶解,而非骨水泥假体常见侵袭型骨溶解。骨溶解一旦出现,将不断发展,导致假体松动,而松动又增加磨损而加重骨溶解和假体松动。只有当松动引起明显的疼痛和功能障碍时,或骨溶解有迅速加剧趋势时,才需要施行翻修术。

4.人工关节脱位　初次置换术的脱位发生率为2%～5%,而翻修术后的脱位发生率更高。术后早期发生的脱位常由于搬动或翻身姿势不当引起,特别是术后麻醉作用未完全消失、关节周围肌肉仍然松弛时易于发生。多数术后脱位可通过闭合复位整复,保持有利于关节稳定的体位3～6周后恢复常规康复训练。约1%的全髋置换术患者因脱位或关节不稳与假体安放位置明显错误或假体松动有关，而需施行翻修手术。

5.假体周围骨折且伴有假体松动者

6.感染

7.假体断裂或组合件分离

## （二）术前计划与准备

1.手术时机的选择　无菌性松动和关节不稳定占翻修病例的绝大多数，但假体周围出现间断的透亮线或灶性透亮区并不等于松动，也无需立即手术。此时密切的随访记录具有重要意义，每次随访均应摄取高质量的X线片（包括骨盆平片、髋关节正侧位片或特殊投照位），必要时摄髋内收、外展时的正位片，以评估假体位置有无改变。对于髋臼内凸或骨水泥进入盆腔的病例，有时需行尿路造影或血管造影，以判断盆腔内脏或血管与假体、骨水泥的关系。术前的正确诊断也有助于明确手术范围，如单纯髋臼或股骨翻修，或需全关节翻修。在骨溶解病例，确定手术时机比较困难，尤其是在无明显假体松动情况下。如骨溶解发展迅速或已诱发明显的疼痛等临床症状时，应行翻修手术。此外，感染患者的翻修时机也存在争议，多数人采用二期翻修，也有进行一期翻修的。以X线表现为基础的Engelbrecht-Heinert分期法，有助于确定手术时机。

一般认为，翻修术如在伴有疼痛的Engelbrecht-Heinert1、2期进行，手术难度较小，效果也较好。

严重的术后深部感染，伴明显的全身症状或有局部骨性破坏时，应即行清创和假体取出。反之，若全身和局部炎性症状较轻，也可在有效抗生素保护下彻底清创，术后必要时可做5～7天灌洗。但手术成功率不高，多数病人仍需手术取出假体，然后行一期或二期更换假体。

2.一般情况的评估　作为一种风险很大的选择性手术，术前对于病人全身状况的充分评估和处理，可明显减少术中、术后并发症。同时需了解初次手术情况、假体类型以利于假体与器械准备。

3.股骨侧骨缺损的评估　导致骨缺损的原因包括：磨损颗粒引起的骨溶解、感染引起的骨吸收、取出假体或骨水泥时造成的骨缺损或骨折、应力遮挡效应或骨质疏松症。股骨缺损的分类方法很多。AAOS分类是目前较完善的一种。

（1）AAOS分类：1989年由美国骨科医师学会（AAOS）提出，共6种类型。并进行缺损水平的划分和缺损程度的分级。较全面反映骨缺损状况，缺点是太复杂，不易记忆。

节段型缺损系指起支撑作用的股骨骨皮质有缺损，根据部位分为近端、股骨中段或大转子。近端缺损可为部分性，只在前、后或内侧，也可以是整个股骨近端缺失。如果缺损区上下两端股骨皮质完好，则称为间插型骨缺损，包括皮质穿孔、皮质开窗和大块骨溶解。骨缺损发展至大转子则为另一种亚型，处理十分困难。

空腔型骨缺损系指松质骨或皮质骨内层的缺损，股骨的外层皮质变薄而未穿破，见于绝大多数的翻修患者。轻型的只有松质骨缺失，重型的则皮质菲薄，甚至呈膨胀状。混合型骨缺失则两者兼而有之，临床最为常见，原因可以是骨溶解、假体柄骨折、晚期松动以及取出假体时造成的破坏。对线不良有两种表现：成角见于Paget病或股骨干前弓角过大，旋转见于先天性髋发育不良、骨折畸形愈合或截骨术后。股骨狭窄是指股骨髓腔某处狭窄而小于股骨峡部，常见于假体周围骨折内固定后。骨折端增厚、畸形愈合，或非骨水泥假体柄松动后在柄尖端形成台阶。股骨干不连续系指股骨干有骨折不连接，可以是原先有骨折而需行初次全髋置换，也有因假体周围骨折而需再次手术者。

骨缺损水平：AAOS将骨缺损水平分成三个区，Ⅰ区在股骨小转子下缘以上；Ⅱ区为小转子下缘至下缘以远10cm处；Ⅲ区则在更远端。

骨缺损程度的AAOS分级：Ⅰ级，少量骨缺失，假体与宿主骨面尚有接触，不需植骨；Ⅱ级，假体与宿主骨面只有部分接触，但还可以支撑假体，需要植骨；Ⅲ级，假体与宿主骨面已没有接触，无支撑假体功能，需行结构性植骨。

(2)Engh和Glassman分类：Engh和Glassman于1988年提出一种简单的分类系统，将股骨缺损分成3类，用于比较不同骨量缺损的翻修效果。该法简洁、易于记忆，但无法全面反映各部位的缺损，对于治疗选择AAOS骨缺损水平分区无指导意义。

(4)Paprosky分类：1990年由Paprosky提出，分类基于骨缺损程度和股骨干的支持能力，可供挑选翻修假体时参考。

(5)Endo-Klinik分类：这种4级分类法源于欧洲，1987年由Engelbrecht和Heinert提出，适用于骨水泥型假体失败后翻修时的评估。常用于准备采用异体骨填充嵌压股骨近端的病例。此法较易使用，但当放射线表现不典型时，此法就难以应用。而且对骨缺损部位定位不明。目前仅用于采用Ling技术，即压缩植骨的翻修术。

其他还有Chandler和Penenberg分类、Gross分类、Mallory分类等。

4.*髋臼侧骨缺损的评估*　形成原因包括：磨损颗粒引起的假体周围骨溶解、感染引起的骨吸收、术中取假体或骨水泥造成破坏、原发疾病等。对骨缺损的准确评估可指导术中重建方法的选择、确定植骨量、假体选择等。髋臼骨缺损的分类方法较多，主要通过X线所见进行分类，对于复杂的缺损可通过CT三维图形重建来分析骨缺损的形态与部位。

(1)AAOS分类：1993年由Antonio提出改良，并为AAOS所推荐采用，分为5类。

节段性骨缺损是指支撑假体的髋臼边缘性或内侧壁骨缺损。腔隙性骨缺损指的是髋臼窝膨胀性扩大使髋臼变深，但髋臼边缘支撑假体部分的骨组织仍存在。腔隙性骨缺损可以是上、前、内、后或整个髋臼变深。混合性骨缺损系节段型和空腔型两者兼有。骨盆不连续通常是指骨折伴有分离，或是髋臼前后方向骨缺损。髋关节融合并无骨缺损，只是整个臼腔充满了骨骼，很难确定真正的髋臼位置。

髋关节中心上移程度：①轻微：距离闭孔横线上方3cm以内；②明显：距离该线3cm以上。坐骨支骨溶解程度：①轻微：距离闭孔横线下方0～7mm内有骨溶解；②中度：在该线下8～14mm内有骨溶解；③重度：在该线下15mm或更远部位有骨溶解。

髋关节中心内移程度：①Ⅰ级：在kohler线外侧；②Ⅱ级：移至kohler线处；③Ⅱ$^{+}$级：在Kohler线内侧，扩展至盆腔内；④Ⅲ级：移至盆腔内；⑤Ⅲ$^{+}$级：明显移至盆腔内。

泪滴骨溶解程度：①轻度：外侧缘少量骨缺失；②中度：外侧缘完全缺失；③重度：外侧缘与内侧缘都有骨缺失。

其他如Gross分类、Engh-Glassman分类等，较少应用。

5.*术前模板测量与手术方案制定*　模板测量从髋臼侧开始，应在质量良好的X线片上进行。将模板置于骨床上，使假体获得最大的骨覆盖，并使假体下内缘贴近泪滴状体。如有少量骨缺损，可适当加大假体尺寸即充填该缺损，并恢复正常的旋转中心。但过度扩大髋臼假体可导致骨包容不足，需采用非结构性植骨以填骨缺损。假体位置确定后，需评估假体外上侧的骨包容情况。一般认为小于20%的无覆盖可忽略，或通过适当加深骨性髋臼解决。20%～40%的无覆盖必须考虑植骨，50%～60%的无覆盖必须在植骨的基础上加用髋臼增强罩。骨盆环中断的病例必须采用髋臼增强杯，甚至采用后路重建钢板。髋臼侧测量好后定出旋转中心，股骨侧模板即以此为中心进行测量。与初次置换术一样，股骨侧的模板测量的目的是为了恢复肢体长度、关节旋转中心和偏心距。翻修病例的髋臼中心通常偏离正常范围，因此必须有一些特殊的股骨假体模板进行测量，如带股骨距、加大偏心距等。股骨侧模板测量必须在下肢内旋15°的正位X线片上进行，以抵消股骨颈的前倾角，有利于准确测定偏心距和股骨转子间区。如果患肢无法内旋则可测量健侧。测量短缩畸形时旋转中心只允许垂直上下移动，一般手术只能纠正短缩畸形的2/3，以免软组织受到过分张力。股骨假体模板首先置于髋臼旋转中心，以标准头测量，以便为术中调整留下余地。如有股骨破孔或开窗，假体柄长度必须超过骨缺损区段股骨直径的2～3倍。如使用全长涂层假体，涂层区必须有6cm以上长度与皮质直接接触。如果有较大的容积性骨缺损，打压植骨是较好的选择。股骨侧位片的模板测量也很重要，柄长超过前弓段时常会出现置入困难和前方皮质撞击，因此，假体柄必须有弧度。骨水泥股骨柄的测量必须注意留出足够空间，以保证假体周围2mm的骨水泥厚度，超过160mm的股骨骨水泥柄在植入时由于曲度与股骨不可能完全一致，较难获得均匀的骨水泥层。

6.术前器械准备　很多假体都配有专门的翻修器械，但对早期生产的假体进行翻修时需在术前准备特殊的器械。首先必须有C臂机和透X线的手术床。翻修的第一步在于假体的取出，因此，要准备的器械应包括各种规格的弧形、可屈性骨凿、加长的骨水泥取出钳和吸引器、直的或带角度的刮匙、冲击压缩装置、标准和高速钻头、骨锉、与内固定匹配的螺丝刀，螺丝刀最好是多用途的，以匹配各种不同的螺丝开口。特殊或通用的假体取出装置、手动或电动的骨水泥取出装置、光电纤维光源。用于重建的各种钢丝、钛合金带、钛网、螺钉和接骨板，自体或异体植骨块等。

7.假体选择　翻修术必须备有多种型号的假体，尤其是长柄假体、带股骨距假体和长颈假体等，以及不同规格的髋臼假体。对于骨缺损严重的复杂病例，定制型假体具有很大的优越性，可在重建过程中获得最佳的假体-骨匹配和结构重建。目前国内已有计算机辅助定制型翻修假体供应。Saleh等根据X线表现进行分类，指导手术方案的制定。

### （三）手术要领

1.麻醉选择与输血　麻醉选择必须综合考虑患者的全身情况，并结合手术需求。有条件的可行术前自体血储存、术前血液稀释、术中血液回收、低压麻醉等，以减少异体输血需要。

采用硬膜外低压麻醉以达到减少术中失血的方法目前受到广泛的接受。研究表明，平均动脉压(MAP)每升高10mmHg，可增加50%的术中出血量。将MAP保持在50mmHg，术中失血量只有正常血压(MAP80～100mmHg)时的1/5～1/3。如结合血液稀释法可进一步有效保存自体血。但也有报道低压麻醉术后失血量明显增多，甚至抵消术中失血减少的效果。而且这种麻醉必须选择好适应证，年轻病人可耐受的血细胞比容(HCT)为0.20，而老年人则至少要大于 0.25～0.26，还受心血管状况的影响。因此，老年患者多选用全身麻醉，安全性较高。全身麻醉时亦可使用控制性低压。

2.手术入路选择　手术入路必须提供充分显露。原则上尽可能采用原手术入路，后方入路仍是目前最常选用的。翻修手术面对的困难步骤是假体和骨水泥的取出，螺钉、钢丝或接骨板的去除，新假体植入，补充固定和植骨。术时需保护好软组织特别是外展肌的连续性，以及骨骼血供。手术的关键在于通过瘢痕切除和部分肌肉附着点剥离达到软组织松解，有时采用大转子截骨以便于取出假体、扩大髋臼显露。大转子滑动截骨术有利于暴露髋臼的上外侧，且股骨干暴露佳，易于显露假体骨或假体-骨水泥-骨界面，大转子不愈合时还能防止移位。也适合于髋臼严重骨缺损需行结构性植骨或髋臼后壁需行接骨板重建的髋臼翻修，并有助于安全地取出未松动的股骨假体。扩展截骨入路对于固定良好的股骨假体和骨水泥的取出具有重要价值，可有效减少术中骨折风险。

3.假体和骨水泥取出　松动的假体徒手即可拔除。但在许多病例中，假体和骨水泥取出是翻修手术中最耗时间的步骤，并发症发生几率也最大，尤其是在取股骨柄及股骨髓腔内骨水泥时。大部分假体厂家均配有专用打拔器械，在术前必须熟悉工具的使用。

在股骨侧，拔除假体前必须彻底清理股骨颈部和大转子内侧的瘢痕组织和骨痂、骨水泥，以免强力拔出时导致股骨近端或大转子骨折。对于非骨水泥固定的股骨假体，如为近段涂层，用薄骨刀或薄摆锯贴假体柄周围切割，分离骨长入区后才可拔出假体。如为相对稳定的全涂层假体，采用扩展截骨取出假体比较省时、安全。对骨水泥型股骨假体，分离层次位于假体与骨水泥界面，如有假体领则需有专用机械工具切断假体领，或行大转子截骨经截骨处插入薄骨刀。髓腔内骨水泥可采用刮匙、骨凿或超声工具清理，对于柄尖附近的骨水泥可通过皮质开窗取出。非感染翻修时，如髓腔栓取出困难可将其推向远端髓腔，感染翻修则应尽可能取出。清理髓腔骨水泥时注意避免皮质穿通。必要时可在透视或光导纤维光源引导下操作。清理髓腔后，必须采用加压脉冲冲洗装置冲洗髓腔，以减少各种碎屑残留。

在髋臼侧，骨水泥型聚乙烯臼杯可采用螺钉拧入椎顶或分块取出，也可沿假体骨水泥界面以弧形骨凿边凿边撬取出。避免沿骨骨水泥界面分离，否则可致髋臼边缘骨折和大块骨缺损。突入骨盆腔的骨水泥一般可不取出，除非有血管神经压迫症状或为感染翻修，则必须取出，此时需注意避免血管神经和盆腔内脏器损伤，必要时应在术前行血管造影、CT 扫描确定假体、骨水泥与盆腔内容物的关系。非骨水泥髋臼的聚乙烯内衬通常可采用专用工具取出，也可将其分割成数块或通过冷凝技术使聚乙烯收缩而取出。金属杯如有螺钉固定则需先取螺钉，有孔臼杯先清理孔内的骨和软组织，再沿臼杯-骨界面以薄的弧形骨凿分离骨长入面，需注意假体有无带棘或翼，有无螺纹或特殊形态。假体松动后，安装打拔器取出假体。

4.骨缺损处理　假体和骨水泥取出后，彻底清理界面纤维软组织膜，反复冲洗。重新评估骨床情况，尤其是骨缺损范围、类型。植骨是目前最常用的方法。具体方法包括：结构性植骨和非结构性植骨。二者各有优缺点：结构性植骨初始稳定性较好，但植骨愈合差，后期可发生植骨塌陷，失败率高。非结构性植骨如颗粒骨压缩植骨，操作复杂费时，初始稳定性不如结构性植骨，但植骨愈合较快较好，骨量可得到恢复，是目前主要的植骨手段。常需加用其他内植物以增强稳定性。

(1)结构性植骨:在髋臼侧常用异体股骨头进行结构性植骨,将股骨头植入缺损处(一般均在髋臼外上方),用2～3枚拉力螺钉加压固定,螺钉应朝向骶髂关节方向。然后用髋臼锉磨出新的髋臼,再植入臼假体。在股骨侧,股骨近段较大范围的皮质骨缺损特别是环形缺损时,可考虑结构性植骨。局限性的缺损,多采用异体皮质骨,用钢丝或扎带固定于缺损处,植骨块必须大于缺损区。

(2)非结构性植骨:常用的为颗粒骨压缩植骨技术(IBG)。IBG也称为Ling技术,于1984年由荷兰Nijmegen大学医学中心的Ling和Slooff等创先使用。早期用于髋臼内陷,其后应用到髋臼和股骨的空腔型或容积性骨缺损,可与金属网或结构性植骨联合应用于混合型骨缺损。主要优点为术后即可获得一定的初始稳定性,颗粒植骨在骨愈合、替代过程中骨吸收与骨形成同步发展,因而不易塌陷。从荷兰Nijmegen大学医学中心的20年应用结果看,效果优良,尤其是髋臼侧效果较佳。而股骨侧效果有较多争议。缺点主要是技术要求高、术中术后股骨骨折发生率较高、术后假体下沉较多等。

在髋臼侧,可先用不锈钢或钛网塑形固定在髋臼底部,将骨缺损转变为容积型骨缺损,将直径10mm左右的骨粒充填于髋臼,用打击器逐层紧密压缩,逐层植骨,最后一个打击器应比拟植入的臼杯直径大4mm,以保证骨水泥层的厚度。髋臼内植骨的厚度约7～10mm,至少5mm厚。然后填入抗生素骨水泥,植入假体。骨水泥需在面团期置入并加压,在植入假体前及等待水泥固化过程中需持续保持对植骨床的压力。如果没有专用器械,可植入骨泥或骨粒,采用髋臼锉加压反锉的方法获得对植骨的压缩。

股骨侧压缩植骨需要有整套的特殊器械。手术要点为彻底清理股骨髓腔,对有可能发生术中骨折者先以金属网或钢丝绑扎。放置髓腔栓及导针,逐层植入颗粒骨,以打击器对髓腔内的植骨粒逐层进行压缩。插入试模,将植入的颗粒骨挤向四周。取出导针和试模,采用现代骨水泥技术注入抗生素骨水泥,插入假体,维持位置直到骨水泥固化。

5.假体再植入　按前文选择合适假体。对于原为骨水泥固定的,由于骨床质量差,不利于骨水泥的微交锁固定,应尽可能选用非骨水泥固定。对于股骨开窗、截骨或术中骨折的,选用的假体必须超过截骨或骨折水平至少5cm。对于因骨质严重疏松或骨溶解导致皮质菲薄时,股骨假体植入前常需预先行钢丝或扎带绊扎,以防骨折。

(秦　迪)

# 第十二节　人工膝关节置换术

膝关节是全身最大、结构最复杂的关节,运动功能要求较高。人工膝关节置换后,要求达到负重、伸屈、外展及旋转活动,稳定性好。人工膝关节的设计种类多样,大致可分为三型。

## 一、概述

**【类型】**

1.髁型人工膝关节　由20世纪70年代初开始应用到临床。1968年Maclntosh开始应用半髁关节置换。4 年随访 74%获得较好结果。但消除疼痛及功能方面尚不满意。1971 年 Gunston 应用多轴心膝假体,1972 年 Freeman 应用 ICLH 假体,以后出现多种髁型人工关节。目前,对髁型人工膝关节 10 年随访的结果,其成功率已近 90%。

髁型关节设计基础是膝关节的韧带基本正常,而股骨髁和胫骨平台假体之间无任何连接之处。

髁型人工膝关节可分为多中心假体和单中心假体,两种类型。

多中心假体是模拟人体股骨髁的曲率半径的变化。假体关节面曲度的轴心位置是变更的,如 Gunston 型、Sledge 型、Marmor 型等。

正常人的股骨内外髁的曲度是不相同的,但这些假体内外髁曲度则是一致的。这些假体的设计差别在于关节面曲度,内外髁假体周围软组织的松解和适当切除骨质来恢复侧副韧带的紧张度。术后作用于骨与人工关节间的主要是压力,剪力和张力都很小,不容易松动,且因保存骨质多,失败后还可采用其他挽救性手术。

早期全髁人工膝关节有其缺点,如果屈曲截骨间隙与伸直间隙未做到很好的平衡,则在屈曲时可产生向后的半脱位,因为其股骨髁不能在胫骨平台向后转动。为克服这一问题,Insall 和 Burstein 于 1978 年设计了后交叉韧带替代型关节,或后稳定型关节,该假体形状设计上增加了凸轮构造,此结构与胫骨平台上的柱状突起相作用,使股骨关节面在屈曲 70°时产生向后的滚动。

Insall 等还在后替代型假体的基础上,研制了限制型髁假体(CCK),该假体加宽了胫骨聚乙烯假体的中间柱,也加深了股骨假体中间部分的凹陷,使胫骨假体中间柱插入并被限制在股骨假体凹陷的内外侧壁之间。通过这种结构允许少量的内外翻活动,从而加强了内外翻的稳定性。这种假体广泛应用于翻修手术中,或用于严重外翻的患者。

1976 年 Goodfellow 与 O'Conner 仿照人体的半月板结构研制了带活动承重垫的 Oxford 膝关节假体,此假体在股骨髁部分与金属的胫骨平台之间插入能活动的聚乙烯垫,此垫的上面与股骨髁弧度的矢状径一致,半月板同时与股骨髁及胫骨金属底板形成关节。依靠完整的十字韧带与侧副韧带达到稳定。该假体聚乙烯接触应力低,但需要所有 4 根韧带(即 2 根十字韧带与 2 根侧副韧带)功能正常,并且相互平衡良好。类似的假体还有 LCS 型假体(低接触应力假体)和 TACK 假体等。

髁式人工关节在骨质疏松、骨和韧带严重破坏以及明显畸形时均不适用。

2.铰链式人工膝关节　结构简单,操作容易,易于矫正各种畸形,在严重骨和韧带破坏以及骨肿瘤切除的情况下,可以获得稳定、无痛、迅速恢复步行功能。缺点是负载完全由轴承担。当膝关节屈曲 45°时,轴的负载力为 523～703kg,膝关节屈曲 90°时,轴的负载力达到 847～1043kg。人体膝关节在运动过程中,轴心是不断变动的,但绞缠式人工膝关节的轴则不能移动。轴心在矢状面的位置将影响肌肉的杠杆臂、关节周围软组织的拉伸和骨骼切除的需要量。轴心自正常位置前移将增加股四头肌的负担。轴心过高将使股骨在屈曲时产生一种将人工膝关节柄拉出髓腔的张力。轴心过低,股骨髁后方将与胫骨上部相撞,需要做骨切除。轴心前移或后移均有使股骨柄部拉出髓腔的作用。无论是否使用骨水泥,由于张力和剪力的反复作用,常可引致骨与人工关节间的松动或疲劳折断。

3.其他类型　这些设计包括半限制型关节等，企图结合髁型及铰链型的优点。如球臼式人工膝关节，Atten-Borough 型假体，GSB 假体等。或除假体伸屈动作，增加旋转动作如 Trillat 型假体。

对于局限于一个间室的病变采用单髁置换术治疗越来越普遍，Mckeever 自 20 世纪 50 年代开始进行金属单间室胫骨金属假体的表面置换术，70 年代早期开始单间室的完全置换。随着假体设计和手术技术的提高，单髁置换的效果逐渐改善。国外最新的研究显示，10 年随访假体使用率高达 98%。单髁置换的优点包括：骨和软骨组织损伤小；保留结构多，活动范围大，复合生理要求，痛苦小，康复快；失败后易于翻修。

**【并发症】**

1.深静脉血栓　深静脉血栓(DVT)形成是全膝人工关节置换术后最严重的并发症之一，并可继发危及生命的肺栓塞(PE)。年龄超过 40 岁的女性患者，肥胖、静脉曲张、有吸烟史及糖尿病、冠心病的患者更易于发生。如果 TKA 术后未进行任何形式的机械性或药物预防的话，DVT 的总发病率高达 40%～88%。发生无症状性 PE 的风险可高达到 10%～20%，而有症状的 PE 据报道为 0.5%～3%，病死率高达 2%。腘静脉以上部位的血栓诱发肺栓塞的比例高。深静脉血栓的检查要依靠彩超或静脉造影。

预防 DVT 的方法包括机械性压力腿套或足泵，药品有小剂量的华法林、低分子量的肝素和阿司匹林。CPM 对深静脉血栓形成的预防作用不明显。

2.感染　全膝置换术的感染率为 1%～2%。感染一般发生在骨水泥与骨组织交界面处。感染的来源可来自血源性或手术感染。金黄色葡萄球菌感染占 50%左右，链球菌感染占 25%，革兰阴性杆菌占 25%左右。血源性感染占 20%～40%。

膝关节感染的临床表现很不一致，有些表现为急性感染症状，如高热、关节肿胀、充血等，也可表现为长时间的关节疼痛，窦道形成而局部肿胀不明显，关节疼痛是膝深部感染的重要指征。提示膝部有急性炎症或慢性炎症引起假体松动。

感染分类可分为急性、亚急性及晚期感染。急性感染指手术后 12 周内发生感染(占 40%)，手术后 1 年内发生感染为亚急性感染(占 45%)，主要表现为关节疼痛。晚期感染(15%)，多发生在术后 1 年以后。

必须与非感染性关节松动相鉴别。关节持续疼痛为感染的指征，而非感染性松动多在负重时疼痛。膝关节感染后在 X 线平片可出现：①在骨水泥-骨交面出现透明带(2mm 以上宽度)；②假体有移位；③骨水泥折断；④有周围骨膜反应；⑤负重时关节移动。关节造影可见造影剂进入交界面。这些现象多发生在感染后 3～6 个月，常为股骨假体与胫骨假体同时受侵，而单纯松动则为一部分假体有上述表现。术后 6 个月内进行核素 Tc 扫描，有浓集现象，只能说明局部血循环增加，不能确定为关节感染。术后 6 个月以后仍为浓集现象则可能有感染存在。关节穿刺抽出关节液进行培养及革兰染色检测细菌有重要意义，必要时应进行第二次穿刺，以确定诊断。

处理：Fitzgerald 用关节切开引流的方法治疗关节感染，20%获得成功。Buchholz 等人用一期或二期去除假体，关节清理后再植假体的方法治疗，术后采用抗生素液灌注吸引 70%～80%病例治愈，而再植时应用含庆大霉素的骨水泥固定假体则 90%取得成功。抗生素应用很重要，再次手术后应用先锋霉素、庆大霉素及克林霉素联合应用3～4周，对控制感染有较好疗效。

3.伤口愈合不良　包括伤口愈合不良、皮肤边缘坏死，血肿、窦道形成等。伤口愈合并发症相当高，在10%～15%。

伤口愈合不良常常与皮肤血循环受破坏及张力过大有关，可导致皮肤全层坏死、假体外露。手术中应小心操作，尽量采用直线切口，不用弯曲切口，以防止皮肤愈合不良，如原有切口瘢痕，则采用原切口而不行平行切口。不行皮下游离。翻开髌骨时最好将皮肤与周围固定缝合。器械牵拉力不可过大，屈膝35°缝合伤口，避免术后皮肤张力过大。如皮肤边缘坏死或愈合不佳，则可行膝关节制动、更换清洁敷料等非手术治疗；如坏死面积较大，则手术清创后缝合皮肤，必要时早期进行局部皮瓣移植。对较大的血肿形成，在无菌条件下穿刺或手术清除；小血肿则以非手术治疗为佳。关节制动直至伤口愈合。

4.假体松动　在全髁关节置换术后2年，胫骨假体的松动率约占10%，而股骨假体很少松动。而铰链式人工膝关节，股骨及胫骨假体的松动则各占一半，松动率很高，有些学者报道100%发生松动。术后膝关节平面中常可见在骨水泥一骨交界面出现透明带。如透明带宽度不断增加，病人出现关节负重时疼痛逐步明显，才可考虑有松动发生。在体重大、活动较多的男性骨关节炎的患者，膝关节假体松动率明显增加。在全髁型关节的胫骨假体松动的发生与肢体对线不佳、假体对应不良、假体关节不稳及胫骨平面截骨平面过低有明显关系。

5.股骨或胫骨骨折　铰链式关节置换术后可发生股骨或胫骨干的骨折。股骨干骨折多发生在股骨或胫骨假体柄端部，经非手术治疗多可愈合。在髁型膝人工关节可发生股骨或胫骨髁骨折，常需行再置换手术。

6.腓总神经损伤　发生率约5%，多由于在纠正膝关节畸形牵拉所致，多数可经非手术疗法逐步恢复。

## 二、全髁型人工膝关节置换术

**【结构】**

分为三部：金属股骨假体、超高分子聚乙烯胫骨假体及髌骨假体。

金属股骨假体的关节表面由两部分弧度组成，前部负重面弧度直径较大，后部股骨髁的弧度直径较小。前侧面有髌股关节面，中央有髁间凹。

髌骨假体关节面是圆形隆起，背面有栓型凸起，可固定于髌骨骨面。

胫骨假体呈T形，超高分子聚乙烯的平台部分的两侧有浅槽关节面，与股骨假体关节面相接触。中央有髁间隆起，起到稳定关节的作用。平台厚度为8、12、16mm。底面中央有胫骨栓样凸起，可插入胫骨上端骨松质内。带活动衬垫的关节带右单块或两块超高分子聚乙烯垫，插入股骨髁与金属胫骨平台之间，其边缘有槽卡在胫骨平台的边缘。

**【适应证及禁忌证】**

全髁型人工关节置换的目的是减轻疼痛、矫正畸形及保持膝关节运动和稳定性。一般来说，对于55岁以下类风湿关节炎或骨关节炎的病例可采用抗炎药物，滑膜切除，或关节镜下关节清理、灌注冲洗、胫骨高位截骨等治疗方法，而不行置换术。若病人年龄在50岁以上，经其他治疗方法无效或复发而病人迫切要求手术者，则可考虑进行全髁型人工膝关节置换。对由于神经肌肉疾患引起膝关节疾患，如夏科关节、脊髓前灰质炎等则不适合此手术。急性及慢性化脓性膝关节感染为手术禁忌证。

**【术前准备】**

1.估计纠正膝关节骨性畸形时股骨及胫骨应切除骨质的比例，以恢复膝关节5°～8°外翻的对线。

2.估计应选的膝关节假体的大小。

3.术前应照膝关节负重位的正侧位像。将膝关节正位像置于灯箱上。在胫骨中央画一纵轴线，由胫骨内侧平台软骨下骨面画一纵轴垂直线，此线应通过胫骨外侧平台下方骨质。测量胫骨内、外侧平台软骨下骨面到垂直线的距离。由胫骨内、外侧平台软骨下骨到垂直线的距离之比，即为切除胫骨平台时的比例。

4.膝关节严重内翻时，胫骨内侧平台明显塌陷。则由胫骨外侧平台软骨下0.5～1cm处做一胫骨纵轴垂直线，此即为胫骨平台截骨线。而胫骨内侧平台轴塌陷处所遗留的缺损则需植骨以填充之。这样则可保留较多胫骨平台处的坚强的骨松质，也可减少一部分胫骨内侧平台的缺损。经股骨切迹做一股骨纵轴轴线，再由切迹处画第2根线与纵轴轴线呈5°角，垂直于第2根线做股骨外髁的切线，此线由股骨内髁通过。由股骨内髁关节软骨下骨到此线的距离即为应切除的骨质。

5.根据膝关节侧位像上所测得的股骨髁之前后径来选用相应的股骨髁假体。股骨髁与假体二者的前后径应基本一致。

**【手术方法】**

1.*全髁型人工膝关节置换的手术原则* 需行全髁型人工膝关节置换术的病例常并有膝内翻或外翻畸形和屈曲畸形，在手术时应掌握下列原则：

(1)首先对膝内侧或外侧挛缩的软组织进行松解，以纠正膝关节的对线。同时，在伸屈膝关节时，要保持膝关节内、外、后侧软组织的张力平衡，必须先松解软组织后再进行骨组织切除。

(2)不容许用骨切除的方法纠正关节的畸形。

(3)尽量少切除骨组织。缺损处可行植骨术。

(4)保证骨组织切除后伸位或屈位股骨与胫骨之间的空隙宽度相同。

(5)保证股四头肌伸膝器的对线，使髌骨假体在股骨假体前方，髌股关节面上滑动。

(6)掌握正确的骨水泥固定技术。

2.*切口* 手术在气囊止血带下进行，行膝关节中线直切口。如原有膝前内侧切口瘢痕则可利用原切口，以免引起皮肤坏死而致感染。

一律不进行皮下组织游离。切开股直肌肌腱部分及髌骨内侧缘组织。在髌韧带内侧，将髌韧带在胫骨结节上的附着点内侧切开1/3，将髌骨向外侧翻开，切除内外侧半月板。

3.*膝关节内侧松解术* 切断十字韧带，切开关节囊在内侧半月板及关节上的附着。再行骨膜下剥离，将内侧关节囊由胫骨干骺端骨面上向内侧及后侧推开至膝关节后内侧角，切除所有增生的骨赘，此时，用 Hohmann 牵开器，由股骨切迹处插到胫骨平台后方，向前撬开即可使胫骨平台向前移位。若胫骨平台仍不能向前移位，则应继续向膝后方进行松解，直到膝后方中线。伸直膝关节，检测膝关节内翻畸形是否已纠正。一般 10°～15°的内翻畸形可获纠正，不需要松解膝内侧副韧带。

若有 20°以上的内翻畸形，当内翻畸形不能完全矫正时，可行骨膜下继续剥离，连同膝内侧副韧带附着点及鹅足腱一起推开，以进一步矫正膝关节内翻。

4.膝外侧软组织松解术　若存在膝外翻畸形需行膝外侧松解术。伸直膝关节，髌骨向外翻开，由关节内面在距髌骨外侧 1cm 处纵行切开膝外侧髌韧带扩张部分，以进行松解，但应注意不可切穿皮肤。

在股骨髁平面将髂胫束提起，将其横断。将膝关节屈曲 90°，将腘肌腱及外侧副韧带由股骨髁上附着处切断。如有屈曲畸形，则可通过股骨内外髁，用弯头骨膜剥离器将后关节囊与股骨后髁间的粘连剥离开，必要时，可切断后“十”字韧带。

若膝关节无内、外翻或屈曲固定畸形，则不需进行广泛软组织松解，仅将胫骨上端内侧骨膜下剥离，连同关节囊及浅层内侧副韧带推开，而不干扰内侧副韧带的上下止点，显露膝关节前、内后方即可。此时胫骨平台可比较容易移位到股骨髁的前方。测量股骨髁的前后径，选择合适的膝关节假体。

选择不同类型的膝关节假体，有专用器械进行不完全相同的截骨操作基本上相似，大同小异，本文所介绍的是基本的器械截骨及假体安装。

5.胫骨平台截骨　胫骨平台截骨线根据不同畸形进行处理。如无内翻畸形，例如对类风湿关节炎，可沿胫骨平台的软骨下骨进行截骨即可。因截骨线越高，则保留的骨组织的质量越好。若有内翻畸形，则截骨线按胫骨外侧平台软骨下截骨。若胫骨内侧平台有骨缺损，则依据缺损的多少，在胫骨外侧平台下 5～10mm 处进行截骨。将胫骨截骨器沿胫骨嵴纵轴放置。

按照所需截骨的平面将截骨器的定位钉捶入骨质内，沿截骨器平台进行截骨。截骨后，沿胫骨髓腔纵轴插入定位器，以检测平台截骨面是否与胫骨纵轴垂直。截骨后，如胫骨平台内侧或外侧有骨缺损时，则可采取切除的股骨下端骨组织填充，并用螺丝钉固定。

6.股骨髁前后方截骨　屈膝 90°，触知股骨干的前后骨皮质，在其直径的中点，股骨髁间窝处前十字韧带附着点上方偏内侧钻一中心孔，将股骨模板的柄部插入股骨髓腔内。柄部必须位于髓腔中心线，避免前屈或后翻。

将模板柄部插入髓腔，调整模板下缘，使股骨内外侧后髁截骨的厚度相同，一般不超过 1cm，将模板固定，用电锯将股骨两后髁切除。按照所选用的股骨假体的前后径的尺寸，将股骨前方骨质切除。理想的前方截骨平面应位于股骨前方骨皮质。避免切开股骨髓腔。

屈膝 90°，在股骨后方，截骨面与股骨截骨面之间，置入合适的间隙测量板。股骨截骨面需与测量板上面密切相贴，内外侧副韧带保持适当张力，测量板的厚度即表示选用的胫骨平台假体的最大厚度。

7.股骨远端截骨　股骨远端截骨面需与股骨纵轴呈 5°～8°外翻角。伸直位牵引膝关节，避免屈曲及过伸膝关节。用屈膝时测量的测量板置于胫骨平台上，沿测量板上缘用亚甲蓝画一标志，表示截除骨组织的厚度。然后，屈曲膝关节，将定位器插入股骨中心孔内，连接上定位棒,定位棒的上端通过股骨头中心。这样定位棒即与股骨的力学轴相一致,而定位器的平台则与力学轴线呈垂直角度。将定位棒去除,然后,在股骨远端亚甲蓝标志处、平行于定位器平台平面进行截骨。

切除股骨远端骨组织;伸直膝关节,在股骨与胫骨间隙内置入间隙测量板,检测股骨远端切除是否合适,两侧副韧带张力是否适当。

按照股骨假体内面的形状,切除股骨远端的前后边缘及髁间窝的骨组织。目前由于技术的进步,股骨远端截骨的定位器械多样化,且操作顺序也各不相同。

8.切除胫骨髁间棘　将胫骨平台向前移位,显露平台面,将间隙测量板置于平台骨面上,测量板的柄部位置及方向与胫骨结节相一致,测量板两侧盖于胫骨平台的骨皮质上(不包括胫骨后内侧骨面),髁间骨组织要按照测量板中央孔大小切除骨质。

9.切除髌骨关节　用电锯将髌骨关节面切除。在截骨平面中央挖孔,将髌骨假体安置好,并将股骨假体及胫骨假体安装到位。检查假体安装是否稳定。

10.骨水泥固定　先安装胫骨假体:将胫骨平面表面的血液、碎屑,用脉冲冲洗器冲洗干净,用纱布拭干。将骨水泥调制 2～3min 后,在较低黏度时,取一部分骨水泥涂于平台上。将骨水泥压抹入骨松质缝隙 2～5mm 深度。再将一部分成团期的骨水泥涂于胫骨假体表面,将假体置于胫骨平面上。胫骨假体的髁间隆起栓位于胫骨结节的内 1/3 处。压迫假体,去除多余骨水泥,直至骨水泥硬化为止。

取成团期骨水泥填入髌骨骨面,将髌骨假体置入,压迫,至骨水泥硬化。

最后安装股骨假体。屈曲膝关节,同样方法先取一部分骨水泥,填塞股骨截骨面上孔及骨断面。另将一部分骨水泥涂于假体内面。将假体置于股骨远端,用压迫器压迫,或将膝关节伸直,起到压迫作用。去除多余骨水泥,冲洗伤口,放松止血带,结扎或灼烧出血点,放置负压引流管,缝合伤口。

术后 1 周内不活动膝关节。待负压引流管拔除,引流口愈合后,开始应用连续被动活动练习机进行 20°～30°屈伸活动。夜间停止练习。逐步增加活动度,至可屈曲 90°后,开始主动练习膝关节屈伸。

## 三、旋转式铰链人工膝关节置换术

### 【结构】

本型关节为结合髁型及铰链式人工膝关节的优点所设计的假体,其股骨及胫骨部分均有长柄插入股骨及胫骨髓腔内。在二者之间有三处连接:股骨假体两侧髁部与胫骨假体平台相接触;胫骨假体中心柱与股骨假体后方的铰链轴心相套接。二者之间呈活塞活动,也可有少量旋转活动。当站立时,胫骨中心轴上移,股骨假体髁部在不同的屈曲角度时,胫骨可有 30°～40°旋转,与胫骨假体平台相接触。起到负重及控制膝关节内外翻的作用,屈膝时,则以股骨铰链轴心为中心进行屈膝。胫骨与股骨假体之间有少量旋转,起到减少胫骨假体松动的作用。

假体胫骨部中心柱与胫骨假体呈套筒式连接。股骨假体和胫骨假体之间有 30°～40°旋转本型关节分左、右侧，股骨柄呈 7°外翻角。

**【适应证】**

适用于膝关节强直或严重损坏，同时并有或不并有膝关节侧韧带损坏的老年患者，或有多发关节损伤、不能进行剧烈活动的较年轻患者。股骨下端或胫骨上端良性肿瘤或低度恶性骨肿瘤，曾行病骨切除者也可应用特制的人工膝关节进行置换。一般情况差，有严重骨质疏松、关节感染及神经源性关节病者禁用。

**【手术方法】**

仰卧位，在气囊止血带下控制出血，行膝关节髌韧带内侧切口，不进行皮下游离，切开股直肌与股内侧肌间的股四头肌韧带，髌外侧扩张部分及髌韧带内侧，将髌骨向外侧扩张部分及髌韧带内侧，将髌骨向外侧脱位，显露膝关节，切除半月板及前后十字韧带，由股骨髁内外侧切断内外侧副韧带，屈膝将胫骨平台后移，暴露股骨下端关节部分，股骨前方定位器置于股外髁外侧面，以股骨外髁为基准，在股骨髁关节面上做一横行标记，在放置股骨假体时，假体前端应与此标记相一致，避免股骨假体旋转，在股骨髁间中心钻孔通道入股骨髓腔中央。

按照股骨假体髁间块的宽度切除矩形股骨髁骨质，使其可容纳股骨髁间块，将股骨髁间关节面切除并适当修整，而保留髌骨关节面软骨，将股骨假体试插入股骨髓腔内，检查假体两侧髁部是否与股骨髁相适应。假体髁间块的前下缘应埋于股骨髁中，不应留有台阶，以免与髌骨摩擦。

将股骨平台前移，在胫骨平台中央向胫骨髓腔打孔道，将胫骨定位器插入髓腔内，使胫骨定位器插入方向与胫骨纵轴相一致，按照与定位器的平台相平行的方向切除胫骨关节面，用三角形胫骨髓腔锉，锉开胫骨平台骨松质及髓腔，三角形髓腔锉的顶角应与胫骨结节方向相一致，将胫骨假体试插入胫骨髓腔内，与股骨假体相连接，伸屈膝关节，观察其相对位置是否合适。将假体取出，调和骨水泥，将骨水泥填入股骨髓腔内及髁部部分，将股骨假体插入髓腔内，用压迫器固定到骨水泥固化。同样方法将骨水泥调和后填入胫骨髓腔内，切除多余骨水泥，在骨水泥未完成固化之前，将股骨假体与胫骨假体套接好，伸屈膝关节。再次检查二者位置是否相适应，确定位置合适后，伸直膝关节，使股骨假体压迫胫骨假体至胫骨假体骨水泥完全固化为止，冲洗伤口充分止血，放置负压引流，使髌骨复位，膝屈曲 30°～40°，缝合伤口。

**【术后处理】**

患肢抬高，膝屈曲 30°固定，连续负压吸引膝内积血，2～3d 后去除负压引流管，引流管伤口愈合后，在 CPM 练习器上进行练习，由 0°～30°开始，每日 3 次，每次半小时，逐步增加活动角度至 0°～90°。

## 四、膝关节单髁置换术

**【适应证与禁忌证】**

单髁置换适用于单间室病变的年轻患者，其效果可能优于胫骨高位截骨；对于年龄较大，身体一般状况不良，不愿意行全膝置换时也可行单髁置换手术。此手术的适应证尽管还有争议，但禁忌证则较为明确，包括：感染性关节炎、膝关节屈曲挛缩超过5°、术前运动范围<90°、成角畸形>15°、对侧关节间室负重区有软骨严重破坏、伴有前十字韧带损伤及严重髌骨关节软骨损伤。

**【手术方法】**

患者采用全麻或硬膜外麻醉，麻醉起效后取仰卧位，捆扎止血带控制出血。在髌骨中线内侧行纵切口。沿股内侧肌的后方，于髌骨内侧切开关节囊，屈膝，外翻髌骨。在内侧半月板前角切开冠状韧带，掀起胫骨前内侧面的组织骨膜袖。向外侧分离至髌下囊，同时小心保护冠状韧带，并避免损伤外侧半月板的前角。同样，在行外侧髁置换时，保留冠状韧带的内侧部分，并自胫骨平台的外侧撬起前外侧骨膜袖，分离至胫骨外侧结节。充分显露后，彻底检查髌骨股骨、内侧及外侧间室以确定能否行单髁置换。切除关节边缘的骨赘，必要时行内侧松解。

选择合适大小的假体，股骨假体应重建正常股骨髁的前后径。对于可以选择大号也可以选择小号假体的患者，应使用略大的假体，使其更好地覆盖髁软骨下骨质，防止松动与下沉。后髁的切除至少要达到股骨植入假体的厚度。股骨假体不能向前过分突出，以防影响髌骨轨迹，但其前方的覆盖区在膝关节完全伸直时要与胫骨假体的负重表面相接触。胫骨假体的厚度要求能恢复胫骨平台的原有高度。置换后关节在应力下能张开1～2mm时，则张力与厚度合适。

**【术后处理】**

术后患肢加压包扎并使用冰袋冷敷。下肢用枕垫高，协助膝关节被动伸直。疼痛减轻后可开始轻度被动活动及静力性收缩练习。拔除引流后开始使用CPM机辅助练习，无CPM机时，才在床边练习屈曲活动。疼痛能够忍受的前提下尽可能早地下地活动，在2～3周内由部分负重进展至完全负重。

（秦　迪）

## 第十三节　人工肩关节置换术

**【概述】**

大多数肩关节疼痛为软组织损伤所致，通过肩峰成形术、肩袖修复术和喙肩韧带切除术、肱二头肌腱转移术以及钙沉积物清除术治疗能获得良好的结果。盂肱关节病变需要行肩关节置换术的患者较少，因而同髋、膝关节置换术相比肩关节置换术无论是在手术数量还是在手术方法上都要落后一些。但近20年来随着生活方式的改变和医学技术的发展，患者对医疗的要求也日益增高，在治愈疾病的同时，对肩关节术后的功能提出了更高的期望。肩关节置换术能在缓解疼痛的情况下稳定关节，重建肩关节的功能，相对于肩关节融合术有更大的优势，在这种背景下肩关节置换术得以迅速发展。

**【历史与现状】**

关于肩关节置换术的历史可以追溯到19世纪末，1893年法国医生Pean用铂和橡胶制成了第一个铰链式人工全肩关节假体来替代因结核病毁损的盂肱关节，这是肩关节置换史上的里程碑。其后经过不断的努力，1951 年 Neer 设计了弧度半径为 44mm 的人工肱骨头假体用于治疗肱骨头的粉碎骨折，并取得了很好的疗效。经不断改进之后，Neer 于 1973 年设计出有聚乙烯关节盂的假体，使之成为真正意义上的人工全肩关节，即 Neer 型人工肩关节假体，并一直使用至今。20 世纪 70 年代早期还出现了 Stanmore 等限制性肩关节假体和以 MacNab-English 型为代表的半限制性肩关节假体，主要适用于肩袖有损伤的患者，但是结果往往并不令人满意。近年来，组配型肩关节假体进入临床，肩胛盂、肱骨头、假体柄为独立的三部分，有多个尺寸，在术中可根据实际情况进行组合，对于调整肩关节周围软组织的张力和更好地治疗骨折有很大的帮助。

**【假体类型】**

根据假体设计的限制性程度不同通常将肩关节假体分为下列三种类型。

1.非限制性设计　以 Neer 型人工肩关节假体为代表，假体没有内在的机械连接装置，肱骨头和关节盂关节面设计上基本为解剖形，肩关节重建后将会有正常的解剖结构和生物力学结构，目前使用的肩关节假体多由这款假体发展而来。这款假体设计合理，表现为：①假体为解剖形设计，肱骨头和肩胛盂关节面之间无机械性连接和限制，两者的弧度相对一致，有着很好的活动度，避免了应力集中现象，降低了松动的概率；②术中切除的肱骨头和肩胛盂关节面很少，有助于恢复肩关节正常的解剖结构，同时保留了骨量，方便翻修和肩关节融合；③尽可能地保证了软组织的完整性。Neer 型假体有良好的临床随访结果，已成为评判其他肩关节假体的金标准。

2.限制性设计　为早期的肩关节假体设计，基本结构特征是肱骨头和肩胛盂假体之间有一连接轴，假体通常采用球臼式设计。其优点是假体本身具有良好的内在稳定性，适用于肩袖等肩周软组织稳定装置严重损伤、无法在术中进行修补的患者。缺点是关节活动范围有限，假体外展很少能超过 90°，应力集中在假体上会导致假体的早期失败，关节盂假体有着难以接受的高松动率，现在已基本上被舍弃。

3.半限制性设计　与非限制性设计不同的是这型假体的关节盂上设计有一防肱骨头向上方半脱位的聚乙烯罩，通常适用于旋转肩袖和三角肌力弱或功能障碍的患者，目前尚无这种设计长期结果的报道，但是值得关注的是小的限制性设计也会导致关节盂假体的应力集中，加快关节盂假体的松动。主要代表是 MacNab-English 假体和 MRTS 假体。

**【适应证与禁忌证】**

肩关节置换术的主要适应证是严重疼痛而且非手术治疗不成功的患者。造成盂肱关节骨面不对称和关节软骨缺失的原因通常是骨关节炎、类风湿关节炎、创伤性关节炎以及脱位。软组织的功能状态是十分重要的，它通过凹形-压缩机制提供稳定关节的力量，手术时只有在肩袖完整或者可以修复时才能进行肩盂置换。虽然对此存有争议，但大多数医生同意肩袖的病变和骨坏死的患者进行半肩关节置换术。

肩关节置换术的禁忌证是急性感染、神经源性关节病和三角肌功能缺如。

**【临床结果】**

新型设计的肩关节假体具有各种偏距和倾斜度，肱骨头为解剖形，肩盂具有各种不同的曲率，并配有精密的器械，因此肩关节置换术的结果也得到了明显的提高。90%～95%的患者在肩关节置换术后解除了疼痛，对于50岁以下的患者而言半肩置换术和全肩置换术缓解疼痛的效果是一样的。

但是，根据病因的不同，肩关节置换术后功能结果也不一样，手术前患者的健康状况与手术后的功能结果密切相关。骨关节炎和骨坏死的患者可望获得正常3/4～4/5的活动范围，而对于肩袖损伤的患者而言仅能获得正常活动范围的1/3～1/2。

根据Mayo医院的随访资料，Neer型假体的10年生存率是93%，15年的生存率是87%。

**【并发症】**

肩关节置换术的并发症主要包括肩盂假体的松动以及肩关节不稳定和晚期肩袖的撕裂。其他的合并症有肱骨假体的松动、感染、神经损伤和肱骨骨折等，但较少见。肩关节置换术的感染率小于0.5%，这与肩关节周围丰富的血运有关。

（秦　迪）

# 第十四节　人工肘关节置换术

## 一、适应证以及假体的选择

1.类风湿关节炎　类风湿关节炎是最常见的手术指征，主要目的是减轻肘关节疼痛及改善关节活动，其次是解决肘关节不稳定。依据病变进展，肘部类风湿关节炎可分为5期：Ⅰ期，仅有滑膜炎表现，X线接近正常，常行滑膜切除治疗；Ⅱ期，关节间隙变窄，关节结构完整，若患者小于40岁多主张行滑膜切除，若年龄大于40岁可选择关节置换术；Ⅲ期，关节结构轻至中度改变；Ⅳ期，关节结构严重改变；Ⅴ期，关节强直。Ⅲ～Ⅴ期应行关节置换术。

2.骨关节炎　只有在其他手术或非手术治疗无效后才考虑关节置换手术。以往和现在的观念都认为骨关节炎的治疗是一个逐步的过程，治疗方法取决于疾病所处的阶段、症状、关节应力状况及患者的年龄。骨关节炎早期治疗采用非手术方法，如减少活动和抗炎药物治疗。疾病进一步发展，可选择关节镜清理术、游离体去除术、滑膜切除术、肱尺关节成形术、关节切开清理术及关节成形术。只有当患者年龄大于65岁，经过上述治疗症状有所改善，但肘关节活动时仍然有严重的疼痛时，才考虑关节置换手术。

骨关节炎病人多出现关节僵硬而不是关节不稳，所以，肘关节周围软组织条件及关节的静态稳定性较好，这就为假体选择留下较大余地。

3.急性肘关节创伤　对于老年人肱骨远端粉碎骨折，切开复位内固定治疗的结果并不令人满意，可考虑行肘关节置换术。Helfet和Schmeling回顾分析老年人肱骨远端骨折切开复位内固定的效果，发现术后疗效较满意的仅25%，异位骨化3%～30%，感染3%～7%，尺神经瘫痪 7%～15%，内固定失败 5%～15%。Cobb 和 Morrey 对 20 例肱骨远端骨折患者行半限制型肘关节置换术，非骨水泥固定，2 年多的随访表明术后功能恢复满意率达 100%，说明尽管老年患者存在比较严重的骨质疏松，半限制型假体置换仍能取得较满意的效果。

由于骨折的同时常伴软组织损伤，若选择非限制型假体则易出现术后关节不稳，所以，此类患者只能选择半限制型假体。

4.创伤后关节炎或功能恢复不良　对于创伤后出现肘关节结构破坏、关节间隙狭窄或消失、年龄在 60 岁以上老年患者可行关节置换手术。对于年轻患者，如果骨及韧带条件允许的话，主张首先行关节间隔成形术或牵引成形术，这样可以延缓行关节置换的时间，若以上治疗结果不满意，可行全肘关节置换术。Schneeberger 等对 41 例平均年龄在 57 岁(32～82 岁)的肘关节创伤后患者行 Coonrad-Morrey 半限制型肘关节置换术，手术指征有关节疼痛、强直、连枷肘、骨缺损、畸形、脱位或半脱位，平均手术时间为骨折后第 16 年。结果表明，术后 6 年时总体满意率为 83%，患者满意率为 95%，76%的患者疼痛减轻，肘关节总体活动度为屈 131°、伸 27°、旋前 66°、旋后 66°。

由于创伤后肘关节存在不同程度的骨缺损、畸形、半脱位或脱位，所以，半限制型假体最为常用。如果软组织条件较好、骨缺损和畸形程度较轻，也可以考虑使用表面置换假体。术前还应充分考虑以往骨折手术对关节置换术的影响，如皮肤瘢痕、内固定物、易感染、韧带缺损及神经损伤等。

当上、下肢均有病变时，应首先考虑恢复下肢功能，以避免因使用助行器而加重肘关节假体的负担，导致假体松动或断裂。当肩、肘同时病变时，一般应先重建肘部功能。但若肩关节僵直不能旋转，肘部必将承担较大的内、外翻及旋转负荷，易导致肘关节置换早期失败，所以，应先进行肩部手术。若肘、手同时受损，应先重建手部功能。

## 二、禁忌证

肘关节活动性化脓性炎症是绝对禁忌证。对已行假体置换的化脓性感染，应进行分期翻修术，包括取出已发生感染的假体和骨水泥，关节冲洗，局部或全身抗生素的应用等。肘关节神经性病变或瘫痪也不适宜关节置换术。

由于人工假体毕竟不同于正常的关节，若患者有较高功能要求及体力活动，或有精神疾病不能遵循医师的指导，关节置换属相对禁忌。对已有异位骨化者行关节置换术可因手术刺激加重异位骨化，最终妨碍关节运动，影响关节功能。肱二头肌或三头肌麻痹者，应在进行肌肉重建术后再考虑关节置换术。

## 三、手术步骤

Coonrad-Morrey 半限制型假体是美国目前最常用的假体之一，下面以 CoonradMorrey 假体置换术为例，介绍全肘关节置换的手术步骤。

1.手术入路及肘关节的暴露　患者仰卧位，患侧肩胛下垫置沙袋，或手术床向健侧倾斜约

10°，患肢置于胸前。采用后内侧直切口，切口位于肱骨内上髁与尺骨鹰嘴之间，长约15cm。

仔细辨认、游离尺神经及其第一运动支并加以保护，术毕时将尺神经前置。于尺骨近端内侧面切开骨膜及筋膜，从尺骨剥离。切断肘关节囊后方的Sharpey纤维，使肱三头肌与尺骨近端完全分离。肱三头肌在尺骨鹰嘴的附着部分十分薄弱，提拉肱三头肌和尺骨筋膜时要非常小心，防止肱三头肌的连续性被破坏。沿肘肌向上将伸肌装置在肱骨外上髁后方的附着点松解，向下将肘肌在尺骨的附着点行骨膜下剥离。经以上步骤，就可将包括肘肌在内的伸肌装置向外侧反折，充分显露肱骨远端、尺骨近端及桡骨头。截掉鹰嘴尖部，将内、外侧副韧带在肱骨的附着处松解。屈曲肘关节，旋转前臂，使肘关节脱位、分离。

*2.肱骨侧的准备*　用咬骨嵌或摆锯截去肱骨滑车的中间部分，以利于肱骨髓腔入口的显露。用磨钻或咬骨嵌去除鹰嘴窝顶部的小部分皮质，显露髓腔入口。用锥形髓腔锉探出髓腔。在肱骨侧假体的安装过程中，应始终以肱骨髁上柱的内、外侧部分为参照，以保证假体植入的方向正确。将T形手柄与肱骨定位导针连接，插入髓腔。选择、组装合适的肱骨截骨定位器，安装时应注意侧臂安装的左、右位置。卸掉定位导针的T形手柄，沿导针滑入肱骨截骨定位器。截骨定位器的侧臂应紧靠肱骨小头，以保证正确的截骨深度。肱骨内、外上髁的后侧皮质形成一个平面，肱骨截骨时参照此平面判断肱骨的旋转方向，截骨定位器的平面应与此平面平行。

肱骨截骨定位器的宽度与相应假体的宽度一致，所以，通过截骨定位器可以准确地截去肱骨远端多余的关节面。首先沿截骨定位器的内侧面及外侧面，然后沿近侧面使用摆锯截骨。截骨时注意不要损伤肱骨髁上骨柱，否则易导致此部位术中或术后骨折。截骨完成后，拆除导针及截骨定位器，清理碎骨片。插入适当的假体模件，检验截骨是否准确。选择适当的髓腔锉扩充髓腔。扩髓完成后，鹰嘴窝顶部髓腔入口的直径应小于肱骨髓腔的直径。将前方关节囊及肱二头肌与肱骨分离，此间隙供肱骨侧假体下植骨。

*3.尺骨侧的准备*　用高速电钻在尺骨冠状突基底部钻孔，去除软骨下骨质，显露髓腔入口。选择合适大小的髓腔锉（注意区分左、右），沿尺骨骨髓腔轴线方向插入并扩髓。使用较大的髓腔锉时可能遇到尺骨鹰嘴的阻挡，此时可用咬骨钳咬去部分鹰嘴骨质形成一个切迹，以便髓腔锉插入。将髓腔锉的T形手柄摆放置在垂直于鹰嘴平面的方向，以确定假体最终安装的方向。于肱骨及尺骨侧分别安装适当的试模，插入临时锁钉，复位并屈伸肘关节判断假体是否合适。

*4.骨水泥固定*　可同时植入或分别植入两侧假体。分别植入时首先植入尺骨侧假体。用脉冲冲洗装置彻底冲洗骨髓腔，擦干髓腔。用剪刀修整骨水泥枪枪管，使之与假体柄的长度一致，注入骨水泥。

安装时将尺骨假体尽量远离尺骨冠状突，使假体中心与尺骨滑车切迹的中心在一条直线上，并使假体平面与鹰嘴平面平行。去除假体周围溢出的骨水泥，等待骨水泥变硬。

用同样的方法向肱骨髓腔内注入骨水泥。可用特殊的塞子或骨块填塞髓腔近端，阻止骨水泥向近侧流动。应事先准备一植骨块。植骨块可来自术中截下的肱骨滑车，也可使用自体髂骨或异体骨。植骨块厚2～3mm、长1.5cm、宽1cm。摆放时，植骨块的一半贴于肱骨前侧皮质，另一半暴露在已截掉的肱骨滑车的部位。插入肱侧假体，此时植骨块会被假体的凸缘装置卡紧。

将两侧假体匹配，先插入中空的外环锁钉，再插入内环锁钉，两锁钉正常咬合时会感觉并听到“咔嗒”声。如果两锁钉不能锁紧，可能有软组织嵌入，或假体摆放不当。

当双侧假体完全合拢匹配后，用肱骨冲击器将肱骨假体完全击入髓腔。正常时，假体的旋转中心应和解剖旋转中心一致。屈伸肘关节，用骨刀去除任何引起撞击的骨质。

5.闭合伤口　在尺骨近端钻横行及斜形交叉骨道，将肱三头肌装置回复到原解剖部位，先用5号不可吸收缝线行“十字”缝合，再横行缝合，于肘关节屈曲90°时打结。副韧带可以不修复。用可吸收缝线修复肱三头肌其他部分。放松止血带，止血，放置引流管，逐层关闭伤口，于肘关节完全伸直位加压包扎。

6.术后处理　抬高患肢至肩水平以上2～4天，24～36小时后拔除引流管。术后第2天更换敷料，变加压包扎为普通包扎，使患者在能忍受的范围内有一定的屈伸肘活动。使用颈腕吊带，指导患者日常活动，避免提拿较重的物品。

## 四、主要并发症及处理

1.感染　全肘关节置换术后感染的发生率报道不一，但总体上高于其他主要关节的置换手术，这可能是由于肘关节位置较浅，表面软组织覆盖薄弱所致。20世纪80年代早期，Morrey和Bryan曾报道全肘关节置换术后感染率高达9%，最近的报道显示感染率显著下降，约为1.5%～3%。这得益于手术切口的改进、预防性抗生素和抗生素骨水泥的使用，以及减少止血带的应用等。对于行非限制性假体置换术的患者，术后肘关节固定于相对伸直位2周有利于伤口的愈合。良好的伤口护理及引流对防止感染也很有帮助。易发生术后感染的患者包括有肘关节手术史(特别是有金属内植物存在)、感染史、同侧肩关节炎症等。

2.尺神经损伤　术后尺神经压迫症状较为常见。发生原因可能有术中过分牵拉、神经周围血肿、压迫、骨水泥产热等。采用外侧入路，尺神经的发生率可高达28%，但通过术中不断使肘关节复位可以避免持续牵拉尺神经造成的损伤，通过增加内侧切口对尺神经进行预防性松解没有显著作用。Gschwend等报道采用横断肱三头肌入路可有效清除尺骨近端关节前下方的骨赘，使尺神经瘫痪发生率降至1.7%。应用铰链型假体时尺神经麻痹发生较少，这可能与假体的稳定性较高，及术中尺神经前置方式有关。若术后即出现尺神经运动功能减退，应立即进行神经探查。若神经支配区感觉减退，特别是不完全感觉减退，可进行观察，一般都能在数天至1年内自行恢复，不需手术探查。

3.肱三头肌肌力减弱　关节置换术后疼痛会减轻，关节稳定性也得到提高，所以，肱三头肌肌力通常会明显增加。一般认为术后早期的肌力减弱是由于疼痛引起，但肱三头肌附着处分离也可导致肌力减弱。如果发生肌肉撕裂或分离，应立即行修补或重建。全肘置换的各种入路都需要不同程度地移动三头肌，但采用不损害三头肌入路以及在三头肌尺骨止点骨膜下剥离的方法可保留三头肌的连续性，能够明显降低术后三头肌力量减弱的发生率。Gschwend入路将尺骨骨膜连同鹰嘴部分皮质骨骨瓣从尺骨鹰嘴分离，可获得良好的术中显露和术后立即活动。与内侧及外侧入路相比，后侧入路能够减小皮神经瘤和感觉异常发生的可能。

4.肘关节不稳　应用非铰链型假体获得术后肘关节稳定的先决条件是充足的骨量、完整的前关节囊和侧副韧带以及术中假体的正确安装。如果肘关节有手术史，特别是滑膜切除和桡骨头切除手术，关节周围软组织的张力会受到影响，增加了假体不稳定的发生率。若术中应用非铰链假体不能获得满意的稳定，应考虑使用半限制性假体。半限制性假体具有一定的内在稳定性，可以在关节解剖结构不良如严重类风湿畸形的病例和翻修术中使用。对于易发生术后不稳定的病例，行尺侧副韧带或肱三头肌紧缩术有利于提高稳定性，否则，术后肘部制动的时间应延长至3～4周。

5.假体周围骨折　初次关节置换术后假体周围骨折的发生率约为5%。依据骨折发生部位，分为：Ⅰ型，累及肱骨上髁的骨折；Ⅱ型，发生在假体柄周围的骨干骨折；Ⅲ型，肱骨柄尖部的近端肱骨骨折或尺骨柄尖部的远端尺骨骨折。处理原则类似于股骨假体周围骨折。

6.假体松动、断裂　诊断主要依据X线检查，可表现为假体移位、下沉、断裂，以及骨溶解、吸收等。半限制型假体松动率较非限制型假体高，上肢活动多、负荷大的患者假体易于松动。术中假体的正确安装对防治术后无菌性松动非常重要，但这在关节退变严重、骨溶解或骨质丢失严重的情况下很难做到。Schuind等报告如果Coonrad-Morrey假体的肱骨假体旋转畸形超过10°，肘关节屈伸活动时的内翻或外翻幅度将超出假体所允许的松弛度，使骨水泥-骨界面压力提高，增加松动的危险。如果尺骨假体存在旋转畸形，肘关节伸展度数将受限制，假体位置安装不正确还会改变关节周围肌肉的生物力学结构，影响术后功能恢复。有些患者可有明显的放射性透光线，但没有假体松动的临床表现。所有带柄假体均会出现因金属疲劳而导致的假体柄断裂，KudoⅢ型假体由于在设计上使应力集中于假体柄基底部而使假体柄易发生断裂。术后指导患者正确功能锻炼，避免剧烈活动及提携重物有利于预防松动和断裂的发生。

## 五、人工全肘关节翻修术

初次肘关节置换术选择假体时便应考虑到以后行翻修手术的可能。Kudo等发现非限制型假体失败后，用结构类似的具有长柄的假体实施翻修可取得良好的效果，术中对干骺端骨缺损进行植骨可获得可靠的稳定性，不须为增加稳定性而改用铰链型假体。初次置换使用长柄假体会使翻修手术的难度增加，因为翻修术中需要更长的假体柄以越过骨缺损区。如果同侧肩关节已行关节置换术或将来有可能行肩关节置换术，会给手术增加很大的难度。

翻修手术时应注意以下要点。

1.与初次手术一样，仍需注意尺神经的保护和伸肌装置完整性的维护。

2.应充分显露肱骨或尺骨有骨缺损的部位并做处理。显露肱骨时需先显露和保护桡神经。

3.新假体置入前应先使用试件，以测试软组织的松解和关节活动是否完全。

4.如术中做较广泛显露或剥离，在植入骨水泥之前应松除止血带细致止血。然后重扎止血带并填放骨水泥。

5.如术中曾发生骨折或大面积骨重建，术后至少要进行有效的外固定3周，然后在活动支架保护下锻炼。

6.术前、术中认真选择合适假体。

（乔 斌）

## 第十五节 人工腕关节置换术

### 一、适应证与禁忌证

很难明确界定全腕关节置换术的适应证，因为置换术后虽然可以在一定程度上增加关节活动度，但长期并发症的发生率明显高于腕关节融合术。

1.腕关节置换术的适应证

(1)双侧腕关节同时受累的类风湿患者，一侧行关节融合术。

(2)上肢多关节同时受累，临床研究发现此类患者大多对手术效果满意。

(3)对腕关节活动功能有较高要求。

(4)老年患者，全身多处类风湿或骨性关节炎，老年患者活动量较少，对腕关节施加的应力也小，失败率也较低。

2.腕关节置换术的禁忌证

(1)类风湿关节炎处于明显活动期，有骨侵蚀或关节过度松弛。

(2)对腕关节受力要求高，如从事搬运工作等。

(3)腕关节骨量缺失明显或骨质量差，这对 Universal 假体的影响更大。

(4)全身或关节周围有活动性感染。

(5)畸形严重或关节周围软组织功能条件差，无法重建。

3.腕关节置换术相对禁忌证

(1)掌指或指间关节置换术后假体失败。

(2)系统性红斑狼疮(易导致关节松弛)。

(3)年纪轻。虽不属于禁忌证，但不鼓励年轻人接受这类手术。

### 二、手术程序

以 Universal 假体为例简要介绍手术过程。

1.腕背侧沿第三掌骨纵轴延长线纵形切开皮肤、皮下组织，至伸肌支持带。

2.切开腕背侧支持带，向桡侧翻开，显露腕背侧伸肌腱，牵开拇长伸肌腱和指总伸肌腱暴露腕背侧关节囊。

3.将关节囊 U 形切开，向远端翻开，暴露关节。尽量屈腕以显露关节面。如果远端尺桡关节罹患关节炎，可将尺骨头切除。

4.从 Lister 结节桡侧缘距桡骨背侧缘 5mm 出插入导向杆。

5.切除 Lister 结节,安装切模,截除桡骨远端关节面。

6.安装扩髓器扩髓,放置桡骨侧假体试模。

7.如果舟骨、三角骨和月骨因活动而妨碍腕骨截骨,可用克氏针将舟骨、三角骨固定,月骨可锐性切除。在头状骨中央打孔。

8.安装腕骨侧试模,桡侧钻孔,钻孔深度 30～35mm。尺侧钻孔,钻孔深度 15～20mm。检查关节稳定性和活动度,如果关节过紧,可增加截骨厚度,如果过松可增加聚乙烯垫的厚度。

9.拆除试模,安装假体。

10.修复伸肌支持带,关闭切口。

## 三、手术技术要点

术前选择合适的假体、术中旋转轴定位、恢复腕关节丢失的高度以及建立软组织平衡,为腕关节置换术的几项重要技术关键。

1.选择合适的假体 腕关节假体有非限制型、半限制型和限制型三种类型。在髋、膝关节置换术中,不同假体类型有较明确的适用范围,但在腕关节置换术中,由于关节融合术仍为较实用的手术方式,因此,缩小了限制型假体的适用范围。一般来说,对假体活动的限制越多,骨假体界面所承受的各种应力越大,越容易发生骨吸收和假体松动、下沉。因此,原则上讲如果关节周围软组织平衡较好,假体限制越低越好。

2.旋转轴定位 假体的旋转轴定位是手术最困难的部分,特别对于球-臼关节更是如此。假体旋转轴位置不当就会改变周围肌腱的力臂,进而导致关节周围畸形和不稳定。首先要明确生理腕关节的旋转轴,Youm 等人形容该轴沿第三掌骨纵轴延伸至头状骨近极。但此轴在腕关节屈伸过程中会发生移动。在行关节置换时,假体远侧应与第三掌骨纵轴对线,近侧应与桡骨尺侧缘对线。有些假体进行偏心设计以利于更好地定位,但尚无一种假体其旋转轴能像腕关节生理性旋转轴一样,在屈伸过程中发生变化。

3.恢复腕关节丢失的高度 腕关节高度丢失通常会导致手握力和掌指关节背伸能力降低,术中不恢复丢失的高度,可能导致术后关节不稳定。判断腕关节高度是否丢失通常是与对侧(正常侧)比较,即测定并比较第三掌骨长度与腕关节高度(第三掌骨基底到桡骨远端关节面之间的距离)的比例。若对侧也非正常关节,则不适用。

4.建立软组织平衡 需要置换的腕关节本身常存在高度丢失、肌腱不平衡、关节囊挛缩等情况,如果术中没能很好地建立软组织的平衡,术后则容易发生关节假体脱位、不稳,最终发展为畸形。但是对于严重畸形者,即使术中松解关节囊、延长肌腱也很难建立软组织平衡,因此,最好还是施行关节融合术。

术前很难判断肌腱是否平衡,肌电图对于判断关节周围肌肉功能活动可能有所帮助。前臂旋前和旋后位时观察腕关节休息位位置有助于在术中判断软组织是否平衡。另外,由于伸、屈肌力本身即有不同,因此,术中更难确定使屈伸肌腱获得最佳力臂的假体位置。

## 四、并发症及对策

全腕关节置换术后最常见的并发症是关节周围软组织不平衡、关节不稳定和假体松动。

关节周围软组织不平衡在限制型和非限制型关节置换中都很普遍，主要表现为腕关节屈曲、尺偏畸形。近来临床使用的假体增加了桡骨侧假体的关节面面积，明显减少了软组织不平衡的发生。

关节不稳更容易发生于非限制型假体，特别是术后早期。因此术后应适当制动，然后开始有计划的康复训练。尽量避免对有活动性滑膜炎或周围软组织松弛的患者行非限制型假体置换术。如果术中发现关节明显不稳，可考虑行阔筋膜同种异体移植关节囊增强术。如果在术后头两个月即发生假体脱位，可使用外固定架固定 4～6 周，同时根据情况决定是否需要切开修补或增强关节囊。晚期脱位多由外伤所致，通常需要切开复位。

假体松动是假体置换术后中晚期的主要并发症，最容易发生在腕骨侧假体。Universal 假体结合了腕骨间融合术，增加了骨床对假体的支撑，一定程度上减少了松动的发生。假体松动后如果残余骨量足够多或能够接受植骨，可考虑行翻修手术，否则可改行腕关节融合术。

除了上述并发症，还包括一般假体置换术后并发症，如感染、术后疼痛、假体位置不良及骨折（主要为桡骨骨折）等。感染并不常见，大约 1％左右，围手术期正确使用抗生素是预防感染的重要手段。上肢较下肢更容易罹患局部疼痛综合征，应预防关节过度肿胀，必要时可使用局麻药镇痛。而假体位置不良和扩髓时导致的桡骨骨折则需要通过规范手术操作、提高手术技巧加以预防。

## 五、挽救手术

一旦假体置换因软组织不平衡、关节不稳定和假体松动等原因造成失败，通常有三种挽救方式：

1.翻修术　实施这类手术通常对骨量和周围软组织条件要求较高，如果残余骨量足够或通过植骨能够有效重建骨床，同时术中能够平衡周围软组织，则可考虑植入新的假体。翻修时关节囊通常明显增厚，需要广泛松解才能屈腕，取出假体。如果假体下沉明显，可能需要重建屈肌的长度和伸肌的动力。如果桡骨侧假体固定牢固，特别对于骨水泥固定的假体，可在桡骨背侧皮质上开槽。在对 13 例接受翻修术患者的 5.6 年随访发现，8 例术后腕关节功能良好，2 例因松动需再次手术，1 例发生融合，2 例发生松动但仍能使用。另一组 10 例患者 3.8 年随访显示，8 例术后腕关节功能良好，1 例远端假体松动，1 例假体周围骨折，后 2 例接受了腕关节融合术。

2.关节融合术　关节融合术是较常选用的挽救方式，在缓解疼痛、恢复手部功能方面作用明显，而且手术成功率高，术后并发症相对较少，缺点是造成腕部活动功能的丧失。Lorei 等报道的 9 例失败患者，5 例接受关节融合术，术后 4.8 个月均达到无痛的牢固愈合。Beer 等报道的 12 例患者中 7 例牢固愈合，4 例在掌骨-植骨处形成假关节，1 例在桡骨-植骨处形成假关节。

3.切除成形术　对部分松动患者或化脓性感染患者可选择切除成形术，但会造成明显的肢体短缩，尽管会形成无痛的假关节，但功能很差，容易再次形成掌屈、尺偏畸形，一般不推荐使用。

（张银龙）

# 第十六节　手部人工关节置换术

## 一、远侧指间关节置换术

远侧指间关节（DIP）常在退行性骨关节病时受累，有轻、中度关节疼痛和畸形。DIP 关节活动受限对手指功能影响有限，所以，若为解决疼痛而行手术治疗，关节融合术常属首选。

### （一）适应证

1.要求在缓解疼痛的同时恢复关节活动的患者。

2.非体力劳动、用手较多的患者。

3.优先考虑示指和拇指。

### （二）假体的设计与应用

一般使用硅胶假体。硅胶又称多聚硅氧烷，是一种有机物和无机物的结合体，具有热稳定性、良好的弯曲性和力阻抗顺应性。用硅胶制作的假体既有足够的弯曲性能，又能保持关节的稳定性，而且价格便宜、操作简单、需要的特殊器械少、可以高压消毒。缺点是表面一旦有破口，很容易延伸而撕裂。而且可能引起颗粒性滑膜炎，导致畸形复发、关节半脱位等。

单杆式硅胶假体：单杆式假体即半关节置换术，维持关节力线的作用较差，已少用。

双杆式硅胶假体：Swanson 的双杆式假体常用在示指和拇指的 DIP 关节。这种假体的优点为在缓解疼痛的同时，可提供 DIP 关节 25°～30°的活动度，而且具有一定关节稳定性。缺点为 DIP 关节背伸欠佳，过度活动会导致关节不稳。Wilgis 对应用 Swan-son 双杆式硅胶假体的 DIP 关节随访 10 年发现，术后手指外观有较好的改善，稳定性也基本令人满意，DIP 关节活动度达 30°左右，基本满足日常活动的需要，但大部分患者 DIP 关节背伸有不同程度的困难。

## 二、近节指间关节置换术

骨关节炎、创伤后关节炎和类风湿关节炎常累及近侧指间关节（PIPjoint）。随着病程进展，常出现 PIP 关节周围软组织不平衡，如鹅颈畸形时会出现伸肌腱过度拉长，纽扣畸形时会出现伸肌腱短缩。如果 DIP 关节活动良好，PIP 关节融合术是可行的。但 PIP 关节失去活动后，握拳能力将受一定影响。

### （一）适应证

1.PIP 关节毁损或半脱位，单纯软组织重建不能修复。

2.希望或需要获得 PIP 关节的活动功能。

3.骨量无缺损，关节周围软组织条件，即肌肉/肌腱的平衡条件和屈肌腱状态良好。

4.对于类风湿关节炎引起的多关节畸形，重点是放在掌指（MP）关节的活动度上，不主张将人工假体置换术同时用在相邻关节上，如 MP 和 PIP 关节同时行置换术。

5.PIP 关节假体成形术适用于孤立性的 PIP 关节功能不全，对于一只手同时存在示指和中指 PIP 关节功能不全，可将示指的 PIP 关节融合于 20°～40°的屈曲位，同时行中指 PIP 关节假体置换术。

6.患者合作。

### （二）Swanson 双杆式硅胶假体

Swanson 假体提供了合适的关节间隙，术后允许完全伸直和 70°屈曲。

1.手术步骤　跨关节背侧纵向弧形切口。纵形切开指伸肌腱中央束，保留其在指骨中部的附着部，尽量保留侧副韧带的附着点。切除近节指骨头，必要时可扩大髓腔。扩大中节指骨髓腔。安装假体。修复侧副韧带、中央腱及侧束，关闭切口。

2.手术要点

（1）与假体相对的应该是光滑的骨端。

（2）伸直时，关节中部无碰撞挤压，若不能达到此要求，则需要进一步截骨或软组织松解。

（3）尽量选择足够大的假体。

（4）术中保护伸肌腱系统的完整性非常重要，同时要注意修复侧副韧带，缝合中央腱的侧束，以获得良好的侧方稳定和对线。

（5）桡侧副韧带的稳定对于防止术后尺偏很重要，若侧副韧带松弛，可紧缩近端和（或）远端的骨部韧带附着处。指深屈肌和指浅屈肌的粘连须松解，屈肌装置应保持良好的状态。

3.术后处理

（1）示指的 PIP 关节重建后，小夹板应固定于示指桡侧。

（2）邻指未行手术的，可行邻指固定。

（3）锻炼时，应固定 MP 关节于伸直位，使活动局限在 PIP 关节。

（4）行等长收缩练习，以增加屈肌的力量。希望能达到背伸 0°～10°，屈曲 30°～70°。

（5）防止背侧皮肤过分压迫。

（6）若同时作 DIP 关节融合而行克氏针固定，必须保持清洁，防止松动和钉道感染，术后 6～8周拔除克氏针。

4.效果　Swanson 发现 PIP 硅胶假体置换术治疗创伤后关节紊乱的长期效果良好。

Ashworth 等对 99 例应用 Swanson 硅胶假体的 PIP 关节随访 5.8 年，发现假体断裂占 7%，术后无疼痛或只有轻度疼痛的占 95%，100%患者术后能用手术手进餐，93%的患者术后能用手术手写字。

Swanson1985 年对置换手术前后 PIP 关节的活动度进行了较详细比较，发现手术前后 PIP 关节的平均活动度有 10°～15°的改善。当然这与病人选择、手术技术、术后康复锻炼和患者术后日常手指活动情况、患者本身的生物学条件和假体的相容性，以及假体质量等因素都有关。

Swanson 对 424 例 PIP 关节的硅胶假体置换的术后调查发现，98.3%的患者原有的疼痛于术后完全缓解。而且 94.6%的假体周围有良好骨重建。并发症中假体断裂还是最常见，达 5.2%。基础疾病类风湿关节炎和原先累及 PIP 关节的鹅颈畸形显然与假体断裂有关。术后感染和假体移位不多，只有 0.36%。

### （三）骨水泥型 PIP 人工关节

由于硅胶假体术后 2～3 年有较高的松动率和断裂率，所以，人们开始研究更坚固的假体。早期是骨水泥型带柄假体，但随后发现术后常因假体松动、骨膜成骨和聚乙烯成分的变形而致畸形复发。于是开始研究骨水泥固定的表面假体。

1978 年，Heiple 开发了由弯曲性能良好的橡胶材料紧密连接起来的钛柄铰链和钛杆骨水泥型假体（Biomerlc 假体）。这种假体截骨较多，短期随访活动度良好，平均 66.4°。但长期随访结果不良，有关节疼痛、成角畸形、活动度减退和假体断裂等并发症。

### （四）表面替代型关节假体

表面置换假体（SRA）的特点是在设计上除稳定和承受压力外，还要求达到精确活动的目的。

Linscheid 等基于 PIP 关节的正常几何学形态，开发了 SRA 系统。它的结构与某些膝关节假体类似，采用双髁设计以期达到侧方稳定。近端和远端关节表面曲率半径结构接近正常关节。

近侧假体以铬钴合金制成，远侧以超高分子质量聚乙烯制成。假体有骨水泥型的和非骨水泥型两种。假体柄的曲率符合实际解剖，截面为长方形，以达到防旋转作用。

PIP 关节 SRA 系统的适应证、手术要求与硅胶关节置换术相同。其优点在于增强了侧方稳定，对于示指 PIP 关节置换更有价值，而且对于 PIP 关节完全僵硬的患者有较好的疗效。

Linscheid 等对 66 例 PIP 关节 SRA 置换术随访最长 14 年，进行疼痛缓解、活动度改善以及畸形矫正的综合评估。有 32 例（49%）优良，19 例（29%）中等，15 例（23%）较差，最差的一例发生在手指严重受损及畸形的患者。同时还发现掌侧和侧方手术径路较指背侧径路手术效果差。

## 四、掌指关节置换术

掌指关节易被类风湿关节炎累及，造成 MP 关节及其软组织的严重畸形，但较少被骨关节炎和创伤性关节炎累及。关节融合术常用在 DIP、PIP 关节，但一般不用于 MP 关节，因为这将导致手指无法伸展。但示指 MP 关节融合可以增加手指拧、捏的稳定性，防止其余手指尺偏。PIP、DIP 关节的状况对 MP 关节的治疗很重要。PIP 鹅颈畸形常导致 MP 关节不能伸直，故若 PIP 和 MP 关节畸形同时存在，常行 PIP 关节融合及 MP 关节置换术，这样可增强跨 MP 关节的内在和外在屈伸机制的力量，达到良好的效果。

### (一)适应证

1.常规指征:①患者一般情况良好;②神经血管功能良好;③足够的皮肤覆盖;④能够重建有功能的肌肉肌腱系统;⑤术后可获得良好的康复治疗;⑥患者的配合。

2.X线提示关节毁损和半脱位。

3.尺偏,不能通过一般手术矫正。

4.内在和外在肌挛缩。

5.指间关节僵硬。

### (二)硅胶型假体

1.Swanson *硅胶假体* 20世纪60年代起,硅胶假体的MP关节置换术已开始被广泛应用,其中有代表性的是Swanson硅胶掌指关节假体。当时还提出了理想手部关节假体的8点要求:①能维持关节间隙;②可使关节稳定地活动;③简单而有效的设计;④可简单和持久地固定;⑤能抗应力和磨损;⑥在生物学和力学上能被宿主接受;⑦便于操作、消毒和使用;⑧有利于康复锻炼。

(1)手术步骤:手背横行切口,从第二掌指关节桡侧,向尺侧到第五掌指关节,显露掌骨头。纵行切开关节囊,切除部分关节囊及术野内所有滑膜组织。用咬骨钳去除部分掌骨头,以便关节复位,扩大掌骨髓腔以容纳假体柄。通过近节指骨关节面插入扩髓器扩大髓腔,以容纳假体远侧柄。植入假体试件,确定尺寸,然后安装正式假体。重新排列指伸肌腱,恢复其对线关系,关闭切口。

(2)手术要点

1)截骨位置通常要靠近侧,直至侧副韧带起始点处,截骨面须与掌骨干成90°角。

2)术中应选择能顺利植入的最大号假体。

3)为防止示指发生内旋,Swanson建议在掌腱板近端桡侧切一小条组织,将其附着于掌骨桡侧,以便为近节指骨提供一附着点。

4)腕关节的功能对于MP关节置换术的成败也至关重要,Shapiro提出若桡侧腕骨塌陷,外在的屈肌和伸肌的牵拉可以促使手指尺偏。因此,术前须对腕部的平衡加以纠正,以防MP关节置换术后尺偏复发。有学者建议在MP关节置换术前先行腕部矫形术。

5)合理处理类风湿关节炎(RA)导致的MP关节软组织失平衡和骨质破坏。如松解MP关节尺侧副韧带及关节囊、修复跨关节肌腱的张力、松解挛缩的掌板、纠正屈肌腱鞘的尺侧和掌侧半脱位,以及紧缩桡侧和伸侧松弛的肌腱组织等。

(3)效果与并发症:Hansraj等对348例行Swanson型硅胶假体置换术的MP关节进行了最长10年的随访,发现假体10年留存率为90%,93%完全无痛或偶尔出现轻度疼痛,94%能自己穿衣扣纽扣,93%能用手写字。X线检查显示,84%的假体周围出现骨硬化,只有8%的假体周围可见骨吸收。主要的并发症为假体断裂和术后滑膜炎。假体断裂约7%,平均发生时间是术后3年,但术后早期(1年内)为好发期,是术后翻修的主要原因。假体的断裂与许多因素有关,如硅胶材料、患者选择、手术技巧、术后患者是否存在过度用手的情况以及随访的时间等。累及多个关节的中度滑膜炎和遍及所有手部关节的重度滑膜炎占32%,这可能与患者的RA基础疾病有关。

Gellman 对 901 例 MP 关节硅胶假体置换的临床资料进行分析发现，RA 患者在 MP 关节的硅胶假体置换术后，关节尺偏畸形得到明显的矫正，从术前的尺偏 45°减小到 15°。MP 关节的主动屈曲和背伸都有所改善，由术前平均 40°的运动弧(50°～90°)变为术后的 50°运动弧(10°～60°)。Hume 等认为，MP 关节的功能弧约 61°，其中屈曲 33°～73°是最适合日常生活需要的活动范围。73％(657/901)的 MP 关节术后活动范围在此要求内。大量比较分析发现，术后的 MP 关节活动度可比术前还小，但由于术后矫正了 RA 患者的 MP 关节尺偏和掌屈畸形，并将手指放置于功能位，所以术后手指功能有明显恢复。

硅胶假体的断裂率为 14％，是 Hansraj 报道的两倍。Gellman 认为这与手指的活动及用力以及硅胶的质量有密切关系。较大部分的假体断裂发生在示指和中指，原因可能是示指和中指在精确抓握和拧捏物品时，关节的侧向应力较高所致。1973 年后由于使用了改进的硅胶假体，更能抵挡剪切力，术后假体的断裂率降至 9％。但即使假体断裂，并非都需要翻修，Gellman 报道在所有假体断裂的病例中，仅 43％需要翻修，占总样本的 6％，很多关节活动良好且无痛的病例，无须翻修。

其他并发症还包括伤口延迟愈合和感染，Gellman 报道的伤口延迟愈合率为 2％、感染率为 3.5％，但 Hansraj 报道的感染率为 0。Golz 和 Gellman 认为硅胶假体植入后，远期的深部感染是由于受术者过度、不适当地用手导致的皮肤破损，造成内植物的周围感染。对于有深部感染的人工 MP 关节，Gellman 的报道中只有 33％须行假体取出，并在抗生素的保护下一期行假体再植入手术，大部分感染的 MP 关节通过非手术治疗可以治愈。

术后滑膜炎的发生率在 10％～35％。对于 RA 患者，滑膜炎的发生可能与术后 RA 的控制欠佳、术中滑膜切除不彻底有关，还可能与硅胶的磨损颗粒刺激、炎症细胞反应有关，而且由此可以导致假体周围的骨吸收、假体松动和断裂。其中最易诱发强烈炎症反应和破坏性滑膜增生的硅胶磨损颗粒直径一般小于 15μm。

Peimer 认为，人体关节组织对大块的硅胶内植物有很好的耐受性，但细颗粒却很容易刺激组织，引起强烈的炎性反应，并且此种病理反应改变与细颗粒的量相关，继发性地引起侵蚀性的滑膜增生。这种观点也为很多学者所证实，许多患者虽然存在术后的假体断裂或半脱位，但主观感受良好，假体的断裂并非都需要翻修，应将临床的客观表现、结论与患者的主观感受相分离。而对于滑膜炎的治疗除了休息、制动和口服或局部应用一些消炎镇痛药外，可能最终还要依靠手术清除滑膜和炎症组织，取出硅胶假体，才能缓解症状、抑制骨吸收。

2.Swanson 带衬垫硅胶假体　针对硅胶假体常在假体与骨移行处发生断裂，Swanson 于 1976 年研发了带衬垫硅胶假体。1987 年开始在掌指关节上应用。

全环式 Ti 垫硅胶假体，能保护硅胶弹性弯曲铰链不被锐利的骨端和剪切力所切割磨损，有效地保护骨与假体的界面，有助于防止假体断裂和硅酮颗粒的产生，能延长硅胶假体 MP 关节置换术后硅胶假体的寿命。当然，MP 关节置换术的良好临床效果，除了要依靠假体的质量、稳定性，还取决于细致的手术操作、术后的康复锻炼、疾病本身的严重程度和进展情况。

Swanson 对比了使用 Ti 垫和无 Ti 垫的硅胶假体进行 MP 关节置换术的两组患者(139∶31 关节)，平均随访 5.8 年(3.8～7.9 年)，发现有 Ti 垫硅胶假体与无 Ti 垫硅胶假体相比，具有很大的优越性：

(1)Ti垫硅胶假体能使MP关节缓解疼痛、矫正畸形、稳定关节、重建功能性的良好活动度,而且有Ti垫组的关节活动弧更接近生理需要的功能弧。

(2)长期随访,无颗粒性滑膜炎和(或)感染性并发症。

(3)截骨残端骨刺形成明显减少,有助于预防假体断裂。有Ti垫组假体断裂率仅0.7%(仅1例,原因是假体旋转),而无Ti垫组的假体断裂率为12.9%。

(4)比无Ti垫组有更良好的假体周围骨重建和干骺端的骨形成。

应用Ti垫硅胶假体时要注意掌指关节处有无足够的骨储备来接受和支撑假体。

3.Sutter型MP关节假体 Niebauer型硅胶涤纶MP关节假体在硅胶与骨髓腔接触处包有一层涤纶,目的是有利于骨的长入,有利于假体稳定,但该优点也是其致命的弱点,因为这取消了假体在关节伸屈活动中的轻度"活塞样"作用,显著增加了假体关节铰链处的应力集中,假体更易断裂。目前Niebauer型硅胶涤纶指关节假体已几乎淘汰,原因还包括增加了复杂程度、假体周围骨吸收增加和很高的假体断裂率。

20世纪80年代中期,Sutter公司根据Niebauer型假体的一些特点,设计出了Sutter型硅胶假体。Sutter型硅胶假体优点为:

(1)假体中部由铰链相连,假体表面光滑、宽阔,可允许"活塞样"样运动,且柄截面成长方形,可防旋转,关节稳定性较好。

(2)Sutter型硅胶假体中部铰链偏掌侧,自然位为内在伸直位,允许关节有近90°的屈曲,从理论上讲,关节稳定和功能要比Swanson型硅胶假体有所改进,但临床上无明显差异。

Sutter型硅胶假体缺点为:临床长期随访发现此种假体有较高的假体断裂率,Bass报道Sutter型假体超过3年的断裂率为45%,但是假体的折断与患者的满意度无明显相关性。

应用Sutter型硅胶假体时应注意尽量选用大号的假体,远端骨髓腔即近节指骨骨髓腔是决定假体的关键。

4.NeuFlex型MP关节假体 由于休息位和最大功能位的MP关节有自然30°的掌屈角,为了进一步减少关节铰链周围的应力,Weiss提出了一种新型的MP关节假体,在硅胶假体铰链的设计上有解剖形的30°掌屈角。

NeuFlex型硅胶MP关节假体的特点:

(1)符合手指休息位的MP关节有预制的30°掌屈角,从客观上减少了关节活动时假体所需的活动度。MP关节伸直,只要假体轻微地伸直30°即可,而MP关节完全屈曲,只要假体弯曲60°即可,这样就明显减少了屈曲活动时对铰链的作用力。

(2)手指休息时,由于MP关节的自然休息位为掌屈30°,所以,具有30°掌屈角的NeuFlex假体受到的应力,比伸直型硅胶假体的铰链所受到的更小。

(3)由于NeuFlex假体的铰链有30°掌屈角,所以在关节活动时,减少了假体杆在髓腔内的"活塞样"运动,从而减少了硅酮与骨界面的磨损而导致的磨损颗粒的产生,降低了颗粒性滑膜炎的发生率。

早期临床研究显示,该假体对改善术后MP关节的背伸缺陷与其他假体相比无明显不同,但对MP关节的屈曲功能有明显改善效果,可达到屈曲75°~90°。而且示指和中指的屈曲度比环指和小指好。但是,目前还缺乏对NeuFlex假体的长期随访结果。

### （三）摩擦付型假体

1.骨水泥型　为了避免硅胶 MP 关节假体的各种缺点，如颗粒性滑膜炎、假体旋转断裂、过多软组织松解造成的关节不稳等，出现了 MP 关节的骨水泥型假体，具有代表性的是 Steffee 骨水泥假体。

Steffee 骨水泥型 MP 关节假体是由近端的聚乙烯和远端的金属合金以松弛的方式嵌合在一起组成的半限制型假体。其优点是聚乙烯头内的狭槽可在关节屈曲时提供侧方和旋转稳定性，而且避免了一些与硅胶有关的术后并发症，如颗粒性滑膜炎、假体旋转断裂、屈曲活动时关节不稳等，可用于软组织平衡重建有困难、不适宜硅胶假体的病例。

Steffee 假体具有骨水泥假体的共同缺点，如骨水泥松动、应力遮挡、塑性变形和假体断裂等情况。同种类型的 Schultz 骨水泥型 MP 关节假体，也是半限制型的球臼关节假体，但为长柄。经平均随访 10.9 年（5～12 年）发现：关节活动度和手指力量随时间减小，术后平均活动度 31°，5 年后降至 23°，10 年后降至 10°；术后关节畸形（掌指关节尺偏）常复发；近节指骨侧的假体颈部断裂率为 39％，假体周围异位骨化发生率达 100％；80％的病例骨与骨水泥界面有明显 X 线透亮区。

2.非骨水泥型　为了解决骨水泥型假体的应力集中、假体断裂、松动、假体周围骨吸收和高分子聚乙烯材料变形等问题，一种新型非骨水泥型、非铰链式的 MP 假体被开发出来。假体利用热分解碳作为材料，其强度高，抗疲劳、耐磨损性能强，组织相容性好，弹性模量与皮质骨接近，是一种较好的内植物材料。

(1)手术指征及技术要点：假体除了球窝关节提供的前后限制外，无其他内在稳定系统。所以在手术时，对关节囊、侧副韧带和肌腱等软组织的修复要求较高，否则术后易引起畸形复发，甚至半脱位。手术指征为掌指关节轻度畸形；掌指关节移位或半脱位的患者。

关节畸形严重，估计术中软组织修复有困难的，不宜用此假体。Cook 认为关节脱位伴有 1cm 以上短缩，或有过多的皮质骨缺损者不宜选用此种假体。

(2)治疗效果：从 1979 年起，此种热分解碳材料的非限制型 MP 关节假体开始应用于临床，短期随访结果显示它的优点有：①可改善关节活动度。②缓解疼痛。③良好的生物学固定。④并发症少。Cook 对 151 例的 10 年随访显示：①无一例因为内植物引起疼痛，所有患者对术后的手指外形和关节功能表示满意。②关节活动度术后明显改善，而且长期随访关节活动度更加趋于功能活动范围 52°±25°，其中示指活动度平均改善 13°，而中指活动度平均改善 19°。③掌指关节尺偏畸形，术后虽有好转，但无显著性差异。长期随访，有 43％的患者尺偏＞43°，可见，由于此种假体是非限制性假体，术后软组织平衡关系到关节畸形是否复发，对于系统性疾病的患者，如若疾病未被良好控制，也很易复发关节畸形，甚至关节脱位。本研究中，长期随访掌指关节无任何脱位 X 线表现的占 82％，出现再脱位或半脱位的很多与系统性疾病复发有关。④没有不良的骨重建或骨吸收，骨与热分解碳的相容性良好，94％的假体周围有骨硬化，并且近节指骨侧假体柄周围的硬化骨反应要轻于掌侧假体周围。⑤8％假体周围有骨透亮区，但无 1 例发生松动。⑥15％的病例出现假体下沉＞4mm 的情况，但未出现疼痛、关节不稳或需要翻修的情况。

Cook 报道的碳假体翻修率为 12％，其主要原因是关节僵硬，MP 关节脱位、半脱位，近节指骨侧假体松动等。只有4例假体周围有慢性组织炎症伴有局部组织滑膜增生，3例局部色素沉着。无1例出现颗粒性滑膜炎或反应性滑膜炎，也没有发现假体周围磨损颗粒或细胞内吞噬颗粒。

3.表面替代型假体(SRA)　SRA假体的特点：

(1)MPSRA假体与PIPSRA的概念有些类似。MP假体近端由钴铬合金制成，和远端的聚乙烯部件构成球杯关节，属解剖型非限制性假体。

(2)术中要注意软组织的平衡，防止掌侧半脱位。

(3)早期经验认为：术中要将伸指肌腱以不可吸收线缝合于近节指骨基部。

对于这类假体目前还缺乏足够的临床资料。

（蔡　旻）

# 第十七节　人工踝关节置换术

## 一、适应证与禁忌证

对人工踝关节置换手术的临床治疗价值至今尚有不同意见，也有文献认为远期效果不佳，不宜常规使用。因此，在现阶段全踝置换术的指征仍以从严掌握为妥。

一般认为所有需行踝关节融合的非感染性病例，如类风湿关节炎、创伤性关节炎和原发性骨关节炎等，均可选择踝关节置换术。对于已有距下关节关节炎的病例更是优先考虑关节置换而非融合术。年龄以中、老年为好，但年龄不是绝对因素，依关节本身病变不同和病人要求不同而异。理由是需做踝关节功能重建的病人多数比较年轻，难以长期等待至年老以后再做手术。根据上海交通大学附属第九人民医院的随访，全踝置换术后均能使用5～15年以上而无1例需要再手术。且即使发生后期失败，仍可改行融合术，使病人能在接受融合术之前保留较长时间的踝关节活动功能。反之，如症状较轻，生活、工作尚能坚持者，即使年龄较大，也无必要做关节置换手术。

除感染外，踝关节置换的绝对禁忌证还包括：Charcot关节病、足部感觉障碍、下肢和足部肌肉瘫痪、融合术时曾切除内外踝者、内或外侧韧带严重损伤致踝关节严重失稳者、严重的胫距关节对位不良(内外翻＞20°)。相对禁忌证包括原有关节感染、长期激素应用史、下肢血管性疾病、重体力劳动和高速运动者。

距骨缺血性坏死范围超过距骨体25％的不能单行踝关节置换术，可考虑全踝＋全距骨置换术。

## 二、手术操作

### (一)手术入路

绝大多数假体均选择标准的踝前方入路，Agility踝须加外侧入路行下胫腓固定，ESKA

踝则为外侧经腓骨关节截骨入路。以前方入路为例：

1.体位　仰卧。足跟上方即跟腱部以折叠的消毒巾稍垫高，使足跟略脱离床面，以便术中活动和调整踝关节位置。于大腿中上段置止血带。

2.切口　踝前方纵向切口，起于踝上约8cm，止于距舟关节处，注意腓浅神经的保护。沿胫前肌腱和拇长伸肌腱间隙进入，暴露胫骨。将拇长伸肌腱及神经血管向外侧牵开，胫前肌腱向内侧牵开，纵行切开关节囊，连同骨膜一并向两侧推开，直至充分显露距骨与内、外踝之间的关节面为止。

### （二）骨水泥型人工踝关节置换

以某医院设计的全踝假体为例，置换手术的主要步骤如下：

1.截骨　以骨刀凿除胫骨与距骨间、胫骨与内踝、外踝间关节面，使截面间留下1.1cm空隙，如踝关节原有内外翻畸形，应综合应用截骨和软组织松解加以矫正，使矫正后的关节间隙保持内外一致、前后一致。在胫骨正中和距骨正中另以骨刀做矢状方向开槽以容纳假体柄。

2.试件和假体植入　选择合适宽度的假体，将胫侧假体与距侧假体合拢，试插入间隙中，并适当修整截骨面，使假体位置无偏斜或扭转、与截骨面密贴、胫侧假体能与胫骨截面的前后骨皮质接触、被动活动幅度可达35°且旋转中心正好位于胫骨的中轴线上。取出假体，于截骨面上用小刮匙挖成若干小孔穴，并使孔穴口小底大，以容纳骨水泥和增强骨水泥的锚固力。冲洗伤口，冲尽血块和骨屑，拭干骨面，于截骨面和假体的锚固面涂以骨水泥，骨水泥应充分进入骨面和假体上的孔、槽中，但勿过多以免挤入关节后方面难以取出。置入假体，做踝关节被动伸屈活动数次，证实假体位置满意后，即将踝关节保持与中立位并适当加压。刮去溢出的骨水泥，用骨片或骨水泥封闭供假体柄插入的纵向骨槽。待骨水泥固化后缝合切口，留置橡皮片引流。

### （三）非骨水泥型假体置换

具体步骤与假体选择有关，但基本步骤一致：

1.关节清理：暴露关节后，清理骨赘和滑膜。评估软组织平衡，初步松解韧带，恢复关节力线和韧带张力。

2.截骨导块安放：采用髓外定位装置，平行胫骨干安放定位系统，选择尺寸合适的模块在C臂机下确认放置在踝关节中央，以确保胫骨远端、距骨顶、内、外踝截骨量相互平衡，调节力线和软组织平衡。胫骨截骨面与胫骨纵轴呈0°～10°外翻角，后倾角根据假体设计设定。胫骨截骨厚度一般为骨面下1～2mm，如软骨下骨明显硬化或关节僵硬，则增加2～3mm切骨量。内、外踝截骨一般不超过1/3。在行距骨侧截骨时，模块应平行距骨体而不是距骨颈，模块的手柄应平行第二趾，这样大约有20°外旋。

3.截骨：通过模块用摆锯截骨，截骨前于内外踝安放拉钩保护，避免造成内、外踝骨折。距骨截骨时可通过跖屈增加暴露，斜面截骨必须有特殊器械。截骨后进一步清理后方骨赘和关节囊。

4.试模和假体安放：放入胫骨假体试件，这时胫骨假体大约有20°外旋。在轻度牵引或跖屈下放入距骨假体，然后判断软组织平衡。如果背伸不到10°，做跟腱延长。试模工作完成后，放入正式假体，同样须检测软组织平衡，必要时进行松解调整。安放引流，缝合切口。

### （四）注意事项

1.注意切口皮缘的保护。切开时手术刀应与皮肤垂直，并注意维持皮肤、皮下组织和筋膜的连续性，勿使分层。术中如使用骨撬，应注意勿重压皮缘。缝合应逐层进行并使切缘对和良好。全踝假体位置表浅，任何切口上的小缺陷都可能造成深部感染而导致失败。

2.截骨后关节间隙应与假体的厚度相同，如使用某医院，应在 1.1cm（用专制的隔板测量）。如间隙较窄，假体置入后可造成侧副韧带张力过大、引起疼痛和活动限制。如间隙太大，则将导致侧副韧带松弛、踝关节失稳。骨水泥应充分填入骨面和假体锚固面的孔、槽中，但又不宜过多，否则可溢入假体后方而无法取出，可能影响活动功能。

3.凿除距骨与内、外踝间关节面时，应注意防止内、外踝骨折。

4.假体的旋转中心，在矢状面与冠状面上均应位于胫骨的中轴线上，并使胫侧假体的锚固面与胫骨截端的前、后骨皮质接触。

### （五）术后处理

术后 24～48 小时去除引流。术后即用短腿石膏托或弹性绷带固定踝关节于功能位 2～3 周。外固定去除后立即加强主被动锻炼，并在双拐帮助下行走。术后 6 周去拐。非骨水泥固定以管形石膏固定 4～6 周，去除石膏后行踝关节功能锻炼并逐步负重。一般术后 3 个月恢复正常活动。

## 三、并发症及处理

踝关节置换术的主要并发症是假体松动，这在早期假体设计中非常常见。第二代踝关节假体明显减少了假体近中期松动发生率，远期松动有待观察。

1.伤口愈合不良　多由于局部血液供应欠佳，切口下方伸肌腱支持带撕裂及过早运动引起。预防方法是术中注意皮缘血供的保护和在术中防止过度牵拉和压迫。类风湿关节炎患者由于软组织常同时受到侵犯而丧失弹性，尤其须注意避免创缘的牵拉损伤。有文献报道采用前方正中部纵行切口非常容易导致切口皮肤出现坏死，建议切口稍向内移，在伸拇长肌和胫前肌之间进入。愈合不良发生后可采用植皮、带血管皮肤移植、高压氧舱等治疗方法。

2.感染　分为切口表浅感染和深部感染。感染发生后，首先应做细菌培养和药物敏感实验。浅表感染应及时引流和使用抗生素。深部感染应做假体周围组织清创，冲洗伤口，对假体固定良好者，置引流管，静脉注射抗生素 4～6 周，然后继续改用口服抗生素。如果假体松动，需取出假体、骨水泥等所有异物，彻底清除坏死组织，施行一期关节融合或延期假体再置换术。

3.假体松动　分为放射学松动和临床松动。有些骨水泥型假体，在 2 年内胫骨假体周围可见较明显的放射透光线。但只要胫骨假体在踝穴内无明显移位，仍可能保持良好的临床结果。临床松动可引起疼痛，是手术失败的主要原因。可能同后足存在未矫正的外翻畸形或骨组织质量欠佳有关。如松动与关节失稳有关且无法通过改变假体厚度加以克服，应该改做踝关节融合术。如踝关节稳定性好且无内外翻畸形，可做翻修手术，取出原假体或骨水泥，置入新假体。骨水泥取出后有骨缺损者，加做植骨。

4.疼痛　常与松动或感染有关。假体和腓骨间撞击也是引起疼痛的原因之一。这与胫骨远端切除过多、距骨上移有关。机械性疼痛常因距骨与内外踝之间的关节面未同时置换而引起，应选择合适假体做全关节置换。

5.内、外踝骨折　与术中使用锯片或骨凿不当有关，并应避免过多骨量切除，保证假体位置正确。内踝较薄，如果假体位置偏移而强行置入，容易造成内踝骨折。对无移位的骨折可用石膏托固定8周左右。如骨折移位，无法保持对位者，可加用内固定。

6.术后关节僵硬　术后踝关节活动受限或活动度丢失多为术中截骨量不足、假体过厚和软组织松解不足有关，尤其应注意后关节囊松解不足。对于背伸受限，必要时可考虑行跟腱延长术。关节活动度丢失也可因异位骨化、关节周围组织瘢痕挛缩引起，常见于创伤性关节炎或多次手术的患者。

7.关节内外翻松弛　与截骨过多，假体偏薄有关，可试用外固定4～6周，待软组织适当挛缩后可有改善。因指征选择不当而用于内外踝韧带完全损伤的病人，术后的关节失稳常难以克服，可试做修复，穿用高帮鞋或改做融合术。

## 四、全踝及全距骨置换术

距骨肿瘤、缺血性坏死或粉碎性骨折脱位患者，可能需做全距骨切除、全踝＋全距骨假体置换，此时距骨侧假体大而厚，并有两个短柄分别插入跟骨与舟骨中。手术麻醉、体位、切口与全踝置换相同，切除距骨后，凿除胫骨、内外踝、跟骨和舟骨的软骨面，在相应部位凿成骨槽。试做假体插入证实位置良好后取出试件，冲洗刨口，取尽骨碎片，填入骨水泥后置入假体。

（杨　辉）

# 第七章　骨关节结核

## 第一节　骨关节结核诊断治疗原则

骨与关节结核是结核杆菌主要经血行引起的继发性感染性疾病。95%继发于肺结核，80%以上发生在30岁以下的青少年病人，好发于脊柱、髋、膝、肘等关节。骨与关节结核如未早期诊断和早期治疗，常导致脊柱和肢体畸形、关节功能障碍或残废。

**【病理】**

骨与关节结核根据组织病理学变化可分为三期：即渗出期、增生期和干酪样变性期。病理演变结果病灶可逐渐修复，由纤维化、钙化或骨化，趋向静止或愈合。另一种结果是病灶发展扩大，形成寒性脓肿，破坏加重。按其临床过程可分为单纯骨结核、纯滑膜结核和全关节结核三种类型。

结核菌经血运侵入骨或滑膜组织形成病灶，称为单纯性骨结核或滑膜结核。此时关节软骨尚完整，治愈后关节功能多可保全。

骨结核继续发展，侵入关节或滑膜结核穿透软骨，侵入骨组织，则演变成全关节结核。最终使关节软骨面完全游离，浮游于脓液或肉芽中，则治愈结核后关节功能将大部分丧失，致患肢残废。

病灶所产生的脓液可沿筋膜间隙流向远处，大部分则局限在病灶周围。脓肿破溃后形成窦道，流出稀薄脓液、干酪样物或死骨。

**【诊断】**

1.仔细询问病史　本病为慢性病，早期症状少而轻，本病多见于儿童和青少年。当幼儿患者熟睡后，肌肉由保护性痉挛状态变为松弛，引起疼痛，因而产生“夜啼”现象。应了解患者现在病和既往健康史、结核病接触史。

2.症状和体征

(1)全身症状：儿童患者全身反应较明显，常有午后低热(38°C左右)、食欲不振、盗汗、消瘦等反应。成人患者若无其他活动性结核，全身反应一般轻微。

(2)疼痛：因起病缓慢，多逐渐感到关节部位疼痛，髋关节结核病人因刺激闭孔神经而表现为膝关节疼痛。

(3)关节肿胀畸形:四肢关节结核肿胀多见于关节周围由于寒性脓肿聚集及关节软骨破坏,病症早期表现为关节梭形膨大、积液,晚期表现为脱位畸形及关节强直。

(4)寒性脓肿及窦道:局部皮肤一般无红、肿、热等急性炎症表现,当脓肿溃破时,流出干酪样灰白稀薄脓液,形成经久小愈的窦道。

3.X线检查 单纯骨结核表现为坏死型和溶骨型。X线检查对滑膜结核帮助不大。全关节结核早期为关节间隙增宽,晚期表现为关节间隙狭窄或消失。

4.血细胞沉降率(血沉) 当病灶活动时,血细胞沉降率增快。当病灶静止或愈合时,血细胞沉降率下降。

5.结核菌素试验 不常用。对5岁以下未接种过卡介苗儿童可试用,阴性可排除结核感染。

6.豚鼠接种试验 方法繁杂,很少用。

7.结核菌培养 时间长,很少用。

8.细胞学穿刺活组织检查 对部分单纯性滑膜结核可行细胞学穿刺明确诊断。仍有可疑者,可待病理诊断决定。

9.鉴别诊断

(1)类风湿关节炎:本病常累及手足小关节,无寒性脓肿或窦道,血清类风湿因子常呈阳性。

(2)化脓性关节炎:急性期全身症状很严重,关节穿刺液培养较易诊断。

**【治疗】**

骨关节结核的治疗原则是:①早期治疗,最大限度地保留骨关节功能,预防畸形,减少残废。②全身治疗和局部治疗相结合。③必要时采用手术疗法。

1.全身治疗 包括休息、营养和抗结核药物的应用等,病变活动期必须绝对卧床休息,营养以高蛋白、高维生素为主。抗结核药物首选异烟肼、利福平和链霉素,联合用药采用大剂量顿服的冲击疗法,系统用药6个月以上。有混合感染时,可选用敏感的抗生素。

2.局部治疗 可选用牵引、小夹板或石膏将肢体固定于功能位。链霉素、异烟肼和利福平可用于局部治疗,将上述药物注入病变的关节腔内或窦道内,形成局部高浓度杀灭结核杆菌。

3.手术治疗 骨关节结核病灶清除术可缩短疗程,提高疗效。适应证是:①有明显的死骨,较大的脓肿或经久不愈的窦道。②脊柱结核合并截瘫。③单纯滑膜结核或单纯骨结核经非手术治疗无效的。④早期全关节结核为了抢救关节功能。禁忌证是:①合并其他脏器活动性结核或严重疾病。②全身中毒症状严重,伴有贫血、不能耐受手术者。③年龄过大或过小,体弱不能耐受手术者。

**【疗效标准及预后】**

诊断明确后系统治疗,可完全愈合。如治疗不规范,可致结核病灶在体内播散,并导致功能障碍。

(乔 斌)

## 第二节 肩关节结核

肩关节结核在上肢三大关节中发病率最低，大多数在青壮年，病人多同时患有活动性肺结核。

病人就诊时以全关节结核最为多见。脓肿可沿肱二头肌腱沟至上臂内侧，也可在腋前、后方或腋窝内，常破溃形成窦道。

肩关节周围肌肉丰富，局部血运好，脓肿易被吸收，因此曾称肩关节结核为干性骨疡，但不多见。

肩关节发病后，因冈上肌、冈下肌和三角肌萎缩，加有上肢重力，肱骨头常呈向下半脱位。

早期肩部隐痛，劳累时加重，上肢多呈内收位置。从单纯骨结核转变成全关节结核时，由于炎性渗出液增加，关节腔内压力升高疼痛加重。随后脓液穿破关节囊，关节内压力下降，局部疼痛又减轻。窦道继发化脓性感染时，局部疼痛又加重。至晚期关节纤维强直疼痛消失。

单纯骨结核肩关节运动仅有轻度受限。全关节结核功能明显障碍，患臂不能高举，外旋、外展、前屈和后伸均受限。患侧三角肌、冈上肌和冈下肌萎缩，出现方肩畸形。

X线摄片单纯肩关节滑膜结核仅见局部骨质疏松和软组织肿胀，有时可见关节间隙增宽。在肩峰、肩胛盂或肱骨头的病变常为中心型破坏、或有死骨形成。肱骨大结节病变可呈中心型骨破坏，破坏处边缘局限性模糊。晚期全关节结核关节严重破坏，肱骨头变形，可见半脱位。MRI可早期作出诊断。

**【治疗】**

全身抗结核药物治疗。单纯滑膜结核，可自关节前方经喙突外下方进针，注入抗结核药物。若无效，应作滑膜切除，经前方途径进入关节，术中仅切除滑膜组织，保留关节囊的纤维层，冲洗干净，按层缝合，应缝合纤维层。术后患肢用三角巾悬吊，3周后开始功能锻炼。单纯骨结核的手术可按病变部位，选择相应的手术途径。晚期全关节结核作病灶清除，肩关节融合在外展40°、前屈30°和外旋25°功能位。术后用肩人字石膏或外展架固定4～6个月。按适应证成人患者施行人工关节置换术。

（李洪钊）

## 第三节 肘关节结核

肘关节结核较常见，在上肢三大关节中居首位，患者以青壮年最多，男女病人和左右侧大致相等。有报告同一病人双侧肘关节均受累。多数病人合并其他器官结核，值得注意。

单纯滑膜结核较少见，骨结核多见于尺骨鹰嘴，次为肱骨外踝。破坏严重的全关节结核可发生病理性脱位。

与其他关节一样发病缓慢，初起时症状轻，主要表现是疼痛和活动受限。体征有局部肿胀、压痛、关节功能受限、脓肿和窦道形成。单纯骨结核的肿胀与压痛只限于病变部位，如鹰嘴结核的肿胀和压痛只限于鹰嘴，其他部位骨结核也一样。鹰嘴结核寒性脓肿见于其附近。外踝结核脓肿可沿伸肌间隙向前臂流注。上述脓肿可破溃形成窦道。单纯滑膜结核在关节周围出现肿胀，轻度肿胀首先出现肘三头肌腱内外侧，肱骨内、外踝和尺骨鹰嘴间凹陷处变为饱满。肘关节周围压痛广泛。病变发展为全关节结核，肿胀和压痛加重，患肢常呈梭形肿胀，多有脓肿窦道形成。关节活动功能更加受限，当肘关节病变治愈时，关节多强直于非功能位。

X线摄片单纯滑膜结核显示局部骨质疏松和软组织肿胀。在鹰嘴或外踝中心型结核，可见死骨形成。若病变累及邻近骨干，可见骨膜性新骨形成。早期全关节结核，可见关节边缘局限性骨质破坏，或轻度关节软骨下骨板模糊。晚期全关节结核，关节软骨下骨板广泛模糊，关节间隙变窄。窦道继发感染骨质显示硬化。

单纯滑膜或骨结核，用石膏托将肘关节固定90°屈曲和前臂旋转中立位，直至肘关节肌肉痉挛疼痛消失为止，每日取下石膏托，行肘关节屈曲活动2～3次。单纯骨结核特别位于关节外者，应及早手术清除。单纯滑膜结核，可关节内注射异烟肼治疗，可经肱骨外踝和桡骨小头间，或肘关节后侧尺骨鹰嘴和肱骨滑车间注入。

若滑膜结核保守治疗未见好转，可行滑膜切除术。早期全关节结核及时手术切除水肿增厚的滑膜和骨病灶，刮除关节软骨面边缘的病灶。晚期全关节结核适于手术作病灶切除。12岁以上可作叉状切除关节成形术。采用后方S状切口，进入肘关节后方，清除病灶，切除桡骨小头，将尺骨鹰嘴部分切除，最后将肱骨小头和滑车切除，保留肱骨内、外上踝，冲洗干净。用两根克氏针经鹰嘴向肱骨端钻入。维持肘关节间隙1～1.5cm于功能位。术后石膏托固定3周，拆线、拔针，开始功能锻炼。按适应证成人患者施行人工关节置换术。

（李洪钊）

## 第四节 腕关节结核

腕关节结核较常见，在上肢关节中居第二位。多见于成人。与其他肢体关节一样，病人同时多并有其他部位的结核病灶。

腕关节由尺桡、桡腕、腕间和腕掌等四个关节腔组成。早期结核疼痛和肿胀从某一点或某一关节腔开始，而类风湿关节炎主要侵犯滑膜，普遍性肿胀是其特点。

单纯骨结核多见于桡骨下端或腕骨。出生后，腕部中头状骨的化骨核首先出现，结核初染血播时它首先受累，故头状骨结核发病率最高，次为钩骨和大多角骨等。病变易蔓延至腕骨间小关节，累及掌骨和腕的伸肌腱鞘，造成广泛破坏，在手背形成脓肿与窦道较为常见。腕关节滑膜少，故单纯滑膜结核少见。

早期腕关节背侧肿胀，随之发生疼痛和活动功能障碍。腕关节严重破坏后，可发生腕下垂和尺偏畸形。

X线摄片，早期单纯滑膜结核，可见骨质疏松和软组织肿胀。尺桡骨下端结核可有死骨的中心型或溶骨性破坏的边缘型。晚期可见多个腕骨、尺、桡下端和掌骨关节面广泛破坏、腕关节出现畸形。早期病变特别是单纯滑膜结核，很难与单发的类风湿腕关节炎鉴别。

用石膏托固定腕关节于功能位。药物治疗无效者，可采用腕背侧纵行的S形切口行滑膜切除术和病灶清除术。尺、桡骨下端骨结核根据病灶的部位采取相应切口。晚期全关节结核腕骨破坏严重者，可行远排或近排腕骨乃至全腕关节切除术。术后用石膏托固定于功能位3～4周。

（李洪钊）

## 第五节　髋关节结核

髋关节结核是常见的病变，在下肢关节中发病率居第1位。病人多为儿童和青壮年。

**【病理】**

髋关节结核中，单纯滑膜结核和单纯骨结核都较少，病人就诊时，大多都表现为全关节结核。发病部位以髋臼最好发，股骨颈次之，股骨头最少。

单纯滑膜结核很少有脓肿，更少有窦道形成。单纯骨结核形成脓肿的较多见。髋臼结核产生的脓液可向下穿破软骨而侵入髋关节，向后汇集在臀部，形成臀部脓肿；也可向内穿破骨盆内壁，形成盆腔内脓肿。股骨颈结核的脓液穿破股骨颈的骨膜和滑膜，进入髋关节，或沿股骨颈髓腔流注到大粗隆或大腿外侧。股骨头结核的脓液早期就穿破软骨面而侵入髋关节。晚期髋关节结核脓肿常出现在关节的前内侧，因该处关节囊较薄弱，且常与髂腰肌滑囊相通。脓肿溃破后，形成窦道，约20%的病人在就诊时已形成窦道。长期混合感染可继发慢性硬化性骨髓炎。

在单纯滑膜结核或早期全关节结核中，包围圆韧带的滑膜也水肿、充血、肥厚，晚期圆韧带被破坏消失。髋臼、股骨头或关节囊破坏严重者，股骨头常发生病理性脱位，主要是后脱位。晚期髋关节结核周围的肌肉发生痉挛，因为内收肌和屈髋肌肌力较大，常发生屈曲内收畸形。

髋关节有严重破坏时，而病变又趋向静止，则关节发生纤维性或骨性强直，髋关节常固定在屈曲、内收和外旋位。如股骨头、颈被破坏消失者，有时股骨上端与髋臼之间可发生假关节活动。

儿童髋关节结核对患肢骨骼的生长有一定的影响。单纯滑膜和髋臼结核痊愈后，股骨头可以增大，股骨颈变长，颈干角增大，呈髋外翻畸形，患肢可比健肢长0.5～2.5cm。这种生长加速现象是炎症刺激股骨上端骨骺的结果。股骨头与颈结核对于股骨颈的生长有两种影响：其一是生长刺激，多见于距骨骺板较远的股骨颈基底病变；其二是生长抑制，多见于距骨骺板较近的头颈部病变。由于后一种病变直接破坏了骨骺板，或者破坏了骺板的血供，使股骨头、颈的发育受挫，以至股骨头变小，股骨颈变短，呈髋内翻，患肢缩短1～3cm。晚期全关节结核骺板被破坏，不但股骨上端不能正常生长和发育，由于患肢不能发挥其正常功能，该下肢的其他骨骺生长和发育也受到一定的影响，可以造成更严重的短缩，有的竟可多达10cm以上。

**【临床表现】**

1.症状和体征　本病多见于儿童和青少年。患者都有消瘦、食欲减退、暴躁、易哭、盗汗、发热、血沉加快等。起病缓慢。最初的症状是髋部轻痛，休息减轻。儿童一般不能诉述髋部疼痛，而较多地反映膝关节内侧疼痛，这是因为髋关节和膝关节都是由同一闭孔神经支配，所以每当患儿诉说膝痛时，必须检查同侧髋关节，以免漏诊。成人髋关节结核有两种：①儿童时的髋关节结核，至成年，反映出畸形或病变复发。②成年时发病的髋关节疼痛十分剧烈，日夜不能平卧，一直保持坐位。随之出现的症状是跛行，单纯骨结核的跛行较轻，滑膜结核较重，全关节结核最重。

髋关节周围肌肉较丰富，轻微肿胀不易被察觉。检查时可让病人仰卧，两下肢伸直并拢，仔细观察两侧股三角，病侧有时可见轻度隆起，局部有压痛。除股三角外，大粗隆、大腿根、大腿外上方和膝上方及膝关节增大应检查是否有肿胀。髋部肌肉有时会出现假性波动，须与脓肿作鉴别。

检查关节功能时，按顺序检查屈、伸，内收、外展、内旋和外旋，必须和对侧相比。早期病变多以伸髋和内旋受限较多。早期髋畸形，Thomas 征阳性。

合并有病理性脱位的则大粗隆升高，患肢短缩，且在屈曲、内收位。

2.X 线表现　对本病的早期诊断很重要。应拍骨盆正位片，仔细对比两侧髋关节，才能发现轻微的变化。单纯滑膜结核的变化有：①患侧髋臼与股骨头骨质疏松，骨小梁变细，骨皮质变薄；②由于骨盆前倾，患侧闭孔变小；③患侧的滑膜与关节囊肿胀；④患侧髋关节间隙稍宽或稍窄。MRI 可显示骨与滑膜病变。

早期与晚期全关节结核的区别主要依据软骨面破坏的程度而定。可是软骨面不能直接显影，一般认为软骨面破坏的程度和软骨下骨板的破坏范围相一致。若股骨头无明显破坏，但软骨下骨板完全模糊，表示软骨面已游离，必属晚期全关节结核，否则，为早期全关节结核。

关节严重破坏者，可见病理脱位或关节强直。晚期脓肿可见钙化，长期混合感染可见骨质硬化。

**【诊断和鉴别诊断】**

根据病史、症状、体征及 X 线即可诊断。当诊断有疑问时，可作结核菌素试验、穿刺、滑膜切取活检，明确诊断。应与下列疾病作鉴别：

1.化脓性关节炎　一般为急性发病，患者高热、寒战、白细胞增多，下肢呈外展、外旋畸形。对慢性低毒性化脓感染，或已用抗生素而尚未控制的化脓性关节炎有时不易与关节结核作鉴别，需作穿刺、脓液细菌培养或滑膜活检等方法作鉴别。

2.类风湿关节炎　髋关节类风湿关节炎是中枢型类风湿关节炎的一部分，有的从一侧髋关节开始。X 线片所见和髋关节滑膜结核完全类似，即关节囊肿胀、闭孔缩小和局部骨质疏松。患者多为 15 岁以上的男性青年，仔细询问病史，患侧髋也可能有过疼痛。检查腰椎，有的可发现腰椎活动受限。有的病人在滑膜结核的诊断下做手术，但术中未发现结核病变，在术后病情发展才确诊为类风湿关节炎。还曾有一例按结核手术切除滑膜，术中也未见有结核病变，且病理报告为类风湿滑膜炎，因此术后未行抗结核治疗，2 个月后症状加重，再次手术时才证实是结核病变。因此对单发病变不应轻易除外结核的诊断。

3.儿童股骨头坏死　又称 Legg-Perthes 病，多见于 3～9 岁儿童，男性多于女性。检查患儿一般情况良好，体温正常，血沉不快。患髋活动有轻度或中度受限。X 线片可见股骨头骨骺致密、变扁，关节间隙增宽，股骨头与髋臼底之间的距离增加(两侧对比)；以后股骨头骨骺呈“碎裂”状，股骨颈增宽，骺板近端有囊性变，有时可发生半脱位。

4.成年股骨头坏死　多见于外伤性髋关节脱位或股骨颈骨折之后，也见于使用大量激素之后。X线片显示股骨头上部致密、变扁，随后碎裂塌陷。临床症状比儿童型重，骨质重建也比较困难。

5.骨关节炎　患者多为老年人，可见于一侧或双侧。临床上患髋疼痛，活动受限，但血沉不快。X线片示髋臼及股骨头明显增生，边缘硬化，关节间隙狭窄，髋臼内或股骨头内常有囊性变。

6.暂时性滑膜炎　多见于8岁以下的儿童诉髋部或膝关节疼痛，不敢走路，髋关节活动受限，髋前方稍饱满，很少有全身症状。做皮牵引同时给磺胺或土霉素治疗，3～4周后即愈。

**【治疗】**

根据病情、年龄、病理类型和不同的发展阶段采取不同的治疗措施。

1.单纯滑膜结核非手术治疗　除全身抗结核药物应用外，患肢作皮牵引制动休息，关节内注射每周1次，儿童给链霉素每次0.5g，异烟肼100mg，成人注射用药量加倍。同时严密观察病情的发展情况，经1～3个月的上述治疗后如病情不见好转，甚至加重，应做滑膜切除术，以免发展为全关节结核。由于髋关节的滑膜组织多在关节前方，故滑膜切除术应尽量用髋前方入路，即用Smith-Petersen切口。手术中应彻底切除滑膜组织，同时注意保护股骨头的血供。术后对成人或能配合的儿童可穿木板鞋并用皮牵引固定患肢于外展内旋位。3～4周后，开始锻炼患髋。对不能配合的儿童可用单髋人字石膏固定患肢四周，然后再锻炼患髋。

2.单纯骨结核　对髋臼前缘结核。股骨头结核或股骨颈结核，可采用前方途径手术。髋臼后缘结核可采用后方途径手术。由于病变未侵入关节内，故手术时不可将关节囊切开，若误切，应立即缝合。手术清除脓肿和骨病灶后，如骨病灶范围小，可不必植骨；若范围较大，无混合感染者，可自同侧髂骨取骨松质，进行植骨。术后卧床3～4周，开始下地活动。对植骨者，术后卧床时间延长至2～3个月，待植骨愈合后才能下地活动。

3.早期全关节结核　为了挽救关节功能，对病变尚在活动期的早期全关节结核病人，如无手术禁忌证，应及时进行病灶清除术，对尚无明显脓肿，或脓肿位于髋关节前方者，可采用前方途径，若脓肿位于髋关节后方，可采用后方途径。为达到彻底清除病灶，手术中必须将股骨头脱位，如此才能清除关节前方和后方的病灶。病灶清除范围包括：①清除寒性脓肿；②切除全部肥厚水肿的滑膜组织；③切除残留的圆韧带；④刮除一切骨病灶；⑤切除游离坏死的软骨面，直至正常的骨质。

手术能否成功，关键在于病灶清除是否彻底，切勿遗漏隐匿的病灶或脓肿，否则病变很快复发，并发展为晚期全关节结核，使关节功能完全丧失。

4.晚期全关节结核　在晚期有两种情况需要治疗：一是局部仍有活动性病变，如脓肿、窦道等；二是病变虽已静止，但病人仍因关节疼痛、畸形或关节强直需治疗。

局部仍有活动病变者又有两种情况：病变未曾治愈过，由单纯骨结核，早期全关节结核一直发展到晚期全关节结核。此种病人的病期一般在1～2年，另一种情况是病变曾一度停止或治愈，以后又复发。病期较长，最长的可达10余年或20年以上。

全关节结核病灶清除后，股骨头常失去大半，髋臼软骨已破坏，现在大多病人不愿接受髋关节融合术，可选择下列修复方法。

(1)金属杯成形术或全髋关节置换术：对小儿适应前者。只要病灶清除彻底，使用抗结核药物时间够长，结核病是可以痊愈的，即使有金属杯在关节内也不会引起病变复发。修复方法见相关章节。

(2)病灶清除及髋关节成形术：由于髋关节融合后给生活及工作带来一些不便，因此在病灶彻底清除后，在抗结核药物充分应用及全身支持疗法的条件下，病变可以治愈，髋关节不一定要做融合术，而采用各种不同的关节成形术。现简介如下。

①股骨头颈切除粗隆下截骨术(改良 Batche-lor)手术：术后可以保留部分髋关节功能，也比较稳定。但缺点是患肢缩短，走路跛行，需垫鞋垫。

②颈臼成形术：骨质破坏境界比较清晰，髋臼有窝形存在，股骨颈尚未破坏消失者，在病灶清除同时，切除病变的股骨头施行股骨颈髋臼成形术。该手术能使髋关节有活动功能，关节稳定性较好，肢体缩短不严重，不需穿矫正鞋。

BabhulkarPande 将髋关节结核病变分期、临床表现和 X 线表现综合如表 7-1。

**表 7-1　髋关节结核的分期、临床表现和 X 线片特点**

| | | |
|---|---|---|
| Ⅰ.滑膜炎期 | 髋屈曲、外展、外旋，患肢长 | 骨质稍稀疏 |
| Ⅱ.早期关节炎 | 髋屈曲、内收、内旋、患肢短 | 骨稀疏、骨病灶关节间隙正常 |
| Ⅲ.关节炎期 | 髋屈曲、内收、内旋、腿短缩 | 关节破坏间隙窄 |
| Ⅳ.关节炎晚期 | 髋屈曲、内收、内旋、明显腿短 | 关节严重破坏变形(MRI 检查滑膜炎期，有关节内积液) |

在儿童髋结核还可有 Perthes 型表现。

Babhulkar 认为治疗结果与类型之关系，髋 X 线正常者，92%好结果，Perthes 型 80%好，髋脱位仅 50%好，髋关节间隙缩小 3mm 者效果差。

Ⅰ、Ⅱ期病例非手术治疗　在抗结核药物的治疗下，行患肢和健肢双肢牵引，使患肢休息，并防骨盆倾斜，牵引 3～4 周则肌肉痉挛亦缓解，畸形纠正，然后主动与被动活动该关节，每次 5min，屈曲、外展、外旋，鼓励病人，逐渐增加，牵引 3～4 个月起床活动，开始部分负重，4～6 个月后完全负重。

Ⅲ期病人非手术治疗不好者，可发生髋脱位则进行外科治疗。

关节清理术，行关节滑膜切除，清理臼缘及股骨颈病变，旋转股骨以切除滑膜，但勿使脱臼，清除游离体，关节软骨尽量保留，增厚的关节囊亦可切除，尽可能保留关节周围血管，防止股骨头坏死，术终行髋人字石膏固定，在收展中立位，5°～10°外旋，10°～30°屈曲，6～8 周后，开始康复治疗，结果可以是关节的纤维强直或不全强直，以后的处理可选择：①关节外粗隆间截骨术，适于无痛，但位置不佳者；②关节融合；③关节切除成形术，术后牵引 8～10 周以控制缩短，现在主张不附加其他手术，以备以后全髋置换；④全髋关节置换，应病变完全静止，瘘管愈合生长至成年以后，术后用抗结核药 1 年。

（魏成金）

# 第六节　股骨大粗隆结核

股骨大粗隆结核比较常见。多见于21～40岁者，10岁以下的儿童很少见。

**【病理】**

股骨大粗隆结核可分为骨型和滑囊型两种。在骨结核中，以中心型为多见。骨型结核的脓液可穿破大粗隆到附近的滑囊，引起继发性大粗隆滑囊结核，反之，大粗隆滑囊结核也可腐蚀大粗隆骨质，引起继发性骨结核。

无论是骨型或滑囊型结核，所产生的脓液常流注至大粗隆外侧、前方和后方；偶尔沿臀中肌、臀小肌向上流窜，或因重力而向下流注于阔筋膜与股外侧肌之间。有时也可到达膝关节附近，甚有穿破膝关节囊，引起膝关节结核者，脓肿破溃形成窦道。长久的脓肿可发生钙化。

大粗隆结核有时会波及髋关节。侵入的途径可以穿破股骨颈，也可穿破股骨头。如发生于儿童，病变附近组织可以充血，刺激股骨上端骨骺，加速发育，致使股骨颈干角增大，最大达150°，使患侧比健侧长1～2cm。

**【临床表现】**

1.*症状和体征*　早期症状不明显。疼痛、肿胀和压痛限于局部，跛行与髋关节功能受限不明显。故常被忽视，直至出现脓肿时方就诊。脓肿溃破形成窦道。

2.*X线表现*　骨型结核X线片可见典型的骨松质结核改变；滑囊型结核见软组织肿胀和局部骨质疏松。脓肿在晚期常发生钙化。

**【诊断和鉴别诊断】**

骨型结核的诊断一般都比较容易，应与类风湿大粗隆滑囊炎、骨巨细胞瘤、骨转移瘤、慢性骨脓肿相鉴别。滑囊型结核的诊断则比较困难，首先要排除下垂脓肿的可能，还应与非特异性滑囊炎、脂肪瘤等作鉴别。

**【治疗】**

因大粗隆结核侵入髋关节的机会不多，故对无明显死骨的病例都可采用非手术治疗。脓肿可穿刺排脓，并局部注入抗结核药物。如治疗无效，则采用病灶清除术。该部位表浅，无重要组织，手术显露容易。但是因为X线片表现的病灶要比实际病灶的范围小，所以应充分显露病灶，彻底切除，否则可能复发。

手术切口以大粗隆为中心，做向前凸出的纵弧形切口，若脓肿离大粗隆较远，可另做切口，以股骨大粗隆为中心，十字切开阔筋膜，切断髂胫束，将阔筋膜张肌向前牵开，臀大肌向后牵开，显露大粗隆。为进一步显露大粗隆顶部病灶，有时需将臀中、小肌在离开止点1cm处切断。同样，为了显露大粗隆下部病灶，有时须将股外侧肌上端向下剥离。充分显露大粗隆后，就做病灶清除，此时注意勿遗漏各肌间隙中流注的脓肿，滑囊结核应尽量切除整个滑囊。骨型结核应将骨洞扩大，将病骨和死骨刮净。局部骨质缺损较多，空腔较大，同时无混合感染者可取同侧髂骨移植，充填骨腔。有混合感染者可用阔筋膜张肌带蒂肌瓣植入。

为了防止术后伤口积血、积液，可用“8”字绷带将创口加压包扎。术后病人卧床3～4周，如骨质破坏多，起床和负重的时间也适当推迟。

## 第七节　膝关节结核

膝关节结核是最常见的关节结核，居四肢关节结核的第2位。其发病率高，可能与膝关节有丰富的骨松质及较多的滑膜有关。

**【病理】**

膝关节滑膜丰富，故滑膜结核发病率较高。骨型结核多发生于股骨下端和胫骨上端的骨骺和干骺端。髌骨和腓骨头结核均较少见。它可分为中心型和边缘型，并具有骨松质结核的特征。骨结核的脓液可向关节内穿破，引起全关节结核，也可向皮下、腘窝或小腿肌间隙内流窜。

髌上囊大多数与膝关节相通，只有少数是孤立的滑囊。当膝关节发生结核时，若髌上囊不与关节相通，则该囊有可能不被结核病变所侵袭；若该囊与关节腔相通，则将波及。当股骨下端结核侵入髌上囊时，该囊又与关节腔相通，则将形成全关节结核。

由单纯滑膜结核转变为全关节结核，软骨面的破坏都只限于其边缘部位，而大部分的软骨面仍保持比较完整的状态。由单纯骨结核转变为早期全关节结核，软骨面的破坏都只限于骨病灶向关节内穿破口及其附近，而大部分的软骨面仍保持较完好的状态。

如病变进一步发展，软骨面和软骨下骨板大部分被破坏。病变进入晚期全关节结核阶段，半月板和前交叉韧带也必被累及，后交叉韧带因为在滑膜囊外，有时可幸免。由于软骨和骨质的大量破坏，关节囊和侧副韧带相对松弛，加上腘绳肌和髂胫束的牵拉，胫骨可向后向外脱位，股骨下端或胫骨上端骨骺板在儿童时期被破坏，可引起患肢严重短缩。胫骨结节或胫骨上端骨骺板的前方被破坏，可发生膝反张畸形，但比较少见。

脓肿破溃后长期流脓，合并严重混合感染，窦道经久不愈。膝关节可形成纤维性或骨性强直，膝关节常有屈曲或内、外翻畸形。

**【临床表现】**

1.*症状和体征*　多为儿童和青少年，常为单发，双侧很少同时受累。单纯滑膜结核呈弥漫性肿胀，浮髌试验阳性，穿刺可得黄色浑浊液体。单纯骨结核仅在局部有肿胀和压痛，有时可见寒性脓肿。早期全关节结核可有较大的运动受限，到晚期则症状明显，跛行严重，甚至发生膝关节屈曲挛缩畸形、脱位或强直。

2.*X线表现*　单纯滑膜结核X线片可见软组织肿胀和骨质疏松，关节间隙增宽和变窄。可行MRI检查。

股骨下端或胫骨上端的单纯骨结核病变范围不论是中心型或边缘型，可局限于骨骺或干骺端，破坏灶大范围的可越过骺板，同时波及骨骺。病灶内可有死骨，周围多有骨膜反应。

早期全关节结核如是由单纯滑膜结核转变而来，可见软骨面边缘骨质有局限性腐蚀性破坏；如由单纯骨结核转变而来，除骨病灶穿破关节处的软骨下骨板模糊消失外，在相对的关节面也可有接触性破坏。

晚期全关节结核则可见关节进一步破坏，甚至可发生脱位、畸形、强直或硬化性改变。

**【诊断和鉴别诊断】**

根据病史、症状、体征和X线表现可作出诊断。早期通过腹股沟淋巴结活检有助于膝关节滑膜结核的诊断。膝关节滑膜结核有时容易与单发性类风湿关节炎和其他慢性滑膜炎相混淆。所以应与类风湿关节炎、化脓性关节炎、创伤性滑膜炎、色素绒毛结节性滑膜炎、滑膜骨软骨瘤、剥脱性软骨炎、血友病病灶关节病Charcot关节病，以及一些好发于膝关节附近的肿瘤，如骨巨细胞瘤、骨肉瘤、纤维肉瘤、网织细雕肉瘤、尤因肉瘤等相鉴别。

**【治疗】**

膝关节前方表浅，解剖关系简单，手术出血少，容易达到充分显露和彻底清除病灶的目的。

1.单纯滑膜结核　用抗结核药异烟肼100mg膝关节滑膜注射，在注射前先将关节内积液抽出。局部注射每周2次，3个月为一疗程，并同时长腿石膏托固定。对早期病例多能治愈。如注射治疗无效，或病变加重，或滑膜明显肥厚，司做滑膜切除术。

选用膝前内侧切口，将髌骨向外侧翻转，显露髌上囊切开关节囊但不切开滑膜囊，于滑膜囊外分离，将滑膜的壁层及脏层整块切除。然后切除股骨踝间窝及前交叉韧带周围的滑膜，再切除内、外侧副韧带和股骨内外髁之间的滑膜组织。膝关节后方的滑膜可用刮匙搔刮，如后方滑膜病变较重则在膝关节后侧另做切口，切除后方的滑膜组织，以免遗漏病灶。彻底冲洗后缝合切口。术后用皮牵引固定，2周后开始膝关节功能锻炼，可用膝关节被动活动架辅助进行功能锻炼，多可取得较好的效果。

2.单纯骨结核　除一般的治疗外，可根据病灶部位的特点，采用不同切口，作病灶切除。清除后，大的骨洞可取自体髂骨充填。髌骨结核如病变小可用刮除法，如病灶范围大可将髌骨切除换人工髌骨。腓骨头结核应将腓骨头切除。术时勿伤及腓总神经。

3.早期全关节结核　如无手术禁忌证，应及时做病灶清除术，以保留膝关节功能。术中切除大部分滑膜，刮除一切骨病灶，如膝关节后方的病变为主亦应从后侧另做切口，以清除后方病灶。术后处理同滑膜切除术。

4.晚期全关节结核

(1)适应证：有两种情况需要治疗：①病变发展，局部有脓肿、窦道或混合感染。②病变静止，但关节不稳或有严重畸形，行走困难。对前一种可用非手术疗法，如无效仍应及时作病灶清除。病灶清除后，关闭关节，外固定3周，待血沉正常后换人工全膝关节。如病灶清除彻底，患者全身情况好，亦可同时换人工关节。

Hoffman等1974-1999治疗52例儿童膝关节结核，年龄8～13岁，做OT试验，血沉，抽关节液培养及取活检诊断，对病变进行分期。

(2)抗结核药物治疗：利福平10mg/(kg·d)，异烟肼15mg/(kg·d)，每日最大量300mg，吡嗪酰胺30mg/(kg·d)，共9个月。

Ⅰ、Ⅱ期病变，先前22/48病人患肢置Thomas架上3个月，后来26/48不固定，允许活动。Ⅲ、Ⅳ期4例置Thomas架上不活动。

随诊2～16年(5年)结果：优：关节全度活动，X线片正常41例。良：膝活动>90°，X线片正常 7 例。以上是Ⅰ、Ⅱ期者。中:关节活动 35°～90°,关节间隙窄 1 例。差:关节活动<35°僵,X 线关节间隙窄 3 例。

(魏成金)

## 第八节 踝关节结核

踝关节结核不是很多见,病人多为青壮年和 10 岁以下儿童。

**【病理】**

踝关节滑膜结核比较多见,且易转变为全关节结核。在踝关节骨结核中以距骨结核最易转变为全关节结核,其次是胫骨下端结核。因此对单纯距骨或胫骨下端结核应早考虑病灶清除。

踝关节周围软组织较少,踝部脓肿极易穿破皮肤,形成窦道,长期发生混合感染,窦道可以多发。踝关节严重破坏时,患足常下垂、内翻或强直。由于踝关节和距下关节相通。故踝关节结核常并发距骨下关节结核。

**【临床表现】**

1.症状和体征　发病缓慢,常有踝关节扭伤史。单纯骨结核和滑膜结核初起时疼痛都不明显,待发生脓肿或转变为全关节结核时,疼痛才剧烈。晚期全关节结核当病变静止或治愈后关节强直,疼痛也会减轻或消失。

单纯骨结核脓肿常限于病变局部,故肿胀部位局限。而滑膜结核或全关节结核则在关节前方,内、外踝及跟腱两侧都有肿胀,压痛部位亦相同。

关节功能受限主要表现为背伸和跖屈活动减少;若距骨下关节同时受累,则内、外翻活动范围也减少。

疼痛严重者,畸形与跛行也显著,有时需用双拐行走。晚期有脓肿、窦道。畸形有下垂和内翻。

2.X 线表现　单纯骨结核可见局部骨质有典型的改变。单纯滑膜结核可有骨质疏松和软组织肿胀。全关节结核尚可见到关节边缘骨质破坏,关节板部分模糊。晚期的关节破坏增加,关节畸形或僵直。长期混合感染可见骨质硬化。

**【诊断和鉴别诊断】**

单纯骨结核和全关节结核病例,在诊断上困难不大,但单纯滑膜结核的诊断,有时会很困难。需做活检和细菌学检查。如早期有腘窝或腹股沟淋巴结肿大,做淋巴结活检对诊断可能有帮助。应与类风湿关节炎、色素绒毛结节性滑膜炎、陈旧性扭伤、大骨节病等作鉴别。

**【治疗】**

1.单纯滑膜结核　除总的治疗原则外,可自关节前方胫前肌和拇长伸肌腱之间做局部注射抗结核药物。用石膏托固定踝 90°位。

滑膜切除术也是常用的方法。切口可在踝关节外侧,围绕外踝做弧形切口,以便同时切除关节前方和后方的滑膜组织，并能对整个踝关节的软骨面及其边缘骨板进行探查，防止遗漏小的隐匿病灶。术后用小腿石膏托固定3周，后进行功能锻炼。

2.单纯骨结核 根据病变的不同部位选用合适的手术切口，显露病灶并清除，注意勿进入病变尚未侵犯的关节内。病灶清除后，如骨洞过大，可取自体髂骨植入。

3.早期全关节结核 及时做病灶清除，保留关节的功能，显露关节后，先切除水肿肥厚的滑膜，再刮除所有隐匿的骨病灶。应彻底刮除软骨关节面边缘的肉芽和被破坏的软骨面。术后处理同滑膜切除术。

4.晚期全关节结核 多需做病灶清除，对15岁以上的病人同时做踝关节融合，将踝关节融合于90°～95°位。

手术方法如下：

(1)腓骨固定法：采用腓骨下端直切口，远端向前转弯。于外踝上6～8cm处截断腓骨，将远段骨的前面胫腓之间切开，保留其外侧及后侧软组织，并将此段骨向后翻开，将其内侧面凿成粗糙面，待病灶清除和残留软骨面切除后，将胫骨下端和距骨体外侧凿成粗糙面。将后翻的腓骨复位，用3枚螺丝钉固定于胫骨下端和距骨体外侧。固定时注意距骨应在内外翻中立位，术后用小腿石膏托固定，拆线后改用行走小腿石膏靴固定3个月。

(2)胫骨片滑动植骨法：经踝前方途径显露出踝关节，将足尽量跖屈，显出整个胫骨下端和距骨体的关节面。病灶清除后，切除残余软骨面。在胫骨下端凿一长5～6cm、宽2.5cm的骨皮质。在距骨背面相应位置凿出宽2.5cm、深1.5cm的骨槽。将胫骨片下滑置入距骨的骨槽内，并使胫骨下端与距骨体紧密对合，胫骨片用2枚螺丝钉内固定。术后处理同上。

(3)加压融合法：取外侧或前侧途径手术。清除病灶，切除残余的软骨面，骨粗糙面对合后在胫骨下端和跟骨穿骨圆针，安放关节加压器，进行加压融合。

以上三种融合术中，加压融合法效果好，操作简单，融合时间短，骨性融合率高。

踝人工关节置换的效果尚待观察，故未推荐。

（魏成金）

## 第九节 脊柱结核

结核病一直是发展中国家较严重的传染病。据流行病学调查，肺结核患者中，50%的人合并有骨、关节结核。脊柱结核约占骨、关节结核的48%，好发于儿童及青少年，致残率极高，严重影响青少年的健康成长。近代结核病的防治史上有两个重要里程碑：一是Robert Koch发现了结核杆菌，就病原学而言，Koch的认识水平达到他所处时代的顶峰；二是Selman Waksman发现了可杀死结合杆菌的链霉素，并因此分别荣获诺贝尔医学奖(1905年和1952年)。链霉素的问世以及随后异烟肼、氨基己酸、利福平、乙氨丁醇及其他抗结核药相继应用于临床，结核病的治愈率也大大提高，病死率及感染率急剧下降。在我国骨、关节结核的防治史上，以方先之教授为代表的老一辈骨科学者独创了在化疗基础上结合应用结核病灶清除术治疗骨、关节结核的外科疗法，取得了世人瞩目的成就，并因此获得1978年全国科学大会奖。

据报道,目前全世界有结核患者 2000 万,每年新增结核患者 800 万～1000 万,每年因结核病死亡人数约 300 万。我国的结核病疫情也相当严重,据 2000 年我国第 9 次全国结核病流行病学抽样调查,我国有 4 亿多人感染过结核,现有肺结核患者 500 万,其中传染性肺结核患者 200 万,结核病死率为 98/10 万,在传染病中占据第一位。因此,1993 年世界卫生组织史无前例地宣布全球进入"结核病紧急状态",1998 年又重申遏制结核病的行动刻不容缓。近年来,脊柱结核发病率逐年增加,患者人群分布也从落后地区向发达地区转移,致残率也大幅度上升。随着 HIV 感染患者和免疫系统缺陷患者的增加,结核感染者在全球亦呈明显回升趋势。

骨、关节结核防治中,近年出现的一些新情况应予以重视。

1.骨、关节非结核分枝杆菌(MOTT)病的发病率呈逐年上升趋势,其发病率达 11.6%。骨、关节 NTM 病的临床表现、X 线特征与骨结核极其相似,临床很难鉴别。目前临床诊断为骨、关节结核的病例中,相当一部分病例实质上是 NTM 病。NTM 的病例耐药率高或对抗结核药呈天然抗药性,这给临床治疗带来了困难,值得引起高度重视。

2.结核菌耐药问题日趋严重。研究证实,目前耐药结核患者多,耐药率高达 27.8%。其中初治耐药率为 18.6%,获得性耐药率高达 46.5%。结核菌耐药问题使得结核病治疗雪上加霜,耐药结核病人对大多数一线抗结核药物耐药,采用目前标准的化疗方案治疗,疗效不佳,成为难治、复发结核病人。

3.临床上骨、关节结核的诊断缺乏病原学诊断依据。

4.结核疫情长期缓解,使临床医师,特别是年轻医师缺乏对结核病的全面认识。

## 一、病原学

### (一)结核杆菌

结核杆菌包括结核分枝杆菌和牛分枝杆菌,是分枝杆菌菌属内对人类(及动物)治病的主要病原菌,其中以结核分枝杆菌发生率最高,约占 90%以上,其次为牛分枝杆菌,约 5%。

1.*形态*　结核杆菌正常、典型的形态是直或微弯曲细长杆菌。大小为(0.3～0.6)$\mu m \times$(1～4)$\mu m$,单个散在,有时呈 V、Y 形或条索状、短链状排列。Ziehl-Nielsen 染色抗酸性强。牛分枝杆菌比结核分枝杆菌短而粗,在不同条件下形态不尽相同,呈现多形性。组织培养结核杆菌较痰内或人工培养液上为长且更弯曲,明显条索状排列。抗酸性是分枝杆菌属的一个显著特征,借以与大多数其他杆菌区分的一个显著标志是革兰染色阳性但不易着色。

2.*培养特性*　结核杆菌是专性需氧菌,空气内加 5%～10% $CO_2$ 刺激生长,在 35～40℃范围内均可生长,最适宜生长温度为 37℃。在固体培养基上,结核杆菌增殖时间为 18～20 小时。在液体培养基内为 14～15 小时。因此,结核杆菌生长很缓慢,培养时间需 8 天以上,甚至长达 8 周。

3.*生化特性*　结核杆菌生物活性低,结核分枝杆菌与牛分枝杆菌均为不发酵糖类。触酶活性很弱,68℃加热后丧失,借此可与非结核分枝杆菌鉴别。Tween-80 水解试验阴性,耐热磷酸酶试验阴性,尿素酶试验阳性。结核分枝杆菌硝酸盐还原性强,烟酸试验阳性,烟酰胺酶试验阳性,而牛分枝杆菌均为阴性。

4.抗原构造 分枝杆菌细胞的结构十分复杂,它含有许多结合成大分子复合物的不同蛋白质、糖类和脂类。在许多情况下,一个单分子内存在着一个抗原决定簇。所以,一个单一的蛋白质分子具有多种特异性和共同的抗原决定簇。Joniski 等用电泳证实结核分枝杆菌有 11 种主要抗原。抗原 1、抗原 2 和抗原 3 是多糖类,经鉴定为阿拉伯甘露聚糖、阿拉伯半乳聚糖和大分子的葡聚糖,这些抗原是所有分枝杆菌共有的。抗原 6、抗原 7 和抗原 8 也是共有的。抗原 5 是结核分枝杆菌具有抗原特性的糖蛋白。Seisest 从结核分枝杆菌培养液中精制出蛋白质 A、B、C、PPD、及 PPDS,进一步证明结核菌素是蛋白质成分。Closs 等以交叉免疫电泳研究 BCG 浓缩培养物滤液的抗原成分,计数有 31 条清晰、稳定的沉淀物,其中有许多抗原可被其他分枝杆菌抗血清所吸附,说明是分枝杆菌共同性抗原。因此,抗原分析和纯化技术是结核杆菌抗原结构研究的重要课题。

5.结核分枝杆菌基因组与致病机制 随着人类基因组测序计划的进行以及人类基因组图谱的公开,模式生物基因组测序的对象也相继开展起来。1998 年英国 Sanger 和法国 Pasteur 研究所科学家合作完成了结核分枝杆菌 H37RV 株的全部基因组测序工作,这为结核病病原菌致病基因的研究提供了极好的机会。结核分枝杆菌全基因组序列由 4.41Mb 组成,包括 4411 个基因,具有潜在编码能力的基因有 3977 个,约占 90.2%,有 3924 个开放阅读框,其中约 40%有功能,44%可能有功能,16%称为孤儿序列,与其他微生物的序列无相似性。基因组富含 GC 碱基,G+C 含量高达 65.6%。重复 DNA 序列度高,可能与结核分枝杆菌的 DNA 修复机制非常忠实有关。在 2 个蛋白质家族中,富含甘氨酸重复结构,功能未知,可能是产生抗原变异、逃避宿主免疫的主要来源。结核分枝杆菌序列测定前确定的毒力因子仅 3 个:①过氧化物酶,其功能是抵抗宿主巨噬细胞产生的活性氧;②mce 编码巨噬细胞集落因子,刺激巨噬细胞聚集;③SigmaA 因子,其突变将导致减毒。序列测定后发现了一些新的毒力因子。目前已知有关的结核分枝杆菌毒力相关基因有:①分泌重复蛋白,与细菌在宿主内繁殖有关;②溶血素,具有溶血活性;③Virs 蛋白质,与细菌入侵、存活有关;④过氧化物酶,与细菌在细胞内存活有关;⑤Sigma 因子家族,调控细菌在细胞内存活状况。

近年来,引起结核分枝杆菌持续感染的基因成为研究重点。研究发现,结核分枝杆菌的异枸橼酸裂解酶基因是使细菌持续存活的关键基因。该基因的产物 Icl 在细菌利用脂肪酸作为碳源的代谢中十分重要。当结核分枝杆菌感染机体时,免疫系统参与,感染则由急性转入持续感染,结核分枝杆菌则转为利用脂肪酸作为碳源这一代谢旁路。将去除 Icl 基因的变异体结核分枝杆菌感染小鼠则不能引起持续感染。另一与细菌持续感染相关的基因为 pcaA,编码环丙烷合成酶,是形成 α-分枝盐酸的关键。α-分枝盐酸是分枝杆菌酸末端形成碳环的结构,是覆盖分枝杆菌细胞表面的组分。同样,将去除 pcaA 基因的菌株感染小鼠,在前两周与野毒株一样引起感染,但以后细菌数下降。并且 pcaA 酶的抑制剂可在持续期杀死细菌。由于上述基因存在,使结核分枝杆菌在不同环境均可生存,形成持续感染。

6.结核分枝杆菌的诊断技术

(1)涂片镜检:痰涂片镜检操作简单,仍是发现、诊断肺结核最经典、最有效的手段。其中,荧光显微镜镜检较一般显微镜镜检具有较高的灵敏度,尤其对于含菌量少的病例。但在肺外结核患者，痰涂片镜检的阳性率往往很低。

(2)BACTEC 检测技术：传统的结核分枝杆菌培养技术耗时、费力。BACTEC 检测技术使结核分枝杆菌快速培养成为可能，而且已具备进行分离培养、菌种坚定和腰敏试验能力，明显缩短报告时间。在 BACTEC460-TB 检测系统中，将检验标本接种于含有 14C-棕榈酸的 7H12B 培养基内，37℃培养。该系统自动检测分枝杆菌分解 14C-棕榈酸产生 $14CO_2$ 的含量，并换算成生长指数，并对其进行分析、报告。新一代的 BACTEC MGI960 全自动分枝杆菌快速生长培养仪与 BACTEC460-TB 仪相比，无放射性核素污染，解决了环境污染问题。

(3)分子生物学检测技术：(1)DNA 探针技术：DNA 探针是能识别特异性核苷酸的带标记的一小段 DNA 分子。DNA 探针技术的主要方法是分子杂交，其原理是在适当的温度、离子强度和 pH 条件下，DNA 探针与 DNA 或 RNA 的互补碱基通过氢键紧密结合在一起，形成稳定的 DNA：DNA 或 DNA：RNA 复合物，经放射自显影、酶联免疫检测、发光自显影或荧光检测显示结果。分枝杆菌 DNA 探针的主要类型有：cDNA 探针、全染色体 DNA 探针、克隆 DNA 探针和寡核苷酸探针等。核酸探针杂交技术在结核分枝杆菌的分子生物学研究、细菌分类和鉴定、流行病学调查等方面具有十分重要的作用。但核酸探针杂交技术也存在一定缺陷，如检测的灵敏度不够理想、只能鉴定少数几种分枝杆菌等，故将特异性强的核酸探针与敏感性高的核酸体外扩增技术相结合，已成为结核病诊断研究和防治的趋势。

(2)PCR 技术：即聚合酶链反应，是一种根据 DNA 复制原理而设计的体外 DNA 或 RNA 扩增方法，由高温变性、低温退火及适温延伸等反应组成一个周期，循环畸形，使 DNA 得以迅速扩增。因此，PCR 扩增的原理决定其具有高度的敏感性。随着多种 PCR 扩增仪的出现，从而使 PCR 技术具有灵敏、快速、简便、特异及自动化操作等特点。试验证明，PCR 能够检测出在试管中难以生长的少量的分枝杆菌，甚至死菌释放的未降解的 DNA，故对培养阴性的结核患者早期诊断、鉴别诊断及化疗后排菌情况的观察很有帮助。但在临床应用中，由于诸多原因也存在着严重的假阳性和假阴性现象，不宜作为常规的检测方法。

(3)DNA 指纹图谱：也称核酸指印技术，其基本原理是用限制性内切酶消化结核分枝杆菌染色体 DNA 上特定的核苷酸序列，在琼脂糖凝胶中电泳分离后，将限制性片断转移至膜上，与带标记的已知 DNA 探针杂交，检测出与探针同源的限制性片断，这些片断数目和大小的变化是每株分离株呈现特征性带型，即指纹图谱型。结核分枝杆菌 DNA 指纹图谱的遗传标志有插入序列 IS6110、IS1081、DR 序列、PGRS、MPTR 等。此技术主要应用于结核病的流行病学研究，在追踪传染源特别是耐多药菌株的传染源、及时查明和迅速阻止传播方面，有一定的流行病学意义。但由于试验条件限制等因素，影响了核酸指印技术应用于临床。

(4)DNA 序列测定技术：DNA 序列测定是进行基因机构、基因表达和基因调控等核酸研究的一项关键技术。其基本原理是建立在变性聚丙烯酰胺凝胶电泳技术的基础上，变性聚丙烯酰胺凝胶具有很高的分辨率，差别 1 个碱基的单链寡聚核苷酸也能被分离，故将待测 DNA 片断变成一系列放射性标记的单链寡核苷酸，使一端为一固定的末端。在 4 种不同双脱氧核苷的反应体系中，寡核苷酸产物分别终止于不同位置的 A、T、G 或 C 碱基，将其上取样于变性聚丙烯酰胺凝胶中相邻的孔道电泳分离，放射自显影后从 4 种末端寡聚核苷酸梯子形图谱中，就可读出 DNA 的核苷酸序列。常用的 DNA 序列测定方法有双脱氧链终止法，此法简便、快速;其次有化学降解法,此法准确率高,重复性好,但上述两种方法模板需要量大,模板制备繁琐且费时。随着PCR技术的广泛应用,PCR技术和DNA测序技术相结合产生了PCR测序新方法,通过PCR制备DNA测序模板简便、快速;具体方法有PCR-双脱氧链终止法、PCR-循环测序法等。目前,DNA序列测定技术已应用于结核分枝杆菌的耐药基因型鉴定和结核分枝杆菌菌种鉴定。

(5)DNA芯片技术:即基因芯片技术,其基本原理是将多种探针固定在玻璃等基片上,与待测样本的DNA或RNA进行杂交,通过检测每个探针分子的杂交信号强度而获取样品分子的数量和序列信息。高密度基因芯片只用单一杂交步骤,迅速、敏感地完成大量标本序列的测定,检测基因表达,以及染色体DNA序列多态性与单核苷酸多态性定位检测,并对小片缺失和插入进行分析。该技术具有无可比拟的高效、快速和多参量的特点,使得同时分析数以千计的DNA序列成为可能,是传统生物技术的一次重大创新和突破。目前,DNA芯片技术在结核分枝杆菌菌种鉴定、耐药性研究、基因组比较分析研究等方面均有应用。如同时将结核分枝杆菌DNA的保守片断和耐药基因固定在芯片上,即可在诊断结核分枝杆菌的同时对其耐药性作出诊断,以利于指导用药。

(4)免疫学检测:结核病的快速、准确诊断,是防治结核病的重要措施之一。结核病诊断的金标准仍然是临床检查结合细菌培养和痰涂片直接镜检。但众所周知,上述方法是无法发现早期的亚临床感染。目前,许多学者努力从结核分枝杆菌中分离和鉴定出特异性抗原用作诊断试剂,以提高诊断的敏感性和特异性。

(1)全血y-干扰素检测试验:结核菌素或纯蛋白衍生物皮肤试验检测细胞介导的免疫应答,已被应用多年,并得到广泛承认。然而,卡介苗接种使PPD试验很难对结核分枝杆菌感染作出诊断。因为PPD是将结核分枝杆菌培养物加热灭活和沉淀制成的一组含许多不同变性节段的蛋白质,为成分不明确的复合抗原,而且所包含的抗原为致病性分枝杆菌、环境分枝杆菌及BCG所共有,故PPD试验特异性差,不能明确区分BCG免疫、环境分枝杆菌感染、致病性分枝杆菌感染。PPD试验需要在48～72小时内观察结果,可能导致很高的释放率。而全血IFN-r检测方法很有可能成为替代传统的结核菌素皮肤试验的结核病临床辅助诊断方法。

IFN-r主要由活化的T淋巴细胞及自然杀伤细胞产生。分泌IFN-r的$CD_4^+$T细胞在小鼠及人类抗结核感染中的重要作用早已被证实。然而,一些研究表明,$CD_8^+$T细胞也能分泌IFN-r,而且$CD_8^+$T细胞的细胞毒活性及其所分泌的IFN-r在抗结核感染中也发挥重要作用。因此,检测受结核分枝杆菌特异性抗原刺激所产生的IFN-r水平,对于了解宿主对结核分枝杆菌感染产生免疫应答的状态,以及建立临床辅助诊断方法具有指导意义。

目前,PPD已用于分枝杆菌抗原致敏的特异性IFN-r分泌淋巴细胞的体外检测,即全血直接法,用PPD刺激淋巴细胞24小时,随后用酶联免疫吸附试验检测产生的IFN-r。全血检测方法有许多优点,如仅需非常少量的血液标本,快速而间断,并且T细胞应答情况保持了与在活体内相似的状态,但全血试验的弱点仍在于缺乏特异性抗原。

(2)结核分枝杆菌特异性抗原试验:近年从结核分枝杆菌培养滤液中鉴定出一种低分子抗原ESAT-6,通过对鼠结核病模型的研究发现,ESAT-6基因是人型结核分枝杆菌所特有的,在所有BCG和绝大部分环境分枝杆菌中都缺失。因此,ESAT-6主要存在于致病性结核分枝杆菌而不在非结核分枝杆菌。结核患者分泌 IFN-r 的淋巴细胞能够识别 ESAT-6 抗原，ESAT-6 在结核患者中诱发的免疫应答反应远比其他分枝杆菌蛋白强烈。在结核病低发国家的研究表明，结核患者对 ESAT-6 的应答率为 60%～80%，而在健康人中没有出现应答。ESAT-6 中含有多个 T 淋巴细胞表位，故 ESAT-6 试验可能在不同人群中诱发应答，因为只有结核分枝杆菌感染者的 T 细胞能识别 ESAT-6，所有 ESAT-6 是区别结核分枝杆菌和非结核分枝杆菌的最佳候选抗原。

另一个高度特异性抗原是 CFP-10，是在克隆了结核分枝杆菌 ESAT-6 基因的启动子区域后发现的，与 ESAT-6 有相同菌种分布，即仅分布于各型结核分枝杆菌中，出现在结核患者中，但 BCG 没有该类分子，也不出现在接种 BCG 的健康人群中。

据此，特异性抗原免疫试验能够检测患者的免疫系统是否被结核菌致敏，不需要在痰、胃液或活检标本检出结核菌就可以确诊疾病。该试验在临床快速确诊或排除结核病中十分重要。除了临床应用外，新型特异性抗原诊断试验在大量流行病学调查中也很有用，它可以迅速评估高危人群中的结核病状况。其主要优点为，在患者出现明显症状之前就可以进行诊断，因此可以减少疾病的传播。

### （二）非结核分枝杆菌

非结核分枝杆菌包括除结核分枝杆菌和麻风分枝杆菌以外的分枝杆菌菌属，其中部分是致病菌或条件致病菌。近年来非结核分枝杆菌感染呈上升趋势，引起人们广泛关注。

1.非结核分枝杆菌的分类　自 1885 年最早从临床标本中分离出耻垢分枝杆菌以来，迄今已发现近百种，历来对此命名甚多，常用的是 NTM，又称 MOTT。1993 年黄山会议将 NTM 正式命名为非结核分枝杆菌。此后人们对 NTM 的组织学与诊断标准进行深入地探讨。根据产色、生长速度和细胞化学反应等主要特征将 NTM 分为 4 群：RunyonⅠ群（光产色群）；RunyonⅡ群（暗产色群）；RunyonⅢ群（不产色群）；RunyonⅣ群（快速生长群）。根据 NTM 对人和动物的致病性以及生物学特征的相似性，又提出了 NTM 复合菌群分类，包括：①鸟-胞内分枝杆菌复合群 MAIC 或 MAC)，有鸟分枝杆菌、胞内分枝杆菌、瘰疬分枝杆菌和副结核分枝杆菌等，为最常见的条件性致病菌。②戈登分枝杆菌复合群，包括戈登分枝杆菌、亚洲分枝杆菌、苏尔加分枝杆菌，多属暗产色菌。③堪萨斯分枝杆菌复合群，目前有堪萨斯分枝杆菌和胃分枝杆菌。④地分枝杆菌复合群，有地分枝杆菌、不产色分枝杆菌和次要分枝杆菌。⑤偶然分枝杆菌复合群。Preheim 按 Runyon 分类将非结核分枝杆菌病和病因学的种名作了更简明的分门别类，使 NTM 的研究更加深入。

2.NTM 的来源及传播途径、易感人群　NTM 广泛存在于自然界，大部分是腐物寄生菌，主要见于水、土壤和气溶胶。NTM 的疏水特性形成的生物膜使其可持续生存于供水系统中。某些 NTM 如 MAC、蟾蜍分枝杆菌、偶然分枝杆菌、龟分枝杆菌对消毒药及重金属的耐药性使其生存于饮水系统中。调查研究证明，自来水、经处理的透析用自来水和作为诸如甲紫溶液等用的蒸馏水，是院内感染的病原菌来源。蟾蜍分枝杆菌是一种嗜热菌，是在管道供热水中唯一被发现的 NTM。商售蒸馏水中偶然有分枝杆菌和龟分枝杆菌可以繁殖。快速增长的 NTM 医院感染主要源于医用物品和器械污染。

目前普遍认为人们可从周围环境中感染 NTM 而患病，水和土壤是重要的传播途径。

NTM引起人体疾病常为继发性的，患者大多有慢性基础疾病或免疫损害。在艾滋病和免疫受损宿主中，NTM病通常表现为易播散性。NTM皮肤和骨骼病变多发生于创伤后或使用皮质类固醇的患者。与结核分枝杆菌比较，NTM毒力和致病性均较低，通常属于机会性致病菌。NTM对现有抗结核药物大多耐药，感染后易成为慢性病或难治性病例。NTM是艾滋病的主要机会感染菌，HIV/AIDS流行与一些机会分枝杆菌相联系，由于该菌广泛的环境分布很难预防，艾滋病晚期最易感染鸟分枝杆菌，增加了AIDS的治疗难度和病死率。

3.分枝杆菌属的分类鉴定　分枝杆菌的菌种鉴定结果，多通过观察细菌生长及生化反应获得。采集患者的痰、支气管肺泡灌洗液、创面渗出物、脓液、淋巴结穿刺液、脑脊液、血液或骨髓抽出物等作为标本。细菌培养是将标本接种于罗氏培养基与对硝基苯甲酸培养基或噻吩-2-羧酸肼培养基，观察细菌生长。菌型鉴定的方法有：①在BACTEC培养基内加入硝基苯甲酸(5μg/ml)，可抑制结核分枝杆菌复合型生长，而不抑制NTM，其结果可鉴别结核分枝杆菌和NTM；②高效液相色谱、气(液)相色谱及薄层层析图谱的细胞类脂分析；③核苷酸探针杂交技术；④聚合酶链反应(PCR)、PCR-限制性片断长度多态性(PCR-RFLP)分析。

4.NTM的药物敏感性　随着NTM感染情况日益严重，对NTM病可靠的药敏试验、高效的化疗药物，已成为当前NTM病研究的主要课题。虽然分枝杆菌药物敏感性测定已积累了大量的资料，但临床应用较少且多是回顾性分析，缺乏双盲试验验证。由于NTM的耐药模式可因亚群的种类不同而有所差异，所以治疗前的药物敏感试验仍然重要。药物敏感性测定是为了预期和评价放疗方案对非结核分枝杆菌病治疗的效果，一般药物活性评价包括试管内抑菌和杀菌活性测定、巨噬细胞试管内试验、产生体内条件的试管内模型试验、鼠实验性治疗和临床验证。非结核分枝杆菌药物敏感性方面与结核分枝杆菌药敏试验方法有所不同，大多数药物显示很弱的对非结核分枝杆菌的杀菌活性并显示株间的差异，如鸟分枝杆菌存在依赖性和低敏感性，成为其药物敏感性的特征。结核分枝杆菌野生株对抗结核药物的最低抑菌浓度(MIC)范围相差仅2～4倍，而鸟分枝杆菌野生株对上述药物的MIC范围则有十至百倍之多。许多NTM病患者，往往感染两种以上NTM或同一菌种的不同菌株，对抗结核药敏感性变化很大，所以单菌株药敏试验不能指导多菌种或同一菌种不同菌株感染的治疗选择。

目前NTM病的化疗仍使用抗结核药物。相对敏感的菌种如堪萨斯分枝杆菌、海分枝杆菌等对合理化疗效果满意，可选用异烟肼、链霉素、乙胺丁醇、氨硫脲，也可选用环丝氨酸、卷曲霉素、喹诺酮类、磺胺类等。新大环内酯类药是治疗MAC的主要药物，可联合其他抗结核药物。对龟分枝杆菌及脓肿亚种分枝杆菌也可选用新大环内酯类药。多数NTM病对抗结核药物耐药，其耐药相关基因的突变位点、突变类型、发生频率及其特异性、敏感性及多个耐药基因之间的相互作用尚有待进一步明确。NTM的获得性耐药，多由使用单一药物预防及治疗引起，从而提示必须联合用药。NTM细胞表面的高疏水性及细胞壁通透屏障是其广谱耐药的生理基础，多数NTM细胞壁是抗结核药物进入细胞的屏障。为了克服此屏障，主张应用破坏细胞壁的药物如乙胺丁醇与其他机制不同的药物如链霉素、利福平、环丙沙星等联用。

## 二、病理改变与发病机制

脊柱结核为骨、关节结核中最常见者，约占其48%。国内外有关材料统计皆表明，20～30岁发病率最高，占36.5%；初生至10岁者次之，30岁以后则随年龄的增长而其发病率逐渐降低。脊柱结核发病部位，以腰椎结核最多见，颈椎、胸椎、胸腰椎、腰椎及腰骶椎之发病比例依次为1∶3.1∶2.5∶7.1∶1.5。颈椎结核所以少见，可能与颈椎血运丰富、较多肌肉覆盖以及负重较少有关。脊柱结核大多累及椎体，而脊柱附件结核少见，占脊柱结核的1.2%～2.0%。

### （一）脊柱结核的病理

脊柱结核的病理改变与其他组织结核一样具有渗出、增殖和变性坏死三种基本病理变化。这三种变化往往同时存在，在不同阶段以某种变化为主，而在一定条件下可相互转化。

1.*以渗出为主的病理*　多出现在脊柱结核炎症早期，细菌量大，毒力强，组织处于较强的变态状态下。病灶表现为浆液性或纤维性炎症，血管通透性增加。开始是中性粒细胞浸润，以后为巨噬细胞所取代。在渗出液和巨噬细胞内易于查到结核杆菌。此时临床症状较明显，可有发热、关节疼痛、肿胀、脓肿急剧增大等。机体抵抗力强时，一些渗出性变化可渐渐吸收，甚至不留痕迹而自愈，而另一些则可能转变为以变性坏死为主的病变。

2.*以增殖为主的病变*　结核杆菌入侵后引起机体内中性粒细胞浸润仅能起到局限感染作用，以后即由主要来源于血液中单核细胞的巨噬细胞所取代，吞噬和杀灭结核杆菌。在结核杆菌体破坏及释放的磷脂作用下，巨噬细胞逐渐转变为类上皮细胞。类上皮细胞相互融合成郎格汉斯细胞，与周围聚集的淋巴细胞、类上皮细胞和少量反应增生的纤维母细胞构成具有特异性的结核结节。在海绵质骨骨髓的结核病灶区内骨小梁逐渐被吸收、侵蚀，并被结核性肉芽组织替代，而无死骨形成。以增殖为主的病变，因机体抵抗力较强，对结核菌产生了一定的免疫力，因此临床反应较轻，患者一般状况较好。

3.*以变性坏死为主的病变*　在结核杆菌数量多、毒力强、机体抵抗力低或变态反应强烈的情况下，上述渗出性病变或增殖性病变均可继发为干酪坏死性病变，而病变一开始便呈干酪坏死的则十分少见。病灶呈干酪坏死时，由于坏死组织含脂质较多（脂质来自破坏的结核杆菌和脂肪变性的单核细胞）而呈淡黄色，均匀细腻，质地较厚实，状似奶酪，故称为“干酪样坏死”。干酪坏死灶内含有大量抑制酶活性的物质，故干酪坏死物不发生自溶，也不易被吸收。但有时因炎症引起的大量中性粒细胞浸润，中性粒细胞破坏后释放出大量溶蛋白酶和巨噬细胞所含的蛋白分解酶和脂酶的作用，使干酪样坏死物液化或形成半流体。病灶发生的结核性脊髓炎，可引起骨质疏松、钙丢失和骨小梁坏死，出现空洞、死骨等。干酪坏死物的液化及软组织炎症渗出物和死骨渣等，在骨旁及周围软组织内形成结核性脓肿，即所谓的冷脓肿或寒性脓肿。脓肿的形成使干酪坏死物得以排出，但同时也造成结核杆菌在体内蔓延扩散。

病灶旁形成的结核性脓肿，随着病变的进展，脓液逐渐增多，在重力作用下，沿肌间隙或神经干周围疏松结缔组织内蔓延、下沉流窜，形成一些远离骨病灶部位的脓肿，即临床所说的“流注脓肿”。脓肿如穿破皮肤则形成瘘管，或穿破内脏器官和组织形成内瘘，经久不愈，给治疗带来困难。

由于脊柱各段解剖结构不同，当脊柱结核脓肿形成时，各段椎体有其特征，它所产生的脓肿及其发展规律如下：

(1)颈椎结核：颈椎结核所产生的脓液常突破椎体前方骨膜和前纵韧带，汇集在颈长肌及其筋膜的后方。颈4以上病变，脓肿常位于咽腔后方，故称咽后脓肿。颈5以下病变，脓肿多位于食管后方，故称食管后脓肿。巨大的咽后脓肿使咽后壁和舌根靠拢，以至于睡眠时鼾声大，甚至可引起呼吸困难和吞咽困难。咽后脓肿向后可侵及椎管，引起一系列脊髓压迫症状。如脓液向下并向颈部两侧流注，进入头部直肌、斜肌与枕肌之间的间隙，于耳下胸锁乳突肌之后形成胸锁乳突肌旁脓肿。有时脓肿可沿斜角肌向两侧锁骨上窝流注。在少数情况下咽后脓肿向下进入后纵隔，于上位胸椎旁形成椎旁脓肿。颈胸段椎体结核所形成的脓肿可沿颈长肌下降到上纵隔两侧，使上纵隔阴影扩大，易误认为纵隔肿瘤或胸骨后甲状腺肿。胸椎1～3病变的脓肿可沿颈长肌上行，在颈根部两侧形成脓肿。咽后或食管后脓肿都可向咽腔或食管穿破，使脓液、死骨碎片及干酪样物质由口腔吐出，或置于咽下。

(2)胸椎结核：由于胸椎前方有坚硬的前纵韧带，椎体后方有后纵韧带，脓液难以向前或向后扩展，而多突向两侧，在椎体两侧汇集形成广泛的椎旁脓肿。胸椎上段脓肿可向上达颈根部，而下段脓肿可下降至腰大肌。随着病情进展，脓肿可破溃进入胸腔或肺脏。椎旁脓肿因部位不同形态亦各不相同。有的呈球形，多见于儿童或脓液渗出较快的早期病例。这种脓肿的张力较大，称张力性脓肿。有的呈长而宽的烟筒型，多见于病期较长者。有的脓肿介于上述两者之间，呈梭形，其左侧因受胸主动脉搏动的冲击，使上下扩展较远。这种脓肿的边缘须与心脏及主动脉阴影作鉴别。

间隔一定时间拍片，可发现脓肿阴影加宽或变窄。如脓肿阴影加宽或加长，表示脓液量增加，病变在进展。如脓肿阴影变窄或缩短，表示病变在吸收好转。少数病例，手术时发现脓液已吸收，但椎旁软组织明显增厚，可达1cm以上。椎旁脓肿如果向胸膜腔内或肺内穿破，则可在靠近脓肿的肺野内出现球形阴影，该球形阴影与椎旁阴影相连。脓液大量流入胸腔或肺内，如此椎旁阴影缩小，而肺内阴影增大。此时患者可出现体温升高，或其他中毒症状。如果脓肿与其支气管相通，则患者可咯出大量脓液、干酪样物质或死骨碎片。椎旁的脓液也可沿肋间神经和血管的后支，向背部流注，或沿肋骨向远端流注。

(3)胸腰椎结核：胸腰椎结核脓肿的典型形态是葫芦型或哑铃型，即上方一个较小的胸椎椎旁脓肿与下方的腰大肌脓肿相连。因重力关系一般上方脓肿较小，下方脓肿较大。下方腰大肌脓肿多为单侧性，当椎体破坏严重时亦可有双侧腰大肌脓肿存在。胸腰椎结核脓肿有时还可沿肋间血管神经束下行，在腰背部形成脓肿，如可沿最下胸神经或最上腰神经下行，在腰上三角或腰三角(亦称腰下三角)，形成腰上三角脓肿或腰三角脓肿。胸腰椎结核脓肿破溃形成瘘管，因其路径曲折，穿越胸腰椎两部分，常给治疗带来困难。胸腰椎结核瘘管以腰上三角处多见。

(4)腰椎结核：腰椎结核病变由椎体穿破骨皮质和骨膜，向周围软组织侵袭，形成脓肿。腰椎结核一般不形成局限在椎体周围的椎旁脓肿，而是向椎体两侧发展，侵入附着在椎体两侧的腰大肌，在腰大肌及其肌鞘内蓄脓，形成临床常见的腰大肌脓肿。浅层的腰大肌脓肿仅局限在腰大肌鞘膜下，未过多侵入肌纤维，临床上多不影响髋关节的伸直活动。深层腰大肌脓肿多在肌纤维深层，腐蚀破坏肌纤维，使其变性，整个腰大肌为脓肿充满。深层腰大肌脓肿临床上常影响髋关节伸直。

通常腰大肌脓肿在椎体破坏多的一侧，当椎体两侧均有严重破坏时，则两侧均可有腰大肌脓肿发生。随着病情的发展，脓液逐渐增多，脓肿内压增高，在重力以及肌肉收缩影响下，脓液可沿肌纤维及血管神经间隙下行，形成腰大肌流注脓肿。脓液沿腰大肌下行，在髂窝腰大肌扩张部形成髂窝脓肿；再向下行至腹股沟处形成腹股沟部脓肿(即下腹壁脓肿)。

腰大肌在腹股沟韧带下方是个窄颈，当腹股沟部脓肿内脓液继续增加，内压增高，脓肿可向下腹壁突出.一旦破溃即形成腹股沟部瘘管。而当腹股沟脓肿的脓液突破腹股沟下方窄颈，可在股动静脉外侧进入股三角顶部。此后脓液可有数个蔓延途径：①沿着髂腰肌至其附着处小粗隆(小粗隆长期浸泡在脓液中，可继发小粗隆结核)，脓液绕过股骨上端后方，至大腿外侧形成大腿外侧脓肿，脓液继续向下沿阔筋膜流至膝关节附近形成脓肿；②脓液经股鞘沿股深动脉行走，在内收肌下方，向浅层蔓延，在大腿内侧形成大腿内侧脓肿；③脓液沿髂腰肌下行至小转子后，经梨状肌上、下孔沿坐骨神经蔓延至臀部，形成臀部脓肿；④脓肿穿破髂腰肌滑囊，若此滑囊与髋关节相通，脓液即可进入髋关节，久之亦可引起继发性髋关节结核。反之，髋关节结核脓肿亦可经此途径逆行向上引起腰大肌脓肿。

有时深层腰大肌脓肿的脓液还可沿最上腰神经，穿过腰背筋膜在腰三角处形成腰三角脓肿(或称腰下三角脓肿)。极少数情况下可有腰大肌脓肿的脓液，向上越过膈肌脚，于胸椎椎旁形成脓肿。

腰大肌流注脓肿随着病情发展，16.6％可穿破皮肤形成瘘管核瘘道，导致混合感染，给治疗带来困难。少数情况下脓肿可穿入结肠、乙状结肠、直肠，形成内瘘。文献报道还有腰椎结核脓肿侵蚀穿破腹主动脉，引起大出血者，实属罕见。

(5)腰骶段脊柱结核：腰骶段脊柱结核因重力作用，脓液大多在骶前汇集形成骶前脓肿，当脓肿及张力较大时，骶前脓肿向上可侵入两侧腰大肌内侧，形成腰大肌脓肿，并向下流注，形成腹股沟部和大腿内侧脓肿。有时骶前脓肿亦可向后沿梨状肌出坐骨大孔至臀部和股骨大粗隆处形成脓肿，甚至可出盆腔经直肠后间隙达会阴部，形成会阴部脓肿，脓肿破溃后则形成瘘管。当腰骶椎结核病变处于急性期，病灶以渗出性为主时，脓肿迅速增大并呈高压状态，与前方的腹腔空腔脏器如结肠、直肠、膀胱等粘连并腐蚀之，脓肿即可穿入这些空腔脏器形成内瘘。这种病理虽不多，但常给临床治疗带来困难。

(6)骶椎结核：脓液汇集在骶骨前方的凹面，形成骶前脓肿。脓肿内压力增高时，脓液也沿梨状肌经坐骨大孔而注到大粗隆附近，或经骶管注到骶管后方。

### (二)脊柱结核的类型

脊柱结核一般表现为三种类型：椎体中央型、椎体边缘型和椎间盘周围型。

1.椎体中央型结核　椎体中央型结核约占脊柱结核的12％。儿童的椎体很小，外面还包围一层相当厚的软骨外壳，其中心骨化部分很小，因此，无论其原发病灶位于椎体正中或偏于一侧，病变都属于中央型。成人椎体较大，病变发展较慢，但也逐渐波及整个椎体。有少数中央型结核病变，长期局限于一个椎体之内而不侵犯椎间盘，并不侵犯相邻椎体。这种病变可能引起椎体中央塌陷和脊柱畸形，常被误认为肿瘤。

与其他松质骨结核一样，椎体中央型结核病变以骨坏死为主，死骨比较常见。少数病例死骨吸收后形成骨空洞，空洞内充满脓液和干酪样物质。病椎受压后可产生病理压缩性骨折，椎体前缘压缩较多，因而在侧位X线片上病椎呈楔形，但与两个椎弓根相连。病理骨折后，碎骨片或死骨可被推挤到椎体周围，并可压到椎管内，压迫脊髓造成截瘫。

2.椎体边缘型结核　此型结核仅占脊柱结核的10.2%。10岁以上的儿童边缘型病变较多，二次骨化中心出现以后，边缘型病变更多一些。病变可发生于椎体上下缘的左右侧和前后方，因椎体后缘靠近椎管，故后方病变容易造成脊髓或神经根受压迫。早期的边缘型病变位于骨膜下，以后可向椎体的深处发展，或侵犯椎间盘和邻近椎体。

边缘型病变以溶骨性破坏为主，死骨较小或无死骨。椎体上下缘的边缘型结核更易侵犯椎间盘。

3.椎间盘周围型结核　椎间盘周围型结核占33%。此型结核始于椎体骨骺的前缘，以后破坏邻近的椎体终板，通过前纵韧带扩散到邻近椎体。即使广泛破坏的病例，椎间盘仍有残留，这与化脓性感染不同。病变侵犯椎间盘后，X线片显示椎间隙狭窄，这是因为：①软骨板穿破后髓核流出而消失；②软骨板坏死、变薄或破碎；③坏死游离的软骨板和纤维环受压后可突入椎体内、椎间盘前方、两侧和后方，后者为造成脊髓或神经根受压的常见原因。

### （三）脊柱畸形的形成和发展

脊柱结核最常见的畸形是后凸，即驼背。侧凸畸形比较少见，而且多不严重。产生后凸畸形的机制有：①病变椎体受压后塌陷；②受累椎间隙狭窄或消失；③椎体的二次骨化中心被破坏，椎体的纵向生长受到阻碍；④后凸畸形发生后，躯干的重心前移，椎体前缘的压力加大。按压力大骨骺生长减慢的原理，病灶附近健康椎体前缘的生长也受到阻碍，以致这些椎体都可能变为前窄后宽的楔形，使后凸畸形加重。胸椎原有生理性后凸弧度，再加上病理性后凸畸形，外观上畸形明显。颈椎和腰椎原有的生理性前凸，一部分后凸畸形被生理性前凸所抵消，因而外观上畸形不明显。受累椎体数目少，但破坏严重的，后凸畸形较尖锐，呈角形驼背。受累椎体数目多，但破坏比较轻的，则呈圆形驼背。

### （四）神经损害的机制

脊柱结核引起神经损害的机制有：①脓肿形成，直接压迫硬膜囊；②坏死骨或坏死的椎间盘压迫；③脊柱后凸畸形。应当指出的是脊柱结核引起的神经损害绝大多数为外源性压迫所致，属于慢性过程。就神经损害程度而言，往往为部分损害，因此，一旦压迫因素除去，神经功能绝大部分可以恢复。

（乔　斌）

# 第八章　代谢性骨病

## 第一节　骨质疏松症

骨质疏松(OP)指单位体积正常矿化骨的骨量减少，骨基质及矿盐平行减少。2001年美国国立卫生院(NIH)提出骨质疏松症是以骨强度下降，骨折风险性增加为特征的骨骼系统疾病。骨质疏松症不仅是泛指骨量减少，更应强调有力学性能降低，由于骨质吸收速度大于骨质形成，多伴有骨折和腰背痛。

**【流行病学】**

骨质疏松是一种全球性疾病，全球病人约2亿人，我国约8400万人(包括骨量减少者，中国老年骨质疏松学会，2004)，占总人口的6.6%。其突出表现为骨折，骨脆性增加，强度降低，最常见部位是椎体、髋部和腕部。白人和黄种人患骨质疏松症的危险高于黑人。据统计，全世界因骨质疏松发生腕骨骨折的患者有160万，预计至2050年将增至450万以上。

年龄是骨质疏松发病的主要因素之一，年龄增大骨质疏松症的患病率增高。我国50岁以上的老人的髋部骨折的发生率南部城市为11.26/10万，北方地区为74.6/10万，平均年龄为67.2岁。其次，在一项关于上海城市和郊区10429名年龄在60岁以上老年人的研究发现，城市居民中骨质疏松症的病人明显多于郊区。原发性骨质疏松症以绝经后的骨质疏松最多见，因此女性显著多于男性。

**【病因】**

1.内分泌因素　在骨质疏松中，正常骨形成与吸收的平衡被破坏。绝经后骨量下降以10倍的速度增长。雌激素可以抑制破骨细胞和影响活性维生素D、甲状旁腺激素、降钙素等激素的作用。直接作用于成骨细胞，使骨量增加，维持骨形成与吸收耦联。最近的研究显示，雌激素可刺激TGF-β，IGF-Ⅰ，IGF-Ⅱ的产生，均能增加骨的形成。绝经后由于雌激素缺乏，可导致骨质疏松。其次孕激素可合成骨细胞受体，使骨量增加，对钙有正效应。由于内分泌原因造成的钙摄入下降也是造成骨质疏松的重要原因。甲状旁腺素可以直接作用于破骨细胞，使骨吸收增加，骨量减少。老年人肾功能不全，1,25-(OH)$_2$D$_3$生成减少，血钙降低，刺激甲状旁腺素分泌。因此随着年龄的增加，甲状旁腺素的含量增加，可以导致骨质疏松的发生。

2.营养因素　病人食物中的钙或者内源性维生素(尤其是维生素D)摄入不足也可导致骨

质疏松。随着年龄的增长，肾脏的1α-羟化酶下降，导致1，25-$(OH)_2D_3$的产生减少，这会招致肠钙吸收减少和尿钙排泄的增加，从而产生骨质疏松。

3.药物因素　长期服用肾上腺皮质激素大于3个月或者使用肝素大于4个月，以及服用部分抗癫痫药物均可引起本病。

**【分类】**

根据有无伴发其他疾病分为原发性和继发性骨质疏松。

1.原发性骨质疏松症主要指退行性骨质疏松，占90%。又分Ⅰ型：绝经后妇女原发性骨质疏松症(PMOP)，由于雌激素下降明显，破骨速度较成骨快，属高转换型；Ⅱ型：老年人原发性骨质疏松症(SOP)，骨量丢失缓慢，属低转换型。绝经后妇女，约历时5～10年，随着增龄也进入老年性骨质疏松症。

2.继发性骨质疏松症占9%～10%，可以由多种原因引起，包括疾病、药物或其他原因引起的骨质疏松症的因素：如遗传疾患、cushing综合征、糖尿病、性功能减退、甲状腺功能亢进、长期应用肾上腺皮质激素、肝素、抗癫痫药物及酒精中毒、风湿病、类风湿病等。

**【临床表现】**

1.骨折病史　是严重并发症，约占20%。脆弱的骨骼受轻微外力即可发生骨折。以原发性骨质疏松症最常见(90%)，多发生于绝经后妇女和老年人，以绝经后5～8年多发。最常见的骨折部位是椎体，其次为桡骨下端骨折。部分病人有明显的外伤史，多数病人外伤较轻微或不明显。

2.疼痛　是最常见的症状，约占58%，女性重于男性。其中腰背痛约占70%～80%，多为钝痛，并向脊柱两侧扩散，久坐、久站疼痛加重。腰背痛中有67%疼痛局限，有束带感者10%，伴四肢放射痛者9%，伴麻木感者4%。若胸、腰椎发生骨质疏松性骨折时，则剧痛。有的无明显症状，仅在X线摄片时发现。

疼痛的原因：①痛觉神经受压：骨的痛觉神经广泛位于骨小梁、皮质骨骨小管内表面的骨内膜上，若椎体发生细微骨折、椎体严重楔状变形，呈双凹征或胸廓、盆骨变形，以及小梁骨的骨板和(或)皮质骨骨小管被吸收等原因，致支持力不能保护痛觉神经时，即出现疼痛；②驼背造成腰背肌群张力增加，肌肉血液循环不良，新陈代谢降低，出现肌痉挛、疼痛。

3.驼背　是继腰背痛后又一重要体征，因椎体内部完全由松质骨构成，易发生骨质疏松改变，导致疏松而脆弱的椎体受压，历时数年后，出现脊柱前屈，致身长缩短。部分病人出现脊柱侧凸或鸡胸等。多见于绝经后骨质疏松的老年妇女。

4.功能障碍　由于骨质疏松脆弱，在重力的作用下，可引起脊柱后凸、侧凸、胸廓畸形，易产生多个脏器功能障碍。其中以呼吸系统肺部疾病发生率较高，可导致肺功能下降，严重者发生呼吸循环障碍。

**【诊断】**

骨质疏松的诊断主要依据以下几点：

1.病史　绝经后妇女或老年人，有易患骨质疏松的危险因素，如种族、生活习惯、运动减少、吸烟、酗酒等。

2.临床表现

1)有不明原因的突然发生的局限型或较广泛的背痛；

2)有骨折或骨折史，无明显外伤史或仅有轻微外伤史；

3)绝经后身高明显下降或有驼背。

3.骨密度测定　椎体 T-score 与 Z-score 低于正常峰骨量，或低于同龄正常人骨密度 2 个标准差以上。

4.骨吸收和骨形成指标测定。

**【治疗】**

骨质疏松的治疗可以根据机制分为骨吸收抑制剂和骨形成的促进剂等。

1.激素替代疗法：雌激素为绝经后妇女骨质疏松的首选药物，应用雌激素替代疗法应尽早开始，用药时间维持 5～15 年。在应用中也出现一些副作用，例如乳腺癌或子宫内膜癌等，配合应用小剂量的孕激素，其益处可明显超过其危险性。常见的雌激素有：尼尔雌醇：1mg/半月；倍美力(复合雌激素)：0.375～0.625mg/d 用药 6～8 周，停药 10d，停药期间服用甲羟孕酮。

2.降钙素具有强抑制破骨细胞骨吸收作用，在近端肾曲小管可加强 1α 羟化酶的活性，促使 25-$(OH)_2D_3$ 转化为 1,25-$(OH)_2D_3$。常见的药物有：鲑鱼降钙素：50～100U/次，肌内/皮下，隔日 1 次；200U/次，鼻内给药，隔日 1 次。益钙宁(鳗鱼降钙素)：10U/次，肌注，2 次/周。

3.双磷酸盐能吸附于骨组织表面，防止磷酸盐晶体的溶解，抑制骨吸收，周期应用，可使骨矿含量恢复平衡。常用药物：阿仑膦酸钠(福善美)。

此外，还有维生素 D 类、钙剂以及雌激素受体调节剂(SERM)等药物。

(杨　辉)

## 第二节　原发性甲状旁腺功能亢进症

**【概述】**

甲状旁腺分泌甲状旁腺激素(PTH)甲状旁腺素是一种可溶于水的多肽，在钙磷代谢平衡、细胞凋亡、骨骼代谢等代谢方面起重要作用。原发性甲状旁腺功能亢进症(PHPT)简称甲旁亢，是由于甲状旁腺激素分泌过多引起一系列代谢异常性疾病，临床表现为高血钙、低血磷、高尿钙、骨损害及肾结石等，是一种可经手术治愈的疾病。近年来此病已非罕见，发病是仅次于糖尿病和甲状腺功能亢进而居第三位的内分泌疾患。

**【发病机制】**

甲状旁腺的生理功能是分泌甲状旁腺素，其作用是调节体内钙的代谢，维持体内钙、磷的平衡。甲状旁腺素对血钙的调节是通过肾脏、骨骼和肠道三个器官完成的。能促进破骨细胞作用，使骨钙(磷酸钙)溶解释放入血，血钙和血磷浓度升高；同时能抑制肾小管对磷的回吸收，使尿磷增加，血磷降低；同时加强肾小管对钙的回吸收，使尿钙减少，血钙增加；促进近端肾小管 25-$(OH)_2D_3$ 羟化为 1,25-$(OH)_2D_3$ 的过程，增进小肠粘膜对钙的吸收。因此，当甲状旁腺功能亢进时综合表现为高血钙、高尿钙、低血磷和高尿磷，甲状旁腺功能低下即出现血钙降低，血磷降低，同时尿钙、尿磷含量均降低。

甲状腺滤泡旁细胞(C细胞)产生一种与甲状旁腺素有拮抗作用的激素，即降钙素(CT)，有抑制破骨细胞的作用，从而抑制骨溶解，并能作用于肾脏，增加尿中钙、磷排出，使血钙降低。

甲状旁腺素和CT分泌均不受垂体控制，而与血钙离子浓度存在着反馈关系。当血钙过低时可刺激甲状旁腺素和抑制CT的合成与释放，从而使血钙升高，血磷降低；相反血钙过高时，则抑制甲状旁腺素和刺激CT的合成和释放，使血钙向骨骼转移，血钙降低，从而使血钙、磷浓度达到平衡。当血清钙的正常反馈被破坏而产生过多的甲状旁腺素时，可发生甲旁亢。

**【病因病理】**

目前病因不明。部分病人有家族史，系常染色体显性遗传，有的病人可能与颈部X线放射有关，还有学者报告生长因子的异常表达与甲旁亢有关。本病中单发甲状旁腺腺瘤约占80%～9%，多发腺瘤约占1%～6%，所有四个旁腺的增生约占6%～12%，腺癌少见约占1%～2%，积水潭医院收治此病78例，单发腺瘤占90%。部分病例是Ⅰ型多发性内分泌腺瘤综合征(MEN-I)的表现之一。由于病变的甲状旁腺自主性分泌过量的甲状旁腺素，且不受血钙的反馈作用，因此，血钙持续升高。

**【临床表现和分型】**

本病可见于任何年龄，多见于25～65岁，女性多见，包括无症状及症状型两类，所谓无症状型病例指普查时因血钙增高或测定骨密度时骨密度减低而被确诊，其实术后病人常能意识到原先术前所存在的一些症状，所以真正的无症状病例并不一定存在。本病起病缓慢，症状多样，症状和体征通常是来自泌尿系统和骨骼的病变，以及高血钙引起的症状。早期无特异性表现，常延误诊断，易被误诊为各系统疾病。我国目前多数报告中以症状型多见。按其症状可分为以下三种类型：

1.骨型　以骨病为主，国内报告此型最常见，部分学者认为此型常为甲旁亢的晚期表现，主要表现为广泛的骨骼脱钙病变及骨膜下骨吸收，在第二或第三中节指骨的桡侧最明显，严重者表现为全身性纤维囊性骨炎(VonRecklinghausen病)。X线显示骨质疏松、骨皮质变薄、变形及骨内多数透明的囊状影，颅骨和手出现较早，且较明显。病变部位可有疼痛，结节状增生，凹凸不平或弯曲，以负重骨较明显，易发生病理骨折。此型最易误诊为骨病，部分病人并为此进行了不同的骨科手术，术后因症状无改善而进一步检查才确诊。此型瘤体常常较大，部分可在颈部检查时触及肿块。

2.肾型　主要表现为尿路结石，部分病例可表现为肾实质广泛钙盐沉积，晚期可出现肾功能损害。这与甲旁亢尿中磷酸盐排出增多，碱性增强，有利于形成结石有关。对尿路结石进行筛查，发现有约4%患有甲旁亢。

3.肾骨型　为二者混合型，表现有尿路结石和骨骼改变。

部分病人可伴有胃、十二指肠溃疡，可能与血钙过高刺激胃泌素分泌有关；部分病人可并发胰腺炎、胆结石；部分病人还可出现情感障碍等。

**【诊断】**

主要根据临床表现,结合实验室检查、定位检查来明确诊断。①血钙测定:是发现甲旁亢的首要指标,常增高,>3.0mmol/L。应注意血钙增高常呈间歇性,故应重复检查。血清总钙受血浆蛋白影响,测定离子钙更有意义;②血磷常降低,<0.65～0.97mmol/L;③以骨病变为主者血碱性磷酸酶明显增高;④尿钙排出量增高(限钙饮食后高于5mmol/24h),尿磷排出增加。尿中环腺苷酸(cAMP)排出量明显增加;⑤甲状旁腺素测定值增高。根据以上检查大多数病例可明确诊断。诊断不明时,还可进行肾小管回收磷(TRP)试验、快速静脉输钙试验及骨活检等可帮助诊断。甲状旁腺素值增加及高钙血症联合存在是甲旁亢的特征性表现。诊断时应注意与引起高血钙的其他疾病及非甲旁亢所致的肾结石和骨病变鉴别,检查其他内分泌腺排除多发性内分泌瘤。

甲状旁腺病变可通过B超、同位素$^{99m}$Tc-sestamibi扫描、CT或MRI来作出定位检查。

**【治疗】**

从改善症状及纠正代谢两方面看,手术对有症状和无症状型甲旁亢均有益处,所以外科手术是一有效治疗PHPT的方法,手术方式近年来有缩小趋势,对于定位定性诊断均明确的单发病变可行小切口直接病灶切除或在腔镜下进行,定性明确定位不明确者应行双侧颈部探查术。病灶切除后,常于4小时至72小时即出现低钙症状,予以静脉推注10%葡萄糖酸钙或氯化钙10～20ml,每日2～3次,或将10%葡萄糖酸钙50～100ml加入10%葡萄糖500ml溶液中静脉持续缓慢滴注,近年采用钙剂持续输液泵泵入获得较好效果,两周左右血钙接近正常。由于术前存在严重骨缺钙,故术后常需口服补充钙剂0.5～1年。若术后血钙无降低,甲状旁腺素仍增高,应考虑是否为多发病灶,必要时再次手术探查。早期病例疗效良好,晚期已有明显骨畸形、肾功能损害者疗效较差。

骨骼病变的处理:伴随病变甲状旁腺的切除,骨形成明显增强,术前存在的骨质疏松、骨囊肿、骨痛逐步缓解,骨折愈合加速,对于新鲜病理骨折,若对位不佳,建议在甲旁亢手术的同时或近期即行骨折复位固定术,避免畸形愈合再矫正;对其他已存在的骨畸形以甲旁亢术后骨质疏松得到一定缓解后再手术为佳,以利于手术固定及骨愈合。

甲状旁腺危象的处理:由于血钙浓度高达4～5mmol/L,病人表现以进行性发展的肌肉无力,恶心呕吐、消瘦、疲劳、昏睡和谵妄为特征。应尽可能在做好术前准备及使血钙浓度降低的同时积极准备手术。包括对症、输液、利尿、降血钙药物(降钙素、磷酸盐)的应用,尽快施行手术。因为决定性的治疗是切除功能亢进的甲状旁腺组织。

(李洪钊)

## 第三节　甲状腺功能异常

甲状腺激素有促进人体蛋白质、碳水化合物、脂肪和矿物质循环的作用。甲状腺激素过多会引起蛋白质分解代谢增强和结缔组织丢失;甲状腺激素不足则会导致骨的生长发育障碍。

很多因素可导致甲状腺功能异常,如自体免疫功能发生变化会导致桥本甲状腺炎等。此外甲状腺疾病可伴有其他关节疾病和自体免疫疾病，如系统性红斑狼疮和类风湿关节炎。本节主要讨论甲状腺疾病的骨骼肌肉系统表现。

## 一、甲状腺功能亢进症

甲状腺功能亢进症（简称甲亢）系指由多种病因导致甲状腺激素分泌过多引起的临床综合征。按病因分类为甲状腺性甲亢、垂体性甲亢、伴瘤综合征和（或）人绒毛膜促性腺激素（HCG）相关性甲亢、卵巢甲状腺肿伴甲亢、医源性甲亢和暂时性甲亢等。Graves 病是最多见的甲亢，是一种伴甲状腺激素分泌增多的器官特异性自身免疫病。部分病人可伴有其他自身免疫病，如重症肌无力、类风湿关节炎、系统性红斑狼疮、特发性血小板减少性紫癜、恶性贫血、萎缩性胃炎等。

**【临床表现】**

甲亢的临床表现包括疲劳、虚弱、神经过敏、怕热多汗、体重减轻、心动过速、心悸、食欲亢进、多食消瘦等高代谢症候群以及心血管、神经、消化系统的相关症状。

肌肉骨骼系统的表现为部分病人出现甲亢性肌病、肌无力及肌萎缩，多见于肩胛与骨盆带肌群。周期性瘫痪多见于青年男性病人，原因不明，发作时血钾降低，但尿钾不高，可能由于钾转移至肝及肌细胞内所致。重症肌无力可发生在甲亢前、后，或同时起病，二者同属自身免疫病，可发生于同一有自身免疫缺陷的病人。

甲亢病人的骨骼异常主要为过多的甲状腺激素促进骨质吸收所导致的骨质疏松。病人可出现腰背痛等症状，甚至出现骨折和畸形。甲亢性骨质疏松不仅发生在脊柱，也发生在骨盆、颅骨、手足等部位。甲状腺激素既增强破骨细胞的作用又增强成骨细胞的作用，且对皮质骨的作用强于松质骨，但破骨作用强于成骨，骨质吸收表现得更为明显。

**【实验室检查】**

甲亢病人的血清钙可以升高，但通常不会出现严重的或持续性的高钙血症。此外，甲亢病人还会有血磷和碱性磷酸酶的升高以及高尿钙症。这些变化与骨代谢增强后的负钙平衡相关，但具体的发生机制尚不明确。尽管在甲亢病人中甲状旁腺功能亢进发生的几率会有所升高，但甲状腺激素导致的钙动员与甲状旁腺并不相关，事实上，甲亢导致的高血钙反而会使降钙素和甲状旁腺激素的分泌减少。

**【X 线表现】**

甲亢性骨质疏松总的表现为骨的质量和数量都降低，骨小梁减少、变细，骨皮质变薄，骨密度降低。脊柱椎体密度减低并可见栅栏状骨小梁，并出现双凹变形。椎体压缩骨折多见于胸腰段。

**【诊断和治疗】**

典型病例依据病史和临床表现即可诊断。不典型甲亢的确诊有赖于甲状腺功能检查和其他必要的特殊检查。包括血清甲状腺激素测定、血清总甲状腺素测定、促甲状腺激素测定、促甲状腺激素释放激素兴奋试验、甲状腺摄碘率、三碘甲状腺原氨酸抑制试验和甲状腺自身抗体测定等。

甲亢的治疗包括药物治疗、放射性碘治疗及手术治疗三种。在甲状腺功能正常稳定后，甲亢病人的骨质疏松会有一定程度的好转。在判断治疗中骨质改善情况时，参考手足皮质骨的变化要比参考脊椎松质骨更为准确：

## 二、甲状腺功能减退症

**【概述】**

甲状腺功能减退症（简称甲减），是由多种原因引起的甲状腺激素合成、分泌或生物效应不足所致的一组内分泌疾病。按起病年龄可分为三型。起病于胎儿或新生儿者，称呆小病；起病于儿童者，称幼年型甲减；起病于成年者为成年型甲减。病情严重时各型均可表现为粘液性水肿。其中幼年型和成年型甲减既可原发于甲状腺本身病变，也可继发于垂体或下丘脑病变。呆小病则主要属于原发性甲减，其中地方性者主要见于缺碘性地方性甲状腺肿流行区。

**【临床表现】**

一般取决于起病年龄。成年型甲减主要影响代谢及脏器功能，及时诊治多属可逆性。发生于胎儿和婴幼儿时，由于大脑和骨骼的生长发育受阻.可致身材矮小和智力低下，多属不可逆性。

成年型甲减多发于中年女性，一般表现有怕冷、少汗、乏力、少言懒动、动作缓慢、体温偏低、食欲减退而体重不减或增加。此外还表现出精神神经系统、心血管系统、消化系统和内分泌系统的相关症状。其肌肉骨骼系统的临床表现主要为肌软弱乏力，可有暂时性肌强直、痉挛、疼痛等，偶见重症肌无力。嚼肌、胸锁乳突肌、股四头肌及手部肌肉可出现进行性肌萎缩。少数病例有肌肥大，叩击肌肉时可引起局部肿胀。肌肉收缩后迟缓延迟，握拳后松开缓慢。腱反射的收缩期正常或延长，但迟缓期呈特征性延长，常超过350ms（正常240～320ms），其中跟腱反射的半迟缓时间延长更为明显，对本病有重要诊断价值。粘液性水肿病人可伴有关节病变，偶有关节腔积液。成年型甲减的骨异常较为少见，甲减引起钙的转换率降低，抑制骨形成和骨吸收，有时在骨折的甲减病人中由于软骨内骨化受到抑制而影响骨折愈合。

呆小病病人智力低下，常见听力障碍和语言障碍。身材矮小，下部躯干短小，头部较大，生后囟门闭合延迟，手掌宽而指短，扁平足多见，步态不稳呈鸭步，眼距增宽，鼻梁扁塌。

**【X线表现】**

骨化中心出现延迟，主要表现为腕跗骨化骨核及管状骨二次骨化中心出现较晚。骨龄落后，骨骼发育迟缓。骨骼变形，骨骺骨化不均，呈斑点状骨化如股骨头扁平，股骨颈短，呈髋内翻畸形，脊柱软骨内成骨障碍，椎体变扁。干骺端有时出现致密生长障碍线，或致密带，骨骺闭合延迟。严重者有骨质疏松，骨密度减低，骨皮质变薄。

**【诊断和治疗】**

除临床表现外，甲减主要依靠甲状腺功能检查确立诊断。

任何类型的甲减均须使用甲状腺激素替代治疗，永久性者需终身服用。甲减主要由自身免疫性甲状腺炎、缺碘、放射治疗和手术等所致，如及早预防可减少发病。

（李洪钊）

## 第四节 维生素C缺乏症

**【病因和病理】**

维生素C也称抗坏血酸，在人体内不能合成，但广泛存在于新鲜蔬菜和水果之中。母乳中的维生素C含量较多。故维生素C缺乏症（坏血病）多见于人工喂养的5～10个月婴儿或长期缺乏新鲜菜、水果的成人。

机体缺乏维生素C所引起的改变，以血管和骨骼最大，可使血管壁内皮细胞之间的粘合质缺乏，因而血管壁渗透性增加，引起出血倾向，亦可发生造血功能减退，重者可出现无出血的贫血症状。在骨骼系统因成骨细胞不能形成，或形成后不能产生骨样组织，造成骨质疏松。此外，软骨的形成也受到一定影响。

**【临床表现】**

临床主要症状是四肢肌肉和骨膜下出血引起肢体疼痛，好发于关节附近，如膝、肩、踝、腕等处，而髋和肘关节则较少侵犯。病儿关节肿胀，常取屈曲位，活动受限。出血多者可有烦躁不安、面色苍白和低热。肱骨上端、股骨下端和胫骨上端易发生病理性骨骺分离。

出血倾向还表现为牙龈肿胀和出血。牙齿松动、脆弱。皮肤及粘膜可见点状出血。疾病严重者可发生吐血、血尿、食欲不佳、消瘦、进行性贫血、发热、肺炎或死亡。

**【X线表现】**

软骨细胞成熟后不能被骨样组织替代，先期钙化带增厚，可呈碎片状骨折。干骺端成骨作用被抑制，成骨细胞不能形成骨样组织或被未分化的纤维细胞所替代，在先期钙化带下方有一透亮带，此带的宽度指示病程长短与严重的程度。骨质疏松，骨小梁稀少、密度减低呈斑点状，有时骨小梁完全不见，显示为磨砂玻璃状，皮质菲薄。

**【诊断和治疗】**

根据维生素C缺乏的病史和典型所见，可得出明确诊断。

治疗上对人工喂养的婴儿或长期未食新鲜蔬菜和水果的成人都应加服橘汁或维生素C片剂，也可用维生素C注射，同时给予新鲜蔬菜和水果。骨骺分离移位不多者无须手法复位，移位多者手法复位后适当外固定。

（李洪钊）

# 第九章　骨与软组织肿瘤和瘤样病变

## 第一节　骨软骨瘤

**【概述】**

骨软骨瘤，又称外生骨疣，是一种多发于长骨干骺端的骨性隆起，起源于软骨生长板的外围，是一种骨与软骨形成的发育畸形，还可见于具有软骨生长的任何骨上。这是一种最常见的骨原发肿瘤，约占骨原发肿瘤总数的20%；在所有骨肿瘤中仅次于转移性肿瘤排在第二位。骨软骨瘤患者有单发和多发之分，单发患者占绝大多数，单发与多发的比例约为8～10∶1。多发患者常有家族史，为常染色体显性遗传，遗传性的多发骨软骨瘤又被称为骨干骺续连症或家族性骨软骨瘤综合征。

骨软骨瘤形成于骨成熟前的任何年龄，最初发现年龄一般在5～15岁，男性多于女性。凡软骨化骨的部位均可发生骨软骨瘤，多见于四肢长骨的干骺端，和躯干的上下肢带骨。膝关节上下最为常见，其次是腕关节、踝关节、肱骨上端和股骨上端。手足的小骨少见，骨膜化骨的部位不发生骨软骨瘤。

**【临床表现】**

通常表现为关节周围生长缓慢的、无痛性的、质硬的包块。部分患者在剧烈活动时或疲劳活动后有患部的疼痛和酸胀不适。症状的产生多与肿块对周围软组织的机械压迫有关，长时间的这种摩擦和压迫可使患部发生滑囊炎也可引起疼痛。偶然情况下，外伤造成的窄基型骨软骨瘤的蒂骨折，也是引起突发疼痛的原因之一。较大或较浅部位的包块对外观的影响也是患者前来就诊或要求治疗的一个重要原因。在成人，无外伤突然出现的疼痛和包块增大常预示着有恶变的可能。

家族性骨软骨瘤综合征常表现为各长骨端和关节周围的包块。患者多矮小，经常伴有Madelung畸形、桡骨头脱位、膝外翻等多种畸形。

**【影像学检查】**

典型X线表现是长骨干骺端的骨性隆起，隆起方向多与关节方向相反，肿物表面光滑或有菜花状的软骨钙化。肿物包绕的皮质骨完整并与宿主骨的皮质相连，肿物包壳内的松质骨与宿主骨髓腔松质骨相通。骨软骨瘤外形多样，一般可依其蒂部的情况分为窄基型和阔基型。CT 可以帮助我们更进一步地看清肿瘤与宿主骨的皮质和髓腔的关系，看清皮质的完整性，看清软骨帽的厚薄及钙化情况，看清与周围结构和血管神经的关系。

在成人，骨软骨瘤表面部分的迅速增大，表面皮质的破坏和不连续，CT 示软骨帽的增厚和软组织肿块的形成，同位素骨扫描时软骨帽同位素摄取量的增加，都是考虑骨软骨瘤恶变的有力佐证。

**【病理表现】**

骨软骨瘤的大体标本为骨性包块表面被覆着一层半透明的软骨组织，表层可能覆盖与相邻组织之间间隔的纤维膜。骨软骨瘤在生长阶段时软骨帽较厚，可达 5～10mm，而在成熟的骨软骨瘤，软骨帽厚度平均为 3～5mm。关于软骨帽的厚度与肿瘤活跃程度的关系，一般认为骨软骨瘤的软骨帽厚度不应超过 10mm，而若超过 25mm，则高度怀疑恶变。

镜下，生长期的骨软骨瘤的软骨帽由柱状排列的软骨细胞构成。其下是肥大细胞层、退变的基质钙化层和骨小梁。软骨帽和骺板的生长机制很相似。

**【治疗及预后】**

肿瘤的去除当以手术方法切除，但不是所有的骨软骨瘤都必须切除，我们将手术的适应证掌握为：①肿瘤的原因造成局部的疼痛不适和功能障碍。②为纠正畸形和预防将要发生的畸形。③肿块较严重地影响了患者的外观。④怀疑有恶变的倾向。⑤发生在扁平骨，特别是骨盆和肩胛骨上的骨软骨瘤，恶变的几率较高，可能的情况下应予切除。

骨软骨瘤切除后复发的几率非常低，软骨帽的残留是复发的关键，所以其能否完整切除就显得至关重要。而过去曾认为的必须将软骨帽外覆盖的纤维膜一同切掉的要求现在看来似可不必。

骨软骨瘤的预后主要与其所造成的畸形严重程度有关。

骨软骨瘤可以恶变，主要恶变为软骨肉瘤。单发骨软骨瘤的恶变率小于 1%，而多发家族遗传性骨软骨瘤的恶变率要高得多，其单个瘤体的恶变率达 5%～10%。恶变为软骨肉瘤的病变须行广泛的大块切除，而当是否恶变不能确定时，活检就显得尤为重要。

（魏成金）

## 第二节 骨巨细胞瘤

**【概述】**

骨巨细胞瘤（GCT）是最常见的骨原发肿瘤之一，这是一种侵袭性强，组织学上富于血管，大量梭形、卵圆形的单核基质细胞间均匀分布着大量多核巨细胞的肿瘤。前人对该病的研究经历了百余年的历史，之前应用最多的名称是破骨细胞瘤。1940 年，Jaffe 分类中确立了骨巨细胞瘤的名称，并对该病进行了详细地描述，将其作为一种良性侵袭性肿瘤从众多相似组织学特征肿瘤中分离出来。WHO 将其定位为侵袭性潜在恶性肿瘤。它是单独的一类肿瘤，尚不能确定其组织来源。骨巨细胞瘤生物学行为表现为多样性，组织学表现与预后的关联性较差：局部易复发，也可以发生转移，肺转移为主且并不少见，转移同肿瘤的组织学分级并不明显相关。但同其他高恶性肿瘤相比，骨巨细胞瘤的肺转移发生的少而晚，转移灶亦生长缓慢。其他骨或软组织的转移偶尔也可看到。

骨巨细胞瘤自身无论在组织学上还是在临床表现上都呈现了较大的良恶性跨度，因此也出现了许多的骨巨细胞瘤的分级系统，其中最有代表性的是 Jaffe(1940)的组织学分级和 Campanacci(1975)的结合临床、影像及病理学的分级。Jaffe 分级在经过半个世纪以后，其对临床指导的不可靠性和病理医生认知的不确定性逐渐表现出来，此分级的意义已逐渐被人们轻视和放弃。而 Campanacci 分级现仍然在临床工作中具有重要意义。

世界范围内，骨巨细胞瘤都是发病率较高的原发肿瘤，在亚洲，尤其在中国，其发病率比西方国家高出数倍，美国 Dahlin 的统计，骨巨细胞瘤(包括良、恶)占所有原发骨肿瘤的 4.5%，日本骨科学会的统计占 10.7%，而在中国，据刘子君的统计，多达 14.9%，是美国的 3 倍多。

骨巨细胞瘤的男女发病率基本相等，各家的报道均无明显差别，国外的报道女性稍多于男性。发病年龄是本病协助诊断的特征之一，它通常发生在骨骺闭合以后的青壮年时期，高峰年龄为 20～40 岁，占发病总数的 70%，20 岁以前的患者约为 10%左右，而骨骺闭合前的患者，仅占 2%。

骨巨细胞瘤几乎全身各骨均可发病，最主要发生在四肢长管状骨的骨端，约占 70%～80%。依部位排列顺序一般为：股骨下端，胫骨上端，桡骨远端，肱骨近端，股骨上端，胫骨下端和腓骨上端。其中膝关节周围发病即可占总数的 50%。扁平骨中的脊柱和骨盆也是比较好发的部位，其中骶骨多于脊柱其他部位，脊柱略多于骨盆。

骨巨细胞瘤绝大部分是单发，多发(多中心起源)的骨巨细胞瘤比较少见。

**【临床表现】**

缓慢开始，进行性加重的疼痛是本病的最初，也是最主要的症状。疼痛病史一般可持续数月到半年甚至一年。疼痛由间断性逐渐持续时间加长。伴随着疼痛的加重，肢体邻近关节处可出现肿胀和肿块，压痛明显。肿块较大时，可有皮温升高，触之偶有乒乓球感，甚至出现静脉曲张。因肿瘤发生在骨端，靠近关节，肿瘤较大时势必影响关节的活动，严重时因疼痛原因关节处于被动屈曲位。尽管如此，除非发生病理骨折，引起关节本身的肿胀和积液并不多见。病理骨折并不少见，约占就诊病人的 10%左右。

脊柱的患者随着早期疼痛的加重，数月后开始出现神经症状。躯干的束带感和下肢的无力、麻木，过渡到下肢的运动感觉障碍，大小便的障碍，甚至截瘫。骶骨的骨巨细胞瘤早期所引起的疼痛，鞍区的麻木及坐骨神经区域的症状，经常使患者被诊为腰椎间盘突出症等腰椎疾病而延误治疗。

骨巨细胞瘤一般并不引起发热等全身的症状，除肿瘤巨大后可引起贫血外，实验室检查并无明显异常，碱性磷酸酶不高，血沉不快。

**【影像学检查】**

长管状骨的骨巨细胞瘤发生在骨端(骨骺闭合前的骨巨细胞瘤一般发生在干骺端，而非骺端)，一般就诊患者的病灶极少小于 2～3cm，最常见为 5～7cm，治疗较晚者可达 10～20cm。

肿瘤为松质骨内的溶骨性破坏区,大部分呈地图样改变,偏心生长,向所偏一侧膨胀,肿瘤的横径一般不小于纵径(即无沿骨干长轴生长的趋势)。溶骨区边缘一般较清楚,部分病例可有明显的硬化缘,硬化较好者可见"皂泡征",无硬化缘者松质骨边缘往往可见筛孔样的改变。膨胀后的包壳可以很完整,也可呈断续状,部分侵袭性较强者无明显包壳,形成软组织肿块,但一般没有骨膜反应。

脊柱病变主要发生在椎体,胸腰椎较多,颈椎稍少,典型表现是椎体负重区域受压塌陷,肿瘤包壳向椎体两侧膨胀。附件可以受累但单独发病较少。骶骨病变一般从上部骶骨开始并有偏心膨胀。

骨盆以Ⅱ区和由Ⅱ区扩展到Ⅰ区或Ⅲ区的病变较多,单纯Ⅰ区或Ⅲ区的病变相对较少。

CT 在肢体骨巨细胞瘤主要目的,一为看清肿瘤内部情况:实性成分与液性成分相混杂,CT 值接近肌肉,增强后强化明显。肿瘤区无残存骨,平片上看到的皂泡是包壳上骨嵴的投影。二为看清骨包壳的厚薄,完整性,关节软骨下骨的情况,软组织包块和与血管神经关系的情况。在脊柱病变,CT 的优势更加明显,肿瘤的侵及范围,椎管内脊髓及神经根的受压情况,骶骨肿瘤的软组织包块及与盆腔脏器的关系均可很好显示。CT 的另一个重要作用就是在其引导下行肿瘤穿刺活检,主要应用在脊柱、深在且病灶较小的骶骨、骨盆肿瘤。

在 MRI 的影像中,$T_1$ 呈低或中度加强信号,$T_2$ 呈高信号。MRI 除能三维地显示肿瘤及相邻结构的关系外,在显示髓腔病变范围,脊髓受压情况上有独到之处。

对于肢体的、使血管神经严重受压的巨大肿瘤;骨盆Ⅱ区的较大肿瘤;骶前包块较大的骶骨肿瘤;范围较广的脊柱,特别是上颈椎肿瘤;术前的血管造影及必要时的血管栓塞,无论对术前增加认识,还是对术中减少出血,都有重要意义。

骨扫描对局部的骨巨细胞瘤来说没有明显的特异性,其意义在于除外多发病灶的可能。

## 【分级】

1.Campanacci 分级系统

Ⅰ级(静止性):病情平稳,症状轻微,肿瘤包壳完整,有硬化缘,肿瘤血运不丰富,组织学 1 级,约占 10%。

Ⅲ级(侵袭性):肿瘤发展迅速,易发生病理骨折,破坏区边缘不清,没有包壳或仅剩少部分,肿瘤突破皮质形成软组织肿块,血运丰富,增强明显,组织学 2～3 级,约占 10%～20%。

Ⅱ级(活动性):介于前两者之间,组织学 2 级。此级最多。

2.Jaffe 的组织学分级　主要是依据单核基质细胞所占的多少和其异型性情况,核分裂情况。此分级就肿瘤局部的生物学行为还是有较好的指导意义的,但它与转移的情况和预后差异的相关性较差,使得人们逐渐放弃了对它的使用:

无论骨巨细胞瘤怎样分期或分级,也不论是 Dahlin 分为良恶性,还是 Mirra 认为的只有低恶和高恶之分,确实有一少部分骨巨细胞瘤的表现和生物学行为从一开始就是恶性肿瘤,这可以占到 10%左右。另外还有一部分是继发于骨巨细胞瘤恶变的恶性肿瘤,包括富含巨细胞的骨肉瘤和纤维肉瘤,恶性纤维组织细胞瘤,这其中的一个主要原因是由于放疗所致。

另外,骨巨细胞瘤的确存在着良性转移的情况,活跃性甚至于静止性的肿瘤,组织学上完全没有恶性表现,也可出现肺转移,并且转移灶的组织学也是良性。这种肺转移完全不同于恶性肿瘤的肺转移，静止或发展缓慢而患者可长期存活。

**【病理表现】**

1.肿瘤大体标本　肿瘤组织呈淡紫红色或黄褐色，质软松脆，其间可见出血，黄色的团块状坏死和大小不等的、内为棕黄色或紫红色液体的囊腔。当合并动脉瘤样骨囊肿时，可见较大的纤维囊壁及间隔完整的血腔。病变位于骨端，偏心，膨胀严重时，骨包壳可变得非常薄且骨性结构已不连续，此种包壳临床上可触及乒乓球感。更进一步肿瘤可突破包壳，形成软组织肿块，仅以假包膜与正常软组织间隔。肿瘤一般不侵犯关节软骨，但少见情况下，肿瘤可通过密切附着于骨表面的韧带和肌腱起止点向外播散。当大片的关节软骨下的骨质被肿瘤侵蚀时，关节软骨失去支撑，发生塌陷和扭曲变形，此时肿瘤的包壳还可能是连续的，并非通常的病理骨折所造成的肿瘤随出血蔓延到周围软组织中。

2.肿瘤镜下所见　骨巨细胞瘤主要由两种细胞构成——单核的基质细胞和多核的巨细胞。基质细胞的分化和多少决定肿瘤的性质，所以骨巨细胞瘤的分级也是以镜下基质细胞的生物学表现为依据的。多核巨细胞所占比例并不一定，但大都分布均匀，其外形与包膜边界不规则，胞浆丰富，有时含空泡，每个细胞的体积与含核数目均有不同，可见含有数十或数百个核的巨细胞。单核基质细胞有圆形、卵圆形或梭形，核大，染色质少，可见核仁，核分裂少见。肿瘤组织富于血管，常见出血，血管内有时可见肿瘤细胞浸润，这可能是巨细胞瘤发生转移的原因。还可见纤维细胞，胶原纤维，泡沫细胞，新生骨和软骨组织，淋巴细胞浸润。

多核巨细胞是骨巨细胞瘤镜下的标志，但实际上组织学上含有巨细胞的肿瘤还有很多，诊断时需特别注意。它们包括：非骨化性纤维瘤，软骨母细胞瘤，骨化性纤维瘤，软骨粘液样纤维瘤，骨母细胞瘤，动脉瘤样骨囊肿，甲旁亢棕色瘤，骨囊肿，纤维异常增殖症，骨肉瘤等。

**【鉴别诊断】**

骨巨细胞瘤高发，影像学表现上有其自己的特点，所以典型病例诊断并不困难，但实际工作中仍有大量不典型病例需与很多种肿瘤相鉴别。常见的情况有：

动脉瘤样骨囊肿常见于干骺端，但当其发生于或侵犯到骨端时，偏心和膨胀的情况易与骨巨细胞瘤相混。CT 显示出的液平面会对鉴别有所帮助。

非骨化性纤维瘤虽然是皮质性疾病，但当其向骨内膨胀较大，达到对侧皮质时，就与骨端静止或部分活动性的骨巨细胞瘤易混淆。但相对症状较轻，年龄较小。

软骨母细胞瘤和骨巨细胞瘤虽都发生在骨端(骺端)，但因发病年龄的差别，肿瘤大小和关节症状的差别，区分不清的情况很少见。

当甲旁亢全身症状和骨质疏松还不明显时，骨端单发的棕色瘤易与骨巨细胞瘤，转移瘤，骨囊肿等相混，血钙和碱性磷酸酶的升高有助于诊断。

发生于股骨颈和粗隆部的骨囊肿或有囊性变的纤维异常增殖症，在临床上与骨巨细胞瘤相混淆最为常见，还经常是以病理骨折为首发症状前来就诊。

高度侵袭性的或恶性的骨巨细胞瘤，同侵犯到骨端的毛细血管扩张性骨肉瘤，恶性纤维组织细胞瘤很易相混，即便病理界也认为，过去诊断的恶性骨巨细胞瘤，可能大部分是恶性纤维组织细胞瘤。

骨端的转移瘤和与其有相同影像表现的骨髓瘤、骨淋巴瘤，与骨壳和硬化不明显的侵袭性骨巨细胞瘤相混，这种情况并不少见，全身骨扫描有时会有帮助，因为多发骨巨细胞瘤终究是少数。

以上为几种比较常见的混淆情况，任何一种肿瘤当其表现为不典型时，都有很大的可能性会出现误诊，经验并不能完全避免这种误诊发生，而骨肿瘤又是客观指标相对很少的肿瘤，所以，活检就变得至关重要，不光是骨巨细胞瘤，几乎所有的骨肿瘤均如此。

**【治疗及预后】**

骨巨细胞瘤放化疗均不敏感，外科手术是其最主要的治疗手段。骨巨细胞瘤生物学行为跨度大，外科手术的方式是依照 Enneking 的外科治疗原则来进行的。Campanacci 分级Ⅰ级和Ⅱ级的患者，囊内切除和扩大至接近边缘的囊内切除是最常采用的方式，Ⅲ级肿瘤主要采用直接的边缘切除和广泛切除以降低其术后复发率。

长骨的骨巨细胞瘤早期的单纯病灶刮除后复发率一般在 40%～60%，上世纪 80 年代后，应用各种物理化学的方法来处理刮除后的肿瘤骨壳内壁，以期变相的扩大肿瘤的刮除边界，其中包括：酒精灭活、液氮冷冻、石炭酸涂抹、骨水泥填充等方法，这些方法能在刮除后的骨壳基础上进一步灭活深度达 1～2mm，有效地降低了刮除后的肿瘤复发率，使其降低到10%～30%。

原则上虽然如此，但在实际临床工作中，由于肿瘤临床分级的不确定因素较大，刮除和扩大刮除的掌握尺度不尽相同，所以刮除手术的适应证掌握和刮除术后的复发率报道差异较大。什么样的病人适合做刮除，什么样的病人需要作瘤段的切除，这是一个非常重要但的确很难回答的问题。刮除手术保留原骨壳，关节的功能基本未受到破坏，术后保留了较好的功能。而瘤段切除手术，虽达到了边缘至广泛的切除范围，但无论是应用人工假体置换，还是异体半关节置换，还是灭活再植进行重建，其术后功能和近期远期并发症都较前者相差很多。

某医院肿瘤科也同样经历了这样的徘徊过程，早期大部分的Ⅱ级患者均行刮除植骨或骨水泥填充，但较高的复发率使得医生和患者均难以接受，所以瘤段切除的适应证逐渐被放宽，许多Ⅱ级的骨包壳仅有少部分破损的病例也进行了瘤段的切除。现在，经过对过去工作的重新分析和认识，新的尺度基本这样掌握：只要关节软骨没有严重受侵和破损；骨壳虽有较大的缺损或肿瘤突入软组织中，但手术过程中可完整将其切除；没有影响骨结构的病理骨折；我们均行扩大刮除术。我们统计的复发率为 12.7%。

手术直接切除破出骨壳的软组织肿块后开足够大的骨窗，要达到能够直视到壳内各面，以不留刮除死角。刮除后高速磨钻的使用非常重要，不光要磨去硬化边缘，还要尽可能磨去不少于 1cm 松质骨。再以大量水高压冲洗，以 95%酒精浸泡或以石炭酸涂抹骨壳，最大限度去除和杀灭肿瘤残余。

重建时，软骨下骨缺失的关节面下要植入不少于 1cm 的自体或异体松质骨，之后填充骨水泥，骨壳缺损的骨水泥表面尽可能植骨以期将来有骨性覆盖。必要时加用适当的内固定。

手术时应注意：①开窗和使用磨钻过程中不要过于顾虑造成较大的骨缺损，降低肿瘤复发率是第一位的，肿瘤不复发才是功能发挥的最基本保证，一般情况下，缺损再大的刮除手术的术后功能也要强于瘤段切除后的功能。②降低复发率的主要手段是视野清楚的刮和磨，而不是各种物理化学的灭活方法。③刮除术中软组织被肿瘤污染是不可避免的，但术后软组织复发的却很少见。

瘤段切除术可达到边缘或广泛的外科边界，主要应用于Ⅲ级病灶及部分复发病灶，这些病灶骨破坏范围广，软骨下骨破坏严重，软组织浸润范围广，行刮除术难以达到要求的外科边界。

除腓骨上端、肋骨、桡骨近端等切除后不需重建外，长骨端的骨巨细胞瘤瘤段切除后常用的重建方法有：人工假体置换，异体半关节或1/4关节置换，关节融合，人工关节和异体骨复合置换，灭活再植等：

脊柱肿瘤主要以椎体及附件的肿瘤切刮术和减压为主，属囊内切除，绝大部分需要植骨和牢固的固定，但因解剖部位所限，复发率非常之高。

骶骨巨细胞瘤能否做到边缘或广泛切除主要取决于骶神经的取舍，大部分情况下如舍弃神经做到边缘切除并不困难，但大小便的永久性失禁使得患者无法接受。所以除骶3以下尚可做到外，其余均是为游离神经根而不得已行的囊内切除，复发率达到40%～60%也就不足为怪了。

除零星报告外，骨巨细胞瘤尚无明显的化疗效果，即便是无法手术的患者进行的姑息性化疗，效果也是令人失望。

虽然骨巨细胞瘤恶变的一个主要原因是放疗，但对于外科手术无法达到切除范围要求的患者，比如前述的脊柱和骶骨的患者，反复复发的患者，放疗仍有很大的意义，而且可能是控制他们疾病的唯一方法。这样的患者最终因放疗得到较好的控制也有很多实例。

（武照龙）

# 第三节　骨样骨瘤

骨样骨瘤是一种以疼痛为主，来源于成骨性结缔组织的良性肿瘤，瘤体小于2cm。瘤巢界限清楚，周围为硬化的反应骨。

骨样骨瘤占原发骨肿瘤的1.13%，占良性肿瘤的2.04%，男女发病之比为3∶1，发病年龄为10～20岁，71%在长骨，多见于胫骨、股骨干，其次为脊柱的附件。

**【临床表现】**

疼痛为常见症状，可能是瘤内神经纤维的作用。典型表现是持续性钝痛，夜间加重，服用水杨酸制剂可缓解，这点可提示诊断。病变在下肢，受累骨周围肌肉萎缩，有的出现跛行；病变位于脊柱附件者，腰、背肌可有痉挛，造成脊柱侧弯。

**【X线表现】**

病变位于骨皮质，为透亮的圆形溶骨性破坏，皮质骨增生变硬变厚，纵向波及数厘米；病灶位于松质骨内，邻近的松质骨明显硬化；发生在脊柱附件者，其硬化的反应骨可波及上下几个椎体与附件。因此不论发生在何部位，病灶周围均有硬化。瘤巢本身为均匀的X线透光区，常与周围硬化骨重叠，不易看清楚。

【病理表现】

肉眼：肿瘤组织棕红色颗粒状沙砾感杂以黄白斑点，瘤巢 2cm 以下，与周围增生反应骨之间有明显界限。瘤巢位于皮质或松质骨内。镜下：肿瘤组织由骨样组织和骨性结缔组织组成，骨样组织呈条索状或片状，不同程度钙化、骨化，无正常骨小梁形成，成骨性结缔组织包括增殖的成骨细胞，薄壁血管和纤维。偶见多核巨细胞。

【鉴别诊断】

应排除感染，如皮质内骨脓肿、硬化性骨髓炎、骨结核等。还应排除疲劳性骨折等。

【治疗】

骨样骨瘤属 $G_0T_0M_0$，无论静止性或活跃性，其手术方法均应采用连同邻近反应骨在内的整块切除。预后较好。

（杨　辉）

# 第四节　骨母细胞瘤

骨母细胞瘤为骨母细胞发生的具有成骨功能的肿瘤，临床经过良好，部分肿瘤有较强的侵袭性，甚至恶变，肿瘤大于 2cm。

骨母细胞瘤占原发骨肿瘤总数的 0.85%，占良性肿瘤的 1.48%，男女之比为 1.6∶1，发生年龄多为 10～30 岁(70%)。常见于椎体附件、长骨干和手足骨。

【临床表现】

主要症状为限局的隐性钝痛，水杨酸药物不能缓解。发生在脊椎者，可能出现脊髓受压和神经根刺激的症状：肌肉痉挛、侧凸畸形和放射性疼痛。发生在四肢长管状骨者，可触及肿块和压痛。

【X 线表现】

为溶骨性破坏，皮质膨胀变薄，边缘清晰，溶骨区内可有不规则点状骨化和钙化，无骨膜反应。侵袭性强者，可有明显的骨质破坏和软组织阴影。

【病理表现】

肉眼：肿瘤组织破碎不整红棕色颗粒状，沙砾感，大小为 2～12cm，体积大者可发生液化及囊性变。镜下：骨母细胞大量增殖，肿瘤血管丰富，骨样组织及骨组织的结构，呈条索，小片状，不同程度钙沉着及骨化。骨小梁排列比较规则，骨母细胞单层或数层排列在新生骨质周围，这些骨母细胞一般没有异形性、多形性，很少有病理核分裂象，血管旁及新生骨质边缘可见小型多核巨细胞。

【鉴别诊断】

应与骨肉瘤、骨样骨瘤、骨巨细胞瘤、动脉瘤样骨囊肿和骨折的骨痂作鉴别。

【治疗】

根据外科分期 $G_0T_{1\sim2}M_{0\sim1}$ 和肿瘤的侵袭性，骨母细胞瘤的外科治疗应采用广泛完整切除病灶，同时重建功能，预后较好。囊内切除复发率高达20%。少数病例有恶变。

（杨　辉）

## 第五节　骨肉瘤

骨肉瘤为骨组织原发恶性肿瘤，这组肿瘤有不同的恶性程度，其基本诊断特征是恶性肿瘤细胞产生肿瘤性骨及骨样组织，所以又叫成骨肉瘤。

骨肉瘤是最常见的恶性程度很高的骨肿瘤，占原发骨肿瘤总数的12.3%，占恶性肿瘤的44.58%。男比女为1.6∶1，好发年龄为11～20岁(50.7%)。多见于股骨下端、胫骨上端，次之为肱骨上端、颌骨和腓骨上端。

**【临床表现】**

好发部位为膝部。主诉疼痛，从隐痛发展成为持续性疼痛，夜间明显。有时外伤后拍片才发现，肿胀、肿块随时间而增大，偏在关节的一侧，患处皮肤发亮，表面静脉充盈，大的肿瘤可影响邻近关节的活动，疾病早期可出现跛行，晚期则被迫卧床。

**【实验室检查】**

大部分病人可有血清碱性磷酸酶(ALP)增高，肿瘤切除后可降至正常，肿瘤复发ALP再度升高。在儿童，ALP升高的意义较难确定，因为儿童期生长发育旺盛，正常ALP较成人高1～2倍。

**【X线表现】**

典型的骨肉瘤X线表现：在股骨下端或胫骨上端干骺端或骨端的皮质骨和髓腔有成骨性、溶骨性或混合性骨质破坏，并有明显的骨膜反应，弥漫性或片状阴影呈侵袭性发展，破出骨皮质，可有Codman三角、日光照射状骨膜反应，毛细血管扩张型骨肉瘤骨膜反应可以很轻微，骨膜骨肉瘤可以表现为皮质外的局部硬化，皮质旁骨肉瘤可见体积较大、边缘清晰、致密的肿块位于皮质旁的一侧。CT检查可清楚地扫描肿瘤破坏范围、软组织阴影以及肿瘤与周围组织的关系。DSA可显示肿瘤血运丰富，化疗后新生的肿瘤性血管明显减少。

**【病理表现】**

肉眼：肿瘤位于长骨干骺端，偏干，常累及骨膜、骨皮质及髓腔，形成梭形瘤体，切面棕红，灰白，有条索状或斑点状，多处为鱼肉状，瘤性骨质硬，软骨区为浅蓝色半透明状。镜下：根据肿瘤发生的部位、组织学形态和生物学行为将骨肉瘤分为许多亚型。瘤细胞多形性及异形性明显，细胞大小不等，呈卵圆形、梭形、多角形，细胞核大，染色质深，可见瘤巨细胞，这些异形性的肿瘤细胞产生肿瘤性骨质及骨样组织。瘤骨形态及大小不一，排列紊乱。

1.中心型

(1)传统型：①骨母细胞型骨肉瘤主要由异形骨母细胞和肿瘤性骨样组织及骨组织构成；②软骨母细胞型骨肉瘤为软组织构成，软骨组织有间变，同时可见肿瘤性骨及肿瘤细胞直接产生肿瘤性骨样组织；③成纤维细胞型骨肉瘤以异型的梭形细胞为主，但可见肿瘤细胞直接成骨。

(2)毛细血管扩张型骨肉瘤：较少见，仅占骨肉瘤的5%，病变发展迅速。组织学上，在充满血液的腔隙里可见恶性肿瘤细胞及肿瘤性骨样组织。

(3)小圆细胞型骨肉瘤：组织相似于Ewing肉瘤，肿瘤细胞由大量小圆形细胞组成，由结缔组织分隔，肿瘤细胞圆形并有梭形倾向，这些肿瘤细胞产生肿瘤性骨及骨样组织。这种类型成骨肉瘤的预后比传统成骨肉瘤更差。

(4)纤维组织细胞型骨肉瘤：发病年龄比传统型成骨肉瘤晚，通常在第3个年龄组之后，累及长骨端，其X线为小的棉花团及云雾状阴影。组织学上肿瘤细胞呈梭形及多形性，含一定量多核巨细胞，并可见异形性的组织细胞，排列成车辐状，背景可见炎症细胞，肿瘤细胞产生肿瘤性骨及骨样组织。

(5)低度恶性中心型骨肉瘤：非常少见。通常年龄较大，好发于膝关节，X线片可见致密的硬化。组织学上肿瘤由梭形细胞及所产生的骨及骨样组织组成，病变相似骨旁肉瘤的组织象。恶性度低。

(6)多中心型：多发肿瘤同时出现或先为单发病灶而后逐渐多发。常为年轻人，好发于长骨，X线呈成骨性破坏，血清碱性磷酸酶很高，预后很差。

2.皮质旁型

(1)骨旁骨肉瘤：一般分化好的成骨肉瘤，由增生活跃的纤维血管组织及肿瘤样骨样组织组成，肿瘤位于骨表面。

(2)骨膜骨肉瘤：发生在骨表面，特点为肿瘤内有恶性软骨组织，同时有肿瘤样骨样组织。X线可与软骨肉瘤相混淆。病变基底有骨样组织存在。常发生在青年。预后稍好于成骨肉瘤。

(3)高度恶性表面骨肉瘤：其组织象同传统型骨肉瘤，瘤细胞分化较差，形成肿瘤性骨样组织。X线同骨旁或骨膜骨肉瘤，位于骨干中部。预后同传统型骨肉瘤。

(4)去分化骨膜骨肉瘤：从低度恶性的骨旁肉瘤发展成高度恶性肿瘤，有高分化及低分化骨肉瘤表现。X线与传统型骨肉瘤相似。占骨膜骨肉瘤的20%。

3.继发型　继发型骨肉瘤是由骨的良性病变转化而来的成骨肉瘤。年龄较大。如畸形性骨炎、放射治疗后和其他良性病变，其组织学类似于成骨肉瘤，是多形性的。

**【鉴别诊断】**

在诊断骨肉瘤的同时，应排除其他肿瘤。发生在膝部的骨母细胞瘤、软骨肉瘤、纤维肉瘤、动脉瘤样骨囊肿等原发性骨肿瘤，以及转移性骨肿瘤有时易与骨肉瘤相混淆，必要时应作鉴别。某些慢性骨髓炎、疲劳骨折很难与成骨肉瘤鉴别，有时穿刺活检才能鉴别开。X线片和穿刺活检是必要的鉴别手段。

**【治疗】**

1970年以前成骨肉瘤的外科治疗多采用广泛性截肢术，不足20%的病人存活5年或更长。20世纪80年代以后，新辅助化疗形成，肢体抢救手术广泛开展。

穿刺活检明确诊断后应及时进行新辅助化疗，术前最后一次化疗后应作全身检查，评估化疗效果，根据Enneking分期制定手术方案。

保肢术包括肿瘤切除、功能重建和软组织修复。肱骨近端早期病变可行广泛切除后重建功能；病变较邻近关节近时，可采用肱骨上端与肩胛盂一并切除后进行功能重建、关节融合或连枷肩；肩胛骨与肱骨上端同时受累，可采用Tikhoff-Linberg式保肢手术或改良手术，保存手和肘的功能。股骨近端肿瘤切除较困难，可采用人工植入物或异体骨移植或人工假体与异体骨的复合物进行重建。最多见的膝部肿瘤截除后有多种方法进行重建，如人工关节置换术、异体半关节移植术或灭活再植术。有皮肤缺损者，使用肌皮瓣或游离皮瓣覆盖伤口。

不能进行保肢的$G_2T_2M_{0\sim1}$肿瘤，应行广泛或根治性截肢。

有肺转移者应作转移灶切除，不能切除者可作放疗。

（魏成金）

# 第六节　滑膜瘤

## 一、良性滑膜瘤

### （一）概述

这是一种增生性良性病损，发生于关节滑膜、滑囊或腱鞘。多见于青年或中年人。它往往是孤立性病损。由于病损内有含铁血黄素和脂肪沉积而呈棕黄色，故称“色素性”或“着色性”；又由于增生的病损呈结节状，故称为“结节性”。常用名称还有绒毛结节性滑膜炎、腱鞘巨细胞瘤等。

发病率：本病并不少见，约占软组织类型肿瘤的3.8%，男多于女，大约半数发生于20～40岁。

### （二）临床表现

常缺乏症状。主要表现为关节周围局部肿块，逐渐增大，有轻微疼痛。日久发生关节活动障碍。肿块质硬，表面呈结节状，压痛不明显。关节内有黄色渗液，其中含大量胆固醇，有时为血液。无恶变。

X线片表现：多见于膝、髋、踝和腕关节，也可见于小关节以及手、足的腱鞘和滑囊。结节状肿块可因含有含铁血黄素而呈致密阴影。关节周围溃损主要是由于邻近骨遭受压迫所致。边缘溃损可表现为狭窄和致密的反应性硬化。软组织内很少有钙化。若出现钙化，应考虑为恶性滑膜瘤。MRI有极高的诊断价值。在X线平片上所显示的关节内肿块，MRI在$T_2$加权上表现为高信号混杂中低信号。高信号区是液体和充血滑膜，中低信号为滑膜内沉着的含铁血黄素。

病理表现：滑膜上有弥漫性和局限性两种表现。前者是指在大部分滑膜内有棕黄色的色素沉着，并覆以绒毛和结节状突出物。后者是指在滑膜上有一个或数个棕黄色结节状突出物。镜下可见绒毛为含血管的纤维结缔组织突起，其表面覆盖着滑膜细胞。绒毛内有含铁血黄素沉积。多核巨细胞很常见。有的单核巨噬细胞吞噬脂肪而成为泡沫细胞。有的结节内有多少不等的胶原纤维，纤维母细胞多少不一。一般认为这是局部侵袭性滑膜肿瘤，但仍属良性；但也有人认为不是真性肿瘤，而是一种反应性增生引起的结节性病损。

（三）诊断与鉴别诊断

本病应与腱鞘囊肿、神经鞘瘤等发生于手足的软组织肿块鉴别。

（四）治疗

关节镜下做滑膜切除是常用的手术，但由于切除不可能彻底，故复发率较高。对严重关节破坏病例，可做关节成形术。

## 二、恶性滑膜瘤

（一）概述

恶性滑膜瘤又称滑膜肉瘤，是恶性程度很高的肿瘤。它很少从关节滑膜发生，而是从关节附近的软组织内发生，有时甚至远离关节。好发于四肢，约70%发生于下肢，特别在膝关节附近，其次为足及踝部，上肢以肘部为多。发病年龄多在15～40岁，平均31.5岁。

（二）临床表现

发展缓慢，有轻度疼痛和压痛，有时无明显症状。肿胀较弥漫，局部皮肤发红，皮温升高及静脉怒张，运动受限。有的一开始就生长迅速，表现显著，较早发生转移。

X线片表现：开始仅表现为软组织肿块，以后肿块内可出现钙化。

病理表现：主要特征是瘤细胞的双相分化：一种是有异型性和多形性的梭形细胞；另一种是立方形或柱状的上皮样细胞，它们排列成腺体样或裂隙。裂隙内有时可见无定形的PAS阳性的黏液样物质。裂隙提示肿瘤细胞向滑膜分化。如果一个肿瘤显示双相变化，诊断并不困难；但有时只见梭形细胞而看不到上皮成分，即所谓“单相性滑膜肉瘤”，可用免疫组织化学方法如角质素标记来证实。

（三）诊断与鉴别诊断

对滑膜肉瘤的误诊主要是认识不足。多与骨纤维肉瘤、恶性骨巨细胞瘤、溶骨性骨肉瘤，关节结核等相混淆。

（四）治疗

单纯切除的复发率很高。即使做截肢术也很难减少淋巴结转移。术前做化疗，然后做截肢，可取得一定疗效。

（乔　斌）

# 第七节　非骨化性纤维瘤

【概述】

非骨化性纤维瘤是一种由纤维组织细胞所构成的良性肿瘤，具有良性纤维组织细胞瘤的组织学特征，其中还含有不同数目的多核巨细胞、泡沫细胞和含铁血黄素。这是一种骨的发育性疾病，病变区域未能骨化而被纤维组织所取代。这是在青少年非常常见的骨科疾病。病灶较小，无明显症状，仅局限于皮质内的，与非骨化性纤维瘤有同样组织学结构的病变，过去称为干骺端纤维性缺损。

这是一种好发于青少年的骨的良性纤维性疾病，好发年龄主要在第 2 个十年组，第 3 个十年组次之。这两组加起来可占到总数的 60%～70%。大部分报道无明显性别差异或男性稍多与女性。

此病多好发于长骨的干骺端，多见于股骨、胫骨和腓骨，其中股骨下端和胫骨上端最多。其次是上肢骨，肋骨和骨盆偶见。报道此病在下肢三骨的发病数占总数的 60%～90%。此病除大部分单发外，还可有少量多发，在 10%以下。

**【临床表现】**

绝大部分此病患者无症状或仅在过度劳累后有轻度酸痛，大部分患者是在其他原因拍片后发现病灶而来就诊的。当病变较大时，可引起局部的隆起和疼痛，疼痛还可见于表面的皮质发生局部的骨折，而真正因非骨化性纤维瘤造成完全的病理骨折来就诊的，并不多见。

**【影像学检查】**

典型的 X 线表现是长骨的干骺端一侧皮质发生的长椭圆形病变，病变侧皮质骨变薄且可有轻度膨胀，呈扇贝状，且常见到膨胀区皮质骨壳的局部骨折。病变的松质骨侧有反应性硬化骨。病变为较均匀的低密度区，但可有不规则骨嵴而使之成为多房性。病变大小不一，小者仅局限在皮质内。大者可膨胀至对侧皮质并与对侧皮质和为一体，占据整个髓腔，使你很难看出它是一个皮质病变，而误将其认为是骨囊肿或其他良性囊性疾病。CT 扫描能够更清晰地显示病变占据髓腔的大小范围，皮质的厚薄，硬化缘的厚薄，骨嵴的情况，从而帮助我们更好地估计病变对骨干强度的影响。

**【病理表现】**

肉眼所见一般为刮除标本，质软呈灰白色或棕黄色，不含骨质结构。镜下所见为以纤维组织为主的结构，梭形的成纤维细胞之间为胶原纤维，其间还有成堆的多核巨细胞和泡沫细胞。肿瘤组织中见不到骨组织，只有肿瘤的边缘才可以见到反应性的新生骨。

**【治疗及预后】**

该肿瘤为一良性骨病变，生长缓慢，且患者成年之后肿瘤可停止生长并逐渐自行骨化愈合。病变较小者一般没有症状，较大的病变有可能容易引起病理骨折，这也是这一部分非骨化性纤维瘤需要手术治疗的一个主要目的。一般的判断依据为在 X 线片上，无论正侧位，肿瘤横径超过骨干横径的一半时，即认为对骨强度影响较大，发生病理骨折的几率较高，须行手术治疗。手术行局部肿瘤的刮除和植骨，骨缺损较大时酌情加用内固定。即便是在骨生长活跃期的少年儿童，术后复发的也非常罕见，而非骨化性纤维瘤的恶变亦未见报道。

（武照龙）

## 第八节 良性纤维组织细胞瘤

**【概述】**

良性纤维组织细胞瘤是一种非常罕见的良性纤维性肿瘤。虽与非骨化性纤维瘤有相似的组织学表现，但在发病和临床表现上，二者还有着比较明显的不同。

与非骨化性纤维瘤不同，本病偶见，且主要发生于成人，骨骺闭合前的患者相对较少。全身骨骼均可发病，主要集中在长骨的骨干或骺端（骨端），骨盆、肋骨、脊柱均可发病。

**【临床表现】**

疼痛是其主要表现，无论其有否病理骨折。疼痛发生较非骨化性纤维瘤要明显许多。表浅部位可有局部肿胀，病理骨折较少见。

**【影像学检查】**

长骨骨干或骺端（骨端）的溶骨性病变，可呈偏心性，膨胀，边缘不规则硬化。发生于骨端者，常与Ⅰ级骨巨细胞瘤相混淆。

**【病理表现】**

术中骨内为黄白色肿瘤组织，可有出血、坏死及囊性变。镜下表现与非骨化性纤维瘤基本相同，即分化良好的成纤维细胞和胶原纤维呈轮辐状排列，周围聚集泡沫细胞和多核巨细胞，有含铁血黄素的沉着。

**【治疗及预后】**

虽组织学结构同非骨化性纤维瘤相似，但要比后者活跃一些。大部分可列入 Enneking 的 2 期病变。因此术中除刮净肿瘤组织外，还需对骨壳内壁进行相应的灭活处理。病灶去除后可行植骨。放化疗不敏感。

（武照龙）

## 第九节 骨囊肿

骨囊肿也称孤立性骨囊肿，是一种常见的良性肿瘤样病损。

**【病因】**

具体发病原因不明，可能与下列因素有关。多因骨内血管末梢阻塞、液体淤滞而形成或因外伤后髓腔内出血形成血肿局部骨质被吸收所致。

**【病理】**

术中见局部骨膜稍增厚，皮质骨变薄，有时像鸡蛋壳一样，囊内有少量黄色或血性稀薄液体，囊肿壁内衬一薄层纤维组织，囊肿内或为单腔或有骨嵴分隔，但很少形成多房。镜下可见纤维性囊壁由成纤维细胞、多核细胞和胶原纤维构成，纤维组织中有丰富的毛细血管，深层有新生骨生长。

**【诊断】**

1.临床表现　症状轻微，大多以病理性骨折为首要症状或体检时无意中发现。有时仅有轻微的局部酸痛，位置浅表时，可有轻度膨胀。

2.X线检查　多发生于长管状骨的干骺端，髓腔中心呈圆形或卵圆形的透光区，边缘清晰而硬化。因其与周围正常骨质界限清晰，常可并发病理性骨折。

3.鉴别诊断

(1)单发性骨纤维异常增生：病变范围广泛，呈偏心性生长，X线平片上常呈毛玻璃样外观。

(2)动脉瘤样骨囊肿，在临床和X线表现方面与骨囊肿均有相似之处，穿刺时为多量血性液体，X线表现多为偏心性生长，侵蚀周围正常骨质，边缘模糊不清，常可穿破骨质。

(3)骨巨细胞瘤：多见于20岁以上的成年人，部位以股骨远端和胫骨近端最多见，X线片上见偏心性、膨胀性生长，常表现出肥皂泡样改变，镜下易与骨囊肿鉴别。

(4)内生软骨瘤：好发于手、足短管状骨，X线片示肿瘤呈中心性、膨胀性生长，内有钙化斑点。

(5)骨嗜酸肉芽肿：病变多位于骨干，伴有明显的疼痛，X线片上骨膜反应明显，实验室检查白细胞计数和嗜酸粒细胞均增多。镜下可见大量嗜酸粒细胞。

(6)非骨化性纤维瘤：多呈偏心性，病变距骺板有一定距离，范围较骨囊肿局限。

4.诊断标准

(1)患者多为青少年，也可为成年人。

(2)好发于长管状骨干骺端和骨干部，以肱骨和股骨上端最多见，其次为胫骨上、下端和腓骨上段。

(3)生长缓慢，症状轻微，仅局部有轻微的酸痛不适感。

(4)X线表现为椭圆形透明阴影，边缘清晰，内无钙化斑点。

**【治疗】**

首选病灶刮除植骨术，如果病变范围广泛，术后应稍做适当外固定，以防止骨折。如已发生病理性骨折者，遵循治疗原则。

**【疗效标准及预后】**

手术多可治愈，预后良好，很少复发。

**【随诊】**

如果术后X线片上出现透亮区逐渐扩大、骨皮质趋向扩张菲薄及出现完全或不完全自发骨折的征象，应当考虑复发，并考虑再次手术治疗。

（魏成金）

# 第十节 纤维异样增殖症

**【概述】**

纤维异样增殖症(以下FD)是一种错构瘤,病变区内的骨无法正常成熟,保持于不成熟且矿化不良的编织骨状态。

FD可发生于任何骨,根据受累骨的数量,分为单骨型和多骨型两种。在单骨型中,男女发病无明显差别,在多骨型中女性明显多于男性,约为男性的2倍。单骨型好发于颅骨、上颌骨、股骨近端和胫骨干。多骨型病灶可随机分布或局限于身体的一侧。

有人认为FD是由于原始骨在发育过程中不能正常地成熟且不能沿应力方向重新排列所产生的病变。由于正常的成熟过程受阻,原始的骨小梁与发育不良的纤维组织交织在一起,成熟过程非常缓慢或永远也无法成熟,不成熟的基质成分无法正常矿化。由于骨小梁不按应力方向排列且矿化不足,故机械强度明显不足,从而导致畸形和病理骨折的发生。

多骨型FD、皮肤色素沉着以及性早熟同时出现称为Albright综合征,多见于女性。与仅有骨骼系统受累的患者相比,Albright综合征患者骨病变的范围更大,并发症更多更严重。

大多数单骨型FD没有症状,可因其他原因行X线检查时偶然发现。发生于负重区的范围较大的病变,特别是多骨型病变,由于机械强度的下降,可逐渐形成弓状畸形。单骨型FD的病灶在骨骼生长发育期可随着骨骼的发育而增大,有时病灶的生长速度会超过正常骨的生长速度,使病变区膨大。骨骼发育成熟后,病灶的膨胀停止,病灶内发育不良的骨小梁历经数年可以逐渐成熟和重新塑形。多骨型FD的病灶在骨骼发育成熟后多仍继续增大,畸形逐步进展,病理骨折的风险加大。

大的局限性的单骨病变,特别当位于高应力区时,常出现慢性疲劳骨折或急性病理骨折。病变区的骨折愈合迅速,但愈合组织仍是发育不良的骨,因此愈合过程结束之后,病变部位实际上恢复到了骨折前的状态。

当病变组织刮除后植入松质骨时,起初植入的松质骨发生血管化并迅速愈合。但是,当内部的修复和重塑过程开始后,植入的正常骨则逐渐被发育不良的骨所替代,并且在许多情况下,病变区的空腔又回复到术前状态,这不难理解,因为自体松质骨的自然转归过程即是被宿主骨所替代。若使用自体皮质骨植骨,无论是用于填充刮除后的空腔还是插入病变组织内以增加骨的强度,则植入的自体皮质骨维持于体内的时间要远远地长于自体松质骨,这是因为只有皮质骨的骨单元部分(约占皮质骨的50%)可以被宿主骨移除和替代,而骨间板(约占皮质骨的50%)不能被移除而存留下来。若使用异体皮质骨植骨,由于宿主骨所产生的替代过程最小也最慢,因而植入的骨可以长时间存在。从植骨材料的转归来看,治疗FD用异体植骨优于自体骨。

**【临床表现】**

单骨型病变常无症状,偶然由于其他原因进行X线检查时发现。偶尔病变骨明显膨胀引起患者注意,这种情况主要发生于颅骨和上颌骨。FD的典型畸形是股骨近端的所谓“牧羊拐”畸形。X 线检查可以清楚地显示这种畸形，在临床上患者表现为大腿近端向外侧弯曲、髋部增宽和下肢变短。局限性的疼痛可由病变区的疲劳骨折造成。常见于承受高应力部位，如股骨颈。罹患多骨型 FD 的患者在青春期早期即可出现明显的畸形。下肢畸形明显，一方面由于病变肢体力学强度的下降，另一方面是由于病理骨折的畸形愈合。Albright 综合征患者的躯干和四肢近端有明显的棕褐色色素沉着，称为“牛奶咖啡”斑。

**【影像学检查】**

FD 的 X 线表现有多种特征。病变区内，正常的骨被相对透亮的呈“磨砂玻璃”状的病变组织所替代，其密度类似于松质骨，但质地均匀，没有小梁结构，因而髓腔内正常骨纹理消失。病变的周围有明显的反应缘(即薄层皮质骨)，反应缘紧贴病变的一侧清晰锐利，而背向病变的一侧逐渐融入正常的松质骨。病变虽发生于髓腔内，但同时替代松质骨和皮质骨，因此松质骨和皮质骨之间通常很明显的界限变得模糊不清。病变逐渐长大可使骨的直径变粗，但病变始终被一层皮质骨壳所包裹。

在生长发育期，病变很少穿过骺生长板蔓延至骨骺区，但是当生长板闭合后，病变可以蔓延至此区。随着骨骼生长停止，单骨型病变趋于成熟。X 线上病变成熟表现为反应缘变厚、病变本身的密度增加。

骨的轮廓呈现增粗、变形、折弯，病变在股骨近端者可导致髋内翻，严重者可形成牧羊人手杖状。一般来讲，由于多骨型的病灶相对较大，因此畸形更明显；在骨骼发育成熟后，病灶也不易成熟，病灶内的密度很少增加。

病变内的应力集中区常可发生无移位的应力性骨折(即疲劳骨折)。最常见的部位是股骨颈的内侧。这种骨折常因连续负重引起并可造成症状引起功能障碍。伴随着骨折的愈合和重塑，骨痂逐渐被发育异常的骨所替代，病变区回复到骨折前的 X 线特点。

CT 可以很好地显示病变组织质地均匀一致的特点，使用造影剂后，病变组织明显得到强化，提示血供丰富。

由于病变组织主要由纤维组织和骨样基质构成，含水量较低，因此 MRI 上 $T_1$ 加权像显示为低信号，$T_2$ 加权像显示为高信号，但信号强度低于恶性肿瘤组织、脂肪和液体。

骨扫描发生于青少年患者的活跃期病变，在骨扫描上表现为核素摄取明显增高，“热”区的范围与 X 线显示的范围相当。病灶即使逐渐成熟，病变区内仍将终生表现为核素摄取增加。

**【病理表现】**

病变大体观呈灰白色，骨皮质膨胀变薄。由于病变组织内有纤细的骨针，因此切面有沙砾感。显微镜下可见正常骨结构消失，代之以增生的成纤维细胞和短而不规则的编织骨小梁，呈鱼钩状或逗点状。骨小梁边缘无骨母细胞附着。西方病理书籍常将这种不规则的骨小梁形象地描述为“中国字”状。在病变组织内无板层骨。FD 恶变率不足 1%，可以恶变为纤维肉瘤、骨肉瘤或恶性纤维组织细胞瘤，恶变多见于多骨型。

**【治疗及预后】**

许多病变偶因 X 线检查而发现并且没有症状，这类病变没有发生病理骨折或畸形的风险，不引起功能障碍，因此仅行观察即可。有的病变由于部位和 X 线表现不典型，有必要行活检以明确诊断,明确为FD后一般不需进一步的治疗。

放射治疗和化疗无效,因此手术是主要的治疗方法,但应严格掌握手术指征。手术指征主要为矫正引起功能障碍的畸形和预防病理骨折。预防病理骨折、促进有症状的慢性应力骨折愈合是最主要的手术指征。在这种情况下,使用皮质骨要优于松质骨和内固定。即使不去除病变组织,当植骨愈合后,病变内骨化程度也可明显增加。胫骨前弓和股骨近端"牧羊人拐杖"是常见需要矫正的畸形。如果可能,畸形矫正术最好等到骨发育成熟后再施行,否则随着骨骼的生长畸形可能复发。另外,由于病变组织物理特性差,使得内固定效果明显降低。

少数情况下需要去除病变。单纯刮除和刮除后植自体松质骨有很高的复发风险,最好使用皮质骨特别是异体皮质骨植骨。儿童患者术后复发的风险高于成人患者。

(杨 辉)

# 第十一节 原发恶性骨肿瘤

## 一、骨肉瘤

骨肉瘤是指成骨间叶细胞产生的原发恶性骨或软组织肿瘤。其特征为增殖的肿瘤细胞直接形成骨或骨样组织。

多数原发性骨肉瘤呈典型骨肉瘤表现,但有一些原发性骨肉瘤亚型,各有其诊断和治疗特性,与典型的骨肉瘤有所区别。虽然骨肉瘤亚型分型是从不同角度出发,如肿瘤发生的部位,恶性程度,组织学形态,原发或继发等,但识别骨肉瘤的亚型对临床正确诊断,恰当的治疗非常重要。除典型的骨肉瘤外,将对毛细血管扩张型骨肉瘤,小细胞骨肉瘤,低度恶性髓内骨肉瘤,骨旁骨肉瘤,骨膜骨肉瘤等进行叙述。由于软组织骨肉瘤在临床表现及治疗等方面与典型骨肉瘤非常相似,所以也列入此节。

### (一)典型骨肉瘤

**【概述】**

骨肉瘤是最常见的骨原发恶性肿瘤,就肿瘤的整体而言,骨肉瘤仍是不太常见的肿瘤。在人类的恶性肿瘤中,其发生率仅约占0.2%,占原发骨肿瘤的11.7%,每年每1000000人中大约2~3例。典型骨肉瘤好发于男性,男女比例约为1.5~2∶1。75%病例在10~30岁发病。少数见于10岁前及30岁之后。好发部位依次为:股骨远端和胫骨近端(>75%);其次为肱骨近端。这3个部位发病比率为4∶2∶1。约3/4的骨肉瘤出现在膝或肩;再其次为:股骨近端,股骨干和骨盆;其他部位:腓骨近端,胫骨骨干及其远端。骨肉瘤很少发生于脊柱、肩胛骨、锁骨、肋骨、胸骨、肱骨远侧前臂和跗骨。骨肉瘤在长骨的好发部位为干骺端。有时为多中心发病。

骨肉瘤的病程短而进展快,可以出现局部跳跃灶。有时,肿瘤甚至可在数日内明显增大膨出。这种迅猛的生长在大多病例中系因肿瘤出血所致。然而,也有缓慢生长的骨肉瘤,有时症状隐匿可达 1 年以上，这些缓慢的骨肉瘤多以硬化成骨为主。骨肉瘤最常经血行转移至肺，继发性的和终末期的骨肉瘤可转移至骨，而在发生骨转移时，往往已经发生肺部转移。肿瘤除多向肺或骨转移外，转移到内脏的很少。局部区域性淋巴结转移非常罕见。90%的病例为ⅡB期肿瘤，另有 5%为ⅡA 期肿瘤，5%，为Ⅲ期肿瘤。

**【临床表现】**

在起病初期无典型症状。仅有围绕膝关节的疼痛，呈中等程度并间歇发作，活动后加剧。由于病人多处于青少年时期，健康状况一般良好，且经常参加体育活动，疼痛常被归咎于创伤，或被解释为风湿性病变，并行抗风湿治疗。在本病初期很少考虑到有进行放射性检查的必要。

在数周内，疼痛可渐加剧，并持续发作。局部可在早期出现肿胀。肿胀常可迅速地加重，也可相对缓慢地加重。由于肿瘤本身血供丰富，致局部皮温增高，局部触痛明显。在病变进展更快时，肿瘤附近的关节功能障碍，并呈现软组织浸润发红、水肿及明显的浅表静脉网状怒张现象。少数病例在其疼痛部位出现骨质溶解，当其进展迅猛时，可并发病理骨折，但较少见。少数情况下，当累及骨骺时，关节腔内可有渗出。局部淋巴结并不增大和增多，但在肿瘤进展显著时，这种病例中常可发生淋巴结炎，偶有淋巴结转移所致。

在诊断时，病人的一般情况通常良好。当病人开始出现体重下降和贫血现象时，一般早已出现肺转移或已开始转移。从首发症状到治疗的时间，一般少于 6 个月。少数病人可达 1 年以上。

**【影像学检查】**

X 线表现为侵袭性，破坏性和渗透性病损，能产生骨或骨样组织。侵袭和破坏区的特征为 X 线透亮，分界不清楚，很快会破坏皮质骨，进入软组织，但较少会跨越骨骺板和骨骺，进入关节腔。在皮质骨穿透区，可见反应骨的 Codman 三角，而病损边缘一般无反应骨。病变的其他部位不完全矿化，有不定形的非应力定向的瘤性骨。当新生骨与长骨纵轴呈直角时，呈“日光放射线”状，以前曾被认定是骨肉瘤的独特表现。后发现在其他一些恶性肿瘤也可有此表现.因此，“日光放射线”并不是骨肉瘤的特有表现。

若 X 线的主要表现为不透过放射线的影像，这种病损称为成骨性骨肉瘤；若以 X 线透亮为主，则称为溶骨性骨肉瘤；若这两种 X 线影像均存在，则称为混合性骨肉瘤。其临床进程或预后，三者无明显差异。

CT 扫描可提供更丰富的影像信息。CT 用于明确髓内和软组织肿块范围较 X 线平片敏感，在髓腔内 CT 值的增高一般提示已有肿瘤的浸润，并能及早发现髓腔内跳跃灶。CT 对骨肉瘤的瘤骨显示优于 X 线平片和 MRI 检查，这是由于瘤骨周边部分的骨化弱于中央部分，CT 扫描可敏感地分辨较弱成骨的周边部分，MRI 常不易区分信号相近的弱成骨区和未成骨区。肺部 CT 扫描是确认有无肺转移灶的最好方法。

磁共振（MRI）检查能够很好地显示肿瘤的髓内范围、跳跃灶、软组织肿块范围及是否侵及骨骺或关节，$T_1$ 加权像为低信号，$T_2$ 加权像的信号较 $T_1$ 时强，但比脂肪、液体信号弱。

放射性核素骨扫描可显示病变的骨代谢的强弱，肿瘤性成骨有很强的摄取核素能力，表现为病灶范围内的核素浓集，如有其他骨转移灶及跳跃病灶存在，能很清楚地显示。此外，化疗前后全身骨扫描检查的对比分析，可以清楚显示病变在化疗前后的发展和变化。

血管造影能显示出病变内血供的情况及软组织部分边缘的反应性新生血管区，可显示反应区内早期的动脉扩张。血管造影虽不能显示其特异性组织发生，但可以表明其高血运状态。

**【病理表现】**

大体标本上，肿瘤的外观表现不一，取决于肿瘤发生的部位、肿瘤骨形成的多少、原有骨质破坏以及出血、坏死灶的范围等。剖面上瘤组织底色为灰红色，黄白色明显处提示为肿瘤骨质形成的部位，半透明区为形成软骨的部位，灰黄色为坏死灶，暗红色为出血区。同一瘤体内这几种不同颜色混合，构成肉眼上多彩状特点，往往某一成分为主时则以某一种颜色为主要表现。以成骨为主的骨肉瘤称为成骨性骨肉瘤；而将以溶骨为主、原有骨组织被大量破坏且出血坏死较多的骨肉瘤称为溶骨性骨肉瘤；更多见的是上述两种表现常见于同一瘤体的不同部分。肿瘤骨质可如象牙样坚硬，瘤骨丰富的部位质地较硬实，瘤骨稀少部位则质软如鱼肉样或具沙砾感。长骨骨肉瘤多位于干骺端，侵及骨髓腔及向一侧或四周骨质浸润，可于一处或多处穿透骨皮质，将骨膜掀起，或向周围软组织生长形成结节状或梭形包块。所产生的骨质，可有骨皮质表层向外伸展，形成数条放射状排列的骨质条索，与骨干纵轴垂直或斜行，形成“日光放射线”。在被骨组织掀起的骨膜下，常有大量的骨组织增殖，形成 Codman 三角。当肿瘤进一步扩展时，该三角因边界不清而消失。生长迅速的骨肉瘤，一方面向髓腔及骨皮质扩展，侵及骨及软组织；另一方面可向骨骺蔓延，当骨骺遭受破坏后，肿瘤组织侵及至关节软骨。少数病例，肿瘤组织可越过关节软骨侵入关节囊。骨肉瘤在骨内可呈“跳跃灶”，即在原发肿瘤同一骨内另一处形成孤立性转移结节，有时可转移至邻近关节对侧的骨内，形成孤立性结节。此种转移被认为是肿瘤组织通过骨髓内的血窦或关节旁丰富的小静脉吻合支而转移的。

镜下，骨肉瘤由明显间变的瘤细胞组成，能直接产生肿瘤性骨样组织及骨组织。瘤细胞的间变表现为大小不一，染色质丰富，呈粗颗粒或凝块状，核仁明显增大，易见病理性分裂象。在肿瘤性骨质稀少区，瘤细胞异型性较显著，说明这部分瘤组织分化差。在肿瘤骨形成量较多处，瘤细胞异型性相对较轻。肿瘤性骨质多为骨样组织或网织骨质，不形成板层骨。瘤骨最早形成是在恶性瘤细胞间出现胶原样物质，呈同质性淡红染的肿瘤性类骨质，形态上有时与胶原纤维的透明变性难以鉴别。VG 染色亦呈红染，但据其波纹状及编织状结构，其周围并无明显纤维化，并可见到恶性瘤细胞等可以鉴别。骨肉瘤的肿瘤性骨样组织和骨质的量多少不一，分布也不均匀，多者形成大片，瘤细胞散在其中，少者在大片瘤细胞间须经仔细寻找才见到，呈小碎粒状。必须强调，肿瘤性骨样组织构成纤维不规则编织状或绸带交织状，是骨肉瘤组织学特点。

当肿瘤性骨质越多并有形成骨小梁结构倾向时，其内的瘤细胞数目也趋减少、分散，瘤细胞也似较成熟的骨细胞，这是高分化的肿瘤性骨质，且勿误认为是反应性骨质，此时仍可见瘤细胞有异型性是其要点。瘤骨形成少的病例，往往正常骨质已被破坏溶解，很少见到残留正常骨小梁。反之，瘤骨形成明显，原有骨小梁结构仍可保留，这些残留正常的骨小梁骨细胞数量少而分布均匀，多已坏死而仅留下空虚的陷窝，骨小梁也可被周围的瘤细胞所蚕食而形态不规则，或被瘤骨包绕或与之连接，宛如是瘤骨间的支架。此外，病变内常可见有多核瘤巨细胞，胞核深染，异型性明显，核大小形态奇特，胞核多为 3～5 个，核仁明显增大。有时也见破骨细胞型多核巨细胞，这并非肿瘤细胞成分，而可能是机体对瘤组织免疫反应的表现，参与溶解正常或肿瘤性骨质的作用。有些部位破骨细胞型多核巨细胞较多，致诊断时要与骨巨细胞瘤鉴别。这类巨细胞的核不具异型性，与肿瘤性多核巨细胞不同。

无论哪种组织类型的骨肉瘤，瘤细胞（包括瘤巨细胞）的组织化学或细胞化学碱性磷酸酶（AKP）均呈强阳性反应，AKP 活性在胞浆外缘较明显。在肿瘤外围生长活跃区，AKP 活性最高。骨化不明显处 AKP 也较高，而埋在类骨质或编织骨内的瘤细胞 AKP 活性低或阴性，因此，骨质硬化区的 AKP 比瘤细胞丰富区明显减弱。

**【治疗及预后】**

目前采用以手术和化疗为主的综合治疗。在 20 世纪 80 年代前，主要采用以截肢为主的单纯手术治疗，患者 5 年生存率为 10%～20%。后渐引入手术后辅助化疗，并发展为后期的新辅助化疗，即术前化疗-手术-术后化疗。最初肿瘤型假体制备时间过长，一般需一个月，为等待假体制作周期设计术前化疗，现术前化疗在控制微转移灶同时，主要是控制局部肿瘤，明确或缩小反应区范围，以利于进行保肢手术，减少局部复发率。手术后根据病理标本进行肿瘤坏死率评价，了解肿瘤对化疗是否敏感，决定是否调整术后化疗疗程和化疗药物。目前，骨肉瘤化疗最常用的化疗药物为甲氨蝶呤、异环磷酰胺、阿霉素、顺铂等。患者 5 年生存率一般在 60%～70%，有一些骨肉瘤治疗中心报道 5 年生存率可达 80%以上。

在新辅助化疗的帮助下，目前保肢手术率可达 90%。90%以上的骨肉瘤属于ⅡB 期，即患者在就诊时肿瘤就已突破骨皮质并浸润周围软组织。如果肿瘤周围仍有正常软组织（关节囊、肌腱、腱膜、肌肉等）覆盖，则可达到广泛切除以保留肢体，其局部复发百分率与截肢患者并无不同。但若化疗无效，无法达到局部广泛切除，则应行截肢术。未行术前化疗者，仅 25%的病例有保肢手术治疗的指征。按照骨肉瘤好发的部位，最常施行的手术类型为股骨远端、胫骨近端和肱骨近段的瘤段截除手术。目前有肿瘤型人工假体、异体骨移植等方法重建肿瘤切除后骨缺损。

### （二）低度恶性髓内骨肉瘤

**【概述】**

低度恶性髓内骨肉瘤是典型骨肉瘤的亚型，很少见（少于 1%），病灶位于骨内，组织学特点为分化好的低度恶性（$G_1$）肿瘤。多发于 10～30 岁，男多于女，好发部位为长骨的干骺端（股骨、胫骨、肱骨，及桡骨远端）。

**【临床表现】**

无痛性、质硬、生长缓慢的肿块，无侵袭性过程。有时无意间发现。此型肿瘤一般表现为缓慢生长的ⅠA 期临床过程。常历经数年而仍在骨内生长。有时虽已在 X 线上看到破坏，但常被认为是良性肿瘤，以致在相当长的时间内未予及时治疗。在未得到正确诊断之前，由于进行了囊内或边缘性切除等不充分的外科治疗，因此局部复发很常见。有时肿瘤可以去分化而成侵袭性高度恶性的ⅡB 期肿瘤。只有经过很长一段时期且反复复发后，此低度恶性肿瘤才发生转移。而该肿瘤去分化后的生物学特性与高度恶性的典型骨肉瘤相似。

**【影像学检查】**

X 线平片表现为致密的、质地均匀的病灶，起自内骨膜，充满髓腔或干骺端。透亮区与致密区混合的病灶很少见。极少有骨膜反应，也无清晰的边界。在很多方面，此肿瘤就像发生在骨内的骨旁骨肉瘤。有很少的病例其X线表现与良性肿瘤相似，特别是像纤维异样增殖症或骨母细胞瘤。在这种情况下，相对于缓慢的内骨膜吸收，外骨膜不断地反应，从而产生一个尽管薄但却完整的皮质，包绕缓慢增大的病变。对于这种病变形式，低度恶性髓内骨肉瘤这一诊断甚至都不会出现在鉴别诊断中，直到病灶活检后，组织病理结果才能明确诊断。有时甚至于要等到出现了侵袭性复发灶，才能做出诊断。

CT扫描显示致密的病灶与周围皮质间的关系。在去分化的情况下，CT能显示X线上不易看到的软组织肿块，或病灶内侵袭性强的低密度区。

MRI反映病灶矿化的程度，当病灶的X线表现类似纤维异样增殖症或骨母细胞瘤时，MRI的信号从很低的信号(类皮质骨信号)到中等强度信号均可出现。

同位素骨扫描显示病灶处核素高度浓聚。

**【病理表现】**

手术中，其相邻组织(如软组织或骨)正常，且很易同病灶分离。进入病灶后，肿瘤像是由粗大的小梁骨甚至于骨瘤般致密的骨构成。切除后，其剖面类似粗大的小梁骨或皮质骨。有时可见到出血或囊性退变区，提示肿瘤的恶性程度比临床上表现出来的高。

此型肿瘤的显微镜下特点几乎与骨旁骨肉瘤相同。成熟的间叶细胞基质伴很少或没有细胞异型性，即很少见到有丝分裂相。在这当中有未按应力方向排列的、矿化良好的骨小梁。在更致密的病灶中，可见骨小梁粗大伴散在的、类似骨旁骨肉瘤中所见Paget样的粘合线。在有些区域，不成熟的骨单位与骨瘤中的所见相似。在那些X线表现像纤维异样增殖症或骨母细胞瘤的病灶中，小梁骨多细小且常不连续。很少见到不规则的、宽大的骨样基质缝隙。

**【治疗及预后】**

应行广泛性切除以降低局部复发率。初次手术的病例，几乎均可行保肢手术。经过多次复发伴软组织种植时，如肿瘤切除能达到广泛切除边界，可行保肢术，否则截肢是达到广泛切除边界的唯一可行方法。

对于初诊的ⅠA期肿瘤，不建议行化疗或放疗。

临床上预计为去分化型的肿瘤，应行术前化疗然后进行评估。化疗效果满意时，可行广泛切除保肢手术治疗。化疗效果不满意时，应行截肢以达到根治性边界，从而使肿瘤得到局部控制。

### （三）骨旁骨肉瘤

**【概述】**

骨旁骨肉瘤是发生于骨皮质表面骨膜表层原发恶性肿瘤，是骨肉瘤的一个亚型。好发年龄为20～40岁，男多于女，好发于股骨远端后侧、胫骨近端和肱骨近端。

**【临床表现】**

多表现为质硬、无痛肿块，血清碱性磷酸酶正常。常有既往“非典型性”骨软骨瘤或异位骨化切除或复发的病史。肿瘤呈缓慢、无痛性生长，且最终会侵及相邻骨。可以去分化至高度恶性肿瘤而发生晚期突然增大。去分化常见于相邻骨受累之后，尤其是那些反复复发的病例。10％得不到控制的病例会发生晚期转移。

**【影像学检查】**

X线平片示位于骨表面致密的骨化病灶，倾向于包绕骨生长。早期，在病灶与骨之间可有一狭窄的透亮缝隙，无骨膜反应。晚期，瘤骨可包绕相邻骨或侵及相邻骨皮质，致髓腔内受累。中央部出现透亮区常意味着发生了去分化。骨旁骨肉瘤在非骨肿瘤治疗中心常被误诊为骨化性肌炎或骨软骨瘤。

在骨旁骨肉瘤中常需与骨化性肌炎、异位骨化、骨瘤和骨软骨瘤鉴别。当病变从ⅠA期进展到ⅠB期时，相邻骨皮质可受累。

CT扫描示病变密度与皮质骨相同。CT可显示病灶与神经血管束之间的关系及骨内受侵范围。

MRI可清楚显示肿瘤侵袭皮质骨、累及髓腔的情况，肿瘤组织呈低信号改变。

同位素骨扫描在X线所示病变范围内，核素高度浓集。

血管造影示肿瘤呈低血运状态。

【病理表现】

骨旁骨肉瘤大体标本见质硬、色白、致密的骨，常伴有多个结节。在病变内或结节之间可散见脂肪或纤维组织。去分化部分为质软、鱼肉样。

其突出的镜下特点为含有Paget氏病粘合线的粗大骨小梁，呈重复排列形式，以及由无细胞异型性的成熟梭形细胞构成的单一基质。基质细胞呈平行排列。很少见到高度恶性骨肉瘤区域，且非常小。

【治疗及预后】

手术对ⅠA期或ⅠB期病例施行广泛切除，其生存率高于骨肉瘤的生存率。边缘切除常导致频繁的局部复发。此型肿瘤放疗无效。对于Ⅰ期肿瘤，不适于化疗。但当其去分化为Ⅱ期或Ⅲ期肿瘤时，则给予化疗。

### （四）骨膜骨肉瘤

【概述】

骨膜骨肉瘤是发生于皮质表面骨膜深层的原发骨肉瘤。好发年龄为15～25岁，男多于女，好发于长骨骨干。

【临床表现】

可触及无痛性肿块。骨膜骨肉瘤的特点是肿块缓慢生长，其预后优于典型骨肉瘤，但较骨旁骨肉瘤差。

【影像学检查】

X线平片显示骨皮质外的低密度半球形肿块，侵入周围软组织，其特点为可见肿瘤边缘处Codman三角。在病灶内可见“日光放射线”样骨化。常需与骨膜软骨瘤或皮质旁骨肉瘤相鉴别。

CT扫描显示病灶内垂直的瘤骨向外放射排列。病灶内透亮区的密度较软组织的高，皮质骨浅层轻度受侵，增强扫描肿瘤可轻度强化。

MRI显示软组织包块呈低信号，边界清楚，髓腔内多无受侵。

同位素骨扫描显示病灶内均匀的核素浓集。

血管造影显示肿瘤血运不丰富。

【病理表现】

骨膜骨肉瘤大体标本为质软、被膜完好、鱼肉样的肿瘤，内含明显的软骨成分，肿块位于骨膜下，皮质骨外，皮质骨表层受侵。通常鱼肉样部分内有沙砾感。

镜下，骨膜骨肉瘤的显著特点是分化好的、未钙化软骨。因此，有文献称之为“皮质旁软骨肉瘤”，新生的针状骨，特别是那些靠近皮质的部分，是构成 X 线上“日光放射线”征的原因。需看到梭形细胞包绕的肿瘤样基质才能明确诊断。如看到典型的高度恶性骨肉瘤成分，则应诊断为骨表面高度恶性骨肉瘤。这一差别对预后很有意义。

**【治疗及预后】**

应行广泛切除术。在局部得到控制时，预后良好。放疗一般无效。一般无需术前或预防性化疗，在手术切除后，可辅以化疗，但疗程短于典型骨肉瘤的化疗疗程。

### （五）小细胞骨肉瘤

**【概述】**

小细胞骨肉瘤是一种罕见的（少于 1%）原发骨肿瘤，特点为可见到类似 Ewing 肉瘤的小圆细胞，间有肿瘤样骨基质。好发年龄为 5～20 岁，男女无差异，好发于长骨干骺端。

临床表现、影像学特点与典型骨肉瘤相似。

**【病理表现】**

这一型为典型骨肉瘤的亚型。大体标本特点与典型骨肉瘤相近。其镜下基本的细胞是与 Ewing 肉瘤中所见的细胞非常相似的小圆细胞，而不是典型骨肉瘤中常见的恶性梭形间叶细胞。与这些小圆细胞相间分布的是骨肉瘤特有的、不成熟的骨基质，周围有深染的成骨细胞排列。

**【治疗及预后】**

小细胞骨肉瘤的治疗与典型骨肉瘤的治疗相同，即术前化疗，根据化疗反应情况选择广泛或根治性切除。术后行预防性化疗，以期抑制肺转移的发生。与典型骨肉瘤相比，小细胞骨肉瘤的术前化疗效果较好，软组织肿块可以明显缩小。有文献报道其预后相当差，目前其 5 年持续无瘤生存率低于 30%。

### （六）软组织骨肉瘤

**【概述】**

软组织骨肉瘤是指发生于躯体软组织中具有一切典型骨肉瘤特征的原发肿瘤。好发年龄为 15～30 岁，男女比例相当，一般位于肢体的近端及臀部，较多见于大腿。

**【临床表现】**

常表现为邻近骨的软组织中，出现迅速增大、疼痛、质硬的肿物。具有快速的生长模式，且可侵及相邻骨。早期常见肺转移。一般为ⅡB 期肿瘤。

**【影像学检查】**

X 线平片示较大的、卵圆形软组织肿块，内有不定型的、不成熟的肿瘤性成骨。

CT 扫描可突显病变内的骨样成分。通过区分骨化的方式和分布状况，有助于将这一肿瘤与骨化性肌炎相鉴别。

MRI 检查在 $T_1$ 呈低信号，$T_2$ 呈高信号，MRI 是精确地判定软组织骨肉瘤范围的最佳手段。

同位素骨扫描可见病灶的成骨区域内可见核素浓集，但程度各异。当见到核素高度浓集、范围广泛时，则可做出诊断。

血管造影检查可见肿瘤具有所有血管造影中恶性肿瘤征象的、血运丰富的软组织肿瘤。

**【病理表现】**

大体上，软组织骨肉瘤为质软、鱼肉样血运丰富的肿块，伴数量不等的成骨。病变外常包绕有炎性假包膜。常见较大的出血性囊腔。

在成骨区，镜下可见典型骨肉瘤的显微特点。在其他部分，病变分化较差，主要由恶性梭形细胞构成。

**【治疗及预后】**

对于术前化疗效果较好者，可行广泛切除。对于术前化疗无效者，广泛切除术后常会出现局部复发。因此，根治性外科边界是得到可靠的局部控制的唯一方法。在这种情况下通常需行截肢术。放疗仅能得到短期的缓解。术前应用化疗以增加保肢机会及获得局部控制；术后化疗是为了将肺转移发生的风险降到最低。

### （七）毛细血管扩张型骨肉瘤

**【概述】**

毛细血管扩张型骨肉瘤是原发的恶性骨肿瘤，其特点为中央有较大的充血腔，周围是含有骨基质和巨细胞的恶性基质。好发年龄为10～20岁，男性较女性多见，好发于长骨干骺端，特别是股骨远端和胫骨近端。

**【临床表现】**

其表现为迅速增长的、疼痛肿物。常见病理骨折。常与侵袭性动脉瘤样骨囊肿或骨巨细胞瘤混淆。肿瘤生长迅速，肺转移率高。

**【影像学检查】**

X线平片显示透亮的溶骨性破坏区，伴有较大的“爆裂样”软组织肿块，软组织肿块外有薄层反应骨壳，边界不清。

CT扫描常显示类似动脉瘤样骨囊肿的液-液平面。

由于有中央的充血腔，MRI表现为病灶内高信号。

同位素骨扫描示病变的外周部分核素高度浓集，而中央部分核素摄取减少。

血管造影显示血运丰富的病灶，有时可显示出血运不丰富的中央区。

**【病理表现】**

此肿瘤的大体标本看似一个薄壁的血袋，而没有鱼肉样组织。腔的内壁有沙砾感，呈褐色。

镜下可见囊壁组织是由含有纤细的、花边状骨样基质的梭形细胞基质构成的。可见很多的良性巨细胞，沿着囊壁边缘分布。病变很易被误诊为动脉瘤样骨囊肿。

**【治疗及预后】**

对于术前化疗效果较好者，可行广泛性大块切除术。否则，应行根治性关节离断术。即使局部控制良好，生存率也很低。放疗仅能得到短期的缓解。术前化疗和术后预防性化疗均有效。

## 二、软骨肉瘤

软骨肉瘤是指来源于软骨细胞的原发恶性肿瘤。在原有良性软骨肿瘤(如骨软骨瘤、内生软骨瘤)基础上发生恶变可形成继发性软骨肉瘤。软骨肉瘤常见的亚型有:去分化软骨肉瘤、透明细胞软骨肉瘤、间叶性软骨肉瘤、皮质旁软骨肉瘤和继发性软骨肉瘤。

### (一)普通型软骨肉瘤

**【概述】**

好发年龄40～70岁,40岁以上病例占50%。以上。男女发病率相当。软骨肉瘤常见于骨盆、肩胛带及长骨近端。极少数病例发生于儿童和青春期,并且常在少见部位,预后更差,应与骨肉瘤鉴别。

**【临床表现】**

主要表现为疼痛、缓慢增大的质硬肿物。从出现症状或症状加重到就诊时间为1个月～10年,平均11.3个月。早期无症状,而后主要表现为疼痛,常为不严重的间歇性钝痛,逐渐加重呈持续性剧痛。肿瘤表面皮肤一般无改变,晚期肿瘤巨大时,可出现静脉怒张,局部可扪及质硬肿块。部分患者碱性磷酸酶升高。

发生于脊柱、骶骨、肋骨或骨盆的病例可引起严重疼痛,可因为压迫神经而引起放射性疼痛。有些病例肿瘤突然迅速生长、破入软组织,应考虑为去分化征象或恶性升级。

偶尔有肿瘤经骨端侵入关节而引起关节症状。病理骨折少见。有时复发的软骨肉瘤表现出比原发肿瘤更强的侵袭性。

**【影像学检查】**

X线表现为:①肿瘤位于长骨的表现:在干骺端可表现为偏心生长,在骨干为中心型生长。早期为一密度减低的破坏区,范围不大,有清晰的硬化边缘,似良性表现。随肿瘤生长,髓腔内可出现不同程度的膨胀性破坏区,呈梭形或多个囊腔,甚至类似皂泡样表现。边缘不规则或模糊。破坏区内可有骨性间隔。约2/3病例出现软骨钙化,钙化形态不一,表现为斑点状、环状、团块状及絮状等。大量絮状钙化,甚至可以把已破坏的骨缺损遮盖起来。骨膜反应一般较少,多局限于骨干侧,有少量的单层骨膜增生。骨皮质被穿破时,可形成软组织肿块,肿块内有各种形态的钙化;②肿瘤位于其他骨的表现:骨盆和颌骨是软骨肉瘤的相对好发部位,主要表现为溶骨性、膨胀性破坏,边缘不清,常有软组织肿块。破坏区和肿块内常见各种形态的钙化斑点。手足骨的表现类似,常累及关节为其特点。肩胛骨的软骨肉瘤常引起巨大的软组织肿块,伴肿块内大量钙化团块。

CT示溶骨性破坏,边缘呈穿透样,内有斑点状钙化。病变周围的皮质骨因骨膜反应而增厚,无增强效应。

MRI呈低信号改变。

同位素扫描上可见核素浓集区大于X线所示病变范围。

血管造影显示低血运病灶。

【病理表现】

大体可见肿瘤体积一般较大，呈不规则圆形或哑铃形，有的一部分在骨内，另外一部分在骨外。边缘不甚清，常分叶。切面呈灰白色或灰蓝色，有光泽，呈半透明状。某些区域可见分化较好的软骨，但较正常软骨及软骨瘤的软骨更灰、更软、更透明，也更呈凝胶样改变。部分肿瘤可发生粘液性变或出现小囊。也可因出血、坏死而呈暗红色。肿瘤内常出现白色钙化区域。低度恶性的软骨肉瘤（组织学Ⅰ级）骨皮质可表现正常或轻度膨胀而无肿瘤浸润。而Ⅱ～Ⅲ级的病例骨皮质几乎都被浸润或破坏。

镜下见细胞软骨呈分叶状，细胞分布均匀，胞核肥大，常可见双核细胞，偶见不规则形巨大的软骨细胞。细胞基质比例随分级不同而异。软骨肉瘤多采用三级分级法：低度恶性（Ⅰ级）、中度恶性（Ⅱ级）及高度恶性（Ⅲ级）。Ⅲ级软骨肉瘤少见，约占5%～10%。Ⅰ级软骨肉瘤总是有分化良好的软骨。核大小不等，大多保持圆形；轻度增大的核；可有双核细胞；同软骨瘤相比有较多的细胞数。Ⅱ级软骨肉瘤核大、深染，双核细胞多见，异型性较明显。偶见有丝分裂相。Ⅲ级软骨肉瘤几乎总是有分化好的软骨，然而软骨小叶的边缘都由致密的成软骨细胞及未分化的间质成分所组成且颜色深染。软骨细胞呈明显异形性，有多核细胞，可见到有丝分裂相。软骨肉瘤的组织学分级同它的病程及预后明显相关，因此软骨肉瘤分级在确定治疗计划时有很高的参考价值。

坏死、钙化和骨化现象在所有的软骨肉瘤中都很普遍。软骨肉瘤中的骨化由新生骨组成，无恶性特征。这是一种修复骨来替代退化的及钙化的软骨。或仅是内骨膜或外骨膜对肿瘤侵犯的反应骨。无间质细胞直接产生类骨质，否则要考虑为骨肉瘤。

电镜下，肿瘤细胞形态不一，瘤细胞核大，核浆比例明显增加，核膜常形成不规则凹陷，核仁肥大，有时为一至数个并有边移现象。瘤细胞表面常形成各种类型的微绒毛突起，为软骨肉瘤最有特征性的表面突起。瘤细胞周围有较成熟的胶原纤维，纤维间有基质小泡，胶原纤维上有不规则针状或颗粒状钙盐结晶。

【治疗及预后】

软骨肉瘤的治疗以外科手术为主。肿瘤切除达到广泛切除的外科边界是治疗成功的关键，但有些部位很难做到广泛切除。

软骨肉瘤对放射治疗不敏感，仅用于那些无法通过外科治疗达到广泛或根治性切除的病例，为缓解疼痛可以配合放疗。化疗效果不肯定，仅在去分化软骨肉瘤中应用。

对于边界清楚、数量有限的肺转移灶，建议手术切除。

软骨肉瘤的预后取决于两个因素：组织学分级和外科切除边界。总的来说，发生于四肢的软骨肉瘤比躯干骨的预后要好。软骨肉瘤总的5年生存率为48%～60%。组织学Ⅰ级软骨肉瘤5年生存率为90%，Ⅰ级软骨肉瘤不转移，若切除不充分可出现局部复发，肿瘤侵及内脏及椎管可导致死亡。Ⅱ级软骨肉瘤生长慢且组织学特征可无高恶性特征，5年生存率约81%。Ⅲ级软骨肉瘤预后差，5年生存率约29%。软骨肉瘤复发通常发生于术后5～10年，复发往往伴随组织学分级的上升。远隔转移常见于Ⅲ级软骨肉瘤，约有66%出现，Ⅱ级约10%出现远隔转移。

【病理表现】

标本中央为质硬的、蓝灰色软骨小叶状病灶。周围为灰白色、质软的纤维成分。通常以纤维成分为主，且可破坏软骨成分。纤维成分可遍及骨或软组织。

镜下可见两种不同成分：①分化好的软骨肉瘤成分，即轻度异型性的软骨细胞和透明的软骨基质；②去分化软骨转移常见于肺部，其次是肝、肾、脑等。

## （二）去分化软骨肉瘤

【概述】

去分化软骨肉瘤是指同时具有软骨和纤维成分的原发恶性肿瘤。是 Dahlin 和 Beabout (1971)首先命名的。为Ⅱ期高度恶性肿瘤。去分化软骨肉瘤并不少见，约占所有软骨肉瘤的10％。多见于 50～75 岁，男女比率为 1.5∶1。好发于骨盆和肩胛带部位。

【临床表现】

患者表现为既往无痛肿块的突然增大和疼痛。该型软骨肉瘤的特点是生长迅速，骨破坏严重，早期可发生肺转移，生存率低。低度恶性软骨肉瘤可于起病数年后发生去分化，从而表现出暴发性骨破坏的临床过程。

【影像学检查】

X 线可见分叶状钙化病灶，呈缓慢生长状（为软骨成分特点）。还可见巨大的低密度软组织成分，为去分化部分。当纤维成分位于骨内时，可有穿透性边界表现。

CT 典型表现为：软骨成分中絮状钙化与纤维成分中低密度分叶组织相混杂。

MRI 上软骨成分呈低信号，纤维成分呈高信号。

同位素扫描表现为广泛的核素浓聚。

血管造影其纤维成分为高血运病灶。肉瘤成分，背景基本为纤维组织，有丝分裂相很显著，血管侵袭很明显，以及高度异型性的细胞。有人认为肿瘤中的去分化成分，75％的病例为纤维肉瘤或恶性纤维组织细胞瘤(MFH)，25％病例为骨肉瘤。

【治疗及预后】

治疗以手术为主，需行广泛或根治性切除。放疗可获得短暂的缓解，化疗效果不肯定。

去分化软骨肉瘤预后极差，5 年生存率低于 20％。远隔转移发生早。

## （二）皮质旁软骨肉瘤

【概述】

皮质旁软骨肉瘤是指位于骨表面并破坏外层皮质的软骨组织发生的恶性肿瘤。多数为Ⅰ期低度恶性肿瘤。多见于 20～50 岁，男女比例相当。好发于长骨的骨表面。

【临床表现】

主要为质硬、固定、相对无痛的肿块，多为无意中发现。

【影像学检查】

X 线可见病灶位于长骨表面，通常在干骺端。早期的肿瘤常无钙化，呈软组织密度影。晚期的肿瘤钙化较多。肿瘤与相邻骨之间没有像骨旁骨肉瘤那样的透亮间隙。通常没有骨膜反应。如有皮质受侵,多较晚发生。

CT 可显示出钙化的情况和软组织肿块范围。

MRI 上软骨呈低信号。

同位素扫描中,病灶区表现为核素浓集。

血管造影表现为低血运病灶。

**【病理表现】**

皮质旁软骨肉瘤是位于骨表面的肿瘤(一般不侵犯相邻骨),并向周围软组织生长。其质地和

CT 溶骨性病变,外有薄层皮质骨样边缘包绕,可被造影剂增强显像,偶见模糊的钙化,可提示该诊断。

MRI 显示高信号,而不伴有软组织肿块或髓内受侵。

同位素扫描核素浓集区大于 X 线所示病变范围。

血管造影显示高血运的病灶。

**【病理表现】**

肉眼所见质软、浅灰色,见不到软骨,偶见小的充血性囊腔。

镜下可见典型的软骨肉瘤区和有显著诊断性的透明细胞区,细胞大,多边形,胞浆丰富,明显透亮。PAS 染色可见红染阳性颗粒。透明细胞组成小叶状或假腺样结构;软骨母细胞区,有典型的窗格样图像;还可见多核巨细外观类似于成熟软骨。在未钙化的部分呈质韧、分叶状、蓝灰色病灶;在钙化区,呈白垩色。

镜下组织学特点与其他软骨肉瘤相似。多数为低度恶性病灶,组织分化较好,表现出一定程度的细胞异型性。有时为具有较高恶性度的病灶,表现出相应的细胞学特征。

**【治疗及预后】**

治疗以手术为主,需广泛性切除。放疗和化疗无效,不能减轻症状。

皮质旁软骨肉瘤为生长缓慢的隐袭性肿物,在很长的一段时间内不会发生转移,但最终可能发生肺转移。

### (四)透明细胞软骨肉瘤

**【概述】**

透明细胞软骨肉瘤是一种罕见的、由不成熟软骨组织发生的原发恶性肿瘤。为Ⅰ期低度恶性肿瘤。多见于 15～75 岁,男女比率约 2.4∶1。好发于股骨近端,其次为肱骨近端。

**【临床表现】**

患者常以进展缓慢的病变就诊,疼痛较轻,就诊前疼痛症状可长达五年。

**【影像学检查】**

X 线可见骨骺或干骺端膨胀性溶骨破坏,外有薄层反应骨包绕,常缺乏钙化。易与软骨母细胞瘤或骨巨细胞瘤混淆。胞;在透明细胞区或典型软骨肉瘤区可见形态不规则的骨样组织。

电镜下瘤细胞的细胞器很少,胞浆含低量蛋白,但糖原颗粒增多,造成瘤细胞膨胀透明。

**【治疗及预后】**

治疗以手术为主,需广泛性切除。总的复发率为 16%。由于透明细胞软骨肉瘤好发于骨

骺部位，因此易被误诊为软骨母细胞瘤，从而导致治疗不充分，边缘切除或囊内切除通常会导致复发。

透明细胞软骨肉瘤好发于肢体长骨骨端，广泛边界的瘤段截除人工关节置换是理想的手术方案。放、化疗无效。

透明细胞软骨肉瘤为Ⅰ期肿瘤，预后相对较好，但有少部分会出现转移。复发或转移发生时间较晚。

### （五）间叶性软骨肉瘤

**【概述】**

间叶性软骨肉瘤是一种很少见的类型。1962 年 Dahlin 提出为独立病种并命名。系来源于原始间充质细胞的恶性肿瘤，是指含有软骨和未分化圆形细胞成分的原发恶性骨及软组织肿瘤。好发于 10～40 岁，男女差别不大，约为 1.1∶1。常见于扁平骨，如髂骨、肋骨、颅骨，有时可多骨同时受侵。有部分病例发生于躯体软组织中。

**【临床表现】**

主要表现为疼痛，晚期出现肿胀或可触及肿块。间叶性软骨肉瘤的特点是生长缓慢，多在5 年内转移至其他骨或肺。

**【影像学检查】**

X 线表现以溶骨破坏为主，钙化影较普通软骨肉瘤少。早期骨破坏轻微，呈虫蚀状或斑片状破坏。继而发生广泛性溶骨破坏，边界不清。破坏区内有不规则絮状钙化，可发生病理骨折，可有骨膜反应。病变早期即可出现软组织肿块，内有钙化。

CT 显示低密度病灶，伴穿透样边缘，点状钙化提示为软骨肉瘤。

MRI 示高信号病灶。

同位素扫描显示广泛的核素浓聚。

血管造影示高血运病灶。

**【病理表现】**

大体标本与普通软骨肉瘤相似，切面灰白，往往可见出血、坏死，可见蓝灰色透明肿瘤性软骨和灰白色质硬的钙化。

组织学通常具有双相性，间变的未分化间叶性小细胞与分化较好的分叶状肿瘤性软骨及软骨样基质并存。两种组织之间界限较清晰，移行区可见肿瘤细胞成软骨现象。

**【治疗及预后】**

治疗以手术为主，广泛或根治性切除。放、化疗效果不肯定。

间叶性软骨肉瘤为Ⅱ期肿瘤，预后差，转移率高。总的 10 年生存率约为 28％，超过 50％的患者 5 年内死亡。

## 三、Ewing 肉瘤

**【概述】**

Ewing 肉瘤是一种高度恶性“圆细胞”肿瘤，来源于骨，少数发生在软组织中。组织学来源尚不完全清楚。

Ewing 将其描述为一种独立的、原发的、骨发生的非成骨性恶性肿瘤。为将此种肿瘤同骨肉瘤相鉴别，强调这种组织学上为小圆细胞构成的肿瘤没有骨样基质的产生，常发生在扁平骨和长管状骨的骨干。青少年为发病高峰，放射治疗敏感。这些最初的描述一直沿用至今。近来，随着超微结构和免疫组化技术对神经特性的识别，证明 Ewing 肉瘤是神经外胚层来源肿瘤家族中的一员。这类肿瘤中，分化较好的是外周神经上皮瘤，Ewing 肉瘤属于分化差的一类。

Ewing 肉瘤是青少年第二好发的骨原发恶性肿瘤，仅次于骨肉瘤，并且是在第一个十年组最常见的骨原发恶性肿瘤。在所有人群的骨原发恶性肿瘤中，排在多发性骨髓瘤、骨肉瘤、软骨肉瘤和骨的淋巴瘤之后。Ewing 肉瘤发病率占骨原发恶性肿瘤的 10%(5%～15%)。年发病人数为百万分之一或更少(英国 0.6、瑞典 0.8)。在美国，15 岁以下白人儿童发病率为百万分之 1.7。人种分布差异较明显，美国黑人和非洲人很少患 Ewing 肉瘤，亚洲人(中国和日本)更少。

Ewing 肉瘤通区域淋巴结转移很少见，但可侵及骨骼的其他部位。如果不治疗，90%患者在一年内出现致命的肺转移而死亡。

Ewing 肉瘤最常发生于前三个十年组。约 75%～80%的病例发生在 5～25 岁。发生在 5 岁以下和 30 岁以上的病例很少见(各少于 10%)。个别病例报道有发生在几个月的婴儿和超过 80 岁的老人。男比女约为 1.3～1.5∶1。

Ewing 肉瘤可发生在所有骨骼，最常见是长管状骨(50%～55%)，股骨最多(25%)，其次是胫骨和腓骨(15%)。扁平骨为另一个高发区域，骨盆(25%)、肋骨(10%)、肩胛带(5%～10%)，手足骨和颅面骨很少累及。一般发生在长管状骨的骨干、干骺端偏干和干骺端(干骺端偏干 44%、骨干 33%、干骺端 15%)。病变可扩张到全部骨干，但骺端受侵很少。

**【临床表现】**

患部的疼痛和肿胀是绝大多数患者最初的表现。呈间歇性或持续性且强度不等，随时间的推移而加重。这些无特殊性的症状使 Ewing 肉瘤的早期诊断相对困难。

相当一部分 Ewing 肉瘤患者可表现出全身症状。间断的低热，白细胞升高，核左移，血沉增快，贫血。局部皮肤发红，皮温升高，张力增大，静脉曲张，可触及的肿块，这些表现极易同骨髓炎相混淆。其原因是 Ewing 肉瘤对组织出血坏死的反应，有人认为这些表现是预后不良的征兆。有 20%～30%的 Ewing 肉瘤患者就诊时即为多发或已有转移，可无症状或仅表现为发热，疲劳，厌食，体重下降。他们的预后比单发患者要差得多。

Ewing 肉瘤还有一些相对少见的情况，包括长管状骨进行性破坏造成的病理骨折(2%～10%)。神经症状(下颌骨肿瘤造成面神经感觉异常，骨盆和骶骨肿瘤造成肠道和膀胱功能异常，椎体肿瘤造成神经根和脊髓压迫症状)。中枢神经系统受侵较少见，一般只见于晚期明显血行播散和邻近肿瘤的直接侵犯。

**【影像学检查】**

X 线表现主要为长管状骨的骨干或干骺端区域进行性的骨破坏，可发生在髓腔中心，也可发生在皮质骨、松质骨或骨膜下。肿瘤可向各方向生长，但主要沿骨的长轴。骨干中心病变扩展，造成松质骨破坏，并可蔓延到皮质，使哈弗氏管增宽。肿瘤穿出皮质刺激骨膜，使沿骨膜长轴有骨膜性新生骨沉着，骨皮质即被分为数层。皮质的向外溶骨加上外层的骨膜新生骨，造成骨干梭形膨胀，即为“葱皮样”骨膜反应或骨膜新生骨。肿瘤造成的骨破坏呈穿透样改变，边界不清。

溶骨性破坏可造成内骨膜侧的皮质部分或全部侵蚀。然而，一小部分侵蚀较慢的病灶造成的反应性内骨膜侧皮质增厚看起来很像骨髓炎的反应骨。

一些深在的部位，比如大腿、髋臼周围、骨盆、肩胛带肿瘤可以长的比在更外周的部位大得多，而症状出现较晚。

偶尔，对于某些发展相对较慢的病灶，骨膜反应性成骨的速度能赶上肿瘤生长速度，就可在溶骨性破坏区外形成完整的，薄的皮质骨，成多层性，使骨干轻度增粗，这种病灶通常无常见的软组织肿块。

大约5%的Ewing肉瘤患者发生病理骨折。骨内的跳跃病灶极为罕见。

CT图像能反映Ewing肉瘤骨内病变的详细情况及骨外软组织肿块，增强CT能进一步显示软组织肿块的范围，CT也是评价淋巴转移的有效方法。

MRI上，$T_1$呈轻度增强，$T_2$呈中等高信号，反映肿瘤组织细胞丰富的特点。

同位素扫描时，由于Ewing肉瘤能导致反应骨的快速形成，故使病灶出现核素摄取增加的图像。其图像常常超过放射影像的范围。

由于Ewing肉瘤血运丰富，因此在血管造影出现动、静脉期快速增强现象。它能显示出X线图像常常显示不出的软组织肿块的范围。

**【病理表现】**

术中见肿瘤软组织肿块突出于骨外，其表面无包膜或仅有假包膜。肿瘤组织柔软，呈灰白色，松脆易变形。肿瘤血运丰富，易出血。大面积坏死区很常见。液化坏死明显时，易被误认为是骨髓炎的脓腔。

镜下可见细胞丰富的组织，在某些区域，大量成片的细胞，其间无骨小梁。在另外区域，肿瘤细胞充满髓腔，但不破坏骨小梁，并且在某些区域，细胞形成结节，周围由非肿瘤性纤维组织包绕，大片的出血坏死区很常见。条索状的肿瘤细胞充满于扩大的哈弗氏管内并延伸到软组织肿块中。在肿块的边缘可见肿瘤细胞穿透纤维组织包膜进入邻近的肌肉或反应区组织内。

在高倍镜下，可以看到单个细胞的详细情况。这些细胞形态大小一致，胞浆少且细胞边界模糊。胞核充满嗜碱性染色质并呈泡状，核分裂象很少见。细胞排列紧密，其间无间质结构。可见许多单细胞壁的毛细血管，肿瘤细胞排列在周围。可见到散在于肿瘤细胞间，有时占明显多数的形态相似的细胞（大约是肿瘤细胞的一半大小），正在发生坏死。这些细胞有致密深染的核，类似于淋巴细胞或淋巴母细胞。在坏死区域，可见到更小的炎症细胞渗入。

**【治疗及预后】**

1.外科治疗　现代化疗应用之前，Ewing肉瘤患者的转移出现很快，使得局部治疗其实等同于一种姑息冶疗。大部分的病人不久后死于播散性转移。在这种情况下，放疗作为局部治疗起到了保留肢体，减轻痛苦的作用。然而，在系统化疗广泛采用之后，患者的生存率显著提高。这种情况下放疗所造成的复发、继发恶变、肢体功能损害等多种问题就变得突出起来。所以从20世纪70年代末80年代初,国际上许多医疗机构开始致力于通过外科手术切除原发肿瘤来提高Ewing肉瘤的5年生存率。另外,肿瘤特制人工关节的使用和影像学技术的发展,又进一步推动了保肢技术的发展,使得Ewing肉瘤外科治疗普遍开展起来。

Ewing肉瘤的局部外科治疗既要有效地控制局部的复发率,又要减少保肢术后的并发症。在一些解剖结构复杂的部位和肿瘤体较大的情况下,术后放疗是一种必要的补充。

关于Ewing肉瘤的放疗和外科治疗的选择,在外科边界有保证的情况下,外科治疗应是首选方法。

经过有效的化疗,需行广泛手术切除的适应证是:①位于那些切除后不影响功能的骨骼上的单发病灶;②重要的骨骼上的病灶经广泛切除加重建后,造成的功能障碍明显小于放疗所造成的功能障碍;③放疗后出现孤立的局部复发;④骨质大部或全部破坏,骨折不可避免,较大的病灶。

截肢在Ewing肉瘤并不是常用方法,特别是青少年和成年人,大部分情况通过手术保肢和放疗可以解决。但当如下情况时,要考虑截肢:①骨外软组织肿块很大且化疗不敏感;②保肢后将来会造成不可接受的严重肢体不等长(股骨下段或胫骨上段,小于8岁);③本身已有的或放疗后产生的主要负重骨的病理骨折;④肿瘤所在位置切除后无法有效重建,造成严重功能障碍的(比如大范围破坏的腕骨或跗骨);⑤术后复发的肿瘤。

当肿瘤的大小和部位不允许行较广泛的切除时,或必须在过小年龄患者使用髋、肩、膝关节的复杂重建时,外科治疗同放疗相比的优越性就值得商榷了。

2.放疗　目前的适应证是:①D手术无法彻底切除的部位;②放疗较手术切除显著保留功能的部位;③预后差,Ⅲ期的多骨病变,远隔部位有转移或化疗效果差。

对于一般的病灶,放疗剂量应该是50～60cGy。Ⅲ期病人可考虑行全身照射后行骨髓移植。

3.化疗　全身化疗针对于局部、多发、转移等多种形式的病灶均有效。不但提高了保肢率,降低了复发率,而且最终提高了生存率:多药联合化疗早已被证实是提高患者生存率,消灭早期亚临床转移灶的最有效方法。Ewing肉瘤患者最初生存率小于10%,现在经过术前新辅助化疗,有效的局部肿瘤切除或控制,术后多周期的辅助化疗,5年生存提高到50%～55%。大量报道中,经过系统治疗的、最初无转移的Ewing肉瘤5年生存率为36%～65%。

4.预后　Ewing肉瘤的预后分析依然是要依据临床、影像和病理相结合的原则,但不是所有的因素都起着同等重要的作用。

首先转移是针对预后最不利的因素,大量报道已有转移的Ewing肉瘤患者长期随访5年生存率不足10%。

对于局部单发的病人,肿瘤的大小是影响预后的重要因素。肿瘤的所在部位也同样重要。躯干和骨盆的肿瘤较肢体的预后要差。这不仅因为前者部位解剖结构复杂,切除时外科边界受限,而且在这些部位肿瘤容易生长较大,发现较晚。

肿瘤对于化疗的敏感性是影响预后的一个重要因素。化疗反应的好坏可通过临床、影像学或术后病理综合分析得出。

年龄和性别也是预后的相关因素。低龄患儿相对有较好的预后。LDH升高被认为有提示复发和转移的意义，且影响预后。

## 四、骨原发恶性淋巴瘤

**【概述】**

骨恶性淋巴瘤作为淋巴瘤大家族中的一员，应首先明确其所处的位置。淋巴瘤是一组起源于淋巴结或其他淋巴组织的恶性肿瘤，分为霍奇金病（HD）和非霍奇金淋巴瘤（NHL）两大部分。其原发部位可在淋巴结，也可在结外的淋巴组织，如扁桃体、鼻咽部、胃肠道、脾、骨骼和皮肤等。原发于结外淋巴组织的多为非霍奇金淋巴瘤。非霍奇金淋巴瘤根据他们是否起源于骨髓成淋巴组织或胸腺成淋巴组织分为 B 细胞淋巴瘤或 T 细胞淋巴瘤。另外三分之一为组织细胞淋巴瘤，起源于组织细胞。

我们所见的骨的恶性淋巴瘤一种可以是全身多发淋巴瘤的一部分，或者认为是淋巴瘤的骨转移。而另一种则是原发于骨的恶性淋巴瘤，是结外型恶性淋巴瘤的一种。绝大部分是非霍奇金淋巴瘤，它既可以从原发部位向邻近淋巴结依次播散，也可以发生远处转移。

骨原发恶性淋巴瘤过去一直与 Ewing 肉瘤相混淆，1928 年 Oberling 和 1932 年 Raileanu 首先指出它发生在骨的网状内皮组织，1939 年 Parker 和 Jackson 将其称为网织细胞肉瘤。而近年来组织学分类的进一步发展最终将其归入结外型淋巴瘤的一种。同其他恶性淋巴瘤不同.骨原发恶性淋巴瘤可较长时间处于单一骨而全身症状不明显。并呈相对较慢，转移出现较晚。

大部分资料表明，骨恶性淋巴瘤占骨原发恶性肿瘤的 3%～5%。男性较女性发病率高，为 2∶1～3∶1。同 Ewing 肉瘤不同，此病好发于中老年，30～50 岁最为多见。病程相对较缓慢，有时可延续数年。好发于长管状骨、扁平骨和脊柱。长管状骨中以股骨、胫骨、肱骨多见。扁平骨中骨盆和肩胛骨好发。同其他骨原发恶性肿瘤相比，脊柱的发病并不少见，但位于脊柱的病变是否为骨原发不易识别。

骨原发性淋巴瘤起病缓慢，常累及单一骨骼，如果在出现全身症状前得以及时治疗，则预后较好，常可治愈。发病后数年，可出现骨外淋巴结转移，并最终累及内脏器官，肺转移很少见。出现全身转移时，预后很差。原发淋巴瘤发生于软组织而非骨骼很少见。

淋巴瘤与免疫失调有关，特别与器官移植及 AIDS 所造成的慢性免疫抑制有关。

**【临床表现】**

同其他骨的恶性肿瘤相似，局部的疼痛、肿胀以及随之而来的关节活动受限是患者的基本表现。早期为间歇性类风湿样疼痛。局部可触及软组织肿块。病变邻近关节时，可以引起滑膜炎症和关节积液。同转移瘤、骨髓瘤等相似的严重侵髓性骨破坏疾病相比，骨恶性淋巴瘤病理骨折的发生率要低得多。

**【影像学检查】**

约 3/4 患者发病于长骨，最常累及干骺端，也可在骨端或骨干。手足骨少见。X 线可见肿瘤病灶大多位于髓腔或松质骨内，早期表现为斑点状或斑片状破坏，逐渐发展为大片的虫蚀样改变,使皮质骨受侵,边缘模糊。其间常残存有未完全破坏的骨结构,即所谓的“融冰样”表现。病变易于髓腔内发展,长轴破坏大于横径。不待皮质完全破坏即可穿破皮质形成软组织肿块。无新骨形成,极少产生骨膜反应,可有病理骨折。因发病及骨破坏机制相类似,所以骨恶性淋巴瘤的这些破坏表现同转移瘤、骨髓瘤很难区分;因为骨恶性淋巴瘤的 X 线特点的特征性不强,所以在诊断中,同许多以溶骨性破坏为主的恶性骨肿瘤如骨肉瘤、Ewing 肉瘤、骨纤维肉瘤均要注意区分。甚至需与骨髓炎相鉴别。淋巴瘤显示对核素的摄取增加,并常超出放射学检查出的病灶范围。由于其对核素摄取增加的特点,这种方法是一个可靠的筛选骨播散病灶的方法。

**【实验室检查】**

淋巴瘤在实验室检查方面无明显特异性。血象检查常有轻或中度贫血,白细胞多数正常,少数可轻度或明显增高,伴中性粒细胞增高,晚期淋巴细胞减少。骨髓被肿瘤细胞广泛浸润时,可有全血细胞减少。骨髓象大多为非特异性,如能找到 R-S 细胞对诊断有帮助。骨髓浸润大多是由血源播散而来,骨髓穿刺阳性率仅 3%。疾病活动期,患者有血沉增快,血清中部分蛋白增高。当血清中碱性磷酸酶或血钙增高时提示骨骼受累。这些都不足以用来作出淋巴瘤的诊断,最终的诊断还要依赖于淋巴结活检或局部肿瘤区域的活检得出的组织学结果。

**【病理表现】**

切除的大体肿瘤组织呈灰红色或灰白色鱼肉状,质地松脆,血运丰富。可见出血和坏死。受侵骨髓内界限不清,皮质侵蚀变薄,虫蚀样或穿透样破坏直至皮质缺损,肿瘤在软组织内广泛浸润形成包块。

镜下所见与其他骨髓肿瘤相似,呈嗜碱性染色的细胞丰富的组织,缺乏基质。组织全景显示:相似的细胞丰富的组织视野,在溶骨性破坏区的中央可见到被吞噬细胞破坏的骨小梁。在斑点状破坏区的移行区,可见肿瘤细胞充满骨小梁之间。

分化好的淋巴瘤,其肿瘤细胞很像正常成熟的淋巴细胞,具有小而致密深染的核。胞浆适量,边界清晰,核分裂相正常。这些特点在电镜下也能看到。

随着免疫学的发展,将非霍奇金淋巴瘤分为 TB 两大类。而骨的非霍奇金淋巴瘤的 T 细胞型和 B 细胞型在组织学上无法区分。需要对新鲜标本进行免疫组织化学分析来鉴别。骨的非霍奇金淋巴瘤都属于弥漫浸润型,未见滤泡结节型,T 细胞和组织细胞型较多见。

**【治疗及预后】**

原发骨恶性淋巴瘤的治疗不是单一的,普遍认为放疗是控制其发展的较好方法。

对于早期的单发病灶,行类似于处理其他骨恶性肿瘤的外科手术是必要的。甚至于包括截肢手术,但这种情况很少。对于多发或全身受累的病人,选择已经或将要发生病理骨折,已经或将要发生脊髓压迫截瘫或脊柱不稳定,或其他依靠放化疗不能或来不及解决问题的病变部位进行外科手术,进行病灶清除、骨折复位固定、脊髓减压和椎体固定。既改善了患者的生活质量,又为后续的放化疗提供方便。对于放疗造成的局部坏死或骨质的强度下降,有时也需要外科手术进行清除和修复固定。也有人认为局部治疗一开始就应以外科治疗为主,放疗可作为保肢治疗的一个前提或主要应用在外科手术无法进行或病人无法经受手术治疗时。

除极少数单发病灶以外，化疗应用在已经发生肿瘤播散的情况下。放化疗的结合使用更是治疗晚期淋巴瘤患者的主要方法。

自20世纪60年代初联合化疗应用于淋巴瘤的治疗以后，放疗与联合化疗的结合使用使骨原发的淋巴瘤5年生存率达到60%～80%，对于原发播散的及继发的淋巴瘤则较低。原发于骨的恶性淋巴瘤是否出现区域或全身淋巴结的转移是影响患者预后的关键因素。虽然骨原发的淋巴瘤多为非霍奇金淋巴瘤，但其预后的情况似与组织学分类关系不大。

## 五、脊索瘤

**【概述】**

脊索瘤是一种低度恶性肿瘤，起源于胚胎残余脊索组织（脊索在胚胎第二周消失），1894年被Rib-bert命名。McMaster统计美国1973年至1995年，发病率约为0.111000001年。发病部位中，50%～60%在骶骨，25%～35%在颅底，颈椎和胸椎分别约为10%和5%。脊索瘤最常见于40～70岁，平均年龄为56岁，男性发病率高于女性，男女发病率约为2∶1。

**【临床表现】**

骶尾部脊索瘤典型的临床表现是慢性下腰部或骶尾部疼痛，可放射至臀部、会阴和下肢。在患者就诊前，病史可长达1年到2年，有时以腰椎间盘突出症就诊，甚至以腰椎间盘突出症手术治疗后，症状不缓解而发现骶尾部的肿瘤。肿瘤一般向前方呈膨胀性生长，肿瘤挤压盆腔脏器可引起肛门直肠及膀胱的功能障碍，包括肠梗阻、大便困难和小便障碍，部分患者可有直肠刺激症状，如排便习惯改变和里急后重，而首诊于肛肠外科。位于颅底的肿瘤可引起头痛、脑神经麻痹，以及垂体受压引起的内分泌功能障碍。颈、胸及腰椎部的肿瘤可引起脊髓压迫症状。

**【影像学检查】**

X线平片显示脊索瘤为中心性膨胀性溶骨性病灶，边缘不清，肿瘤多有自下向上发展的趋势，很少病灶位于高位骶骨而低位骶骨未受累及，侧位片示溶骨破坏的骶骨前方有巨大软组织阴影。

CT扫描对于脊索瘤的诊断非常重要，可更清楚显示肿瘤破坏骶骨的范围，骶前软组织肿块的大小，肿瘤与直肠、膀胱等盆腔内相邻脏器结构的关系，及肿瘤在椎管里的侵犯情况。

MRI显示骶骨脊索瘤为$T_1$加权像低到中等信号强度，$T_2$加权像显示高信号，MRI可以很清晰地看到脊索瘤的分叶状表现，矢状位常显示软组织肿块高于骶骨病灶的水平。

骨扫描一般显示骶骨肿瘤部位的放射性异常浓集，但有些病例也表现为骶尾部放射性异常减低，考虑原因可能是肿瘤完全破坏骨组织，没有成骨反应，而肿瘤本身又缺乏血运和骨的代谢活动。

**【病理表现】**

肿瘤的剖面显示肿瘤一般在肿瘤组织内呈膨胀性生长，肿瘤组织一般为破碎的胶冻状、粘液样，颜色为灰色或蓝白色，半透明，有光泽。常伴有肿瘤出血，坏死及囊性变。

肿瘤组织在镜下呈分叶状，小叶间为厚薄不一、含薄壁血管的纤维性间隔。小叶又由肿瘤组织和富于粘液的基质组成。肿瘤细胞体积大，含有大量大小不一的空泡；单个空泡状细胞似印戒细胞，“堆积的”大空泡状细胞具有特征性，被称为“液滴状细胞”，细胞核较小，含有凝集成块状的染色质。镜下有些区域瘤细胞界限不清，呈合体细胞状，排列成条索状、片状或巢状。少数脊索瘤病例可见粘液样软骨组织，称为“软骨瘤样脊索瘤”，这些镜下形态与其他肿瘤有相似性，如粘液瘤的粘液样基质、软骨肉瘤的透明软骨样区域、脂肪肉瘤的脂肪母细胞、转移性肾癌中的透明细胞和转移性印戒细胞癌的印戒细胞等。因此，在临床病理诊断中，需要与这些肿瘤鉴别。免疫组化表现：细胞角蛋白、上皮膜抗原(EMA)、甲胎蛋白(AFP)、S-100及波形蛋白均为阳性。而癌胚抗原(CEA)、肌动蛋白、结蛋白均为阴性。

**【治疗及预后】**

一般认为，脊索瘤对化疗不敏感，放疗也只能部分抑制肿瘤生长，不能完全根治。所以骶尾脊索瘤的治疗方法仍是手术治疗。

按照Enneking外科分期，骶骨脊索瘤属ⅠB期，最好能行广泛切除术，但由于骶尾部的解剖复杂，肿瘤常常体积很大，同时为了保留一定的神经功能，手术常常是采取囊内切除。手术入路有两种，前方经腹膜后入路可清晰地暴露髂动静脉及分支、腰骶部神经根、骶髂关节的腹侧。后方骶尾部切口可很好地暴露骶骨、髂翼的背侧、周围软组织，必要时可以暴露上方的腰椎。对于$S_3$以下的骶骨肿瘤，采用前后联合入路，行包括瘤体在内的骶骨部分切除术，术中先结扎双侧髂内动脉，分离瘤体前侧，可显著减少术中失血量，有利于完整、顺利地切除肿瘤，减少复发率。对$S_2$以上的骶骨肿瘤，由于肿瘤范围较大，并累及高位骶神经，很难做到肿瘤完整切除，只能行病灶内刮除术。手术的并发症主要有术中出血，切口感染，切口皮缘坏死，骶神经切除后直肠和膀胱功能障碍等。术中出血通过术前双侧髂内动脉及骶正中动脉栓塞可得到有效的控制。手术切口感染通过术前患者肠道准备，术中严格的无菌操作，术中术后预防应用抗生素得到有效控制，如果发生感染宜尽早行局部清创灌洗术。对于骶神经的处理，应根据具体情况尽可能保留双侧$S_{1\sim2}$及至少一侧$S_3$的神经根，术后配合适当的功能锻炼，大多数患者的肠道和膀胱功能可以恢复。

骶骨脊索瘤局部复发率约为44%，远处转移率为28%，复发大多在第一次手术后3年内发生，远处转移常在9年以后出现。患者5年和10年生存率分别为84%和64%。一般认为影响患者预后的不良因素包括：不恰当的切开活检、肿瘤体积大、肿瘤切除不彻底、显微镜下小片肿瘤坏死等。

## 六、骨髓瘤

**【概述】**

多发性骨髓瘤是浆细胞异常增生的恶性肿瘤。1837年Rustizky最早报告此病，1958年Jaffe指出骨髓瘤起源于原始网状内皮系统，他称这种与浆细胞相似又稍有不同的肿瘤细胞为骨髓瘤细胞。目前公认这些均是不同类型、不同阶段的肿瘤性浆细胞。

与多发性骨髓瘤相对应的是只有单发病灶出现的病变。但单发病灶病变是否可以就此命名为单发性骨髓瘤，尚有争论。一般认为单发性可能是多发性的前奏，真正的单发极为少见，称之为孤立性浆细胞瘤。这种类型极少发生播散，靠局部外科治疗和放疗即可有治愈的可能。

多发性骨髓瘤在欧美国家发病率较高，约占所有恶性肿瘤的40%～45%。在中国发病率要低得多，统计上只占恶性肿瘤的3%～4%，但在实际临床工作中仍很多见，也可能是此病分散在多科室治疗影响了统计的结果。

多发生于50～70岁。此年龄段发病人数能占到总发病率的70%～75%。男女之比约为2∶1。发病部位常见于脊柱、肋骨、骨盆、颅骨、股骨等。

**【临床表现】**

疼痛是主要的症状。初期为间歇性疼痛，以后逐渐加重为难以忍受的持续性疼痛。依发病部位的多少疼痛主要集中于脊柱、骨盆、胸部。疼痛可因卧床休息而相对减轻，活动和负重后明显加重。病理骨折发生率并不低。

多发性骨髓瘤的病情发展相对较快，从初始症状期一般半年左右即可发展为全身的多系统的病变及消耗。随疼痛而来的是多部位的肿块、畸形、神经压迫症状甚至于病理骨折。全身的骨质疏松、贫血、高钙血症、低蛋白血症和肾功能损害相继出现，甚至出现晚期肿瘤患者的恶病质样改变。

**【影像学检查】**

虽然全身各骨均可受累，但最常侵犯的是中轴骨和肢体近端。颅骨也是一个相对多发部位。

肿瘤细胞生长浸润对邻近骨小梁形成侵蚀破坏，病灶由髓内侵蚀皮质的内面，可以穿透皮质和骨膜形成软组织肿块。部分破坏较慢的患骨可出现皮质膨胀的倾向。此病首诊时可表现为单发或多发。

骨破坏一般表现为单纯的溶骨性破坏，破坏区呈圆形或椭圆形并可连成片状。典型的穿凿样破坏多发生在颅骨、骨盆等扁平骨。骨破坏区的边缘虽模糊，但隐约可见，边缘的硬化极为罕见。皮质内侧被破坏可呈浅碟状缺损。

此外，还有少数多发性骨髓瘤病例表现为硬化型病灶。可呈周缘的硬化环，弥散性骨硬化或放射状针状骨增生。

虽然骨髓瘤的放射学检查无特异性，但同位素检查却有独特的表现。由于骨髓瘤细胞不产生基质及病灶内无成骨反应，因此，相对于病灶的范围，其对同位素的摄取非常少，表现为“冷结节”。这种表现存在时提示骨髓瘤的可能性很大。

**【实验室检查】**

同其他骨的恶性肿瘤相比，实验室检查在多发性骨髓瘤诊断中具有极其重要的意义。

可有血沉增快、C反应蛋白增高、血清白球蛋白比例失衡、球蛋白(尤其是单项球蛋白)升高、尿中Bence-Jones蛋白阳性。骨髓穿刺骨髓象的检查、贫血、高钙血症、肾功能不正常等可作为辅助诊断和鉴别之用。碱性磷酸酶正常，发生病理骨折时可升高。

**【病理表现】**

大体标本为质地松脆的肿瘤组织，可呈棕红色或灰白色，含水量高。在主要病灶的周围，或较多发的病变骨内，可见到大量多个灰红色小结节，直径约 1～3cm 大小。这些结节分布在正常骨髓之间，也可融合成片。

镜下病灶内可见到大量肿瘤性浆细胞构成的结节。结节之间可有正常的骨髓组织或脂肪组织，互相分隔而又互相渗透，其间穿插着少量薄壁的肿瘤血管。

Reed 将骨髓瘤分为五型：主体型、IgA 型、核分叶型、淋巴样细胞型和多样细胞型。这实际上是一种以细胞形态为特点的分型。而更实用一些的分型是：①高分化型：肿瘤细胞大多分化较好，与反应性浆细胞相似，核可见轻度异形性，偶见多核巨细胞；②低分化型：瘤细胞大多如淋巴细胞样，核仁多形性明显，也可见少量分化较成熟的瘤细胞；③中分化型：瘤细胞形态介于上述两者之间。

**【治疗及预后】**

无全身症状且影像检查未见其他病灶的单发骨髓瘤患者应以局部外科治疗为主。手术应行广泛切除。且如果外科边界足够的话，不需要放化疗的配合。这样的患者理论上讲应能达到长期存活甚至终生存活。

多发骨髓瘤的主要治疗方法是化疗。常用于治疗多发性骨髓瘤的化疗药物有：苯丙氨酸氮芥（马法兰，PAM）、环磷酰胺（CTX）、长春新碱（VCR）、卡氮芥（BCNU）、阿霉素（ADR）等。肾上腺皮质激素、雄激素和干扰素也是治疗多发性骨髓瘤的有效药物。M2 方案现仍为治疗多发性骨髓瘤的首选方案。

多发性骨髓瘤出现典型症状后的自然病程为 6～12 个月，现代化疗的有效率为 60%～70%。虽然对化疗敏感，但它的治愈率却很低，中位生存时间为 3 年左右。少数病人可存活 7～10年。

局部的放疗在多发性骨髓瘤的患者主要作用为减轻局部的疼痛，减少肿瘤的负荷，控制局部病灶的发展，间接减轻脊髓压迫的作用。外科治疗后结合局部的放疗对局部肿瘤的控制有更加明显的效果。

化疗的效果无疑决定着多发性骨髓瘤患者的全身疾病控制程度和生存情况，但有时外科治疗在其中又是非常重要的。这包括大块实体肿瘤的切除以明显减少全身肿瘤的负荷；病理骨折的复位固定，恢复骨的连续性和强度；即将发生骨折患者的预防性内固定；脊髓压迫的解除和脊柱稳定性的加强。这些治疗不但减少了病人的痛苦，而且为漫长的化疗过程和其他辅助治疗提供了一个良好的身体保证和功能保证。

（邢启鹏）

# 第十二节　骨转移瘤

## 一、骨转移癌

**【概述】**

骨转移癌是骨骼系统病种中最常见的肿瘤。随着近 20 年医疗水平的提高，外科治疗配合化疗、放疗及姑息性治疗等多种途径的综合诊疗,使原发肿瘤的治疗疗效不断提高,有效地延长了患者的生存时间,从而使肿瘤的骨转移治疗越来越显得重要。对提高患者的生活质量,骨转移癌外科治疗有其他治疗不可替代的优势,尤其随着影像学诊断水平的进展,对骨转移癌的认识不断深入,骨转移癌外科治疗从诊断、治疗方案的选择到长期随访都有很大的进展。

骨转移病灶的形成是原发癌经血行转移,肿瘤细胞与宿主相互作用的结果,较公认的转移方式为:①原发肿瘤细胞浸润周围组织进入脉管系统(血液和淋巴);②肿瘤细胞脱落释放于血循环内;③肿瘤细胞在骨髓内的血管壁停留;④肿瘤细胞再透过内皮细胞逸出血管,继而增殖于血管外;⑤转移癌病灶内血运建立,形成骨转移病灶。

据文献报告,在美国每年诊断新的癌症患者超过百万,其中约50%的患者最终发生骨转移,发生于骨转移的部位以中轴骨及下肢为多,尤其是髋关节区域,原发癌易发生骨转移的肿瘤依次为:乳癌(73.11%)、肺癌(32.15%)、肾癌(24%)、直肠癌(13%)、胰腺癌(13%)、胃癌(10.19%)、结肠癌(9.13%)、卵巢癌(9%),其他常见的骨转移原发癌还有前列腺癌。

**【影像学检查】**

目前,最常见的骨转移病灶的检测和长期追踪方法是常规的X线片、CT、MRI、全身骨扫描及PET-CT。

1.*X线平片* 依据肿瘤患者的年龄、病史、骨病灶在长骨的部位及破坏形式,X线平片对鉴别骨转移癌、原发骨肿瘤可做出最基本的判断,疼痛的肢体部位需包括骨骼和软组织,涵盖范围应尽量广泛。骨转移癌最常见的部位为椎体,其次为髋关节区域(髋臼周围、股骨上端),股骨干和肱骨上段及肱骨干;膝、肘关节以远较少见。转移灶的典型X线表现是主要位于长骨骨端,长骨纵向髓内破坏范围大于横径范围,位于皮质骨时,多发生于滋养动脉处,造皮质骨破坏呈“浅碟征”,多数软组织肿块不大,就诊较晚的患者可以有巨大软组织肿块。骨破坏形式主要为地图样破坏、虫蚀样破坏和穿凿样破坏。地图样破坏为边界清楚,较大的溶骨病灶,多大于1cm,周边有硬化缘;虫蚀样破坏约为2.5mm大小的溶骨病灶,边界不清;穿凿样破坏表现在皮质骨多发的,小于1mm的溶骨病灶。骨破坏的形式反映了肿瘤生物学特性,地图样破坏的肿瘤生长较慢;虫蚀样破坏表现肿瘤为中度侵袭,生长较快;穿凿样破坏则是高度侵袭性肿瘤,生长最快,在X线片可以表现为溶骨为主或混合性破坏。成骨性成分不一定是肿瘤性的,而是正常骨组织对癌肿的一种反应。表现成骨性反应的原发肿瘤有前列腺癌和消化道肿瘤;溶骨性病灶常见于肾癌、骨髓瘤、乳癌和肺癌;混合性病灶则见于乳癌、消化道肿瘤和生殖系统肿瘤。

2.*CT扫描* 在判断骨质破坏方面,CT优于X线平片,通过骨窗,增强扫描能明确评估骨质破坏程度、范围、软组织肿块的范围,与相邻血管的解剖关系。增强扫描的“环形增强征”可以鉴别骨感染造成的骨破坏。

3.MRI 优于CT、X线平片提供病灶周围软组织情况,并且能提供三维解剖情况,对骨内髓腔病灶浸润范围的认定提供帮助。但是,MRI可因为其敏感性高而出现假阳性,故发现的病灶仍需结合CT检查确认。

4.*骨扫描* 骨扫描是早期发现晚期骨转移的最好检查方法之一,尤其在X线平片检出困难时,有报告认为骨扫描发现骨转移病灶较常规平片早2～18个月。全身骨扫描的放射性示踪剂吸附在骨骼表面，其摄取量取决于局部血流量和成骨细胞活性。虽然全身骨扫描技术能很敏感地发现晚期骨转移病灶，但可能会漏掉早期的转移灶，因为这项技术是基于对受累骨骼的成骨细胞活性的识别，而不是对实际肿物的识别。因为诊断的敏感性有限，骨扫描对于多数肿瘤的良恶性识别的特异性也不是最佳的，除肿瘤以外，创伤、感染和骨关节炎硬化及类风湿关节病也可能使骨骼结构内放射性核素浓聚；而多发骨髓瘤、白血病和淋巴瘤表现异常核素淡染，据报道，全身骨扫描的敏感率为62%～89%，骨扫描发现的病灶均需结合相应部位X线平片、CT、MRI综合评估，甚至患者定期随诊，反复摄片观察，或CT引导下行病灶活检明确诊断。

5.氟脱氧葡萄糖　正电子发射断层照相术(FDGPET)FDGPET对骨转移癌的评估，比目前应用的全身骨扫描优越。恶性肿瘤显示出较高的糖代谢水平，所以能被FDGPET很好地识别。其敏感性较高，特异性尚需临床实践的观察，有报告敏感性90%，特异性35%。也有文献报道了40例乳癌患者127处骨破坏进行PET和全身骨扫描对比评估的资料，FDGPET诊断的敏感性和精确性分别是95.12%和94.15%，而骨扫描分别是93.13%和78.17%。初步研究表明PET能够更早更精确地发现骨转移破坏灶。

对就诊的临床患者，多种检查不可偏倚其中之一，更不能依此结论而行放疗、化疗乃至手术，造成治疗后明确诊断困难。建议有癌症病史的患者定期行全身骨扫描，甚至PET检查，筛查出异常部位，再行相应部位X线平片、CT、MRI检查，依检查结果，选取易行病灶活检部位，穿刺活检明确诊断。以局部症状就诊而无肿瘤病史的患者，应行X线平片、CT检查，不能除外骨转移癌诊断时，行全身骨扫描检查，相应部位再行检查，仍需病灶活检明确诊断。同时，需查甲状腺、肺、乳腺、腹腔各脏器和前列腺，明确其他转移灶情况或查找原发病灶。病理不能诊断时，需追踪检查，不要盲目给予各种治疗，干扰日后的诊断。

## 二、骨转移癌的诊断

骨转移患者就诊时，约1/3有癌症病史，约2/3以局部不适就诊。在检查过程中，可有约1/3患者查出原发病灶，最终有约1/3患者为不明来源的骨转移癌患者，随着诊断技术的提高，不明来源的骨转移癌患者逐渐减少。疼痛为主要症状，尤其夜间疼痛加重，可以多个部位同时存在症状，膝关节周围不适时，要注意检查髋关节。疼痛的性质是非常重要的：负重时和休息时均存在的持续性疼痛是肿瘤生长活跃的标志，而不代表骨的连续性破坏；负重时加重而休息时缓解的疼痛是病变威胁到骨的完整性的标志。

实验室检查，国外文献报道多有高钙血症，但国人很少发生，其血沉、血象多为正常，多种肿瘤标志物水平，如AKP、CEA、CA199、CA125、AFP等可辅助诊断。对于多发溶骨破坏患者，需查免疫球蛋白、蛋白电泳，以除外多发骨髓瘤。

术前应明确：①患者转移病灶的数量、部位、对生活质量影响的程度；②原发癌的诊治情况，对化疗、放疗及生物治疗的疗效是否敏感，了解原发癌的预后，评估生存期；③生命体征，有无手术禁忌证。

骨转移病灶的活检应遵循肌肉骨骼系统肿瘤的活检原则，一般采用穿刺针抽取肿瘤组织，偶有切开活检，活检切口需与将来手术切口一致，以利于切除活检污染的伤口或穿刺针道，骨骼开窗活检时，尽可能取圆形窗，减轻因开窗造成的骨骼强度减弱，活检后填充骨水泥，减少出血，术后压迫止血，忌放引流管，以免造成肿瘤局部播散。

## 三、骨转移癌的外科治疗原则

近20年来，骨科内固定、人工假体技术的发展，在原发肌肉骨骼系统肿瘤的保肢治疗中，取得了飞跃发展，将其成功经验应用于长骨转移癌的治疗，对取得预期疗效有了保障，而原发肿瘤治疗水平的提高和后继的放化疗，使骨转移癌的外科治疗具有提高生活质量的现实意义，经临床实践观察，实施恰当的外科治疗是骨转移癌患者减轻疼痛、恢复肢体功能最有效的方法。

肢体骨转移癌的外科治疗目的是：①缓解疼痛；②重建肢体功能，使患者短时间内恢复负重功能；③方便日后放化疗及日常生活的护理，甚至恢复生活自理。其中缓解疼痛有多种途径，包括放疗、化疗及姑息镇痛治疗，均能很好控制，外科治疗不是唯一的方法。对于功能重建，一种情况为预防性内固定，避免长骨病理骨折的发生，另一种情况为病理骨折的处理，恢复长骨的连续性和负重功能。

Mirels长骨病理骨折发生风险的评分系统指出，对于生存期有限的骨转移癌患者，成功的外科治疗非常关键，持续改善生活质量，恢复独立的日常生活是选择外科手术治疗的最重要目标。骨转移癌常表现为病理性骨折，是否固定骨折、选择何种术式是骨科医师需要考虑的问题。在患者能耐受麻醉和手术的情况下，长骨的病理性骨折最好行内固定术。长骨的病理性骨折经常伴发失血、大块骨缺损、内固定失败、肺栓塞及功能恢复缓慢，因此在骨折前，应尽可能进行牢固稳定的内固定，以减少并发症的发生。长骨的预防内固定比病理骨折后再行内固定治疗，不论术中出血量、平均住院日，还是术后功能的恢复，都具有显著的优越性，尤其放疗治疗骨转移病灶时，保护即将病理骨折的肢体要比骨折后使之愈合更容易。然而，如何预见骨折的发生是很困难的。

1986年，Hamngtong建议当骨破坏大于骨干直径的1/2，或超过2.5cm时，需要手术处理，然而临床判断存在可重复性的问题。1989年Mirels提出基于疼痛程度、病灶大小、骨破坏性质（溶骨性、成骨性、混合性）和解剖部位4个因素（每项1～3分）评估长骨的病理骨折风险，根据评分判断潜在骨折可能，提出相应处理建议。他发现7分以下的患者发生骨折的几率很小，而8分以上的患者骨折几率很大，建议行预防性固定。Timothy请53位骨科医师、放射学医师、内科医师或放疗科医师根据该系统为12例患者评分，经分析，认为该系统在临床实践中可操作性强，具有可重复性。该系统目前被广泛接受。

肢体长骨骨转移癌外科治疗原则：①预计病人可存活3个月以上；②全身状况好，能够耐受手术创伤及麻醉；③患者术后有更好的生活质量，能够活动，要有助于接受放、化疗和护理；④位于骨端的病灶，可截除瘤骨，置入人工关节假体，术后可早期负重，恢复行走功能；⑤病灶骨周围有足够骨组织用于固定，能承受金属内固定物或骨缺损填充骨水泥，可行髓内针固定，选择尽可能长的髓内针固定，可加强整个骨干的强度；⑥对于病灶内刮除术，应注意的是，对于下肢病变需要拄拐行走的转移癌患者来说，他们的上肢经常负重，为了维持行走功能，对一位患者有必要同时进行肱骨和股骨的预防性髓内固定。预防性内固定时，外科医师往往低估患者的生存期，这样，患者的生存时间超过了骨固定的耐久度，内固定周围的骨质遭受转移癌的进一步破坏，使内固定失败，从而需要第二次手术。为了避免发生内固定失败，固定应足够耐久，以利于能早期、长时间、全负荷负重。

预防性内固定常采用闭合穿髓内针固定，病灶不行刮除术，术后放疗，可以早期活动患肢，有助于护理，方便化疗或放疗的搬动，甚至患肢负重，恢复行走，达到改善患者生活质量的目的。也有文献报告，骨转移癌病灶需边缘或广泛切除，避免癌肿医源性种植于病灶骨固定的远端，避免患者生存期内局部复发，内固定失败。术式的选择需考虑患者预期生存期、原发癌的预后及病灶部位，临床疗效尚需长期观察。

骨转移癌患者的预后是选择治疗方法应考虑的重要因素，对于预期寿命短的患者，应避免较复杂的外科手术。对于下列因素可考虑非手术治疗：①高度恶性侵袭性原发肿瘤；②预计原发肿瘤治疗后无瘤期很短；③经全身治疗后，骨转移灶的溶骨破坏未见好转；④全身多发骨破坏；⑤涉及多器官转移（尤其是肝脏）；⑥全身一般条件差，有手术禁忌证。

下列因素则是手术治疗的相对适应证：①中度恶性原发肿瘤（特别是前列腺癌）；②预计原发肿瘤治疗后有较长的无瘤期（肾癌、乳腺癌、甲状腺癌）；③经全身治疗后，溶骨病灶趋于局限、骨密度增高；④孤立的骨转移病灶；⑤全身一般条件好，无手术禁忌证。

有文献认为，骨转移癌患者的预后与已明确的原发肿瘤有关。肺的原发肿瘤，预后甚差，诊断后存活时间很少超过 12 个月，同样，原发灶不明的患者平均生存期是 11 个月。然而，原发恶性肿瘤是肾癌或甲状腺癌的患者生存期可以很长，尤其是表现为孤立骨转移灶的患者，应按原发恶性肿瘤的处理原则，行广泛切除，对于这些患者的骨骼重建功能，应考虑使用时间可能比较持久。

对于骨转移癌患者，规范化的外科手术治疗是提高患者生活质量的有力措施，但肿瘤骨科医师仅是骨转移癌患者多种治疗团队中的一员，肿瘤治疗水平的不断提高使患者生存期不断延长，骨科技术的进步使骨转移癌患者最大限度提高生活质量，减轻疼痛，恢复肢体功能。同时，肿瘤曲科医师和放疗医师对经治患者密切随访观察，早期发现骨转移灶，对具有潜在病理骨折的长骨作出恰当的判断，也是提高患者生活质量的重要保证。

## 四、良性骨肿瘤恶变

一些良性骨肿瘤有很低的几率恶变为肉瘤。常见的有骨软骨瘤、内生软骨瘤、骨巨细胞瘤等。还有一些瘤样病变如骨纤维异样增殖症、畸形性骨炎也有一定恶变率。另外，一些良性病变放疗后有可能发生恶变。

### （一）骨软骨瘤恶变

**【概述】**

单发骨软骨瘤约有低于 1％的病人发生恶变，多发家族性骨软骨瘤，恶变率高，约 10％。发生恶变可转化为软骨肉瘤、恶性纤维组织细胞瘤或者骨肉瘤。一般发生在中年（30～50

岁)，男性多于女性。骨盆及肩胛带为好发部位。越靠近肢体远端，则发生率越低。恶变常发生于骨软骨瘤的软骨帽部分。

**【临床表现】**

骨软骨瘤发生恶变多表现为在原骨软骨瘤的部位出现疼痛、肿胀、软组织包块等症状。在成人，瘤体表面的滑囊因机械摩擦，反复炎症而增生形成的软组织包块要与恶变鉴别。

**【影像学检查】**

1.X线平片可见原来稳定的骨软骨瘤再度生长，骨质破坏，钙化不规则等表现。骨软骨瘤恶变的X线特点是：软骨帽厚，在软骨帽内有不规则钙化影；在肿瘤的软骨部分有散在的钙化灶；在骨软骨瘤内有局灶性透明区；有明显的软组织包块；周围的骨质有破坏或侵蚀。成年患者软骨帽厚度超过1cm、儿童患者的软骨帽厚度超过3cm时即可认为有恶变。

2.CT可以较好地揭示不显影的软骨帽的改变。软骨帽下的骨通常不受侵。早期，轴位像常可见到骨软骨瘤的蒂被较厚的、低密度软骨壳覆盖。长期的病灶则表现为重度的钙化及巨大的肿块。有时良性骨软骨瘤的骨赘上可出现滑囊，由滑囊产生的肿块易与软骨肉瘤相混淆。

3.同位素扫描示核素浓集，但良性骨软骨瘤也会出现核素浓集。因此单凭这一表现不能确定已发生了恶变。但如果发生突然的核素高度浓集，则提示恶变可能性较大。

4.此肿瘤血运不丰富，但血管造影常可见神经血管束移位征象，这对于制定手术方案是有益的。

**【病理表现】**

肉眼可见肿瘤的表面是由分叶状、质硬软骨组成，上被以疏松结缔组织。周围组织受压移位，但未受侵，肿瘤与周围组织很易分离。早期肿瘤的剖面可见骨软骨瘤的小梁部分被较厚的(至少1cm)、成熟的、灰蓝色的软骨覆盖。肿瘤的边缘有时发生钙化，其深部则通常钙化较重，呈白垩色。

镜下除了常见于良性骨软骨瘤的钙化软骨，还有钙化的、无细胞软骨及黄骨髓。在不成熟的基质中，肉瘤样软骨含有细胞丰富的软骨，伴轻度-中度的细胞异型性，常较厚且环绕软骨帽。最可靠的确定软骨肿瘤良恶性的标准是双核软骨细胞的数目。即使是经验丰富的病理科医生，也很难区分良性活跃期肿瘤和低度恶性肉瘤。

**【治疗及预后】**

手术治疗为主，应行广泛性切除。为了保留功能，偶尔行边缘切除，但其复发率非常高。放疗仅能获得短暂的缓解，化疗无效。

多为ⅠB期肿瘤，很少发生远隔转移，肿瘤可去分化为高度恶性，但发生率很低。

### (二)内生软骨瘤恶变

**【概述】**

单发内生软骨瘤恶变率极低，发生率<1%，多发生于骨盆和肩胛骨，位于手足短管状骨恶变者罕见。Ollier病恶变率为10%，Maffucci综合征更高一些。可恶变为软骨肉瘤或骨肉瘤。骨发育停止至发生恶变有一段很长的潜伏期，恶变年龄为30～50岁，男性多于女性。

**【临床表现】**

在长管状骨、骨盆及肩胛带原无痛的内生软骨瘤部位出现疼痛症状，应注意有无恶变。当发生恶变时，其临床特点为缓慢的外压生长。

【影像学检查】

X线表现为在已矿化的病变周围出现穿透样透亮区，同时出现骨膜下反应骨并伴有临床症状，则为恶变的征象。随着其继续生长，恶变的肉瘤沿髓腔扩散，边缘被破坏，由于内骨膜的轻度反应，形成向髓腔突出的"拱架"征。

CT示从骨化的骨软骨瘤的外周部分长出的、分叶的钙化肿块；或从内生软骨瘤而来的不规则透亮区，穿透皮质。良性内生软骨瘤的钙化呈"烟圈"状，而在软骨肉瘤中则呈"爆米花"状或"绒毛"状。

MRI示，在骨软骨瘤或内生软骨瘤上的低信号区为恶性软骨。而高信号区则意味着滑囊或反应性炎症，而不是恶变。

同位素扫描示在原有良性肿瘤的"热"结节处可见中度增强的核素浓聚。"热"结节并不意味着恶性。对于这类患者，由于核素摄取的程度一定会有所改变，因此应行系列的同位素扫描检查。

血管造影显示该类肿瘤血运丰富。

【病理表现】

当恶变时，大体标本可见在中心钙化的内生软骨瘤周围，有蓝灰色、肿瘤性、不成熟的软骨。在病灶周围形成许多黄色粘液样物质，无明确边界，向骨皮质及两端髓腔渗透。

镜下所见呈结节样和簇样分布的外围软骨细胞突然变成片状排列的较幼稚细胞，细胞质较少，可见双核细胞，偶见有丝分裂，良性与恶变区之间有粘液样软骨，恶变区周围无软骨内化骨。除晚期发生转变外，一般为Ⅰ级，很难从组织学上将其从活跃的良性内生软骨瘤中区分出来。

【治疗及预后】

当临床和X线表现为恶变时，切开活检有可能造成污染，形成种植，所以，广泛的切除活检或穿刺活检为首选。恶变明确，则应采取手术治疗为主，应行广泛性切除。通常为ⅠB期肿瘤。发生高度恶变及肺转移的时间晚。在发生转变前给予适当的治疗，则生存率很高。

### （三）骨巨细胞瘤的恶变

【概述】

原发的良性骨巨细胞瘤经过多次复发或照射后，可发生恶性变，多数变为纤维肉瘤或恶性纤维组织细胞瘤。未行放疗的骨巨细胞瘤恶变率低于3%。有报道，进行放射治疗的骨巨细胞瘤，约有20%发生恶变。

【临床表现】

肿瘤在发展过程中自发性或外伤后生长迅速，由隐痛转变为持续性锐痛，出现软组织肿块。

【影像学检查】

X线可见明显的软组织肿块，肿瘤在短期内生长迅速，瘤体巨大，骨壳大部或全部吸收消失，与瘤体相连的骨干呈虫蚀状破坏。

【治疗】

手术应行广泛性切除或根治性切除。

### （四）骨纤维异样增殖症恶变

【概述】

恶变率2%～3%，恶变为纤维肉瘤或骨肉瘤。

【影像学检查】

骨纤维异常增殖症的病灶内，出现界限不清的溶骨区，邻近的皮质骨缺损，并出现软组织肿块。如恶变为骨肉瘤，可见“放射性骨针”形成。

【治疗】

手术应行广泛或根治性切除，术后辅助化疗。

### （五）Paget病恶变

【概述】

单发Paget病恶变率不足1%，多发Paget病恶变率约10%。恶变为骨肉瘤者约50%，其次为纤维肉瘤。恶变多发生于病程长、病变广泛的病例，可影响一处骨骼，亦可累及多骨，但多见于长骨和扁平骨。多见于60～80岁，男多于女。恶变后病情进展快，早期可出现转移，死亡率高。

【临床表现】

常表现为在无症状的Paget病的部位出现突然增大的包块或伴有突然发作的剧烈疼痛。通常会有病理骨折，疼痛是Paget病恶变最常见的症状。

【影像学检查】

X线平片上表现为明确的Paget病区域内出现透亮的破坏区。早期可与Paget病引起的破坏相混淆。多个较小的透亮区往往不如单个较大的破坏区那样支持该诊断，只有透亮区有明确的破坏和侵袭性表现时才能支持恶变。

当其发生恶变时，CT扫描可以见到软组织肿块。增强扫描时，软组织肿块强化。

MRI上很难与Paget病的异常信号相鉴别。

同位素骨扫描很难区分核素浓集是由Paget病本身还是由其恶变所致。除非核素浓集出现非常大的改变，否则同位素骨扫描一般对诊断帮助不大。

Paget病本身血运丰富，所以血管造影对诊断帮助不大。

【病理表现】

大体标本可见Paget病区域内质软的鱼肉样区，侵及周围的软组织。

镜下，在同一病灶内其显微特点的变化也非常大。通常可见高度恶性典型骨肉瘤改变，但常被未分化梭形细胞、纤维肉瘤、恶性纤维组织细胞瘤、软骨肉瘤、甚至于骨巨细胞瘤成分掩盖。由于这个原因，有文献称之为“Paget肉瘤”而不是骨肉瘤。病变细胞浸润相邻的Paget病区域，且常可见Paget病特有的血管腔内见到瘤栓。

【治疗及预后】

应行根治性切除，通常为截肢，以达到局部控制的目的。即使得到了局部控制，预后也很差。大剂量放疗可得到短期缓解。与典型骨肉瘤相比，继发于Paget病的骨肉瘤的化疗效果很差。对于那些迅速恶化的病例，很少有意义。且对于这一年龄组患者，就其仅存的生活方式而言，不建议化疗。有时介入性血管栓塞可使之得到短期缓解。

（梁永革）

# 第十三节　纤维肉瘤

## 一、常见纤维肉瘤

**【发病特点】**

纤维肉瘤是结缔组织肿瘤中少见类型，可发生于任何年龄和任何部位，约60%发生在下肢。儿童期相对较高，可占到儿童恶性软组织肿瘤第4位。由于诊断手段的进步，将产生胶原纤维的肿瘤诊断为恶性纤维组织细胞瘤和恶性神经鞘瘤，因此，特别是在成年人中纤维肉瘤在软组织肿瘤中的比例明显下降。

**【病理改变】**

肿瘤外观呈灰白或黄红色，质地柔韧，呈圆形或分叶状肿块，常有包膜，体积巨大肿瘤与周围纤维组织界限不清；镜下见梭形纤维细胞，胞质少，胞膜界限不清，胶原纤维数量多少是细胞分化程度的重要标志。可分为分化良好与分化不良两型。形态较均一，呈束状排列。间质为胶原纤维和网状纤维，可见核分裂象，多数为低度恶性。

**【临床表现】**

成人纤维肉瘤多为30～55岁发病，女性略多于男性。全身各部位均可发病，在肢体近侧多于远侧，但以股部及膝关节周围多见，大部分发生在股部和上臂深层软组织，其次为躯干和肢端，亦可见于头颈部。肿瘤生长缓慢，因此，就诊患者肿瘤巨大，并出现如疼痛、肿胀等表现，表浅肿瘤会出现皮肤破溃形成溃疡，出现巨大团块状肿物。肿瘤侵犯深层，常邻近神经血管并沿神经血管浸润，肿瘤多呈分叶状。由周围肌肉、纤维组织、筋膜、腱膜等包裹，邻近骨骼时X线片可有皮质增厚，巨大肿瘤中央可见钙化与骨化灶和坏死灶。

**【治疗】**

治疗以广泛整块切除为主，由于多数恶性度低，因此，足够外科边界的广泛切除可以达到治愈目的，切除中注意肿瘤涉及的神经血管，特别是肢体上的沿血管走行的肿瘤应有更大范围的轴向范围，对于复发病例多选择截肢，术后放化疗效果不确定。对于分化不良的病例可试行化疗。当肿瘤较小时易于当做良性肿瘤而行局部切除。病理诊断后应做扩大范围的广泛切除。

**【预后与随访】**

纤维肉瘤治愈率高，以手术＋化疗为主的规范治疗后五年生存率可达70%以上。纤维肉瘤复发很大程度上与手术是否能够完整切除有关。复发多为边界认识不足，切除范围不够导致。纤维肉瘤亦可远处转移，一般在诊断后 1 年左右，肺转移多见，其次为骨转移，多数没有淋巴结转移。手术后建议化疗以利于控制局部复发与远处转移，术后 3 年内至少每半年应该随访 1 次以及时发现复发或转移。

## 二、特殊类型纤维肉瘤

### （一）先天性与儿童型纤维肉瘤

先天性与儿童型纤维肉瘤是发生在新生儿的常见肿瘤，肿瘤与成年患者特点不同，肿瘤的组织行为亦不同。常在出生后数月内出现，生长迅速，最大可以达 20cm。发病年龄在新生儿至 4 岁内，男性多于女性。多发部位为四肢，其次为头颈部与躯干。巨大肿瘤边界不清，明显大于正常肢体。肿瘤剖面呈灰红色或灰白色，巨大肿瘤中央坏死可见出血坏死灶。镜下见为小梭形细胞，基质以网状纤维为主。虽然新生儿纤维肉瘤生长迅速，富于细胞成分，但可在局部达到广泛切除后治愈。巨大肢体肿瘤宜采用截肢术。积极治疗预后良好，5 年生存率可达 80%。

### （二）隆凸型皮肤纤维肉瘤

**【病理改变】**

病理表现多无包膜，质地柔韧，切面呈灰白色，坏死出血少见。镜下见肿瘤由梭形细胞构成，长短、粗细不一，呈旋涡状排列，极少浸润至肌层，瘤组织内血管丰富，部分区域甚至类似血管瘤表现。免疫组化 Vimentine 阳性。

**【临床表现】**

隆凸型皮肤纤维肉瘤属于结缔组织性肿瘤，表现为浸润生长方式，易于局部复发，很少远处转移。临床上因易于复发，视为典型低度恶性肉瘤。多发生在中年人，男性较多，多见于躯干及四肢近端。早期为结节状或乳头状皮肤隆起，无痛，与皮肤粘连，基底活动，表面皮肤变薄、光滑、发红或呈紫蓝色。肿瘤生长缓慢，病史多为数年、十几年，可突然迅速增大，表面皮肤溃疡形成，继发感染，有时可形成数个结节状融合生长。MRI 可见巨大的软组织肿块。

**【治疗】**

主要采用手术切除。局部彻底切除是降低复发率的关键。肿瘤切除应达到深筋膜下或肌层下，肿瘤破溃并发感染时应先控制感染，手术后病理检查确定肿瘤切除边界是否足够十分重要，对于阳性边界的部位均应再次手术扩大切除。放化疗效果不确定。对于这类低度恶性肉瘤一般不主张进行放、化疗。

**【预后与随访】**

该肿瘤属于低度恶性肿瘤，手术切除不彻底易于局部复发，5 年生存率可以达到 85%以上，反复复发病例可以转变为恶性纤维组织细胞瘤或纤维肉瘤，使恶性度升级，应引起充分重视。

（梁永革）

# 第十四节　血管瘤

**【概述】**

血管瘤是由血管组织错构增生形成的肿瘤。血管瘤不是真正的肿瘤,而是内皮组织的错构增生。通常儿童时期发病,在整个病程中既可持续增长,也可间断生长。血管瘤不会发生恶变。血管瘤可侵及皮肤和皮下组织,常好发于骨骼肌。可分为如下几种类型:①孤立的皮肤和皮下血管瘤;②单发局限的深部血管瘤;③单发扩张的深部血管瘤;④同一肢体的多发血管瘤;⑤弥散到单一或多个肢体的血管瘤。

**【临床表现】**

皮肤血管瘤呈明显的膨胀样蓝色皮肤变性,在儿童时期就可存在,有时有压痛。

深部局限的血管瘤,病变常位于肌腹中,并仅在手部和足部的腱膜、肌肉和肌腱之间扩展。表现为肿胀和疼痛,触摸时可感觉到硬的肿块,有压痛。血管瘤可引起肌肉的变性和挛缩,从而引起关节的功能障碍和畸形。例如小腿三头肌的血管瘤可引起马蹄内翻足畸形。在某些情况下,病变刺激邻近的骨骺生长板,肢体可出现过度生长现象,并且较对侧肢体明显变长。如直接侵犯生长板,造成肢体短缩。

**【影像学检查】**

在X线片上,当软组织肿块足够大时,呈现与肌肉等密度的影像,在肿块内可有数目不等的钙化结节,为高密度的钙化结节影。

在CT平扫图像上,肿物与周围软组织的密度相同。其间可有散在的低密度区,呈质地不均的表现。当注入造影剂后,病灶明显增强。

在MRI图像上,由于病灶含水量高,而呈现为高信号影。

在血管造影影像上,一些病例表现为病灶内血运增加;而在另一些病例,因病灶内血管与体循环无交通,病变呈现无血管现象。因此,缺乏血运丰富的影像特点,不能除外血管瘤的可能。

**【病理表现】**

在大体病理方面,术中可见肿物呈包膜不完整的、无搏动的血管样组织。肌肉内的肿物呈蓝紫色,代表了肿物的多腔区域。

肿物周边无反应区,简单地移行到正常组织中,血管瘤可以轻易地渗入皮质骨、筋膜而不破坏这些组织。由于这个特点,使正确分期及手术治疗变得困难,导致术后经常复发。

在镜下,大多数血管瘤由大量单个内皮细胞组成的腔窦及充血的小毛细血管混合而成。有时以多腔为特征,有时则相反。病灶内的静脉石表现为浅蓝色的结节钙化区。血管瘤周边常见有炎细胞聚集,这是造成触痛的原因所在。

**【治疗与预后】**

手术是血管瘤治疗的重要方法之一。由于血管瘤包膜不完整,浸润生长,且缺乏反应区,对血管瘤的准确分期及切除很困难。有时血管瘤穿过生物屏障进行蔓延，有必要切除大块组织和重要的神经和血管，才能达到足够的外科边界。但是必需考虑到血管瘤是一种非肿瘤疾病，较少引起功能障碍，也不会造成生命危险，因此随诊观察可能也是较好的治疗方法。当出现功能障碍的症状时，采用切除造成症状的肿瘤组织，而不做“根治”性手术，可避免出现术后功能障碍，但复发率很高。

放疗仅用于无法用手术切除的、弥漫的血管瘤患者，

栓塞及/或注射硬化剂的效果，根据肿瘤血管组织与体循环之间交通支的范围不同差异很大。大量的滋养血管可能使栓塞无效，并且过少的交通支可能使大部分的肿瘤组织不受硬化剂的影响。

（杨　辉）

# 第十五节　周围神经肿瘤

从肿瘤的良恶性分类，周围神经肿瘤可分为两大类：①周围神经良性肿瘤，又分为神经鞘瘤和神经纤维瘤；②周围神经恶性肿瘤，即神经肉瘤。

## 一、神经鞘瘤

**【概述】**

神经鞘瘤是发生在神经组织并由向 Schwann 细胞分化的细胞所构成的肿瘤。大多数肿瘤为单发。可发生于脊神经根也可发生于末梢神经处。发病年龄为 20～50 岁，男女发病率相等。

**【临床表现】**

发生于脊神经根的神经鞘瘤可出现疼痛症状和神经根被压迫所造成的感觉异常和肌力下降。发生于神经干的神经鞘瘤表现为可触及的质韧的软组织肿物。Tinel 征阳性。

**【影像学检查】**

小的病灶，X 线片上看不出来。大的病变，表现为光滑的，无骨化或钙化的肿块，不侵犯邻近骨。长期的病灶，可能含有退化钙化区。

CT 图像显示：在大肌肉内伴有较大的血管神经束通过的断面，肿物呈现低信号。较大的病灶，在使用造影剂时有增强现象。发生于椎间孔处的肿物，可压迫骨质，引起椎间孔扩大，在 X 线片和 CT 片上能显示。

纵向 MRI 图像，可准确地描绘出肿物与其起源神经之间的关系，强烈地提示其神经来源。

在同位素扫描中，肿物及邻近骨均无摄取增强的表现。大的病变，在早期血管化区，可有摄取增加的现象，但所有这些表现均无明确的诊断意义。

由于有 CT 及 MRI，通常无需做血管造影。小的病变，无新生血管表现。大的肿瘤，在早

期血管期，表现与同位素扫描一样，有血管增生的表现。

**【病理表现】**

在大体病理方面，起源于小神经的肿瘤，瘤体相对于神经太大，常严重扭曲神经或使神经结构消失。起源于较大神经的肿瘤，常偏心地位于神经膜下，神经纤维分布于肿瘤表面。较小肿瘤的剖面，呈光滑、均匀的蜡黄色编织状表现。较大肿瘤的剖面，常有继发退行性变：有出血及/或充满液体的囊肿，位于肿物中心。

在显微镜下，肿瘤组织由染色质丰富的梭形细胞区，及细胞含量少的嗜酸性基质区组成。分化较好的病灶，梭形细胞像栅栏样排列在无细胞的基质周围，且细胞的长轴垂直于基质的中央，这种排列形式称为 Verocay 体——神经鞘瘤的典型特征。

分化较好的病变诊断容易，不需做免疫组化。分化较差的、细胞成分多的肿瘤诊断困难，特别是需与神经纤维瘤或低度恶性神经肉瘤相鉴别。神经鞘瘤对 S-100 抗原呈免疫过氧化物酶强阳性，而神经纤维瘤则不是。肿瘤细胞的染色比基质要深得多。

电镜对于区分神经鞘瘤与神经纤维瘤也很有帮助，神经纤维瘤由多种细胞混合构成，而神经鞘瘤由单一的 Schwann 细胞构成，并有鲜明的超微结构特点-Schwann 细胞表面覆盖厚的基底层。

**【治疗与预后】**

边缘切除，复发率很低。肿瘤纤维包膜与神经纤维之间有疏松的纤维结缔组织，因此在切除肿物时，其表面的神经纤维束可以纵向分开，钝性分离，保留神经纤维，摘除肿瘤，而不损伤神经功能。

## 二、神经纤维瘤

**【概述】**

神经纤维瘤是与外周神经有关的良性肿瘤，它由多种细胞构成，部分细胞起源于神经鞘。虽然单发神经纤维瘤在很多方面类似于神经鞘瘤，但是它们之间存在着明显的不同，治疗结果有很大差异，因此区分它们很重要。

90%的神经纤维瘤病人为单发。10%的病人表现为多发，被称为神经纤维瘤病。神经纤维瘤病又分为两种类型。其一为神经纤维瘤病Ⅰ型，侵及各种外周神经；另一位神经纤维瘤Ⅱ型(以前所指的中枢型)，只侵犯听神经。

单发病人无基因或染色体畸变。神经纤维瘤病则存在基因畸变。神经纤维瘤病Ⅰ型的基因畸变位于第 17 对染色体。神经纤维瘤病Ⅰ型和Ⅱ型的基因畸变部位是不同的。单发病人的发病年龄约为 20～30 岁，而多发者常发生于小于 5 岁的患者。无论单发还是多发，男女发病比率一致。大多数单发病例与较小的外周皮神经有关，深部的肿瘤则与较大神经干有关。神经纤维瘤病Ⅰ型患者皮肤可出现牛奶咖啡斑，病变可累及任何或全部外周神经，40%有相关的骨骼异常。

单发的皮肤肿块，生长缓慢并且很少超过 5cm。深部的、与大神经有关的肿瘤，生长缓慢，并且可达到 15cm。突然生长加快可能预示出现了很少见的恶变。神经纤维瘤病Ⅰ型可以在儿童期就出现牛奶咖啡斑，青春期早期出现多发结节，突然生长加快意味着恶变的发生，大约5%的病人出现这种情况。

**【临床表现】**

单发病变表现为固定的、无压痛的、边界清晰的肿块或结节，皮肤结节与较小的神经有关，很少有症状，或神经障碍的体征。与较大神经干有关的、较大的病变，触诊时，可在相应的区域出现感觉异常。

神经纤维瘤病Ⅰ型表现为边缘光滑的咖啡牛奶斑，多发的皮肤结节，与较大的神经有关的、较大的深部结节或肿块。当出现肿物快速生长、疼痛及触痛。

**【影像学检查】**

如果神经纤维瘤的肿块不是非常大，则在 X 线片上很难看到。较大的病灶表现为模糊的软组织肿块影，无钙化及其他特征。

CT 影像与神经鞘瘤非常相似——位于含大血管神经束与大肌肉束的层面，可见低密度的肿块。这种肿块在使用造影剂时有明显的增强现象。

MRI 与 CT 图像一样，不能区分神经纤维瘤与神经鞘瘤。但 MRI 能描述肿物与神经的关系，能提示其神经来源。

**【病理表现】**

大体标本上，当肿瘤起自较大神经时，它使神经呈梭形膨胀，肿块位于神经内，外覆清晰的蒲膜。神经从近端进入肿瘤，并且从远端出来。肿物剖面司见均一的、白色质密的组织，其中央变性较神经鞘瘤要少得多。

镜下，神经纤维瘤不是细胞丰富的肿瘤，神经纤维瘤最显著的特点是，梭形核的细胞与胶原组织交织呈波状排列。这种独特的、有 2 或 3 个波形的特点，标志着肿瘤来自神经组织。在很多区域，可见透亮或染色很轻的基质，位于细胞与胶原带之间，显出肿瘤细胞少的特点。由于细胞随机排列，故在做切片时，纵行切时呈梭形，当横切时呈小或圆形。肿瘤细胞无异形性及核分裂象。

单发病灶及神经纤维瘤病Ⅰ型的多发结节，组织学无差异。长期的、成熟期的静止病灶，常能看到充满泡沫细胞的区域，显示其成熟。

神经纤维瘤的另一个特点是，可以看到小的神经穿过肿瘤组织，而神经鞘瘤无这种特点。正是由于这一混杂的生长特点，导致术中不能很轻易地将神经纤维瘤从其所在的神经中分出，而神经鞘瘤则不存在这种情况。

**【治疗与预后】**

手术切除是治疗神经纤维瘤的方法。起自大神经的肿物，手术切除可造成神经功能障碍。边缘切除后局部复发率低。

（杨　辉）

# 第十章　儿童运动系统疾病

## 第一节　先天性肌性斜颈

**【概述】**

先天性肌性斜颈是较常见疾病。因一侧胸锁乳突肌挛缩，头部倾向患侧，下颌转向健侧，面部两侧不对称畸形，也称为胸锁乳突肌挛缩性斜颈。

**【诊断步骤】**

**（一）病史采集要点**

1.年龄　婴儿出生后1～2周便可发现斜颈畸形。

2.斜颈畸形特点

(1)婴儿期患侧胸锁乳突肌内摸到梭形长约2～5cm，宽约1～2cm肿物，3～4个月后肿物可消失。

(2)儿童期面部渐呈不对称畸形，颈椎渐发生凸向健侧的侧凸，胸锁乳突肌皮下绷紧，索条状。

(3)成人期患侧软组织挛缩更明显。由于长期颈椎侧凸畸形，椎体有楔形改变，头向健侧弯更明显并使向患侧旋转更受限制。

3.伴有斜方肌挛缩者很少见。

4.双侧斜颈罕见。双侧胸锁乳突肌受累，颈位中央、颈短、下颌抬高和面部朝上。

**（二）体格检查要点**

1.一般情况　全身情况良好。

2.局部情况

(1)胸锁乳突肌内肿物可能初生时已明显，常未被注意，出生后1～2周才摸到。检查时可看见，亦可摸到胸锁乳突肌内梭形肿物，无压痛，质地较硬。

(2)面部不对称畸形出现在肿物消失后，胸锁乳突肌变成一索条状物，随挛缩加重而面部畸形日逐严重。检查时测量两侧眼外角至口角距离，患侧缩短。头偏患侧，下颌向健侧。将头部摆正，胸锁乳突肌明显皮下绷紧，硬索条状。

(3)出现颈椎凸向健侧的侧凸。

(4)注意检查颈部有否其他肿物,淋巴结有无肿大,有无压痛及压痛程度,排除颈淋巴腺炎迅速发生的斜颈。

(5)颈椎和颅骨有无明显畸形。颈椎和颅骨畸形亦可造成面部不对称。

(6)颈椎结核和环枢椎脱位造成斜颈畸形时,颈部活动明显受限且伴有疼痛,而胸锁乳突肌正常。

(7)检查身体其他肌肉有无瘫痪,排除脊髓灰质炎所致一侧肌瘫痪而造成斜颈畸形。

**(三)辅助检查要点**

1.成人期斜颈必须行颈椎正侧位照片检查,了解椎体有否楔形改变及唇样变形成。还可排除颈椎椎体先天性畸形,颈椎结核和自发性杯枢椎脱位等。

2.颈椎疾患和颅脑病变所致斜颈,诊断困难时可行 CT 或 MRI 检查。

3.视力检查可排除一侧视力缺陷所致的麻痹性斜视造成的轻度斜颈。

4.肌电图检查可诊断脊髓灰质炎所致的一侧胸锁乳突肌瘫痪造成的斜颈,对少数癔病病人呈现斜颈亦有诊断帮助。

5.实验室检查结果有助于炎症所致斜颈的诊断。

**【诊断对策】**

**(一)诊断要点**

1.根据患者的病史,典型的临床体征。结合 X 线和实验室检查结果,不难诊断。

2.对难产的臀位产初生儿或婴儿应注意检查胸锁乳突肌有无肿物,做到早期诊断,早期治疗,疗效最好。

3.将头部摆正时,可看到并摸到皮下绷紧、缩短、质硬实索条状胸锁乳突肌是典型胸锁乳突肌挛缩所致先天性斜颈的最可靠依据。

4.继发出现面部不对称和颈椎侧凸畸形,常见于儿童期和成人期先天性斜颈患者,是诊断的重要根据。

**(二)鉴别诊断要点**

先天性肌性斜颈诊断容易,但有时需与以下斜颈鉴别:

1.婴儿期颈部淋巴结炎可迅速发生斜颈,患者颈淋巴结肿大,压痛明显,胸锁乳突肌内无肿物。

2.麻痹性斜颈因一侧视力缺陷而以颈部偏斜协助视物可造成轻度斜颈。胸锁乳突肌无挛缩性索条,头部活动无限制,视力矫正后即可消失。

3.颈椎和颅骨先天性畸形亦可造成头面部侧向一侧,但胸锁乳突肌双侧对比检查正常,X 线可以鉴别。

4.颈椎结核可使一侧胸锁乳突肌痉挛明显于另一侧,但颈椎结核病人,颈椎病变部位疼痛明显,有压痛,颈椎活动明显受限,症状和体征与先天性肌性斜颈不同,X 线便可鉴别。

5.脊髓灰质炎所致一侧胸锁乳突肌瘫痪,因肌无力可造成斜颈,脊髓灰质炎还常造成身体多处肌瘫和关节畸形,与先天性胸锁乳突肌痉挛性斜颈不同,易鉴别。

6.儿童自发性环枢椎脱位也可造成颈的偏斜,但双侧胸锁乳突肌正常,颈的活动,特别是旋转运动受限,X 线可鉴别。

7.锁骨产伤所致骨折或跌倒颈部扭伤时，一侧的疼痛亦可使颈部斜向一侧，疼痛消除后颈部便恢复正常。

8.龋齿或中耳炎的刺激可造成反射性斜颈，当病灶清除后，斜颈即可消失。

**【治疗对策】**

先天性肌性斜颈的治疗分为保守治疗和手术治疗。出生后6个月以内婴儿，一般不主张手术而采用保守治疗。手术治疗多适合于1岁以上患者，6个月至1岁斜颈不严重者亦采用保守治疗。年龄在12岁以下，颈椎无器质性改变，脸部畸形不严重者，手术效疗满意，可恢复正常。年龄在12岁以上至成人，亦主张手术治疗。只要手术时切除和松懈彻底，满意仍可矫正斜颈畸形，外观上明显改善，斜视亦可逐渐恢复。除非年龄较大，颈椎和脸部畸形严重才考虑放弃手术治疗。

**（一）保守治疗**

方法包括局部理疗，按摩和手法牵引。

理疗或热敷、按摩的目的在于促进胸锁乳突肌内血肿早期吸收，防止肌纤维挛缩，恢复正常。手法牵引目的在于延长纤维变性的肌肉，防止痉挛直至肌纤维恢复正常为止。需在出生后2周开始，由其母亲每次哺乳前进行。用一手轻按两侧锁骨，另一手握住头和颈，缓慢逐渐用力拉长患侧，尽量向健侧偏斜，枕部达到健侧肩峰。每日3～4次，直至胸锁乳突肌内肿块消失为止。

保守治疗方法可由患者亲属进行，亦可在医院康复科诊室进行。

**（二）手术治疗**

手术方法有：

1.自皮下作胸锁乳突肌的锁骨头切断术。因有损伤附近神经及血管的危险，较少用。

2.直视下切断胸锁乳突肌止在锁骨和胸骨部的肌腱及切断起于乳突肌腱。这是目前最常采用的手术治疗方法。

3.胸锁乳突肌全肌切断术，该方法只考虑用于个别严重挛缩的病人。

4.胸锁乳突肌延长术。优点是保留其颈部“V”型形态，特别是女性更为适合，但适应证较严，应以14～15岁以后且畸形较轻者为宜。

手术要点：

1.胸锁乳突肌切断术仅作锁骨和胸骨部肌腱切断，术后矫正的满意度常不能达到完全恢复正常，除非斜颈畸形很轻的病人，一般行胸锁乳突肌切断术时应包括上、下两个切口。

2.上切口在乳突与外耳道下缘平面作一斜切口。注意避免损伤颈外动脉的耳后动脉及枕动脉。靠近乳突处切断肌腱，以防损伤面神经和副神经。上切口仅切断肌腱，不必断解周围挛缩组织。

3.下切口在锁骨上1cm处。切口应包括胸锁关节在内约3～5cm。上切口切断乳突处肌腱后，胸锁乳突肌的挛缩度减弱，不利于寻找和暴露，故应在上切口切断肌腱时用粗丝线缝合近端做牵引，以便易将下部锁骨和胸骨部肌腱切断。胸锁乳突肌切断，松解是否彻底是术后矫正畸形，能否恢复至完全正常的关键。畸形严重病人术中需请麻醉师将患者头部尽量向健侧倾斜及颌部上仰，然后将挛缩的颈阔肌，部分斜方肌，颈深筋膜，血管鞘等一起切断，直至松解满意为止。术中不能损伤重要血管和神经。

4.3 岁以内幼儿仅行下切口，作锁骨和胸骨部肌腱切断即可。锁骨部挛缩明显，胸骨部挛缩不明显，而仅行锁骨部肌腱切断，术后因矫正不够而再次手术行胸骨部肌腱切断的病例在临床上并不少见，应引起重视。

5.只要胸锁乳突肌切断及挛缩软组织松解彻底，可不做任何外固定。石膏颈围外固定已很少用，较小儿童术后必须每日用手法扳正，保持过度矫正位，4 周后行功能锻炼。

（魏成金）

## 第二节　先天性高肩胛症

### 【概述】

先天性高肩胛症，又称 Sprengel 畸形，是一种少见的先天性畸形，发病原因不明，一些学者推测是胚胎发育过程中肩胛骨未能正常下降所致。主要表现为一侧肩胛骨的位置高于正常，或双侧受累，患侧上臂外展受限，同时可伴有颈胸椎、肋骨等畸形。文献报道女孩发病率高，男女比例达 1∶3～1∶4，单侧多见，以左侧为多，1/3 病例累及双侧。

### 【诊断步骤】

#### （一）病史采集要点

何时发现，局部是否伴有疼痛，患侧肩关节活动是否受限，及是否伴有其他功能障碍。

#### （二）体格检查要点

1.一般情况。

2.局部检查

（1）视：患者可有斜颈、短颈、脊柱后凸、脊柱侧弯等畸形。病变累及单侧，则患侧肩关节高于健侧；若两侧均有畸形，颈部粗而短，颈椎前凸增加。

（2）触：患侧肩胛骨较小，且位置较高，常较健侧高 3～10cm。其上部向前弯曲呈勾状，超过胸廓的顶部。而其内缘与下角均向内移，靠近邻近椎体的棘突。有时可以触及肩胛骨内上角与颈椎棘突或横突之间的软骨性或骨性连接，称为肩椎骨。

（3）动：患侧肩关节外展上举活动受限。

#### （三）辅助检查要点

1.X 线　首选。对比两侧肩部，可显示患侧肩胛骨位置较高，并伴有脊柱侧凸、肋骨融合或颈肋等畸形。如拍照两上臂外展位 X 线片，可见患侧外展受限。

2.三维 CT 重建　能够全面观察先天性高肩胛症的骨性病理改变，可定量反映肩胛骨上移、旋转、弯曲和锁骨弯曲的程度，以及有无肩椎骨。

### 【诊断对策】

#### （一）诊断要点

根据患儿的临床症状、体征及 X 线所见，诊断比较容易。

（二）临床分级

Cavendish 根据畸形程度的不同分为四级：

1.一级　畸形很轻，两侧肩关节在同一水平面，病人穿衣后外观近乎正常。

2.二级　畸形轻，两侧肩关节在同一水平面，或接近同一水平面，但病人穿衣后，畸形仍可看出，且在患侧颈蹼处有一包块。

3.三级　畸形中等，肩关节高于对侧 2～5cm，畸形很容易看出。

4.四级　畸形严重，肩关节很高，肩胛骨内上角几乎与枕骨抵触，有时合并短颈畸形。

（三）鉴别诊断要点

先天性短颈(Klippel-Feil 综合征)：双侧先天性高肩胛症需与此病鉴别。后者患者外观颈部短小或缺如，两肩耸起，头和颈部各方向活动范围极小或消失，两侧斜方肌紧张病在颈两侧张开如翼状，后方发迹低至颈根、两肩或上背处。X 线可见颈椎或包括上端胸椎都融合在一起。

【治疗对策】

治疗有非手术治疗和手术治疗。Cavendish 分级对于采取不同的治疗方法有一定的参考意义。

（一）非手术治疗

包括被动和主动的功能锻炼，伸展牵引短缩的肌肉，以改善患侧上肢外展和上举功能，多适用于 Cavendish-级畸形的患者，及某些二、三、四级畸形不能手术的患者。

（二）手术治疗

Cavendish 二、三、四级患者多需手术治疗，尤其是肩关节外展上举功能严重受限者。

1.手术年龄　多数学者支持 3～7 岁为最佳手术年龄段，因为考虑手术创伤较大，年龄过小难以难受，且解剖结构不清；另年龄过大，行肩胛骨下移过程中常致臂丛神经损伤。在大龄儿，欲行肩胛骨下移术者，可行锁骨截骨或锁骨中段粉碎术。

2.手术方式　常用的有 Woodward 术式和 Green 术式，后者由于术时破坏重，术后组织内和切口瘢痕又会产生对肩胛骨新的束缚，影响疗效，又因切断斜方肌、肩胛提肌和大小菱形肌，术后关节功能和疗效将会收到进一步的损伤，该术式有逐渐被前者及其他方法取代的趋势。

①改良肩胛骨下移术(Woodward 手术)：取 $C_1$ 棘突到 $T_9$ 棘突正中切口，术中切断斜方肌和大小菱形肌在颈椎棘突上的起点，切除肩椎骨桥、纤维束带、挛缩的肩胛提肌，向下推移肩胛骨，使肩胛冈两侧等高。然后将斜方肌和菱形肌起点缝合到原起点下方的棘突上，另用钢丝或粗丝线等将肩胛骨下角固定在下位肋骨上以稳定肩胛骨在此位置。

②肩胛骨矫形术：国内有学者采用 Green 术式入路，但是不主张行肩胛骨下移，以肩胛骨下移至两侧同等水平为目的。仅松解肩胛骨周围挛缩组织，去除肩椎骨连接，截除肩胛冈上方高出对侧水平的骨质，保留肩峰、关节盂不受损伤。术中即刻评价患侧肩关节外展上举功能，保证基本恢复正常水平。

【术后锻炼】

同非手术治疗。

（魏成金）

# 第三节　先天性髋关节脱位和发育不良

**【概述】**

公元前400年，Hippocrates在他的医学著作(复位法)里最早描述了儿童非创伤性髋关节脱位这一疾病。鉴于其在新生儿阶段即可出现一些异常，故过去很长一段时间称之为先天性髋关节脱位(CDH)。但近10年来，更多学者倾向于使用髋关节发育不良(或脱位)(DDH)这一名词取代CDH。Yamamuro指出，DDH作为更准确的术语，其原因有二：①在确诊新生儿髋关节脱位时，其中一项重要的任务就是将其与其他畸形性疾病区别开来。很早以前就有学者描述"畸形性脱位"这一名词是指那些出生时已经表现为髋臼浅和未发育的一组疾病，往往伴有其他全身多种畸形存在。到了现在，已经通过基因诊断的方法将这类多发性畸形的疾病与CDH/DDH区分开来。因此，应用DDH这一术语更有助于准确地反映本疾病的本质并与其他"先天性"疾病区分开来；②所谓的CDH并非一种单基因疾病而是与多种遗传因素有关，其他的多基因疾病诸如骨质疏松症、类风湿性关节炎等并未冠以"先天性"的称谓。而且，多数学者亦同意这种多基因疾病的进程与多种外界环境因素有关，包括胎位异常和母体激素环境异常等产前因素以及不正确的生后抱养体位等出生后因素，引入或去除这些外界因素可相应导致病情加重或缓解。由于这些围产期环境因素的存在，使用DDH这一术语更为准确。

髋关节发育不良的诊断涵盖了一系列发育性髋关节疾患，从最轻度的髋关节发育异常、但头臼"同心圆"关系仍然正常且稳定，到最严重的发育异常和髋关节脱位。轻度的发育异常有时并不会带来任何阳性的体征，或在青少年期间均不会有任何临床上的表现，但严重的发育不良在婴幼儿时期就可以出现明显的异常。在脱位和半脱位的病例中，无论股骨头是否脱出髋臼，均可合并髋臼本身的形态学改变。

**【疾病流行病学】**

髋关节发育不良的真实发病率受年龄及病例确诊标准影响。在一份回顾性研究中，针对44个未经筛选的，分别来自澳大利亚、美国、加拿大、斯堪的那维亚半岛以及英国的后裔的西欧人群所进行的研究所获得的数据表明：持续存在且临床确诊的髋关节发育不良的中位发病率约为1.3‰(0.84%0～1.5‰)。而经Ortolani试验和Barlow征阳性获得临床诊断的新生儿髋关节不稳的发病率更高达1.6‰至28.5‰。因此，通过临床初筛程序发现的新生儿髋关节不稳被认为较最终临床确诊的髋关节发育不良更多见。部分学者也据此认为髋关节不稳只是一种一过性的现象，会在生后数周内自发纠正。而使用超声检查作为形态学筛查手段测量新生儿人群髋关节发育不良获得的发病率高达34.0‰～60.3‰。2008年杨军林报道对11132例在广东省出生的新生儿采用超声检查方法进行髋关节测量，获得的新生儿DDH发病率为11.8‰，髋关节不稳定的发病率为12.1%；南、北方人群的DDH发病率之间的差异无统计学意义；新生儿男、女之间髋关节各指标髋臼指数、股骨头覆盖率、股骨头直径等无差异，左、右侧对比亦无差异；但男、女之间股骨头骨缘覆盖率之间的差异有统计学意义，这同DDH的男女发病率有差异相一致，因此认为广东地区DDH发病率女孩明显高于男孩。综上所述，使用不同初筛手段所带来的不同的发病率提示髋关节发育不良的诊断不能单纯立足于临床体征或超声检查，两者都存在一定的假阳性率。

髋关节发育不良更多见于女孩。文献亦表明未经筛选的人群中不同人种存在脱位和半脱位发病率的差异，其中在日本人、土耳其人、美国印第安人和 Lapp 人种中具有异常高的发病率。研究表明，日本人的髋臼尺寸要浅于英国人。

过去，由于缺乏必要的出生后筛查，髋关节发育不良往往需要到儿童学习行走后才获得诊断，至少 50%的患儿迟至 5 岁才开始接受治疗。未经治疗的髋关节发育不良的已知长期并发症包括髋部、膝部疼痛和下腰痛、步态异常以及髋关节退行性改变。然而，上述并发症出现的概率并没有很准确的结论。有报道指出，如未经治疗，髋关节发育不良常常会带来关节功能的损失，且会随年龄的增长而加重。但这些表现并不一定出现在每一例患者身上，有研究平均随访时间为 50 年，11%～41%的未经治疗的脱位病人并未出现疼痛症状。然而，未经治疗的无伴脱位或半脱位的髋关节发育不良的预后因确诊机制的不完整而难于确定。

**【病因学】**

肢芽的分化与髋关节间隙的形成始于胎儿宫内第 8 周，胎位的正常发育进程和在孕期最后 3 个月时下肢旋转的重要性已被广泛报道。与髋关节发育不良相关的危险因素包括宫内机械性压迫和孕期最后 3 个月的胎位异常，此外尚与出生后外界环境和遗传易感体质有关。

与胎儿宫内机械性压迫相关的因素包括大于胎龄儿、臀先露以及羊水过少。这些因素均常见于髋关节发育不良患儿，但其中最重要且能够避免的围产期因素则是臀先露患儿的阴道分娩。文献报道包括臀先露本身以及臀先露胎儿的分娩模式均为髋关节发育不良的独立危险因子。在一份病例对照研究中，臀先露患儿经阴道分娩患髋关节发育不良的风险是正常胎位儿的 17 倍，而经剖腹产的臀位患儿的风险亦为正常胎位儿的 7 倍。

另一方面，通过避免生后的机械性因素预防髋关节发育不良已被大量学者提出并推广。美洲印第安人喜好将婴儿以襁褓包裹后置于摇篮内抚养，日本人则习惯应用较紧的襁褓，两种方法均导致婴儿双侧大腿长期保持在伸直和内收的体位，已有针对这些人群的研究提示出生后襁褓包的使用会提高髋关节发育不良的发病率。后来通过公共卫生机构的指导，调整婴儿抱养方式，降低了髋关节发育不良的发病率。理论上来说，当今在发达地区的某些婴儿抚养习惯，诸如长时间将婴儿置于婴儿床和使用过于纤细（无法时髋关节外展）的一次性尿布均有可能影响到髋关节的发育。另外，母体的激素环境异常可能也是使骨盆、髋关节韧带松弛，易于出现髋关节脱位的发病因素之一，但这些异常未能证明与尿雌酮、血清 β 雌二醇或血清（脐血）松弛素的改变相关。

髋关节发育不良的家族性致病因素现已获得广泛认可。早期研究提示髋臼发育不良与关节松弛均为可遗传的，现代上述论断更是获得超声影像学资料的证实。在一项针对挪威孪生子的研究中发现，母系亲属中罹患髋关节发育不良的优势率高于同胞兄弟（姐妹）、父系亲属以及后代，这种结果与女性髋关节发育不良的发病率较高相吻合。家族性关节松弛与家族性关节活动过度也被认为是髋关节发育不良的危险因子，其中关节活动过度的遗传可能性在成年孪生女性中高达 70%。对罹患髋关节骨关节炎或需要接受人工髋关节置换手术的成人进行系统性研究将有助于明确与髋关节发育不良的遗传倾向性有关的因素是否与那些影响其晚期遗症的严重程度的因素不同。

【病理生理学】

在上述因素的作用下，关于髋关节发育不良的发病机理已有基本的共识。出生前，胎儿在宫内由于胎位异常或其他机械性压迫因素的作用而出现髋关节发育异常，结合因母体内分泌环境及遗传学等因素所引发的髋关节先天性松弛，导致髋关节的先天性不稳定。不稳定的髋关节在出生后由于一次突发的髋关节过伸动作（例如分娩时）或持续保持伸直和内收体位（例如使用襁褓进行抱养）而使髋关节不稳定进一步加重至脱位或半脱位。但由于学行前期婴儿临床征象的不明显而难于获得早期诊断，随着负重活动的开始，髋关节的骨与软组织的病变呈进行性加重，对髋关节脱位的整复和保持整复也越来越困难，治疗效果越来越不满意。晚期因残留髋关节畸形和关节面的不平整，至成年后出现过早的关节退行性变的表现。

髋臼直径、深度与股骨头大小的比例、髋臼深度与圆韧带长度的比例以及髋关：节周围肌肉、韧带的发育情况都是维持髋关节稳定的重要因素。在髋关节发育过程中，髋臼深度的发育落后于髋臼和股骨头直径的发育。髋臼深度在胚胎发育过程中由深到浅，随着髋臼在胚胎期发育过程中的不断变浅，髋臼对股骨头的包容也不断减少，至出生时达到最低点，出生后随着髋臼深度的增加包容又逐渐改善。同时，髋臼深度和股骨头、髋臼直径的生长又落后于圆韧带长度的发育，至出生时圆韧带相对过长。在髋关节胚胎发育过程中，髋关节包容相对不足与圆韧带相对过长这两大特点是髋关节活动度增大的解剖基础。配合韧带松弛的重要因素——母体激素的大量分泌，有利于胎儿通过产道，因此也可以认为是发育上的生理现象。但上述解剖基础的存在，客观上导致了新生儿髋关节脱位的易感性。一旦出现各种外界不利因素即容易向异常方向发育。

头臼“同心圆”关系的维持是髋关节正常发育的基础，一旦出现髋关节半脱位或脱位，将导致一系列骨与软组织的病变：股骨头发育变缓，头径相对变小，骨骺出现延缓，且因失去髋臼的塑形作用而出现变形；髋臼逐渐变浅，软组织充填其内，进一步成为股骨头复位的限制因素，盂唇也因解除了正常的股骨头的压迫机制而变得肥大；圆韧带增粗和拉长，关节囊也出现拉长，囊壁增厚。然而，髋关节脱位早期获得整复后，上述改变是可逆转的，因此早期干预影响髋关节发育的外因能最终改变髋关节发育不良的转归。

【病理学】

1.0～18 个月组　这一年龄组髋关节发育不良的主要病理变化是髋关节囊、韧带松弛，股骨头的一部分或全部脱出髋臼。髋关节周围肌肉及软组织无明显挛缩和粘连。关节囊无增厚。髋臼、股骨头关节软骨无变性。髋臼稍变浅，后上缘可出现缺损，臼内增生组织增多，圆韧带被拉长或增粗，关节盂唇出现肥厚及内翻。股骨头外形和大小无明显改变，但骨化中心出现较晚。由于髂骨翼对股骨头从内侧挤压.使股骨头向前旋转，股骨颈前倾角随年龄的增长而增大。

2.18 个月～学龄前组　患肢开始负重活动后，髋关节发育不良的病理改变将日趋严重。.此期的主要病理变化是在重力的作用下，股骨头完全脱出髋臼并逐渐向上移位。脱位股骨头在髋臼正上方或后上方的髂骨上顶压形成骨性凹陷，即所谓的“假臼”。髋关节关节软骨变性，甚至剥脱露出软骨下骨和松质骨，股骨头发育小，股骨头骺延迟出现，股骨颈前倾角增大。当股骨头骨骺或软骨的生发层发生损伤时，将导致股骨头变形。由于股骨头上移带来髋关节关节囊上、下部分延长而部分遮挡了髋臼入口，使髋臼变得狭窄，限制了股骨头进入髋臼。髋臼发育失去“同心圆”机制塑形的影响而变形，尤其是臼顶部分失去了弧形结构变为斜坡状。髋臼内被增生脂肪纤维组织所填充，盂唇内翻或萎缩，髋臼横韧带位置上移。关节囊、韧带被拉长，圆韧带可增粗或消失。关节囊的内上方与髂骨外板粘连，外上方与股骨颈粘连。髋关节周围肌肉随着股骨头向上移位而发生继发性挛缩。

3.学龄期后组　在前一组病变的基础上，髋关节畸形更加严重，此期主要病理变化为髋臼和股骨头由于彼此之间的发育均失去正常的塑形机制，完全失去正常形态，髋臼进一步变浅，股骨头失去球形而变得不规则。髋关节周围软组织挛缩严重。髋臼内完全被增生纤维组织填充，关节间隙粘连，关节软骨发生明显变性。脱位的股骨头与“假臼”之间形成新的对位关系，但因缺乏软骨发育而出现痛性“关节炎”。

## 【诊断步骤】

### （一）病史采集要点

随病变的程度和年龄的大小而不同，在青少年时期以前，除有跛行以外，很少有其他自觉症状。有时仅有腰部不适及行走乏力。

### （二）体格检查要点

1.一般情况　无特殊。

2.局部检查

1）视诊：新生儿髋关节发育异常外观正常。脱位后，外观将逐渐明显。单侧后脱位时患肢腹股沟内下方及臀部内下方的皮肤皱纹均较正常侧多而明显，患肢臀部扁平，两侧不对称。会阴则较正常儿童为宽，在双侧脱位时更为明显。前脱位时，患肢有外旋畸形，髂前上棘后方有隆起的股骨头。幼儿开始行走后，表现行走时向一侧倾斜的特殊步态，即单侧脱位引起躯体偏向患侧踱行，并造成脊柱侧凸。双侧脱位时，腰椎异常前凸，而臀部向后翘，行走时向两侧摇摆以维持身体平衡，形成所谓的“鸭步”即摇摆步态。

2）触诊：后脱位时，腹股沟中央、股动脉后方较对侧空虚，大转子明显突出并上移。前脱位时可在髂前上棘后下方触到股骨头。

3）关节运动：婴幼儿髋脱位时，髋屈伸运动在正常范围。后脱位时内收较正常侧多，但外展外旋受限；前脱位时内旋受限。

4）特殊检查

①髋关节外展试验与 Ortolani 征（弹入征）：患儿仰卧于检查台上，双髋及膝关节各屈曲90°时，双下肢可同时外展至80°以上为正常。当发生某侧有不对称的外展受限时，就疑有脱位的可能。如果在外展过程中某侧受限，但当听得一种特殊的弹响声后，又可继续外展至90°时，表示脱位的股骨头已在外展过程中复位，即称 Ortolani 征阳性。但严格地说，Ortolani 试验适于出生后 3 周以下新生儿。因此，这两种检查有其不同之处，过去常易混淆。

婴幼儿髋关节的正常外展度随年龄的增长而递减，新生儿期髋关节正常外展度大约80°～90°，出生后 2～9 个月的婴儿，正常外展约 60°～70°，当低于此外展度时，为外展试验阳性。除可能有髋关节脱位之外，尚应鉴别有无单纯内收肌的挛缩、多发性关节挛缩症、大脑瘫，先天性髋内翻或外伤性股骨头骨骺分离等病变。单侧病变应重视两侧对比。此外，还应注意有时因新生儿的髋关节囊异常松弛，以致虽有脱位，也可表现有正常的外展度。

②Barlow's 征（弹出征）：检查者一手和拇指固定于耻骨联合，手掌握住髋部而四指固定于骶骨，另一手检查患肢，将患髋屈曲 90°，并屈膝使足跟触及臀部，手掌握住患肢踝关节，拇指放在股内上方并加压于股骨内上方时，可感到股骨头向后方脱出的弹出声，但当拇指不加压力时，股骨头又有恢复原位的弹响声为 Barlow 征阳性，表示髋关节松弛而不稳定，有发展为髋脱位的可能。

Barlow's 征检查是新生儿期的主要检查，适用于新生儿期的筛选检查。严格地说，超过了 3 周的新生儿并不适当，因误诊率升高。此系患儿成长而髋部继发病理变化逐步形成，肌肉韧带发生挛缩以后，上述检查特点就不易测出。

③套叠试验（telescoping 征）：患儿仰卧，将患侧髋膝关节均屈曲 90°，检查者一手固定骨盆，另一手握住患侧膝部及股骨下端，将股骨向上下推拉，如有抽屉状滑动而大转子亦随之上下移动时，表示股骨头有脱位的可能。此固关节囊松弛所造成，以婴幼儿期为明显。

④Allis 征或 Galeazzi 征：患儿仰卧，双髋及双膝关节屈曲，足底平置于检查台，观察双膝是否在同一平面上。脱位侧因股骨头上移而较低。该体征仅适用于单侧患者。

⑤Trendelenburg 征：正常儿童用一足站立时，因臀中、小肌拉紧，当对侧下肢提起的同时，对侧骨盆也必然会上抬，以保持身体平衡。但患儿有髋关节脱位时，因臀中、小肌松弛，如令患肢单足站立则可见对侧骨盆和臀褶有下沉的情况，此为屈氏试验阳性。

上述试验有的限于新生儿期出生后短期内采用，超过限定年龄，会有较多假阳性。但对较大月龄的新生儿、婴儿，采用屈髋屈膝外展试验也出现较高阳性诊断率。方法：患儿平卧位，令屈髋屈膝，术者两手分别握左右膝部，令大腿外展。正常婴幼儿外展 80°。左右无障碍。若外展 50°～60°为阳性。

**【相关检查】**

1.*B 超检查*　从 20 世纪 80 年代初，国外首先采用 B 超诊断 CDH 以来，由于此法能以不同角度直接静态和动态观察头臼相互关系和髋的稳定性，早期明确诊断病变髋关节，且对小儿无放射性损害，检查方便，诊断迅速，经济、重复性强等优点，因此，在世界各地得到广泛应用和发展。

某学者自 1992 年 10 月，参考国外文献，并采用尸婴作超声解剖对照，明确超声髋关节解剖，确定标准图像，从 1993 年 10 月开始对 1328 例汉族和维吾尔族新生儿髋关节进行各种超声、手法及 X 光法检查，证明动态--BRP 并联超声法为目前诊断新生儿 CDH 最可靠的方法，其他超声方法明显优于手法检查，而只能作为梯度筛选试验，不能作为诊断试验。由于 Barlow 手法检查的特异度、准确度、阴性预告值也均较高，无超声设备单位，也可采用 Barlow 手法检查。

2.*X 线检查法*　新生儿时期因骨骺尚未出现，股骨头、颈以软骨为主，X 线影像较难以在 X 线上发现疑点，故髋部结构在 X 线片上未必能提供明确的诊断依据（除非是完全脱位者）。所以新生儿的早期诊断应以临床体检及 B 超检查为主。对反复检查认为可疑病例，再作 X 线摄片。或在生后 4 个月再行 X 线摄片。对于婴幼儿的 X 线检查，也只能依靠股骨和髋臼间的间接关系来推断股骨头与臼之间的关系是否正常。长期以来，许多学者在婴幼儿的骨盆正位片上设计出一系列的测量指标。

(1)骨盆正位片的测量：这些测量必须基于真正的骨盆正位片。患儿摄片时取双下肢放平靠拢，髌骨及足尖向上，髋部自然微屈使骨盆能平置于X线片上，球管对准耻骨联合投照。

1)髋臼指数(髋臼角)：髋臼由髂骨、耻骨与坐骨三者合成。小儿X线片上三者交界处的软骨称为"Y"软骨。连接两侧"Y"软骨的中心或髂骨最低点的水平线即为Y线或称Hilgenreiner线。取髋臼最外上方与髋臼中心的连线，延长此线，交于Hilgenreiner线(Wollenburg线)，二线所交之锐角度数，即为髋臼指数。正常新生儿为30°～40°，1岁23°～28°，3岁20°～25°。凡大于此范围者，即表示髋臼发育不良，说明髋臼窝较浅，即使股骨头的骨化中心仍在髋臼内，日后仍有脱位的可能。但髋臼指数又有相当大的正常范围。Coleman统计在20°～40°可属于正常，也存在发育异常。因此，正确的判断，必须结合X线的其他表现和体检，并对髋臼指数进行多次定期复查测量，观察其动态变化，才能得到正确的判断结果。

2)Perkin,s四象限：在骨盆的正位片上，划双侧髋臼中心的水平连线(Hilgenreiner线)，再从双侧髋臼外缘向"Y"线作一条垂直线线或Ombredanne垂直线)，如此则将左右髋关节各分成四象限，称Perkins四象限。股骨头骨化中心在内下象限为正常，在其他3个象限内均为脱位。新生儿和婴儿因股骨头骨骺多未出现，故无法测量。可观察股骨颈喙突与Perkins线的关系，正常时股骨颈喙突在Perkins线的内侧，髋脱位时在其外侧。

3)股骨头外移测定：自股骨头骨化中心向耻骨联合中点垂直距离，两侧相比。在骨化中心未出现前，以股骨颈喙突测量。此法在股骨头骨骺未出现时，对衡量半脱位有很大价值。

4)股骨头上移测定测量：股骨近端骨化边缘与"Y"线之间的垂直距离，两侧相比。如有短缩表示该侧股骨向上移位。

5)沈通氏线(Shenton's线)与髂颈线：自股骨颈的下缘始至闭孔的上缘呈一边续的弧线，称为Shenton's线；髂前上棘下方髂骨外缘与股骨颈外缘的连线亦呈一条光滑的连线。若有髋脱位，上述两条弧线的连续性有中断现象。

6)Sharp's角：自泪滴下缘至髋臼外上角的连线(髋臼直径的径线)与水平线的交角称为Sharp's角，正常2岁时为48°，4岁时为42°，15岁以上应在40°以下。了解成人髋臼发育情况时多用此角度。

7)CE角(或Wiberg角)：股骨头中心至髋臼外缘的连线，与经股骨头中心的垂线相交的角度，称为CE角(中心一边缘角)。正常为2岁22°，4岁28°，6岁30°，15岁35°。这是评价髋关节发育形态的指标，如小于20°，表示髋关节脱位。CE角越小，脱位越重。

8)VonRosen横线：这是沿耻骨联合上缘画一条横线，与"Y"线平行，测量骨化中心近端向上移位的程度，在这两条横线之间，可更准确的判断脱位的程度。

9)前倾角：系股骨颈与股骨额状面所形成的交角，谓股骨颈前倾角。成人前倾角10°～15°，正常婴儿为30°～35°，发育性髋脱位的股骨颈前倾角可在70°～90°。

(2)特殊体位的X线检查

1)VonRosen摄片法：对1～10个月的婴幼儿，骨骺尚未出现前，常规平片测定轻度移位仍有困难。因此，罗申氏建议让患儿仰卧，将两下肢各外展45°，并充分内旋，摄骨盆正位片。

正常情况，两侧股骨纵轴的延长线，应通过髋臼外缘，相交于中线，位于第5腰椎与第1骶椎之间。脱位时，患侧股骨轴线相交于中线的位置偏高。

2)股骨颈前倾角的X线测定法：摄两下肢不同的内外旋角度的髋关节正位片。先外旋使股骨颈与干成一直线，记录旋转时足趾外旋角度。再由此开始内旋，使股骨颈旋转到最大长度时测得的角度，减去外旋时的角度，即为股骨颈的前倾角。脱位时前倾角不能随着年龄的增长而相应减小，有时仅见增大。

3)髋关节侧位片：为测定脱位的前后方向，一般小儿股骨头的骨化中心多在4～10个月之间出现。所以婴儿3个月以后就应以X线检查作为重要的手段。在多次X线随诊中，应注意对患儿卵巢或睾丸部位进行有效的防护。当X线片上发现股骨头骨化中心出现延迟。尤以两侧不对称出现时，就认为是异常的表现。此外，股骨头发育偏小、扁平，髋臼窝浅、坐骨耻骨延迟融合、假臼形成等，都将是X线检查中可以发现的重要征象与线索。

4)单张X线片法测量股骨颈前倾角(杨军林等)：患者平卧于X线检查台，应用特殊活动支架，使双下肢固定于屈膝屈髋90°，外展60°位，在透视下，使骨盆处于正中位，双髋对称，双侧股骨干中轴与骶正中嵴垂直后摄片。前倾角测量：①小儿测量片中Y线与股骨颈纵轴线之间的夹角；②成人为骶正中嵴线的垂线与股骨颈纵轴的夹角与股骨颈纵轴的夹角；③股骨颈前倾角＝X线片夹角测量值＋系统误差角(2°)－股骨前屈角度(12°)。

3.髋关节造影　常规X线检查，并不能显示髋臼软骨、关节囊、圆韧带、臼唇等一系列的软组织病理变化，不能预测脱位复位的可能性、或了解阻碍复位的因素。为此对一些复位失败或决定是否手术、估计手术有所需要特殊处理的问题时，可考虑作髋关节造影。造影在严格无菌条件下，用20号腰穿针向髋关节内注入1～2ml造影剂，然后作多种方位的X线摄片，判断关节软组织的结构形态。诸如臼唇内翻、圆韧带肥厚以及关节囊葫芦样变形等情况。

**【诊断对策】**

**(一)诊断要点**

由于DDH早期临床表现不明显，特别在新生儿期很容易漏诊。发育性髋关节脱位及发育异常的早期诊断主要依靠B超筛查及体检。诊断愈早，治疗效果愈好。

新生儿(产后1个月内)的体检以髋关节外展试验，Ortolani征及Barlow征最为简便而有效。有人统计白人新生儿产后数天内Barlow氏征阳性者占1%，但在随诊中发现其中只有1/10的患儿以后发展为完全性脱位，其余绝大部分都在产后几天到几周内得到自愈。可能系新生儿刚离开母体时仍受到母体内分泌的影响，并且在产程中体位变动，使新生儿的髋关节囊及周围软组织有异常的松弛，造成了初生时的髋关节不稳定。由于同样原因有人发现有新生儿髋关节有脱位而外展运动却并未受限。所以，对髋外展试验也必须是反复出现受限或两侧不对称时才有意义。

新生儿在产后即有完全性髋关节脱位者很少。如有，则往往与多种畸形的合并存在。典型的发育性髋关节脱位，在新生儿时期所表现的也只是髋关节的不稳定现象。如发现很不稳定，就应定期作体检及B超随诊。对新生儿的筛选还应集中在疾病的高发人群，包括地区、民族、家族史、胎儿生长发育史及生产史等。因此，在发育性髋关节发育异常及脱位的研究工作中，必须把这些情况列为新生儿病历资料内容。

婴幼儿及儿童的诊断方法比较明确，此阶段 X 线检查的重要性已随年龄的增长而提高，但是对新生儿适用的一些体检如 Barlow 征，则又随年龄的增长而降低了它的重要性。因为，继发的髋周病理变化，使这种检查已不再产生同样的临床表现。对于髋关节腔内软组织的形态变化，则可以用关节造影的方法得到诊断。

**(二)临床类型**

根据股骨头与髋臼发育的关系，可分成三种不同程度的类型。这三种类型有可能产生由轻而重的演变，但也可能各自成为一种独立的病症，并不发生转化演变。

1.脱位前期 即先天性髋关节发育异常，股骨头与髋臼维持基本正常关系，但因某些发育上的异常而有潜在脱位的可能。

2.半脱位 股骨头与髋臼有一定的接触，但不在同心圆弧内，股骨头往往位于髋臼上缘的水平，或远离髋臼中心。

3.全脱位 股骨头完全在臼窝之外，或位于髋臼上缘之上。

根据全脱位时股骨头移位的方向，可分为：

(1)后脱位股骨头移向髋臼的后上方，患肢明显短缩及临床表现明显畸形，约占 95%。

(2)前脱位股骨头移向髋臼的前上方，患肢短缩较少，临床表现不明显，约占 5%。

髋脱位根据头臼关系的异常程度，Dunn 将其分为Ⅰ、Ⅱ、Ⅲ级。

Ⅰ级：为先天性髋关节发育不良，股骨头无脱位，但股骨头略向外移，Shenton 线大致正常，CE 角轻度减小，髋臼变浅。

Ⅱ级：为发育性髋关节半脱位，股骨头向外上移位，股骨头与髋臼外上臼面相接，股骨头骨骺中心距骨盆垂线变大，Shenton 线中断，CE 角<20°，髋臼变浅。

Ⅲ级：为发育性髋关节完全脱位，股骨头脱出至臼外，与髂骨之间形成假臼，臼缘唇软骨和韧带聚向臼内。

根据 Zionts 的理论，依脱位程度分为四度：

1°脱位：股骨头骨骺在髋臼中心连线(Y 线)以下，但在髋臼外上缘垂线的外侧。

2°脱位：股骨头骨骺滑出在 Y 线与臼上缘水平线之间。

3°脱位：股骨头骨骺移至髋臼外上缘水平线。

4°脱位：股骨头骨骺移至髋臼外上缘水平线以上，且有假臼形成。

目前国外有关 DDH 的文献中引用最多的分型标准是 1979 年由 Crowe 等提出的分型，他以髋关节的股骨头颈交界的下缘与两侧泪滴下缘连线的垂直距离作为主要测量指标，正常时此垂直距离接近 0；同时他又测量正常股骨头垂直方向上的直径与骨盆高(髂嵴最高点至坐骨结节下缘的高度)的比值为 1∶5，即股骨头直径在骨盆高中占 20%。因此当股骨头颈交界的下缘与两侧泪滴下缘连线的垂直距离为骨盆高的 10%时，就可以认为髋关节不全脱位 50%。他们根据髋关节不全脱位的程度将发育不良的髋关节分成四型：

Ⅰ型：不全脱位小于 50%；

Ⅱ型：不全脱位 50%～75%；

Ⅲ型：不全脱位 75%～100%；

Ⅳ型：不全脱位大于 100%，即为完全脱位。

Hartofilakidis 等根据股骨头和真假髋臼之间的关系将成人 DDH 分为三型：

Ⅰ型：发育不良，虽有不同程度的不全脱位，但股骨头仍包含在真臼中；

Ⅱ型：低位脱位，股骨头已位于假臼中，但假臼仍有部分与真臼相接，术中真臼很容易被忽略；

Ⅲ型：高位脱位，股骨头向后上方移位，假臼位于真臼后上方髂骨翼上且真假臼不相接。

KarlPerner 等根据股骨头和髋臼的对应关系结合 X 线片将 DDH 分为四度：

Ⅰ度：轻度，股骨头虽覆盖不全，但仍位于轻度发育不良髋臼的中心，CE 角介于 11°～35°；

Ⅱ度：中度，股骨头尚位于中心，CE 角介于 0°～10°；

Ⅲ度：重度，股骨头向上外侧脱位，病损髋臼相应变浅变平，CE 角呈负角；

Ⅳ度：完全性髋关节脱位，股骨头位于髋臼外缘，患肢明显缩短。

**（三）鉴别诊断要点**

许多患儿的其他疾病可以产生类似发育性髋关节脱位的内收肌痉挛、外展受限等髋周软组织萎缩变化，或者继发于其他疾病而造成继发性髓脱位，使诊断产生混淆，甚至造成处理上的错误。

1.*病理性髋关节脱位*　常有在新生儿或婴儿期发生髋部感染的病史，多为婴儿急性骨骺骨髓炎或化脓性关节炎，以后可继发脱位。也可造成股骨头骨骺缺如等改变。但 X 线摄片可见髋臼指数正常，患儿既往史中，有发热及局部软组织肿胀等感染病史。

2.*先天性髋内翻*　走路跛行，患肢短缩，屈髋自如，髋关节外展受限，Allis 征阳性，Trendelenburg 征阳性，也可双侧同时发生，但发病年龄较大，一般都在 3～4 岁以后才明显，套叠试验阴性，X 线摄片颈干角小于 120°，常在 80°～100°，股骨颈近股骨头下方有一三角形骨块，大转子高位，可确诊。

3.*多发性关节挛缩症*　多为畸形性髋关节脱位，患儿有双髋内收肌挛缩而下肢不能外展，关节活动受限伴两侧髋关节同时脱位，但体检中可发现有上下肢多关节挛缩畸形，两侧膝关节常呈伸直位，屈曲困难。X 线片亦呈典型髋关节脱位改变。

4.*麻痹性或痉挛性髋关节脱位*　前者多为脊髓灰质炎后遗症，自从脊髓灰质炎疫苗普遍应用后，此症已明显减少，此病的肌力检查有异常表现，由于臀肌瘫痪或屈髋挛缩而引起病理性髋关节脱位，X 线摄片中髋关节发育可大致正常。后者多为早产婴儿或脑瘫患儿，双下肢肌张力升高，两下肢不能外展甚至成交叉畸形，有踝阵挛及痉挛性马蹄内翻足，睡眠时痉挛消失。X 线摄片也可见髋脱位，但髋关节的发育正常。

5.*司蒂尔病（Still 病）*　此为儿童风湿病，可继发髋脱位。应注意该病有多发关节肿胀疼痛史，血沉加快，抗“O”及白细胞增多，与成年急性风湿性关节炎相似。可并发髋关节脱位，但较少见。

## 【治疗对策】

发育性髋关节脱位及发育异常的治疗方法，随年龄和病理变化的不同而各异。原则是治疗愈早，效果愈好。早期复位使股骨头及时恢复生理解剖关系，促进髋臼和股骨头的正常发育，增加髋关节的稳定。通常认为患儿在 1 岁以内的治疗效果最佳。在此阶段治疗方法简单。随着年龄的增长，待患肢开始持重以后，髋臼、股骨近端、关节囊以及髓周软组织的继发病理变化日益加剧，不仅使手法复位产生了困难，且成为单纯手术切开复位难以维持髋关节稳定的重要因素。长期以来，许多学者都根据髋部一系列的病理变化而设计了多种治疗方案，现分述于下：

（一）非手术治疗

1.手术前准备

(1)术前牵引对幼儿或儿童在手法复位或手术复位前，常需进行患肢牵引，达到松解髋部软组织，使脱位的股骨头下降到髋臼水平。据文献报道，术前牵引后再施行手法复位者，使股骨头缺血坏死率显著降低。牵引取双下肢水平外展位，重量为体重 1/3～1/6，或每岁约 1kg，共牵引 2～3 周。牵引种类分皮肤牵引及骨牵引两种。皮肤牵引在幼儿小于 3 岁时应用较好，对 2～3 岁以后的儿童则以骨牵引为佳，骨牵引针位于股骨远端。至于胫骨近端的骨牵引，因牵引力需通过膝关节才能起作用，且胫骨结节骨骺尚未融合，并不足取。

(2)内收肌切断术凡因髋关节内收肌紧张而影响外展活动，无论在手法复位或手术切开复位前，都应作内收肌松解切断术。虽然内收肌对髋关节具有稳定的作用，但当它的紧张度影响到股骨头的复位，或者勉强复位时，会造成股骨头受力过大，有发生股骨头缺血坏死可能。应将内收肌切断或部分切断成为手术前准备的重要步骤之一。大都采用经皮闭合切断法。该法掌握正确时，无任何并发症。术中仅刺入刀尖作皮下切断术，毋需缝合切口。一般只切断较紧张的长收肌肌索，而短收肌与大收肌仍可稳定关节。

(3)髋松解术对于 7～8 岁以上的患儿，髋周软组织病变已相当严重，需手术松解，才能取得满意的牵引效果。因此，在骨牵引的同时加作髋松解术，亦称髂前上棘肌肉松解术或 Soutter 手术。即将髂前上棘附着的部分肌肉腱膜组织予以切断，包括缝匠肌、阔筋膜张肌和臀肌腱膜的松解切断术。

2.手法治疗

(1)新生儿凡是新生儿在筛选体检中发现有髋关节不稳者，就应进行治疗。虽然其中有一半以上的患儿将在几周内自愈，但目前尚无可靠的方法预测某些患儿是否能自愈。所以，治疗应当立即开始。对可疑病例应避免使用传统的包裹婴儿的方法，即避免两下肢靠拢，髋部伸直位的包扎法。使婴儿的髋部微屈，并用尿布填充会阴，使两下肢有一定的外展。促进髋关节的正常发育，然后定期随诊。如髋关节不稳定已明确，则一律采用双髋屈曲外展的支架疗法。支架的大小和松紧度要合宜。避免张力下外展。某些病例可外展 60°～80°。左右使内收肌稍具张力而又不致过紧，以免压迫股骨头。如内收肌偏紧，应敦促家属每天作内收肌按摩，并逐步增加髋外展。支架的种类繁多，VonRosen 支架是由双十字铝板构成，可随所需肢体形态自由塑形，此法简单而有效。Pavlik 连衣挽具患儿穿戴后，两下肢自然处于屈曲外展位，并使髋部有一定的活动度，利于髋关节的发育。临床上可根据不同条件分别采用。一般新生儿髋关节不稳者，用屈曲外展固定 6 周复查，在体征消失后停止使用，并在 3 个月、6 个月、1 年进行体检及 X 线复查.如有异常，固定期应延长。

(2)婴幼儿婴幼儿的治疗方法根据年龄及病变程度而异，1 岁以下的发育异常可用支架治疗。但如有脱位，就应以手法整复后再用石膏或支具固定两髋于屈曲外展位。整复在全麻下施行，使肌肉得以充分松弛。手法整复的方法，以左髋脱位为例，患儿仰卧位，术者面对患儿站立，左手握住左髋部，拇指按在患儿左侧腹股沟部，其余四指按左侧大转子部。左髋屈曲，术者右手握住左大腿，先作牵引，然后作正问号方向旋转，使髋关节外展外旋，同时以左拇指为支点。左手四指将大转子向内下方加压，当感到有弹跳时，表示已复位。如为右髋脱位，则可取同样站立方向，术者右手放在右腹股沟及大转子部位。术者左手握住大腿而作反问号方向旋转。复位后作石膏固定，并用X线证实复位情况。长期以来，传统的固定体位是所谓“蛙式”体位，双髋取90°屈曲90°外展，认为这种体位由于内收肌与臀肌的向内牵拉，使髋关节极为稳定。近年来，许多学者提出这种髋部的过度外展外旋，将影响到股骨头的血运，可能造成股骨头的缺血坏死。多数文献报道，婴幼儿在1～3岁采用手法复位闭合固定后，效果优良率在90%以上。但是效果的好坏与接受治疗的年龄早晚成正比。也有少数在3岁以内的幼儿，局部病变已相当严重，而不得不采用手术疗法。近年来使用的改良蛙式石膏术，石膏上自大腿根部开始，下至踝关节以上，不包括髋关节及躯干，作屈膝90°的管型石膏，再在外展髋90°的情况下，在踝关节上方石膏外加一木条横行固定，保持蛙式位。这样既可使股骨头对准髋臼，并有利关节活动。髋臼发育有赖于股骨头在髋臼内的运动模造作用，因此，在各种固定支具或石膏固定期内，让患儿坐在双圈式娃娃学步车内，双足着地，经常使股骨头在髋臼内顶压模造，有助于头臼的良好接合与发育。某学者等1995年起采用自行设计的髋、膝可活动式支架作为保守治疗及手术后患髋继续磨合及行功能锻炼的手段，治疗10岁以下发育性髋脱位患儿共43例共47髋，取得良好疗效。关于手法复位，须由多人操作，常因配合不佳，使复位失败，应由具有一定水平的医师进行。如2～3次复位失败，不应再作手法复位，可能系髋臼内有软组织的填塞或存在严重的髋关节畸形，如勉强实施，可引起不良的后果。

**（二）手术治疗**

目前，多数学者认为对1～1.5岁以后的患儿，一旦手法复位有困难，就应进行手术干预。另有学者统计，5岁以前患儿进行手术，术后约需6个月就可以恢复正常的髋关节活动范围，但5岁以后进行手术的患儿，就需1～2年的时间才能恢复到较好的活动范围。故手术愈早效果愈好。早期的合理治疗，是促使髋关节正常发育的关键。现在的外科技术及麻醉，已使幼小患儿能安全地度过较为复杂的手术期。一般认为超过3岁的患儿就应放弃手法复位。如对这类患儿进行勉强的手法复位，其损伤反而比手术更大。

现代的手术要求，对于髋关节脱位所进行的手术，除解决不能复位的各种因素外，并对复位后的各种不稳定因素也需作相应处理。发育性髋关节脱位的手术种类繁多，手术方式的选择与患者的年龄、髋臼、股骨近端的解剖形态、术者的经验等多种因素有关。就截骨术而言，无论进行哪一种截骨术式，术中都应注意保护髋关节软骨面，充分松解髋关节周围的软组织，彻底清理髋臼内的病变组织，保留正常髋臼容积，恢复一个无张力状态下的复位环境。现将各种主要术式分述如下：

(1)内侧入路切开复位术（例如Ferguson术）：内侧入路行切开复位术最早由Ludloff提出，至1972年由Ferguson提出应用后而获认可。发育性髋关节脱位在2岁以内幼儿经闭合复位术后仍有3%～10%左右的病例。即使反复进行闭合复位仍不能成功而需行切开复位术。进行该术式的最佳年龄为1.5～5岁、非手术治疗失败的病例。具体方法是：患儿仰卧，将大腿屈曲90°，外展位显露大腿内侧，沿内收肌做4～6cm切口，在止点处切断髂腰肌腱，直接进入关节，自股骨头向下纵行切开关节囊，切除卷入关节囊的盂唇、肥大的圆韧带及关节周围阻碍股骨头复位的挛缩及粘连的组织，股骨头即可回纳，注意复位后关节面与股骨头为同心圆对位。其他内侧入路手术主要差别在于进入肌层的途径，关节内操作大致相似。这一手术方法创伤小，复位率高，并发症与其他术式相同。但由于切口小，显露不足，且难以对畸形髋臼进行矫形，对大龄患儿有较大局限性，使用者不多。

与内侧入路相对应，更多人选择的是髋关节前方入路的切开复位术，但由于多数情况下切开复位往往与骨盆截骨术同时进行，故不在此单独描述。

(2)Salter骨盆截骨术：Salter(1961)首先报告此手术。他认为该病所在的主要问题是髋臼方向的异常，因患病的髋臼指数增大，髋臼变浅，开口朝外侧，因此在髋关节内收伸直位时易致脱臼。为此，他利用较小儿童耻骨联合处有高度的移动性，设计将通过坐骨切迹部的髂骨完全截断，然后以耻骨联合为枢纽，将远端骨盆旋转，达到髋臼朝向转为向下向前、增加股骨头前外侧覆盖面的目的，使已复位的半脱位和脱位的股骨头从既往仅在屈曲、外展、内旋位的稳定变成功能位的稳定。该术式要求患者年龄小于6岁，股骨头术前或术中可以复位，关节能获得全幅度的活动，头、臼比例基本相称，且髋臼指数不宜太大(通过经耻骨联合的骨盆旋转有限)，对有髂腰肌和内收肌挛缩者，需做松解术。切口自髂嵴中部至髂前上棘再向下4～5cm，切开筋膜，剥离髂骨内、外板的骨膜直至关节囊表面，内板处显露深达坐骨切迹。切开关节囊，股骨头必须完全复位至真臼内，然后用线锯，将髂骨自坐骨切迹至髂前下棘的上方全部锯断，取三角形髂嵴全层骨片一块，植入截骨部前端的裂口，使截骨前端呈楔状张开而使远端骨盆向外、向下及旋前覆盖股骨头，但截骨的后端仍保持断端互相接触，最后用克氏针贯穿稳定截骨远近端骨片及植骨片，最后关节囊应予以紧缩重建。这种手术可以减少髋臼指数约10°～30°左右。由于Salter截骨术为关节外术式，不改变髋臼的形状却能增加关节的稳定性，且术式相对简单，因而在临床上获得广泛的应用，一般统计效果优良率亦在85%左右。

(3)改良沙氏手术(Zanradnicek术)：亦称广泛切开复位术。该手术包括髋臼重建，并加作股骨近端旋转截骨术，在复位时同时纠正异常的前倾角及颈干角，适用于3～7岁的患儿，特别是髋臼较小而又伴有股骨端畸形的病例。术前常需行内收肌切断和骨牵引术。髋臼重建时切开关节囊，或经大转子直接进入关节，切除盂唇，将髋臼横韧带及粗大的圆韧带等阻塞在髋臼内的软组织清除，扩大、修整髋臼，使股骨头纳入髋臼；同时行股骨近端楔形短缩截骨，截骨后用鹅头钉内固定，并加髋人字石膏外固定3～4周。拆除石膏后仍需两下肢外展45°位继续皮肤牵引4～6周，然后就可以下床逐步进行髋部功能锻炼，一般术后效果满意。此手术的操作要求较高，包括髋臼端与股骨端的重建，且髋臼重建要恰到好处，否则术后效果将受一定影响。

(4)选择性深度扩臼术：杨军林等由1995年最先采用。手术方法：患儿仰卧位，患侧垫高，取髋关节前外侧切口，暴露髋关节，切除多余的关节囊，清除髋臼内增生的纤维结缔组织，用髋臼锉以水平方向向内侧臼底扩臼，旋切髋臼底部非负重面软骨，直至髋臼底部仅剩很薄一层软骨骨质(不扰动髋臼顶部负重软骨面)，极少数患儿需要轻度旋切髋臼前后缘软骨以纳入股骨头。将股骨头复位，如复位后股骨头覆盖率未达到90%，则行造盖术，即自髋臼上缘约1cm处以弧形骨刀呈弧形截骨，向下至Y型软骨的髂坐骨支的中心点。以Y型软骨中心为绞链，向下、向外旋转，使向下撬开的两段髂骨前缘有1.5～2cm的距离，从髂前上棘上方取一楔形骨块，植入此空隙中并撑开之。将股骨头复位，如术前测得患侧股骨颈前倾角过大(超过60°)，影响股骨头复位，则行患侧股骨粗隆下旋转截骨。以克氏针固定于外展内旋位，缝合。术后髋人字石膏外固定3周，后取除石膏配戴特制的外展支架行下肢功能锻炼，逐渐下地行走。定期复查，观察患儿步态、摄双髋X光片，测量患髋髋臼指数，观察Shenton线情况，患髋股骨头骨化中心生长情况及有无骨性关节炎发生。并根据患髋恢复情况逐渐缩小外展支架外展角度，最后去除支架。

(5)Pemberton髋关节周围髂骨截骨术：此手术是通过髋臼上缘平行髋臼顶斜坡进行截骨，将髋臼端撬起向下改变髋臼指数，使髋臼充分包容股骨头，恢复正常同心圆形态。因髋臼转向不受耻骨联合的影响，适用于年龄超过7岁，或6岁以下髋臼指数较大(超过50°)的病例。具体手术方式是在髋关节的臼上缘以上1～1.5cm左右处，沿关节弧形方向作髂骨部分截断，准确凿至"Y"型软骨的髋坐骨支的中心，然后取三角形髂嵴全层骨片一块，楔形植入髂骨截骨部，使截骨远端骨片向下撑开约2～5cm达到髋臼转向的目的，术后髋人字石膏外固定8周。撑开截骨部距离的大小，应根据髋臼指数的大小而定，并可适用于髋臼发育不良的病例。手术关键在于截骨线的设计和执行，须准确弧形截骨至"Y"型软骨的髋坐骨支的中心而不能截断坐骨切迹的骨质。

(6)髋臼造盖术患儿在7～8岁以后，骨性病变已相当严重，手术效果均不理想，股骨头无法再复位，髋臼与股骨头大小不匹配。此时，可采用髋臼造盖术。手术的目的在于扩大股骨头负重面，推迟关节退行性变。手术切口沿用SmithPeterson切口，剥离髂骨内、外板骨膜，取全层髂骨片约4cm×5cm，将骨片插入髋臼上缘的骨槽中，用长螺钉贯穿骨片中央进入髂骨固定，骨片外可再加碎骨植骨。虽然可视为姑息性手术，但能有效缓解关节退变，前提是股骨头覆盖完全，骨片固定牢固确切，新建骨片与真臼间融合重塑理想。

(7)骨盆内移截骨术(Chiari术)：Chiarl(1974)首先报道。此法是将髋臼上方的髂骨作弧形方向的髂骨完全截断，将截断面远端的骨盆，包括髋臼连同关节囊、股骨头一起向内侧推移。因此能增加股骨头在髋臼的负重面，相当于进行髋臼成形，消除关节半脱位的倾向；同时由于股骨头内移，可增大外展肌群(臀中、小肌)的张力，改善步态。此手术优点是适应证较广，在4岁以上的任何年龄、关节软骨仍有保留的患儿和成年人都可进行，凡半脱位、全脱位、髋臼发育不良、股骨头骨骺滑脱、股骨头发育畸形等头、臼比例不协调、髋臼覆盖率不理想的病例，都在适应之列。手术仍采用Smith-Peterson切口，骨膜下显露髂骨内、外板和坐骨切迹。髂骨截骨的位置在髋关节囊的上缘，紧靠关节囊附着处，并向内上10°～20°倾斜，必要时须在透视下定位。截骨后远端髂骨向内推移的距离为髂骨厚度的一半。截骨面近端的骨片相对外移，形成一个弧形的外缘，完全覆盖股骨头但以关节囊相隔，可以克氏针固定截骨线，术后单侧髋人字石膏外固定。手术的关节要点在于：①截骨线与关节囊的靠近程度；②截骨的倾斜角度和内移的程度。行骨盆内移截骨术后，股骨头与髋臼接触面增大，使负重压力变得均匀，改善软骨质量，推迟骨关节炎的发生时间；另外，骨盆内移后，股骨中心内移，使身体重心线至股骨大转子及股骨头中心的距离缩短，能够改变负重时力的传导方向。多数文献报道术后髋部疼痛都基本消失，而髋关节活动亦基本正常。但缺点是手术将缩小骨盆，影响女性分娩。

(8)髋臼旋转截骨术：(RAO)髋臼旋转截骨术治疗髋关节发育不良的基本原理，是在保持关节囊完整的情况下，在囊外髋臼的骨性部分行弧形的截骨。完成截骨后，整个髋关节可进行相对自由地转动。将截骨后的髋臼向前、向外、向下旋转以增加髋臼对股骨头的覆盖面积，使髋关节的稳定性得到增强。其适应证包括：①髋臼"Y"型软骨闭合后；②CE 角小于 20°；③髋关节骨性关节炎较轻。不适用于髋关节全脱位以及合并严重髋关节骨关节炎的病例。其优点是由于负重面的加大，关节面压强减少，改善了髋关节的不良关系，减轻或消除髋部疼痛；另外，由于手术不切开关节囊，可以保持股骨头的血运。但手术对操作要求较高，最好准备有一定角度的弧形骨凿。需熟悉髋关节及其周围的解剖情况，防止损伤坐骨神经及闭孔神经。同时应避免截骨线进入关节面，经常需要在透视辅助下进行截骨操作。

(9)Steel 三相截骨术：是将坐骨、耻骨和髋臼上方的髂骨截骨后恢复髋臼生理性方向，然后用内固定材料加以固定。主要适应证为大龄儿童的髋关节脱位，患儿无严重股骨头畸形，头臼比例基本匹配，术前能将股骨头牵引至"Y"线水平，用其他截骨术不能恢复髋关节稳定者。该手术术式复杂，操作要求高，有一定的损伤血管、神经的风险，相对应用较少。现多数仅用于难以用其他方法处理的大龄全脱位病例。

手术方法相对较复杂，需分步在两个切口内进行。第一步先行坐骨的截骨：在臀褶上 1cm 作与大腿纵轴垂直的水平切口，切开筋膜，向外侧剥离并牵开臀大肌，显露坐骨结节及腘绳肌，剥离股二头肌附着点，显露并分开半腱肌与半膜肌间隙，保护坐骨神经，于半腱、半膜肌起点间隙处分离闭孔内、外肌起点，骨膜下剥离一段坐骨支，用骨凿截断之，注意骨膜下操作以免损伤闭孔内血管神经；第二步手术行耻骨与髂骨的截骨：采用髋关节前方入路，骨膜下显露髂骨内、外板、坐骨切迹，将髂肌和臀中肌自髂骨翼反折剥离，将缝匠肌起点及腹股沟韧带地外侧附着自髂前上棘切断并向内前开，将髂腰肌骨膜下剥离，保护股神经、血管，骨膜下显露耻骨支，在显露耻骨支时注意勿伤及闭孔神经及血管，在耻骨结节内侧约 1cm 处截断耻骨支，同 Salter 截骨术截断髂骨。此时整个髋臼可以自由地移动方向，向前、下、外侧旋转髋臼至理想方向，恢复股骨头正常覆盖，最后在髂骨截骨线内植入楔形髂骨全厚骨块，克氏针内固定，术后髋人字石膏外固定 8 周。

Ganz 针对 Steel 三相截骨术需分两个切口进行且术式较复杂的情况，提出 Ganz 髋臼周围截骨术。与 Steel 术不同之处在于它仅需一个切口，保留供应髋臼的血运，骨盆的后柱仍然保持完整，且不改变真性骨盆的形状，不影响女性患者的分娩。

(10)股骨转子下截骨术发育性髋关节脱位的患者中，有一部分由于股骨颈前倾角或颈干角过大，使得髋关节复位后难以维持而易发生再脱位，甚至术中根本无法进行完全复位。对这一部分患者在股骨小转子近侧进行矫正前倾角和颈干角的旋转、内翻截骨术会有很大帮助。这些术式可作为改良沙氏手术的组成部分进行，亦可配合其他髂骨截骨术式加以灵活应用。股骨转子下短缩截骨，可解决高位脱位后，虽经牵引，但软组织仍有部分挛缩，股骨头不能顺利复位的情况。此手术避免强制复位而造成股骨头过度受压所引起的股骨头缺血性坏死，可与楔形截骨同时进行以矫正颈干角。为解决异常加大的股骨颈前倾角，以利复位，并使复位后的股骨头能稳定在髋臼内。一般认为前倾角增大在 30°～45°以上时，就应考虑截骨旋转纠正前倾角至 10°～20°，可明显提高疗效。总之，短缩、旋转、内翻截骨术不能截然分开，应视患者股骨近端畸形情况及患肢长度综合考虑加以应用。

另外，在成年期，因髋关节持重线不正而引起髋部疼痛，行走踱行，可以采用股骨近端截骨内移术，改变持重线，缓解疼痛及跛行。

(11)姑息性手术

1)关节融合术是解决成年人髋关节严重毁形而继发的重度骨性关节炎的传统手术方式。

2)人工关节置换术随着现代社会的发展，已经越来越少人接受髋关节融合的术式，而采用关节置换恢复正常髋关节功能，用以处理出现继发股骨头坏死或重度髋关节骨关节炎的病例。近期越来越多的文献报道人工髓关节置换在成人髋关节发育不良病例中的应用，其难点在于真性髋臼的定位、骨缺损的重建、双下肢不等长等问题的处理。具体内容可参见本书相关章节。

**（三）并发症**

(1)股骨头缺血性坏死这是非手术治疗后最常见的并发症，多数发生在治疗后6个月到10个月之间。这期间正处于下肢由卧床过渡到站立行走体位，骨骼多已有骨质疏松，最易发生股骨头缺血性坏死。Salter在1969年提出5项诊断标准：①复位后1年，股骨头骨化中心仍未出现；②复位后1年，现存骨化中心生长停滞；③复位后1年，股骨颈变宽；④股骨头出现变形、密度改变或碎裂；⑤股骨头残余畸形包括头变扁变大、扁平髋、髋内翻等。复位后股骨头缺血坏死的发生与下列因素有密切关系：①复位前没有充分松解髋周软组织的挛缩畸形，未行必要的牵引和内收肌切断，致使复位后股骨头承受了超限的压力；②复位时用不恰当的暴力动作；③复位后的蛙式制动体位可能影响股骨头血液供应；④髋臼内有粗大的圆韧带和内翻的盂唇嵌入头臼之间；⑤手术操作伤及了股骨头的血运。在术前、术中、术后应避免上述各种诱因。关于股骨头缺血坏死的诊断可进行以下分度：

Ⅰ度：骨骺核轮廓清晰，但核有扁平样改变及缩小。

Ⅱ度：骨骺核轮廓清晰，有时凹凸不平和缺损，有时内部呈絮状变化。

Ⅲ度：骨骺核明显扁平或几乎消失、不规则或分枝状。

多数患儿早期发现并处理后，能在2～3年内逐步恢复，但仍有部分病例会遗留不同程度的畸形。早期诊断，及时采取措旋，患肢限制负重，将能减少髋关节后遗畸形的发展，提高治疗效果。

(2)髋关节僵硬：此并发症较为常见，年龄越大，石膏外固定时间越长，发生率越高。不正确的关节重建手术，例如破坏了髋臼或股骨头的关节软骨面；关节周围挛缩松解不完全；手术操作粗糙；术后没有适当的早期活动等因素，都可以造成复位后的髋关节僵硬。

实验证明，关节面的压力增加，使关节软骨细胞变成纤维组织，软骨面变薄而逐步脱落，肉芽出现，导致关节僵硬。为此，术前充分牵引、切断内收肌、术中操作仔细、彻底止血、松解髋周挛缩的软组织；术后石膏固定不宜时间过长，并尽早开始功能锻炼，采用髋关节外展活动支架，都是避免关节僵硬的重要措施。一般轻度的活动受限，约经一年左右的治疗，可望好转；如无好转，可在麻醉下，用轻柔手法被动加大髋关节的活动度，很少需要用手术作粘连分离。

(3)术后再脱位：可因股骨颈过大的前倾角未矫正、关节囊紧缩不理想、髓臼太浅、头臼比例不适当、覆盖不全、髋臼缘或臼内软组织妨碍复位，以及其他病理变化未满意矫正而造成。更换石膏或外固定架时患儿哭闹，或复查时手法粗暴，也可引起再脱位。一旦发现应及早再手术处理。

(4)脂肪栓塞综合征:有报道复位术后因并发脂肪栓塞综合征而死亡的。因此矫治发育性髋关节脱位的各种手术,都有它一定的适应证。决定手术时,既要强调早期的重要性,又要根据主客观双方的条件,慎重确定手术方案,切勿单以主观愿望出发,随意扩大手术范围,以免造成不必要的损害,尤其对婴儿手术。更应慎重。故术前应向病家说明有发生这一并发症的可能性,尽管很少。

(5)骨折:由于患儿长时间牵引、石膏固定,骨质易出现废用萎缩,或复位时手法不妥或施暴力过大。这些均可导致股骨头骨骺分离骨折,或股骨上段骨折、股骨颈或股骨干骨折。故手法整复应轻柔,且勿使用暴力。若发生医源性骨折,要待骨折愈合后再处理发育性髋关节脱位。

(6)神经损伤:复位时过分牵引或手术截骨时骨块或血肿压迫,均可造成坐骨神经或股神经损伤。此类神经损伤多为牵拉伤或顿挫伤,经保守治疗多能自行恢复。若在术前牵引中出现,应立即中断牵引,减少神经张力,卧床制动,神经营养药物应用,使损伤神经及早恢复。

(7)髋关节骨关节炎:患儿经矫形后股骨头覆盖率仍不理想,或大龄儿经治疗后仍遗留股骨头扁平畸形、髋臼关节面不平整,到成年后常继发骨关节炎,末期仅能采用髋关节置换术处理。

(乔 斌)

# 第四节 先天性髋内翻

**【概述】**

先天性髋内翻也被称作颈性髋内翻,或称发育性髋内翻。先天性髋内翻这种畸形在国内比较常见。一般 3 岁以后出现症状,约半数病例至 5 岁以后才得到确诊。因为这种畸形是由于股骨近端骨骺生长板缺陷,延迟骨化的内侧骺板受到站立行走后不断的剪式应力作用导致股骨颈短缩和颈干角减少而出现逐渐加重的内翻畸形。颈干角的正常值,儿童为 135°～145°,成人为 120°～140°。颈干角小于 120°者称为髋内翻。

**【诊断步骤】**

**(一)病史采集要点**

1.年龄:跛行与步态蹒跚是最早的临床表现,但在 3～4 岁前症状较轻,且由于刚学走路,步态的不正常常不引起家长的注意,多数患儿在 4～7 岁左右来就诊。

2.典型的步态为鸭步,随年龄增长而进行性加重,在儿童期为无疼痛性跛行。

**(二)体格检查要点**

1.一般情况　全身情况良好。

2.局部检查　髋关节外展,内旋受限,大转子上移是其主要临床体征。

(1)外观:单侧受累时,患肢缩短,有些患者有腰椎生理前突加大,臀部后耸外观。出现臀肌力弱,行走不稳步态引起的跛行。双侧患儿则身材比较矮小,腰椎生理前突更明显,快步行走时，跛行更明显，易疲劳。

(2)疼痛部位与程度：首先为一无疼性跛行，随畸形逐渐增加，髋部不适和疼痛感也日益加重，疼痛程度与行走的时间多少成正比。但一般较轻，仍能坚持行走。

(3)关节活动情况及稳定性：伸、屈功能基本正常，外展、内旋功能明显受限。不同畸形程度，外展受限范围及关节稳定性亦有所不同，严重者外展功能仅20°。

(4)关节特殊体征检查：髋内翻患者Ortolani试验，望远镜试验为阴性。Trendelenburg征阳性。

**(三)辅助检查要点**

主要是X线平片检查，很少需要做CT或MRI检查。

1.一般就诊时患者股骨颈干角多为小于90°的严重畸形。

2.股骨头变为椭圆形，上方扁平，其弧形的圆心与臼的圆心之间的距离加大。

3.髋臼窝变浅，呈椭圆形。

4.股骨头下骺线透亮区增宽，内下方有一斜形透亮区，严重病例骺线内下方有一三角形骨片被挤出，但大转子骺线正常。

5.股骨颈变短。

6.90%以上病例大转子过度生长，向内钩状弯曲变形，严重者其顶端与髋臼上方髂骨形成假关节。

**【诊断对策】**

**(一)诊断要点**

根据患者的病史、临床症状、体征及X线所见，不难诊断。

1.*病史与症状* 先天性髋内翻是指幼儿步行以后，由于骺线内下方骨化延迟，随年龄增大，身体剪式应力压迫影响骺线发育生长，而出现内翻畸形。畸形与症状随年龄增长而加重，特别是步态越来越难看，双侧者步态呈典型鸭步。因此随年龄增长，进行性跛行是诊断的要点。

2.*局部表现* 伸、屈功能正常，而外展、内旋明显受限，且大转子明显上移。患下肢缩短是诊断的主要体征。

3.*X线表现* 仅作骨盆平片亦可诊断。必要时作患侧股骨上段正、侧位照片，典型的X线表现便可确定诊断。随年龄不同，先天性髋内翻的发展过程产生的畸形在X线上的表现亦不同。同时X线的准确测量也是设计外展截骨术时截骨部位和角度的根据。

**(二)鉴别诊断要点**

多数病例诊断不难，但有时需与以下疾病相鉴别。

1.*先天性短股骨合并髋内翻*

(1)先天性短股骨合并髋内翻也称为先天性股骨上段发育不良，是一个罕见的畸形，可以单独存在，但更多的情况是合并有胫腓骨发育不良。患肢较对侧短且细，足发育也小于健侧。

(2)股骨发育不良严重程度差别很大，轻者为股骨有程度不等的短缩，常合并一定程度髋内翻畸形。严重者股骨近端仅为软骨或纤维结构，股骨下呈笔尖状，严重短缩。

(3)体征除股骨缩短、髋内翻外，并存有髋屈曲、外展弯缩畸形，膝关节和胫骨外翻，髌骨也可能向外脱位。甚至患侧颜面，胸部均略小于对侧，称之为半侧发育不良。

(4)只要作全身裸露认真对比检查及相应部位的X线照片检查便可确定诊断。

2.先天性髋脱位

(1)先天性髋内翻患儿，患肢短缩，鸭步跛行，腰生理前突加大，大转子上移造成臀部后耸及外展受限，Trendelenburg征阳性等症状和体征与先天性髋脱位相似，应仔细鉴别。

(2)先天性髋脱位患者肢体呈屈曲状不敢伸直，牵拉时可伸直，松手后又呈屈曲状。有时牵动患儿肢体时有“弹响声”或“弹响感”。患儿除外展活动明显受限外，伸屈功能亦受限，活动度明显较健侧差，且无力。患下肢缩短明显，Allis征阳性，腹股沟关节部位有空虚感而在大粗隆上方可明显触及脱位向外向上的股骨头。Ortolani试验，望远镜试验均为阳性。

(3)X线骨盆平片检查一般均可做出正确判断。超声波检查，MRI检查必要时可考虑进行。

3.小儿股骨头无菌性坏死症 小儿股骨头无菌性坏死症亦被称为扁平髋，Perthes病。该病引起髋关节疼痛及跛行，臀部肌肉委缩，髋关节活动受限。轻度患者受限不明显，重者关节活动受限明显。股骨头3°～4°受累患者亦有患下肢缩短，股骨头半脱位。因症状和体征与先天性髋内翻相似，需注意从病史，临床体征和局部检查，关节特殊体征检查等方面作鉴别。X线检查仍是最有效的诊断根据。必要时可考虑核素扫描，MRI等检查。

4.股骨头骨骺滑脱 股骨头骨骺滑脱患者可出现髋关节疼痛及跛行，髋关节活动受限，以关节内旋，外展及伸直活动受限明显。被动屈髋时，大腿会自动外展而无法贴近腹部。慢性滑脱病例亦可出现患肢轻度缩短，Trendelenburg征阳性等症状与体征。需与先天性髋内翻患者做鉴别诊断。

5.严重肾性佝偻病 慢性肾功能障碍可引起肾性佝偻病，严重病例可出现股骨头滑脱等症状和体征，需作影像学检查和实验室检查。

**【治疗对策】**

外展截骨术是治疗先天性髋内翻的唯一有效手术治疗方法。其目的是矫正畸形，除去股骨头骺端所承受的剪式应力，使外展肌肌力正常发挥作用，促进股骨颈干骺端缺损的裂隙及早骨化闭合。避免疼痛及跛行的继续发生。根据学者的临床体会，外展截骨术只要截骨时符合矫正要求，愈合及效果均满意。

具体手术时机和方法的选择：

1.年龄大小与时机的选择 以前有人认为年龄较小时手术，畸形可能随其以后的发育生长而再次复发内翻畸形，需要第二次手术。但大多数学者认为内翻畸形持续时间过长，会涉及股骨头、髋臼、骶髂关节及腰椎的发育障碍至无法恢复。所以推迟手术年龄不为多数所接受，万一畸形复发可再次矫正。年龄偏小但畸形比较重的病例亦及早手术治疗。对于畸形不是特别显著的病例，宜等至6岁后手术，手术矫正后颈干角应大于正常20°。

2.如何选择外展截骨术的术式

(1)转子下外展截骨术：是最常采用的术式。可采用Amstutz术式，亦可用一般楔形截骨术。因为操作简单，损伤小又可用钢板内固定，固定比较可靠，对矫正畸形及术后效果起良好作用。

(2)转子间楔形截骨术:因为靠近股骨颈手术,矫正内翻畸形的角度比较理想,但进行操作及损伤都较转子下截骨术大,且钢板固定困难,容易不稳或损伤骨骺。

(3)Borden 氏截骨术:对单侧患者,而且肢体缩短较明显患者可采用。

(4)MacEwen 氏截骨术:在矫正外展畸形同时也可矫正股骨头的后倾。操作简单,但由于内固定简单而不够稳靠,会影响手术效果或需要较长时间的石膏外固定,并不被多数人采用。

(5)未行截骨术,而采用局部植骨,粗的加压螺钉固定.以促进内下骺端的裂隙愈合,这种术式不被推崇。

(6)术后均应行患侧髋人字石膏外固定,固定时间视术式及所用内固定器械的稳定程度决定。

(秦 迪)

## 第五节 先天性胫骨假关节

**【概述】**

先天性胫骨假关节是一种少见的先天性畸形,也是一种特殊类型的骨不愈合。多见于胫骨下 1/2 处,腓骨常同时受累。有时也可见于肋骨、锁骨、尺骨和肱骨。据文献报告,70%～80%先天性胫骨假关节由神经纤维瘤病引起;12%～20%来源于纤维异常增殖症;8%～10%病因不能确定。先天性胫骨假关节有胫骨下 1/2 处。假关节和典型向前成角畸形,诊断容易,但治疗困难。目前还没有一种治疗方法完全解决先天性胫骨假关节的所有问题。

**【诊断步骤】**

**(一)病史采集要点**

1.年龄 多数病例在出生后就被发现一侧小腿弯曲,走路后畸形逐渐加重。

2.假关节特点

(1)虽出生后便逐渐出现小腿弯曲畸形,但常不被家长注意或就诊,直至外伤后骨折不愈合,逐渐形成假关节。

(2)部分病例因为小腿弯曲畸形日渐加重,影响外观及行走而行截骨矫正术,术后骨不愈合而形成假关节。

(3)部分病例误诊为佝偻病或骨软化病畸形,而行手法折骨术或截骨术而引起术后骨不愈合,形成假关节。

**(二)体格检查要点**

1.全身情况 神经纤维瘤病患儿,皮肤出现牛奶咖啡斑色素沉着或神经纤维瘤结节。

2.局部检查

(1)外观:先天性胫骨假关节病例绝大多数为单侧患者,极少见双侧同时患病。畸形位于小腿下 1/2 处,向前突起,伴有患肢肌萎缩,患肢缩短畸形,踝关节处在背伸内翻位。

(2)跛行:主要是患肢无力,不稳,缩短及疼痛引起的跛行。跛行的程度与假关节的严重程度及畸形的严重程度成正比。

(3)局部触诊:除触及弯曲的胫,腓骨畸形外,局部软组织较健侧肿胀,假关节处质实。

(4)胫、腓骨同时出现假关节时,假关节处异常活动征可明显检查发现。若仅胫骨假关节时,仅是轻度胫骨处下陷,异常活动征不明显。严重者才能检查出异常活动,骨摩擦音或骨摩擦感。但疼痛多不明显或较轻。

**(三)辅助检查要点**

1.一般X线平片检查便可诊断,诊断可疑病例做MRI检查及相关的实验室检查或请有关科室会诊,排除其他疾病所致骨折后骨折长期不愈合引起的假关节畸形。

2.先天性胫骨假关节手术失败的原因与不能确定病变侵犯骨质的长度及侵犯周围软组织的范围而造成术中病变切除不彻底,引起最终病变复发,手术失败有直接关系。因此除X线平片检查外,MRI的检查对确定诊断及测量病变范围,决定采用何种手术治疗方法有帮助。

## 【诊断对策】

**(一)诊断要点**

根据患者的病史,临床症状,体征及X线所见不难诊断。

1.*病史与症状*　出生后出现弯曲畸形,行走后逐渐加重,无明显外伤或轻微外伤后出现骨折。而且长期采用中、西医各种方法治疗,骨折不愈合而且加重。如果皮肤出现牛奶咖啡斑或神经纤维瘤结节更是确诊的根据。

2.*局部表现及局部检查*　先天性胫骨假关节的局部表现与局部检查出现的假关节体征与其他原因引起的骨不愈合或局部骨缺损不同。另者其他病变引起的骨不愈合或骨缺损应有明显骨折或病变所致骨缺损病史及明显的致病原因。

3.*X线和MRI检查*　除确定先天性胫骨假关节处,还可诊断先天性假关节的临床类型及病变范围,对手术治疗方法的选择有决定和指导作用。

**(二)临床类型**

临床上分为三种类型:

1.*假关节型*　胫骨向前成角,假关节形成,腓骨弯曲。伴有皮肤牛奶咖啡色素斑,假关节处有较坚硬的纤维组织,周围软组织萎缩,腓肠肌挛缩。

2.*囊肿型*　出生后胫骨中下1/3处呈囊性变,常不被发现,致轻微损伤后造成长期骨折不愈合,继而骨折处逐渐吸收形成假关节。

3.*弯曲型*　出生后胫骨中下1/3处向前突起弯曲,行走后逐渐加重,外伤后造成骨折不愈合并长期形成假关节。也可能由于弯曲畸形而被错误行截骨矫正术,术后骨不愈合,逐渐吸收形成假关节。

**(三)鉴别诊断要点**

先天性胫骨假关节诊断不困难。但在早期,特别是胫骨弯曲型病例应注意与以下各种疾病做鉴别。

1.*先天性成骨不全*　先天性成骨不全亦称为脆骨病,是全身性疾患。由于骨中胶原纤维异常使骨强度下降,容易发生骨折。骨折可能是一处,经治疗后愈合,但不久又出现骨折。骨折多见于下肢,上肢较少见,与正常儿童上肢骨折超过下肢正相反。骨折后经过治疗,生长愈合无障碍,但日后弯曲畸形却多见。除有多次骨折史处,该病还有特殊症状如蓝巩膜,听力障碍,第二性征早期出现及家族遗传史。

2.佝偻病　婴儿或儿童时期,由于维生素D缺乏,以致骨质缺钙,变软。骨骺发育障碍可发生下肢因负重引起下肢各种压力畸形:膝外翻常因股骨下段弯曲或股骨外髁发育不良所引起;膝内翻常因胫腓骨向外侧弯曲凸出所致,亦称弓形腿。严重病例可见不全骨折,但很少见。佝偻病患者四肢长管骨均有变化。X线是诊断的可靠根据。X线见骺端变宽,骺线增宽,有杯状典型改变;骨干变粗,胫骨内侧骨皮质增厚。全身检查见头颅呈方形,串珠胸或鸡胸畸形。

3.骨折不愈合　骨折后由于骨折部位血液供应差或中断,骨折端粉碎或多段骨折,术后感染等原因均可引起骨折端骨痂或新生骨生长障碍而出现骨不愈合,骨折端分离而形成假关节。骨折不愈合常见于胫骨。小儿胫骨外伤性骨折后亦可出现骨不愈合或畸形愈合,但小儿骨折后愈合能力较强,不愈合而形成假关节极为罕见。即使产生不愈合,骨折局部亦会有大量骨痂形成,经过再次手术治疗后一般都能很快愈合。

**【治疗对策】**

先天性胫骨假关节的治疗方法很多。根据Body的统计有23种之多,说明尚无一种理想的治疗方法可以完全解决先天性胫骨假关节所有的问题。很多方法早期效果好,后期复发。

手术失败的原因主要是:

1.手术切除病变范围不够彻底,包括骨端间软组织切除不彻底,术后软组织病变复发。另者病变骨端切除不彻底,硬化和弯曲骨端应切除,然后打通髓腔。

2.骨端缺损植骨不够理想。不做植骨的手术治疗是不可能获得骨性愈合,许多病例还需要多次植骨术才能获得骨性愈合,因此植骨的质和量对骨性愈合有重要作用。

3.内固定方法的合理选择是植骨后骨愈合的关键因素之一。假关节术后骨性愈合常需要较长时间,因此内固定器械既要求不影响骨愈合,又要求内固定结实可靠,能保持较长时间的坚强固定,甚至能维持下肢下地行走。

4.由于治疗时间很长,胫骨发育延迟,造成下肢缩短畸形,影响病儿行走,有发生骨折引起假关节复发可能。因此术后处理极为重要,术后的观察必须至病儿骨骼发育已完成为止。

**【治疗方法选择】**

**(一)新生儿期的治疗**

1.大部分先天性胫骨假关节病者出生后即可出现小腿弯曲畸形的特有症状,但常不被家长注意,直至一次外伤或一次错误的治疗后才形成真正的假关节。出生后发现单侧小腿弯曲的患儿应紧密随访,定期X线检查,观察病情变化,即使可疑病例也应如此,直至否定该病为止。

2.诊断确立后,为防止外伤而造成骨折后形成假关节,这时应行石膏或支架外固定进行保护。部分病例即使日后假关节的发生不可避免,由于保护得当可推迟发生的时间,待患者年龄增长以后,能取够质量的自体骨行植骨术,明显提高手术成功率。

3.先天性胫骨假关节囊性变尚未形成假关节时,应及早行囊肿刮除和植骨术,越早治疗,效果越好。

（二）较大儿童期的治疗

手术治疗方法很多，不论采用哪种手术方法治疗，一般都必须做到如下几点：

1.切口的选择不影响血供和下肢循环，不影响伤口的愈合。

2.有病变软组织及骨端应彻底清除。

3.植骨是成功的根本，因此植骨材料应首先考虑自体骨，父母骨次之，尽量少用异体骨。植骨块够长，够大，够多，植骨端接触面要紧密。

4.内固定器械既要求坚固，又不影响骨性愈合，又能维持很长时间的固定不松动。

5.术后仍需长时间的外固定。早期行石膏外固定，因石膏固定时间太久，影响关节功能时改用小夹板继续固定直至骨性愈合能负重行走为止。

6.术后必须认真负责地进行随访至青春期后，不再形成假关节为止。

（李洪钊）

## 第六节　先天性马蹄内翻足

**【概述】**

1.是最常见的足畸形。

2.发生率为1～2例11000个活产婴儿，以两侧同时发病多见，男略多于女。

3.临床特征主要为踝关节跖屈、跟骨内翻、前足内收内翻及小腿外旋畸形。

4.部分患者可合并有先天性髋关节脱位、并趾、肌性斜颈等畸形。

**【诊断步骤】**

**（一）病史采集要点**

1.注意有否遗传家族史。

2.注意胎内发育情况，如胎位、缺氧病史、孕期感染史等。

3.注意原发畸形时间、状况、发展变化情况。

4.注意有否神经系统的异常情况，如脊髓栓系综合征、脑脊膜膨出等。

**（二）体格检查要点**

1.全身检查

(1)注意颈部、脊柱、髋部等处有无畸形；

(2)注意步态情况；

(3)注意有否合并神经系统的症状。

2.骨科检查

(1)注意足部畸形情况。

(2)注意伸膝和屈膝时对踝关节活动功能的影响：伸膝位时踝关节跖屈程度代表了真正的挛缩程度；屈膝位时踝关节的跖屈程度的差异代表了踝关节的僵硬程度。

(3)注意下肢肌力、感觉及大小便情况,有否合并神经系统受损的临床体征。

**(三)辅助检查要点**

1.实验室检查多无异常。

2.必须常规拍照足部正、侧位 X 线照片,必要时可进行 CT 扫描检查,以了解足部各骨头的关系情况。

3.合并有神经系统症状者必须进行相应的神经系统检查。

## 【诊断对策】

**(一)诊断要点**

根据患者的病史、临床症状、体征及 X 线所见,特别是出生后即出现明显的马蹄足畸形者,不难诊断。

1.病史与临床表现

(1)出生后足呈马蹄内翻畸形,新生儿组织柔软,部分足畸形可被动矫正。

(2)足部畸形主要表现为踝关节跖屈、跟骨内翻、前足内收内翻及小腿外旋。

(3)随年龄增长,软组织僵硬,畸形加重,严重者站立及走路用外侧和足背负重,5～6 岁后形成僵硬固定畸形,骨骼变形,跛行明显。

(4)部分患者可合并有先天性髋关节脱位、并趾、肌性斜颈等畸形。

2.X 线表现

(1)足部正、侧位 X 线照片正常足部正位片,跟骨长轴线和距骨长轴线交叉成一向前开口约 30°～40°的角度,称为跟距骨,马蹄内翻足时,跟骨内翻与距骨重叠,致跟距骨变小,严重者两骨轴线平行不成角度;正常足部侧位片,跟骨与距骨的轴线,形成一向后开口约 30°～40°的角度,其间的跗骨窦痕迹清晰可见,马蹄内翻足时,此角度有时成为向前开口的角度,跗骨窦的痕迹也消失。

(2)CT 扫描及三维立体 CT 重建可较清楚地显示足部各骨和关节之间的关系。

**(二)临床类型**

1.僵硬型　畸形严重,足跟小,下垂和内翻极为严重,距骨头在足背外侧隆起,凹侧皮肤绷紧,无法被动矫正畸形,小腿发育明显受影响。

2.松软型　足畸形较轻,被动背伸外翻时可以矫正畸形,能达到或接近中立位。

**(三)鉴别诊断要点**

多数病例诊断不难,但有时需和以下疾病相鉴别:

1.脊髓灰质炎后遗症　为弛缓性瘫痪,部分肌肉有麻痹和萎缩现象,造成马蹄内翻足的主要原因是胫前肌及腓骨长、短肌的瘫痪,而先天性马蹄内翻足下肢的肌力一般正常。

2.大脑性瘫痪　为中枢神经痉挛性瘫痪造成下肢肌力不平衡而出现马蹄内翻足,该类患者往往有部分肌力不同程度减弱、肌张力增加、正常反射亢进、病理反射阳性,部分患者有智力上的缺陷;先天性马蹄内翻足患者往往没有这些表现。

3.先天性多发性关节挛缩　主要表现为关节僵硬,出生后即有,很难用手扳正,常累及较多关节。

4.脊髓栓系综合征　患者多合并有先天性腰、骶椎裂,脑脊膜膨出,临床主要表现为马尾神经受损，下肢感觉、运动和大、小便功能逐渐出现障碍，马蹄内翻足是继发性病变。

## 【治疗对策】

### (一)治疗原则

1.早诊断、早治疗。

2.根据患者年龄、畸形严重程度采用不同的治疗方法。

### (二)治疗方案

1.非手术治疗

(1)手法矫正术

适应证：1 岁以内患儿，畸形轻、容易手法被动矫正者。

禁忌证：畸形严重，手法无法矫正者。

方法：

1)首先对患足进行按摩和各个方向的活动，患儿感术者对其无恶意取得合作基础上，才可进行手法操作。

2)手法操作：一手持握小腿下段及踝关节，另一手持患足使之外展、外翻，在前足内收和内翻畸形已有矫正后，可接着将足旋前和背伸，并同时对足外缘的软组织和肌肉进行按摩，操作要轻柔、循序渐进，矫正期间，可加用 Denis-Browne 夹板固定。此法可持续到患儿 1 周岁，畸形矫正后仍需穿矫正鞋，防止其复发，即使畸形未能完全矫正，手法也可使痉挛的软组织变松弛，为进一步治疗奠定基础。

(2)手法矫正＋石膏固定术：适应证：1～3 岁患儿，单纯手法矫正效果不满意的非僵硬型患者。

方法：

1)在全麻下，先用手法矫正足内收和内翻畸形，然后矫正跖屈和旋后畸形，操作时切勿急躁，反复进行，注意患足皮肤颜色及动脉搏动，防止血运障碍。

2)若手法矫正过程中感觉跟腱和趾腱膜的挛缩影响了畸形的矫正，则应进行皮下跟腱切断术和皮下跖腱膜切断术。

3)畸形矫正后，石膏固定膝关节屈曲 90°，患足于过矫位，一般石膏固定 9 个月，每 3 个月更换石膏 1 次。

4)手法矫正、石膏固定术可一次完成。

2.手术治疗

(1)适应证

1)年龄过大，超过了非手术治疗的合适年龄；

2)非手术治疗后，效果不佳或畸形复发者；

3)僵硬型畸形，无法手法矫正者。

(2)方法

1)软组织手术：适用于 12 岁以下骨尚未发育成熟的儿童。包括跟腱延长术；胫后，趾长屈及拇长屈等肌腱延长术；关节囊、韧带松解术和跖腱膜松解术。

2)骨性手术：适用于 12 岁以上的儿童。包括截骨术和关节融合术，基本原理是通过切除部分骨头或关节结构以矫正畸形。

(3)治疗关键环节:必须将畸形矫枉过正,这样才能防止复发。

**【术前准备】**

入院后检查项目:

(1)常规足部前后位及侧位片。

(2)必要时进行足部CT扫描和三维立体影像重建。

**【术后观察及处理】**

1.术后一般处理　注意伤口护理,以及营养的补给,防止感染。

2.术后专科处理　术后常规应用抗生素,患肢抬高;石膏不可过紧,观察足趾循环,2周拆线;如有残余畸形,在更换石膏时应予进一步纠正。

3.术后并发症的观察与处理

(1)皮肤坏死:肌腱延长两切口之间皮瓣较狭窄,容易缺血坏死。预防措施:软组织松解手术前,经常按摩足内侧皮肤,促进血液循环;其次跟腱延长切口尽可能偏向跟腱纵轴的外侧,呈弧形切口,两切口间皮瓣相对增宽。

(2)矫正不彻底:术中选择手术适当,每一步松解完全,特别矫正内收、内翻要彻底,摆正距舟关节位置是手术成功的关键。一次矫正不彻底可以再次手术矫正,并坚持术后持续治疗。

(3)石膏压迫,形成褥疮:石膏固定前,骨骼突出部位用脱脂棉垫好,但不宜过厚,以免影响矫正效果。石膏尚未凝固时,切忌用手指按压。石膏干燥后,患儿哭闹不安,即提示石膏可能有压迫,应及时处理。

(4)血液循环障碍:石膏固定时,必须显露出5个足趾。若足趾苍白,患儿叫嚷脚麻痛,有可能动脉缺血;足趾肿胀,呈青紫色,并出现水疱,提示静脉回流障碍。不论动脉缺血或静脉回流障碍,均可导致足或肢体坏死。应立即采取措施,轻者局部开窗减压;严重者,暂时取掉石膏管型,仔细观察,待血运恢复后,再次石膏管形矫正、固定。

**【预后评估】**

治疗越早,效果越好。如能早期适当治疗,大多效果满意。

(李洪钊)

# 第七节　小儿麻痹后遗症

小儿麻痹症是脊髓灰质炎的习惯称呼,因本症多发生在小儿群体中,但成人也有散在发病。脊髓灰质炎病毒侵入脊髓前角细胞,严重者可对运动神经细胞造成不可逆转的病变,引起相应神经支配的肌肉出现瘫痪,致使患肢继发各种畸形。由于党和政府的重视,积极推广应用减毒疫苗作为预防措施,近10多年来,全国各地小儿麻痹症的发病率已大为下降,但在边远及不发达地区仍有散在发病,据调查后推算,全国该病患者不少于300万人。患病后,90%可在9个月内恢复,最长也不会超过2年。根据这一概念,现均认为急性期后,有2年的恢复期,2

年以后仍不能恢复的便称为后遗症期。后遗症令患病的少年儿童发生各种不同类型、不同程度的残疾，矫治小儿麻痹后遗症仍是骨科医生义不容辞的责任。

## 一、手术目的与原理

### （一）手术目的

对小儿麻痹症后遗症的某些畸形，外科手术治疗是一种最有效的措施。手术的目的是为患者矫正畸形，稳定关节和调整肌力平衡，从而使患者在原有基础上获得不同程度的功能改善。但必须认识到，手术治疗是有条件的，不是所有患者都需要和可能采用手术治疗达到功能改善的目的的。

### （二）手术原理

矫正畸形、稳定关节和调整肌力平衡三者之间是相辅相成的。早期的畸形是肢体各向运动的肌力不均衡和韧带松弛所致。当某一组肌肉麻痹而对抗组肌肉正常或肌力相对较强时，可将肢体持续拉向肌力较强的一侧而逐渐发生畸形。畸形的早期病变局限于肌腱和其他软组织，久而久之骨的生长和关节力线便会发生变化，加上重力作用，相应的骨骼和关节发生变形，便加重了畸形。另外为了对抗瘫痪肢体的重量或拮抗组的肌力，病儿被迫维持某一种特殊姿势，亦可产生固定性畸形。畸形发生后，短缩的肌肉犹如弓弦使拮抗肌更不能发挥作用，相互作用的肌力越是相差悬殊，畸形发展就越快。

矫治畸形的目的是为了纠正不正常的负重力线和改善关节功能，要按照不同的病理变化而采取不同的治疗方案。早期以调整肌力平衡为主，后期要对畸形的骨骼和关节作相应的矫形手术和修复加固韧带，再加上调整肌力平衡才能取得长久的疗效。

关节的稳定靠三个因素：完好的关节端、健全的关节间和关节周围韧带、正常的肌肉组织。小儿麻痹后遗症的关节不稳是由多种病理因素造成的，因此要稳定关节就要视具体情况采取相应的措施，包括软组织的手术和骨性手术。当某些关节周围的肌肉韧带全部瘫痪和极度松弛，实在无法重建时，关节融合术不失为一个稳定关节的有效手段。术后虽然失去了关节的灵活性，却得到了关节的长期稳定。因为这些关节（如踝关节和距下关节）的稳定性远较灵活性重要，可发挥它最重要的功能。

调整肌力平衡则是利用小儿麻痹后遗症肌肉瘫痪不对称性和程度不统一性的特点，作肌肉转移重建术来均衡关节各向运动的肌力。关节某个方向活动的肌肉瘫痪或肌力减弱，但对向拮抗肌或侧向的肌肉却仍健全或只是轻瘫，便可以将健全的肌肉转位建立新的止点，术后通过功能训练，让转位肌适应后，便可重建瘫痪肌的功能，最常见的例子便是用腘绳肌转移代股四头肌术。当然肌肉转移是有一定条件的。

## 二、手术适应证

外科手术并不能使完全失去功能的神经细胞恢复，因此术后不能完全恢复正常，也不是任何种类、任何程度的畸形和瘫痪都可以用手术的方法得以矫正的。要判断一个小儿麻痹后遗症患者有无手术适应证，就要通过详细的体格检查，分析其有无矫正畸形、稳定关节和调整肌力的要求和条件，估计手术后能不能达到改善功能的目的。手术治疗是有条件的，不是所有患者都需要和可能采用手术治疗来达到目的的。从门诊统计来看，有手术适应证的百分比随时间的推移而逐渐减小。20世纪七八十年代，有手术适应证的病人约占80%左右，约20%左右的病人绝对或相对的无手术适应证。到目前，两者的百分比已大致相等。这是因为经过几十年的努力，能矫治的病例都已大多接受了手术的治疗，后遗下来的多数已是无手术条件的，当然还有近年为数不多的新发病例。

主要的手术适应证有：(1)肌腱移位，相邻的关节功能尚好，关节某向运动的肌肉瘫痪，但另一向或几向运动的肌力仍在3级以上的；(2)肌肉(腱)或筋膜挛缩引起关节畸形，功能障碍，通过松解能得以改善的；(3)关节不稳通过骨性矫形，关节融合或软组织重建术能增加稳定性的；(4)下肢关节畸形影响负重及行走功能，通过矫形手术能得以改善的；(5)下肢不等长差距在2.5cm以上，跛行明显，周围的软组织包括神经血管的功能尚健全可作肢体长度均衡术的；(6)心、肺、肝、肾等重要器官功能基本良好的；(7)无急、慢性传染病及出血性疾病的；(8)全身及手术切口周围皮肤无感染病灶的。

无手术适应证或暂时不能做手术的，有以下几种情况：(1)肌力平衡的瘫痪而无畸形的；(2)肌肉轻度瘫痪，肌力在4级以上，或肢体仅有轻度畸形，如膝关节屈曲畸形在8°以内或轻度反屈，足部轻度马蹄而功能良好者，下肢短缩在2cm以内的；(3)上肢肌肉广泛瘫痪，功能丧失，无动力性功能重建条件的；(4)双下肢肌肉广泛瘫痪伴有严重脊柱侧凸和屈膝畸形，预计手术后也达不到扶拐站立的；(5)患者的年龄和手术关系虽然是相对的，但一般而言，年龄在6周岁以下，不宜作肌腱转位手术，由于患儿尚不能合作，检查不够准确，术后不能接受功能锻炼指导。10岁以下的儿童不宜作骨性手术，因骨骺正在生长发育期，骨性手术会影响肢体发育；另软骨较厚，关节融合容易失败。患者年龄在40岁以上，屈髋屈膝畸形在60°以上，软组织难以适应畸形矫正；(6)虽有手术适应证，但患者性格内向，怕痛苦，术后难以坚持功能锻炼者，也要慎而为之。

## 三、手术原则

1.矫正畸形：首先矫正影响负重的异常力线，如脊柱侧凸、骨盆倾斜、髋屈曲外展、膝屈曲、反屈或内外翻、马蹄足、跟行足、内翻或外翻足等畸形应先予以纠正。

2.稳定关节：通过较健全的肌肉移位、关节囊紧缩和肌腱固定、骨阻挡术及关节融合等方法，纠正髋、膝、踝关节的松弛、半脱位或脱位。

3.在矫正畸形或稳定关节的基础上，同期或分期行重建肌力平衡的手术。

4.上肢治疗的重点在于通过肌腱移位重建肩关节的外展、肘关节的屈曲、腕关节的背伸、拇外展及对掌等活动功能。

5.两下肢严重不等长影响步态，并容易引起腰骶关节、髋和膝的关节的早期退行性变，应予纠正。

## 四、肌转移原则

小儿麻痹后遗症病残的根本原因是支配肢体活动的肌肉发生不同程度瘫痪，因肌力不平衡而继发各种畸形、关节不稳或脱位、以及肢体短缩等。因此治疗的重点在于重建肌力平衡，重建肌力的重要方法为肌转移术，又称肌替代术。

进行肌转移术必须遵循下列原则：

1.肌力重建前，首先必须矫正关节畸形，恢复正常的载重轴线，使关节能在有利位置承载负荷。

2.欲转移的动力肌要有 3 级以上肌力。

3.该动力肌要有足够长的肌腱或筋膜，以利转位重建。最好是自体的，不得已才采用异体腱或人工腱。

4.要带动的关节应无挛缩和僵硬，或过曲过伸畸形，如果存在应先期或同期矫正。

5.供移位的动力肌最好取协向肌，不得已时才取拮抗肌。

6.移位的肌肉自肌起至新的肌止基本应呈一直线，中途不能拐弯。因此，宜将动力肌游离至较高水平，但又不伤及支配和供应该肌的神经与血管。

7.移位动力肌腱走行的新位置应滑动自如，没有粘连和被卡压，其通道应在皮下脂肪层内，不宜在肌间隔和肌肉中穿过，必须穿越骨间膜时要将穿孔扩至足够大。

8.移位动力肌至新止点时应保持适当张力，过松起不到应有的收缩能力，过紧则肌肉易疲劳、止点易撕裂、关节活动幅度受影响和发生肌萎缩。

9.移位肌的新止点最好植入骨内，实在不够长也要尽量缝在靠近欲替代肌腱的止点处。

10.术后损失的肌力和所得到的新功能二者之间须加以衡量。动力肌转移后，其原来的功能要有别的辅助的或与它协同的肌肉来代替，才不至于顾此失彼。

11.术前要加强对欲转移肌肉肌力的提高训练，术后要坚持新功能锻炼，使移位后的动力肌能尽快适应并发挥出最大的肌力。

## 五、手术方案制定与选择

小儿麻痹后遗症患者手术方案制定的是否正确，直接关系到医疗效果的优劣。该症的特点是肌肉瘫痪不对称和不均衡，从而引致各种不同的畸形。畸形的类型、程度、范围千差万别，残余肌力和关节的松紧度亦各有大小。一个瘫痪广泛、畸形严重而复杂的病例，在一个肢体上需要作多种不同类别的手术，供选择实施的手术方法可多至几十种。若能选择出最优的手术方法制定最佳的手术方案，则能最大限度地改善患肢的功能。本症患者不像创伤、急腹症手术那样存在时间上的紧迫性，可以允许反复检查，充分考虑。手术者一定要根据患者详尽的体检资料、职业要求、生活环境、心理承受力和性别、年龄等具体情况，综合分析，统筹兼顾。既要有阶段性的战术，更要有全局的战略目标。要把每一次手术的目的和总体效果同患者和家属讲清楚，取得理解和配合。既要鼓励患者抛弃悲观心理，又要实事求是，防止对手术治疗效果的期望值过高。

最佳手术方案的标准是：

(1)矫正畸形和重建功能的效果明确；

(2)无近期或远期并发症；

(3)手术次数少，创伤小，安全系数大，经济花费少，康复周期短；

(4)多次手术者前后期手术效果互不影响。

制定手术方案一定要有综览全局的思维。多数病例均需要多次手术分期矫治，手术者既要考虑到每期手术的近期目的，更要考虑到各期手术的相关性、前瞻性，对于总体可能达到的远期治疗效果要有科学预见。避免看一步走一步的局部观点，还要摒弃择易先治的传统观念。手术程序上的不当，是导致效果不良的重要因素。手术方案的设计要从肢体功能的基本要求去考虑。上肢基本要求是要能持物，因此肩关节要能达到一定幅度的外展和前屈，并有一定的稳定性；肘关节要能屈曲；腕关节要能适度背伸；拇指能对掌和手指能弯曲。下肢基本要求是负重和行走，因此首要的是恢复其载重力线，三大关节要有高度的稳定性，还要等长肢体和平衡肌力。围绕这最终目标来制定分期手术方案，包括选择骨性和软组织手术的合理组合，加上术后有序积极的康复治疗，便可令患者得到最大的功能改善。

手术失败的原因：

(1)手术适应证选择不当；

(2)手术方案不合理或确定错误；

(3)技术操作上错误；

(4)手术并发症的发生。

其中以前二者为最多见，因此适应证的选择和手术方案的制定是很重要的。

## 六、常见下肢畸形矫正

小儿麻痹后遗症有下肢瘫痪畸形者约占 85%～90%，而踝、足关节畸形又占下肢畸形的首位。因此手术矫治下肢畸形是本症治疗的重点。

### (一)膝关节屈曲畸形

1.发病原因　膝关节屈曲畸形是很常见的，造成此畸形的主要原因是股四头肌瘫痪。股四头肌瘫痪后，膝关节后侧的腘绳肌群失去了拮抗肌，屈膝的力量大于伸膝的力量，加上体位和重力的作用，膝关节逐渐屈曲，不能主动伸直。随时间推移，膝后软组织逐渐挛缩，股骨下端在生长发育过程中生理前弓也逐渐加大，又加重了和固定了膝关节的屈曲畸形。此外患肢髂胫束挛缩、屈髋畸形、马蹄高弓足假性长肢等膝外因素也可继发屈膝畸形。在大腿前侧肌力瘫痪的情况下，膝关节即使有轻度的屈曲畸形，也易造成患肢不能负重，走路易跌跤，有的患者还须用手支撑大腿走路。

2.分型　根据膝屈曲畸形的程度可分为四型：(1)轻型：＜10°；(2)中型：10～30°；(3)重型：30°～60°；(4)特重型：＞60°

3.手术方案的制定　在制定手术方案之前要为患者作详尽的体检，包括患肢三大关节的屈伸功能，有无同时存在的屈髋屈踝和骨盆倾斜畸形，下肢各肌群的肌力，肌肉和腱膜有无挛缩，膝关节屈曲能否通过手法纠正，屈曲的严重程度，以及通过 X 片了解股骨下端前弓弧度和胫骨上端的前弓弧度。根据患肢不同的病理变化来选择合理的手术方案。

常用的手术方法：

（1）软组织松解术适用于膝后软组织挛缩而无明显骨性畸形者。通过手术切断、延长挛缩的筋膜和肌腱，或者推剥挛缩组织（包括关节囊）的起始处来达到松解目的。术后用长腿石膏固定或作小腿皮肤牵引 3～4 周。注意：①要在施行本手术之前或同期矫正屈髋屈踝畸形。②通过本手术纠正了膝屈曲畸形后，应在同期或二期施行代股四头肌术，才能从根本上去除屈膝畸形的原因。

（2）股骨髁上截骨术用于矫治股骨下端前弓弧度加大的屈膝畸形，能有效纠正 30°以内的固定屈曲。

手术方法：大腿下段外侧切口，从股二头肌腱与髂胫束之间进入显露股骨下段。在膝关节上方 5～6cm 水平作股骨下段的楔形截骨（屈膝 20°者）或 V 型截骨（屈膝 20°者）。作楔形截骨时，要根据膝屈曲畸形的角度来决定切除楔形骨块的大小，楔形骨块的基底在股骨下端的前面，楔形的尖端向后。截骨块移走后，用力慢慢将膝关节伸直，上下截骨面对合后用钢板螺钉或交叉钢针内固定，伤口缝合后用长腿石膏固定。手术注意点：①术中勿误伤腓总神经；②膝屈曲畸形必须过度纠正到反屈 5°～7°，以增加稳定性。

术后处理：抬高患肢，注意血循环，伤口拆线后换成管形石膏固定 4 周，拆石膏后锻炼膝关节功能。

（3）胫骨结节下截骨术用于矫治胫骨上端前弓弧度加大的屈膝畸形，此种类型少见。

（4）代股四头肌术此术式很常用，因为它是针对屈膝畸形主要病因来矫治的一种有效手段。屈膝畸形大多因股四头肌瘫痪所致，单纯通过软组织松解或截骨术来纠正屈膝畸形，没有重建伸膝装置，屈膝畸形会复发。屈膝畸形＜10°者，单纯作此手术便可同时纠正，屈膝畸形＞10°者，则要通过以上手术先期纠正了屈膝畸形后或同期作代股四头肌术。本手术的原理是将膝关节后侧尚健全的屈肌群移位到前侧来重建股四头肌，既可减少了膝关节后方的挛缩因素，又可增强伸膝力量从而防止复发。适应证是股四头肌肌力在 2 级以下，而膝后的腘绳肌肌力在 3 级以上。最常用作移位的动力肌是半腱肌与股二头肌。

手术方法：在大腿中下段内后侧作皮肤直切口，逐层显露游离出半腱肌与半膜肌，半腱肌位于半膜肌的后外侧，其肌腱部分细长，易识别。在胫骨内髁下缘约 3cm 水平作皮肤斜切口，找出半腱肌止点（该处有三条肌腱的止点，自上而下分别是缝匠肌、股薄肌和半腱肌），尽长切断之，将其近断段抽出至大腿部。在大腿中下段外后侧至腓骨小头部位作皮肤直切口，依次分离显露出股二头肌，向近端游离至股二头肌短头肌腹起始处，向下于腓骨小头处切断股二头肌腱止点，将其近断段抽出至大腿部。再于髌骨前方作皮肤直切口，显露髌骨，通过皮下隧道将半腱肌与股二头肌转移至髌骨切口处。在髌骨内作倒八字形或横形骨隧道，伸直膝关节，将转位的两条肌腱穿过髌骨隧道，抽紧两腱断端，在张力松紧合适的状况下把它们缝合在一起，再用角针丝线贯穿骨瓣和肌腱并与骨瓣周围的骨膜缝合加固。缝合各切口，长腿石膏固定于膝伸直位。

手术注意点：①游离肌腹时要达到适当的高度。腘绳肌主要的支配神经由股骨上 1/3 处进入，若游离过高，则有损伤神经的可能；但如果游离的高度不足，肌腱前移时成角过大，则又影响肌肉发挥作用。②转位的肌腱张力要适当，过松不起作用，过紧将来会影响屈膝功能。但一般宁愿稍紧，较有效果，过松常失效。③在腓骨小头处切断股二头肌腱止点时，注意勿损伤腓总神经和膝外侧副韧带(该韧带在股二头肌腱附着部的深面)。④移植肌腱的止点缝合时要牢固，否则一旦滑脱松弛将影响手术效果。

术后处理：水平放置术肢，注意肢体血运。术后 4 周避免屈髋和抬高上半身。伤口拆线后换长腿管形石膏，在石膏保护下可以锻炼肌肉收缩，逐步下地行走。术后六周拆除石膏，锻炼主动的关节伸屈活动，特别是伸膝活动。通过积极的伸膝锻炼，可达到纠正屈膝畸形、改善功能和增加膝关节稳定性的目的。

当股四头肌和腘绳肌全部瘫痪或均衡的瘫痪，如伸肌与屈肌的肌力均为 2～3 级，或膝关节有轻度反屈，不宜作代股四头肌术。

超过 45°的屈膝畸形必须采用分期逐步矫正的原则，以避免腓总神经牵拉性麻痹和腘窝血管的牵拉伤。第一期先作膝关节后部软组织松解，肌腱延长，作跟骨牵引 2～3 周，使屈曲畸形角度减低到 30°以内。第二期再作股骨髁上楔形截骨，使膝关节逐渐伸直。

**(二)膝反屈畸形**

膝反屈畸形与膝关节屈曲畸形恰恰相反。正常人膝关节屈伸活动范围是 0°～150°左右，并有 5°～10°的过伸活动。当膝关节反屈活动＞10°以上，即为反屈畸形。

1.发生膝反屈畸形的原因

(1)膝关节伸肌和屈肌均瘫痪，在负重时完全依靠关节韧带的交锁和后关节囊的张力来维持，站立和行走时通过身体前倾来保持膝关节伸直，久之韧带和后关节囊被拉松弛，腘绳肌延长，形成膝反屈。

(2)腘绳肌瘫痪而股四头肌有一定张力，肌力不均衡而引起膝反屈。这种情况少见且反屈程度较轻。

(3)股四头肌完全瘫痪而伸髋肌和踝跖屈肌有力，患儿经常用伸直膝的方式稳定膝关节。腓肠肌和腘绳肌有力，膝后方软组织不受牵拉，而力量作用于胫骨上端骨骺，久之胫骨髁和胫骨上部便发育异常。

2.膝反屈的分型与分级　根据病理改变可将膝反屈畸形分为两大类，即软组织型和软组织骨骼混合型，实际上是膝反屈发展的两个阶段。根据膝反屈程度，分为三级：

(1)轻度：＜10°

；(2)中度：10°～30°；

(3)重度：＞30°

3.膝反屈畸形的治疗

(1)支具辅助疗法对于大腿周围肌肉瘫痪，同时有膝关节轻度反屈的患者，若行走的功能尚好，在成年人反屈畸形不再进展，则不需要任何处理；在少年儿童，反屈畸形有发展倾向者，则需要用带膝关节锁的支具来限制膝部反屈，帮助稳定关节，阻止畸形发展。

(2)膝关节后方软组织紧缩手术适用于软组织型膝反屈，畸形＞20°的学龄儿童，通过紧缩膝关节后方的关节囊和肌腱来达到控制膝反屈的目的。

手术方法：作膝关节后侧"S"型皮肤切口，切开深筋膜，暴露腘绳肌腱，仔细分离出腘窝内的胫神经及腘动静脉血管并保护好，将关节囊横行切开。屈膝 30°～40°，切除部分松弛的关节囊，缩短缝合。再将腘绳肌腱切断，重叠缝合或交叉缝合（将股二头肌腱的近断端与半腱肌、半膜肌的远端重叠缝合；半腱肌、半膜肌的近断端与股二头肌腱远端重叠缝合）。助手保持膝关节于屈曲位缝合切口，外用石膏托固定膝关节于 20°～30°屈曲位。

术后处理：抬高患肢，注意血循环，伤口拆线后继续用石膏屈膝位固定。6 周后将膝关节慢慢伸直，在长腿石膏或不设锁的支具保护下锻炼走路，支具起码用一年以上。

(3)股骨髁上截骨术适用于软组织骨骼混合型的膝反屈畸形＞20°的青少年患者。通过股骨髁上截骨后嵌入楔形骨块来达到矫形作用。

手术方法：在股骨髁上外侧作 5～6cm 皮肤切口，在股外侧肌外缘暴露股骨下段，切开骨膜，骨膜下剥离显露股骨下段的前面及侧面，不剥离后面的骨膜。在股骨髁上距离关节面约 5cm（即骨骺线上 2～3cm）水平作横行截骨，注意不切断后面的骨皮质。将股骨远端用力缓慢弯曲，使前面的骨皮质分离张开。前面开口的距离根据要矫正的角度而定（以股骨下端横断面直径 3cm 计算，每张开 1cm 缺口，约矫正 20°）。取自体髂骨楔形骨块嵌入骨断端张开的间隙中，然后徐徐伸直膝关节，夹紧植骨块。缝合伤口，外用石膏托固定膝关节于伸直位。

术后处理：术后 2 周伤口拆线后更换管形石膏，继续伸直固定 8～10 周，去石膏后逐步锻炼膝关节活动。在支具保护下（限制膝关节于伸直 0°或屈曲 5°）行走，观察至 16 岁以后反屈不复发时才停止使用支具。

(4)胫骨平台截骨垫高术膝反屈畸形多半是由于胫骨平台前侧塌陷所致。正常胫骨平台前高后低，其倾斜角为 5°～10°。膝反屈畸形时，倾斜角为负角。因而不能抵住股骨髁而限制膝过伸。本手术通过胫骨平台前侧截骨后嵌入骨块垫高平台前侧来达到纠正膝反屈的目的。

手术方法：沿髌骨外缘作弧形切口，下至胫骨结节。剥离髌韧带内外侧缘，将髌韧带止点 2cm×3cm 薄骨块凿下向上翻转，显露胫骨平台前侧，在关节间隙下 1～1.5cm 处平行平台倾斜角截骨，深入不超过 3～4cm。在平台外侧横断髂胫束结节止点，在内侧略将内侧副韧带剥离。用骨刀将近截骨端抬起至膝反屈畸形完全消失为止。取楔形髂骨块嵌入截骨间隙中，翻转的胫骨结节用螺钉重新固定。缝合切口，外用石膏托固定于 10°屈膝位。

术后处理：同股骨髁上截骨术。

膝反屈畸形通过截骨术纠正后，必须再作肌肉移位手术来稳定关节，否则一切矫形手术都是徒劳的。

**（三）马蹄足和马蹄内翻足畸形**

马蹄足和马蹄内翻足是小儿麻痹后遗症中最常见的畸形。瘫痪、畸形的程度各不相同，手术的种类和方法繁多，且由于马蹄足往往并存着高弓足、锤状趾、足内翻、下肢短缩、膝关节屈曲等畸形，因此往往需要同时或分期进行其他手术。但不论制定何种手术方案，都应以改善足的功能为目的。足的主要功能在于支持体重和行走，其主要支重点在跟骨、第一跖骨头和第五跖骨底，三点均衡负重时肌肉才最为省力。足内、外侧纵弓与前足横弓的主要作用为分散负载的重量与抗震，依靠动力平衡维持稳定。距舟、跟骰关节在纵弓的中间，因此正常的对线亦很重要，倘若这两个关节对线不正，关系失调，便对重力的传导不利。踝、足部的肌肉不均衡的瘫痪和跟腱挛缩，是造成畸形的主要原因。

1.马蹄足

(1)马蹄足畸形的成因：马蹄足即踝关节跖屈畸形。畸形的原因可由原发与继发两种因素形成。原发因素：踝、足部肌肉不均衡的瘫痪和跟腱挛缩，是造成畸形的主要原因。由于足的伸肌瘫痪或力弱，屈肌力强或挛缩，伸、屈肌力失去平衡，久之便形成马蹄畸形。继发因素：可由于患肢短缩，病人用跖、趾负重，抬起足跟，以补偿短肢的高度，久之发生跟腱挛缩，形成马蹄畸形；亦可由于股四头肌瘫痪所继发，股四头肌瘫痪后站立或行走时为防膝关节跪跌，小腿三头肌便高度紧张，向后牵拉股骨内外髁和胫骨上端，久之跟腱逐渐挛缩，发生马蹄足畸形。膝关节屈曲畸形也往往加重了马蹄畸形的程度。有时原发与继发因素同时存在。

(2)马蹄足的分型：根据不同的病理变化，秦泗河把马蹄足分为以下四型：①跟腱挛缩型马蹄足(足的骨关节无畸形改变)；②跗骨高弓型马蹄足(皆合并跖腱膜挛缩)；③跖骨头下垂型马蹄足(主要是第一跖骨头下垂或跖楔关节部发生弓形改变)；④复合型马蹄足(存在两个以上畸形因素)。

(3)马蹄足的矫治：在制定矫治马蹄足畸形的方案时，要考虑以下几个因素：

①引起畸形的原因。原发畸形手术较简单且效果较好，继发畸形则要在矫治马蹄足之前首先要解除造成该畸形的各种因素，如矫正下肢不等长，恢复下肢的持重力线，纠正屈髋屈膝畸形和重建股四头肌的功能等。否则单纯解决马蹄足畸形后很快又会复发。

②病人的年龄。对不同年龄出现的马蹄足畸形，应考虑不同的治疗方案。对 6～12 岁单纯马蹄畸形者，基本的手术方法是作跟腱延长术。如伴有足内翻，加胫前或胫后肌止点外移；伴有高弓者，加跖筋膜松解；伴有跖骨头下垂者，加伸长肌腱止点后移(Jones 手术)。一般不考虑作骨性手术。对青少年患者，已同时有高弓马蹄畸形者，则在跟腱延长的同时，要做两关节融合术。

③畸形的程度。轻度畸形仅作软组织手术即可纠正，重度的畸形一定要同时作骨性矫形手术。

④是否伴有其他畸形。实际上临床所见单纯的马蹄畸形并不多，往往伴有高弓足、锤状趾、内翻足、下肢短缩和膝屈曲等畸形，在制定手术方案时，除了纠正马蹄畸形外，还要尽可能纠正其他畸形，才能获得满意效果。

⑤肌力平衡问题。马蹄足的原发因素就是足的伸肌力弱或瘫痪，因此在延长跟腱纠正马蹄畸形后，应通过肌腱移位手术加强足的背伸力量。

⑥下肢短缩的程度。马蹄足往往是肢体短缩后一种本能的代偿方法，若马蹄畸形纠正后而肢体长度未予解决，2～3 年后往往畸形复发。因此对于青少年患者下肢缩短 3cm 以上需要作肢体延长术，缩短在 3cm 以下的，可用增高矫形鞋来达到肢体长度均衡的目的。

矫形手术应根据马蹄足的类型而定。跟腱挛缩型马蹄足作跟腱延长术；跗骨高弓型马蹄足作两关节(距舟、跟骰关节)楔形截骨融合和跖腱膜松解术，跖骨头下垂型马蹄足行跖骨基底楔形截骨术；复合型者则选择相应的手术组合。后几种类型的马蹄足往往也要做跟腱延长术。

几种常用的手术：

(1)软组织手术

①跟腱延长术:手术方法:在跟腱内侧缘,作长约 6～8cm 的皮肤切口,沿跟腱鞘外剥离周围软组织,切断跟腱内侧的跖肌腱。将跟腱矢状面切开分成两等分,即将跟腱上部纤维向外切断一半,下部向内切断一半。切断后将足背屈使跟腱成 Z 形延长,使马蹄完全纠正或基本纠正,跟腱断端有 2～3cm 重叠,间断或连续缝合断端。长腿石膏固定下肢于轻度屈膝和踝关节中立位。

术后处理:抬高患肢,石膏固定 3～4 周。去石膏后逐渐行走,注意将足跟踩到地面。

跟腱延长术常和足部其他手术如肌腱移位术、关节融合术等合并使用。

②足背伸肌重建术:跟腱挛缩,屈肌力强,伸肌全瘫或力弱,即使跟腱延长,但足不能主动背伸,术后仍然足下垂,马蹄畸形会重新出现,因此必须做足背伸肌重建术,才能保证疗效。常用的方法是行腓骨长肌腱止点前置或/及胫后肌腱止点前置来替代胫前肌的功能。

③腓骨长肌腱止点前置术:手术方法:在小腿中下部外侧,沿腓骨的后外侧缘作 5～6cm 直切口,暴露腓骨长、短肌腱。在第五跖骨基底的前外侧再作 3cm 的切口,见腓骨短肌止于第五跖骨基底,位置较浅,在其深面找出腓骨长肌腱,其止于足底第一跖骨底面。尽量靠止点处切断腓骨长肌腱,将近断段自小腿外侧切口拉出,通过皮下隧道在踝前支持韧带下将它引致足背,种植于第二楔骨的骨洞内,牢固缝合固定,注意要保持一定的张力,踝关节保持在背伸 10°位。缝合各皮肤切口,外用石膏固定。

术后处理:抬高患肢,注意观察足趾血循环。必要时需将石膏纵行全层剪开。石膏固定 6 周,去石膏后逐渐扶拐下地行走,锻炼踝关节活动,特别加强背伸动作的锻炼。

④胫后肌腱止点前置术:手术方法:在小腿中下段胫骨内后方作 6～7cm 长直切口,胫后肌腱紧贴在胫骨内缘后方,切开筋膜即可找到。另在足背内侧舟骨与第一楔骨附近作 3cm 长皮肤切口,找出该肌腱止点(舟骨、第 2、第 3 楔骨底面),尽量靠近止点切断之,将近断段从小腿内侧的切口拉出。在小腿下部前面胫腓骨之间作 4～5cm 皮肤直切口,暴露胫腓骨之间的骨间膜,在骨间膜上开一足够大的窗口,通过此窗口将胫后肌腱拉至胫骨前方,再通过踝前支持韧带下引至足背,种植于第三楔骨的骨洞内,保持一定的张力后牢固缝合,踝关节保持 10°背伸位。缝合各皮肤切口,外用石膏固定。术中注意在骨间膜开窗时勿损伤骨间膜前方的胫前血管和神经。

术后处理:同腓骨长肌腱止点前置术。

如果胫前肌全瘫,胫后肌与腓骨长肌均有力,可将两肌止点同时前移。

(2)骨性手术:马蹄足的矫正,在学龄儿童无骨性畸形者,基本上是采用软组织手术即可,重者再加作踝关节后方骨阻挡术。到青、中年骨关节已发生畸形后,往往需要作骨性手术才能矫正。

①两关节融合术:该术式是在距舟关节和跟骰关节之间行楔形截骨后作融合术,适用于马蹄高弓足而无跟骨内、外翻的骨性畸形患者。

手术方法:作足部前外侧弧形切口约 8cm,切开皮肤、皮下组织后,不要过多地游离皮瓣,以免发生皮缘坏死。向后下牵开腓骨长、短肌腱,向内牵开趾长伸肌腱,自跟骨前上方剥离趾短伸肌的附着部,向远侧翻开,即可显露距舟、跟骰关节。在这两关节相邻面作背面宽跖面窄的楔形截骨,截骨的多少根据畸形的程度而定。同时将跖筋膜止点切断松解。取出楔形截骨块.用手将前足用力推向背屈,使距舟、跟骰之间的截骨创面准确对合,不留空隙,必要时用骑缝钉固定。也可不用内固定,但助手必须始终保持将前足背屈,使截骨面紧密对合。缝合切口,外用石膏固定于已矫正位。

术后处理:抬高患肢,注意观察足趾血循环,如肿胀严重要将背侧石膏松开。石膏固定12周,以后拆石膏锻炼关节活动。

②踝关节后侧阻挡植骨术:足部的伸肌全瘫引致的马蹄下垂,即使跟腱延长将马蹄纠正后,但无背伸肌力,抬脚时足仍下垂。作踝关节后侧阻挡植骨术,可使踝关节保持在中立位。但手术后易发生踝关节僵直、退行性变等并发症,故目前较少单独施行此手术。

手术方法:在跟腱内侧作8～10cm直切口,暴露跟腱并作"Z"型延长纠正马蹄畸形。牵开胫后血管、神经,充分暴露胫骨下端、距骨和跟骨后缘,切除突出的距骨后缘,在跟骨上面开槽,插入植骨片,紧贴距骨后缘至胫骨下端。缝合切口,外用石膏固定踝关节于中立位。

术后处理:同两关节融合术。

2.*马蹄内翻足*　马蹄内翻足是小儿麻痹后遗症中最多见的畸形,它是在马蹄的基础上再加上足内翻。在儿童时期可以仅是软组织的改变,青少年或成年人往往继发不同程度的骨关节畸形。

(1)马蹄内翻足畸形的成因:根本原因也是因足部周围的肌力不均衡所致。长期足的跖屈内翻肌力超过了背伸外翻的肌力就会导致马蹄内翻畸形。具体地讲,小腿三头肌力超过胫前肌力会产生马蹄,而胫前肌加上胫后肌的力量超过了腓骨长短肌的力量就会出现足内翻。实际上内翻的力量除了胫前、后肌外,还包括跟腱、屈长肌、短展肌、跖筋膜以及足底的一些内在肌群。这些肌肉的相互作用是复杂的,除了内翻之外,尚兼有内收、跖屈等作用。临床仔细观察,马蹄内翻畸形几乎无一是完全相同的。

(2)马蹄内翻足分型:秦泗河的分型方法比较合理。分为以下类型:①马蹄前足内翻:足内翻畸形主要表现在前足,跟骨并无固定性内翻;②马蹄后足内翻:足内翻的部位在跟骨,前足无固定性内翻;③马蹄全足内翻:整个足皆有内翻,但内翻的程度、特点有若干不同,有些足内翻形成和加重的原因是小腿外旋、胫骨下端内翻所致。

(3)马蹄内翻足的矫治:手术方案制定原则:首先要消除形成或加重畸形的因素,合理平衡足的屈伸肌与内外翻肌的肌力,矫正小腿外旋或胫骨下端内翻畸形。然后根据马蹄内翻足患者的年龄、畸形程度和类型等因素来制定合理的手术方案。基本原则是:①当马蹄内翻足未形成骨性改变时,在跟腱延长的基础上加作胫后肌或胫前肌外置术以平衡足内外翻的肌力;②已形成骨性改变的马蹄内翻足,则要视不同类型作不同的矫形手术。马蹄前足内翻的作两关节融合术;马蹄后足内翻的作跟骨楔形截骨或跟距关节融合术;马蹄全足内翻的作三关节融合术;合并小腿外旋的马蹄内翻足,在矫正足畸形的同时行胫骨上端旋转截骨术。

几种常用的手术:

软组织手术:适用于未形成骨性改变的病例。

①跟腱延长术:同马蹄足。

②胫前肌外置术:胫前肌止点外置术是矫活马蹄内翻足常用的手术,肌止点移位固定的部

位愈偏足的前外侧，矫正马蹄内翻的力量就愈强。移位后的胫前肌不需训练，立即起到作用。因该肌腱转位后方向呈一直线，肌腱有所缩短，肌力则相对增强。本术式适用于12岁以下儿童，肌力不平衡，尚未形成固定性骨性畸形者。作此手术之前或同期，一定要解决跟腱挛缩的问题，否则手术效果欠佳。

手术方法：在足背内侧第一楔骨与第一跖骨处作3cm切口，暴露胫前肌腱止点，紧靠止点切断该腱并向近段游离，在胫前中下段作5cm长直切口找出胫前肌近段并抽出。再在跟骰关节背面作3～4cm长切口，暴露骰骨背面并向跖面钻-骨内隧道，将胫前肌腱近断段经踝前支持韧带下引至足背外侧。把胫前肌腱游离端劈成两半，将其中一半穿过骰骨隧道至足底并抽紧(此时助手将足背屈外翻)，使胫前肌腱保持一定的张力并成直线，再与另一半腱端牢固缝合。缝合切口，用石膏固定足于轻度背伸外翻位。

术后处理：抬高患肢，观察足趾血循环。4周后去石膏，锻炼行走，加强足背伸外翻活动的锻炼。

③胫后肌外置术：胫后肌挛缩时加重足内翻畸形，将其止点切断外置，可化不利因素为有利因素，既减轻了内翻的拉力，又增强了外翻的拉力，内翻畸形很快得到纠正。此术式适用于儿童马蹄内翻足伴有内收畸形者。

手术方法：在足背内侧舟骨第一楔骨关节处作3cm直切口，沿舟状骨向下剥离，找出胫后肌腱止点尽长切断之。在小腿内侧中下段紧靠胫骨后缘作6～8cm直切口，找出胫后肌腱并将其断端由切口中抽出，并向上游离至肌腹处。在小腿下部前面胫腓骨之间作4～5cm直切口，暴露胫腓骨之间的骨间膜，在骨间膜上开一足够大的窗口，通过此窗口将胫后肌腱拉至胫骨前方，拉紧肌腱检查其在骨间膜窗口处无卡压，腱成直线。再在跟骰关节背面作3～4cm长切口，暴露骰骨背面并向跖面钻一骨内隧道。将胫后肌腱近断段经踝前支持韧带下引至足背外侧，并将该腱远端劈成两半，一半自骰骨隧道穿过拉出与另一半牢固缝合。拉出与缝合时要将足背伸外翻，使移位的肌腱有一定张力。缝合各切口，用石膏固定足于轻度背伸外翻位。

④胫后肌与胫前肌外置术：此两肌同时外置术不常应用，仅在马蹄内翻足腓骨长、短肌全瘫，伸趾肌无力，单靠胫前肌外置仍不能达到肌力平衡者，可加用胫后肌外置以增强其均衡力量。手术方法和术后处理与“单独前置术”相同。

骨性手术：当足部畸形已发展到骨组织改变成为固定性畸形时，仅通过软组织手术是不能达到有效纠正的，此时便需要作骨性手术。其中疗效最确切、应用最广泛的是三关节融合术。

三关节融合术：三关节指的是距舟、跟骰和跟距关节。通过对这三个关节行楔形截骨融合，可矫正足部多种继发性骨骼畸形，如马蹄内翻足、高弓足、外翻足等，除常用于小儿麻痹后遗症足部畸形的矫治外，也适用于距下关节创伤性关节炎和先天性、外伤性的足部畸形的矫治。术后这三个关节牢固地形成骨性融合，不再受引起畸形因素的影响，从而使足部稳定，再通过一定的锻炼，可以大为改善病人原来的跛行步态，从而改善整个下肢功能。

三关节融合后要求达到：①足的畸形消失；②步态稳定；③可穿普通鞋而不需要穿矫形鞋；④恢复正常的三点负重。这就要求术前要有精心的设计，术中对三个关节要有准确的截骨，使截骨后各对合面紧密接触，既不残留软骨面，也不要留有空隙。

手术方法：可用足背前外侧纵行切口(Dunn氏切口)或外踝上下方弧形切口(Kocher氏切

口)，后者可充分显露跟距关节，对切除跟距关节，矫正严重的跟骨内翻畸形较为方便。有些患者足的外侧皮肤因长期负重磨损，常增厚或形成胼胝，做皮肤切口时可将其一并切除。皮肤不要潜切翻开皮瓣，防止坏死，宜一直切到骨面。再切开踝外侧韧带，将腓骨长、短肌腱向后方牵开，如需充分显露也可做斜行切断。牵开趾长伸肌腱，用骨膜剥离器推剥附着于跟骨外侧面的趾短伸肌，并向远侧翻开，即可显露出跗骨窦及跟距、距舟、跟骰三个关节。对这三关节的截骨要根据畸形情况而定，不能千篇一律。一般首先是在距舟、跟骰两个关节上切除-适兰楔形骨块，此骨块的尖面应向内下方，其基底应向外上方，截除骨块后，将前足外展和背伸即可矫正足的前部内收和下垂畸形。然后再于跟距关节上切除另一楔形骨块，其尖面向内，基底向外，即可矫正足跟的内翻畸形。注意跟骨内翻必须完全矮正，否则不能恢复足部的正常位置，达不到稳定的目的，即使有轻度外翻也无妨，但不宜超过5°。如截骨线设计完善，当截骨完毕骨面合拢时，各截骨面可互相紧密贴合。但有时可能小间隙，此时或者补充截骨使骨面更好靠拢，或者利用截下的骨片去软骨后植入空隙中。为保持截骨面的对合，可用骑缝钉或克氏针作内固定。助手扶持足在矫正后的位置，将切断的肌腱和韧带缝合，再逐层缝合切口，外用石膏固定。

术后处理：①将患肢抬高45°以上，以减轻术后足部的肿胀，注意足趾血循环。②术后2周拆线，肿胀消退后更换一行走石膏，将足固定于功能位，鼓励患者扶拐下地行走，以促进骨愈合。3个月左右拆除石膏，锻炼功能。

术后并发症：①切口感染。这多数由金黄色葡萄球菌引起，是很严重的并发症，会导致切口裂开，骨组织感染，碎骨片不断掉出，可长达几年不愈合。对付这种并发症最好的方法是预防为主，包括皮肤和器械的严格消毒，手术操作的轻柔和抗生素的应用。一旦发生感染要采取积极措施，争取二期愈合。②畸形未消除或复发。这种情况往往是因技术上操作不当或经验不足，截骨不够，术中没有将畸形完全纠正；或术后早期尚好，过1～2年后畸形重新出现，这主要是肌力不平衡的问题没有解决，因此要在做三关节融合术的同期或在关节融合牢固后及时地做肌腱移位手术。③关节融合不良，出现假关节。患者行走时疼痛，功能不好。这多数是由于关节软骨没有完全切除，或切骨过多，对合不紧，留有较大空隙，软组织嵌入等所致。长期不愈者需要再次手术进行植骨。

（蔡　旻）

## 第八节　脑瘫的临床诊断与外科治疗

### 【概述】

脑性瘫痪(CP)是出生前到出生后1个月内发育期间非进行性脑损伤所致的综合征，主要表现为中枢性运动障碍和姿势异常。随着产科技术的发展及新生儿死亡率的降低，目前国外脑性瘫痪新生儿的发生率为2‰～3‰，我国为3‰～5‰。脑瘫分型各国有所不同，我国临床类型分为痉挛型、共济失调型、手足徐动型、强直型及混合型五种。痉挛性脑瘫约占2/3，因此痉挛性脑瘫的治疗更受到人们的关注。在手术治疗方面常规采用矫形手术，包括内收肌切断、跟腱延长、闭孔神经切断、腘绳肌延长及部分行截骨矫正畸形手术。针对痉挛性脑瘫，可采用选择性脊神经后根切断术和周围神经肌支选择性切断术。

## 【诊断步骤】

### (一)病史采集要点

脑瘫患者的出生史,包括出生时有无缺氧窒息,有无早产和低出生体重史;母亲孕期有无误服药物和感冒史,出生后有无核黄疸和脑积水史;生长发育史包括翻身、抬头、爬行、端坐、站立及行走时间和姿势。另外,患者的语言能力、沟通能力和智力也是应该关注。已经采用的手术方式和时间需要详细记录。

### (二)体格检查要点

1.一般情况　患者神志,对外界反应、理解和合作能力需要初步评定,注意观察有无异常情绪、躁动和哭闹。

2.局部检查　对患者进行详细的神经系统检查,包括肌力、肌张力、腱反射、踝阵挛、病理征;记录坐、站立和行走步态。

3.特殊检查　采用 Ashworth 法测量肌张力,关节活动度测量包括髋屈曲角和外展角、腘窝角、踝背屈角,注意测量腘绳肌、髂腰肌和跟腱挛缩;行走和坐位姿势评定;另外,大运动功能评分和儿童功能独立测量(WeeFIM)来评价患者总体运动功能。

4.全身情况　注意患者有无眼斜视、心肺先天性畸形和功能障碍。

### (三)辅助检查要点

1.实验室检查　血常规、肝肾功能等。

2.影像学检查　行腰椎正侧、双斜位 X 线片,头颅 CT 检查,B 超检查膀胱容量及残余尿量,部分病人行脑电图,双下肢肌电图检查。

## 【诊断对策】

### (一)诊断要点及依据

出生时有缺氧窒息史,或出生时低体重,早产;生长发育迟缓,表现为上运动神经元损伤体征。

### (二)临床类型

临床类型分为痉挛型、共济失调型、手足徐动型、强直型及混合型五种。

### (三)鉴别诊断要点

可与脊髓灰质炎、脑积水及肿瘤等鉴别。

脊髓灰质炎目前比较少见,常存在高热病史,高热后渐渐出现四肢肌力和肌张力下降,表现为迟缓性瘫痪。

脑积水或肿瘤等临床症状同样多为上运动神经元损伤,但病情出现渐进性发展,通过 CT 等检查可进一步明确诊断。

## 【治疗对策】

### (一)治疗原则

根据不同临床类型采用不同治疗方法;在康复治疗基础上,针对不同患者采用适当的手术方式,改善功能为目的。

（二）治疗方案

1.非手术治疗　包括康复训练和药物治疗，其中康复是脑瘫治疗的前提和基础，是贯彻在脑瘫患者一生中需要坚持的基本医疗措施。在脑瘫的早期药物可促进脑神经功能一定程度恢复，后期主要为改善症状和提高功能。常用药物包括脊舒、BTA 等，取得改善肌张力等作用。

2.手术治疗

（1）手术方式：手术方式较多，根据不同情况制定相应的手术方式。包括骨与肌肉的矫形手术和针对痉挛的手术等，骨与肌肉的矫形手术方式较多，如肌腱切断及转位、髋关节脱位矫正、脊柱矫形、骨盆截骨、四肢骨旋转截骨等畸形矫正手术；针对痉挛的手术如周围神经选择性切断术和脊神经选择性切断术。另外，颈动脉交感神经剥离术、脑刺激器植入术等对脑瘫功能有一定改善，但临床效果仍然存在不足，需要进一步手术改进和提高。

选择性脊神经后根切断术的机理：在被动牵伸的过程中，肌纤维中的肌梭通过神经后根传导冲动到骨髓，传入纤维为 Ia，这些冲动引起 a 运动神经元兴奋，导致受牵张的肌肉收缩，通过复杂的脊内连接，使拮抗肌出现松弛。选择性脊神经后根切断术目的是切断部分后根减少异常冲动的传入，达到减轻痉挛的目的。

选择性脊神经后根切断术手术方式：所有患者均在气管插管全麻下，俯卧位放置特制的手术架上，根据不同的对象采用不同切断方式，以 $L_2$～$S_1$ 为例，行腰骶部正中切口，分离皮下及竖棘肌，暴露出 $L_2$～$S_1$ 椎板，保留 $L_2$～$L_5$ 的椎间小关节，行 $L_2$～$L_5$ 板部分切除；使前倾体位，切开硬脊膜后，根据 $L_2$～$S_1$ 椎间孔出口处定位，分辨出脊神经前后根，用显微外科器械将各脊神经后根分成 3～5 束，而行术中电刺激，根据手术前制定的切除比例，对阈值低，向对侧传导的异常肌电反应的束枝切断，并用电凝处理残端，彻底清除马尾处凝血块，注入注射用生理盐水 20～40ml，缝合硬膜，肌层及皮肤。

（2）手术时机和指征：上述手术方式不同，因而手术时机也不同。对于矫形手术来讲，如果患者一旦出现骨与关节畸形和肌肉挛缩，矫形手术是必要的；针对痉挛性脑瘫，如果痉挛不能提高非手术方式解决，在 4 岁到 15 岁左右，采用降低痉挛的手术方式是必要的，在降低痉挛的基础上，如果仍然存在骨与软组织的畸形，仍然需要矫形手术来矫正。

（3）主要手术并发症的预防及处理：矫形手术并发症方面并无特殊，同非脑瘫患者同一部位手术可能引起的并发症类似，包括骨与软组织矫形欠佳、畸形复发等。选择性脊神经后根切断术的并发症相对较多，需要手术者具有丰富经验，才可能尽量避免并发症发生。包括双下肢局限麻木或过敏、脑脊液漏、尿潴留和伤口裂开等。如果出现脑脊液漏，可让患者采取俯卧位，加强补液，必要时再缝合。

（4）手术方式评价及选择：脑瘫的矫形手术是种效果比较明显，应用年龄较广的手术方式，但需要正确根据不同患者存在的问题，采用合适的手术方式，如对患者行肌腱延长或转位不应该千篇一律，医生根据自己会做的方式来处理，而应该认真分析患者存在的功能障碍，个体化选择手术方式。选择性脊神经后根切断术主要针对痉挛性脑瘫患者不合并肌张力低下、共济失调、震颤或手足徐动；年龄在 4～15 岁，无明显的脊柱畸形，无严重的心、肺、肝、肾功能异常；运动功能尚可，无明显智力障碍。至于针对脑瘫原发病变采用脑刺激器和脊髓纵切术等方式，在手术操作方面比较复杂且有明显的致死率，对痉挛的作用并没有得到证实和肯定，也许更多的技术更新可改变目前的处境。

**【带前准备】**

1.入院后检查项目　术前行入院常规检查，腰椎正侧、双斜位 X 线片，头颅 CT 检查，B 超检查膀胱容量及残余尿量，部分病人行脑电图，双下肢肌电图检查。

2.术前专科准备项目　肌电刺激仪与康复指导。

**【术后观察及处理】**

1.术后一般处理　对于行矫形手术患者，大部分采用石膏外固定；对于行脊神经后根切断术者绝对卧床 2～3 周，2～3 天后拔尿管和伤口引流管，3 天后开始床上功能练习。

2.术后专科处理　注意石膏固定肢体的末梢血运，皮肤受压等情况，如行骨矫形术需要复查 X 片。脊神经后根切断术后尿潴留、脑脊液漏的及时处理。

3.术后并发症观察与处理　一旦出现石膏固定肢体的末梢血运，皮肤受压等情况，需要及时拆开石膏，重新调整和固定。如出现尿潴留需要采用物理疗法或导尿处理；出现脑脊液漏需要及时调整体位，注意预防感染。

**【疗效评定】**

**(一)国际采用疗效评定标准介绍**

儿童功能独立量表(WeeFIM)包括儿童自理能力和转移能力，评价简单方便；大运动功能评分(GMFM)将患者运动能力分为 80 多项细动作，评价客观具体，但需要有经验者应用；步态分析能够发现术前后步态的不同，为治疗和康复提供较高的指导价值。

**(二)各种治疗方法的疗效**

脑瘫的矫形手术在合理选择手术适应证后，疗效是比较肯定的，但如果脑瘫的原发病变未解决，存在畸形复发不利方面，需要多次手术矫形。选择性脊神经后根切断术或周围神经选择性切断术主要是解决患者痉挛，尤其是痉挛型脑瘫患者是其主要适应证，对痉挛的解除是肯定的，但也需要先解决好适应证问题，另外在手术操作及并发症防治方面需具备丰富临床经验才行。其他手术方式仍然不太成熟，临床疗效不确定，需要谨慎进行。

**【出完随访】**

1.出院带药　无。

2.注意事项　脑瘫患者术后需要在康复治疗师的指导下进行康复训练。

3.复查项目及时间周期　如行髋脱位复位等手术需要 4 周～1 年复查 X 线片，肌腱延长或转位手术 6～8 周回院拆石膏。

4.随访规范化　脑瘫患者是终生随访，医生需要了解患者的畸形进程，在恰当时机采用手术干预，才能使患者功能得到最佳改善。

（蔡　旻）

# 第十一章 骨科康复

## 第一节 骨与关节损伤的康复

骨与关节损伤的诊断和治疗一般不很困难，但治疗效果却往往不够满意。除去某些因损伤严重，病情复杂而引起的不易避免的后遗症外，重治疗、轻康复的医疗观点造成的功能障碍十分常见。如经长期外固定治疗骨折的患者常发生关节活动障碍，甚至关节僵硬以及肌肉萎缩、粘连、变性等，而其中有些功能障碍是完全可以避免的。这里，合理而有针对性的康复治疗是最重要的预防措施。

### 一、损伤后康复治疗的作用

骨与关节损伤治疗的原则是复位、固定、功能锻炼。复位是治疗的基础，固定是治疗三原则的中心环节，而功能锻炼则建立在复位和固定的基础之上，它不仅有利于肿胀消退，减轻肌肉萎缩程度，防止关节粘连，而且能促进骨折愈合过程的正常发展。没有功能锻炼，当然不可能使患肢得到应有的恢复。因此，康复治疗的作用有：

1.促进肿胀消退　损伤后局部肿胀是由于组织出血、体液渗出，加以疼痛反射造成的肌肉痉挛，唧筒作用消失，局部静脉和淋巴管淤滞及回流障碍所形成的。如能在局部复位和固定的基础上，进行相应的康复治疗，则可恢复肌肉的唧筒作用，有助于血液循环，促进肿胀的消退。

2.减少肌肉萎缩的程度　因骨折而产生的肢体失用会导致肌肉萎缩，即使做最大的努力进行功能康复锻炼，也不可避免，但在萎缩的程度上会有很大差别。

3.防止关节粘连僵硬　肌肉、关节不活动是造成关节粘连乃至僵硬的首要原因。长期不恰当的固定可以造成关节僵硬，而未经固定但长期不活动的关节也会如此。由于肌肉、关节不活动，静脉和淋巴淤滞，组织水肿，渗出的浆液纤维蛋白在关节囊皱襞和滑膜反折处以及肌肉间形成粘连。这种水肿可以在骨折邻近关节也可以在骨折远处关节发生。因此，如果不进行肌肉锻炼，即使是未做固定的部位，也同样会出现僵硬。如果从治疗之初即十分重视功能康复锻炼，既包括未固定关节的充分自主活动，也包括固定范围内肌肉的等长收缩，关节的粘连和僵硬是可以避免的。

4.促进骨折愈合过程的正常发展　功能康复锻炼既可促进局部的血液循环，使新生血管得以较快的生长，又可通过肌肉的收缩作用，借助外固定以保持骨折端的良好接触。同样，功能锻炼能促使骨折愈合后期骨痂的塑形改造顺利完成。

## 二、康复治疗的方式

康复治疗需要患者的密切配合才能完成。主动活动是锻炼的根本，被动活动则是它的准备和补充。早期康复阶段以被动活动为主，中、晚期康复治疗以主动活动为主，被动活动为辅。

1.早期康复方式　损伤后或手术后4～6周内，其方式有：

(1)抬高患肢：以利静脉、淋巴回流，消除肿胀。

(2)按摩：对损伤部位以远的肢体进行按摩，以利消肿和解除肌肉痉挛。

(3)关节的被动运动：昏迷、截瘫患者无法进行主动活动时，对其未僵硬的关节进行轻柔的被动活动，以预防粘连。

(4)肢体末端未包括在固定范围内的关节，应进行多次主动活动。

(5)肢体固定范围内的肌肉，行等长收缩，每日进行多次。

(6)骨折关节或骨干骨折两端关节的活动则应视内固定、外固定方法的不同，采用不同的方式。如骨干骨折坚强的固定、髌骨骨折张力带钢丝固定等术后，在手术疼痛缓解之后，即可开始练习关节活动，幅度逐渐加大，在骨折愈合之前，关节活动范围多可接近正常，如小腿骨干骨折行有效短外固定之后，可以早期开始膝关节、踝关节的活动。

(7)持续被动运动(CPM)器械的应用：病人在术后(如坚强内固定术、关节松解术等)麻醉作用尚未消失之前，将患肢置于CPM器械上，有限度、有节律地进行持续的关节被动活动，可产生良好的疗效。

早期康复治疗中，应以治疗原则为指导，此期骨折尚未愈合，锻炼活动时需避免发生不利于骨折愈合的活动。如股骨粗隆间骨折时髋内收，Colles骨折的腕背伸等都有加重骨折移位的可能而不能进行此种活动。因此，应在医生指导下进行。

2.中期康复方式　损伤后或手术后1～3个月，此期软组织已愈合但发生粘连，骨折尚未完全愈合，被固定的关节粘连，肢体肌肉萎缩，但尚未挛缩，此期康复的目的是恢复肌力和活动关节。方式有：

(1)主动锻炼患肢肌力：肌力Ⅲ级以上者，逐渐增加抗阻力锻炼。

(2)关节活动锻炼：因骨折尚未完全愈合，关节活动也要循序渐进。

3.晚期康复方式　指骨折已愈合，去除外固定情况下，此时主要病理变化是关节内、外软组织粘连，韧带挛缩、肌肉萎缩与挛缩。此期的目的是增强肌力，克服挛缩和活动关节。

(1)肌力的锻炼：需要渐进性、持久性的锻炼，从简单到复杂，肌力达Ⅲ级者，主要通过抗阻力训练来增强肌力。

(2)关节活动锻炼：包括主动活动，被动活动及两者交替的练习，目的在于恢复关节的主要功能位，并在此基础上进一步增加关节活动度。如膝关节主要为伸、屈活动，应先练伸直，以便能稳定站立；肘关节以伸、屈为重点，但屈曲比伸直在日常生活中更为重要。具体康复方式举例：膝关节屈曲障碍，主动活动是利用肌肉收缩来进行，被动活动则可以坐于床上屈膝，双手合抱小腿前面中下部，以双臂和将膝关节屈曲，或者站立位，两手扶墙或护栏，屈膝下蹲。以自己躯干的重量向下压，被动屈曲关节，被动屈膝的程度和力量病人可以自行控制，逐日进行，慢慢发生效果。

(3)理疗：包括电、热、超声等治疗，能缓解疼痛、促进血运，可作为辅助手段。

(4)手法和手术治疗方式：对较严重的关节粘连与肌肉挛缩者自我锻炼无效时，可行手法治疗，但应有前提：①骨折牢固愈合，手法治疗时不致发生再骨折。②肌力Ⅲ级以上。③能积极配合治疗。例如，当膝关节粘连时，麻醉下术者抱住小腿，以双臂或重力、躯干力，使膝被动屈曲，当听到组织撕裂声并有屈曲角度增加时，则谓成功。手术治疗也可进一步改善某些经过康复手段不见成效的肢体障碍，如关节松解术、关节重建术、关节融合术等。

（乔　斌）

## 第二节　手部损伤的康复

对手部损伤的康复治疗，应强调早期处理。临床医生在治疗中应重视术后康复工作，有时仅仅给予一些康复指导措施，就可使功能得到良好的恢复。

因手部损伤导致康复困难的常见原因有急、慢性水肿，疼痛与过敏，关节运动幅度的丧失以及肩强直等。这些问题若能得到及时处理，可以得到较好的解决。

### （一）急性与慢性水肿

创伤后或其他损伤后，都会引起水肿。这种水肿可累及皮下组织、筋膜组织、腱鞘膜及关节囊的皱襞等，从而使这些结构出现互相粘连，组织层间的滑动消失，出现手部僵硬。同时，由于损伤或手术治疗后常用石膏、夹板等将手固定，这在一定程度上又增加了手僵硬的程度。早期控制水肿和必要的练习活动，可以使水肿降至最低程度。

治疗要点：①抬高患肢，将手放在心脏的水平面以上。②应用夹板或石膏托固定腕关节于背伸功能位，固定不应包括掌指关节与指间关节，使各指能做屈曲和伸直活动，包扎不能过紧。③鼓励患者活动未固定的手指。④不采用热敷、冰敷、按摩等进行治疗。

对于慢性水肿以及瘢痕期的粘连，应采取综合康复措施，如理疗、化疗、特殊支具治疗等。早期仍以抬高患肢、主动活动手指为主，再加上夹板及弹力绷带包扎。

### （二）疼痛与过敏

手部损伤时常伴有明显的疼痛，这是因为手部神经末梢丰富，又多位于表面且腕管狭窄，其内容相对拥挤，而且滑膜、腱鞘膜和骨膜也都有神经末梢。疼痛有多种表现。神经痛见于指神经损伤及桡尺神经在腕管内损伤，灼性神经痛主要见于战伤，如正中神经等主要神经损伤后。此外，还可发生反射性交感神经性营养不良(RSD)。它包括：①Sudeck 骨萎缩：可见于腕部损伤，常见严重的骨质疏松。②轻型创伤性营养不良：常见于手及手指的挤压伤。③重型创伤性营养不良：常见于整个上肢的挤压或多发损伤。

RSD 综合征有三个阶段：第一阶段为损伤第一天至数周，表现为表浅血流增加、水肿、潮红、发热、指甲及毛发生长快、出汗多、肌肉无力、活动时疼痛加重，并有骨质疏松。第二阶段自发病3个月开始，表现为寒冷、皮肤苍白或发绀、水肿较重、脱发、指甲变脆、关节活动受限。第三阶段表现为皮肤萎缩、手指软组织萎缩、顽固性疼痛、关节僵硬和严重的骨质疏松。

对于RSD综合征的处理，早期诊断并及时采取相应措施进行治疗非常重要。一旦疼痛固定则已到晚期，预后较差。一般地说，60%的患者会自愈，40%的患者需治疗。

治疗方法有：①早期诊断，3个月以内做出诊断是很必要的。②伤处应用夹板固定。③抬高患肢，以控制水肿。④损伤以外的部位不应被固定，并应经常练习。⑤给予止痛药。⑥敷料包扎不宜过紧。⑦检查有否腕管卡压正中神经。⑧神经电刺激，以减轻疼痛。⑨早期做星状神经节封闭止痛，3～5次。对顽固性持续性疼痛者，可行胸交感神经切除，90%患者可获得效果。

#### （三）关节活动幅度的丧失

手部水肿及手部固定，可以导致关节挛缩，随之而来的就是关节活动幅度的丧失。当关节韧带松弛、水肿后，即发生纤维蛋白沉积，韧带挛缩和缩短。若掌指关节韧带挛缩则掌指关节过伸而不能屈曲，指间关节屈曲不能伸直。预防的方法是将腕关节固定在背屈功能位。

治疗方法：①非手术治疗：包括病人主动活动手指运动，对轻度挛缩有效，应用动力性支具，帮助锻炼，带弹力带的塑形支具，定期更换以松解挛缩。②手术治疗：若非手术治疗无效，可考虑手术治疗，如掌指关节侧韧带切除等。

#### （四）肩强直

肩关节因其关节囊较松弛，故活动度很大。手部损伤后，由于固定于休息位，肩关节滑囊结构很快出现粘连和挛缩，并且由于滑囊内丰富的痛觉神经末梢而引起剧烈疼痛，从而导致肩强直，手部功能也随着减弱。

防治要点：①强调手在头上位置进行全幅度运动，每天20～50次。②肩关节腔内可注射可的松。③不主张使用悬吊带。

（乔 斌）

## 第三节 周围神经损伤的康复

虽然周围神经损伤只有基于良好的神经吻合才有望获得较好的功能恢复，但是康复治疗在周围神经损伤的处理中仍具有十分重要的作用，它可以消除或减轻疼痛，预防与解除肌肉肌腱挛缩、关节僵硬，防止肌肉萎缩，增强肌力，恢复运动与感觉功能，最终恢复病人的生活和工作能力。

### 一、周围神经损伤的康复评定

进行周围神经损伤的康复评定，可以了解损伤程度，做出预后判断，确定康复目标，制汀康复计划，评定康复效果等。

### （一）运动的评价

评定肌肉力量的级别，可按六级分类法记录。

### （二）感觉的评价

要检查的触觉、温觉、痛觉、压觉及位置分辨觉等，并记录其范围和程度。其中比较重要的检查方法是两点鉴别试验，若能分辨6mm间距则为良好，11～15mm的分辨能力则感觉为差。

### （三）电生理检查

电生理检查（如神经肌肉电图检查、直流电感应测定）对周嗣神经损伤的诊断和功能评定具有重要价值。

## 二、康复治疗的方法

### （一）防治并发症

1.水肿　可采用抬高患肢，患肢做轻柔的向心按摩与被动运动、理疗等，改善局部血液循环，促进组织水肿或积液的吸收。

2.挛缩　首先应预防水肿，而后可将受累肢体及关节保持在功能位置上，若已出现挛缩，则应进行该肌的被动牵伸活动、肢体的按摩、理疗等。

3.继发性外伤　对感觉减退后皮肤烫伤、创伤等继发性外伤，应加以预防。一旦发生，应积极治疗。

### （二）促进神经再生

如理疗及应用神经生长因子等促进神经再生的药物有利于改善组织营养状况，促进神经再生过程。

### （三）肌力训练

对受累肌肉采用电针、电刺激疗法以及按摩、被动运动等方法，防止或延缓失神经肌肉萎缩，保持肌肉质量。当肌力有所恢复时，应加强肌力训练，促进运动功能的恢复。

### （四）促进感觉功能的恢复

促进感觉功能的恢复也就是所谓的感觉重建。对于实体感消失者，当指尖感觉有一定恢复时，可用日常可见的小物件，如铜线、手表、钥匙等，由直视到闭眼去触摸识别。也可以通过让患者用患手触摸各种大小、质地、形状不同的物件，擦粉笔字及推挤装入袋中的小球等方法来进行感觉训练。

另外，对于受累肢体功能不能完全恢复或完全不能恢复者，应根据具体情况分别给其设计、配制辅助器具，进行代偿功能训练。

（乔　斌）

# 第四节　CPM在骨科康复中的作用

为了解决骨科疾病治疗过程中，由于肢体制动带来的肢体功能活动受限，如粘连、强直、骨质疏松、退行性关节炎等问题，20世纪70年代初，SaIter提出了滑膜关节持续被动运动理论（CPM），并研制出各种类型的CPM装置应用于临床。

CPM理论指出，CPM是促进关节软骨再生和修复、防治关节疾病和损伤的行之有效的方法。CPM的作用机制在于：

1.*能增加关节软骨的营养和代谢活动*　由于持续关节活动，促进滑液向关节软骨的扩散和浸透，加速滑膜的分泌和吸收，改善软骨细胞的代谢，有利于软骨细胞、组织的再生。

2.*刺激骨原细胞向软骨转化*　由于不断的运动刺激，可促进具有分化潜能的骨原细胞向软骨转化，而不是在制动条件下向成骨方向转化。

3.*缓解损伤或术后疼痛*　由于不断运动刺激，不仅可以减轻水肿或肿胀所带来的疼痛，而且由于运动刺激信号经神经上传至神经中枢而抑制了痛觉信号的上传，从而减轻疼痛。

4.*减轻关节粘连促进关节周围组织修复*　由于不断活动可消除因关节制动所带来的粘连。同时，由于血液循环的加快，可促进关节周围软组织（如肌腱、韧带）损伤的修复。

综上所述，使用CPM装置有以下作用：

1.减轻损伤或术后疼痛。

2.减轻手术部位或关节的肿胀。

3.促进伤口愈合。

4.消除关节粘连，改善关节活动度。

5.促进关节软骨损伤的修复。

CPM装置的应用范围有：

1.关节成形，人工假体置换术后。

2.关节松解或关节囊切除术后。

3.四肢骨折。

4.关节软骨修补，移植术后。

（乔　斌）

# 参 考 文 献

1.吴克俭.骨科住院医师袖珍手册.北京:人民军医出版社,2015

2.布鲁斯·D.布朗纳,杰西·B.朱庇特,艾伦·M.莱文,皮特·G.特拉夫顿.创伤骨科学.天津:天津科技翻译出版公司,2015

3.(美)威塞尔.Wiesel骨科手术学.上海:上海科学技术出版社,2013

4.(美)星野,(美)提贝瑞,(美)哈里斯.骨科门诊急诊技术操作手册.北京:人民军医出版社,2015

5.(英)达克沃斯布朗代尔,刘培来,李德强,张元凯.骨科学.山东:山东科学技术出版社,2014

6.(美)安,(美)辛格,周劲松,权毅.脊柱外科精要.北京:人民军医出版社,2013

7.(美)伏特加,(德)哈德.创伤骨科软组织治疗手册.山东:山东科学技术出版社,2013

8.(美)库珀,(美)赫雷拉,潘祥林.骨科疼痛诊治手册.北京:人民军医出版社,2010

9.(美)卡内尔,(美)贝帝.坎贝尔骨科手术学.北京:人民军医出版社,2013

10.李长有,徐国成,张青.骨科小手术图解.辽宁:辽宁科学技术出版社,2012

11.陈安民,李锋.骨科疾病诊疗指南.北京:科学出版社,2013

12.洪毅,蒋协远.临床骨科康复学.北京:人民军医出版社,2015

13.胥少汀.实用骨科学.北京:人民军医出版社,2012

14.张士杰,耿孟录,陈秀民,李永革.临床脊柱外科学.北京:科学技术文献出版社,2008

15.公茂琪,蒋协远.创伤骨科.北京:中国医药科技出版社,2013

16.侯树勋.骨科学.北京:人民卫生出版社,2015

17.王向东,康亚新,王建庭.椎间盘突出症诊疗手册.北京:人民军医出版社,2013

18.邸军,周君琳,梁俊生.股骨头坏死诊疗手册.北京:人民军医出版社,2013

19.窦群立,牛淑亮.颈肩腰腿痛中医特效疗法.北京:化学工业出版社,2012

20.裴福兴.骨科临床检查法.北京:人民卫生出版社,2008

21.王炳强.实用骨科查房医嘱手册.北京:北京大学医学出版社有限公司,2012

22.侯海斌.骨科常见病诊疗手册.北京:人民军医出版社,2014

23.胡永成.骨科疾病的分类与分型标准.北京:人民卫生出版社,2014

24.宁志杰,孙磊,李长勤.骨科临床检查诊断学.北京:人民军医出版社,2013

25.田伟.实用骨科学.北京:人民卫生出版社,2011

26.宁宁,朱红,刘晓艳.骨科护理手册.北京:科学出版社,2015

27.郝定钧.实用颈椎外科学.北京:人民卫生出版社,2007

28.钟俊.骨科康复技巧.北京:人民军医出版社,2013

29.廖威明，盛璞义，万勇.骨科疾病临床诊断与治疗方案.北京，科学技术文献出版社，2010
30.燕铁斌.骨科康复评定与治疗技术.北京：人民军医出版社，2015
31.宋修军.临床骨科诊断学.北京：科技文献出版社，2010
32.赵玉沛，陈孝平.外科学.北京：人民卫生出版社，2015
33.陈孝平.外科学.北京：人民卫生出版社，2010
34.王希锐.椎间盘突出症的介入治疗.北京：人民军医出版社，2010
35.周君琳，刘清和，许猛子.骨折与关节损伤.北京：化学工业出版社，2012
36.付玉庆.儿童股骨颈骨折治疗方法分析.临床小儿外科杂志，2013，2(2)：84-86
37.陆国强.折断式加压螺钉治疗老年股骨颈骨折.实用骨科杂志，2004，10(3)：265-26
38.卓大宏，骨科康复学的内涵和发展趋势，中华创伤骨科杂志，2003，5(3)：242-244
39.陆廷仁，骨科康复进展，实用医院临床杂志，2007，4(4)：6-9
40.周谋望.骨科康复的科学性与规范化，中国康复医学杂志，2005，20(10)：723
41.白跃宏，骨科临床与康复医学.中国矫形外科杂志，2010，13(11)：871-87
42.刘克敏，唐涛，王安庆，骨关节功能康复的现状与展望.中国矫形外科杂，2009，17(11)：865-868
43.杨丽萍，李祁伟.小儿骨科关节疼痛常见疾病诊断要点.中国中西医结合儿科学，2014，04：294-295
44.董小鹏，王瑞雪.骨髓间充质干细胞治疗骨科常见病的进展.辽宁中医药大学学报，2009，05：67-68
45.马彦旭，刘文.什邡骨科常见病种的临床治疗体会.北京中医药，2009，11：879-881